临床诊断学大图谱
Atlas of Clinical Diagnostics

上卷

主　编　杨　震　马　骏　杨志寅

执行主编　孟纯阳　李传宝　蔡春泉

人民卫生出版社
·北京·

版权所有，侵权必究！

图书在版编目（CIP）数据

临床诊断学大图谱：全 2 册 / 杨震，马骏，杨志寅主编. — 北京：人民卫生出版社，2023.11

ISBN 978-7-117-35670-1

Ⅰ.①临…　Ⅱ.①杨…　②马…　③杨…　Ⅲ.①诊断学—图谱　Ⅳ.①R44-64

中国国家版本馆 CIP 数据核字（2023）第 225967 号

人卫智网　www.ipmph.com	医学教育、学术、考试、健康，购书智慧智能综合服务平台	
人卫官网　www.pmph.com	人卫官方资讯发布平台	

临床诊断学大图谱
Linchuang Zhenduanxue Datupu
（上、下卷）

主　　编：杨　震　马　骏　杨志寅
出版发行：人民卫生出版社（中继线 010-59780011）
地　　址：北京市朝阳区潘家园南里 19 号
邮　　编：100021
E - mail：pmph @ pmph.com
购书热线：010-59787592　010-59787584　010-65264830
印　　刷：人卫印务（北京）有限公司
经　　销：新华书店
开　　本：889×1194　1/16　总印张：105
总 字 数：3306 千字
版　　次：2023 年 11 月第 1 版
印　　次：2023 年 12 月第 1 次印刷
标准书号：ISBN 978-7-117-35670-1
定价（上、下卷）：866.00 元
打击盗版举报电话：010-59787491　E-mail：WQ @ pmph.com
质量问题联系电话：010-59787234　E-mail：zhiliang @ pmph.com
数字融合服务电话：4001118166　E-mail：zengzhi @ pmph.com

学术委员会　（按姓氏笔画排序）

马　骏　王　林　王艺明　王丹波　王旭东　仇成轩　邓艳春
卢兆桐　申英末　冯杰雄　吕佩源　任　涛　李传宝　杨　震
杨志寅　张　捷　张庆勇　张涤生　罗小平　孟纯阳　赵培泉
段志军　姚春丽　秦泗河　曹建新　蔡春泉

主　　编　杨　震　马　骏　杨志寅
执 行 主 编　孟纯阳　李传宝　蔡春泉
副 主 编　宋国建　王艺明　岳　斌　张庆勇　秦泗河　任　涛　宋国红
　　　　　杨位霞　单广振　杜　敏　曹建新

学科主编　冯杰雄　小儿外科
　　　　　罗小平　儿科学
　　　　　申英末　普外科
　　　　　王丹波　妇产科
　　　　　刘　博　口腔科
　　　　　姚春丽　皮肤科
　　　　　郑新宇　乳腺外科

3

编　委　（按姓氏笔画排序）

丁　波	丁莉欣	于　丽	于仁义	于明新	万小波	马　艳
马　骏	马　睿	王　方	王　帅	王　宁	王　伟	王　玥
王　林	王　勇	王　艳	王　倩	王　爽	王　鹏	王一宇
王大佳	王艺明	王少鹏	王丹波	王永鹏	王合锋	王旭东
王兴德	王丽波	王陈飞	王纯雁	王国栋	王佳琦	王佩佩
王宗贵	王春晓	王贵娟	王秋菊	王衍彪	王倩飞	王浩展
王继东	王朝龙	王惠琳	王登芹	王锦权	王福建	亓会翔
牛会忠	毛　萌	毛大华	毛丽霞	仇成轩	方　芳	尹万斌
尹森林	孔令斌	孔灵玲	邓英蕾	邓艳春	卢　彬	卢兆桐
叶　晖	申　程	申英末	田　野	田中华	史文松	付　鹏
付海燕	白　晶	白建华	冯杰雄	师建国	曲春成	吕佩源
朱　敏	朱环宇	朱坤兵	朱国雄	朱春江	朱荣平	朱荔芳
朱维平	任　涛	任翀旻	任雪梅	任路平	庄　岩	庄丽英
刘　荣	刘　洋*	刘　洋**	刘　娜	刘　超	刘　博	刘长通
刘文志	刘立峰	刘延涛	刘如恩	刘宏伟	刘尚明	刘剑楠
刘晓萌	刘程伟	刘鹤松	闫　鹏	江　勇	江起庭	许　泓
许　楠	许隽永	孙　兵	孙　洋	孙　峰	孙　涛	孙文平
孙心君	孙达欣	孙丽琴	孙宏伟	孙建民	阳玉中	苏　姗
苏　琳	杜　敏	李　华	李　青	李　政	李　剑	李　洋
李　浩	李　琳	李　琦	李　鹏	李　颖	李　蕾	李　馨
李天友	李云飞	李光亮	李传宝	李南平	李禹琦	李俊艳
李晓瑜	李福秋	李魏玮	杨　冬	杨　阳	杨　坤	杨　卓
杨　颀	杨　超	杨　策	杨　鹏	杨　震	杨志寅	杨辰龙
杨作成	杨位芳	杨位霞	杨青峰	杨居东	杨思勤	杨晓婷
杨景玉	邴鲁军	步　捷	肖文金	肖祥之	时迎旭	吴　东
吴　建	吴　彬	吴君平	吴建胜	吴艳峰	吴瑞丽	别明珂

---

* 刘洋（天津市儿童医院）
** 刘洋（四川大学华西医院）

何光耀	何淑艳	余 力	邹冬玲	闵 寒	汪 成	汪健祥
沈 杨	沈 健	沈卫民	沈寅胤	宋 芹	宋国红	宋国建
初同胜	张 成	张 伟	张 旭	张 丽	张 捷	张 梅
张 晶	张 颐	张 新	张 睿	张 慧	张大川	张玉洁
张永平	张传坤	张庆勇	张问广	张军明	张红霞	张丽媛
张秀峰	张秀琴	张作鹏	张建波	张秋雨	张艳红	张晓芳
张涤生	张萍萍	张路坤	陆锦南	陈 岩	陈 铭	陈 超
陈 澜	陈玉辉	陈延平	陈英汉	陈树民	陈树雄	陈浩杰
邵 倩	范存刚	范志宏	范鹏举	林 峰	林 蓓	欧阳玲
欧阳婧	罗 雷	罗小平	岳 斌	金一涛	金艳艳	周 丹
周玉江	周应芳	周晓清	周崇高	周敏杰	郑 洁	郑丹宁
郑炳鑫	郑振东	郑新宇	单小鸥	单广振	房星星	孟 箭
孟纯阳	赵 飞	赵 航	赵大庆	赵亚波	赵丽丽	赵朋朋
赵宗茂	赵晓刚	赵倩倩	赵家胜	赵培泉	胡克非	钟羽翔
段志军	侯顺玉	姜 淼	娄 燕	费 萍	姚春丽	秦泗河
班 博	袁 华	袁 硕	袁俊亮	栗 华	夏乐敏	顾 敏
徐 华	徐 浩	徐兴远	徐战平	徐敬云	高 立	高 越
高秀华	郭 岩	郭小平	郭树章	郭晓云	郭惠芳	郭瑞霞
唐 华	唐 博	唐雪林	谈万业	黄小进	黄庆海	黄柳明
黄炳成	黄家珍	黄燕琳	萧剑彬	梅红林	曹 健	曹 慧
曹建新	盛旭俊	常庆勇	崔 娅	康 敏	章忠明	商宇红
梁 庆	梁文进	梁庭溢	葛文亮	蒋雨平	韩 雪	韩 璐
韩清銮	覃 泱	程明勋	程蕾蕾	傅窈窈	舒剑波	鲁 瑶
谢 芸	谢壮丽	靳 睿	靳翠红	蓝春燕	雷学峰	鉴 涛
窦小红	蔡春泉	谭惠文	缪 峰	潘 杰	潘 博	燕 速
薛 萌	霍景山	穆大力	穆雄铮	魏本磊	Caiwei Zheng	

主 编 简 介

杨震，医学博士，复旦大学附属中山医院主任医师、硕士生导师，上海市老年医学中心副院长，中华医学会行为医学分会副主任委员，中国整形美容协会医美与艺术分会常务理事，上海市医学伦理学会常务理事，《中华诊断学电子杂志》副主编。主编《急诊整复外科》等4部专著；副主编、参编专著10余部。发表论文及专栏文章200余篇。复旦大学"钟扬式"教学团队牵头人。获中华医学科技奖1项、上海市教学成果奖一等奖1项、上海市科学技术进步奖三等奖1项、复旦大学教学成果奖特等奖1项。复旦大学优秀共产党员。

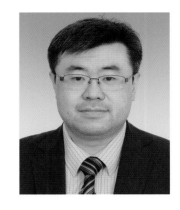

杨震

马骏，主任医师，上海市同仁医院院长，上海交通大学医学院虹桥国际医学研究院院长，上海交通大学中国医院发展研究院社区医疗研究所所长。全国公立医院行政领导人员职业化能力建设专委会二级分委会副主任委员、中国女医师协会老年医学专业委员会副秘书长、华夏医学科技奖理事会理事、《中国医院管理》杂志副理事、《伤害医学（电子版）》副主编、上海市医院协会副会长等。主编《内科危重病学》《全科医生实用手册》；副主编国家级规划教材1部。承担国家自然科学基金等科研项目10余项，发表论文40余篇。

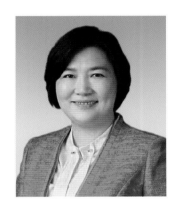

马骏

杨志寅，二级教授、主任医师，曾任原泰山医学院（现山东第一医科大学）副院长，济宁医学院副院长。曾连任中华医学会行为医学分会主任委员两届，山东省医学会行为医学分会主任委员，山东省医学会诊断学分会主任委员，《中华行为医学与脑科学杂志》及《中华诊断学电子杂志》总编辑（现任名誉总编辑）。获国际行为医学会"终身成就奖"、中华医学会行为医学分会"终身成就奖"、山东省"有突出贡献的中青年专家"等荣誉。
主编全国高等学校"十三五"医学规划教材《行为医学》及《汉英诊断学大辞典》《内科危重病学》《行为决定健康》等专著30余部，在国内外多种期刊上发表论文150余篇。
先后主持完成国家级及省部级课题11项，获中华医学科技奖1项、教育部及山东省科学技术进步奖6项、山东省教学成果奖一等奖1项等。于2007年创造性地提出"行为决定健康"的科学理念，其后在全国推广，并得到国内外同仁的高度评价。

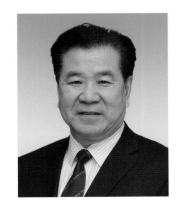

杨志寅

执 行 主 编 简 介

孟纯阳，二级教授、主任医师，博士生导师。济宁医学院附属医院党委委员、副院长、骨科兼脊柱外科主任。享受国务院政府特殊津贴、山东省有突出贡献的中青年专家、山东省首批"鲁卫工匠"。中华医学会骨科学分会微创学组委员、山东省预防医学会骨与关节疾病防治分会主任委员、山东省研究型医院协会脊柱内镜技术研究与推广分会主任委员、山东省医学会骨科学分会副主任委员。

主要从事脊柱退变性疾病的临床研究，完成"国家科技支撑计划"项目1项及国家自然科学基金面上项目2项。获省部级科学技术进步奖2项，发表学术论文116篇。招收培养博士、硕士研究生和博士后56名。

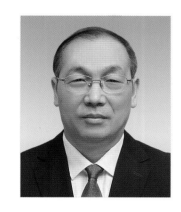

孟纯阳

李传宝，主任医师，教授，硕士研究生导师。济宁医学院附属医院眼科副主任，眼底病组组长。中国微循环学会眼微循环专业委员会眼底病学组委员，山东省医学会眼科学分会青年学组委员，山东省医学会眼科学分会神经眼科学组委员，山东省医学会眼与全身疾病多学科联合委员会委员，山东省医师协会眼科医师分会委员，山东省疼痛医学会眼科专业委员会副主任委员，山东省卫生保健协会眼科慢病管理专家委员会副主任委员，济宁市医学会眼科专业委员会副主任委员。

《国际眼科杂志》和《中华诊断学杂志》审稿专家。发表论文30余篇，连续8年获全国眼科学术大会优秀图片奖和优秀手术录像奖，连续8年获医院医疗技术进步奖。

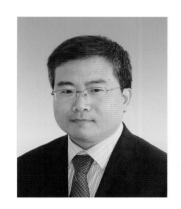

李传宝

蔡春泉，二级教授、主任医师，医学博士。天津大学、天津医科大学博士研究生导师，天津市儿科研究所书记/副所长（主持工作），天津医科大学遗传学系双聘教授，中华医学会小儿外科学分会青年委员，天津市医学会遗传咨询分会副主任委员、天津市生物医学工程学会医学生物技术专业委员会副主任委员、天津市整合医学学会精准检验专业委员会副主任委员，教育部学位与研究生教育发展中心评审专家，国家自然科学基金评审专家，中华医学会科技奖评审专家，天津市科学技术局项目评审和验收专家。天津市"131"创新型人才团队（小儿外科）带头人，天津市卫生系统青年岗位能手，天津市儿童医院"领军人才"等。

目前主要进行儿童出生缺陷发病机制与诊疗策略研究。发表论文90余篇，主编和参编著作5部。主持国家自然科学基金项目、国家重点基础研究发展计划（"973"计划）子项目、国家高技术研究发展计划（"863"计划）子项目及天津市重大疾病防治科技重大专项等16项。获天津市科学技术进步奖二等奖1项，天津市科学技术成果11项，获国家级专利13项。

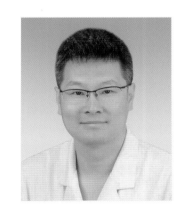

蔡春泉

前　　　言

诊断（diagnosis）一词源于希腊文，有"判断""鉴定""识别"的意思。疾病诊断学（diagnostics of disease）在17—18世纪的英语含义是依据疾病的特征认识疾病，亦有通过辨认去判断的意思。医学术语中借用了这个词来表示通过病情学、体征学及其他医学检查手段来判断疾病的本质和确定疾病的名称。即表示通过疾病的表现来认识疾病内在属性的一道程序。要真正实现这一程序，临床医生必须具有系统的医学知识和一定的临床经验才能完成。

全面细致地询问病史对及时准确诊断非常关键，有时可能是明确诊断的唯一重要线索。Siien曾明确指出："在医学中没有比详细地询问病史和进行体检更为重要的。"这些看似没什么"难度"的环节，实则蕴藏着医生的智慧和临床经验，也是最见功力的地方，更是明确诊断的关键。通过详细询问病史以及认真、规范、全面的体格检查，多数疾病都能确诊。即使一些特殊疾病亦会显露蛛丝马迹，再依据线索和必要的辅助检查，多能明确诊断。

中医的"望、闻、问、切"和现代医学的"视、触、叩、听"两大诊断体系（包括问诊等），看似有很大差异，实则诊法并行不悖，都是诊断疾病的基本功，在疾病防治中均发挥了重要作用。"望/视"为首，可能也是"看病"的由来，更说明"看"的重要性。临床上有很多疾病的诊断，一般依靠病史和特征性表现及较少的相关检查即可确定。

望/视诊，既简单又复杂，简单的是只要视力没问题，医生都可望/视诊。复杂的是看什么、怎么看？眼前的一切能否真正进入视野、能否看出真谛？能否结合患者的相关信息进行辨证分析，识其真假，从其表现中，找出"真凶"。当然，由于生命的复杂、医学存在很多未知，加之疑难杂症较多，即使是临床医学专业的大咖，发生漏诊误诊的尴尬也在所难免。

医生如何才能明察秋毫，及时将病痛解决于萌芽状态，这不仅需要日积月累，更需要从海量的医案和宝贵的医学资料及前人的经验中汲取、总结、挖掘，提炼出真经，练就出一双火眼金睛，让病魔难逃法眼。扎实的基本功，经多见广的历练，熟读各种医学经典，这应是每位医生要练的内功，对减少失误或误诊也非常关键。要想成为能独当一面堪当大用的临床医生，有重重关卡需逐个突破，就像高手历练达到极境，需要反复打磨。

诊断思维是诊断行为的内容之一，更是临床思维的重要部分，是医生在临床实践中，运用医学理论、多种诊断技术和临床经验，通过敏锐的洞察力、感受力，将采集到的临床信息，经过综合分析、判断、推理等系列思维，做出对疾病本质的、理性的、抽象的判断，继而采取相应治疗，然后再观察其效果和变化，验证原先的诊断或进一步从复杂多变的临床现象中理清思路，做出正确的判断。应该指出，尽管一些先进的诊断设备在临床诊断中已发挥了重要作用，但不容置疑的是，任何高端的诊断设备，可能永远难以替代详尽的病史询问及全面的体格检查和科学的临床思维方法。因为医生诊断行为背后包含了不断变化的思维过程，如捕捉临床信息后的追溯，不论是病史，还是看到的直观变化，触觉信息，叩诊音变化，以及闻及的啼哭、呻吟、杂音、啰音等，甚或来自患者的气味、代谢物及生活用品等。尤其是获得的患者主观感受（即症状）和病情演变过程等，这些信息对某些疾病的诊断有着非常重要的价值，甚或比高端设备更重要。因为患者的主观感受已隐现了某些疾病的特征，而不论设备有多么高级，它很难发现和分析这些客观特征的存在，只有医生根据获取的临床信息，综合分析才能判断。加之疾病的千变万化和患者的个体差异，医生如何灵活运用知识、技术和临床经验，科学地辩证地分析每位患者的具体情况，才有利于正确诊断。

临床思维的精髓蕴藏于临床经验和深刻的思考体悟。年轻医生应充分利用当今信息大爆炸时代的海量信息，站在巨人的肩膀上，汲取、提炼、领悟临床思维的精髓，其效能和临床思维水平才会得到极大的提高。科学的临床思维不仅能提升医生的诊疗水平，还可以帮助医生看到现象的本质；从一般表象中察觉特殊，从特殊中窥探出一般；在似乎无关的现象中找出关联；在错综复杂中理出头绪、找到规律；依据现状评估和预料将来。所有这些，正是医生的思维艺术和临床思维的奥妙所在。从目前发展趋势来看，随着科学技术和人工智能研究的进展，有朝一日人工智能诊断也将会帮助医生提高临床诊断水平。

《临床诊断学大图谱》是一套适用于大诊断及临床各科医生和医学院校师生的大型实用性参考书。本书特色鲜明，"有图有真相"，以临床特征性病态图片为重点，内容涵盖临床各科。特征性病态图像对提高医务人员对疾病的诊断和鉴别诊断水平，加快临床医生的经验积累有着重要作用。一张好的临床病态图像，不仅能真实、客观、完整地记录患者病情实况，并以其特有的形象性、直观性、准确性和简洁性传递出大量的病情信息，有着文字无可比拟的真实与生动，也蕴藏着文字无法表达的信息。在很大程度上也留住了疾病的"原汁原味"，使其不会被轻易地涂抹、修饰或篡改，以便科学认知达鼎盛时期深耕其内核。因为不可否认，不同时期的理论阐释总会受当时科学认知水准的影响。

　　相关研究和实践均证明，独特的视觉体验更容易在人的大脑中留下深刻印象，同时它也是一种亮眼、入心的国际语言，因为图像不分国界、不分民族，全世界的专业人士都能看得明、读得懂，其携带的大量信息，以及在全球范围内传播的速度及便捷度，已超出人们的想象。若在此基础上，再穿插搭配示意图、动漫、视频等，就具有极强的吸引力、实用性和教学价值。这种独特的表达方式，是当今信息社会准确表达及传递临床诊断信息的重要手段，正可谓"一图胜过千言"。

　　文字点评是在专业基础上对图片内容的准确把握和精准概括，更能抓住疾病的本质特征进行精确的阐述，可以言简意深地概括病态图像的内涵。真知灼见，精彩点评，方能掷地有声；点睛之笔，凝练有力，多能引发共鸣。加上图文结合的叠加效应，往往可以获得事半功倍之效。历史是最好的教科书，也是最好的清醒剂。学史以明智，鉴往而知来。如何从中汲取奋进的智慧和力量，学习先贤先辈的崇高境界，在学习中铭记，在实践中感悟。唐代贾岛曾说"两句三年得，一吟双泪流"；司马迁撰写《史记》用了 13 年[*]；司马光撰写《资治通鉴》花费了 19 年；李时珍于 1552 年开始撰写《本草纲目》，历经 27 年完成初稿，又用 10 年三易其稿，1590 年由金陵书商胡承龙开始刻印，1596 年出版问世，历时 44 年；曹雪芹撰写《红楼梦》"披阅十载，增删五次"……这些无不体现先贤们对知识的虔诚之心和顽强的意志品质。事实证明，若要作品历久弥香，应在日积月累的锻造中打磨，并要有足够耐心等待其骨骼的完整与血肉的丰满。

　　本书图片及有关资料的搜集始于 1989 年，其范围自 20 世纪 50 年代初至 2022 年，70 多年的跨度，实则也反映了新中国成立以来的医学史。历经 30 多年的搜集，团队通力合作，多学科联合作战，搜集各科常见病和罕见病图片数万张。经全国 500 余位各科专家 3 年多的精心挑选、修复、编撰和打磨，先精选了 5 000 余幅经典和罕见图片用于本书。该书出版后，其全部图文和剩余的典型案例将编入"中华临床诊断学图库"。该数据库按照"边建设、边应用、边完善"的建设思路，并陆续增添新的图片和内容，将视频图像等资源进行整合，建设科学、实用、系统、完整、直观的诊断信息资源库。还将陆续出版多个临床学科的图谱及相关作品等。力争在团队的共同努力下，将该书打造成科学性、实用性与可读性兼备的传世之作。

　　全书共分十九篇，按照诊断学教材的先后顺序和分类原则依次排列，专篇列于其后。本书编撰历时 30 多年，凝聚着全国 149 家知名医学院校和大型医院数百位专家的智慧和心血，团队精诚合作，不厌其烦，发扬筚路蓝缕，以启山林之精神，令人自豪和感动。在此也向各位同仁和支持者深表谢意！因编撰周期长，图文数量多，编写队伍庞大，加之该书篇幅所限，尚有很多专家的大量案例暂未收入，敬请理解！

　　因本书涉及面广，编撰周期长，加之众笔合撰及编写水平所限，遗漏和纰缪在所难免，敬希海内外专家、学者不吝赐教。

杨　震　马　骏　杨志寅

于 2023 年 11 月

---

[*] 有资料显示：司马迁撰写《史记》用了 18 年，是在父亲司马谈写了 5 年的基础上，又历经 13 年的时间完成编撰。

目　　录

第二篇　皮肤 / 45

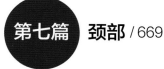

第七篇　颈部 / 669

下 卷

第九篇　腹部 / 845

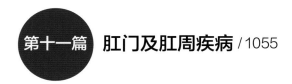

第十三篇 四肢 / 1139

第十四篇　神经系统 / 1337

第十五篇　遗传病、罕见病及综合征 / 1415

全身状态

第一篇 全身状态

通过一般检查对患者全身状态的概括性观察，以视诊为主，当仅凭视诊难以达到目的时，可配合使用触诊等方法，以便对患者病情产生初步印象。

第一章 发育、营养

发育（development）的正常与否，通常以年龄、智力和体格成长状态（身高、体重及第二性征）之间的关系来判断。发育正常时，年龄和体格的成长状态之间是相对应的。健康者在成年以前每年可见体格不断成长，在青春期可出现一段成长速度特别快的时期，称为青春期急激成长期，属于正常的发育状态。

正常的发育与种族遗传、内分泌、营养代谢、生活条件、体育锻炼等内在和外在因素密切相关。以上因素亦可因遗传、疾病等原因而发生相应改变。一般判断成人正常的指标为：头长为身高的 1/7，胸围等于身高的 1/2；两上肢展开的长度约等于身高；坐高等于下肢的长度。正常人各年龄组的身高与体重之间有一定的关系。

营养状态是根据皮肤、毛发、皮下脂肪、肌肉的发育情况和精神状态综合判断的。最简便的方法是检查皮下脂肪充实的程度。由于脂肪的分布存在个体差异，男女也各有不同，因此判断脂肪充实程度最方便、最适宜的部位是前臂的屈侧或上臂背侧下 1/3。人体的营养状态与食物的摄入、消化、吸收和代谢等因素有关。营养状态的好坏，一般可作为鉴定健康和疾病程度的标准之一。

第一节 肥胖

体重超过正常标准的 20% 者，为肥胖（obesity）。肥胖系人体脂肪积聚过多所致。临床分为单纯性肥胖和继发性肥胖。正常成人身高与体重之间的关系可按下列公式计算：

$$身高（cm）-105= 体重（kg）$$

女性按上式所得再减去 2 ~ 3kg。

一、单纯性肥胖

单纯性肥胖是指无明显内分泌代谢病因引起的肥胖症。全身脂肪均匀性分布，无异常感觉。目前认为，男性体重超过标准体重 25%，女性体重超过标准体重 30% ~ 35% 时即为肥胖（不同年龄段的女性，参考标准不同）。但必须排除由于水分潴留或肌肉发达等蛋白质增多所致的体重增加。临床上见到的多为单纯性肥胖。

如图 1-1-1-1 所示，患儿，男性，11 岁，身高 1.71m，体重 76kg。

如图 1-1-1-2 所示，患儿，女性，3 岁 8 个月，身高 1.04m，体重 27.6kg，各项生化检查未见异常。

二、继发性肥胖

继发性肥胖多由某些内分泌疾病引起。主要见于神经 – 内分泌或代谢失调，如间脑的器质性病变、糖尿病、垂体肿瘤、皮质醇分泌增多症、药物性肥胖等。

（一）普拉德 – 威利综合征

普拉德 – 威利综合征（Prader-Willi syndrome）又称肌张力减退 – 智力减退 – 性腺功能减退 – 肥胖综合征（hypotonia-hypomentia-hypogonadism-obesity syndrome）。1956 年由 Prader 和 Willi 首次报道，是由染色体 15qll.2-

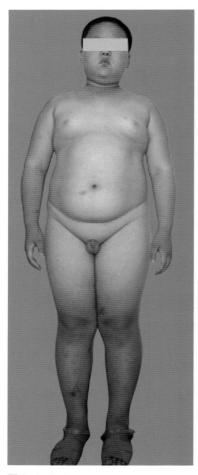

图 1-1-1-1
单纯性肥胖

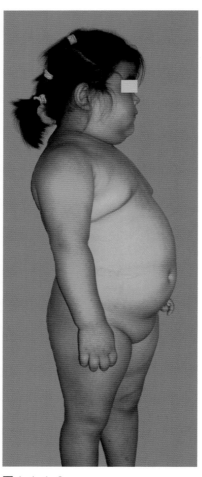

图 1-1-1-2
儿童单纯性肥胖

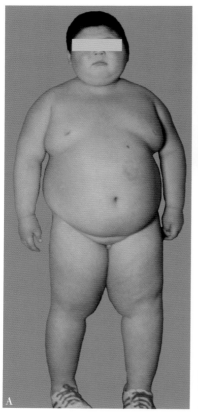

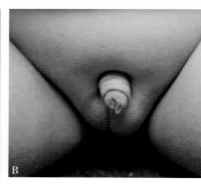

图 1-1-1-3
普拉德 - 威利综合征
A. 全身外观；B. 小阴茎。

q12 缺失引起的常染色体显性遗传疾病。临床表现为神经发育延迟、面部异常、斜视、阴茎小、性功能低下、对激素治疗不敏感、肥胖并伴隐睾等。

如图 1-1-1-3 所示，患儿，男性，12 岁，体重进行性增长 8 年余，检查见患儿肥胖、身材矮小、小手足、面容变形、腹部有红斑、外生殖器发育障碍。

【鉴别诊断】

（1）安格尔曼综合征（Angelman syndrome）：多为母源性等位基因 *UBE3A* 功能缺失导致，主要累及神经系统，临床特征包括生长发育迟缓、智力障碍、严重的语言障碍和共济失调、反复癫痫发作、小头畸形等，典型表现为开心、激动常笑、无故大笑和双手扑翼样动作，无性腺功能减退，可通过特征性临床表现及基因诊断进行鉴别。

（2）脆性 X 综合征（fragile X syndrome）：是最常见的 X 连锁的单基因智力低下综合征，多见于男性，主要临床表现为中度学习障碍至重度智力障碍，可能出现的体征包括耳朵大、长脸、前额突出、皮肤松软、巨睾等，可通过基因诊断进行鉴别。

（二）肾上腺性库欣病

肾上腺性库欣病（adrenal Cushing disease），见图 1-1-1-4，患者，女性，20 岁，肾上腺皮质醇增高。圆脸、向心性肥胖、"水牛背"、高血压、心脏扩大、痤疮、腰腹部及大腿处皮肤有紫纹、肌肉少、皮肤薄。

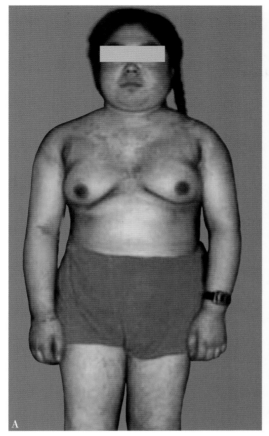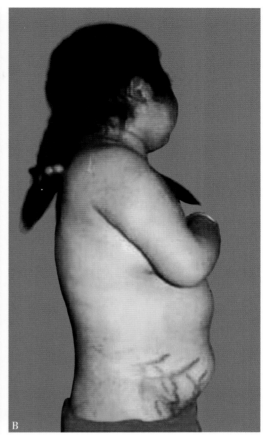

图 1-1-1-4
肾上腺性库欣病
A. 满月面容、向心性肥胖；
B. "水牛背"、皮肤紫纹。

（李南平　蔡春泉　舒剑波　杨志寅）

第二节　营养不良

　　营养不良（malnutrition）主要因摄食不足或消耗增多所致。轻微或短暂的疾病多不会发生营养不良。营养不良多见于长期或严重的疾病，如：食管、胃肠道的病变，神经系统及肝、肾等病变引起严重的恶心、呕吐等。胃、肠、胰腺、肝、胆道疾患引起的消化液或酶的生成减少，影响消化和吸收。一些慢性消耗性疾病，如结核、肿瘤、糖尿病、消化功能障碍和吸收不良，长期消耗增多、体重减轻至低于正常的 10% 时称为营养不良。

　　一般将极度消瘦（尤其肿瘤患者晚期）[*]称为恶病质（cachexia），又称恶液质（dyscrasia）。患者体重明显减轻，皮肤失去弹性，面部、腹部及臀部皮下脂肪层均消失，肌肉极度萎缩，松弛无力，呈"皮包骨"状。多见于长期慢性感染，恶性肿瘤或慢性消耗性疾病的晚期。

　　如图 1-1-2-1 所示，患者为青年女性，诊断为 2 型糖尿病多年，进行性消瘦，体重减轻，表现为中度营养不良体征。

　　如图 1-1-2-2 所示，患儿，男性，5 岁，慢性肠炎所致重度营养不良。

　　如图 1-1-2-3 所示，患者，女性，81 岁，3 年前因意识不清、偏瘫、大小便失禁，确诊为脑梗死。其后在家长期依靠胃管注入流质食物，患者进行性消瘦，极度消瘦体征显著。

　　如图 1-1-2-4 所示，患者为青年男性，腹腔结核所致极度消瘦，恶病质系列体征显著。

　　如图 1-1-2-5 所示，患者为中年男性，恶性肿瘤晚期，恶病质系列体征显著。

---

[*]　经参考文献[1, 9]作者授权，引用了其中资料。

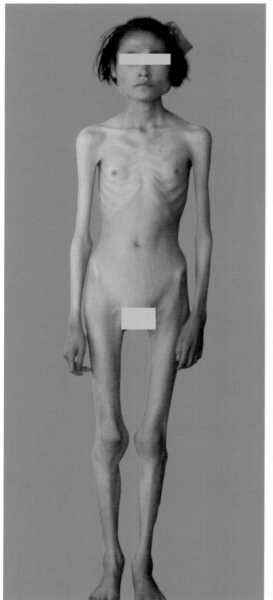

图 1-1-2-1
消瘦

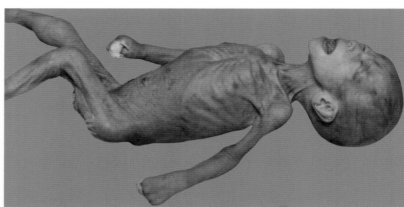

图 1-1-2-2
重度营养不良

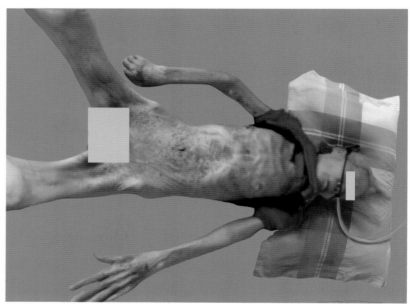

图 1-1-2-3
极度消瘦

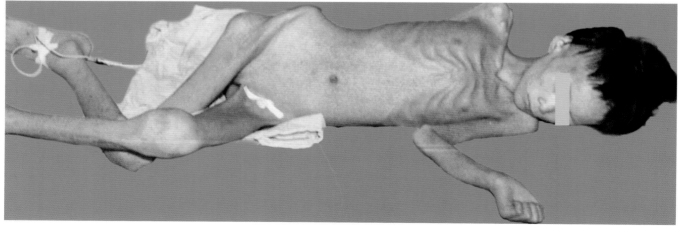

图 1-1-2-4
恶病质

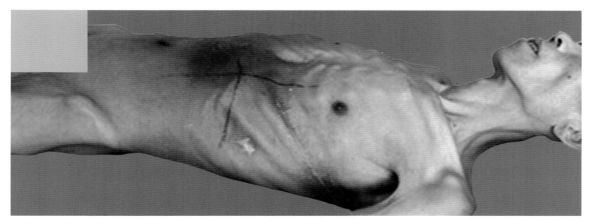

图 1-1-2-5
恶病质

（蔡春泉　舒剑波　杨位芳　杨志寅）

第三节　生长激素缺乏性侏儒症

生长激素缺乏性侏儒症（growth hormone deficiency dwarfism）又称垂体性侏儒症（pituitary dwarfism），是由于先天性或继发性原因导致垂体前叶功能不足，生长激素（growth hormone，GH）分泌减少，从而导致生长发育障碍，身材矮小。垂体性侏儒症又称 Lorain-Levi 综合征、青春期前垂体性性腺机能减退症，1871 年由法国医师 Lorain 首先报道。其主要表现为躯体生长缓慢，骨骼发育障碍，性器官不发育和第二性征缺乏，智力发育与同龄人相同。实验室检查患儿血清生长激素水平低于 3μg/L，生长激素刺激试验示 GH 部分或完全缺乏。

如图 1-1-3-1 所示，患儿，男性，6 岁，发现身材矮小、小阴茎 3 年余。患儿身高明显低于同龄正常儿童。依据多种检查确诊为垂体性侏儒症。

【鉴别诊断】

（1）特发性身材矮小：是一种目前未知原因的严重生长紊乱，即不伴有潜在病理状态的身材矮小，其特征为儿童期生长不足导致身材显著矮小，生长速率正常或偏低，其生长激素自然分泌，且生长激素激发试验结果在正常范围内。

（2）家族性身材矮小：遗传因素是导致矮小的主要原因，患儿出生时身长偏矮，生长速度在正常低限，骨龄与实际年龄相符，青春发育年龄正常，最终身高低于正常。生长激素激发试验、其他化验检查及骨龄均正常，可与垂体性侏儒症相鉴别。但家族性身材矮小中有一部分存在遗传性生长激素基因缺陷，也是垂体性侏儒症的一种。

（3）营养缺乏性生长迟缓：患儿常有营养不良、厌食、偏

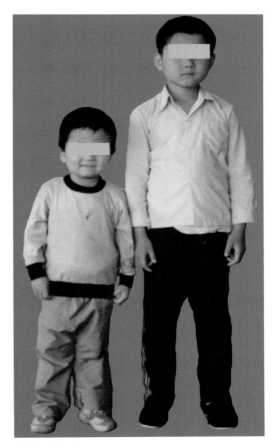

图 1-1-3-1
垂体性侏儒症患儿（左）与同龄正常儿童身高比较（右）

食、喜食零食史，生长迟缓属暂时性，恢复足够营养摄入并调整饮食结构后，生长可加速。

（蔡春泉　舒剑波）

第四节　垂体柄阻断综合征

垂体柄阻断综合征（pituitary stalk interruption syndrome，PSIS）是指垂体柄纤细或缺如并有垂体后叶异位，导致下丘脑分泌的激素不能通过垂体柄输送到垂体所致的"多种垂体激素缺乏的症候群"。该综合征于1987年首次被描述，于2005年首见于国内报道。随着垂体MRI的普及，已有越来越多的患者被确诊。目前发病机制未明，可能与围产期事件及位于垂体发育相关的重要通路Wnt、Notch、Shh上的基因突变有关。PSIS最常见的临床表现是生长发育迟缓。实验室检查是生长激素缺乏，性腺激素水平低下。PSIS典型的MRI表现：①垂体柄缺如或明显变细；②垂体窝内垂体后叶高信号消失，异位至下丘脑或第三脑室漏斗隐窝底部的正中隆起等处；③垂体前叶发育不良。

如图1-1-4-1所示，患者，女性，29岁。生长迟缓21年，无第二性征发育，无月经来潮。查体：身高120cm，体重30kg，指尖距118cm，上部量55cm，下部量65cm。皮下脂肪丰富，阴毛、腋毛缺如。乳房Tanner B1期，阴毛Tanner PH1期，幼女型外阴，大小阴唇无色素沉着。实验室检查：生长激素0.051μg/L（参考范围0.010~3.607μg/L）；胰岛素样生长因子（insulin-like growth factor，IGF-1）：25.0ng/mL（参考范围117~329ng/mL）。

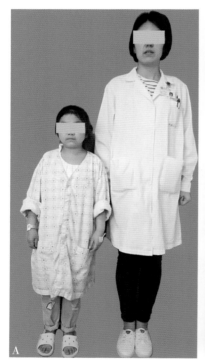
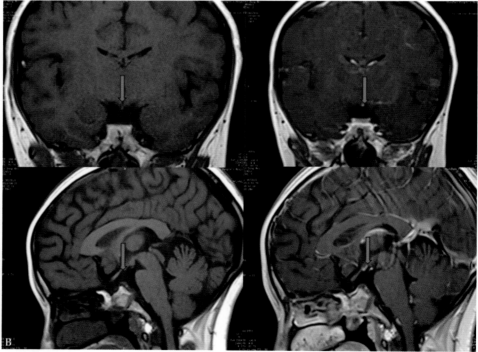
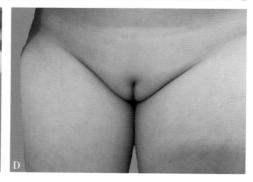

图1-1-4-1
垂体柄阻断综合征
A. 与同龄医生对比；
B. 垂体增强MRI；
C. 乳房Tanner B1期；
D. 幼女型外阴。

骨龄片示：CHN 骨龄为 12.7 岁。垂体增强 MRI：垂体窝未见正常垂体信号，垂体柄缺如，第三脑室漏斗隐窝底部小结节样强化，符合垂体柄阻断综合征。诊断为垂体柄阻断综合征：垂体前叶功能减退、中枢性肾上腺皮质功能减退、中枢性甲状腺功能减退、中枢性性腺功能减退、生长激素缺乏。

（薛　萌）

第五节　软骨发育不良

软骨发育不良（hypochondroplasia）*又称软骨发育不全（achondroplasia，ACH），是一种以四肢短小为主要特征的侏儒症，为常染色体显性遗传，致病基因为 FGFR3。表现为四肢和躯干短小，头部相对大，智力正常。病变主要发生于长骨的骨骺，由于软骨的骨化过程发生障碍，骨的纵向生长减慢，骨周围的横向生长正常。

如图 1-1-5-1 所示，新生儿，男性，存在头大、四肢和躯干短小等软骨发育不良典型特征。

如图 1-1-5-2 所示，两例女性患者存在头大、四肢和躯干短小等软骨发育不良典型特征。生育时因骨盆扁、窄，接受了剖宫术。

如图 1-1-5-3 所示，此为软骨发育不全典型侏儒表现。

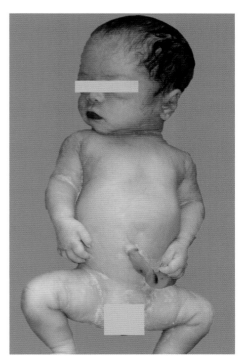

图 1-1-5-1
软骨发育不良

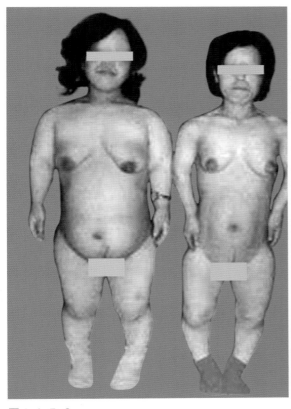

图 1-1-5-2
软骨发育不良

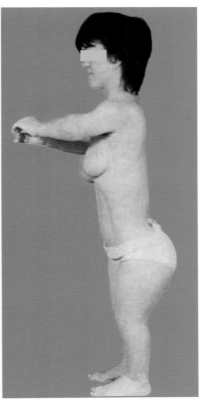

图 1-1-5-3
软骨发育不良侧面观

* 经参考文献[9]作者同意，引用了其中资料。

（李云飞）

第六节　巨人症

巨人症（gigantism）是由于生长激素的过量而导致的一种罕见疾病。通常是由于分泌性垂体细胞腺瘤所致；多发生在青春期之后，以渐进性骨骼生长、手足增大、皮肤增厚、颜面粗糙为特征。若发病在青春期，则肢端肥大及巨人症的特征表现兼有。参见第二章第十五节肢端肥大症面容。

图 1-1-6-1 所示为肢端肥大性巨人症。

（宋国建　杨志寅）

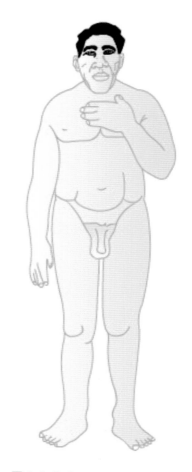

图 1-1-6-1
肢端肥大性巨人症

第七节　婴儿姿势

婴儿姿势（baby posture）见于出生到 36 个月的儿童。其中，出生后 1 个月以内的婴儿称为新生儿；出生到 12 个月的婴儿称为"乳儿"，12～36 个月的婴儿称为"学步儿"（图 1-1-7-1～图 1-1-7-5）。

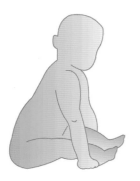

图 1-1-7-1
6 个月坐位姿势

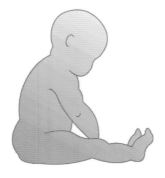

图 1-1-7-2
8～9 个月坐位姿势

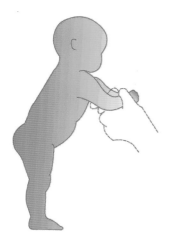

图 1-1-7-3
8～9 个月站立姿势

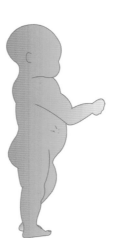

图 1-1-7-4
1 岁站立姿势

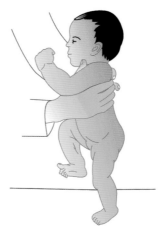

图 1-1-7-5
婴儿踏步反应

（宋国建　杨志寅）

第二章　面容

面容（physiognomy）指面部的面貌与气色，或在临床上对某些疾病有诊断意义的表情。健康人表情自然，神态平和。患病后由于病痛困扰，常常出现痛苦、忧虑或疲惫的面容和表情（expression）。特别是当疾病发展到一定程度时，还会出现特征性的面容与表情。因此，观察面容与表情对诊断某些疾病具有重要价值。

第一节　甲亢面容

甲亢面容（hyperthyroidism face）又称惊恐面容，是甲状腺功能亢进症的特征性面容。主要表现为面部消瘦、眼球凸出而闪光、带有惊愕表情、兴奋、烦躁易怒。由于甲状腺功能亢进时，甲状腺激素分泌增多，导致基础代谢率增加，能量及多种营养物质消耗增多，表现为消瘦；甲状腺激素刺激交感神经，使交感神经兴奋性增强，表现出颜面和眼部征象。

如图 1-2-1-1 所示，患者，女性，50 岁，诊断为甲亢 5 年余，左眼胀痛、视物不清 2 个月。检查见左眼眼球突出，球结膜充血，上、下眼睑退缩，眼球运动受限，左眼眼睑闭合不全，下方角膜斑片状浸润等。甲状腺功能检查异常，眼眶 CT 及 MRI 见眼外肌肌腹呈梭形肥厚。

【鉴别诊断】

眼眶恶性肿瘤：缓慢发病，逐渐加重，眼眶 CT 检查可发现肿瘤。

（李禹琦　李传宝　杨志寅）

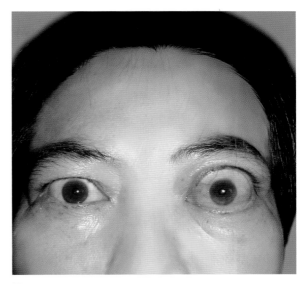

图 1-2-1-1
甲亢面容

第二节　满月面容

满月面容（moon face）为皮质醇增多症（hypercortisolism）及长期应用肾上腺皮质激素患者的特征性面容。皮质醇增多症，又称库欣病（Cushing disease）、库欣综合征（Cushing syndrome），系各种原因所致的肾上腺皮质长期分泌过量皮质醇引起的症候群。病因包括肾上腺皮质自主分泌皮质醇的肿瘤，垂体或其他脏器分泌过量的促肾上腺皮质激素使双侧肾上腺皮质增生，从而分泌过量的皮质醇。主要表现为满月脸、多血质外貌、向心性肥胖、痤疮、紫纹、高血压、继发性糖尿病和骨质疏松等。

如图 1-2-2-1 所示，这是因肾病综合征长期大剂量应

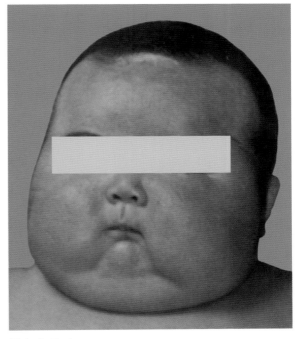

图 1-2-2-1
满月面容

用肾上腺皮质激素的患儿，面如满月，侧面不见鼻尖，颊部脂肪堆积，口裂变小，口角与颊部间出现深沟，皮肤发红。

如图 1-2-2-2 所示，患者，女性，45 岁，发现体重增加 1 年。满月脸，多血质面容、痤疮、皮肤血管可透见，可见锁骨上脂肪垫，腹部皮肤可见宽大紫纹。血浆皮质醇节律紊乱，且 24 小时尿游离皮质醇水平高。大剂量地塞米松抑制试验提示尿皮质醇水平被抑制超过对照值的 50%。

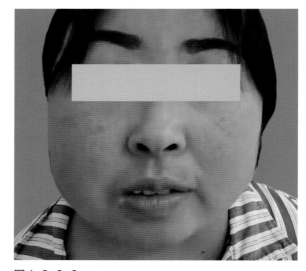

图 1-2-2-2
满月面容（库欣综合征）

【鉴别诊断】

多囊卵巢综合征：典型临床表现为闭经、多毛、肥胖、月经不规律、糖耐量异常等。患者血浆皮质醇节律多正常，小剂量地塞米松抑制试验可被抑制。

（蔡春泉　舒剑波　任路平　赵　航）

第三节　二尖瓣面容

二尖瓣面容（mitral face）是由风湿性心脏病二尖瓣狭窄引起的一种临床征象。由于二尖瓣狭窄引起肺部淤血，面颊部小血管通过迷走神经反射性扩张所致。表现为面颊紫红、口唇发绀。亦可见于生活在高原的人。

如图 1-2-3-1 所示，患者为中年女性，诊断为风湿性心脏病二尖瓣狭窄。典型面部特征是面颊紫红、口唇发绀。

（李禹琦　杨志寅）

第四节　脑积水面容

脑积水面容（hydrocephalic face）又称马歇尔 - 霍尔面容（Marshall-Hall face），是脑积水的特征性面容。头颅明显增大，面部相对很小，囟门膨出，头颅外形变圆，额部、头顶部隆凸，叩诊有破壶音，颅骨变薄，甚至呈半透明状。眼球下旋，显露上部巩膜，呈落日状，亦称"落日征"。可伴眼球震颤、斜视等。额和颞部可见静脉怒张。颅骨透照试验阳性。多见于各种原因所致的脑积水，如外伤、感染（胎儿宫内感染如各种病毒、原虫和梅毒螺旋体感染性脑膜炎未能及早控制，增生的纤维组织阻塞了脑脊液的循环孔道，或胎儿颅内炎症也可使脑池、蛛网膜下腔和蛛网膜粘连闭塞）、肿瘤及先天发育异常（如中脑导水管狭窄、膈膜形成或闭锁、室间孔闭锁畸形、第四脑室正中孔或侧孔闭锁、脑血管畸形、脊柱裂、小脑扁桃体下疝等）等。

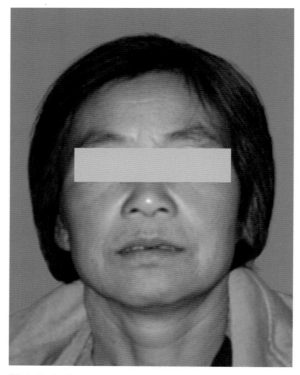

图 1-2-3-1
二尖瓣面容

如图 1-2-4-1 所示，患儿头颅明显增大，面部相对显小，囟门膨出，头颅外形变圆，额部、头顶部隆起，颅骨变薄。眼球下旋，显露上部巩膜，呈落日状，亦称"落日征"。

（蔡春泉　舒剑波）

第五节　早老症

早老症（progeria）又称哈－吉二氏综合征（Hutchinson-Gilford syndrome），童年期即表现出老人面貌及动脉硬化为主要特征的代谢异常、发育障碍和侏儒状态的病症。由 Hutchinson 与 Gilford 于 1886 年首先报道。早老症为一种罕见的遗传性疾病，可累及皮肤、脂肪、肌肉、骨骼、血管及心脏多器官系统，患儿具有特殊衰老面容及快速衰老的体态。

如图 1-2-5-1 所示，患儿，男性，6 岁，因特殊面貌、生长发育迟缓 6 年就诊。检查见患儿衰老面容，身材矮小，皮下脂肪组织减少，皮肤变薄、萎缩干燥，头和面不成比例，头颅较大，毛发稀少，下颌小，锁骨短而发育不良，关节强直，活动受限等。

如图 1-2-5-2 所示，患儿，男性，3 岁。该患儿外貌特征为典型的早老面容，发育迟缓，身材矮小，皮下脂肪组织减少，皮肤变薄、萎缩干燥，头颅大，毛发稀，下颌小等。

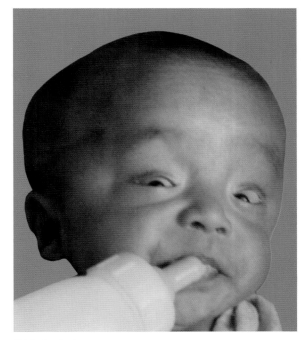

图 1-2-4-1
脑积水面容

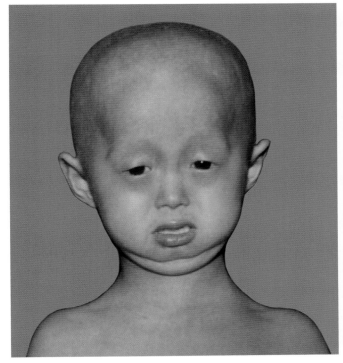

图 1-2-5-1
早老症

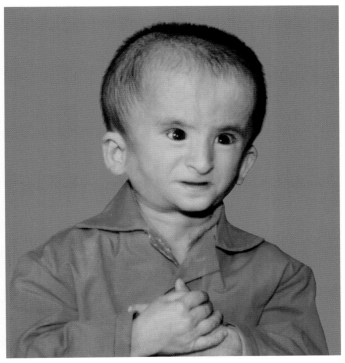

图 1-2-5-2
早老症

如图 1-2-5-3 所示，患儿，男性，6 岁。与同龄对比发育迟缓，身材矮小是其特征。

【鉴别诊断】

（1）下颌骨肢端发育不良 A 型：是一种罕见的常染色体隐性遗传性疾病，也与 *LMNA* 基因突变相关，其临床表现特点是生长迟缓、特殊面容、骨骼畸形、皮肤指甲毛发异常、脂质营养不良体征，与早老症临床表现多处重叠，借助分子诊断技术可早期确诊。

（2）Cockayne 综合征：是一种罕见的常染色体隐性遗传病，由 DNA 修复障碍而导致多系统退行性损害，主要表现为发育落后、生长迟缓、早衰、光敏感及小头畸形，主要致病基因是 *CSA* 和 *CSB*，与早老症临床表现有相似之处，借助分子诊断技术可鉴别诊断。

（蔡春泉　舒剑波）

第六节　狮面征

狮面征（lion face syndrome）又称狮面综合征、骨性狮面征（leontiasis ossea），是面颌骨过度增生引起的特殊面容。引起狮面征的常见疾病包括骨纤维发育不良、畸形性骨炎，继发性甲状旁腺功能亢进等疾病也可引发。

如图 1-2-6-1 所示，患者，男性，48 岁，肾功能不全血液透析 6 年，全身多处骨痛 3 年。表现为面部轮廓变形、面色灰暗、鼻梁塌陷、鼻翼增宽、鼻孔上翻、眼间距增宽、上颌骨膨出、牙齿松开、嘴巴合不拢等。

（鲁瑶许楠）

第七节　松鼠面征

松鼠面征（squirrel facial sign）和狮面征的共同特征是面部骨骼出现不同程度的增生，如上颌骨、颧骨、犁骨、筛骨及下颌骨。表现为正常面部轮廓变形，皮肤黝黑灰暗，上颌骨、下颌骨膨出，牙齿张开，鼻梁塌陷，鼻翼增宽，鼻孔上翻，眼间距增宽，下颌变长，嘴巴合不拢等，称为松鼠面征。

如图 1-2-7-1 所示，患者，男性，43 岁，肾功能不全血液透析 20 年，全身骨痛近 10 年。皮肤黝黑灰暗，上颌骨、下颌骨膨出，牙齿张开，鼻梁塌陷，鼻翼增宽、鼻孔上翻，下颌变长，嘴巴合不拢等。

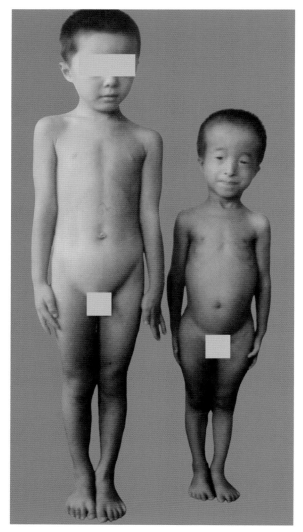

图 1-2-5-3
早老症（与同龄对比）

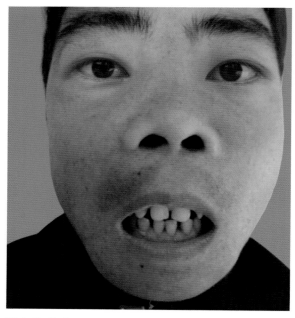

图 1-2-6-1
狮面征（继发性甲旁亢所致）

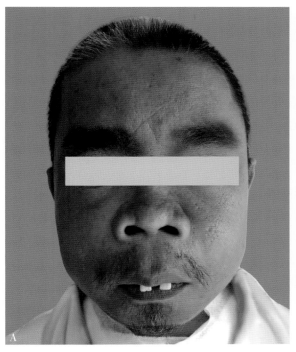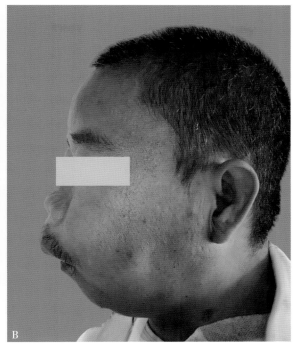

图 1-2-7-1
松鼠面征（继发性甲状旁腺功能亢进所致）
A. 正面观；B. 侧面观。

【鉴别诊断】

（1）骨纤维发育不良：先天性疾病，多见于儿童，骨骼局部过度生长，面颅骨增厚肥大，并向颅内或颅外局限性膨隆。

（2）面颅骨区域肿瘤：面颅骨局限性膨隆性疾病，如眼眶部、上颌骨区域等。

（许　楠　鲁　瑶）

第八节　苦笑面容

苦笑面容（sardonic feature）常见于破伤风患者。症状发作时，首先出现咀嚼肌紧张，然后发生疼痛性强直，出现张口困难、牙关紧闭、面部表情收缩、蹙眉、口角缩向外下方等，形成苦笑面容，并同时伴有肢体抽搐。

如图 1-2-8-1 所示，破伤风患儿抽搐发作，出现咀嚼肌紧张、张口困难、牙关紧闭、面部表情收缩、蹙眉、口角缩向外下方等，此为典型的苦笑面容。

（蔡春泉　舒剑波）

第九节　哈勒曼－斯特雷夫综合征

哈勒曼－斯特雷夫综合征（Hallermann-Streiff syndrome）又称先天性鸟脸畸形白内障综合征（congenital bird face malformation cataract syndrome）、颅面骨畸形综合征、眼下

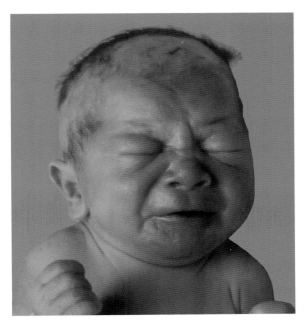

图 1-2-8-1
苦笑面容

颌面部综合征等。本病病因未明，发病机制可追溯到胚胎发育 5～7 周，因发育异常继而引起头面发育不全畸形、先天性白内障、毛发稀少等一系列临床症状。

如图 1-2-9-1 所示，患儿，男性，6 个月，生后即发现头面部发育不全畸形，检查见三角头、颜面部狭小、鹰鼻、小下颌、口裂小、耳郭异常、眉毛及睫毛稀疏、额部秃发。

【鉴别诊断】

（1）克汀病：先天性甲状腺发育不全或功能低下导致幼儿发育障碍的代谢性疾病。主要表现：鼻根低而宽，两眼距远，身体矮小，表情淡漠，精神呆滞，动作迟缓，智力低下，体温偏低，毛发稀少等。检查常有血清三碘甲状腺原氨酸（T_3）、四碘甲状腺原氨酸（T_4）降低，促甲状腺激素（TSH）升高。

（2）儿童型早老综合征：散发性常染色体显性遗传病，以早衰为特征，颅面部症状与哈勒曼－斯特雷夫综合征相似，但常具有皮肤变薄、紧张、干燥、皱褶、色素沉着及硬皮病样特征性的临床表现。

（蔡春泉　舒剑波）

第十节　特雷彻·柯林斯综合征

特雷彻·柯林斯综合征（Treacher Collins syndrome）又称下颌颜面发育不全（mandibulofacial dysostosis）。一种罕见的常染色体显性遗传的颅面部畸形，由 *TCOF1*（5q32—q33.1）基因突变引起。临床主要表现为颅面骨（尤其颧骨、下颌骨）发育不全，双眼外眦下移，面部瘘管和外耳畸形等，形成特征性的鱼面样面容。

如图 1-2-10-1 所示，患儿，男性，出生后 10 小时，发现面容异常。检查可见患儿眼睑下斜、睫毛少、下眼睑缺损、眼距宽、颧骨发育不良、小颌畸形等。

【鉴别诊断】

（1）纳赫尔面骨发育不全综合征（Nager acrofacial dysostosis syndrome）：由第一、二鳃弓发育异常引起的以面骨发育不全和轴前性肢体畸形为主的常染色体显性疾病。其主要鉴别点在于该征伴有典型的肢体畸形包括轴前性畸形（桡骨和拇指发育不全或缺失）及桡尺骨骨性融合等。

（2）鳃弓综合征（branchial arch syndrome）：是由于第一、二鳃弓发育不全导致的一种以颅面广泛发育异常为特征的先天性畸形，且颅面畸形多具有不对称性，与该征

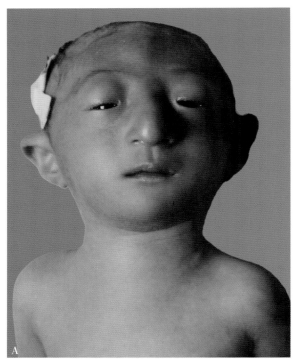

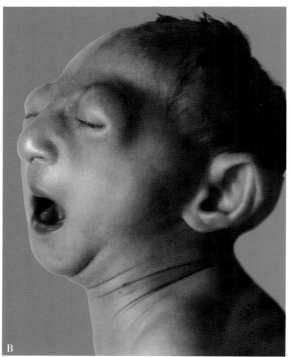

图 1-2-9-1
哈勒曼－斯特雷夫综合征
A. 正面照；B. 左前斜向照。

相比本征具有明显遗传性，双侧病变并具有下睑内侧睫毛缺如、下颌骨舌前切迹缺如等典型特点。

（蔡春泉　舒剑波）

第十一节　小儿腺样体面容

腺样体位于鼻腔后部的鼻咽部，也称为咽扁桃体。正常的咽扁桃体6岁发育到最大后，逐渐开始退化。如果咽扁桃体增生到影响周围组织并引起系列变化则称为腺样体肥大，出现小儿腺样体面容（adenoid faces in children），一旦形成这种面部特征，难以恢复。

如图1-2-11-1所示，患儿，男性，6岁，打鼾伴张口呼吸4年。腺样体面容多指小儿由于腺样体肥大堵塞呼吸道出现张口呼吸、打鼾等症状，导致面骨发育障碍，出现颌骨变长、腭骨高拱、牙列不齐、上切牙突出、唇厚、缺乏表情的面容，该患儿即如此。

【鉴别诊断】

需与小颌畸形、腭裂和扁桃体肥大、咽部囊肿及咽后壁脓肿等病变相鉴别。

（赵大庆）

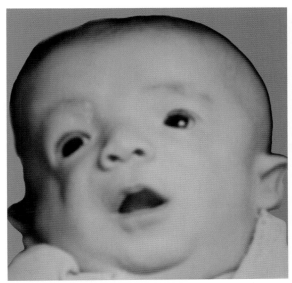

图1-2-10-1
特雷彻·柯林斯综合征

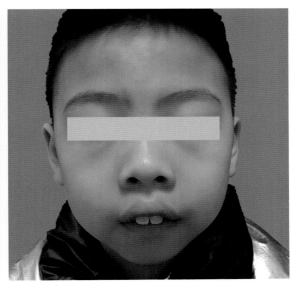

图1-2-11-1
小儿腺样体面容

第十二节　21-三体综合征面容

21-三体综合征（21-trisomy syndrome）又称唐氏综合征（Down syndrome），系因人体的基因组额外多一条21号染色体所导致的先天性染色体病。是一种常见的常染色体异常综合征，临床表现多种多样，但以智力低下、短头、特殊面容、伸舌、肌张力低下、通贯掌、先天性心脏病最为突出。唐氏面容（characteristic facial appearance of Down syndrome）即唐氏综合征的一种特殊面容（图1-2-12-1 A）。通贯掌（coherent palm）也是其体征之一（图1-2-12-1 B）。

如图1-2-12-1所示，患儿，女性，5岁，因言语发育落后就诊。图中见患儿具有明显的特殊面容体征，如眼距宽、鼻根低平、眼裂小、眼外侧上斜、内眦赘皮、外耳小、舌胖并常伸出口外、流涎多、智力低下、双手短而宽且均为通贯掌。

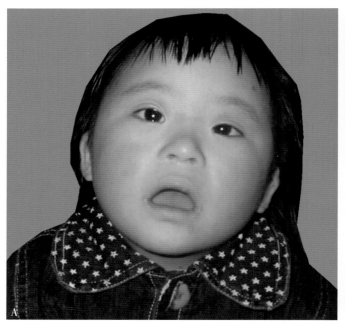
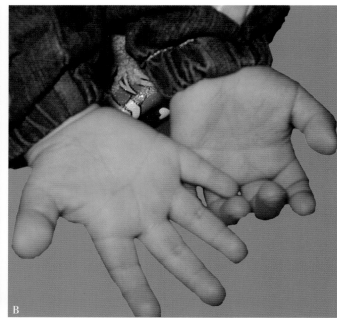

图 1-2-12-1
21- 三体综合征
A. 唐氏面容；B. 通贯掌。

【鉴别诊断】

（1）18- 三体综合征（18-trisomy syndrome）：后部头颅突出，小型头颅畸形，耳朵下垂、变形，异常的小颌畸形，小型口腔，兔唇，腭裂，鼻尖朝上，眼睑出现皱褶（裂缝），双眼之间存在较阔的空间，上眼睑下垂，手指重叠、扭曲等。

（2）13- 三体综合征（13-trisomy syndrome）：小头畸形，全前脑畸形，前额小，头颅发育不全，先天性头皮缺损；90% 小眼球 / 无眼球，偶呈独眼畸形，眼距过窄，虹膜缺失，视网膜发育不良，晶体缺失，白内障，视嗅神经发育不良；耳畸形，低位唇、腭裂。

（杨作成）

第十三节　地中海贫血貌

地中海贫血（thalassemia）是一种常染色体隐性遗传的血液病。因为基因缺陷（包括基因突变或缺失），引起球蛋白缺乏症、α 或 β 链失常，导致异常血红蛋白分子的形成，进而导致贫血，其有典型外貌特征，即地中海贫血貌（thalassaemia appearance）。

如图 1-2-13-1 所示，患儿，男性，13 岁，因发现贫血 13 年就诊。见额部突起、两颧略高、眼距增宽、鼻梁塌陷、鼻翼异常。实验室检查提示为小细胞低色素性贫血，血红蛋白电泳 HbF 增高，地贫基因分析提示为双重杂合子（CD41-42/IVS-654-2）。

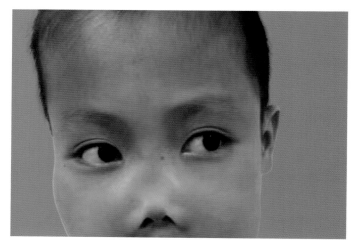

图 1-2-13-1
地中海贫血貌

【鉴别诊断】

（1）缺铁性贫血（iron deficiency anemia）：婴儿期的重症缺铁性贫也表现为小细胞低色素性贫血，血清铁蛋白、血红蛋白电泳及地中海贫血基因分析可有助于鉴别。

（2）血红蛋白 E 病：HbE/β 地中海贫血与本病相似，但前者血红蛋白电泳可见 HbE 条带＞30%。

（章忠明）

第十四节　克汀病面容

克汀病面容（characteristic face of cretinism）[*]是克汀病患者特有的发育迟滞或发育不完全的一种呆、傻面容。主要表现为：脸宽、额低，鼻梁扁，眼距宽、眼裂小，唇厚、舌大或宽厚，耳软，眉毛稀少且色淡，傻笑或表情呆滞等，由于胚胎期或生后早期甲状腺功能减退所致。克汀病（cretinism）又称呆小病，主要表现为痴呆、身材矮小、反应迟钝、畏寒，多伴有聋哑。

如图 1-2-14-1 所示，患者，女性，18 岁，典型的克汀病面容且身材矮小。

如图 1-2-14-2 所示，8 岁克汀病患儿与同龄女孩身高对比，存在克汀病面容且身材矮小。

（蔡春泉　舒剑波）

第十五节　肢端肥大症面容

肢端肥大症面容（acromegaly face）是肢端肥大症（acromegaly）的一种特殊面容，是由于生长激素的分泌过多而导致的一种疾病。通常是分泌性垂体细胞腺瘤所致；多发生在青春期之后，以渐进性骨骼生长、手足增大、皮肤增厚、颌面异常及皮肤粗糙为特征。垂体瘤（pituitary tumor）是腺垂体和神经垂体及胚胎期颅咽管囊残余上皮细胞发生的肿瘤。分为微腺瘤（直径≤10mm）和大腺瘤（直径＞10mm）；根据腺瘤有无内分泌异常又可分为功能性垂体瘤和非功能性垂体瘤。生长激素分泌过多发生在儿童或青春期可造成巨人症（gigantism），发生在成人可引起肢端肥大症。成年患者多表现为手、足、头颅、胸廓及肢体进行性增大，手、足掌肥厚，手指增粗，颅骨增厚、头颅及面容宽大，前额隆起，眶嵴、颧骨及下颌明显突出等。

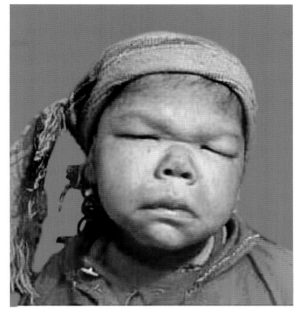
图 1-2-14-1
克汀病面容

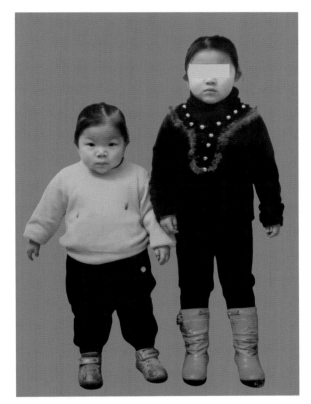
图 1-2-14-2
克汀病患儿与同龄健康儿童对比

---

[*]　经参考文献[9]作者同意，引用了其中资料。

如图 1-2-15-1 所示，患者，男性，因面容变化就诊，检查见头颅及面容宽大，前额隆起，颧骨及下颌明显突出，牙缝增宽，牙齿稀疏，下颌牙前突，口唇增厚，鼻端增大，手、足掌肥厚，指／趾增粗等。经影像学及实验室检查诊断为垂体瘤引起的肢端肥大症。

如图 1-2-15-2 所示，患者，男性，37 岁，高 2.38 米，自 15 岁开始"疯长"。检查见头面部宽大，尤以下颌前突、口唇增厚显著。该患者生长激素分泌过多是发生在青春期，以致形成巨人症。

（曲春成　李禹琦　杨　震）

第十六节　克鲁宗综合征

克鲁宗综合征（Crouzon syndrome，CS）又称遗传性家族性颅面骨发育不全，是一种颅缝过早闭合的常染色体显性遗传病。由于颅骨冠状缝过早闭合，继发颅腔狭小、眼眶浅和眼球凸出、鹰钩鼻、上颌骨发育不良和下颌相对前突等颅面异常，如塔头、尖头等。亦可合并其他器官功能障碍或畸形，如颅内高压、失明等。

如图 1-2-16-1 所示，患儿，男性，3 岁，眼球突出 1 年余。患儿主要表现为尖头畸形、眼球凸出、眼距增宽等。患儿母亲是克鲁宗综合征患者。

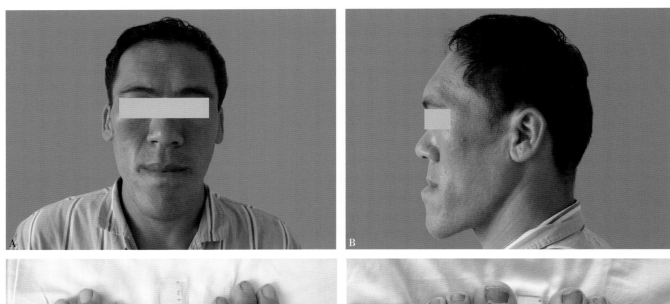
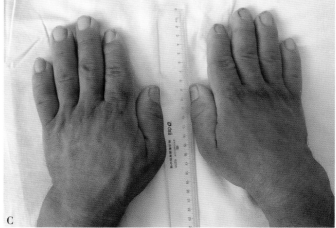
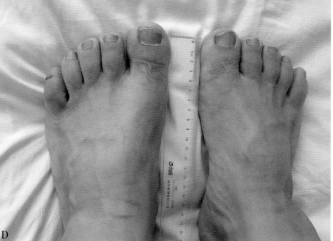

图 1-2-15-1
肢端肥大症
A. 肢端肥大症面容正面；B. 肢端肥大症面容侧面；C. 双手外观；D. 双足外观。

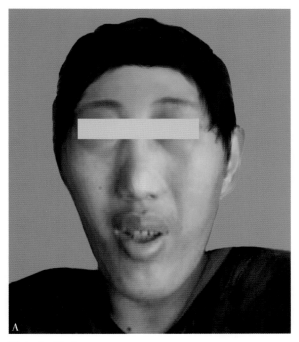
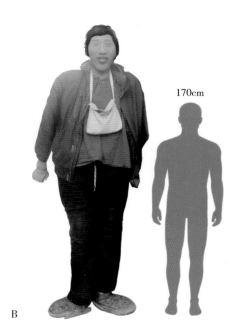

图 1-2-15-2
巨人症
A. 巨人症面容；B. 巨人症与正常人对比。

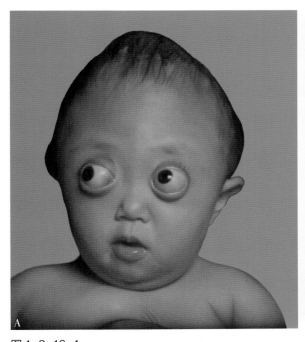
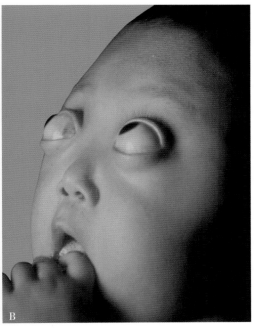

图 1-2-16-1
克鲁宗综合征
A. 正面观；B. 斜面观。

【鉴别诊断】

（1）阿佩尔综合征（Apert syndrome）：散发的常染色体显性遗传性疾病，颅面部的症状与克鲁宗综合征相似，但通常有手足并指表现。

（2）普法伊非尔综合征（Pfeiffer syndrome）：罕见的常染色体显性遗传病，表现为颅缝早闭、面中部发育不良，除此之外还可表现为粗大倾斜的拇指及大脚趾，部分可出现并指 / 趾畸形。

（蔡春泉　舒剑波）

第十七节　艾迪生面容

艾迪生面容（Addison's face）是艾迪生病的面部表现。艾迪生病（Addison disease）又称原发性慢性肾上腺皮质功能减退症（chronic primary adrenal insufficiency），曾称阿狄森氏病。由于双侧肾上腺皮质萎缩、结核、严重感染、肿瘤或双侧肾上腺皮质大部或全部切除等，导致肾上腺皮质严重破坏，引起肾上腺皮质激素分泌不足所致的疾病。主要症状为缺乏糖皮质激素和盐皮质激素的表现，如：肌无力、虚弱、极易疲劳、心动微弱、经常恶心、呕吐、低血糖、体重减轻等肾功能障碍及抵抗力降低的有关表现。还有特征性的皮肤、黏膜出现棕黑色色素沉着，以暴露、压迫、摩擦部位最明显，如前额、眼周、面部、关节屈伸面和皮肤皱折而受摩擦处，以及乳头、乳晕、生殖器、肩腋部、下腹中线、指/趾甲根部等处最明显。色素深浅不一，深者如焦煤、浅者呈棕黄色或古铜色。其机制是由于失去糖皮质激素对腺垂体的反馈抑制作用，使促肾上腺皮质激素（adrenocorticotropic hormone，ACTH）和促黑素细胞刺激素（melanocyte stimulating hormone，MSH）的释放增加，而 ACTH 肽链的

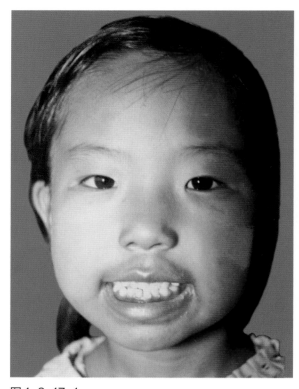

图 1-2-17-1
艾迪生面容

前 13 个氨基酸与 MSH 的完全相同，也能促进黑色素形成，二者一起引起色素沉着。在原发性慢性肾上腺皮质功能减退时，几乎每例患者可见此征，是早期症状之一。

如图 1-2-17-1 所示，患者面部（尤其眼周及口唇）可见淡褐色或棕黑色甚至焦煤色的色素沉着，分布不均匀，呈块状或片状。眼周及口唇上有大小不等的点、片状的蓝或蓝黑色素沉着。

（蔡春泉　舒剑波）

第十八节　面横裂

面横裂（transverse facial cleft）见图 1-2-18-1，患儿，男性，3 个月，出生即被发现双侧口角不对称。查体见患儿右侧口角裂开，并伴缺损及两侧颜面不对称，右侧面观显示上下口唇不能闭合。该患儿两侧颜面不对称，可能伴有第一鳃弓的发育畸形等。

（蔡春泉　舒剑波）

第十九节　无汗性外胚层发育不良

无汗性外胚层发育不良（anhidrotic ectodermal dysplasia，AED）又称无汗性外胚层发育不良综合征、Crist-Siemen 综合征，于 1838 年由 Wedderburn 首先报道。外胚层发育不良（ectodermal dysplasia）由 *CDH3* 基因突变导致的一种常染色体隐性遗传病。外胚层发育不良可引起牙、毛、甲、汗腺等的完全或部分缺失及皮肤受累等（参见第二篇第一章）。

如图 1-2-19-1 所示，患儿，男性，2 岁，特殊面容、无汗 1 年余，患儿前额隆起，鼻梁塌陷，毛发及眉毛稀少且黄，口唇上翘等。

如图 1-2-19-2 所示，患儿以特殊面容、眉毛稀少、牙缺失为主。

（田中华）

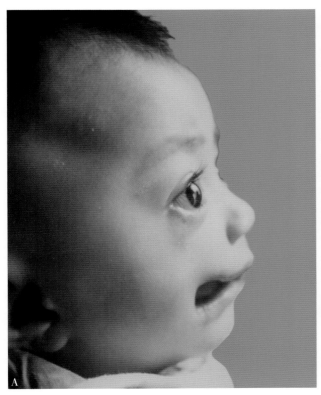
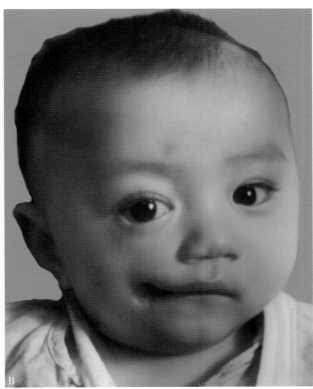

图 1-2-18-1
面横裂
A. 右侧面观；B. 正面观。

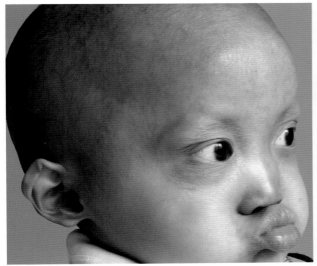

图 1-2-19-1
无汗性外胚层发育不良

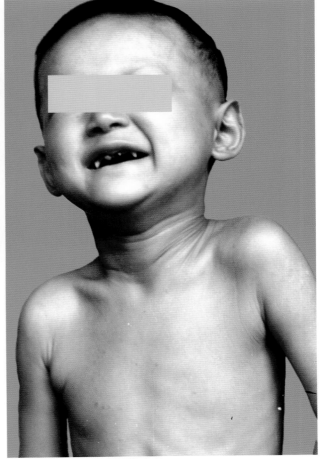

图 1-2-19-2
无汗性外胚层发育不良

第二十节　麻风面容

麻风（leprosy）是由麻风杆菌引起的一种慢性接触性传染性疾病。主要累及皮肤和外周神经，表现为红斑、斑块、结节、溃疡、眉毛脱落、狮面征、关节畸形、神经粗大及局部感觉消失、麻痹和营养性损害等（参见第二篇第一章第六节）。

如图 1-2-20-1 所示，患者面部浸润性斑块、结节，眉毛、睫毛脱落，鼻梁及鼻畸形等，呈现麻风病特征性表现——麻风面容（leprosy face）。

（田中华　杨志寅）

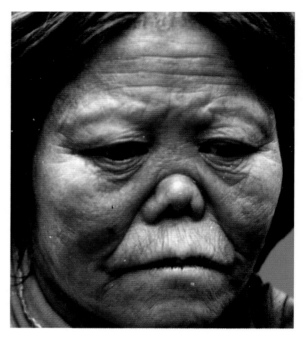

图 1-2-20-1
麻风面容

第二十一节　系统性红斑狼疮面容

系统性红斑狼疮（systemic lupus erythematosus，SLE）是一种由自身免疫介导的、以免疫性炎症为突出表现的弥漫性结缔组织病，呈多基因遗传。主要临床特征是血清中出现以抗核抗体为代表的多种自身抗体和多系统受累（参见第二篇第一章第七节）。

如图 1-2-21-1 所示，由于面部的特征性皮损，以致不少患者呈现系统性红斑狼疮面容（systemic lupus erythematosus face），发病期尤为明显，综合多种特征及临床表现，诊断为 SLE。

如图 1-2-21-2 所示，患者，女性，25 岁，妊娠 4 个月，SLE 发病 2 个月，面部的特征性皮损，综合多种特征及临床表现，诊断为 SLE。

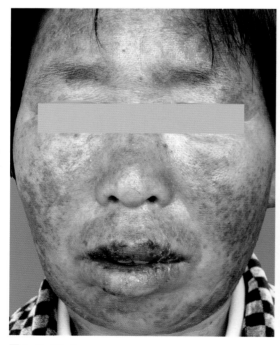

图 1-2-21-1
系统性红斑狼疮面容

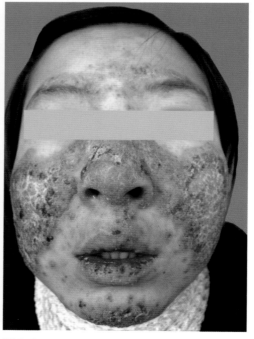

图 1-2-21-2
系统性红斑狼疮面容

（田中华　杨志寅）

第二十二节 小下颌面容

小下颌面容（small mandible face）又称小下颌畸形。如图 1-2-22-1 所示，该患者因下颌严重发育不良，致下颌极小畸形。

（郭小平）

第二十三节 第一，二鳃弓综合征

第一，二鳃弓综合征（first and second branchial arch syndrome）又称半侧颜面短小畸形（hemifacial microsomia）、一侧颜面短小综合征（hemifacial microsomia syndrome）、戈尔登哈尔综合征（Goldenhar syndrome）、眼-耳-椎骨畸形综合征。是一种在胚胎早期以眼、耳、颜面和脊柱发育异常为主的多基因遗传性先天缺陷。可伴有其他器官或系统，如心脏、肾、神经系统等异常。

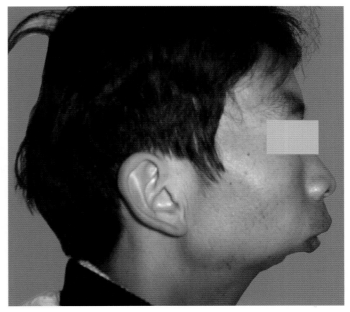

图 1-2-22-1
小下颌面容

临床表现具有高度多样性。畸形主要局限于颜面的下 2/3 部位，表现为耳郭、上颌骨、颧骨、下颌骨、面肌、咬肌、舌等发育不全。耳郭可有轻度的形体较小至重度的耳郭组织缺失。上颌骨和颧骨各部分均可发育不良。下颌骨水平支发育较差时，颏部退缩并向患侧偏斜。属于面肌、咬肌和腭帆任何肌组的肌肉，都可能因神经支配不全而有轻度瘫痪和萎缩。患侧的舌肌力量薄弱。因上述骨骼和肌肉的缺陷，导致颜面整体发育不足，显著短小。

耳郭畸形（auricle malformation）是常见畸形之一，绝大部分是由于遗传基因异常或母亲怀孕期间受疾病及药物影响或接触某些化学物质或放射线等原因所导致的先天性胎儿耳郭发育异常的畸形，常伴有外耳道、中耳及其他结构的异常。后天因素如耳郭外伤、感染等也可造成严重耳郭畸形，有的可以并发外耳道狭窄或闭锁，但一般不伴有中耳畸形。耳郭畸形的种类繁多，主要包括耳郭缺损（无耳或小耳）、副耳或多耳、招风耳、巨耳、猫耳、猿耳、隐耳等。亦有将先天性耳郭畸形分为全耳郭畸形、上耳郭畸形、下耳郭畸形、其他畸形等。

如图 1-2-23-1 所示，患儿，男性，5 岁，生后即发现耳郭畸形。检查见患儿右侧颅耳沟消失，右耳呈杯状耳畸形，右耳位置偏低，耳郭上极卷曲下垂，软组织量不足，三角窝、耳舟狭小。患儿面部不对称畸形，右侧面部发育不良、萎缩，右眼上睑下垂，嘴角歪斜。

如图 1-2-23-2 所示，患者，女性，检查见右耳郭畸形，位置偏低。面部不对称畸形，右侧面部发育不良、萎缩，右眼稍小，嘴角歪斜等。

【鉴别诊断】

（1）分泌性中耳炎：又称渗出性中耳炎，是以中耳积液及听力下降为特征的中耳非化脓性炎性疾病，儿童多见。临床表现主要为听力下降，可随体位变化而变化，轻微的耳痛、耳鸣、耳闷胀和闭塞感，摇头可听见水声。可采用鼓气耳镜检查或显微镜检查等来诊断。

（2）耳郭软骨膜炎（auricular perichondritis）：可分为浆液性和化脓性两种，病变是在软骨和软骨膜间有血清渗出（浆液性）或脓液形成（化脓性）。浆液性是软骨膜的无菌性炎症反应，病因不明，常仅有耳郭局限肿起，穿刺可抽出淡黄色浆液性液体，培养无细菌生长。化脓性为耳郭软骨膜和软骨的急性化脓性炎症，常

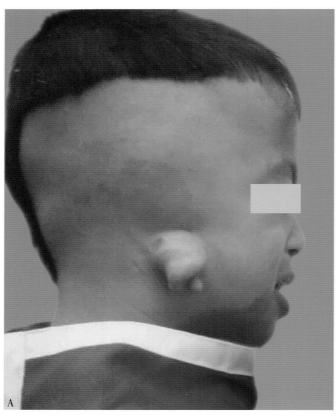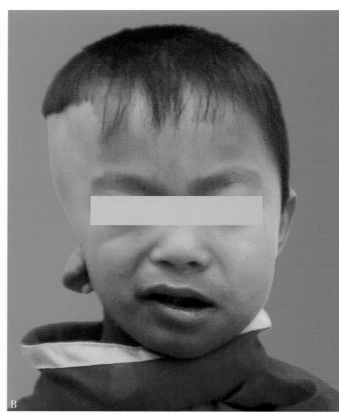

图 1-2-23-1
第一，二鳃弓综合征
A. 侧面观；B. 正面观。

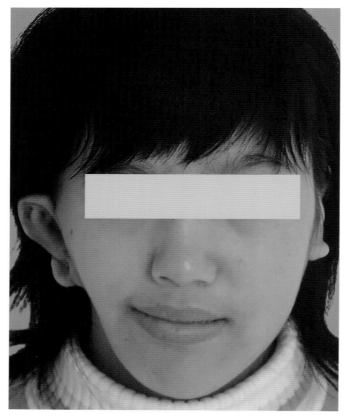

图 1-2-23-2
第一，二鳃弓综合征

因外伤、手术、冻伤、烧伤、耳郭血肿继发感染所致，患者耳郭剧痛，检查可见耳郭红肿，明显压痛，有波动感，有的破溃流脓。可引起软骨坏死导致耳郭畸形，细菌培养或脓培养可鉴别诊断。

（3）单侧面萎缩症（facial hemiatrophy）：又称"半侧面萎缩症""进行性面部偏侧萎缩""Romberg病"。指一侧面部的组织，包括肌肉、皮下组织、脂肪、舌、软腭、骨及毛发等进行性萎缩的病症。以中线为界病变面半侧皮肤、皮下脂肪、结缔组织、骨组织等萎缩。面部肌肉的体积虽见缩小，但其肌纤维并无萎缩。此外，局部常有色素沉着或有汗毛脱落、皮肤光亮。

（蔡春泉　舒剑波　郭小平）

第二十四节 面部偏侧萎缩

面部偏侧萎缩（hemifacial hemiatrophy）又称帕里－龙贝格综合征（Parry-Romberg syndrome）、进行性单侧面萎缩症（progressive facial hemiatrophy）。一种表现为进行性半侧面部组织萎缩的疾病。相应皮肤变薄，皮下组织、肌肉甚至骨骼相继发生萎缩。病因不明，可能与交感神经功能障碍有关。好发于 5～15 岁的女性。

如图 1-2-24-1 所示，患者左侧面颊部大部萎缩，骨骼表面的皮下脂肪及肌肉组织消失。经腹壁脂肪大块移植后，外形满意。

如图 1-2-24-2 所示，患者右半侧颜面不明原因萎缩，伴有明显色素沉着。

（张涤生 谢 芸 郑丹宁）

第二十五节 面具面容

面具面容（masked face）又称面具脸，患者面部呆板，无表情，似面具样，为面部表情肌活动受抑制之故。见于软骨营养不良性肌强直（chondrodystrophic myotonia），又称施瓦茨－杨佩尔综合征（Schwartz-Jampel syndrome）一种以软骨发育不良和肌强直为主要表现的先天性肌病。其常见的致病基因位于染色体 1q36，编码硫酸乙酰肝素蛋白多糖。多为常染色体隐性遗传，出生后或儿童早期发病，肌强直伴自发的肌纤维颤搐，累及面部及肢体肌肉，上肢肩带肌萎缩，股部肌肉肥大，部分患者有喘鸣及恶性高热，常合并身材矮小、多发骨骼畸形和特殊面容。血清肌酶轻度升高，肌电图可见肌强直电位。骨骼肌病理显示肌源性改变。亦可见于震颤麻痹、脑炎、脑血管疾病等。

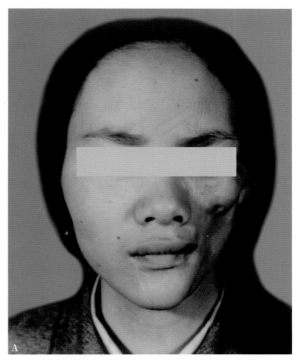

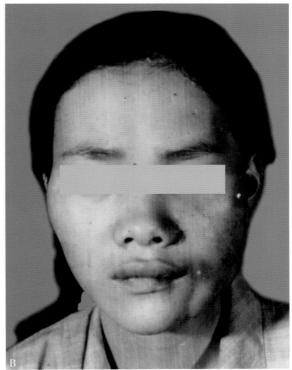

图 1-2-24-1
左侧面部偏侧萎缩
A. 术前正面照；B. 术后正面照。

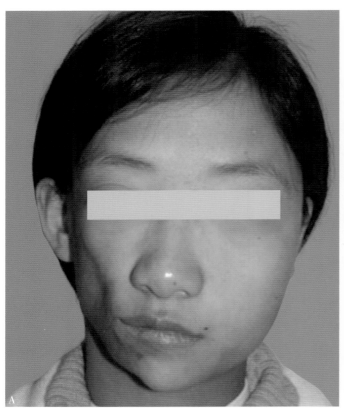

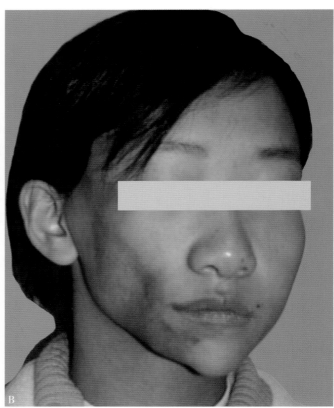

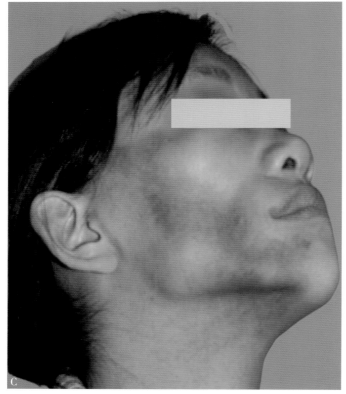

图 1-2-24-2
重度面部偏侧萎缩
A. 正面观；B. 右前斜面观；C. 抬头右前斜面观。

如图 1-2-25-1 所示，软骨营养不良性肌强直患者同胞兄弟，面部呆板，无表情，似面具样[*]。

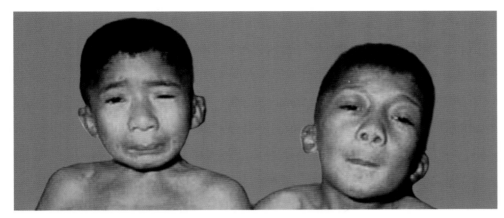

图 1-2-25-1
软骨营养不良性肌强直

第二十六节　贫血貌

贫血貌（anemic countenance）又称贫血面容（anemic face）。一种病态面容。表现为面色及黏膜苍白，舌质色淡，心悸气短，表情疲惫乏力，懒言少语。见于各种类型的贫血。

如图 1-2-26-1 所示，患者，女性，中度贫血，面色及眼结膜苍白。

（杨志寅）

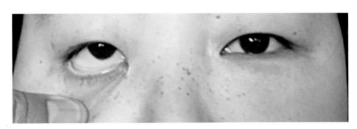

图 1-2-26-1
贫血面容

第二十七节　高原面容

高原面容（plateau face）是一种特征性面容。如图 1-2-27-1 所示，该患者由于长期居住在高海拔地区，身体慢性缺氧，面颊、口唇、鼻尖及指端发绀。

（李　琳　窦小红）

第二十八节　其他影响面容的疾病

一、神经纤维瘤病

神经纤维瘤病（neurofibromatosis，NF）参见第十五篇第一章第二十九节。

如图 1-2-28-1 所示，患者，男性，体检见右侧半面上自额部，下及下颌-颏部广泛的软组织变形、异位，包括眼、鼻、颊、口唇，其间涉及器官丧失正常的形态和功能。全身其他部位多发的神经结节和咖啡斑。

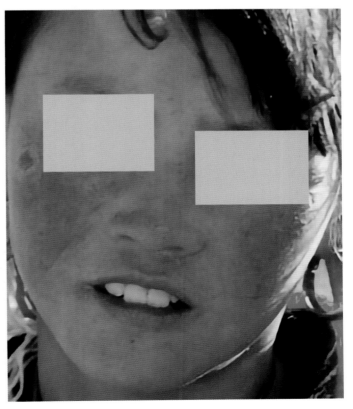

图 1-2-27-1
高原面容

---

[*]　经参考文献[9]作者同意，引用了其中资料。

　　如图 1-2-28-2 所示，患者，男性，体检见左侧半面上自额部、下及下颌 - 颏部广泛的软组织变形、异位，包括眼、鼻、颊、口唇，其间涉及的器官丧失正常的形态和功能。手术全部切除肿瘤，应用自身背阔肌皮瓣修复后，面容恢复满意。

　　如图 1-2-28-3 所示，患者，男性，体检见左侧面部上自眼睑、下及下颌部广泛的软组织变形、异位，特别是左耳已丧失正常的形态和功能。

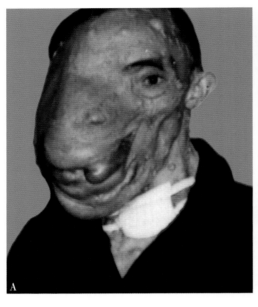

图 1-2-28-1
右半面巨大神经纤维瘤
A. 右半面巨大神经纤维瘤；
B. 全身多发的神经结节和咖啡斑。

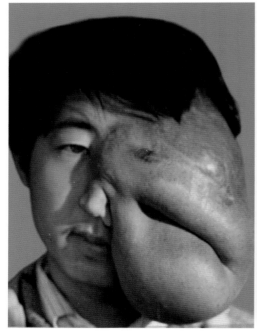

图 1-2-28-2
左半面巨大神经纤维瘤

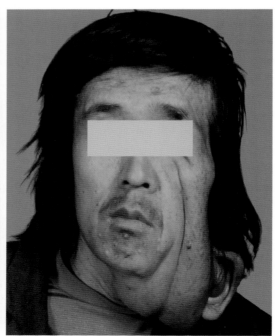

图 1-2-28-3
左半面巨大神经纤维瘤

（穆雄铮　蔡春泉　舒剑波）

二、黑毛痣

黑毛痣，又称兽皮样痣（nevus nigricans），见图 1-2-28-4，患儿，女性，8 岁，额部发现黑色隆起皮肤 8 年。检查见额部皮肤隆起，黑色，表面粗糙不平，可见毛发，质软，与周围皮肤界限较清晰，几乎整个额部都为痣块。

【鉴别诊断】

黑毛痣是先天性色素痣的一种，诊断不难，有一定的恶变可能，有资料提示有 10% 的可能性恶变为黑色素瘤，主要是观察痣块颜色、范围等变化。

（范鹏举）

三、上颌窦癌

上颌窦癌（carcinoma of maxillary sinus）见图 1-2-28-5，患者，男性，65 岁，左侧鼻塞 2 个月。10 年内因下睑肿物行 9 次眼科手术，检查见下睑外翻，结膜外露，左面部略隆起。CT 见左上颌窦，筛窦肿物，广泛向外侵袭，侵及鼻腔、眶内及颅底。

【鉴别诊断】

慢性鼻窦炎：多有黏稠脓性涕，CT 可见骨质破坏，但不侵及眶内及颅内。

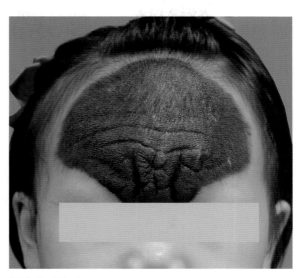

图 1-2-28-4
额部黑毛痣

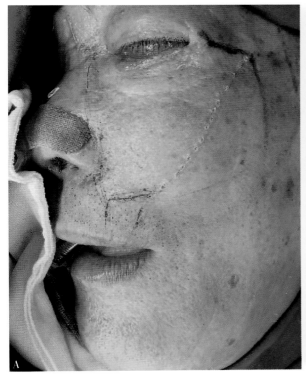
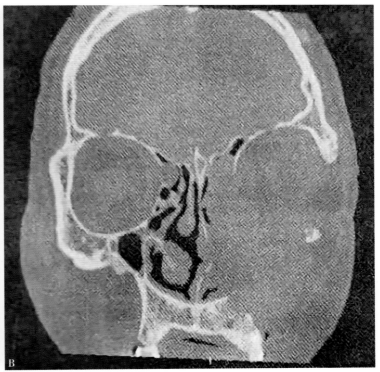

图 1-2-28-5
上颌窦癌
A. 左侧面观；B. CT 检查。

（刘宏伟　李　剑）

第三章 体位、步态等

体位（position）是指患者因疾病所致，或根据诊疗、护理以及康复的需要所采取并能保持的身体姿势和位置。疾病导致的体位对某些疾病的诊断具有一定意义。

第一节 角弓反张

角弓反张（opisthotonos）患者头部后仰、脊柱过度背伸、全身呈反向弓状的异常姿势。多由全身肌肉呈强直性收缩引起，由于背部及四肢的伸肌力量大于屈肌力量，从而引起躯体和四肢过度的背伸。多见于破伤风及小儿脑膜炎。

如图 1-3-1-1 所示，脑膜炎患儿抽搐发作，角弓反张。

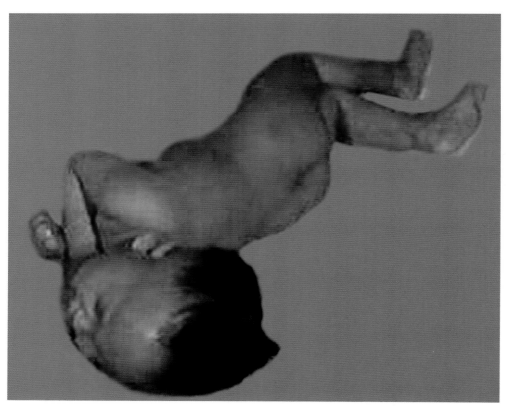

图 1-3-1-1
角弓反张

（蔡春泉　舒剑波　杨志寅）

第二节 去大脑强直

去大脑强直（decerebrate rigidity）是由严重脑损伤引起的脊柱反张后挺、四肢伸直内旋、足跖屈等异常姿势。见于中脑损害和弥漫性的脑损害等。是中脑损伤的重要体征之一。在中脑前庭核水平有促进伸肌收缩的中枢，在中脑红核及周围的网状结构有抑制伸肌收缩的中枢，两者之间离断时便出现去大脑强直。表现为患者意识丧失，给予疼痛性刺激（如压眶）或声音刺激时，即可诱发出现躯干角弓反张、四肢强直性伸展、颈后仰、肩下抑、同时上臂内收、内旋、前臂伸直、过度旋前，髋部内收、内旋、膝伸直、踝及足趾皆跖屈。同时，患者常伴有全身抽搐，呼吸不规则。临床上可见于：①急性幕上大脑半球病变引起小脑幕切迹疝的中晚期，是生

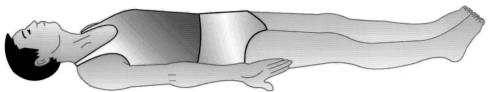

图1-3-2-1
去大脑强直示意图

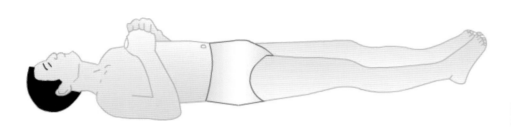

图1-3-3-1
去皮质综合征示意图

命危象的征象，必须紧急处理；②天幕上病变向尾端发展累及间脑至中脑；③颅后窝病变影响脑桥上部或颅后窝肿瘤出现小脑幕切迹上疝时；④原发性脑干出血或梗死；⑤严重的代谢性脑病影响上部脑干的功能。如转化成持续性去大脑强直，病死率和致残率很高（图1-3-2-1）。

（宋国建 杨志寅）

第三节 去皮质综合征

去皮质综合征（decorticate syndrome）又称去皮质强直（decorticate rigidity），一种特殊意识障碍类型：①患者呈睁眼昏迷状态，可睁闭眼，貌似清醒，但为无意识动作，对外界刺激无反应；②去皮层强直，上肢屈曲内收，下肢强直内旋，四肢肌张力增高，可出现吸吮，强握等原始反射；③两侧病理征阳性，光反射、角膜反射及咳嗽反射存在，觉醒周期存在；④脑电图示广泛性慢波或呈静息状态。双侧大脑皮层广泛病变所引起的皮层功能丧失而保存皮层下功能的一种特殊的意识障碍。病因主要为：①广泛性缺氧如呼吸循环骤停、一氧化碳中毒、癫痫持续状态等；②急性脑血管病（大面积脑梗死、脑出血）、脑外伤等；③严重脑病和颅内感染如全脑炎、肝脑疾病或克－雅病（Creutzfeldt-Jakob disease，CJD）等（图1-3-3-1）。

（宋国建 杨志寅）

第四节 脊柱及肢体等

一、脊柱侧凸
脊柱侧凸（scoliosis）是脊柱的1个或数个节段向侧方弯曲并伴有椎体旋转的三维脊柱畸形。国际脊柱侧凸研究学会建议，应用科布（Cobb）法测量站立正位X线检查图像的脊柱侧方弯曲角度，如角度大于10°则为脊柱侧凸，包括结构性脊柱侧凸和非结构性脊柱侧凸（图1-3-4-1）。

二、脊柱前凸
脊柱前凸（lordosis）脊柱在额面的某一部分向前偏离中线的脊柱畸形。发生于胸部者，可对心肺功能造成影响（图1-3-4-2）。

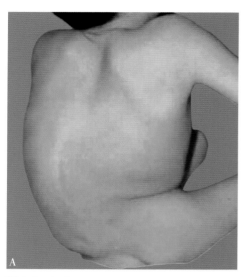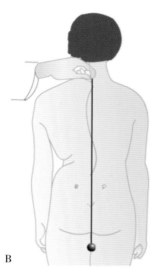

图 1-3-4-1
脊柱侧凸
A. 脊柱侧凸坐位观；B. 脊柱侧凸检查法。

图 1-3-4-2
腰椎前凸
A. 腰椎前凸畸形；B. 腰椎前凸畸形侧面观示意图。

三、髋关节脱位

髋关节脱位（dislocation of hip joint）股骨头与髋臼构成的关节发生脱移位。先天性髋关节脱位（congenital dislocation of hip，CDH）是髋关节先天发育异常所致的脱位。以后脱位多见，出生时即存在，是小儿较常见的先天性畸形之一（图 1-3-4-3 ~ 图 1-3-4-7）。

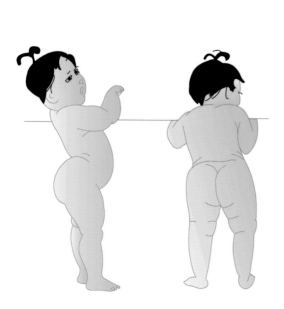

图 1-3-4-3
两侧先天性髋关节后脱位站立姿势

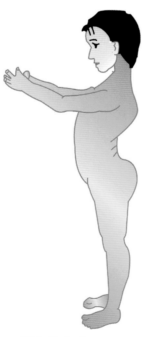

图 1-3-4-4
双髋关节后脱位站立时体位

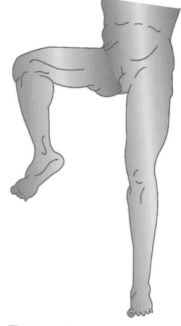

图 1-3-4-5
髋关节前脱位畸形

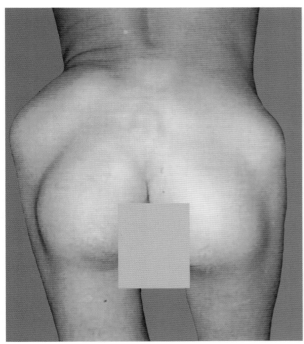

图 1-3-4-6
双侧髋关节后上脱位

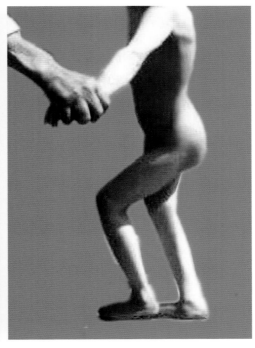

图 1-3-4-7
髋关节脱位

（秦泗河　宋国建　杨志寅）

第五节　姿势及步态

步态（gait）指人类步行的行为特征，即行走时所表现的姿势。健康人的步态因年龄、健康状态和所受训练的影响可有不同表现。如小儿喜欢急行或小跑，青壮年矫健快行，老年人则常为小步慢行，以上皆属正常步态。当患某些疾病时可使步态发生很大改变，并具有一定的特征性，对诊断疾病有重要价值。

一、股内收畸形的剪刀步态

股内收畸形的剪刀步态（scissors gait）见图 1-3-5-1，主要成因为股内收肌和股薄肌的痉挛和挛缩，半腱肌的挛缩对髋内收畸形的形成也起一定作用；轻度畸形，髋关节外展受限，严重者双下肢交叉呈剪刀状，呈现股内收畸形的剪刀步态。

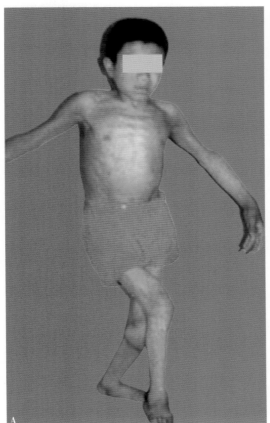
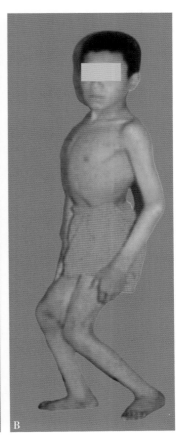

图 1-3-5-1
股内收畸形的剪刀步态
A. 右前斜面观；B. 左前斜面观。

二、股内旋步态

股内旋步态（femoral pronation gait）见图 1-3-5-2，患者臀肌瘫痪合并轻度屈膝畸形，患肢取内旋位负重行走，防止膝关节屈曲跪跌，表现股内旋步态。

三、股内收坐位步态

股内收坐位步态（adduction sitting gait）见图 1-3-5-3，患者股骨下端软骨发育不良，伴屈膝肌、股内收肌挛缩，故表现为股内收坐位步态。

四、臀大肌失效步态

臀大肌失效步态（gluteus maximus failure gait）见图 1-3-5-4，因臀大肌瘫痪负重行走时躯干后仰，患者呈挺腰鼓腹姿势，以使身体的重心移向髋关节的后方，依靠髋关节前方肌肉的收缩与韧带的紧张保持平衡，出现臀大肌失效步态。

五、臀中肌瘫痪步态

臀中肌瘫痪步态（gluteus medius paralysis gait）见图 1-3-5-5，单侧臀中肌瘫痪行走时健侧骨盆上下起伏，患肢负重时，躯干向患侧倾斜。双侧臀中肌瘫则成鸭步，即骨盆起落左右交替。髋关节脱位和严重的髋内翻亦出现臀中肌瘫痪步态。

六、臀中肌瘫痪伴短肢步态

臀中肌瘫痪伴短肢步态（gluteus medius paralysis with short limb gait）即臀中肌瘫痪伴短肢时的步态（图 1-3-5-6）。

七、内旋屈膝步态

内旋屈膝步态（pronation knee bending gait）见图 1-3-5-7，臀肌瘫痪合并屈膝畸形，行走时靠髋关节的旋转和躯体的扭动完成跨步，即内旋屈膝步态。

八、小腿外旋畸形步态

马蹄内翻足，小腿外旋畸形步态（leg external rotation deformity gait）见图 1-3-5-8。

九、臀中肌步态

臀中肌步态（gluteus medius gait），俗称鸭步（duck gait）又称肌营养不良步态（dystrophic gait）。

如图 1-3-5-9 所示，患者步行时躯干左右摆动显著增加，类似鸭行的步行姿态。常见于臀上神经损伤或臀中肌肌肉损伤。其病因为臀中肌无力，导致支撑相早期和中期骨盆向患侧下移超过 5°，髋关节向患侧凸，肩和腰出现代偿性侧弯，以增加骨盆稳定度。此种步态亦是进行性肌营养不良的一种特征。

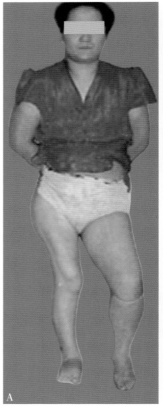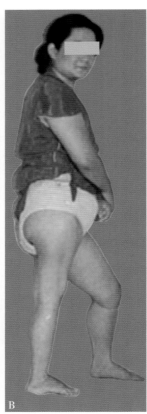

图 1-3-5-2
股内旋步态
A. 正面观；B. 侧面观。

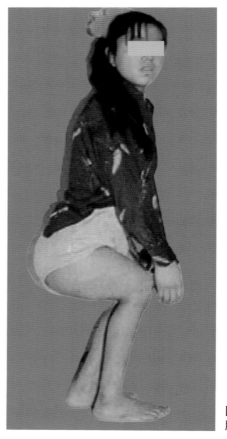

图 1-3-5-3
股内收坐位步态

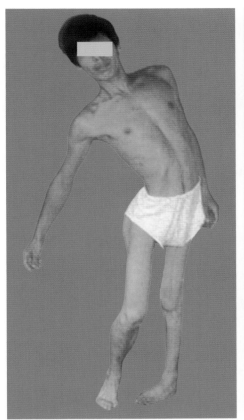

图 1-3-5-4
臀大肌失效步态

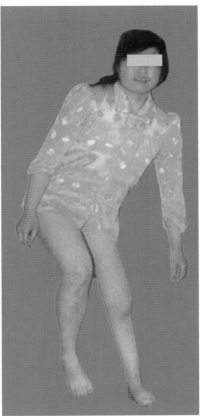

图 1-3-5-5
臀中肌瘫痪步态

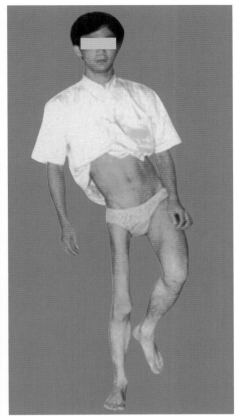

图 1-3-5-6
臀中肌瘫痪伴短肢步态

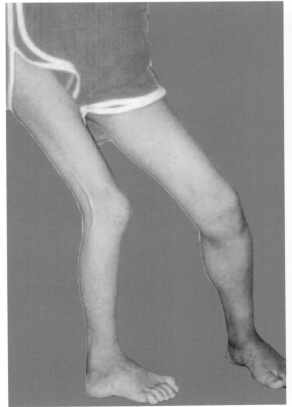

图 1-3-5-7
内旋屈膝步态

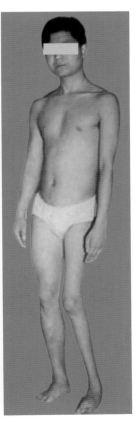

图 1-3-5-8
小腿外旋畸形步态

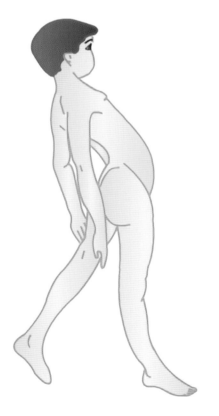

图 1-3-5-9
臀中肌步态

十、进行性肌营养不良步态

进行性肌营养不良步态（progressive muscular dystrophy gait），见图 1-3-5-10，患者腹部向前方凸出，步幅短，步宽稍增大。

十一、双足马蹄步态

双足马蹄步态（bipedal horseshoe gait），见图 1-3-5-11，患者左膝关节已形成膝反曲。

十二、左髋关节僵直、内收伴下肢短缩步态

左髋关节僵直、内收伴下肢短缩步态（left hip joint stiffness, adduction with lower limb shortening gait），见图 1-3-5-12。

十三、长肢步态

长肢步态（long legged gait）见图 1-3-5-13，患者左马蹄高弓畸形，行走时呈长肢步态。

十四、坐位步态

坐位步态（sitting gait），见图 1-3-5-14，由于右侧下肢短 13cm，所以另一侧膝关节限度屈曲，呈坐位步行。

十五、侏儒症伴膝内翻步态

侏儒症伴膝内翻步态（dwarfism with genu varus gait）见图 1-3-5-15。

十六、手 - 凳爬行步态

手 - 凳爬行步态（hand bench crawling gait）见图 1-3-5-16。

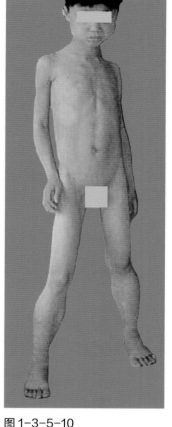

图 1-3-5-10
进行性肌营养不良步态

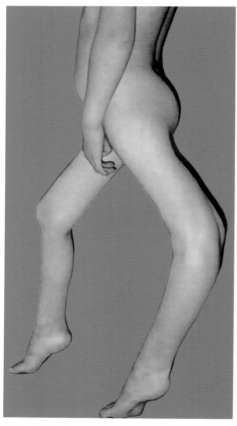

图 1-3-5-11
双足马蹄步态

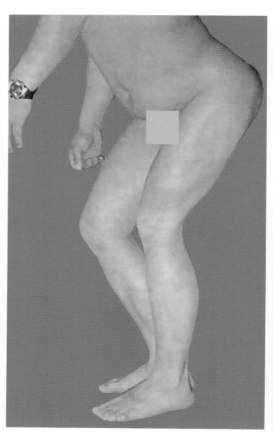

图 1-3-5-12
左髋关节僵直、内收伴下肢短缩步态

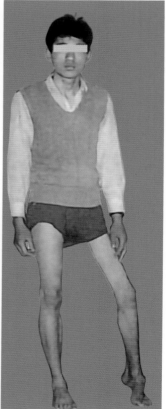

图 1-3-5-13
长肢步态

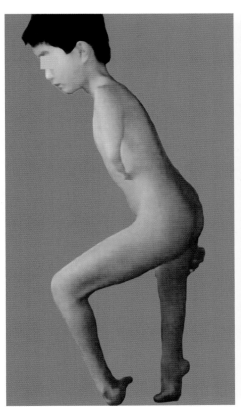 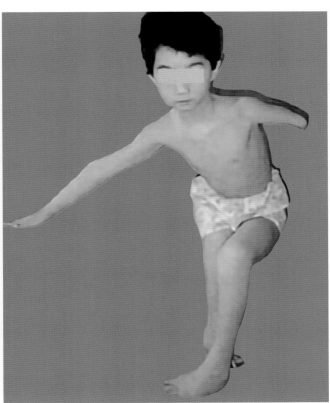

图 1-3-5-14
坐位步态

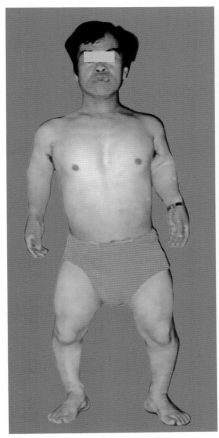 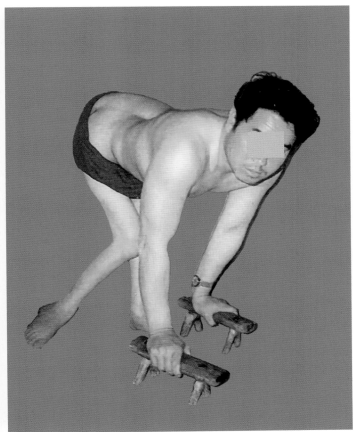

图 1-3-5-15
侏儒症伴膝内翻步态

图 1-3-5-16
手 - 凳爬行步态

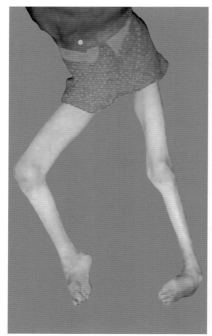

图 1-3-5-17
跨阶步态

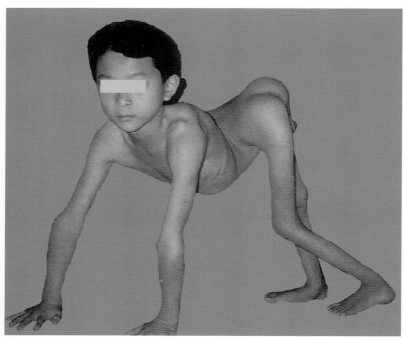

图 1-3-5-18
脊柱右突伴手足爬行

十七、跨阶步态

跨阶步态（cross step gait）见图 1-3-5-17，下垂足行走时需抬高膝部而行，称"跨阶步态"。

十八、手足爬行

手足爬行（crawling with hands and feet），见图 1-3-5-18。

十九、长拐、短棍步态

长拐、短棍步态（long crutch and short stick gait），见图 1-3-5-19。

二十、右手扶短棍，左手压股步态

右手扶短棍，左手压股步态（hold the short stick with right hand and press the thigh with left hand），见图 1-3-5-20。

二十一、足轻度内翻步态

足轻度内翻步态（mild varus gait）见图 1-3-5-21，患者右膝关节外翻，足轻度内翻。

二十二、臀-凳型移动

臀-凳型移动（hip stool movement）见图 1-3-5-22。

二十三、连枷腿，扶高凳移行

连枷腿，扶高凳移行（flail legs，move with the help of a high stool），见图 1-3-5-23，患者双下肢皆为连枷腿，扶高凳移行。

（秦泗河 宋国建）

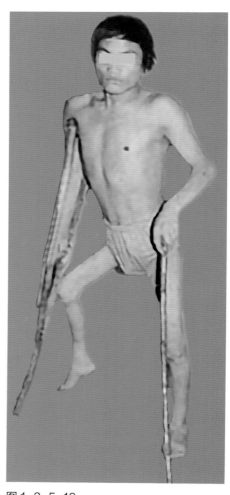

图 1-3-5-19
长拐、短棍步态

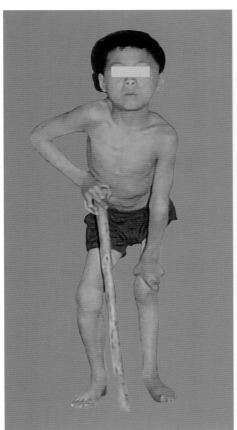

图 1-3-5-20
右手扶短棍，左手压股步态

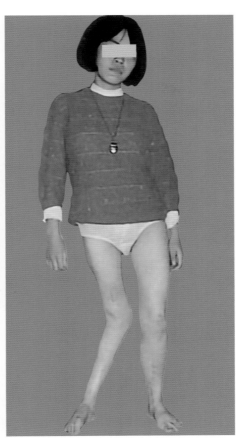

图 1-3-5-21
足轻度内翻步态

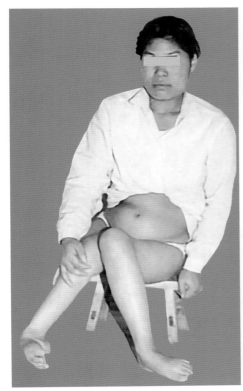

图 1-3-5-22
臀 - 凳型移动

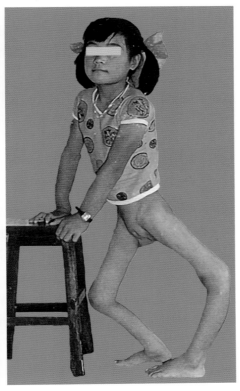

图 1-3-5-23
连枷腿，扶高凳移行

第六节　其他

一、口唇发绀

口唇发绀（cyanosis）是由于血氧含量不足，血液中还原血红蛋白增多，导致口唇等黏膜呈现青紫色。

如图1-3-6-1所示，患者口唇黏膜明显发绀。

二、水肿

水肿（hydrops）又称"浮肿"。是液体在细胞间隙潴留过多的一种体征。检查时观察患者全身皮肤并配合手指按压，如其皮肤紧张、发亮，原有的皮肤皱纹变浅、变少或消失，甚至有液体渗出；或以手指按压局部产生凹窝者，即为水肿。水肿多由心血管功能障碍、肾功能障碍、肝功能障碍以及营养缺乏、内分泌功能紊乱等原因所引起。根据水肿分布范围分为全身性水肿和局限性水肿两大类。全身性水肿见于充血性心力衰竭、

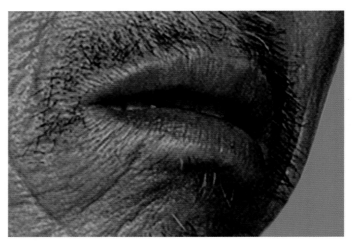

图1-3-6-1
口唇发绀

肾病综合征、肾炎、肝脏疾病、营养不良和特发性水肿；局限性水肿见于器官组织和局限性炎症、静脉阻塞、淋巴道阻塞以及血管神经性水肿等。根据水肿发生的部位不同，按其所在器官和组织命名，如皮下水肿、肺水肿等。水肿发生于体腔或室管内者一般称积水，如心包积水、脑室积水、胸腔积液、腹水等。根据水肿程度的不同，外观上无明显表现者称为隐性水肿；水肿表现明显，压之凹陷者称为显性水肿，或称凹陷性水肿，压之不凹陷者称非凹陷性水肿。根据水肿的程度分为轻、中、重度水肿：轻度水肿仅见于眼睑、眶下软组织，胫骨前、踝部的皮下组织，指压后可见组织轻度凹陷，体重可增加5%左右；中度水肿，全身软组织均可见明显水肿，指压后可出现明显的或较深的组织下陷，平复缓慢，体重可增加10%左右；重度水肿，全身组织严重水肿，低体位的皮肤紧张、发亮，甚至有液体渗出，胸腔、腹腔、鞘膜腔、外阴部皆见明显水肿，体重可增加10%～15%（图1-3-6-2～图1-3-6-4）。

非凹陷性水肿（non-pitting edema）皮肤具有水肿的特征，但按压不产生明显凹陷的水肿。是由于组织液含蛋白量较高所致。其特点是常在颜面及下肢出现水肿，皮肤常苍黄、干燥并有毛发脱落。临床主要见于甲状腺功能低下者。

凹陷性水肿（pitting edema）又称"指压性水肿""压陷性水肿"。用手指按压水肿部位，出现指压凹陷小窝，即为凹陷性水肿。凹陷性水肿是体液渗聚于皮下疏松组织间隙所致，临床上所见的水肿大多为凹陷性，如心源性、肾性、肝性、营养不良性水肿及其他内分泌、代谢疾病所致的水肿。

局限性水肿（localized edema）是指身体的某一个或几个局部呈现水肿者。局限性水肿是由于全身性疾病或局部疾病导致的局部静脉、淋巴回流受阻，或炎症、毒素、神经性营养障碍所致。临床上见于局部炎症、静脉血栓形成及血栓性静脉炎等。

全身性水肿（anasarca）身体各部分或大部分均可查见的水肿。临床常见于各种心脏、肾脏、肝脏疾病所致的水肿，以及营养不良、妊娠高血压、某些内分泌障碍疾病、结缔组织病和某些药物性水肿等。

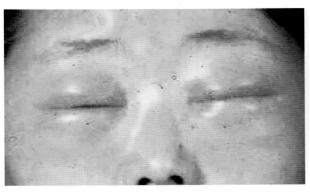

图 1-3-6-2
眼睑浮肿

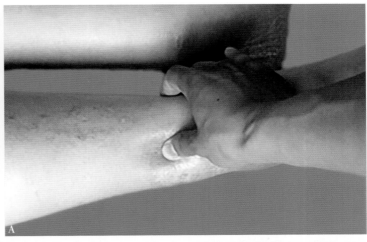

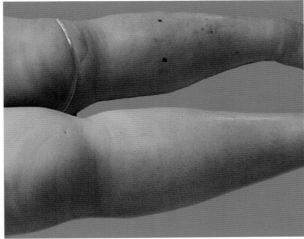

图 1-3-6-3
双下肢高度浮肿

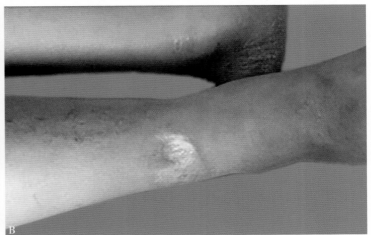

图 1-3-6-4
下肢凹陷性水肿
A. 手指按压；B. 手指按压后。

（霍景山　田中华　杨志寅）

皮 肤

第二篇　皮肤

第一章　全身疾病的皮肤、黏膜表现

第一节　川崎病

　　川崎病（Kawasaki disease，KD）又称皮肤黏膜淋巴结综合征（mucocutaneous lymph node syndrome，MCLS）。是一种急性发热性疾病，是全身性中、小动脉血管出现炎性病理改变的急性发热出疹性疾病，临床特点为急性发热、皮肤黏膜损伤、淋巴结肿大。1967年由日本川崎富作医生首次报道。

　　川崎病患儿的主要临床表现有以下几种。①发热：持续时间5天以上，抗生素治疗无效；②双侧非渗出性眼结膜充血；③口唇及口腔表现：口唇充血皲裂，舌乳头肥大，呈杨梅舌；④皮疹：可见斑丘疹、弥漫性红斑或多形性红斑；⑤手足改变：急性期手足发红硬肿，病程第2周起指/趾甲与皮肤交界处出现膜状脱皮；⑥颈部淋巴结肿大：为非化脓性，直径大于1.5cm，表面不红，多为单侧。

一、球结膜充血

　　球结膜充血（bilateral conjunctival injection）见图2-1-1-1、图2-1-1-2。

　　如图2-1-1-1所示，患儿，女性，8个月，发热5天。图中所见为球结膜充血。

　　如图2-1-1-2所示，患儿，女性，3岁。因发热6天，伴双侧结膜充血、躯干散在红斑疹等就诊。图中见双侧球结膜充血，但无分泌物、流泪、畏光等表现。

【鉴别诊断】

　　病毒性结膜炎：其病原包括多种病毒，在相关病毒感染后，经5～12天的潜伏期后出现症状，包括结膜充血，水样分泌物，眼部刺激症状，伴结膜分泌物等。

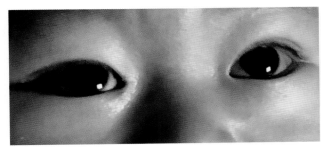

图2-1-1-1
球结膜充血

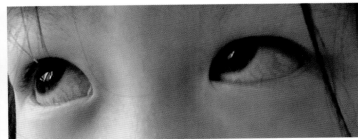

图2-1-1-2
球结膜充血

（付海燕　杨作成）

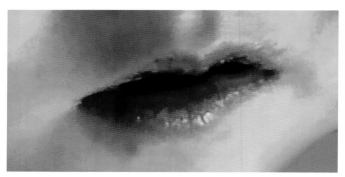
图 2-1-1-3
口唇皲裂

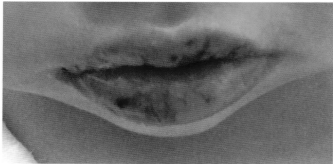
图 2-1-1-4
口唇皲裂

二、口唇皲裂

口唇皲裂（fissured lips）见图 2-1-1-3、图 2-1-1-4。

如图 2-1-1-3 所示，患儿，女性，8 个月，发热 5 天。图中见口唇皲裂。

如图 2-1-1-4 所示，患儿，女性，3 岁。发热 6 天，伴双侧球结合膜充血、躯干散在红斑疹等入院。图中见口唇及唇角有裂口，其上附有少许血痂，触之疼痛。

【鉴别诊断】

（1）维生素 B_2 缺乏症、缺铁性贫血：维生素 B_2 缺乏症可以出现口角糜烂、脂溢性皮炎、结膜充血及畏光、流泪等；缺铁性贫血有贫血症状；但二者均无发热、多形性皮疹、颈淋巴结肿大等川崎病表现，给予相应营养素均可使症状缓解。

（2）口角炎：表现为口角潮红、起疱、皲裂、糜烂、结痂、脱屑等，但无发热、结膜充血等症状。

（付海燕　杨作成）

三、杨梅舌

杨梅舌（myrica tongue）见图 2-1-1-5，患儿，女性，4 岁，发热皮疹 4 天。图中所见舌乳头肥大，舌体干燥、充血，杨梅舌，口唇皲裂。

（付海燕）

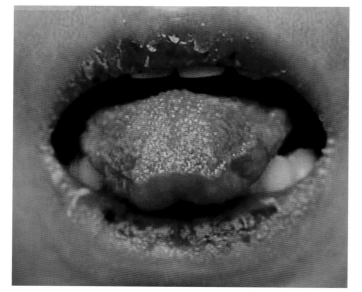
图 2-1-1-5
杨梅舌

四、皮疹

皮疹（rash），见图 2-1-1-6，患儿，男性，1 岁，发热 4 天，皮疹 2 天。图中所见为充血性皮疹，压之褪色，无瘙痒。

（付海燕）

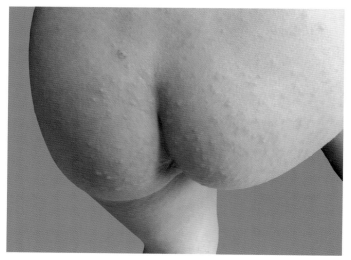
图 2-1-1-6
皮疹

五、卡疤充血

卡疤充血（erythema at BCG inoculation site）见图 2-1-1-7，患儿，男性，8 个月，发热 3 天。图中为卡介苗接种部位充血。

（付海燕）

六、手足硬肿

手足硬肿（swelling of the hands and the feet）见图 2-1-1-8，患儿，男性，1 岁 8 个月，发热 6 天。图为手足硬性水肿。

（付海燕）

七、指／趾末端脱皮

指／趾末端脱皮（periungual desquamation）见图 2-1-1-9、图 2-1-1-10。

如图 2-1-1-9 所示，患儿，男性，11 个月。确诊为川崎病，经阿司匹林、免疫球蛋白治疗，体温恢复正常，但出现手指膜状脱皮。检查见双手指尖均可出现膜状脱皮。

如图 2-1-1-10 所示，患儿，男性，1 岁 9 个月，发热皮疹 8 天，于病程第 12 天，出现趾甲与皮肤交界处膜状脱皮。

【鉴别诊断】

（1）麻疹：为麻疹病毒感染，可有球结膜充血，双眼黄白色分泌物增多，无卡疤充血、杨梅舌、口唇干裂、指／趾端脱皮等表现。

（2）猩红热：为链球菌感染，皮疹为遍布全身的棘皮疹，可伴有瘙痒，可有杨梅舌，但无双眼球结膜充血，无口唇干裂，无卡疤充血。

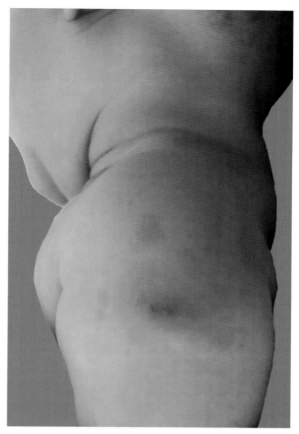

图 2-1-1-7
卡疤充血

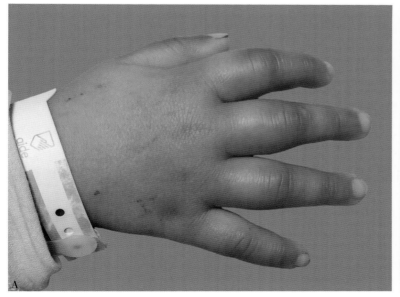

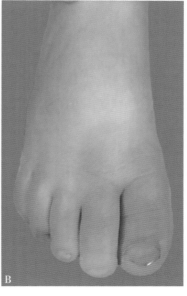

图 2-1-1-8
手足硬肿
A. 手硬肿；
B. 足硬肿。

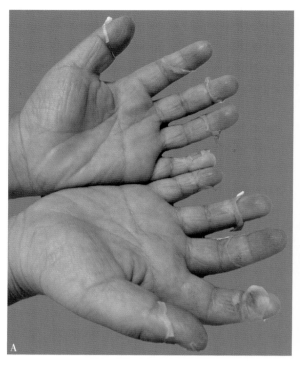

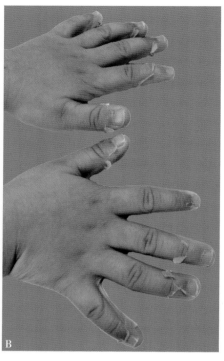

图 2-1-1-9
双手手指末端脱皮
A. 掌面观；B. 手背观。

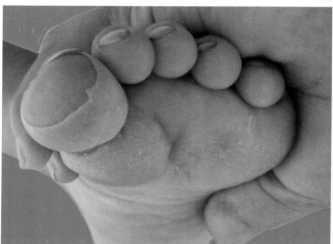

图 2-1-1-10
足部脱皮

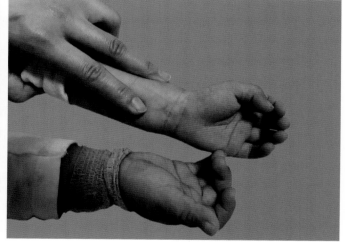

图 2-1-1-11
手掌皮肤潮红

（3）剥脱性皮炎：在恢复期，可出现大量点状或片状脱屑，手足部呈套样，伴瘙痒，可遗留色素沉着。但剥脱性皮炎多有明确的诱因，发病急，全身症状重，一般先为猩红热样或麻疹样皮疹，随后全身皮肤弥漫潮红，肿胀，渗液，可形成痂皮；可伴有黏膜症状、毛发脱落、内脏损害等。

（杨作成 付海燕）

八、手掌皮肤潮红

手掌皮肤潮红（palms skin flush）见图 2-1-1-11，患儿，男性，1 岁。因发热 5 天，伴双侧球结合膜充血、躯干散在红斑疹、左颈淋巴结肿大等入院。图片所见双手掌皮肤潮红，伴双手肿胀。

【鉴别诊断】

红斑性肢痛症：是一种原因不明的末梢血管舒缩功能障碍性疾病，临床特征为肢端皮肤红、肿、痛、热，多发生于双足，无全身发热等症状。

（杨作成）

九、鲍氏线

鲍氏线（Beau line）见图 2-1-1-12，患儿，男性，2 岁。诊断为川崎病，经阿司匹林、免疫球蛋白治疗，病情稳定后 2 个月，出现右脚趾甲处横行的断裂线（右趾甲横纹）。

【鉴别诊断】

手足口病的指/趾甲损害：指/趾甲损害多发生在手足口病治愈后 1 个月左右。一般先从甲根部开始，先出现浑浊，然后可能出现甲板从甲根近端翘起，渐向指/趾甲的远端剥离，可能会出现指/趾甲裂开、指/趾甲渐从甲板剥离，但同时会有新的指/趾甲从甲根部发生，一般约 2～3 个月后即有正常的新指/趾甲长出。

（杨作成）

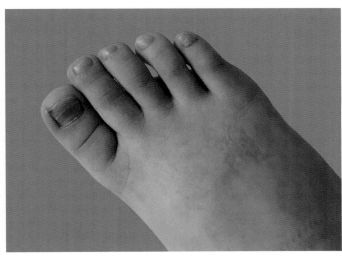

图 2-1-1-12
鲍氏线

十、川崎病的多部位表现

川崎病（Kawasaki disease，KD）的多部位表现见图 2-1-1-13，患儿，男性，2 岁，发热 5 天。图中见患儿口唇充血皲裂，肛周皮肤发红、脱皮，指端甲下和皮肤交界处出现膜状脱皮。

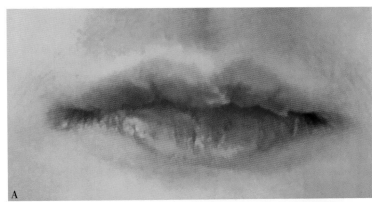

图 2-1-1-13
川崎病
A. 口唇充血皲裂；
B. 肛周脱皮；
C. 指端脱皮。

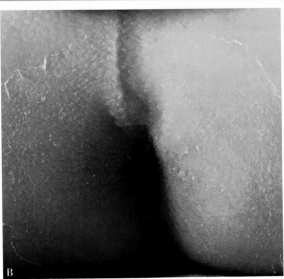

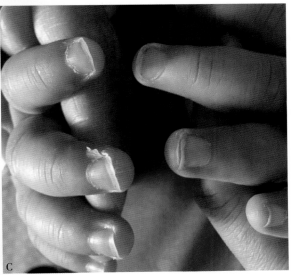

【鉴别诊断】

（1）渗出性多形性红斑：典型皮损为靶形或虹膜状红斑，多在肢端呈对称分布，常伴有口腔、生殖器和/或眼部黏膜的糜烂或大疱。

（2）幼年特发性关节炎全身型：特点为弛张型高热，可有关节炎，短暂的、非固定的红斑样皮疹，肝脾淋巴结肿大等，类风湿因子、抗核抗体、抗中性粒细胞胞浆抗体有助于诊断。

（罗　雷　娄　燕）

第二节　麻疹

麻疹（measles）是麻疹病毒引起的急性呼吸道传染病，临床上以发热、流涕、咳嗽、眼结膜充血、科氏斑（Koplik spot，又称麻疹黏膜斑）及全身斑丘疹为特征，可引起肺炎、喉炎、脑炎等并发症。病程多为 7～10 天。病后有持久免疫力。

如图 2-1-2-1 所示，患儿，女性，1 岁，发热 3 天。图中见患儿发热 3～4 天后皮肤出现红色斑丘疹，呈充血性，疹间皮肤正常，不伴痒感，口腔内可见麻疹黏膜斑。科氏斑在麻疹出疹前 24～48 小时出现，为直径约 1.0mm 灰白色小点，外有红色晕圈，开始散布在对着下臼齿的颊黏膜上，量少，但在 1 天内很快增多，可累及整个颊黏膜并蔓延至唇部黏膜，黏膜斑在皮疹出现后即逐渐消失，可留有暗红色小点，具有早期诊断价值。

如图 2-1-2-2 所示，患者，男性，36 岁，发热 6 天，体温时达 39℃以上。发热 3 天后全身皮肤出现红色斑丘疹，尤面部、颈部、躯干为重，斑丘疹不痒。

如图 2-1-2-3 所示，患者，女性，30 岁。发烧 5 天，高烧 3 天。体检口腔内可见麻疹黏膜斑，全身皮肤出现红色斑丘疹，无痒感。

【鉴别诊断】

（1）风疹：全身症状轻，耳后、枕部淋巴结肿大并触痛，皮肤斑丘疹，退疹后无色素沉着及脱屑。

（2）幼儿急诊：主要见于婴幼儿，高热 3～5 天，一般情况好，热退疹出。

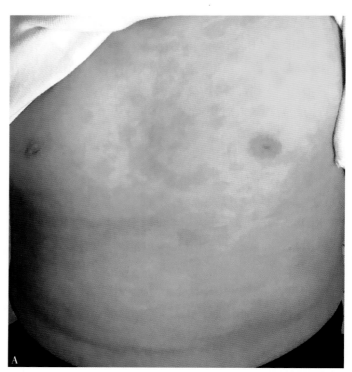
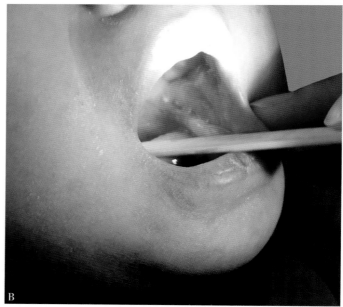

图 2-1-2-1
麻疹
A. 麻疹皮疹；B. 麻疹黏膜斑。

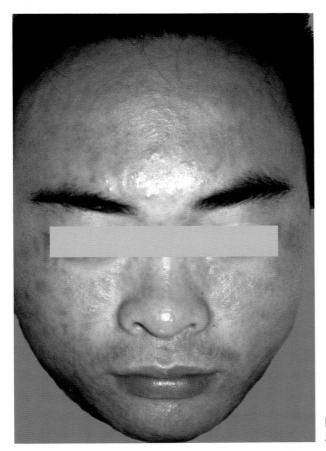

图 2-1-2-2
麻疹

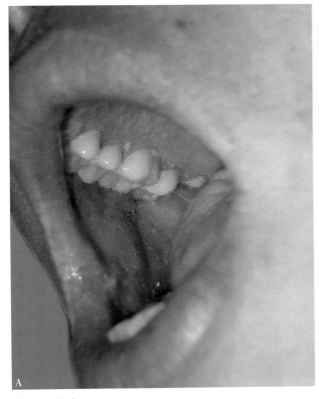

图 2-1-2-3
麻疹
A. Koplik 斑；B. 红色斑丘疹。

（罗　雷　娄　燕　田中华）

第三节 水痘

水痘（varicella）是由水痘－带状疱疹病毒（varicella-zoster virus，VZV）引起的感染，传染性强。好发于儿童。临床特点：①潜伏期约 2 周，出疹前可先有发热等症状；②1～2 日内出现皮疹，从头面、躯干向四肢蔓延；③皮疹初为小的红色斑丘疹，1～2 日内变成疱疹，疱液早期透明，1～2 日变成浅黄，周围红晕，3～5 日后疱疹出现脐凹，逐渐干燥结痂，结痂脱落后一般不留瘢痕；④自觉微痒，黏膜可发疹，病程为 2～3 周；⑤多发于儿童，成人亦可发病，一般患者年龄越大症状越重。

如图 2-1-3-1 所示，患者，男性，15 岁，发热、全身起水疱伴瘙痒 5 天。

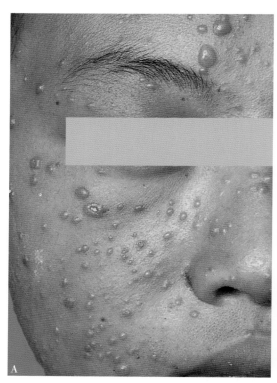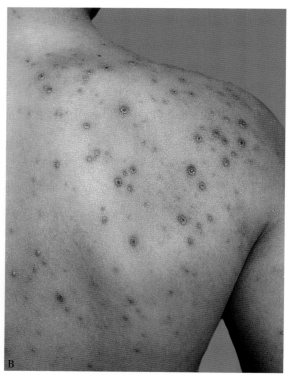

图 2-1-3-1
水痘
A. 面部疱疹；B. 背部结痂。

（田中华）

第四节 埃勒斯－当洛斯综合征

埃勒斯－当洛斯综合征（Ehlers-Danlos syndrome）又称皮肤弹性过度综合征。由胶原蛋白合成缺陷导致的一组结缔组织疾病。可为常染色体显性、隐性或 X 染色体连锁遗传，是一类少见的结缔组织遗传疾病，1892 年由 Tschernogobow 报道，1901 年，Ehlers 报道本病皮肤过度伸展；1904 年，Danlos 报道本病血管脆性增强，发现其为结缔组织异常所导致，因此命名。本病发病率为 1/2.5 万～1/1 万，男性发病率高于女性，常有家族遗传史。本病主要临床特点：皮肤弹性过度，拉起皮肤后松开迅速恢复，可有毛绒感，皮肤和血管脆弱，轻微外伤即出现瘀斑，关节松弛致过伸；常伴有先天畸形，如髋关节脱位、先天性心脏病等，亦可有贫血，出、凝血时间延长，束臂试验阳性，但血小板计数正常。

如图 2-1-4-1 所示，患儿，女性，10 岁，反复皮肤紫癜 7 年，加重 3 天。查体见患儿背部及足皮肤软、薄（毛细血管清晰可见），且皮肤易伸展，皮肤及血管脆性增加。

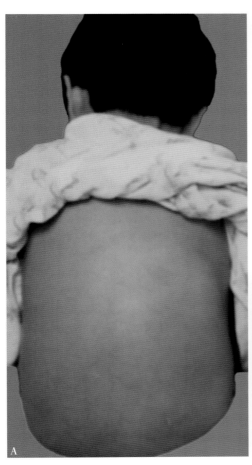

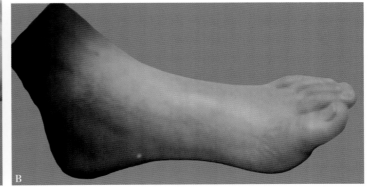

图 2-1-4-1
埃勒斯 – 当洛斯综合征
A. 患儿背部；B. 患儿左足。

【鉴别诊断】

（1）获得性皮肤松弛症：又称泛发性弹性组织离解（generalized elastolysis），一种较为罕见的发生在弹性组织的疾病。以真皮的弹性纤维数量减少、形态异常，残余的弹性纤维通常短而破碎，而胶原纤维正常为特征，此症皮肤弹性差，多无关节活动过大。

（2）弹性纤维性假黄瘤（pseudoxanthoma elasticum，PXE）：一种少见的先天遗传性弹性纤维变性疾病，可侵犯人体的许多器官和系统，产生各种不同的临床表现。主要见于皮肤、视网膜、胃肠、心脑血管系统损害。弹性假黄瘤是由 ATP 结合盒式蛋白 C6（ABCC6）（ABC 转运蛋白之一）突变所致，但无关节松弛表现。

（3）拉森综合征：又称扁脸关节脱位足异常综合征，一种少见的先天性骨骼异常，主要表现为患儿大关节脱位及特殊面容，如面部扁平、前额突出、眼距过宽及小下颌，为常染色体隐性或显性遗传病，本病特征为多发性大关节脱位，无皮肤松弛表现。

（蔡春泉　舒剑波）

第五节　烟酸缺乏症

烟酸缺乏症（niacin deficiency）又称糙皮病（pellagra），18 世纪首次被报道，1914 年发现其病因为维生素 B_3（即烟酸）缺乏。烟酸主要从含有烟酸及其合成前体色氨酸的食物中摄入，包括肉类、鱼类和谷物麸皮等。烟酸缺乏的原因包括营养缺乏、药物干扰烟酸代谢（例如异烟肼）和慢性酒精中毒等。烟酸缺乏症患者除皮肤损害之外，还可出现消化道症状（如腹泻）和神经系统异常（如痴呆）等。

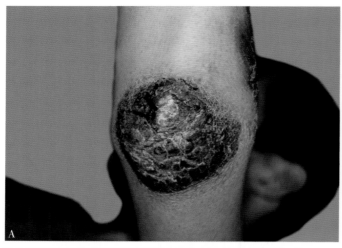
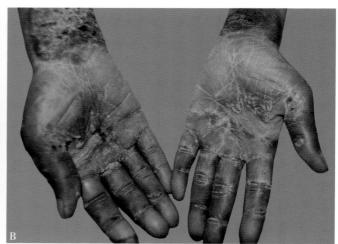
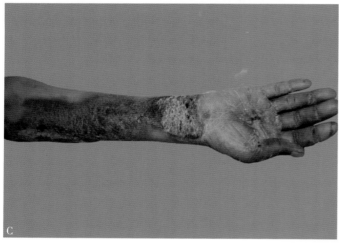

图 2-1-5-1
烟酸缺乏症
A. 肘部皮损；B. 两手皮损；C. 上肢皮损。

　　如图 2-1-5-1 所示，患者，男性，29 岁，皮肤溃疡 5 个月，腹泻 1 个月。既往长期酗酒。日晒起病、光照部位对称分布，界限清楚，伴瘙痒灼痛，逐渐变暗至皮损或溃疡，周围焦痂样表现，可有口角炎和舌炎、肛周糜烂、手足红斑等。

【鉴别诊断】

　　（1）坏死性游走性红斑：多出现在胰高血糖素瘤患者中，皮肤病理有较多空泡化细胞，提示表皮突然凋亡。

　　（2）肠病性肢端皮炎：是一种常染色体隐性遗传病，婴幼儿起病，因锌吸收不良出现皮损，口周和臀部鲜红皮疹，坏死较为明显，病因诊断困难且有继发感染，病死率接近 50%。

（吴　东）

第六节　麻风

　　麻风（leprosy）是由麻风杆菌引起的一种慢性传染病，主要通过直接接触麻风患者传播，偶可通过间接接触麻风患者的生活用品等传播。感染后潜伏期平均约 2～5 年，最短的仅 3 个月。麻风主要侵犯人的皮肤和周围神经，引起皮肤和神经症状。根据麻风病临床特点，结合细菌学检查、免疫学和组织病理学特征等，将麻风病分为：结核样型麻风（tuberculoid leprosy，TT）、界线类偏结核样型麻风（borderline tuberculoid leprosy，BT）、中间界线类麻风（mid-borderline leprosy，BB）、界线类偏瘤型麻风（borderline lepromatous leprosy，BL）

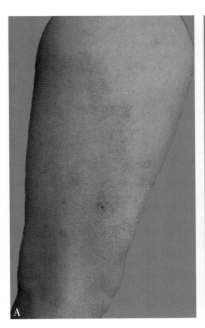
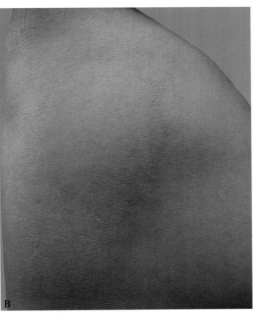

图 2-1-6-1
结核样型麻风病
A. 左股外侧；B. 局部细节。

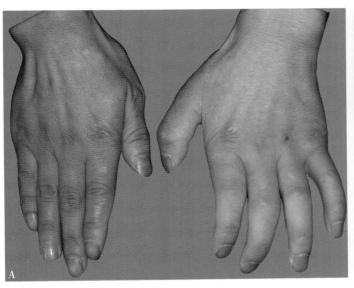
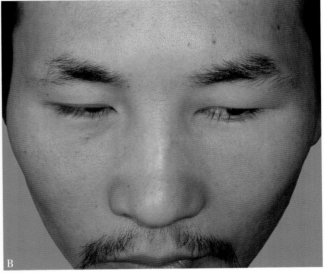

图 2-1-6-2
结核样型麻风病
A. 爪形手；B. 左颊淡红色略水肿性斑片。

和瘤型麻风（lepromatous leprosy，LL），以及未确定类型的未定类麻风（indeterminate leprosy，IL）。

一、结核样型麻风

结核样型麻风又称良性麻风。皮损稳定，表现为 1～3 个圆形或椭圆形带红或褐色或浅色斑，边缘清楚，且有时隆起，表面干燥有鳞屑，毳毛脱落，闭汗及有明显的浅感觉障碍。周围神经粗大，质硬，神经功能障碍出现早而明显。眉毛一般不脱落。抗酸杆菌阴性，麻风菌素试验 3＋，细胞免疫功能正常或接近正常。

如图 2-1-6-1 所示，患者，男性，图 2-1-6-1A 示左股外侧大片暗红色斑，界限欠清，表面轻度脱屑，毳毛脱落，浅感觉障碍，汗闭。图 2-1-6-1B 为局部细节放大图。

如图 2-1-6-2 所示，患者，男性，图 2-1-6-2A 示当患者脊髓前角受累时可出现左手爪形手，是患者神经受累严重的表现。图 2-1-6-2B 示面部左眼睑、左颊淡红色略水肿性斑片，右眼眉部分脱落。

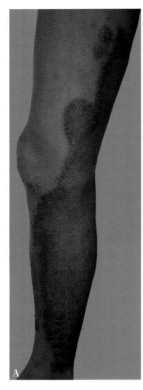
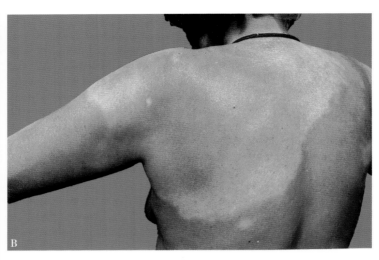

图 2-1-6-3
界线类偏结核样型麻风病
A. 右下肢鳞屑性红斑；B. 左肩背灰白斑。

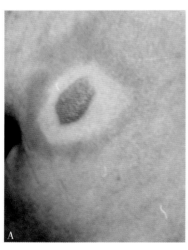
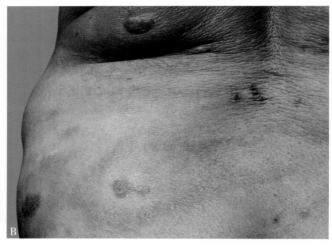

图 2-1-6-4
中间界线类麻风
A. 靶形皮损；B. 躯干部皮损。

二、界线类偏结核样型

界线类偏结核样型麻风皮疹数量较多，常见皮损有斑疹或斑块，色红或略带淡黄色。边缘边界清楚，可见卫星状损害，有的皮损中央见接近正常的"空白区"。分布不对称。浅感觉障碍出现较 TT 稍迟且稍轻，神经损害不如 TT 粗硬。抗酸杆菌阳性（1+～3+），麻风菌素试验阳性，细胞免疫功能比正常人低。

如图 2-1-6-3 A 所示，患者，男性，23 岁，右下肢麻木性红斑 8 个月，表面可见鳞屑。如图 2-1-6-3 B 所示，患者，女性，左侧肩背大片灰白斑，分界明显。

三、中间界线类麻风

中间界线类麻风（midborderline leprosy）皮损的特点为多形性和多色性。有斑块、浸润和结节等。边缘可一侧清楚，另一侧不清楚；有的中央有"打洞区"。有的环状损害红白相间呈靶形。损害表面光滑，触之较软，数目较多，大小不一，分布广泛，多不对称。神经受损后浅感觉障碍比 TT 轻；本型查菌阳性（2+～4+），麻风菌素试验阴性，细胞免疫功能介于两极型之间（图 2-1-6-4）。

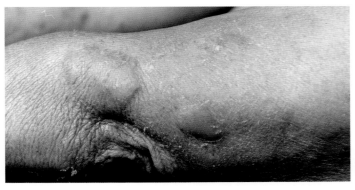

图 2-1-6-5
偏瘤型界线类麻风

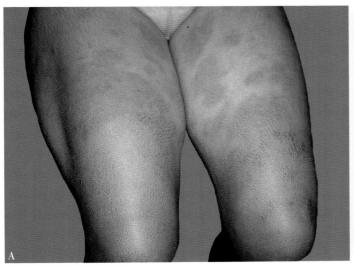

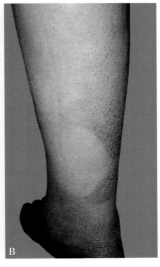

图 2-1-6-6
偏瘤型界线类麻风
A. 双下肢；
B. 下肢圆形"打洞区"。

如图 2-1-6-4 所示，图 2-1-6-4 A 为红白相间的靶形皮损；图 2-1-6-4 B 示躯干部可见红斑、丘疹、斑块。

四、偏瘤型界线类麻风

偏瘤型界线类麻风（borderline lepromatous leprosy）兼有结核样型麻风和瘤型麻风两种病变表现，但以瘤型麻风为主。皮损主要是浅在的弥漫性浸润，常呈粉红色，可有斑疹、斑块、丘疹或结节，表面光亮，红色或橘红色；损害数目较多，常遍布全身，有对称倾向；有"打洞区"的皮损。受累神经有对称倾向，质地柔软。眉毛稀少或脱落；早期可累及黏膜，发生鼻黏膜充血、溃疡或鞍鼻。查菌强阳性（4＋～5＋），麻风菌素试验阴性，细胞免疫功能有缺陷。

如图 2-1-6-5 所示，患者上肢可见不规则形的红色斑片、斑块、结节。

如图 2-1-6-6 所示，双下肢暗红色斑片，有对称倾向；下肢存在圆形"打洞区"。

（陈树民　初同胜　田中华）

五、瘤型麻风

瘤型麻风（lepromatous leprosy）皮损主要是浅在的弥漫性浸润，常呈粉红色，可有斑疹、斑块、丘疹或结节，表面光亮，呈红色或橘红色；病损数目较多，常遍布全身，有对称倾向；有"打洞区"的皮损。受累神经有对称倾向，质地柔软。眉毛稀少或脱落；早期可累及黏膜，发生鼻黏膜充血、溃疡或鞍鼻。查菌强阳性（4＋～5＋），麻风菌素试验阴性，细胞免疫功能有缺陷。

如图 2-1-6-7 所示，患者四肢、躯干存在浸润性红斑、结节，分布广泛、对称。

如图 2-1-6-8 A 所示，该患者面部存在浸润性结节，眉毛、睫毛脱落；如图 2-1-6-8 B 所示，患者眉毛、睫毛和胡须脱落，头发无异常。

（田中华）

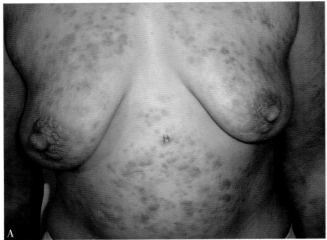

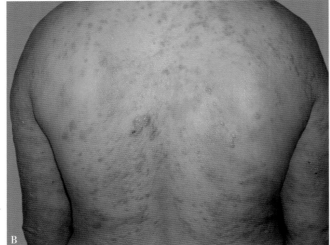

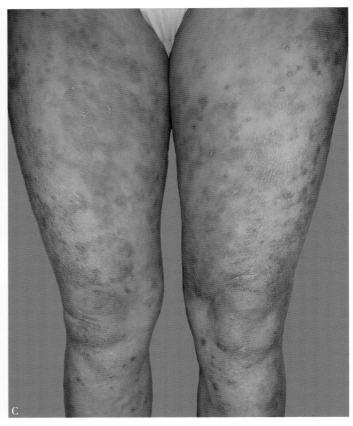

图 2-1-6-7
瘤型麻风（病例一）
A. 前胸及上腹部；B. 背部；C. 双下肢。

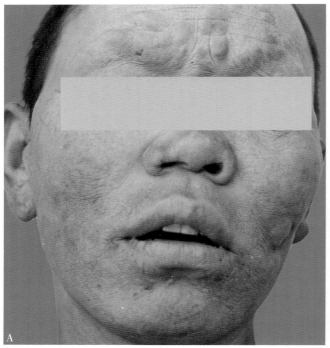

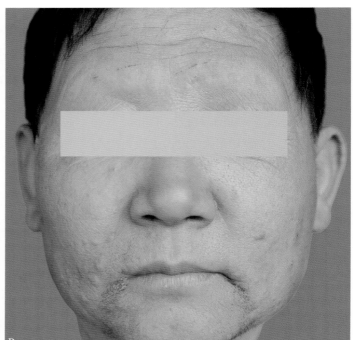

图 2-1-6-8
瘤型麻风
A、B. 患者面部。

六、麻风神经受累和畸形表现

神经受累是麻风的特征性和独特性表现，主要影响较浅表的神经干，如尺神经、正中神经、桡神经、腓总神经、胫神经、面神经等，并逐渐出现感觉缺失、神经干粗大、麻痹和营养性损害。

如图 2-1-6-9 所示，耳大神经受累时表现为耳大神经粗大；麻风导致畸形和兔眼、右侧面瘫、趾骨破坏和慢性溃疡，以及爪形手。

（田中华）

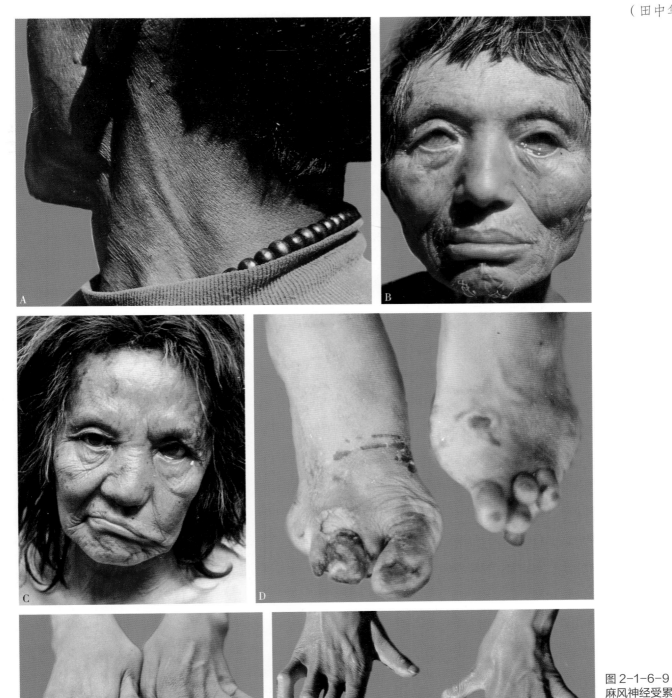

图 2-1-6-9
麻风神经受累和畸形表现
A. 耳大神经粗大；
B. 兔眼；
C. 面瘫；
D. 趾骨破坏；
E. 爪形手（一）；
F. 爪形手（二）。

第七节 红斑狼疮

红斑狼疮（erythematosus）是一种自身免疫性结缔组织病。是一种谱系疾病，可累及一个或多个器官与系统。皮肤表现为盘状红斑及面部蝶形红斑，系统性损害主要是肾、心、肝、脑、肺等器官。病程迁延反复，从慢性良性型盘状红斑狼疮（chronic benign discoid lupus erythematosus）到亚急性皮肤型红斑狼疮（subacute cutaneous lupus erythematosus），以及累及多器官和系统的系统性红斑狼疮（systemic lupus erythematosus，SLE）。血中可检出多种自身抗体。

一、蝶形红斑

蝶形红斑（butterfly erythema）是急性皮肤型红斑狼疮的特征性皮损，皮疹呈红色或暗红色，发生在面颊部和鼻梁，形如蝶状，可融合成片，略凸起于表皮，持续数天或数周，不累及鼻唇沟。有时可伴有糜烂、渗出、脱屑、结痂，或形成疱状或大疱状，愈合不留瘢痕。

如图2-1-7-1所示，患者，女性，40岁，光过敏，面部皮疹6个月，抗核抗体滴度异常。患者面部皮损呈水肿性红色斑丘疹，累及双侧面颊部和鼻梁部，鼻唇沟未累及，呈蝶形分布，部分有糜烂、破溃、结痂。

二、盘状红斑

盘状红斑（discoid lupus）是慢性皮肤型红斑狼疮常见皮损，皮疹融合成不规则形状斑片，边缘略高于皮肤表面，伴鳞屑附着，皮损中央色素减退，边周有色素沉着带。头皮、面部和颈部皮损称局限型；胸、臂、腿、手足部皮损称播散型。面颊部、鼻部、上唇部和耳部为典型好发部位。

如图2-1-7-2所示，患者，女性，56岁，面部皮损3年，抗核抗体检查阳性。检查见患者双侧面颊部、鼻部、上唇部可见呈对称性皮损，呈盘状红斑，边界清楚，中央色素减退。

三、环状红斑

环状红斑（erythema annulare）是亚急性皮肤型红斑狼疮的特征性皮损，为真皮浅层血管充血，血管周围水肿及炎细胞浸润所致，呈环形或半环形淡红色斑，常累及面部、颈部、四肢和躯干，称环状红斑。

如图2-1-7-3所示，患儿，女性，7岁，反复发热、面部皮损10个月。查体见患者面部颧骨处及下肢多发环状红斑，红斑周边缘稍隆起，有红色浸润斑，融合成环形。

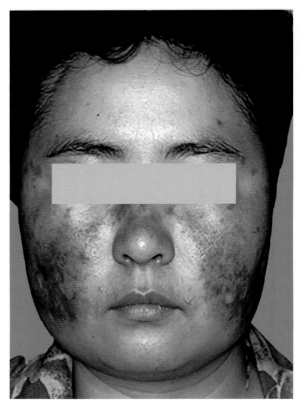

图2-1-7-1
蝶形红斑

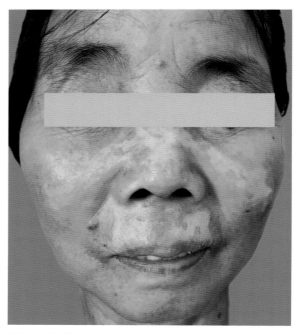

图2-1-7-2
盘状红斑

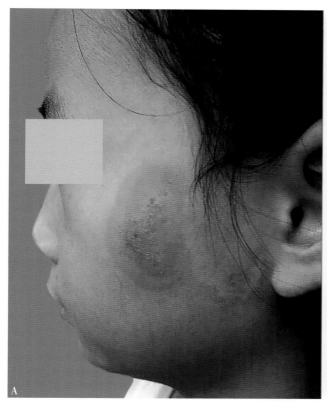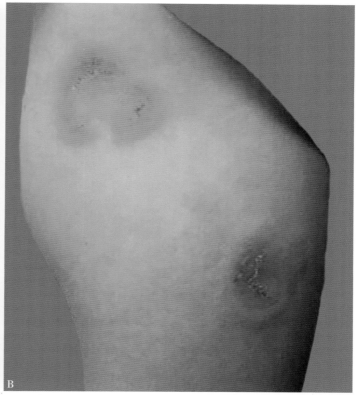

图 2-1-7-3
环状红斑
A. 面部；B. 下肢。

【鉴别诊断】

（1）面部荨麻疹：荨麻疹典型皮疹是风团块，为真皮浅层水肿引起的暂时性隆起性皮损，大小不一，形状不规则，常伴有剧痒。

（2）皮肌炎：表现为肌无力和皮肤损害，其皮损特点是以双上眼睑为中心的水肿性紫红色斑，可累及前额、头皮、面颊、胸前"V"形区。

（覃　泱）

第八节　新生儿红斑狼疮

新生儿红斑狼疮（neonatal lupus erythematosus，NLE）是发生于新生儿的系统性红斑狼疮，其母亲有系统性红斑狼疮病史，可能因为母亲体内的抗 Ro/SSA 或 La/SSB 抗体通过胎盘传输到胎儿体内致病。由 McCuistion 于 1954 年首先报道。它以母体抗 RO/LA 抗体为血清标志，是一种罕见的、发生于新生儿期或小婴儿的获得性自身免疫性疾病。临床表现主要为：皮肤损害、先天性心脏传导阻滞以及多系统受累。

如图 2-1-8-1 所示，患儿，女性，1 个月，生后即发现头面部、颈部、胸部及双上肢多发红色皮疹。查体见患儿头面部、颈部、胸部及双上肢多发红斑，红斑高出皮肤表面，大小不等，形状不一。

【鉴别诊断】

（1）脂溢性皮炎：一种慢性丘疹鳞屑性炎症性皮肤病。好发于头面、躯干等皮脂腺丰富部位，本病多见于成人和新生儿，婴儿脂溢性皮炎常发生在出生后 2 ~ 10 周，头皮覆盖油腻的黄褐色鳞屑痂，基底潮红。其他部位可表现为油腻性细小的鳞屑性红色斑片。常在 3 周 ~ 2 个月内逐渐减轻、痊愈。

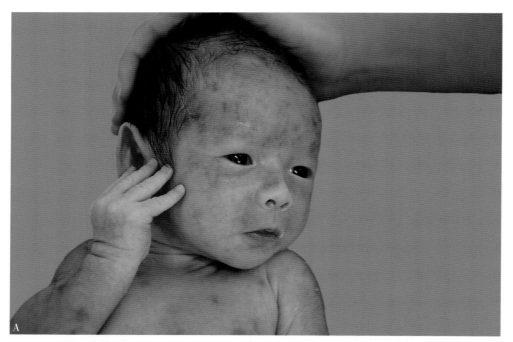

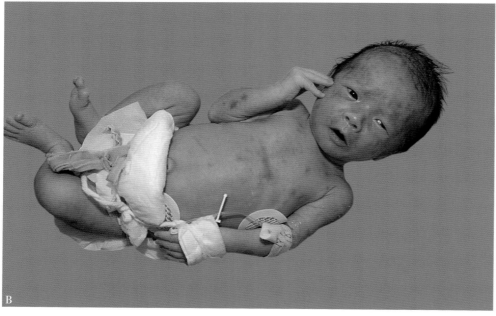

图 2-1-8-1
新生儿红斑狼疮
A. 头面及上半身；B. 全身。

（2）狼疮样综合征：多种原因引起的类似于系统性红斑狼疮的综合征，可表现为发热、肌痛、皮疹、关节炎、浆膜炎性，其中皮肤表现可出现与新生儿狼疮综合征相似的多形性红斑、紫癜、荨麻疹样皮疹等，本病主要由药物因素引起，停药后，症状可消失。

（蔡春泉　舒剑波）

第九节　流行性脑脊髓膜炎

流行性脑脊髓膜炎（epidemic cerebrospinal meningitis，ECM）又称脑膜炎球菌脑膜炎，简称"流脑"。由脑膜炎球菌引起的化脓性脑膜炎。临床特征为起病急，突起发热、头痛，皮肤、黏膜瘀点和脑膜刺激征。有时皮肤、黏膜瘀点在全身骤起，范围迅速扩大。临床分为普通型和暴发型，以普通型常见，暴发型流行性脑脊髓膜炎（fulminant epidemic cerebrospinal meningitis）多见于儿童，起病急、发展迅猛，在短时间内即出现败血症或脑膜炎表现，很快进入重症期，多危及生命。暴发型又可以分为三型：①败血症休克型；②脑膜脑炎型，以严重颅内高压为特征；③混合型，兼有上述两型的表现，是病情危重的表现，病死率极高。其中败血症休克型的严重中毒症状，皮肤迅速出现瘀点、瘀斑，短时期内蔓延至全身，且融合成片，皮下出血、坏死，以及循环功能、严重休克等综合表现，又称沃－弗综合征（Waterhouse Friderichsen syndrome），曾称华－弗综合征。

流行性脑脊髓膜炎患者血白细胞总数明显升高，可达 $20 \times 10^9/L$ 甚至更高，中性粒细胞在 $80\% \sim 90\%$。脑脊液检查压力增高，细胞数达数千以上，以中性粒细胞为主，蛋白质明显增高，葡萄糖明显降低，脑脊液涂片、培养（＋）。皮肤瘀点涂片及染色可找到革兰氏阴性的脑膜炎奈瑟菌。

如图 2-1-9-1 所示，患儿，男性，3 个月，高热 3 天，意识不清 4 小时。查体见患儿双下肢及臀部散在瘀点、瘀斑血栓形成的大片坏死。经多项检查确诊为流行性脑脊髓膜炎。

【鉴别诊断】

流行性乙型脑炎（epidemic encephalitis type B）：发病季节多在 7 月至 9 月，脑实质损害严重，昏迷、惊厥多见，皮肤一般无瘀点，脑脊液较澄清，细胞数大多在 $500/mm^3$ 以下，糖及蛋白量正常或稍增高，氯化物正常。免疫学检查如特异性 IgM、补体结合试验等有助于鉴别。

（蔡春泉　舒剑波　杨志寅）

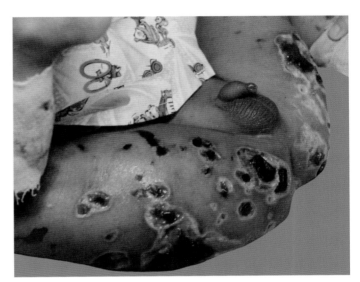

图 2-1-9-1
流行性脑脊髓膜炎皮损特点

第十节　先天性肾上腺皮质功能减退症

先天性肾上腺皮质功能减退症（congenital adrenocortical insufficiency，CAI）见图 2-1-10-1，患儿，男性，孕 39 周娩出，全身皮肤黑色，出生 10 天出现高血钾，低钠，呕吐。全身皮肤深、黑，生殖器及下肢皮肤色素沉着更明显。高钾血症，低钠血症，低血糖，17-α- 羟孕酮 1.15nmol/L，皮质醇 1 349.16nmol/L，睾酮 5.33nmol/L，促肾上腺皮质激素 572.78nmol/L。肾上腺 B 超右侧肾上腺未探及，左侧肾上腺偏小。

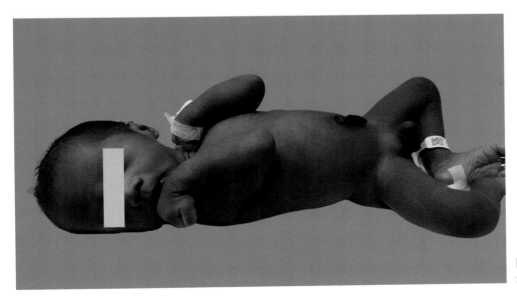

图 2-1-10-1
先天性肾上腺皮质功能减退症

【鉴别诊断】

先天性肾上腺皮质增生症（congenital adrenal hyperplasia，CAH）：主要表现为皮肤比较深、黑，生殖器异常，失盐型易出现低钠、高钾、频繁呕吐、腹泻等症状。生化激素检测17-羟孕酮水平高。B超或CT可发现双侧肾上腺增大。CAH与CAI临床表现类似，主要区别在于生化激素及肾上腺B超或CT表现不同。

（朱荣平）

第十一节 化学药物治疗的皮肤反应

化学药物治疗（chemotherapy）简称"化疗"，是用有细胞杀伤或调节作用的化学合成药物或药物组合治疗疾病的方法。是目前治疗肿瘤及有关疾病的主要治疗方法之一。但用药后亦可出现多种副作用，其中手足综合征较为常见。现以手足综合征为例进行阐述。

手足综合征（hand-foot syndrome，HFS）常见于氟尿嘧啶类药物（如卡培他滨、替加氟等）所致的手足色素沉着、脱皮、溃烂、疼痛。美国国立癌症研究所（NCI）将其分为3级。①1级：轻微皮肤改变伴感觉异常，不影响日常活动；②2级：皮肤改变如前，伴疼痛，轻度影响日常活动，皮肤表面完整；③3级：溃疡性皮炎或皮肤改变伴剧烈疼痛，严重影响日常活动，具有明显的组织破坏（脱屑、水疱、出血、水肿等）。

如图2-1-11-1所示，患者，男性，59岁，直肠癌，奥沙利铂联合卡培他滨化疗6周期后出现双手皮肤色素点状沉着，伴双手指尖麻木，HSF级别1级。

如图2-1-11-2所示，患者，女性，38岁，结肠癌术后奥沙利铂联合希罗达化疗6周期后，出现双手指关节处皮肤色素轻微沉着、皮肤蜕皮、脱屑、皲裂，HSF2级；用药8周期后患者双足底明显肿胀，足底出现硬结样水疱，患者有明显手足麻木、感觉异常、双足剧烈疼痛等症状，严重影响日间活动，HSF3级。

如图2-1-11-3所示，患者，女性，54岁，结肠癌术后，奥沙利铂注射液联合卡培他滨化疗，口服卡培他滨4天后出现双手急性充血、水肿、大疱，2天后患者大疱消退，双手蜕皮伴剧烈疼痛，严重影响日间活动，HSF3级。

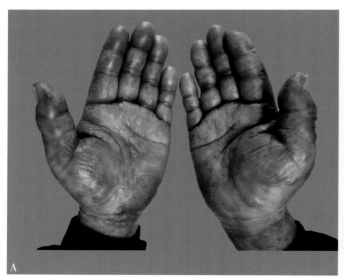
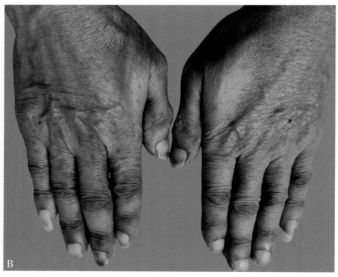

图2-1-11-1
手足综合征1级
A. 手掌及手指可见点状色素沉着；B. 手背及手指可见色素沉着。

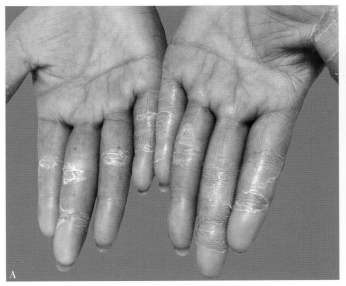
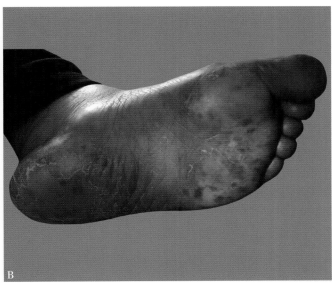

图 2-1-11-2
手足综合征 2 级
A. 双手指色素沉着、蜕皮；B. 足底色素沉着、水肿伴水疱。

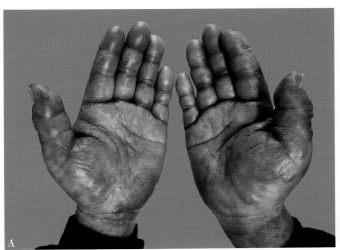
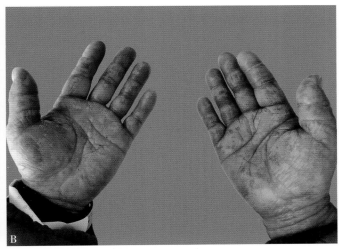

图 2-1-11-3
手足综合征 3 级
A. 双手急性充血、水肿、大疱；B. 双手蜕皮、溃疡。

【鉴别诊断】

手足癣：手足癣多是手掌、跖、指、趾间浅部皮肤的真菌感染，由致病性丝状真菌感染引起，可进行生物学检测明确，临床可分为角化型、水疱型、丘疹鳞屑型、间擦型和体癣型等数种类型，可单独出现，也可合并出现。

（王贵娟　刘延涛）

第十二节　免疫检查点抑制剂相关的皮肤毒性

免疫检查点抑制剂相关的皮肤毒性（immune checkpoint inhibitor-associated cutaneous toxicity）是免疫检查点抑制剂（immune checkpoint inhibitors，ICIs）导致的最常见的免疫相关不良事件（immune-related adverse effects，irAEs），包括皮疹、瘙痒和白癜风，皮肤毒性可发生在治疗全程甚至治疗结束后数月。ICIs 包括程序性死亡蛋白-1（programmed desth protein 1，PD-1）抑制剂、程序性死亡受体-1（programmed death ligand 1，PD-L1）抑制剂以及细胞毒性T淋巴细胞相关抗原4（cytotoxic T lymphocyte-associated antigen-4，CTLA-4）抑制剂等。按病情严重程度分为G1～G4。Stevens-Johnson综合征/中毒性表皮坏死松解症（Stevens-Johnson syndrome/toxic epidermal necrolysis，SJS/TEN）是可能危及生命的重症皮肤irAE。SJS累及身体部位较少，TEN累及较多。两种病都会引起皮疹、脱皮和溃疡。SJS和TEN通常是由于药物反应引起的两种疾病，其症状包括嘴、眼睛和阴道脱皮、发热、身体疼痛、扁平红色皮疹及水疱与溃疡等，治疗包括补液治疗、药物治疗，以及停用可能导致这种症状的药物。

如图2-1-12-1所示，患者，男性，61岁，胃癌骨转移，信迪利单抗（重组全人源抗程序性死亡受体1单克隆抗体）联合紫杉醇+顺铂方案化疗4周期后患者全身皮肤开始出现散在丘疹及斑疹伴瘙

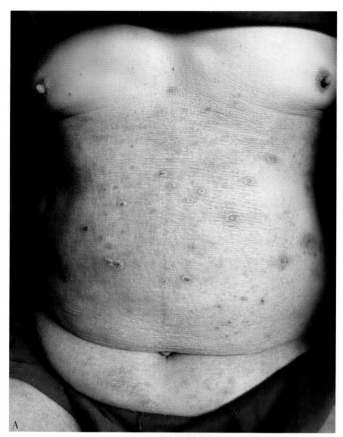

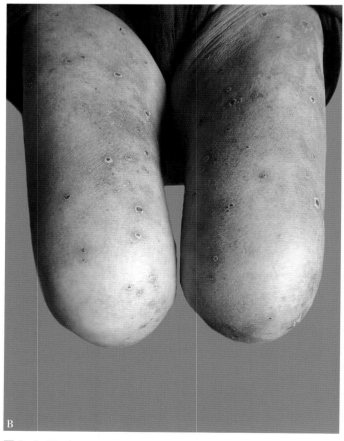

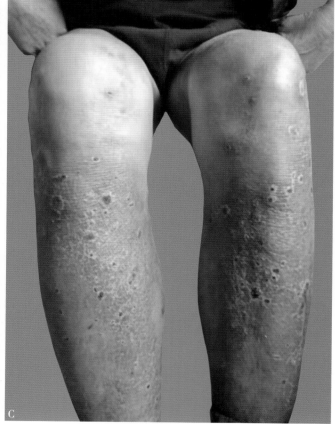

图2-1-12-1
免疫相关的皮肤毒性1级
A. 斑丘疹成片分布；B. 双下肢部分斑丘疹渗液；C. 皮疹破溃、流液。

痒，初始丘疹区域＜10%～30%体表面积，皮疹在前胸、腹部伴瘙痒，半个月后皮疹范围逐渐蔓延至四肢、增大并溃疡、流液，评估丘疹区域＞30%全身BSA，暂停ICIs治疗，使用强效糖皮质激素外用，并给药甲泼尼松0.5～1mg/（kg·d）。

如图2-1-12-2所示，患者，男性，58岁，食管癌，信迪利单抗注射液（重组全人源抗程序性死亡受体1单克隆抗体）联合紫杉醇治疗2周期后全身＞10%区域出现大疱、溃疡伴疼痛，大疱性皮炎，双手日常使用工具稍受限。

如图2-1-12-3所示，患者，男性，72岁，食管癌，应用信迪利单抗注射液（重组全人源抗程序性死亡受

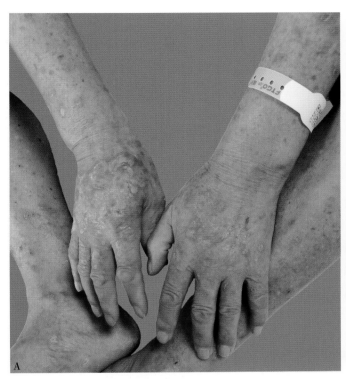
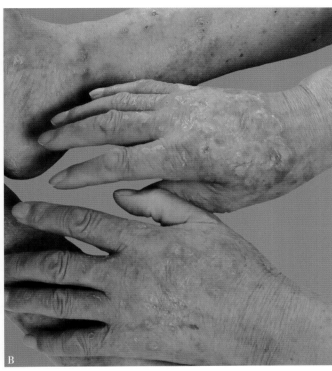

图2-1-12-2
Stevens-Johnson 综合征
A. 手背及上肢大疱、部分蜕皮；B. 四肢成片斑丘疹，大疱破溃、流液。

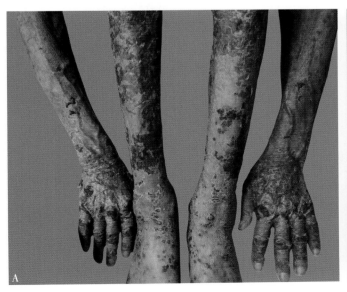
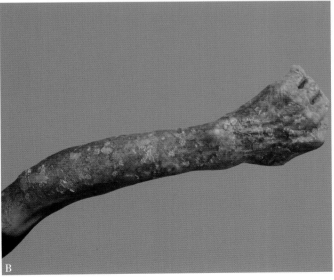

图2-1-12-3
中毒性表皮坏死松解症
A. 四肢及躯干表皮坏死松解；B. 药物治疗后逐渐愈合、好转。

体1单克隆抗体）2周期后开始出现皮肤反应，起初为皮疹伴瘙痒，后皮疹融合成片伴水疱、溃疡，水疱全身覆盖超过50%，大面积中毒性表皮坏死松解。给予对症处理后未缓解，逐渐加重，给予抗炎、补液、输白蛋白、局部处理后症状减轻，得以控制，出现蜕皮，愈合。

【鉴别诊断】

（1）葡萄球菌性烫伤样皮肤综合征（staphylococcal scalded skin syndrome，SSSS）：是由金黄色葡萄球菌产生的表皮剥脱毒素所致的一种严重皮肤感染。多发生在新生儿，以全身泛发红斑基底上发生松弛性烫伤样大疱及大片表皮剥脱为特征。

（2）急性泛发性发疹性脓疱病（AGEP）：发生在水肿性红斑基础上的非毛囊性、小的（直径通常＜5mm）、泛发性、浅表性、无菌性脓疱，可伴有其他皮损如水疱、大疱、紫癜或靶形皮损，角层下脓疱或表皮内海绵状脓疱形成，常伴发热（体温一般高于38℃），其自然病程一般不超过15天。

（王贵娟　刘延涛）

第十三节　放射性皮肤疾病

放射性皮肤疾病（radiation skin disease）是放射治疗过程中出现放射性皮肤损害，分为4级：0级为未出现损害；1级为色素沉着、滤泡样暗红色斑，逐渐出现伴随射野区皮肤瘙痒；2级为明显触痛及鲜红色斑、片状湿性脱皮以及中度水肿；3级出现融合性湿性蜕皮、结痂；4级为溃疡、出血及坏死的情况。

如图2-1-13-1所示，患者，男性，69岁，食管癌行局部放射治疗，治疗靶区包含原瘤床及淋巴引流区，放射线为X线，放射剂量50.4Gy/28F，放疗10次后出现如图2-1-13-1A所示的射野区皮肤色素沉着，射野区暗红色斑沉着，患者感瘙痒，给予皮肤防护剂局部涂抹，放疗25次后患者出现局部融合性湿性蜕皮、结痂。

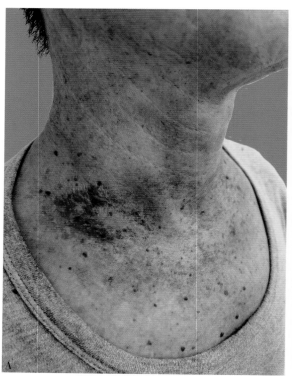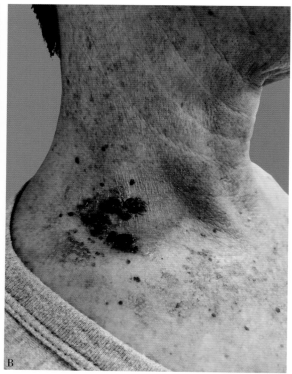

图2-1-13-1
放射性皮肤损害2~3级
A. 暗红色斑沉着；B. 湿性蜕皮、结痂。

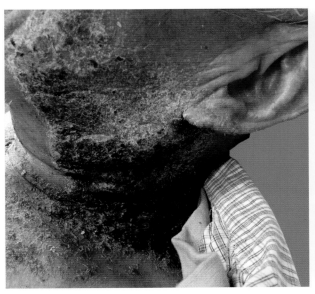

图 2-1-13-2
放射性皮肤损害 4 级

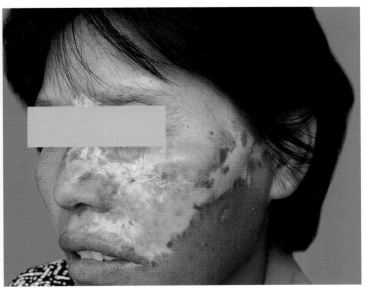

图 2-1-13-3
放射性皮肤损害 3 级

如图 2-1-13-2 所示，患者，男性，67 岁，腮腺癌行局部放射治疗，治疗靶区包含原瘤床、高危区域及淋巴引流区，放射线为 X 线，放射剂量 60Gy/30F，放射结束后放射野局部皮肤出现溃疡、出血，部分结痂伴瘙痒、疼痛。

如图 2-1-13-3 所示，患者，女性，38 岁，5 年前因面部"鲜红斑痣"行 4 次过量同位素敷贴，1 周后局部红肿、糜烂、渗液，形成浅表溃疡，剧烈瘙痒。又经 20 天后消肿，遗留色素减退性瘢痕，同侧下眼睑轻度下垂，鼻泪管堵塞、流泪。

【鉴别诊断】

（1）感染性脓疱：皮下疱液混浊、黏稠或稀薄，脓疱的大小不等，由于所在部位不同，脓疱的深浅也不同。脓疱可因化脓菌感染所致，如金黄色葡萄球菌性毛囊炎和脓疱等。脓疱也可以是无菌性、非感染性疾病所致，如脓疱性银屑病、疱疹样脓疱病。

（2）苔藓样变皮肤病：由于经常搔抓或不断摩擦引起的表皮棘细胞层及角质层增厚，真皮有轻度慢性炎症形成的肥厚性斑块。损害处皮肤纹理变深，纹理间皮丘发展为多角形丘疹。常见于慢性瘙痒性皮肤病，如神经性皮炎、慢性湿疹等。

（王贵娟　刘延涛　田中华）

第十四节　皮肌炎

皮肌炎（dermatomyositis）又称多肌炎（polymyositis）。一种原因不明的主要累及骨骼肌和皮肤的自身免疫性结缔组织病。临床表现为对称性的四肢近端肌无力，肌痛，眼眶周围水肿性紫红斑，关节伸侧及手指背侧紫红色丘疹、上覆鳞屑，肌酶谱升高，肌电图呈肌源性损害。

典型临床表现如下。①皮肤损害：眼睑紫红色斑：以双上眼睑为中心的水肿性紫红色斑片，是皮肌炎的特异性表现。② Gottron 丘疹：指关节、掌指关节伸侧出现扁平紫红色丘疹，多对称分布，表面附着糠状鳞屑。皮损消退后会出现皮肤萎缩、毛细血管扩张、色素减退。③皮肤异色症：面部、颈部、上胸部在红斑鳞屑基础上逐渐出现褐色色素沉着、轻度皮肤萎缩、毛细血管扩张等。个别患者皮损呈鲜红色或棕红色，此类为"恶性红斑"，提示可能伴有恶性肿瘤。④甲周毛细血管扩张：甲周毛细血管扩张导致甲周出现红斑。⑤技工手：手部出现皮损，皮损沿拇指内侧和手指的外侧对称分布，可伴有鳞屑、皲裂和色素沉着；足部亦可。⑥肌肉损害：常出现对称性肌无力、疼痛和压痛，急性期可出现肿胀，甚至丧失自主运动能力。严重时还可出现心悸、心律不齐，甚至心力衰竭。

如图 2-1-14-1 所示，患者，女性，49 岁，皮疹及四肢肌肉疼痛、乏力 4 个月。双上眼睑水肿性紫红色斑、面部褐色色素沉着、轻度皮肤萎缩；指关节、掌指关节伸侧多处出现扁平紫红色丘疹；足底皮肤过度角化，掌面及手指侧面皮肤皲裂。

【鉴别诊断】

（1）系统性硬皮病：四肢末端、面部、上胸、上背等部位发生非炎症性硬化水肿，常伴有雷诺现象。在病变早期出现的运动受限因为皮肤及肌肉纤维化，并非肌实质变性。

（2）系统性红斑狼疮：面颊部有蝶形红斑，对光敏感，肌肉症状较轻或无，通过实验室检查发现抗核抗体、抗 ds-DNA 抗体、抗 Sm 抗体阳性而血清肌酶正常，可与皮肌炎相鉴别。

（张作鹏）

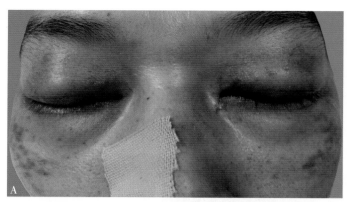
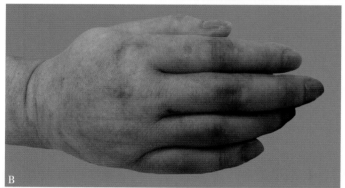
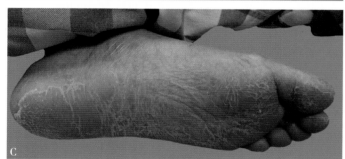

图 2-1-14-1
皮肌炎
A. 眼睑紫红色斑；B. Gottron 丘疹；C. 足部皮肤角化、龟裂。

第十五节　血管瘤血小板减少综合征

血管瘤血小板减少综合征（hemangioma-thrombocytopenia syndrome）又称卡萨巴赫 – 梅里特综合征（Kasabach-Merritt syndrome）、伴血小板减少性紫癜的毛细血管瘤综合征（capillary angioma-thrombocytopenia syndrome）等。由 Kasabach 及 Merritt 于 1940 年首先报道，目前认为其发病机制与血小板被异常增殖的内皮细胞所捕获有关。

如图 2-1-15-1 所示，患儿，男性，出生 45 天，因腹部及腰背部肿块进行性增大 8 天。检查见患儿右腹部及腰背部一不规则暗青色肿块，大小约 15cm×12cm，肿块中央出现一大小约 4cm×4cm 的暗紫色斑块。患者有巨大的血管瘤、血小板减少及紫癜等特点。

【鉴别诊断】

（1）弥散性血管内凝血（disseminated inravascular coagulation，DIC）：是在某些致病因子作用下凝血因子和血小板聚集，引起的以凝血功能失常为主要特征的病理过程。DIC 病情进展快，多有严重感染、出血、休克、重要脏器功能衰竭和微血管病性溶血等表现。

（2）特发性血小板减少性紫癜（idiopathic thrombocytopenic purpura，ITP）：是一种以血小板减少为特征的出血性疾病，常见于儿童，急性发病，可有突发广泛性皮肤黏膜紫癜或大片瘀斑，皮肤瘀点多为全身性，

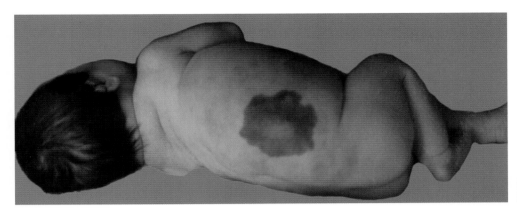

图 2-1-15-1
血管瘤血小板减少综合征

以下肢多见，分布均匀，还可有黏膜出血的表现。血常规显示只有血小板减少而其他各系血细胞均正常，骨髓涂片示骨髓增生活跃，巨核细胞正常或增多。

（蔡春泉　舒剑波）

第十六节　神经皮肤黑色素痣序列征

神经皮肤黑色素痣序列征（neurocutaneous melanosis sequence，NCMS）又称神经皮肤黑变病、Rokitansky-Van Begaer 综合征（Rokitansky-Van Begaert syndrome），1861 年由 Rokitansky 首次报道，是一种罕见的常染色体显性遗传疾病，为皮肤、软脑膜、蛛网膜黑色素细胞错构病，主要表现为外胚层的组织器官受累，中胚层、内胚层的组织也有不同程度受累。患者通常在出生时即有皮肤黑色素痣，表现为多处大片轻度浸润并常有少量毛发的黑色素痣，甚至遮盖整个躯干，除此之外还可出现神经系统症状如癫痫发作、颅高压征、智力障碍、脑神经和脊神经损害等。

如图 2-1-16-1 所示，患儿，男性，1 个月，出生后见躯干及四肢多发黑色素痣。检查可见患儿皮肤出现巨大、多发的黑色素痣遮盖整个躯干。

【鉴别诊断】

（1）先天性巨形色素痣（congenital nevocellular nevus）：表现为出生时即出现覆盖整个头部、肩部、肢体或四肢大部分的黑色素痣，常高出皮面，有浸润感、表面可有小乳头状结节或疣状增生。与本病相比，该病不累及神经系统且不具有遗传性。

（2）皮肤黑色素瘤（malignant melanoma）：好发于成人和老年人，儿童罕见。表现为正常皮肤上出现黑色损害，或原有的黑痣于近期内扩大，色素加深，出现斑块或结节状隆起，进一步发展可出现卫星灶、溃疡、反复不愈、区域淋巴结转移和移行转移，早期多不累及神经系统，晚期病灶转移至脑可出现相应神经系统症状。

（蔡春泉　舒剑波）

第十七节　无汗性外胚层发育不良

无汗性外胚层发育不良（anhidrotic ectodermal dysplasia，AED）又称无汗性外胚层发育不良综合征、Crist-Siemen 综合征，于 1838 年由 Wedderburn 首先报道。外胚层发育不良（ectodermal dysplasia）是由 CDH3 基因突变导致的一种常染色体隐性遗传病。外胚层发育不良可引起牙、毛、甲、汗腺等的完全或部分缺失及皮肤受累等。临床表现为外胚层发育不良、先天性缺指畸形和黄斑营养不良。

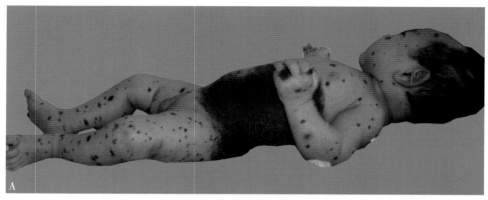

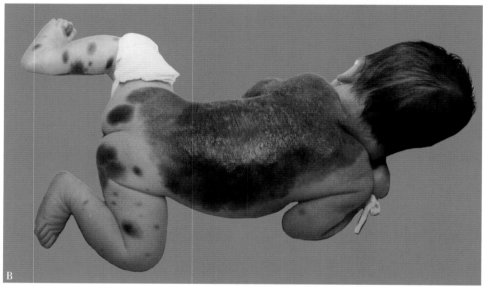

图 2-1-16-1
神经皮肤黑色素痣序列征
A. 仰卧位（1 个月）；B. 俯卧位（出生 20 小时）。

　　如图 2-1-17-1 所示，患儿，男性，2 岁，特殊面容、无汗 1 年余，查体见患儿前额隆起、鼻梁塌陷、毛发稀疏发黄。

　　如图 2-1-17-2 所示，患儿，男性，4 个月，生后间断性发热、无汗。检查见患儿在发汗实验中表现为无汗。

【鉴别诊断】

　　（1）先天性缺指 / 趾 – 外胚叶发育不全 – 唇腭裂综合征：主要以常染色体显性遗传为主，但也可见散发，*p63* 基因是其致病基因。可有毛发稀黄、皮肤干燥、指甲无光泽、牙齿缺如等与无汗性外胚层发育不良相似的表现，但通常具有指 / 趾缺失、伴或不伴腭裂的典型临床表现。

　　（2）睑缘粘连 – 外胚层发育不全 – 唇腭裂综合征（ankyloblepharon ectodermal dysplasia and clefting syndrome，AEC）综合征：又称 海伊 – 威尔斯综合征（Hay-Wells syndrome），由外胚层发育异常引起，致病基因定位于 3q27，症状与无汗性外胚层发育不良相似，但通常具有睑缘粘连、唇裂、腭裂等特征性表现。

　　（3）暑热症：婴幼儿时期一种特有的季节性疾病，临床以长期发热、口渴、多饮、多尿、少汗或汗闭为特征。但患儿无指 / 趾甲发育异常、无掌跖角化过度、缺牙或锥形牙齿等异常，仅有夏季体温升高表现。

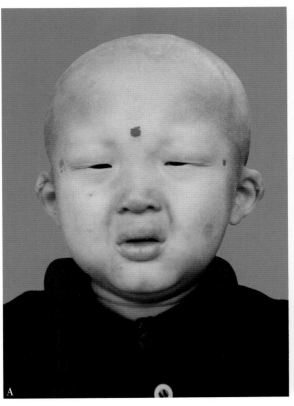
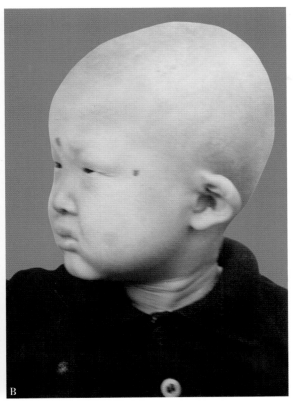

图 2-1-17-1
无汗性外胚层发育不良
A. 患儿正面照；B. 患儿斜面照。

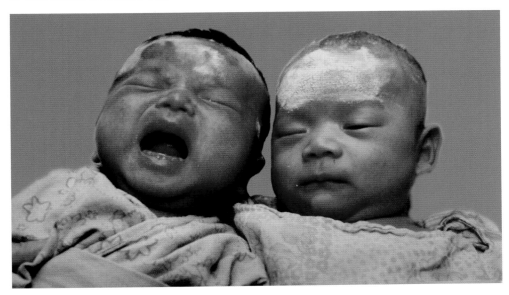

图 2-1-17-2
患儿与正常婴儿（左侧）对照

（蔡春泉　舒剑波）

第十八节　软骨毛发发育不全

软骨毛发发育不全（cartilage hair hypoplasia，CHH）又称 McKusick 综合征、McKusick 型干骺端软骨发育不良（McKusick type metaphyseal chondrodysplasia）等，1965 年由 McKusick 首次报道，是一种常染色体隐性遗传病。呈四肢与躯干长短不成比例的矮小畸形。由位于 9p21—p12 的 *RMRP* 基因突变所致。骨骼干骺端呈

75

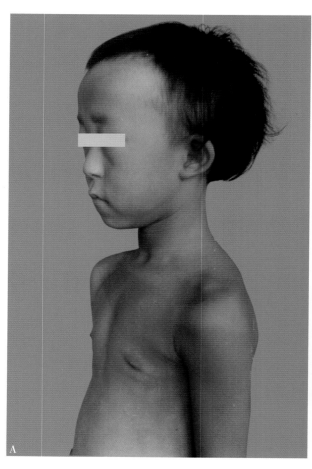
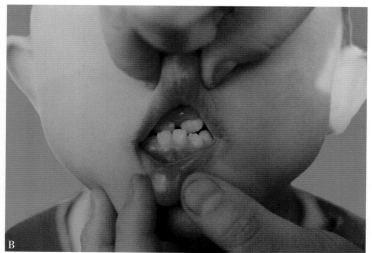

图 2-1-18-1
软骨毛发发育不全
A. 身材矮小，毛发异常短稀；B. 牙齿稀疏、畸形。

不规则扁形，四肢相对较短，为轻度弓形腿，胫骨比腓骨短，肘不能正常伸展；关节松弛；足跟突出、平足、手指/趾甲短；椎骨高度减低；下部肋弓轻度张开伴有突出的胸骨；毛发纤细、稀疏，色淡、较脆。

　　如图 2-1-18-1 所示，患儿，男性，7 岁，身材矮小。检查见患儿皮肤苍白幼嫩、眉毛、睫毛异常短稀，头发纤细易折，牙齿稀疏、畸形等。

【鉴别诊断】

　　（1）软骨发育不全（achondroplasia）：常染色体显性遗传病，临床表现为不成比例四肢粗短，主要以长骨缩短为主，呈对称性短肢型侏儒症，伴有面中部发育不良、大头畸形、手指呈三叉戟样等，不伴毛发发育异常。

　　（2）Ellis-Van Creveld 综合征：为软骨外胚层发育不良的疾病，临床表现为肘、膝关节远端短缩明显，呈离心型四肢短缩侏儒症，伴有指甲小或缺如、牙齿发育不良、先天性心脏病及多指畸形等，不伴毛发发育异常。

　　（3）肾性骨营养不良：骨骼 X 线表现与本症相似，但常有骨质软化和纤维性骨炎等表现，且有肾功能异常和血钙、血磷异常等。

（蔡春泉　舒剑波）

第十九节　眼－口－生殖器综合征

　　眼－口－生殖器综合征（oculo-oral-genital syndrome）又称白塞综合征（Behcet syndrome）、贝赫切特综合征、Touraine 口疮病、复发性眼色素膜炎等。于 1931 年和 1937 年分别由 Adamantiades 和 Hulusi Behcet 报道。

本病是一种全身性、慢性、血管炎性的多基因遗传病。临床表现为复发性口腔溃疡、生殖器溃疡、葡萄膜炎及皮肤损害。与 *HLA-B51*、*IL-10* 及 *IL-23R*、*IL-12RB2* 基因也有关。目前小儿诊断标准参照成人：①反复口腔溃疡；②反复外生殖器溃疡；③眼病，包括葡萄膜炎、角膜溃疡、前房积脓等；④皮肤病变，包括结节性红斑、毛囊炎、痤疮样皮炎等；⑤针刺反应阳性。具备第 1 条及后 4 条中的 2 条即可确诊，但需除外其他疾病。

如图 2-1-19-1 所示，患儿，女性，10 岁，反复口腔溃疡 5 年余，可见患儿口腔溃疡分布于舌尖、舌缘，溃疡呈圆形或不规则形。

如图 2-1-19-2 所示，患儿，女性，6 岁，反复发热、口腔溃疡半年余，可见患儿口腔溃疡分布于舌尖、舌缘、上下唇内侧缘，呈圆形或不规则形。

如图 2-1-19-3 所示，患者，男性，17 岁，发现阴囊溃疡 3 个月余，可见患者阴囊有类圆形溃疡，周围红晕，深浅不一，为典型白塞综合征表现之一。

如图 2-1-19-4 所示，患者，男性，42 岁，反复口腔溃疡 1 年，检查见口腔溃疡，右上眼睑疖肿。其子 19 岁，几乎同时发生口腔溃疡等。

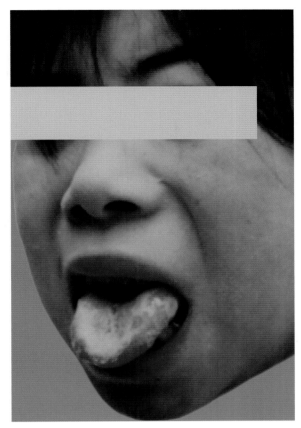

图 2-1-19-1
白塞综合征口腔溃疡

【鉴别诊断】

（1）克罗恩病（Crohn's disease，CD）：常与白塞综合征出现重叠症状，是慢性肉芽肿性炎症和节段性纤维化为特点的肠病，肠道损伤广泛，内镜见肠黏膜水肿，炎性增厚，有多发的纵行裂沟状溃疡，呈铺路卵石状，病变肠腔有狭窄，仅在病程晚期偶见外阴溃疡。

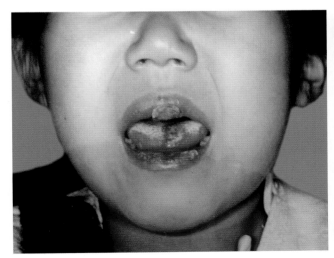

图 2-1-19-2
白塞综合征口腔溃疡

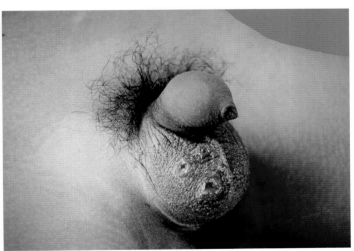

图 2-1-19-3
白塞综合征阴囊溃疡

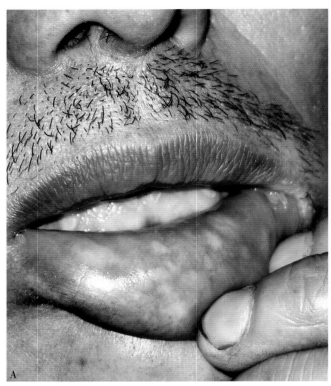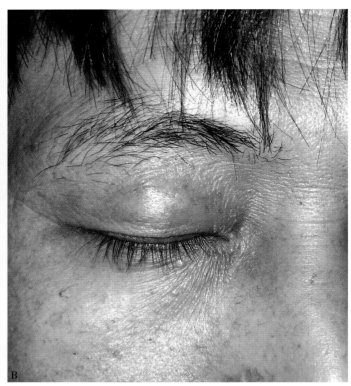

图 2-1-19-4
白塞综合征
A. 口腔溃疡；B. 右上眼睑疖肿。

（2）多发性硬化（multiple sclerosis，MS）：与神经白塞综合征存在较多相似之处，但神经白塞综合征更多发生于男性，脑脊液以淋巴细胞或中性粒细胞增多为主，罕见寡克隆带，病灶主要累及脑干、间脑、基底神经节；而 MS 常见于女性，脑脊液主要为淋巴细胞增多，90% 可见寡克隆带，病灶常见于脑室周围。

（3）高嗜酸细胞综合征：也可表现出口腔、外阴溃疡，通过嗜酸细胞计数可予以鉴别。

（蔡春泉　舒剑波　田中华）

第二十节　白化病

白化病（albinism）由于黑色素合成或加工异常引起的全身皮肤、毛发和眼色素缺乏或减少。

如图 2-1-20-1 所示，患儿，男性，7 岁，自幼全身皮肤、毛发和眼的色素缺乏。

（田中华）

第二十一节　手足口病

手足口病（hand-feet-mouth disease）一种由肠道病毒引起的感染性疾病。引发手足口病的肠道病毒有多种，现已发现 20 多种（型），其中以柯萨奇病毒 A16 型和肠道病毒 71 型最常见。主要通过人群密切接触传播，潜伏期为 2～7 天。多发生于婴幼儿，引起手、足、口腔等部位的疱疹，也可引起心肌炎、肺水肿、无菌性脑膜炎等并发症。

临床特点：①潜伏期 3～5 天，一般病情轻微，可有低热、全身不适、腹痛等症状；②口腔出现 1～3mm 的水疱，周围有红晕，水疱易破裂形成糜烂和溃疡，掌/跖或指/趾侧、背面、臀部的皮损开始为红色斑丘疹，很快变成周围绕以红晕的小水疱，呈圆形、薄壁、呈珍珠白色，数目由几个到几十个；③一般 7～10 天

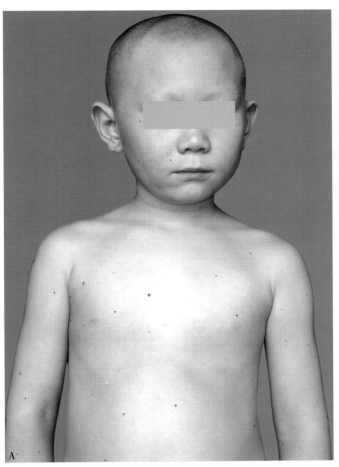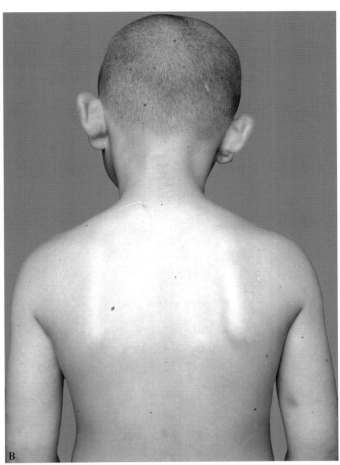

图 2-1-20-1
白化病
A. 正面观；B. 背面观。

自愈，不留痕迹，预后好；④好发于婴幼儿。

如图 2-1-21-1 所示，患儿，女性，5 岁，病史 4 天，图中见口腔见水疱，周围有红晕及破裂形成的糜烂和溃疡等。

如图 2-1-21-2 所示，患儿年龄不详，病史 3 天，图中见口腔水疱及溃疡，手掌侧红色斑丘疹及水疱。

如图 2-1-21-3 所示，患儿年龄不详，病史 3 天，图中见手掌侧红色斑丘疹及水疱，足背、趾背面红色斑丘疹及水疱。

如图 2-1-21-4 所示，患者，男性，42 岁，病史 2 天，图中见口腔水疱及溃疡，手掌侧红色斑丘疹及水疱。

如图 2-1-21-5 所示，患儿，女性，1 岁 6 个月，病史 3 天，图中见臀部大小不等的红色斑丘疹及红晕的小水疱。

（田中华）

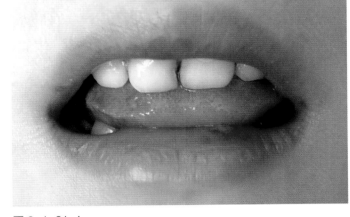

图 2-1-21-1
手足口病

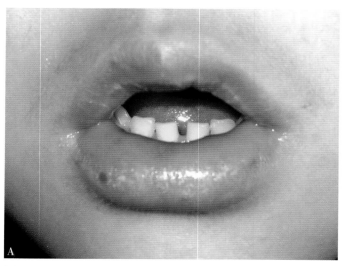
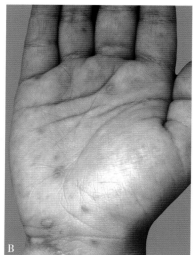

图 2-1-21-2
手足口病
A. 口腔水疱及溃疡；B. 手掌侧红色斑丘疹及水疱。

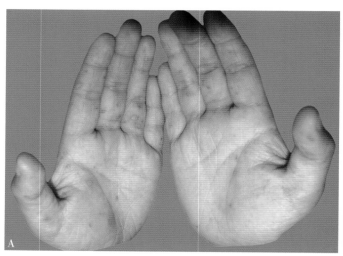
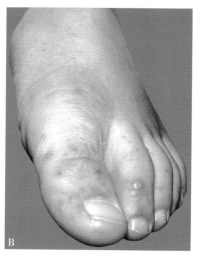

图 2-1-21-3
手足口病
A. 手掌侧红色斑丘疹及水疱；B. 足、趾背面红色斑丘疹及水疱。

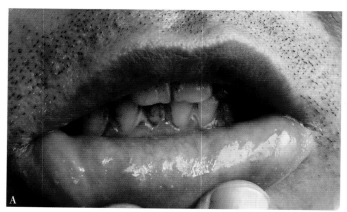
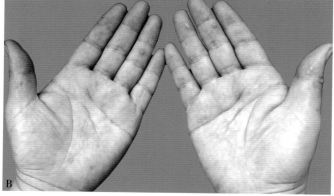

图 2-1-21-4
手足口病
A. 口腔水疱及溃疡；B. 手掌侧红色斑丘疹及水疱。

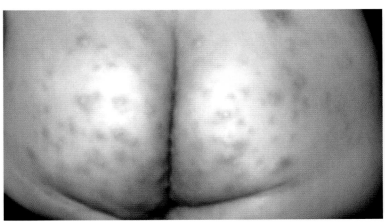

图 2-1-21-5
手足口病（臀部红色斑丘疹及水疱）

第二十二节 硬皮病

硬皮病（scleroderma）一种以皮肤和 / 或内脏组织胶原纤维进行性硬化为特征的自身免疫性结缔组织病。除累及皮肤外，还可累及心、肺、肾、消化道等，有较高的致残率。依据皮肤病变的程度及病变累及的部位可分为系统性硬皮病和局限性硬皮病。系统性硬皮病早期临床表现通常很轻微，绝大多数患儿的皮肤增厚始于手指和手掌，随后向心性累及全身皮肤，及血管、肺脏、消化道、肾脏及心脏等全身器官，造成器官受损。预后一般不佳，死因常为心肺衰竭或胃肠道并发症，也包括严重的营养不良。局限性硬皮病表现以四肢皮肤受累为首发，早期皮肤发亮、紧绷，还可能发红，继之出现色素沉着和色素减退区，或全身肤色增深，疾病晚期出现萎缩，浅层真皮变得脆而松弛，并可有手指硬肿、指端溃疡及局部钙化，多存在雷诺现象，部分患儿出现关节、心脏、肺、肾脏、中枢神经系统和消化系统损伤的皮肤外表现，其中最常见的为肌肉疼痛和压痛等关节肌肉症状。本病目前尚无统一的有效治疗方法，主要包括物理治疗、药物治疗和心理干预。物理治疗主要包括音频电疗、按摩和热浴等，对于多数患儿来说，积极的理疗对于防止或减轻关节挛缩非常重要。本病尚无特效药物，药物治疗主要针对免疫调节异常、结缔组织代谢异常及血管异常用药。

如图 2-1-22-1 所示，患儿，女性，9 岁，皮肤发硬 2 年，关节屈曲、僵硬、疼痛、活动障碍半个月余，检查可见患儿面部、颈部及下肢皮肤变硬、变厚和萎缩等典型的硬皮病表现。综合多方面检查结果诊断为硬皮病。

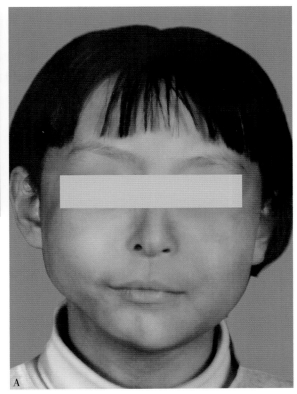

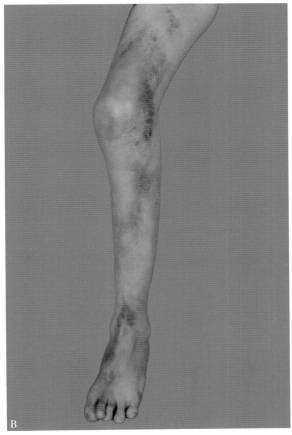

图 2-1-22-1
硬皮病
A. 患儿面部；B. 下肢皮肤改变。

【鉴别诊断】

（1）嗜酸性筋膜炎：肢体局部压痛、肿胀、硬结，但一般不影响手、足和面部，嗜酸粒细胞增多，无雷诺现象及内脏损害，自身抗体阴性，活体组织检查可见深筋膜、皮下组织广泛炎症和硬化。

（2）自限性硬肿病：对称性、非凹陷性皮肤硬肿，无痛感或触痛，病损发展快，短期内可累及全身皮肤，但手、足常不受累，无雷诺现象，自身抗体阴性。病程常呈自限性且发病前常有感染史，如流感、咽炎、扁桃体炎等，可通过皮肤病理活检鉴别。

（3）混合性结缔组织病：该病有手指肿胀、雷诺现象，易与系统性硬皮病混淆，但兼有狼疮及肌炎表现，如蛋白尿、肌无力、肌酶增高，高滴度抗 RNP 抗体可鉴别。

（蔡春泉 舒剑波）

第二十三节 过敏性紫癜

过敏性紫癜（anaphylactoid purpura）见图 2-1-23-1，患儿，男性，7 岁，反复下肢皮疹 2 周。查体见双下肢对称性分布的紫癜样皮疹，初起呈高出皮面的紫红色斑丘疹，压之不褪色，数日后转为暗红色，至棕褐色而消退。血常规、血小板正常，凝血功能正常。

【鉴别诊断】

（1）血小板减少性紫癜：皮下针尖大小出血点，血小板减少。

（2）出血性疾病：皮疹呈瘀斑，凝血功能受累。

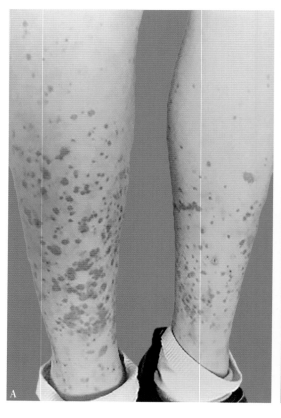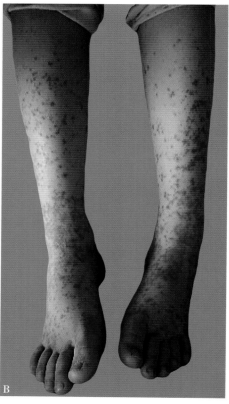

图 2-1-23-1
过敏性紫癜
A. 双下肢紫癜；B. 双下肢紫癜。

（张萍萍）

第二十四节 多毛症

多毛症（hirsutism/hypertrichosis）指汗毛密度增加、变长变多，超过正常生理范围，表现为面部、会阴部、腋下、腹部、背部及四肢体毛明显增多、增长、增粗、增黑，或是长胡须、胸毛及乳头长毛，常伴月经不调，性冷淡等。其病因可分为七类。①先天性：包括家族性多毛症、过早发育症、男性两性畸形和原发性多毛症四种。原发性多毛症是由于毛囊对内源性雄激素过敏或外周二氢睾丸酮增加引起的。②大脑与下丘脑病变：如脑炎、多发性硬化症和颅骨内板增生引起的多毛症。③垂体性多毛症：如肢端肥大症、糖尿病、嗜碱细胞瘤（继发性皮质醇增多症）都可能引起多毛症。④青年型甲状腺功能减退引起的多毛症。⑤肾上腺性腺症候群和皮质醇增多症引起的多毛症。⑥绝经期或有多囊卵巢或患有卵泡膜细胞增殖症和卵巢肿瘤等的妇女。⑦妇女因使用外源性药物（如雄激素、苯妥英钠、合成孕激素、可的松），妊娠，有精神性厌食、精神紧张或受到局部刺激等引起的多毛症。在诸多原因中，以肾上腺瘤、卵巢肿瘤、多囊卵巢、卵泡膜细胞增殖症以及原发性多毛症最为多见。

如图 2-1-24-1 所示，先天性多毛症患儿，面部、会阴部、腋下、腹部、背部及四肢体毛明显增多、增长、增粗、增黑。

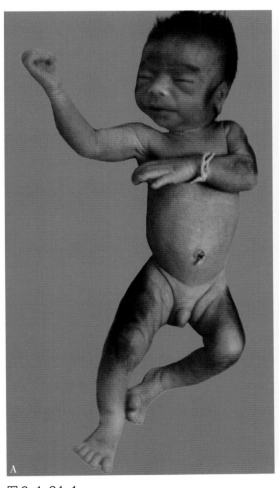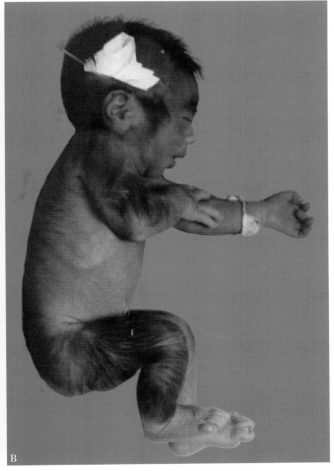

图 2-1-24-1
多毛症
A. 仰卧位；B. 左侧卧位。

（蔡春泉 舒剑波）

第二章 皮肤病

第一节 皮肤良性肿瘤

一、色素痣

色素痣（nevus pigmentosus）又称痣细胞痣，是由黑素细胞起源的良性新生物，是临床上最较常见的皮肤良性肿瘤。根据痣细胞在皮肤位置的不同，分为交界痣、复合痣及皮内痣三型。

（一）交界痣

交界痣（junctional nevus）见图 2-2-1-1，患者，女性，34 岁，左足跖外侧黑褐色斑片 20 年，逐渐增大。左足跖外侧黑褐色斑片，边界较清，表面光滑无毛发。

【鉴别诊断】

（1）黑痣：是一种色素沉着性疾病，表现为褐色或黑褐色的斑点，病理检查可予鉴别。

（2）黑色素瘤：黑色素瘤也有黑色素沉着，但病程一般较短，通常伴淋巴结转移，病理检查可予以鉴别。

（姚春丽）

（二）复合痣

复合痣（combined naevus）见图 2-2-1-2，患者，男性，13 岁，后颈部黑色斑块 13 年，逐渐增大。后颈部黑色斑块，边界清楚，表面乳头瘤状，质韧，表面有毛发生长。

【鉴别诊断】

（1）脂溢性角化病：临床表现为圆形或卵圆形丘疹或斑块，淡褐色至黑色，边界清楚，头颈部好发，病理检查可予以鉴别。

（2）黑色素瘤：黑色素瘤也有黑色素沉着，但病程一般较短，通常伴淋巴结转移，病理检查可予以鉴别。

（姚春丽）

（三）皮内痣

皮内痣（intradermal nevus）见图 2-2-1-3，患者，男性，38 岁，额部、眉部、鼻翼沟多发皮色丘疹 38 年，逐渐增大。额部、左眉头部、左侧鼻翼沟半球状皮色丘疹，边界清楚，表面凹凸不平，有毛发生长。

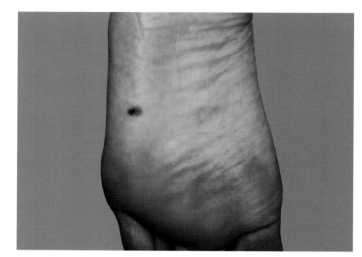

图 2-2-1-1
色素痣（交界痣）

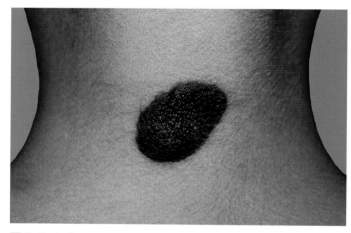

图 2-2-1-2
色素痣（复合痣）

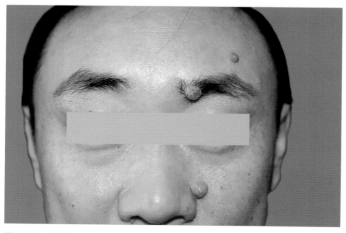

图 2-2-1-3
色素痣（眉部皮内痣）

【鉴别诊断】

（1）软纤维瘤：单个皮色肿物，一般有细蒂部，触之柔软。病理可检查可予鉴别。

（2）毛发上皮瘤：是一种皮肤附属器良性肿瘤，一般为一个或多个圆形质硬丘疹或结节，肤色。病理可检查可予鉴别。

（姚春丽）

（四）晕痣

晕痣（halo nevus）见图 2-2-1-4，患儿，男性，8 岁，后颈部黑色丘疹 5 年，周围白晕 4 个月。后颈部黑色米粒大小丘疹，周围硬币大小区域色素脱失。

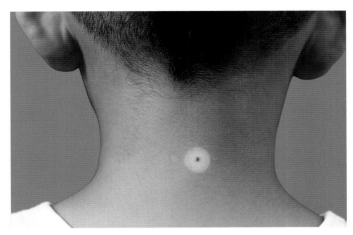

图 2-2-1-4
晕痣

【鉴别诊断】

白癜风：色素完全脱失的瓷白色斑，边界清楚，中心无色素痣。有人认为晕痣是白癜风的一种特殊表现。

（姚春丽）

二、皮脂腺痣

皮脂腺痣（sebaceous nevus）又称先天性皮脂腺增生、皮脂腺错构瘤，是一种以皮脂腺增生为主的发育异常，好发于头面部，多在出生时或出生后不久发生。

如图 2-2-1-5 所示，患儿，男性，4 岁，头皮部皮色斑块 4 年。头皮部皮色斑块，边界清楚，表面疣状，质韧。

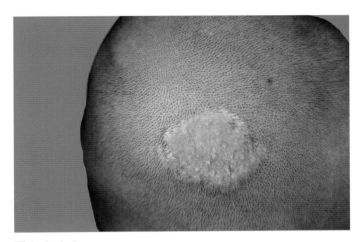

图 2-2-1-5
皮脂腺痣（儿童期）

如图 2-2-1-6 所示，患者，男性，15 岁，左耳上方头皮斑块 15 年，逐渐增大。左耳上方头皮部浅褐色斑块，边界清楚，表面疣状，质韧。

如图 2-2-1-7 所示，患者，女性，49 岁，头皮皮色斑块 49 年，表面出现黑色新生物 2 年。头皮部皮色斑块，边界清楚，表面疣状，质韧，局部半球状蓝黑色丘疹，表面光滑。

【鉴别诊断】

（1）疣状表皮痣：出生或幼儿期发病，淡黄色或棕黑色疣状损害，可呈乳头瘤状隆起，排列成线状。病理检查可予以鉴别。

（2）皮脂腺上皮瘤：是发生于皮脂腺的一种罕见良性肿瘤，多见于中老年女性，好发于面部或头皮。病理检查可予以鉴别。

（姚春丽）

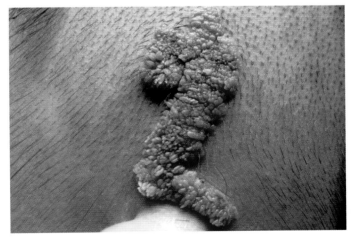

图 2-2-1-6
皮脂腺痣（青春期）

三、瘢痕疙瘩

瘢痕疙瘩（keloid）为皮肤内结缔组织过度增生所引起的良性皮肤肿瘤，患者多为瘢痕体质，好发于前胸，也可见于颈、肩、耳、下肢等部位。

（一）前胸、肩部瘢痕疙瘩

前胸、肩部瘢痕疙瘩见图 2-2-1-8，患者，男性，28 岁，躯干部多发红色丘疹、斑块、结节 10 余年，逐渐增大。前胸、肩、背部多发暗红色大小不等的肿物，边界清楚，表面光滑，质硬，部分呈蟹足状向外伸展。

【鉴别诊断】

肥厚性瘢痕：为创伤后皮肤局部隆起增厚，淡红色或红色增生性斑块，生长数年后停止增长，潮红消退。而瘢痕疙瘩一般不会停止生长，病理检查可予以鉴别。

（姚春丽）

（二）耳部瘢痕疙瘩

耳部瘢痕疙瘩见图 2-2-1-9，患者，女性，28 岁，右耳郭扎耳洞后耳郭前后出现丘疹、结节 3 年，逐渐增大。右耳郭红色半球状丘疹、结节，边界清楚，表面光滑，质硬。

【鉴别诊断】

肥厚性瘢痕：为创伤后皮肤局部隆起增厚，淡红色或红色增生性斑块，生长数年后停止增长，潮红消退。而瘢痕疙瘩一般不会停止生长，病理检查可予以鉴别。

（姚春丽）

（三）前胸手术切口增生性瘢痕

前胸手术切口增生性瘢痕见图 2-2-1-10，患者，女性，49 岁，前胸部手术后瘢痕增生 30 余年，伴痒痛感。前胸手术切口处红色隆起性肿物、边界清楚、表面光滑、质硬。

【鉴别诊断】

瘢痕疙瘩：继发于外伤或自发形成表现过度生长的病理性瘢痕组织，超出原有创伤范围，病理检查可予鉴别。

（姚春丽）

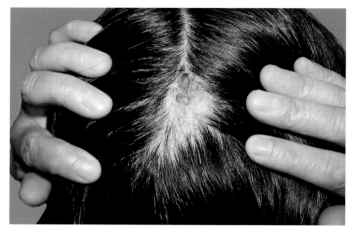

图 2-2-1-7
皮脂腺痣（老年期合并肿瘤）

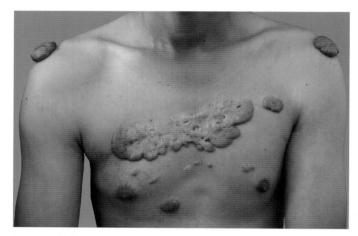

图 2-2-1-8
瘢痕疙瘩（前胸、肩部）

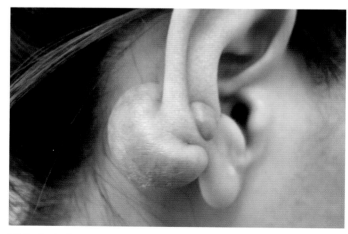

图 2-2-1-9
瘢痕疙瘩（耳部）

（四）下颌部痤疮后瘢痕

下颌部痤疮后瘢痕见图 2-2-1-11，患者，男性，22 岁，下颌部痤疮后囊肿瘢痕 3 年，伴痒痛感。下颌部红色肿物、边界清楚、表面光滑、质硬。

【鉴别诊断】

（1）肥厚性瘢痕：为创伤后皮肤局部隆起增厚，淡红色或红色增生性斑块，生长数年后停止增长，潮红消退。而瘢痕疙瘩一般不会停止生长，病理检查可予以鉴别。

（2）囊肿性痤疮：痤疮的一种严重类型，一般为蚕豆或指甲大小结节或囊肿，常伴有感染、脓性分泌物等。

（姚春丽）

（五）面部凹陷性瘢痕

面部凹陷性瘢痕见图 2-2-1-12，患者，女性，27 岁，右面部水痘感染后凹陷性瘢痕 26 年。右面部豆大类圆形皮肤凹陷，边界清楚。

【鉴别诊断】

点滴状硬斑病：斑点状，圆形，略凹陷，一般多发，结合病史可予以鉴别。

（姚春丽）

（六）额部萎缩性瘢痕

额部萎缩性瘢痕见图 2-2-1-13，患者，女性，42 岁，额部外伤缝合后局部瘢痕萎缩 30 年。额部手术后局部瘢痕部位皮肤塌陷，边界清楚。

【鉴别诊断】

局限性硬皮病：好发于额部或腰腹部等部位，淡黄色或黄白色，中央凹陷，皮肤表面较亮，晚期皮肤萎缩。结合病史及临床表现可予以鉴别。

（姚春丽）

（七）瘢痕癌变

瘢痕癌变见图 2-2-1-14，患者，男性，57 岁，下腹部烫伤后瘢痕 40 余年，局部反复破溃渗出 6 个月。左下腹烫伤后萎缩性瘢痕，局部区域色素脱失，中央淡红色溃疡，表面脓苔。

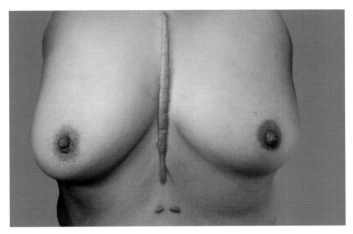

图 2-2-1-10
前胸手术切口增生性瘢痕

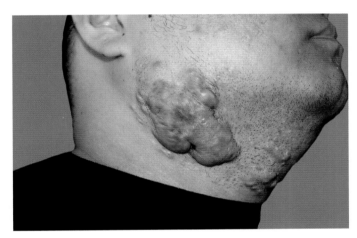

图 2-2-1-11
瘢痕疙瘩（下颌部）

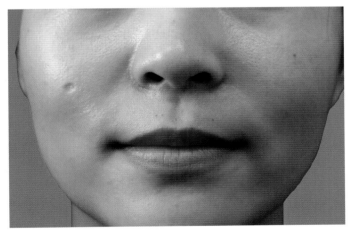

图 2-2-1-12
面部凹陷性瘢痕

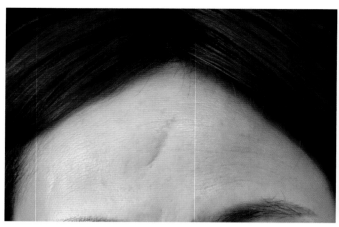

图 2-2-1-13
额部萎缩性瘢痕

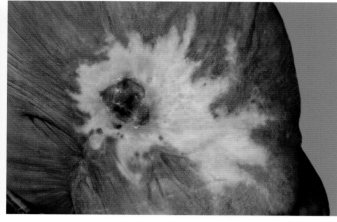

图 2-2-1-14
烫伤瘢痕部位癌变

【鉴别诊断】

（1）坏疽性脓皮病：是一种慢性坏死性、溃疡性疾病，溃疡周围可有暗紫红色斑块。病理检查可予以鉴别。

（2）鳞状细胞癌：鳞状上皮来源的恶性肿瘤，可呈菜花状、浸润性溃疡等，伴有恶臭。本例患者病理结果为瘢痕继发梭形细胞鳞状细胞癌，是鳞状细胞癌的一种。

（姚春丽）

四、脂溢性角化病

脂溢性角化病（seborrheic keratosis）见图 2-2-1-15，患者，男性，76 岁，面部多发黑褐色丘疹、斑片 5 年。左面部 2 处黑褐色扁平斑块，类圆形，边界清楚，表面粗糙，呈颗粒状。

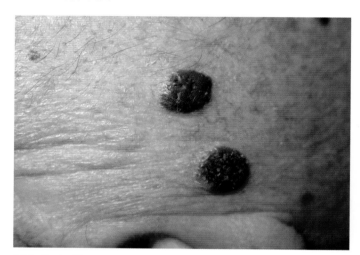

图 2-2-1-15
脂溢性角化病

【鉴别诊断】

（1）色素痣：痣细胞形成的良性团块，可表现为黑色斑片、丘疹等，病理检查可予以鉴别。

（2）黑色素瘤：黑色素瘤也有黑色素沉着，但病程一般较短，通常伴淋巴结转移，病理检查可予以鉴别。

（姚春丽）

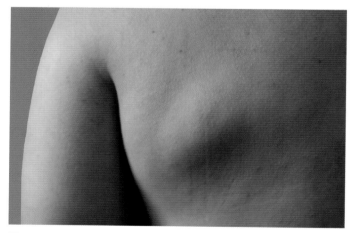

图 2-2-1-16
脂肪瘤（背部）

五、脂肪瘤

脂肪瘤（lipoma）是一种常见的软组织良性肿瘤，由成熟脂肪细胞构成，可发生于身体任何有脂肪的部位。好发于肩、背、颈、乳房和腹部，其次是四肢近端（如上臂、大腿、臀部）。

（一）肩背部脂肪瘤

肩背部脂肪瘤见图 2-2-1-16，图 2-2-1-17。

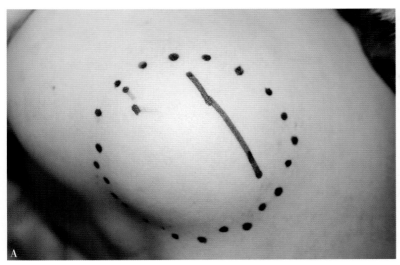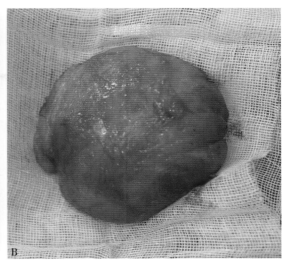

图 2-2-1-17
脂肪瘤
A. 左肩部；B. 术中。

如图 2-2-1-16 所示，患者，女性，49 岁，左背部肩胛区皮下肿物 5 年。左背部肩胛区皮下肿物，边界清楚，质软，活动性佳，与周围无粘连。

如图 2-2-1-17 所示，患者，女性，40 岁，左肩部皮下肿物 6 年。左肩部皮下肿物，边界清楚，质软，活动性佳，与周围无粘连。术中见黄色无包膜肿物团块，较正常脂肪组织质韧。

【鉴别诊断】

（1）表皮囊肿：好发于头颈及躯干，生长缓慢，呈圆形隆起结节，触之囊性感，术中可见包膜。术中及病理检查可予鉴别。

（2）纤维肉瘤：深在的皮下局限性硬固结节，表面皮肤可正常，易复发和转移。病理检查可予鉴别。

（姚春丽）

（二）额肌下脂肪瘤

额肌下脂肪瘤见图 2-2-1-18，患者，男性，45 岁，右额部皮下肿物 3 年。右额部皮下肿物，边界清楚，质软，活动性良好，与周围无粘连。

【鉴别诊断】

（1）表皮囊肿：好发于头颈及躯干，生长缓慢，呈圆形隆起结节，触之囊性感，术中可见包膜。术中及病理检查可予以鉴别。

（2）黄色纤维瘤：纤维结缔组织构成的良性肿瘤，多位于皮下组织内，体积较小，质硬，边界不清。

（姚春丽）

六、表皮囊肿

表皮囊肿（epidermal cyst）是一种皮肤良性附属器肿瘤，又名角质囊肿，是毛囊漏斗部的囊肿，囊腔的上皮与毛囊漏斗部上皮相似。临床表现为

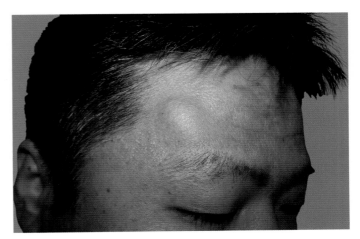

图 2-2-1-18
脂肪瘤（额肌下）

皮损呈半球形隆起的肿物，生长缓慢，正常皮色，质硬，有弹性，可移动。多见于皮脂腺分布密集的区域，如头面部、背部、颈部等。

如图 2-2-1-19 所示，患者，女性，54 岁，左颈前部皮下肿物 15 年。左颈前部皮下肿物，呈半球形凸出体表，边界清楚，质硬，基底可活动，表面与皮肤相连。

如图 2-2-1-20 所示，患者，女性，31 岁，右颈部皮下肿物 8 年。右颈部皮下肿物，呈半球形凸出体表，边界清楚，质硬，基底可活动，表面与皮肤相连，术中见肿物包膜完整，内容物为白色豆渣样。

如图 2-2-1-21 所示，患儿，女性，11 岁，右面部皮下肿物 2 年。右面部皮下肿物，呈半球形凸出体表，边界清楚，质硬，基底可活动，表面与皮肤相连。

【鉴别诊断】

（1）血管瘤：海绵状血管瘤可表现为暗紫红色或青红色结节，触之较软，边界不清，挤压肿块缩小。彩超及病理检查可予以鉴别。

（2）毛母质瘤：又称钙化上皮瘤，坚实的皮下边界清楚的结节，偶有囊性，基底可推动。术中及病理检查可予以鉴别。

（3）脂肪瘤：单个或多个皮下局限性包块，生长缓慢，质软，边界清楚，活动性良好，很少疼痛。彩超及病理检查可予以鉴别。

（姚春丽）

七、毛母质瘤

毛母质瘤（pilomatricoma）又称钙化上皮瘤，是来源于向毛母质细胞分化的原始上皮胚芽细胞的一种良性肿瘤。好发于头皮、面颈部，躯干和四肢等其他部位也可发生。临床表现为坚实的、深在结节，表面皮肤外观正常，偶可因位置较深而呈蓝红色、淡蓝色。

（一）毛母质瘤

毛母质瘤见图 2-2-1-22 ~ 图 2-2-1-24。

如图 2-2-1-22 所示，患者，女性，61 岁，左上睑皮下肿物 3 个月。左上睑部皮下肿物，呈半球形凸出体表，边界清楚，质硬，活动性良好。

如图 2-2-1-23 所示，患儿，男性，3 岁，左眉部皮下肿物 6 个月。左眉部皮下肿物，呈半球形凸出体表，边界清楚，质硬，活动性良好。

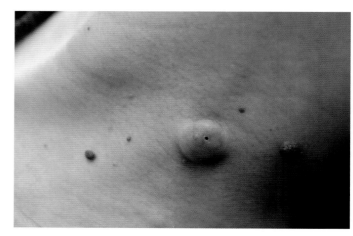

图 2-2-1-19
表皮囊肿（颈部）

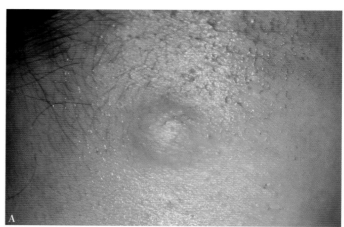

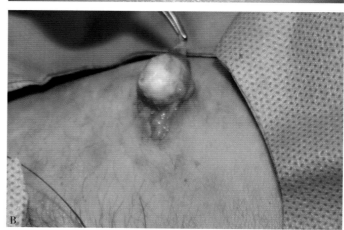

图 2-2-1-20
表皮囊肿
A. 颈部表皮囊肿；B. 术中照片。

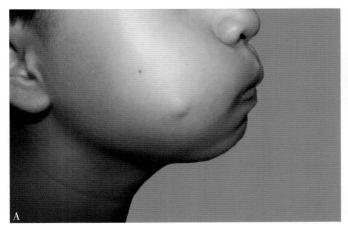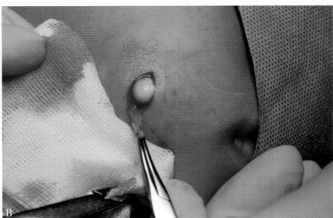

图 2-2-1-21
表皮囊肿
A. 右面部；B. 术中照。

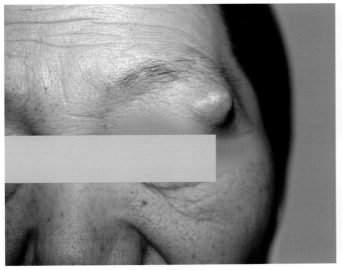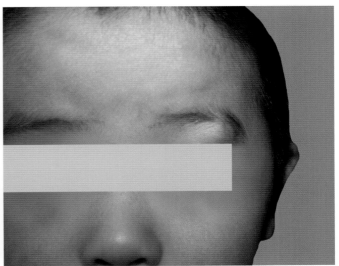

图 2-2-1-22
左上睑毛母质瘤

图 2-2-1-23
左眉部毛母质瘤

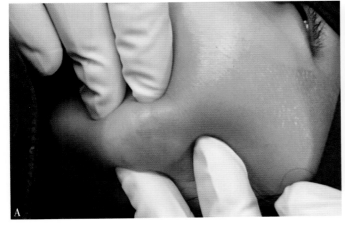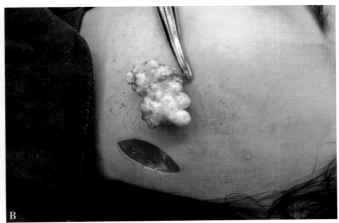

图 2-2-1-24
毛母质瘤
A. 左面部；B. 术中。

　　如图 2-2-1-24 所示，患儿，男性，2 岁，左面部皮下肿物 2 个月。左面部皮下肿物，呈半球形凸出体表，边界清楚，质硬，活动性良好。

【鉴别诊断】

　　（1）血管瘤：海绵状血管瘤可表现为暗紫红色或青红色结节，触之较软，边界不清，挤压肿块缩小。彩超及病理检查可予以鉴别。

　　（2）表皮囊肿：好发于头颈及躯干，生长缓慢，呈圆形隆起结节，触之囊性感，术中可见包膜。术中及病理检查可予以鉴别。

（姚春丽）

（二）水疱型毛母质瘤

　　是毛母质瘤的特殊类型，当表面皮肤发生囊性病变并水疱样外观时，称为水疱型毛母质瘤。其主要临床特点为：皮下结节上有囊性物，囊性物多为半透明状，颜色多样，质韧，单发，好发于青少年，躯干、四肢多见。

　　如图 2-2-1-25 所示，患者，男性，20 岁，右上肢皮下肿物 1 年。右上肢皮下肿物，表皮呈水疱样，边界清楚，水疱中可触及较硬结节。

【鉴别诊断】

　　（1）瘢痕疙瘩：本病例外观与瘢痕疙瘩相似，但瘢痕疙瘩触之质韧，继发于外伤或自发形成表现过度生长的病理性瘢痕组织，超出原有创伤范围，病理检查可予以鉴别。

　　（2）表皮囊肿：好发于头颈及躯干，生长缓慢，呈圆形隆起结节，触之囊性感，术中可见包膜。术中及病理检查可予以鉴别。

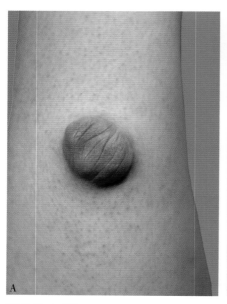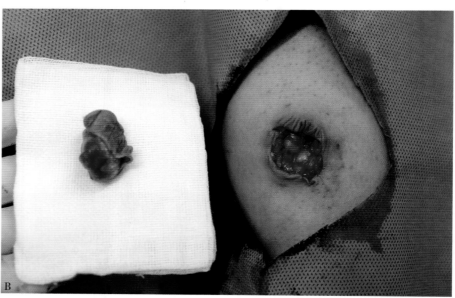

图 2-2-1-25
水疱型毛母质瘤
A. 右上肢；B. 术中。

（姚春丽）

（三）巨大毛母质瘤

　　巨大毛母质瘤见图 2-2-1-26，患儿，女性，7 岁，左面部皮下肿物 2 年，增大伴破溃 3 个月。左面部皮下肿物，增大破溃，表面渗出结痂，凸出体表，边界较清楚，质硬。

【鉴别诊断】

（1）角化棘皮瘤：角化棘皮瘤可表现为火山口样疣状结节，一般发展迅速，有部分可自行消退，结合病史及组织病理学检查可予以鉴别。

（2）皮肤结核：由结核菌感染引起，疣状皮肤结核等需鉴别，组织病理及结核菌素实验等可予以鉴别。

（姚春丽）

八、睑黄瘤

睑黄瘤（xathelasma），又称睑黄疣，是代谢障碍性皮肤病——黄瘤病中最常见的一种类型。主要由于脂质沉积于眼睑部位而引起的皮肤黄色或橙色斑块。好发于两侧上眼睑和内眦周围，伴或不伴血脂升高，在严重的高胆固醇血症患者，皮疹可围绕眼周发生，对称分布。

（一）睑黄瘤

如图 2-2-1-27 所示，患者，男性，49 岁，双眼睑周围黄色斑块 25 年。双眼睑周围大小不等的黄色斑块、丘疹，凸出体表，边界清楚，质软。

如图 2-2-1-28 所示，患者，女性，40 岁，双上睑近内眦部黄色斑块 3 个月。双上睑近内眦部位黄色斑块、丘疹，凸出体表，边界清楚，质软。

【鉴别诊断】

根据皮疹特征（颜色、形状、大小和分布）易于诊断。

黄色纤维瘤：纤维结缔组织构成的良性肿瘤，多位于皮下组织内，体积较小，质硬，边界不清。

（姚春丽）

（二）扁平黄瘤

为边界清楚的黄色或橘黄色斑或稍隆起的扁平斑块，可发生于身体任何部位。

如图 2-2-1-29 所示，患者，女性，25 岁，全身多发黄色斑块 10 余年。双上睑、双手背伸侧指缝部位黄色扁平斑块，凸出体表，边界清楚，质软。

【鉴别诊断】

睑黄瘤：由于脂质沉积于眼睑部位而引起的皮肤黄色或橙色斑块。好发于两侧上眼睑和内眦周围，无其他部位皮疹，而扁平黄瘤可发生于身体任何部位。

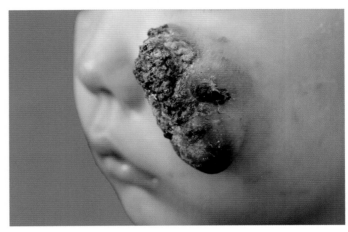

图 2-2-1-26
左面部毛母质瘤

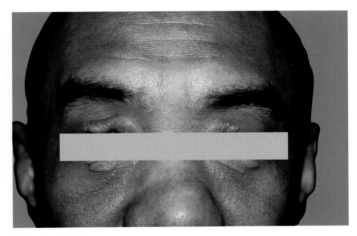

图 2-2-1-27
重度睑黄瘤

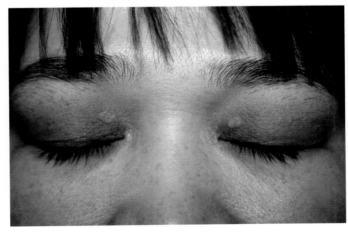

图 2-2-1-28
轻度睑黄瘤

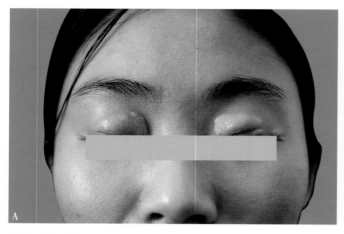
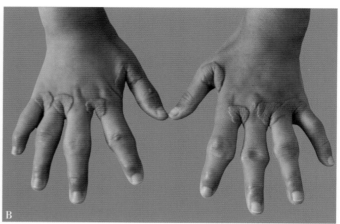

图 2-2-1-29
扁平黄瘤
A. 眼睑黄色扁平斑块；B. 手部黄色扁平斑块。

（姚春丽）

九、软纤维瘤

软纤维瘤（soft fibroma）又称纤维上皮性息肉、皮赘，是一种有蒂的皮肤良性肿瘤，常见于中年或老年。单发性有蒂软纤维瘤，多见于躯干下部、腹股沟等。

如图 2-2-1-30 所示，患者，女性，32 岁，左侧大腿内侧与会阴部交界处赘生物 2 年。左侧大腿内侧与会阴部交界处带蒂皮色赘生物，表面褶皱，质软。

【鉴别诊断】

（1）尖锐湿疣：外生殖器及肛周乳头瘤状或菜花状粉红色或灰色疣状皮损。病史及病理检查可予以鉴别。

（2）神经纤维瘤：躯干、四肢等部位圆顶状囊性结节，肤色或淡红色，偶有压痛。咖啡斑、神经症状等其他症状及病理检查可予以鉴别。

（姚春丽）

十、蓝痣

蓝痣（blue nevus）普通蓝痣即 Jadassohn-Tieche 蓝痣，皮疹多位于手背、足部、四肢、腰、臀等部位。出生时即有，或儿童期起病，生长缓慢，终生不退。

如图 2-2-1-31 所示，患者，男性，26 岁，左足背灰蓝色斑块 26 年。左足背灰蓝色斑块，表面光滑，边界清楚。

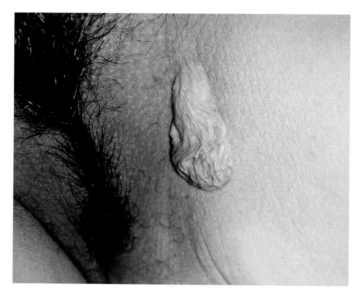

图 2-2-1-30
软纤维瘤

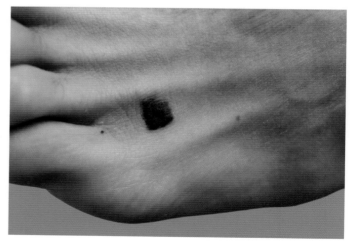

图 2-2-1-31
蓝痣

【鉴别诊断】

（1）先天性色素痣：出生时即有，黑色斑块，表面可有乳头状突起及毛发。临床及病理检查可予以鉴别。

（2）黑色素瘤：黑色素瘤也有黑色素沉着，但病程一般较短，通常伴淋巴结转移，病理检查可予以鉴别。

（姚春丽）

第二节　皮肤癌前病变

一、光线性角化病

光线性角化病（actinic keratosis）又称光化性角化病、日光性角化病，是长期日光暴露所引起的一种癌前病变，多累及经常日晒的中老年人，好发于暴露部位。根据轻重程度分为 3 级。

（一）1 级

轻度，面积很小的粉红色或灰色斑片，触摸有"砂纸"样感受。

如图 2-2-2-1 所示，患者，女性，54 岁，左下睑淡红色斑片 8 个月。左下睑淡红色斑疹、斑片，边界尚清，表面少许鳞屑。

【鉴别诊断】

（1）脂溢性角化病：为浅褐色至深褐色扁平丘疹，易刮除表面，而日光性角化表面鳞屑则不易刮除。

（2）鲍恩病：鳞状细胞原位癌是表皮内鳞状细胞癌，主要位于曝光部位的红色斑片，表面薄鳞屑，发病缓慢，病理检查可予以鉴别。

（二）2 级

中度，中等厚度的角化，肉眼易分辨。

如图 2-2-2-2 所示，患者，女性，87 岁，鼻根部红斑 6 个月。鼻根部淡红色斑片，边界不清，表面覆盖少许鳞屑，不易剥离，周围红晕。

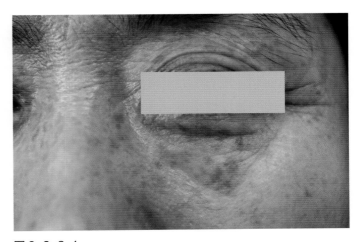

图 2-2-2-1
日光性角化病 1 级

【鉴别诊断】

（1）脂溢性角化病：为浅褐色至深褐色扁平丘疹，易刮除表面，而日光性角化表面鳞屑则不易刮除。

（2）鲍恩病：鳞状细胞原位癌是表皮内鳞状细胞癌，主要位于曝光部位的红色斑片，表面薄鳞屑，发病缓慢，病理检查可予鉴别。

（三）3 级

重度，皮损肥厚，角化过度。

如图 2-2-2-3 所示，患者，女性，92 岁，鼻背部淡红色斑片 10 年，局部渗出 1 年。鼻背部淡红色斑片，边界不清，表面覆盖干燥粘连性鳞屑，不易剥离，局部渗出结痂，周围红晕。

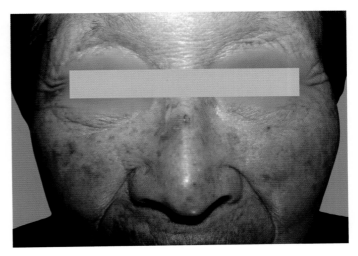

图 2-2-2-2
日光性角化病 2 级

【鉴别诊断】

（1）脂溢性角化病：为浅褐色至深褐色扁平丘疹，易刮除表面，而日光性角化表面鳞屑则不易刮除。

（2）鲍恩病：鳞状细胞原位癌是表皮内鳞状细胞癌，主要位于曝光部位的红色斑片，表面薄鳞屑，发病缓慢，病理检查可予鉴别。

（姚春丽）

二、角化棘皮瘤

角化棘皮瘤（keratoacanthoma）又称自愈性原发性鳞状细胞癌，是一种少见的、生长迅速的皮肤肿瘤，具有自行消退的特征，但有时被认为是皮肤鳞状细胞癌的变异型。临床分为 3 型：单发型、多发型和发疹型。其中，单发型最常见，好发于暴露部位，如面中部、鼻、颊和眼周等。开始为肤色或红色小丘疹，逐渐增生为坚实圆顶形结节，表面光滑，中央充满角质，除去角栓后则呈火山口状。

如图 2-2-2-4 所示，患者，女性，39 岁，左面部淡红色肿物 2 个月。左面部淡红色半球形肿物，表面光滑，表面毛细血管增生，中央角栓结痂，呈火山口状，边界清楚。

【鉴别诊断】

（1）鳞状细胞癌：鳞状细胞癌早期可表现为红色结节状或菜花状生长，发展较快，二者很难鉴别，需结合临床症状及病理表现相鉴别。

（2）假上皮瘤样增生：可表现为溃疡或炎性肉芽肿，组织学表现类似于高分化鳞状细胞癌，需结合临床症状及病理表现相鉴别。

（姚春丽）

如图 2-2-2-5 所示，患者，男性，52 岁，左眉上淡红色肿物 1 个月。左眉上淡红色半球形肿物，表面光滑，表面毛细血管增生，中央角栓结痂，呈火山口状，边界清楚。

【鉴别诊断】

（1）鳞状细胞癌：鳞状细胞癌早期可表现为红色结节状或菜花状生长，发展较快，二者很难鉴别，需结合临床症状及病理表现相鉴别。

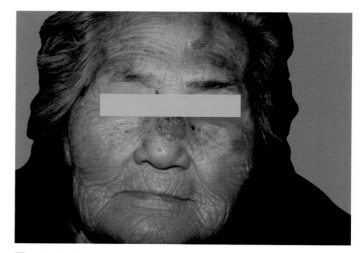

图 2-2-2-3
日光性角化病 3 级

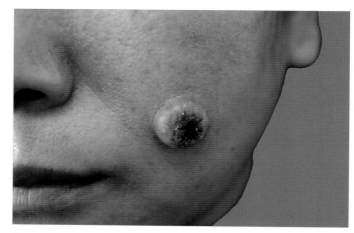

图 2-2-2-4
角化棘皮瘤单发型

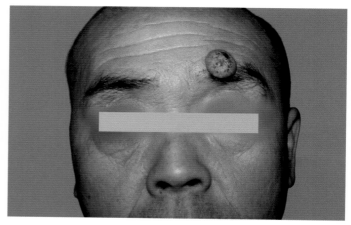

图 2-2-2-5
角化棘皮瘤单发型

（2）假上皮瘤样增生：可表现为溃疡或炎性肉芽肿，组织学表现类似于高分化鳞状细胞癌，需结合临床症状及病理表现相鉴别。

（姚春丽）

第三节 皮肤恶性肿瘤

一、基底细胞癌

基底细胞癌（basal cell carcinoma）又称基底细胞上皮瘤，是发生在皮肤基底细胞层的肿瘤，分化较好，生长缓慢，有局部破坏性，但很少转移。

（一）结节型

结节型（nodular type）见图 2-2-3-1，患者，女性，80 岁，右下睑黑灰色肿物 7 年，局部破溃 3 个月。右下睑黑灰色斑块，质硬，多发灰黑色结节隆起，局部侵蚀状破溃。

【鉴别诊断】

（1）黑色素瘤：黑色素瘤也有黑色素沉着，但病程一般较短，通常伴淋巴结转移，病理检查可予以鉴别。

（2）鳞状细胞癌：鳞状细胞癌也可发生溃疡，但少有色素沉着，也无珍珠状边缘，病理检查可予以鉴别。

（姚春丽）

（二）表浅型

表浅型（superficial type）见图 2-2-3-2，患者，男性，59 岁，左前胸红褐色斑片 15 年。左前胸红褐色斑片，边界清楚，局部呈细小黑褐色珍珠状隆起。

【鉴别诊断】

鳞状细胞原位癌：临床表现为不规则斑片，但常伴有鳞屑、结痂，少有色素沉着，病理检查可予以鉴别。

（姚春丽）

（三）硬斑病型

硬斑病型（morphealike type）见图 2-2-3-3，患者，男性，64 岁，左鼻根部淡红色斑片 10 余年。左鼻根及左内眦部淡红色斑块，边界欠清，表面局部破溃结痂。

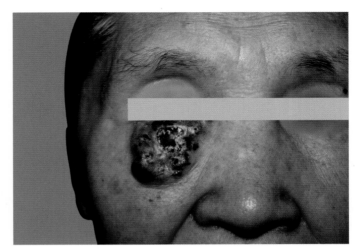

图 2-2-3-1
基底细胞癌（结节型）

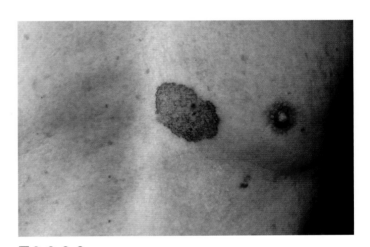

图 2-2-3-2
基底细胞癌（表浅型）

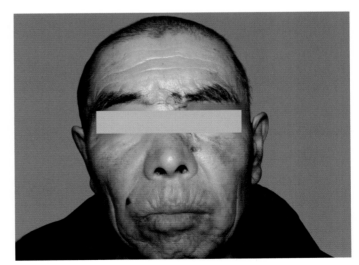

图 2-2-3-3
基底细胞癌（硬斑病型）

【鉴别诊断】

（1）鳞状细胞原位癌：临床表现为不规则斑片，但常伴有鳞屑、结痂，少有色素沉着和溃疡，病理检查可予以鉴别。

（2）硬皮病：局限性硬皮病也有蜡样硬化性浸润斑，但无溃疡，病理检查可予以鉴别。

（姚春丽）

二、鲍恩病

鲍恩病（Bowen disease）曾称鲍文氏病，亦称原位鳞状细胞癌，是一种局限于表皮内的鳞状细胞癌。发病可能与长期接触砷剂、慢性日光损伤及免疫功能抑制有关，也可能与病毒（尤其是高危型HPV）感染有关。

如图2-2-3-4所示，患者，男性，80岁，腰背部斑片5年。见腰背部暗红色斑片，边界清楚，形状不规则，表面伴有少许鳞屑、结痂。

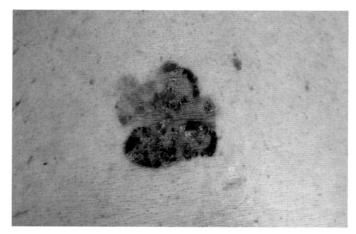

图2-2-3-4
鲍恩病

【鉴别诊断】

（1）基底细胞癌：表浅型基底细胞癌也为不规则斑片，但一般无结痂、鳞屑。

（2）斑块性银屑病：银屑病可表现为红斑鳞屑，一般有病史，药物治疗有效。

（姚春丽）

三、鳞状细胞癌

鳞状细胞癌（squamous cell carcinoma）简称鳞癌，又称棘细胞癌，一种发生于上皮细胞的肿瘤。好发于老年人的曝光部位。皮损初起时常为小而硬的红色结节，边界不清，易演变为疣状或乳头瘤状，表面可有鳞屑，中央易发生溃疡。

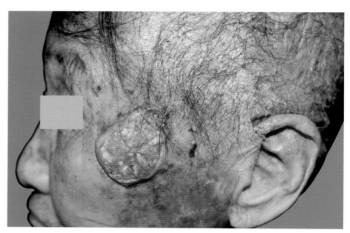

图2-2-3-5
鳞状细胞癌

如图2-2-3-5所示，患者，女性，86岁，左颞部肿物6个月。左颞部红色肿物，边界较清楚，中央较大溃疡，溃疡表面为颗粒状，伴出血坏死，溃疡基底部较宽。

如图2-2-3-6所示，患者，男性，72岁，左面部肿物2年，增大3个月。左面部红色疣状肿物，边界较清楚，中央溃疡，溃疡表面为颗粒状，易出血。

如图2-2-3-7所示，患者，男性，31岁，左下肢肿物1年。银屑病病史10余年。左下肢溃疡，边界不清，溃疡表面为疣状，伴出血坏死。周围皮肤潮红脱屑。

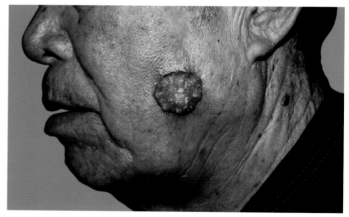

图2-2-3-6
鳞状细胞癌

【鉴别诊断】

（1）基底细胞癌：病程较长时可出现侵袭性溃疡，但进展缓慢，很少有淋巴结转移，病理检查可予以鉴别。

（2）角化棘皮瘤：角化棘皮瘤可表现为火山口样疣状结节，但一般发展迅速，有部分可自行消退，结合病史及组织病理学检查可予以鉴别。

（3）透明细胞汗腺癌：较罕见，可为单个溃疡性结节，病理检查可予以鉴别。

（4）坏疽性脓皮病：是一种慢性坏死性溃疡性皮肤病，一般伴有剧烈疼痛，而鳞状细胞癌一般无疼痛感，病理检查可予以鉴别。

（5）皮肤结核：由结核菌感染引起，疣状皮肤结核等需鉴别，组织病理及结核菌素实验等可予以鉴别。

（姚春丽）

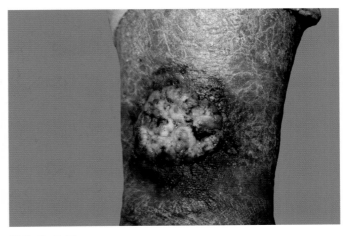

图 2-2-3-7
鳞状细胞癌

四、乳房外佩吉特病

佩吉特病（Paget disease）又称湿疹样癌，始发于乳房，发生于乳房外其他部位者，称乳房外佩吉特病（extramammary Paget disease）。临床上表现为湿疹样皮损，组织病理以表皮内大而深染的异常细胞为特点的一种特殊类型皮肤肿瘤。乳房外佩吉特病是佩吉特病的一种分型，可累及两性，好发于阴囊、会阴及肛周。

如图 2-2-3-8 所示，患者，女性，52 岁，会阴部红斑、糜烂伴痒痛感 2 年。会阴部红斑、表面呈湿疹样，伴糜烂、渗出、结痂。

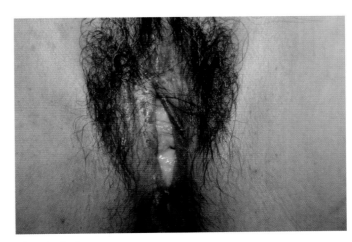

图 2-2-3-8
女阴部位乳房外佩吉特病

【鉴别诊断】

（1）外阴湿疹：湿疹是由多种内外因素引起的真皮浅层及表皮炎症。急性期可有破溃渗出结痂，但经常规治疗可好转，病理检查可予以鉴别。

（2）鲍恩病：鳞状细胞原位癌是表皮内鳞状细胞癌，主要位于曝光部位，发病缓慢，病理检查可予以鉴别。

（姚春丽）

五、黑色素瘤

黑色素瘤（melanoma）又称黑素瘤，是来源于黑素细胞、恶性程度较高的恶性肿瘤，多发生于皮肤，也可见于皮肤 - 黏膜交界、眼脉络膜和软脑膜等处。

皮肤黑色素瘤按其临床表现分为肢端雀斑痣样黑素瘤、恶性雀斑痣样黑素瘤、结节性黑素瘤、表浅扩散性黑素瘤。

（一）肢端雀斑痣样黑色素瘤

肢端雀斑痣样黑色素瘤（acral-lentiginous melanoma）见图2-2-3-9，患者，男性，54岁，右足跟部黑色斑片8年，增大5个月。右足跟部黑色斑片，斑片表面不均匀分布黑色、褐色及浅褐色色素，边缘不规则。

【鉴别诊断】

（1）雀斑样痣：颜色一致的褐色或深褐色斑片，米粒至豌豆大，边界清楚，表面光滑，自婴幼儿至成年人各时期均可发生，病理检查可予以鉴别。

（2）脂溢性角化病：临床表现为圆形或卵圆形丘疹或斑块，淡褐色至黑色，边界清楚，病理检查可予以鉴别。

（姚春丽）

（二）恶性雀斑痣样黑色素瘤

恶性雀斑痣样黑色素瘤（malignant lentiginous melanoma）见图2-2-3-10，患者，女性，80岁，左面部黑色斑片15年，增大2年。左面部2处褐色斑片，表面色素不均匀，边缘不规则，局部取病理处溃疡未愈。

【鉴别诊断】

（1）脂溢性角化病：临床表现为圆形或卵圆形丘疹或斑块，淡褐色至黑色，边界清楚，头颈部好发，病理检查可予以鉴别。

（2）鳞状细胞原位癌：临床表现为不规则斑片，但常伴有鳞屑、结痂，少有色素沉着，病理检查可予以鉴别。

（姚春丽）

（三）结节性黑色素瘤

结节性黑色素瘤（nodular melanoma）见图2-2-3-11，患者，男性，62岁，左腰部黑色丘疹5年。左腰部黑褐色斑块，色素不均匀，边缘不规则，局部增生形成隆起性结节。

【鉴别诊断】

（1）基底细胞癌：肤色至暗褐色结节，局部有浸润性溃疡，基底部呈黑色，病程慢性发展缓慢，病理检查可予以鉴别。

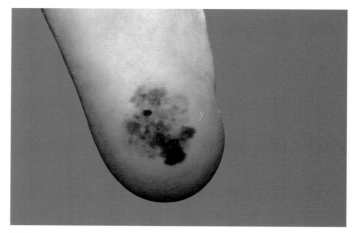

图2-2-3-9
肢端雀斑痣样黑色素瘤

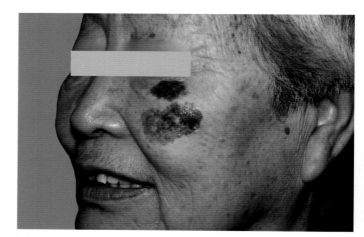

图2-2-3-10
恶性雀斑痣样黑色素瘤

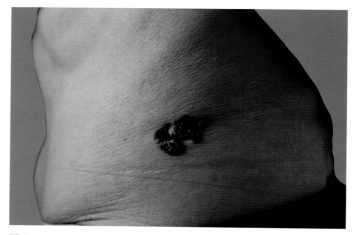

图2-2-3-11
结节性黑色素瘤

（2）脂溢性角化病：临床表现为圆形或卵圆形丘疹或斑块，淡褐色至黑色，边界清楚，头颈部好发，病理检查可予以鉴别。

（姚春丽）

（四）表浅扩散性黑色素瘤

表浅扩散性黑色素瘤（superficial spreading melanoma）见图 2-2-3-12，患者，女性，66 岁，左足跟部黑色斑片 1 年，逐渐增大。左足跟部黑褐色斑块，色素不均匀，边缘不规则，局部角化明显。

【鉴别诊断】

（1）基底细胞癌：肤色至暗褐色结节，局部有浸润性溃疡，基底部呈黑色，病程慢性发展缓慢，病理检查可予以鉴别。

（2）脂溢性角化病：临床表现为圆形或卵圆形丘疹或斑块，淡褐色至黑色，边界清楚，头颈部好发，病理检查可予以鉴别。

（姚春丽）

（五）唇黏膜黑色素瘤

唇黏膜黑色素瘤（melanoma of labial mucosa）见图 2-2-3-13，患者，男性，63 岁，上唇红唇黏膜黑色斑片 6 个月，中央出现结节 1 个月。上唇部黑色斑片，色素分布不均匀，边缘不规则，中央隆起性红色结节，质软，易出血。

【鉴别诊断】

（1）基底细胞癌：肤色至暗褐色结节，局部有浸润性溃疡，基底部呈黑色，进展缓慢，很少有淋巴结转移，病理检查可予以鉴别。

（2）血管瘤：鲜红色斑块，可隆起于皮肤表面，边界清楚，形状不规则，大小不等，但无黑色色素，可予以鉴别。

（姚春丽）

（六）手掌黑色素瘤

手掌黑色素瘤（melanoma of palm）见图 2-2-3-14，患者，男性，42 岁，右手掌部黑色斑片 1 年，逐渐增大破溃。右手掌部黑色斑块，边界不清，色素分布不均，局部增生隆起，中央溃疡。

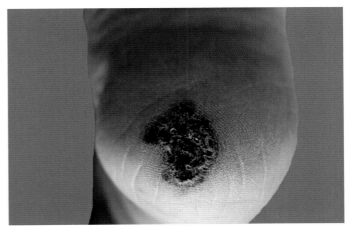

图 2-2-3-12
表浅扩散性黑色素瘤

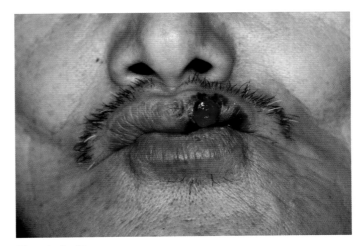

图 2-2-3-13
上唇黑色素瘤

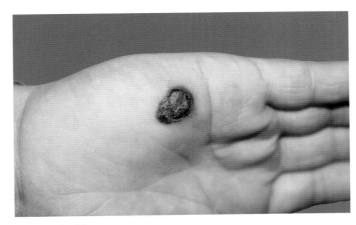

图 2-2-3-14
手掌黑色素瘤

【鉴别诊断】

（1）基底细胞癌：肤色至暗褐色结节，局部有浸润性溃疡，基底部呈黑色，进展缓慢，很少有淋巴结转移，病理检查可予鉴别。

（2）鳞状细胞癌：可表现为红色硬结及疣状损害，可发生溃疡，但少有色素沉着，病理检查可予鉴别。

（姚春丽）

（七）指甲黑色素瘤

指甲黑色素瘤（nail melanoma）见图2-2-3-15，患者，男性，49岁，右手拇指甲部黑色斑片2年，逐渐增大累及甲廓。右手拇指甲部黑色斑块，部分甲板已破坏，甲床及甲廓黑色斑片，边界不清，色素分布不均。

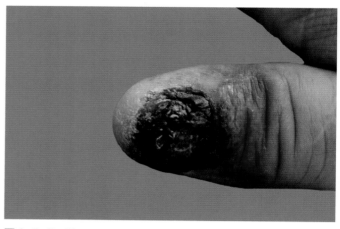

图2-2-3-15
指甲黑色素瘤

【鉴别诊断】

（1）甲母痣：甲板和甲床上的色素痣，纵向条带状的黑色斑疹，甲周皮肤往往不受累，病理检查可予以鉴别。

（2）甲真菌病：某些产黑色的真菌感染引起的甲真菌病，可导致真菌性黑甲，病甲可呈褐色或黑褐色，生长紊乱，真菌培养及病理检查可予以鉴别。

（姚春丽）

（八）先天性巨痣恶变为黑色素瘤

先天性巨痣恶变为黑色素瘤（malignant transformation of congenital giant nevus into melanoma）见图2-2-3-16，患者，女性，42岁，右腰部黑色斑片42年，局部出现红黑色赘生物1年，逐渐增大。腰部椭圆形黑色斑片，色素分布不均，局部红黑色赘生物，表面乳头瘤状，质软。

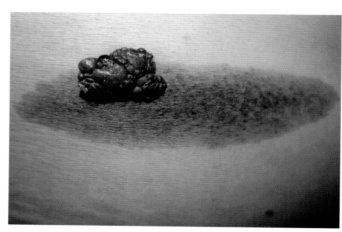

图2-2-3-16
腰部黑色素瘤（先天性巨痣恶变）

【鉴别诊断】

（1）基底细胞癌：表浅型基底细胞癌可表现为不规则斑片，结节型基底细胞癌可为肤色至暗褐色结节，局部有浸润性溃疡，基底部呈黑色。病理检查可予以鉴别。

（2）卡波西肉瘤：可为紫色或红色丘疹，可逐渐融合成大斑块或结节，部分似海绵状。病理检查可予以鉴别。

（姚春丽）

（九）斑痣恶变为黑色素瘤

斑痣恶变为黑色素瘤（nevus malignant to melanoma）见图2-2-3-17，患者，男性，44岁，左面部咖啡色斑片表面色素沉着30余年，局部斑点增大隆起2年。左面部咖啡色斑片，表面针尖至米粒大小黑色色素沉着，其中鼻翼旁最大黑色皮损增生隆起。

【鉴别诊断】

（1）雀斑样痣：颜色一致的褐色或深褐色斑片，米粒至豌豆大小，边界清楚，表面光滑，自婴幼儿至成年人各时期均可发生，病理检查可予以鉴别。

（2）基底细胞癌：肤色至暗褐色结节，局部有浸润性溃疡，基底部呈黑色，进展缓慢，很少有淋巴结转移，病理检查可予以鉴别。

（姚春丽）

（十）无色素性黑色素瘤

无色素性黑色素瘤（amelanotic melanoma）见图2-2-3-18，患者，男性，39岁，左臀部红色斑片，局部增生隆起3个月。左臀部红色斑片，边界较清，边缘不规则，局部黑红色隆起性结节，局部破溃出血。

【鉴别诊断】

（1）化脓性肉芽肿：一种皮肤良性红色结节状增生，可迅速增大，易出血，病理检查可予鉴别。

（2）血管瘤：鲜红色斑块，可隆起于皮肤表面，边界清楚，形状不规则，大小不等，但无黑色素，病理检查可予以鉴别。

（姚春丽）

六、隆突性皮肤纤维肉瘤

隆突性皮肤纤维肉瘤（dermatofibrosarcoma protuberans，DFSP）是一种生长缓慢、起源于皮肤并可扩展至皮下组织的局限性低度恶性的纤维肉瘤。表现为隆起硬固肿块，呈淡红、青紫色，损害逐渐增大，通常与上面表皮附着，而很少与深部组织附着，一般无自觉症状。

如图2-2-3-19所示，患者，女性，31岁，左背部暗红色肿物14年。背部暗红色肿物，边界不清，表面光滑，基底部触之较深，皮下部分呈淡青色。

如图2-2-3-20所示，患者，男性，31岁，背部暗红色肿物20年，逐渐增大。背部暗红色肿物，边界不清，表面光滑呈瘤样增生，基底部触之较深，局部青色。

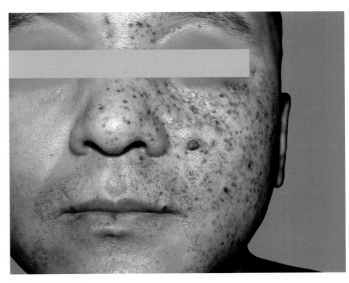

图2-2-3-17
面部黑素瘤（斑痣恶变）

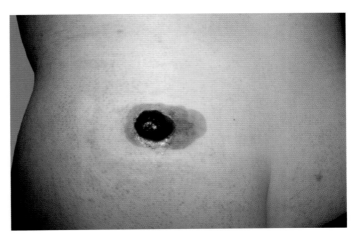

图2-2-3-18
左臀部黑素瘤（无色素性）

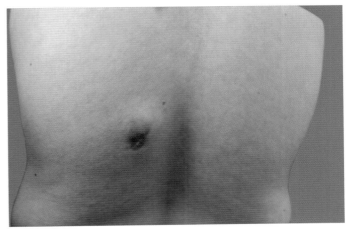

图2-2-3-19
隆突性皮肤纤维肉瘤

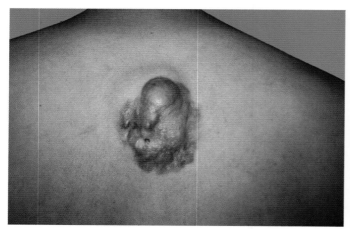

图 2-2-3-20
隆突性皮肤纤维肉瘤

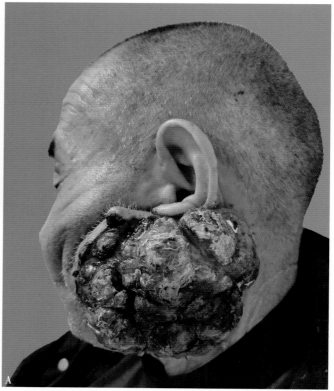

【鉴别诊断】

（1）瘢痕疙瘩：高起皮肤表面、质硬韧、颜色发红的结节状肿块，大小、形状不等，一般无皮下结节。

（2）血管瘤：鲜红色斑块，可隆起于皮肤表面，边界清楚，形状不规则，大小不等，彩超可予以鉴别。

（姚春丽）

七、低级别纤维黏液样肉瘤

低级别纤维黏液样肉瘤（low-grade fibromyxoid sarcoma）是一种罕见的低度恶性的肉瘤亚型，是来源于纤维组织的恶性肿瘤，约占软组织肉瘤的10%，表现为局部缓慢生长的无痛性肿块。镜下肿瘤向邻近组织浸润性生长，由交替分布的胶原样和黏液样混合组成，瘤细胞常呈漩涡状排列，也可呈线形或杂乱分布，核呈圆形或卵圆形，深染，核异型性不明显，核分裂象少见。

如图 2-2-3-21 所示，患者，男性，70 岁，发现左面部肿物 3 个月余，初始为"红枣"大小，无疼痛及出血，后肿物逐渐增大至"拳头"大小，破溃、流液、出血，给予抗炎、局部止血对症处理后症状不减轻，病理活检提示梭形细胞间叶性肿瘤伴显著黏液分泌，核分裂易见，局灶细胞丰富，病理诊断为低级别纤维黏液样肉瘤。

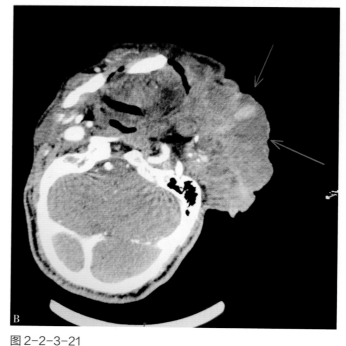

图 2-2-3-21
左面部低级别纤维黏液样肉瘤
A. 左面部巨大肿块，破溃、流血；B. 不规则软组织肿块并下颌骨骨质破坏。

【鉴别诊断】

（1）侵袭性纤维瘤病：瘤细胞多呈纤细的梭形，条束状或波浪状排列，瘤细胞间可见胶原纤维，无胶原和黏液交替性分布现象。

（2）硬化性上皮样纤维肉瘤：部分区域出现黏液样变，间质出现明显硬化和夹杂其间呈条索状排列的圆形或多边形上皮样瘤细胞为特征；目前认为该病与低度恶性纤维黏液样肉瘤可能属于同一瘤谱。

（王贵娟 刘延涛）

八、皮脂腺癌

皮脂腺癌（sebaceous gland carcinoma）较罕见，是来源于皮脂腺细胞的恶性肿瘤。真正发生于皮脂腺者很少，而发生于睑板腺（tarsal gland）［又称迈博姆腺（Meibomian gland）］者较多见，本病多见于老年男性患者，好发于眼睑、头皮等处。

如图 2-2-3-22 所示，患者，女性，77 岁，右颞部红色结节 50 余年，逐渐增大破溃。右颞部红黑色肿物，周围结节状隆起，中央大面积溃疡、出血结痂，边界尚清。

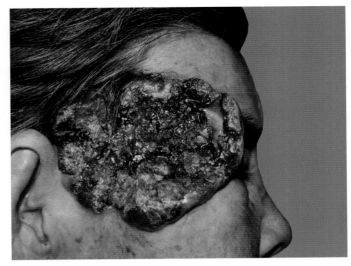

图 2-2-3-22
皮脂腺癌

【鉴别诊断】

（1）基底细胞癌：基底细胞癌可中央出现溃疡，但一般很少外生性生长，且进展缓慢，很少有淋巴结转移，病理检查可予以鉴别。

（2）鳞状细胞癌：鳞状细胞癌也可发生溃疡，但少有色素沉着，病理检查可予以鉴别。

（姚春丽）

第四节 大疱性表皮松解症

大疱性表皮松解症（epidermolysis bullosa，EB）分为遗传性（先天性）大疱性表皮松解症和获得性大疱性表皮松解症（epidermolysis bullosa acquisita，EBA）两类。遗传性 EB 依据发病部位不同可分为三类：①单纯性大疱性表皮松解症（simplex epidermolysis bullosa，EBS），水疱在表皮内；②交界性大疱性表皮松解症（junctional epidermolysis bullosa，JEB），水疱发生于透明层；③营养不良性大疱性表皮松解症（dystrophic epidermolysis bullosa，DEB），水疱发生在致密下层（图 2-2-4-1 ~ 图 2-2-4-3）。

一、先天性大疱性表皮松解症

先天性大疱性表皮松解症（congenital epidermolysis bullosa dystrophica，EB）又称半桥粒大疱性表皮松解症、遗传性大疱性表皮松解症，是一类机械性大疱性皮肤病。19 世纪由 Koebner 最早提出，目前认为是由于皮肤结构蛋白的先天性缺陷，导致皮肤容易发生松解出现大疱，本病主要表现为生后或生后不久在肢端及摩擦部位容易出现水疱。

如图 2-2-4-1 所示，患儿，男性，出生 2 天，生后即发现全身广泛脱皮，皮肤呈暗红色。

【鉴别诊断】

（1）获得性大疱性表皮松解症：自身免疫性慢性皮肤病，好发于成年人，表现为摩擦部位的水疱或大疱，但本病没有家族史，免疫荧光可见基底膜带 IgG，HLA-DR2 发生率高。

（2）大疱性类天疱疮：好发于老年人，表现为泛发或限局性大疱，位于红斑或正常皮肤上，少见黏膜受

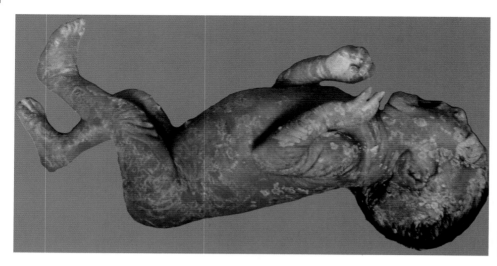

图 2-2-4-1
先天性大疱性表皮松解症

累，瘙痒剧烈，破后易愈。组织病理可见嗜酸性粒细胞浸润，免疫荧光可见基底膜带 IgG 及 C3 呈带状沉积，血清抗 BP180 抗体（＋）。

（蔡春泉　舒剑波）

二、营养不良型大疱性表皮松解症

营养不良型大疱表皮松解症（dystrophic epidermolysis bullosaEB，DEB）是一组以皮肤或黏膜脆性增加、轻微外伤即可引起水疱或者大疱，愈后留有萎缩性瘢痕为特点的遗传性皮肤病。DEB 包括常染色体显性遗传和隐性遗传两类，均与编码基底膜下Ⅶ型胶原蛋白的 COL7A1 基因的突变有关。

DEB 主要临床表现：此型的特点是水疱、糜烂、结痂、萎缩性瘢痕、粟丘疹和指/趾甲营养不良或缺如，根据皮损的分布范围和遗传方式不同，分为 9 个亚型。

（1）局限型（localized）：①反向性营养不良性大疱性表皮松解症（DEB，inverse）是一个罕见类型。皮损局限于颈部、腋窝、腹股沟和腰骶部，皮肤外病变累及口腔和食管，有时食管病变比皮肤病变严重。②肢端型营养不良性大疱性表皮松解症（DEB，acral）亦称最轻型 DEB（minimus）。③胫前型营养不良性大疱性表皮松解症（DEB，pretibial）是一个特殊的局限型，皮损仅局限于胫前，为反复发作的小水疱和丘疹样瘢痕，有时丘疹呈紫红色，类似扁平苔藓。除甲营养不良外，无皮肤外病变。④向心型营养不良性大疱性表皮松解症（DEB，centripetal）。

（2）全身性（generalized）：①常染色体显性遗传型营养不良性大疱性表皮松解症（DEB，autosomal dominant forms）显性遗传性白色丘疹型营养不良性大疱性表皮松解症（DDEB，albopapuloidea）和显性遗传性增生型营养不良性大疱性表皮松解症（DDEB，hyperplasique），亦称 Pasini 型和 Cockayne-Touraine 型。这两型皮损相似，区别仅在于前者有白色纤维化型丘疹。该丘疹是局限性的瘢痕，有时临床难以鉴别，需做基因学诊断。皮肤外病变可出现轻微的口腔糜烂和瘢痕，有时可见严重的食管受累。极少数患者可发生鳞状细胞癌，但对寿命影响不大。

新生儿暂时性大疱性皮肤松解症（transient bullous dermolysis of the newborn），常在出生时或生后不久发病，到 6～9 个月时自愈，遗留轻微的萎缩性瘢痕和局限性甲营养不良。

②常染色体隐性遗传型营养不良性大疱性表皮松解症（DEB，autosomal recessive forms）：隐性遗传性重型营养不良性大疱性表皮松解症（RDEB，gravis），亦称 Hallopeau-Siemens 型，是遗传性 EB 的严重型之一。出生时即发病，皮损逐渐累及全身，婴儿早期病死率高，幸存的患儿常在反复发生水疱和瘢痕的表面，发生侵袭性鳞状细胞癌。大多鳞状细胞癌都会发生局限型或全身转移，从而导致死亡。常见严重的多器官受累，最常见的是口腔受累引起的小口畸形和舌系带短缩、广泛的龋齿导致牙早期脱落而出现进一步的营养摄入困难，此外还有食管狭窄、生长迟缓、严重的多因素贫血。少见的还有角膜和结膜水疱糜烂和结痂，广泛的泌尿生殖道和

下消化道受累。许多患者在儿童早期即可发生假性并指／趾畸形，类似于爪形，从而导致肌肉萎缩、部分指／趾骨吸收，最后形成严重的功能障碍。反复的继发感染还可导致脓毒败血症。

如图 2-2-4-2 所示，患儿，男性，出生 5 小时，因"发现皮肤缺损 5 小时"入院。患儿系第一胎第一产，因"孕母产前发热"行剖宫产娩出。患儿母亲在 8 岁时曾出现皮肤大疱样皮疹，其母亲和姐妹也有类似的皮肤病变。患儿父亲无相关疾病史，父母非近亲结婚。查体：患儿双侧外耳郭可见烫伤样改变，耳郭结构完整，基底潮红，轻度糜烂，轻触有出血，唇部、臀部、双肘关节、双手指末端、双小腿见片状表皮缺失，糜烂面及松弛型大疱，疱液浑浊，疱壁松弛，尼科利斯基征阴性，口腔内可见少量表皮破损，伴少量黏液样物质流出。

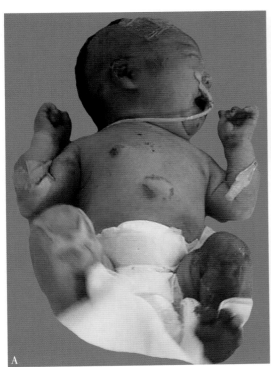

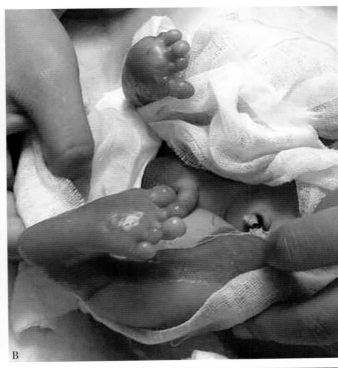

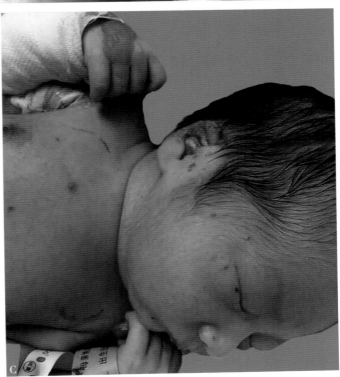

图 2-2-4-2
营养不良型大疱性表皮松解症
A. 全身外观；B. 左下肢及两足；C. 耳郭及手。

【鉴别诊断】

显性遗传性白色丘疹型营养不良性大疱性表皮松解症（DDEB，albopapuloidea）和显性遗传性增生型营养不良性大疱性表皮松解症（DDEB，hyperplasique），亦称 Pasini 型和 Cockayne-Touraine 型。这两型皮损相似，区别仅在于前者有白色纤维化型丘疹。该丘疹是局限性的瘢痕，有时临床难以鉴别，需做基因学诊断。

大疱性表皮松解症应与大疱性类天疱疮、天疱疮进行鉴别。

（王 艳）

三、大疱表皮松解症

大疱表皮松解症（epidermolysis bullosa）见图 2-2-4-3，患儿，男性，新生儿，皮肤轻微受压或摩擦后引起大疱。图中所见患儿右足皮肤受轻微外力后出现大片皮肤破损，左下肢伴肌肉缺损。

【鉴别诊断】

新生儿脓疱疹：为周围红晕不显著的薄壁脓疱，水疱易破裂，脓液培养可发现葡萄球菌或链球菌。

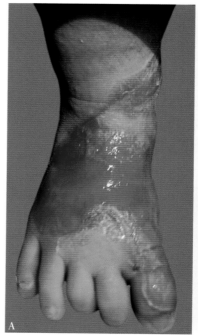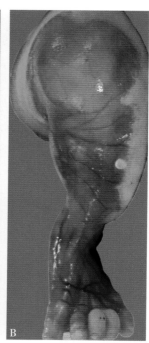

图 2-2-4-3
大疱表皮松解症
A. 右足大片皮肤破损；B. 左下肢大片表皮松解伴肌肉缺失。

（罗 雷 娄 燕）

第五节 黑棘皮症

黑棘皮症（acanthosis nigricans，AN）以皮肤角化过度、色素沉着及乳头瘤样增生为特征的一种少见的皮肤病。

如图 2-2-5-1 所示，患者，女性，34 岁，月经稀少伴体重增加 2 年。查体见颈部、腋下等部位皮肤出现色素沉着呈灰褐色或黑色、表皮角化、皮肤增厚、粗糙、外观如天鹅绒状，皮肤纹路加深，表面出现类似疣状增生物。

【鉴别诊断】

内分泌系统疾病（如糖尿病、肥胖）、多囊卵巢综合征、药物影响（糖皮质激素、胰岛素、口服避孕药等）均可导致 AN 出现。另外，一些 AN 与恶性肿瘤高度相关，病情发展更快，皮肤损害更严重。

（肖文金）

第六节 着色性干皮病继发基底细胞癌鳞状细胞癌

着色性干皮病（xeroderma pigmentosum）是一种常染色体隐性遗传性疾病。对日光照射敏感，早期为雀斑病变，随后在日光照射部位形成肿瘤性病变。发生皮肤癌的可能性几乎是 100%，最常见的为基底细胞癌、鳞状细胞癌和黑色素瘤。仅 5% 的患者存活至 45 岁以上，癌症、感染和其他各种并发症是死亡的原因。本例患者为典型的着色性干皮病合并基底细胞癌、鳞状细胞癌。

着色性干皮病继发基底细胞癌鳞状细胞癌（xeroderma pigmentosa secondary to basal cell carcinoma and

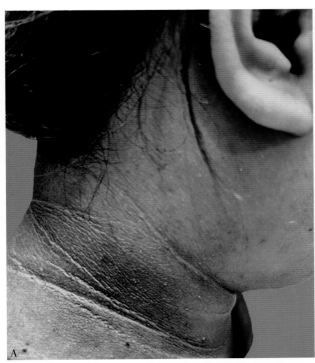

图 2-2-5-1
黑棘皮症
A. 颈部侧面；B. 颈部背面；C. 腋下。

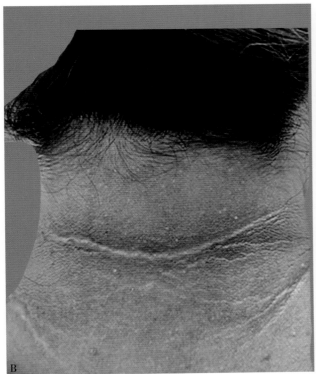

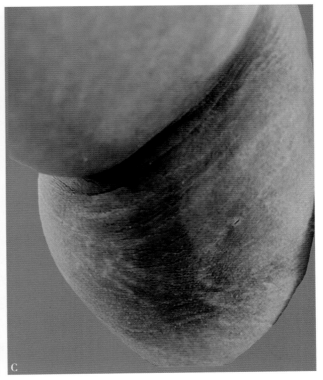

squamous cell carcinoma）见图 2-2-6-1，患者，女性，21 岁，面颈部、躯干、四肢出现色斑 20 年。查体见面、颈、躯干、四肢可见数百个粟粒至甲盖大小的褐色、暗棕色色素沉着斑片，部分中央可见有点状白色萎缩性斑点，在双侧眼睑周围、双侧颧部、鼻梁可见多处边界清楚的浅溃疡，黑红色溃疡表面有少许血性分泌物，边缘隆起有珍珠色丘疹，面部散在萎缩性瘢痕（图 2-2-6-1 A）。

皮损病理结果：真皮内可见大小不等的基底样细胞巢，细胞明显异常，细胞巢外部呈栅栏状排列，周围可见收缩间隙，部分细胞巢外周栅栏消失，不规则的鳞状细胞团块呈浸润性生长，可见较多的不典型核分裂。

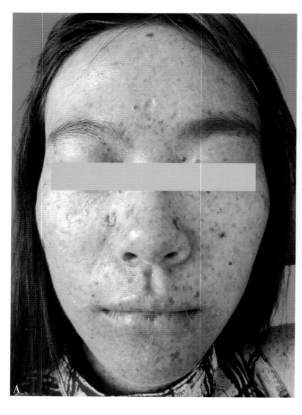

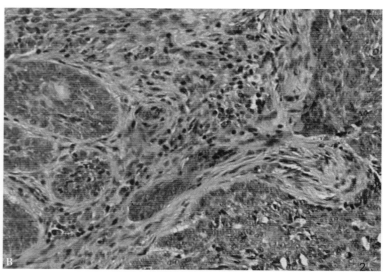

图 2-2-6-1
着色性干皮病继发基底细胞癌鳞状细胞癌
A. 面部皮损；B. 面部皮损组织病理。

【鉴别诊断】

（1）雀斑：一种常见于面部的褐色点状色素沉着斑，常有家族史，日晒可加重。

（2）多发性黑子：以泛发性黑子、发育障碍及心血管等多系统异常为特征，可能与遗传有关，临床罕见。

（王惠琳）

第七节　先天性皮肤发育不全

先天性皮肤发育不全（aplasia cutis congenita，ACC）又称先天性皮肤缺陷，是皮肤发育不全引起的出生时局部皮肤缺损，属于一种罕见病，发病率约 1/10 万。人类胚胎的皮肤发育于受孕后 7~8 天，起源于外胚层，为单层上皮；胚胎植入后，表皮和真皮开始发育。真皮、皮下组织、淋巴管、血管等则来源于中胚层。通过物理检查仅发现患儿在子宫内皮肤发育被阻断，病因可能为遗传因素、血管损害、外伤、致畸因子和子宫内感染等。临床上为一个或多个区域的表皮、真皮，甚至皮下组织的缺损，多发于头部及下肢。

如图 2-2-7-1 所示，患儿，女性，出生后几分钟即发现患儿皮肤异常。全身皮肤棕、红色交加，以棕色为主，约占全身皮肤的 60%，两种颜色皮肤之间界限清楚。棕色皮肤区域明显凹陷于红色皮肤区，表面光滑，未见表皮、毛囊等，可见明显的血管走向，伴有渗液。红色皮肤区域属正常皮肤，表皮完整，存在毛囊。局部皮肤解剖检查提示棕色部位缺乏表皮及其附属的毛囊、汗腺、皮脂腺等。

【鉴别诊断】

（1）先天性巨型色素痣：为皱褶样疣状黑色斑块，表皮完整，长有毛发，侵犯部位深，可穿透表皮和真皮。

（2）先天性外胚层发育不良：由于外胚层先天发育不良，导致皮肤及其角化过度，色素沉着，汗腺、皮脂腺、黏液腺发育异常，毛发结构和分布异常，牙齿发育异常等，可有两个或两个以上的器官缺陷。

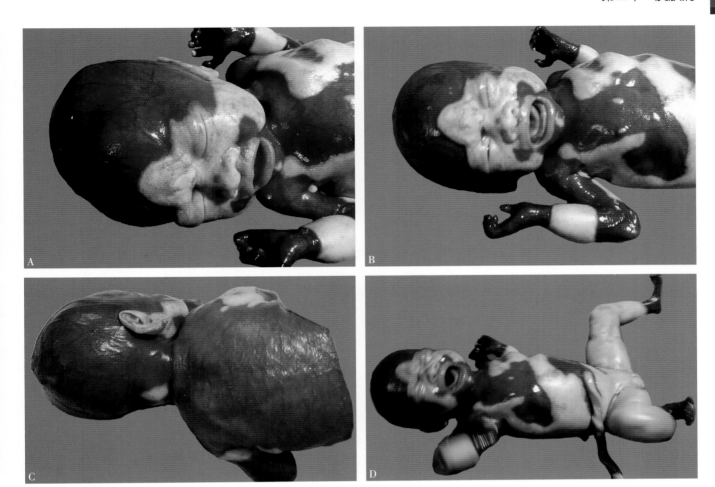

图 2-2-7-1
先天性皮肤发育不全
A. 头面部；B. 头面至上半身；C. 头颅及后背；D. 全身正面观。

（杨　阳）

第八节　带状疱疹

　　带状疱疹（herpes zoster）又名蛇串疮，一种由水痘 - 带状疱疹病毒（Varicella-zoster virus，VZV）引起的沿周围神经分布的以簇集性小水疱为主要特征的病毒性皮肤病。常伴明显神经痛。典型者伴发热、乏力、局部淋巴结肿痛，患处皮肤灼热、感觉过敏、剧烈难忍的神经痛以及沿神经走行分布的红斑上出现成簇不融合的小水疱。初次感染表现为水痘，以后病毒可长期潜伏在脊髓后根神经节或颅神经的感觉神经节内，当机体抵抗力下降，免疫功能减弱或一些诱发因素的作用下，VZV 可再度活动，沿神经轴索下行而波及皮肤，出现皮疹。好发于成人。

　　临床特点：①典型损害为群集性水疱，粟粒至绿豆大小，有的中央可有脐窝，水疱在红斑的基础上出现。疱内容物清亮，严重时水疱彼此融合，可呈血性，发生坏死溃疡。②皮疹单侧分布，不超过身体中线，沿周围神经支配的皮肤节段呈带状分布。③依次好发于肋间神经、颈神经、三叉神经和腰骶神经支配的皮肤区域。④自觉疼痛，可在发病前或伴随皮损出现。耳带状疱疹可出现面瘫、耳痛及外耳道疱疹三联症，称肌阵挛性小脑协调障碍，又称拉姆齐 - 亨特综合征。当患者免疫力下降时，可发生播散型带状疱疹。⑤本病有自限性，病程一般为 2～3 周，水疱可自行干涸、结痂，愈合遗留轻度色素异常。

　　如图 2-2-8-1 所示，患者，男性，52 岁，皮疹 6 天，加重 3 天。查体见胸背部成簇不融合的小红丘疹，且多变成水疱，疱内水液可混浊化脓或呈血性，水疱壁较薄，周围有红晕，部分形成溃疡；数群疱疹呈带状沿

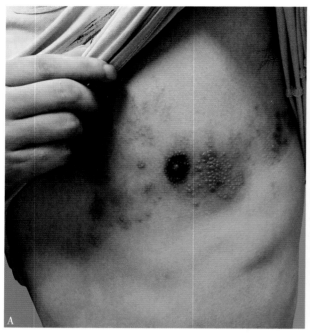

图 2-2-8-1
带状疱疹
A. 胸部带状疱疹；B. 背部带状疱疹。

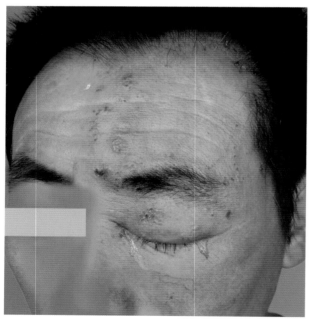

图 2-2-8-2
带状疱疹

某一支神经走行分布，但前后不超过正中线。

如图 2-2-8-2 所示，患者，男性，51 岁，左半侧头痛半个月，水疱 3 天。具有带状疱疹的典型特点：群集性水疱，皮疹单侧分布、疼痛等。

【鉴别诊断】

（1）单纯疱疹：好发于皮肤黏膜交界处，分布无一定规律，水疱较小易破，疼痛不显著，多见于发热过程中，且常易复发。

（2）脓疱疹：可发生在面部、鼻孔周围、耳郭、四肢、躯干等部位，皮肤表现为丘疱疹、脓疱等，最后破溃可形成黄色的痂，伴有瘙痒，通常由金黄色葡萄球菌感染引起的。

（张作鹏　田中华）

第九节　色素失调症

色素失调症（incontinentia pigmenti，IP）又称色素失禁症，是一种少见的皮肤色素异常疾病，表现为患儿出生时或生后两周皮肤出现红斑及水疱，继水疱后在相同部位出现疣状损害，之后表现为奇特的网状色素沉着。常伴有眼、中枢神经系统、牙齿及骨骼系统的损害，为 X 连锁显性遗传性疾病。由 Bloch 于 1926 年首次报道，Sulzberger 于 1982 年对本病做了进一步描述，故又称 Bloch-Sulzberger 综合征。因异常基因位于 X 性染色体上，女性因存在于另一条 X 染色体上的正常基因将其掩盖，故病情不严重，而男性异常基因位于仅有的一个 X 染色体上，因而病情严重，常在胎儿期即死亡，因此，临床上多见于女性患者，男女比例为 1：20。

如图 2-2-9-1 所示，患儿，女性，3 岁，生后即发现四肢、躯干及会阴部位红斑、水泡，皮疹相对应部位色素沉着 2 年余，智力发育迟缓。检查见患儿四肢、躯干及会阴部位色素沉着，呈灰褐色，为网状，如大理石花纹。

【鉴别诊断】

（1）新生儿脓疱疮：好发于新生儿，起病急。基本损害为广泛分布的多发性大脓疱，尼科利斯基征阳性，脓疱周围有红晕。疱壁薄，易破溃，破溃后成红色糜烂面。可伴有高热、畏寒等全身中毒症状，严重者可危及生命。脓液细菌培养可见金黄色葡萄球菌或溶血性链球菌生长。IP 患儿一般无全身症状。

（2）先天性大疱性表皮松解症：幼年发病者大多有家族史，皮损多见于四肢关节伸侧及其他易摩擦部位，水疱消退后有糜烂和萎缩，病情较重者可累及黏膜。组织病理表现为表皮下疱，浸润细胞少。色素失调症极少累及黏膜。

（3）幼年大疱性类天疱疮：发病年龄大多小于 5 岁，可以在出生后数周内出现，男孩多见。对称分布于颈部、胸腹部和四肢屈侧，亦可累及掌跖，黏膜损害比成人多见。反复发作 3~4 年可以自愈。组织病理检查可与色素失禁症鉴别。

（4）Franceschetti-Jadassohn 综合征：该病色素呈网状分布，无牙齿异常和眼部损害。

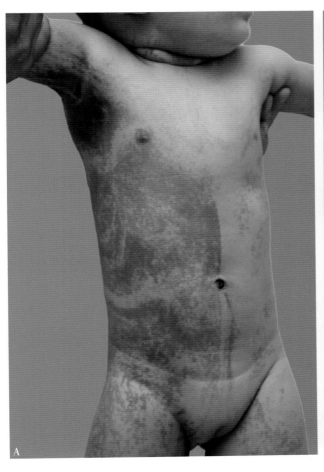
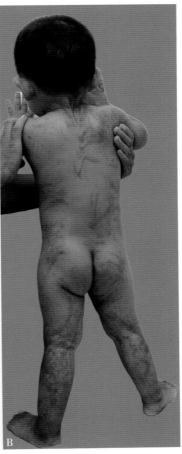

图 2-2-9-1
色素失调症
A. 正面观；B. 背后观。

（蔡春泉 舒剑波）

第十节　葡萄球菌烫伤样皮肤综合征

葡萄球菌烫伤样皮肤综合征（staphylococcal scalded skin syndrome，SSSS）又称新生儿剥脱性皮炎（dermatitis exfoliativa neonatorum），凝固酶阳性金黄色葡萄球菌引起的新生儿和幼儿皮肤病。由凝固酶阳性、噬菌体Ⅱ组71型金黄色葡萄球菌所产生表皮松解毒素直接破坏角质形成细胞间桥粒芯蛋白-1而引起。临床特点：①好发于出生后1~5周的婴儿，偶见于成人。②发病突然、急骤，起病前常有上呼吸道感染或咽、鼻、耳等处的化脓性感染，初为口周红斑，24~48小时可累及全身，为弥漫水肿性红斑，有压痛。在红斑基础上可出现松弛性大疱或表皮大片松解剥脱现象，留下亮红的裸露区，如烫伤，尼科利斯基征阳性。除唇炎、口腔炎及结膜炎外无明显黏膜损害。③可伴有发热、厌食、呕吐等全身症状，合并败血症和肺炎时，病死率较高。

如图2-2-10-1所示，患儿，男性，17天，出生后2天开始头枕部起红斑、薄壁脓疱，近5天累及躯干上半部和上肢，并伴表皮大面积松弛脱落。全身症状较轻。

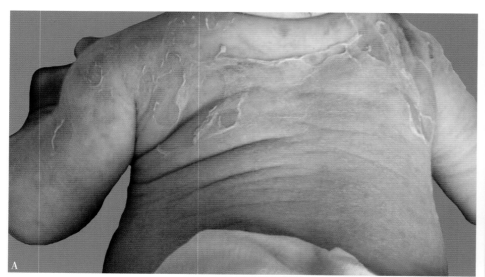
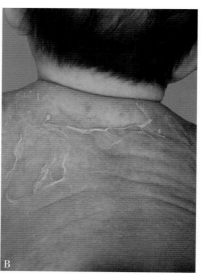

图2-2-10-1
葡萄球菌烫伤样皮肤综合征

（田中华）

第十一节　单纯疱疹

单纯疱疹（herpes simplex），中医称热疮（heat sore），是由单纯疱疹病毒（herpes simplex virus，HSV）引起的感染。多发于皮肤、黏膜交界处。临床表现为簇集性水疱群，自觉症状轻，皮损局部有灼热感。HSV分为1型及2型，分别称为HSV-1和HSV-2。HSV-1常引起口唇部的单纯疱疹，常反复发作，HSV-2主要引起生殖器疱疹，为主要的性传播疾病之一。

临床特点：①由HSV-1引起的皮损好发于口唇、眼睑、鼻周；由HSV-2引起的皮损常见于生殖器和臀部。②典型损害为红斑基础上簇集分布的粟粒至绿豆大、薄壁、透明水疱，破溃后结痂，愈后可遗留暂时性色素异常。③自觉症状轻微，微痒或灼热感。一般无明显全身症状。④本病有自限性，一般1~2周可自愈。

如图2-2-11-1所示，患者，男性，51岁，口周新发簇集状水疱3天，诊断为单纯疱疹（复发型）。

（田中华）

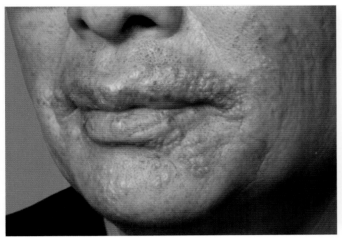

图 2-2-11-1
单纯疱疹

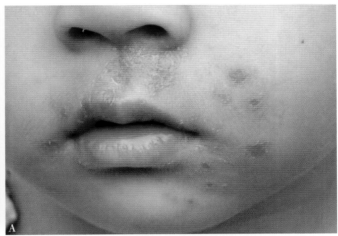

第十二节 脓疱疮

脓疱疮（impetigo）又称黄水疮，是由化脓性球菌引起的一种感染性极强的皮肤病。病原菌主要为凝固酶阳性的金黄色葡萄球菌（staphylococcus aureus），和/或乙型溶血性链球菌（Hemolytic streptococcus）引起，也可二者混合感染。

主要临床特点：①多见于夏秋季，好发于儿童。②常发生在颜面、口周、鼻孔周围及四肢。③皮损为成群分布的黄豆大脓疱，有时可见半月形下垂脓液，疱壁薄，易破溃，破后露出红色糜烂面，脓液干燥后形成蜜黄色结痂、脓疱周围有红晕，可互相融合；周围不断有新疹出现。④重症者可伴邻近淋巴结肿大，可有发热，畏寒等全身症状。个别病例可引发败血症或肾炎。⑤实验室检查白细胞总数及中性粒细胞可增高。脓液细菌培养为金黄色葡萄球菌或溶血性链球菌。

如图 2-2-12-1 所示，患儿脓疱疮位于口周及手背。

如图 2-2-12-2 所示，患儿脓疱疮位于口周。

（田中华）

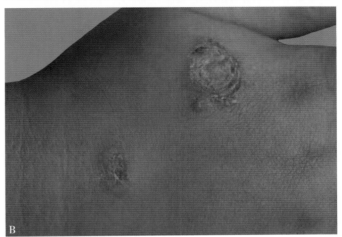

图 2-2-12-1
脓疱疮
A. 口周；B. 右手背。

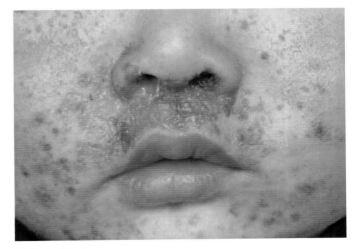

图 2-2-12-2
脓疱疮（口周）

第十三节 植物日光性皮炎

植物日光性皮炎（phytophotodermatitis）是食用或接触某些植物后，身体暴露部位皮肤再经日光照射而引起的皮炎。尤其食用或接触藜（灰菜）或其他光感性的植物，经日晒后易引起急性光毒性炎症反应。本病的发生常与体质、光感性的植物和日晒三者有关。

临床特点：①好发于颜面、颈、手足背，对称分布。②面部和手背发生显著的非凹陷性浮肿，表面紧张光亮，质较坚实。皮肤呈弥漫性轻微潮红或呈紫红色，有瘀点或瘀斑、丘疹、水疱等。③自觉灼热、胀痛、刺痛或瘙痒。少数患者有全身症状。老年体弱者临床症状较严重。

如图 2-2-13-1 所示，患者，女性，46 岁，面、手足浮肿 1 天，发病前 3 天曾多次食用大量"野灰菜"。

（田中华）

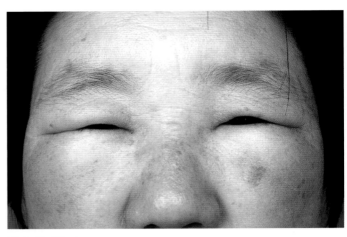

图 2-2-13-1
植物日光性皮炎

第十四节 擦烂

擦烂（intertrigo）又称褶烂或间擦疹，是发生在皮肤褶皱部位的急性炎症性皮肤病。系皮肤褶皱处积汗潮湿，角质层被浸软而致，本病可继发细菌或念珠菌感染。

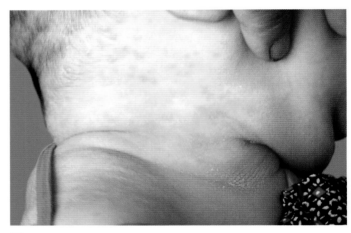

图 2-2-14-1
间擦疹

临床特点：①多见于湿热季节；②好发于婴儿和体型肥胖的成人；③常见于颈部、腋窝、腹股沟、臀沟、四肢关节屈面和妇女乳房下；④皮损为褶皱部潮湿鲜红或暗红斑，继而肿胀或表皮浸渍发白，糜烂，有浆液渗出，有的可于皱襞深处出现皲裂；⑤如损害周围出现小红丘疹，常提示继发念珠菌感染；⑥自觉痒感或灼痛。

如图 2-2-14-1 所示，患儿，男性，4 个月，颈部褶皱部皮肤潮湿鲜红 4 周，并伴小红丘疹，诊断为间擦疹继发念珠菌感染。

（田中华）

第十五节 刺激性接触性皮炎

刺激性接触性皮炎（irritant contact dermatitis）又称原发性接触性皮炎（primary contact dermatitis），是正常皮肤黏膜局部接触某些具有强烈刺激性物质后发生的一种急性炎症。停止接触后可以缓解。

临床特点：①有接触强酸、强碱等强烈刺激性物质史，②皮损特点：急性刺激性皮炎，接触刺激物后，局部很快出现潮红、水肿、大疱、糜烂，甚至坏死、渗出（图为敌敌畏所致）。慢性刺激性皮炎为长期反复接触弱刺激物所致，主要表现为皮肤干燥、潮红、粗糙、角化、皲裂、脱屑。

如图 2-2-15-1 所示，患者局部接触 DDV 后，局部很快出现潮红、水肿、大疱、渗出等。

（田中华）

第十六节　变态反应性接触性皮炎

变态反应性接触性皮炎（allergic contact dermatitis）是由于接触致敏原后激发的第Ⅳ型变态反应引起。

临床特点：①有接触史，潜伏期数小时到数天；②皮损为红斑、丘疹、水疱、渗出及结痂；③皮损形态与致敏物一致，临床引起接触性皮炎的物质很多，常见的对苯二胺、金属镍、橡胶制品、汞制剂、香料等；④自觉瘙痒、烧灼或胀感；⑤病程有自限性，多呈急性经过；⑥可作皮肤斑贴试验找出致敏原。

如图 2-2-16-1 所示，为含金属铬及镍的皮带扣引起的接触性皮炎。

如图 2-2-16-2 所示，为含金属铬及镍的皮带扣引起的接触性皮炎。

如图 2-2-16-3 所示，为麝香壮骨膏引起接触皮炎。

如图 2-2-16-4 所示，患者，女性，23 岁，穿凉鞋 1 天后发病，病史已有 7 天，诊断为塑料凉鞋引起的接触性皮炎。

（田中华）

第十七节　染发皮炎

染发皮炎（hair dye dermatitis）是由染发剂引起的一种急性变态反应性接触性皮炎，其中以染发剂中的对苯二胺引起者最多。

临床特点：①发病前有明确的染发史；②皮损为红斑、丘疹，有明显的水肿，严重者两眼睑高度肿胀、闭合、糜烂、渗出、有大疱、呈"焦头烂额"状；③主要发生在头皮、发际、面部及耳颈部；④自觉剧烈瘙痒、烧灼、刺痛；⑤呈急性病程，水肿严重，经 1～2 周能自愈。

如图 2-2-17-1 所示，患者，女性，48 岁，染发 2 天，面部瘙痒，有烧灼感，可见红斑、丘疹，并有轻度水肿。即往有类似病史。

如图 2-2-17-2 所示，患者，女性，52 岁，染发近 2 天，面部瘙痒，有烧灼感，可见红斑、丘疹，双眼眼睑肿胀、闭合。既往亦有类似病史。

（田中华）

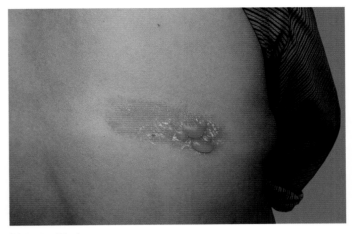

图 2-2-15-1
刺激性接触性皮炎

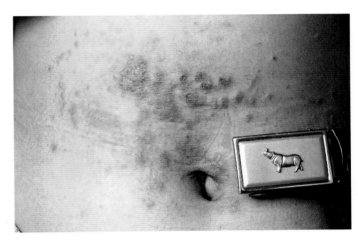

图 2-2-16-1
变态反应性接触性皮炎

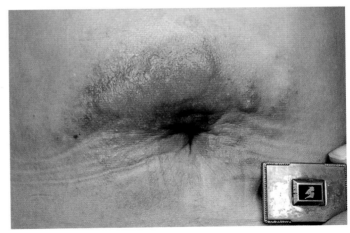

图 2-2-16-2
变态反应性接触性皮炎

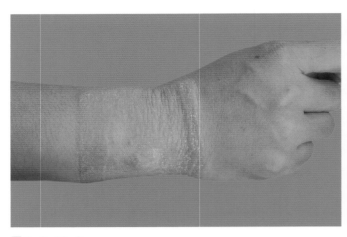

图 2-2-16-3
变态反应性接触性皮炎

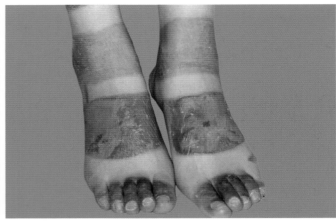

图 2-2-16-4
变态反应性接触性皮炎

第十八节　化妆品皮炎

化妆品皮炎（cosmetic dermatitis）是指因使用化妆品而引起的皮炎。

临床特点：①患者有外用化妆品史。②皮损主要在涂抹化妆品的部位，如面、颈、眼睑或口唇部。③皮损为潮红、水肿，其上有小水疱，大疱或糜烂等。慢性化妆品皮炎表现为轻度潮红、皮肤干燥、少量脱屑，有青砖色色素沉着，自觉瘙痒不适。④取致敏的化妆品做斑贴试验呈阳性结果。

如图 2-2-18-1 所示，患者，女性，30 岁，发病 1 天，外用强力祛斑 1 号后约 1 小时出现红斑。

如图 2-2-18-2 所示，患者，女性，27 岁，发病 2 天，外用中药面膜后面部逐渐出现红斑。

（田中华）

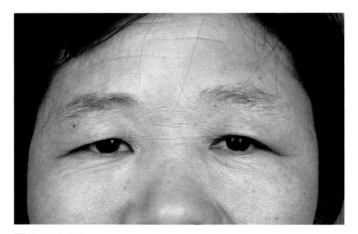

图 2-2-17-1
染发皮炎

第十九节　药疹

药疹（drug eruption），又称药物性皮炎，是药物通过各种途径进入人体后引起的皮肤黏膜的炎症反应，严重者损害其他器官。最常见的致敏药物为抗生素类、解热镇痛药物、镇静安眠药及抗癫痫类药物。

临床特点：①发病前有服药史；②有一定的潜伏期，首次致敏潜伏期为 5~20 天，再次用药者潜伏期只有 1~2 天或数小时甚至数分钟；③皮损呈多样性，可与多种皮肤病相似，皮损对

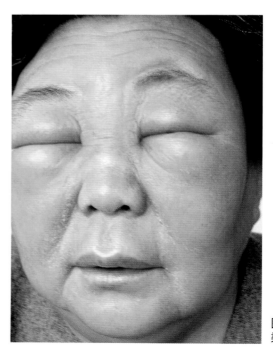

图 2-2-17-2
染发皮炎

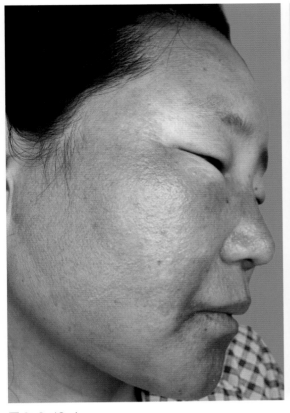

图 2-2-18-1
化妆品皮炎

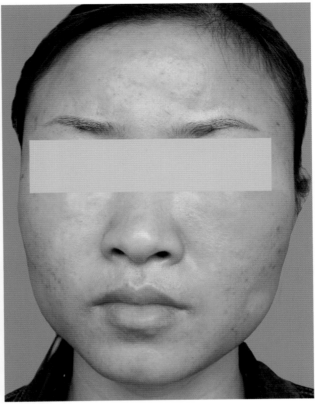

图 2-2-18-2
化妆品皮炎

称，泛发，颜色较鲜艳，发病较急；④自觉瘙痒，可有发热，头痛，恶心等；⑤重症者除有红斑、大疱等严重皮损外，眼结膜、口腔及消化道黏膜和外生殖器黏膜均可受累；⑥病程呈急性，轻症者经 1～3 周能自愈。

如图 2-2-19-1 所示，患者，女性，21 岁，全身起红斑、斑丘疹 2 天，半个月前曾应用青霉素。检查面部及全身可见红斑及斑丘疹。

如图 2-2-19-2 所示，患者，女性，50 岁，病史 3 天，发病前 9 天曾静脉滴注氨苄青霉素。检查全身可见红斑及斑丘疹。

如图 2-2-19-3 所示，患者，女性，14 岁，全身起红斑、斑丘疹 2 天，发病前 3 天服用头孢。检查全身可见新发簇集状斑丘疹。

（田中华）

第二十节　中毒性表皮坏死松解症型药疹

中毒性表皮坏死松解症型药疹（toxic epidermal necrolysis type）临床上类似于中毒性表皮坏死松解症（TEN），是药物性皮炎中最为严重的类型之一。

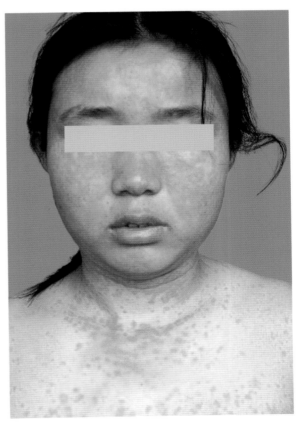

图 2-2-19-1
药疹

临床特点：①有服药史，如抗生素、磺胺类药物、解热镇痛药、镇静剂及抗癫痫药等。②起病急骤，数小时或一天即可波及全身。③皮损为浮肿性红斑，很快出现大疱，互相融合成大片状表皮坏死，脱落，露出大片糜烂面，类似浅表Ⅱ度烫伤，尼科利斯基征阳性，自觉疼痛。口腔、眼、呼吸道及胃肠黏膜亦可受累。④全身中毒症状较重。

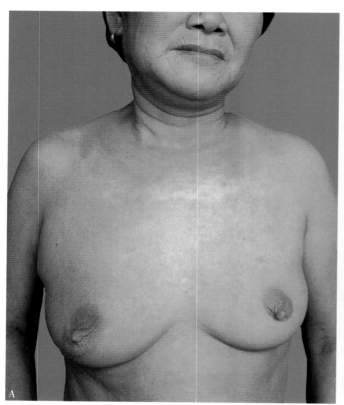
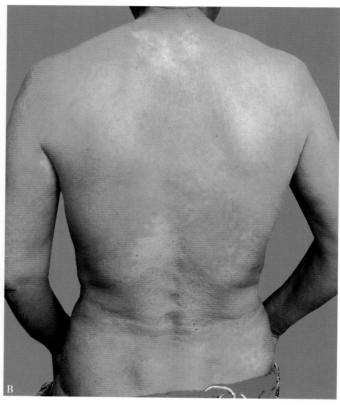

图 2-2-19-2
药疹
A. 上半身前面观；B. 上半身后面观。

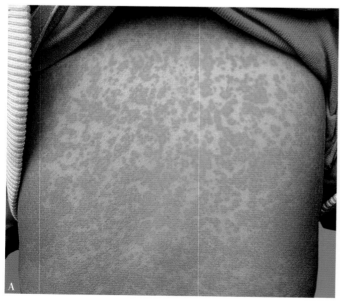
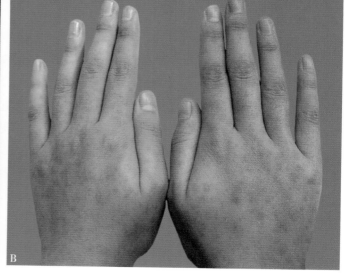

图 2-2-19-3
药疹
A. 背部；B. 两手背。

如图 2-2-20-1 所示，患者，女性，30 岁，全身起红斑、水疱、大疱 10 天，发病前 20 天曾用卡马西平。检查全身可见浮肿性红斑、大疱，互相融合成片状表皮坏死，脱落，并见片状糜烂面等。

如图 2-2-20-2 所示，患者，女性，22 岁，病史 4 天，发病前 7 天有用药史，药物不详。检查全身可见浮肿性红斑、大疱，互相融合成片状表皮坏死，脱落，并露出片状糜烂面等。

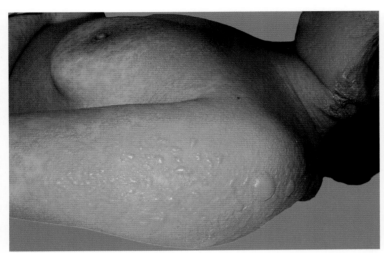

图 2-2-20-1
中毒性表皮坏死松解症型药疹

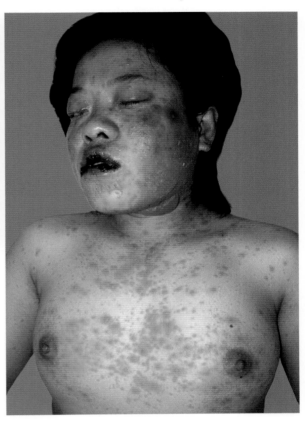

图 2-2-20-2
中毒性表皮坏死松解症型药疹

（田中华）

第三篇　头颅

第一章　形态

头颅（skull）的大小、外形异常可以是一些疾病的典型特征。

头颅的大小用头围表示，即自眉骨上方最突出处经枕后结节绕头一周的长度。出生时头围平均 34cm，出生后前半年增加 8～10cm，后半年平均增加 2～4cm，1 岁时约 41cm，2 岁时约 48cm，5 岁时约 50cm，15 岁时接近成人，约 54～58cm。头围反映脑和颅骨的发育程度，头围过小见于头小畸形、大脑发育不全；头围过大见于脑积水。

头颅的外形与前、后囟门闭合早晚有关。前囟门应在出生后 1～1.5 岁闭合，闭合过早见于头小畸形；闭合过晚见于佝偻病、呆小病、脑积水等；前囟门饱满见于颅内高压性疾病，如婴儿脑膜炎、脑炎；前囟门凹陷见于脱水、极度消瘦儿。

第一节　大脑大静脉动脉瘤畸形

大脑大静脉（great cerebral vein）又称盖伦静脉（Galen vein），大脑大静脉动脉瘤畸形（aneurismal malformation of vein of Galen）又称盖伦静脉动脉瘤畸形（vein of Galen aneurismal malformation，VGAM）。大脑大静脉是收集双侧大脑半球内侧面血液的主要静脉。其属支包括大脑内静脉、基底静脉和枕叶静脉。

该病是一种主要危及儿童的比较少见的血管性疾病，约占颅内血管畸形的 1%。1895 年 Steinheil 首先在尸检中发现该畸形并提出了 Galen 静脉动脉瘤的概念，1978 年 Clarises 等提出了 Galen 静脉动脉瘤样畸形（vein of Galen aneurismal malformation，VGAM）和 Galen 静脉动脉瘤扩张（vein of Galen aneurismal dilatation，VGAD）。Gold 根据临床表现将 Galen 静脉动脉瘤样畸形分为 3 个年龄组。①新生儿组：以严重的充血性心衰为主要表现，有发绀，头部听诊有血管杂音，常在生后数天内死亡；②婴儿组：以头围增大、脑积水、抽搐为主要表现，心衰症状不严重；③儿童和成人组：以头痛、脑积水、智力障碍、蛛网膜下腔出血及神经功能障碍为主要症状。大脑大静脉动脉瘤样畸形的诊断主要依据超声波、CT、MRI、DSA 等影像学资料来确诊。超声作为无创的检查手段已被广泛应用于临床，对怀孕 3 个月以上的胎儿可用超声探测出是否患有心脑血管畸形，对婴幼儿和成人也可通过超声探测出异常的血流和部位。CT 平扫时可见三脑室后部、四叠体池内圆形占位，密度较灰质略高，偶见高密度的血栓和钙化，压迫导水管时可见三脑室和侧脑室扩大。MRI 和 MRA 可清楚地显示病灶及其供血动脉和引流静脉，能够发现硬膜窦的缺如、狭窄和发育异常，也能够发现脑的发育不全和胼胝体异常等。DSA 造影可明确诊断，并为治疗方案提供依据和导向。血管内栓塞安全、有效，凡有临床症状者都适合，是目前最常用的治疗方法。

如图 3-1-1-1 所示，脑积水患儿头颅明显增大，额部前凸，面部相对很小，囟门膨出，头颅外形变圆。经相关检查确诊为大脑大静脉动脉瘤样畸形导致的上述系列头颅变化。

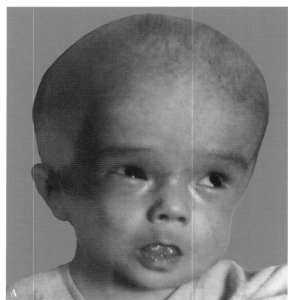

图 3-1-1-1
大脑大静脉动脉瘤样畸形
A. 患儿继发脑积水表现为头围增大、前囟膨隆；
B. CT 扫描可见三脑室后部、四叠体池内圆形占位，密度较灰质略高；
C. MRA 清楚地显示病灶及其供血动脉；
D. DSA 造影可明确诊断盖伦静脉动脉瘤样畸形；
E. 经股动脉血管内栓塞后畸形血管影像消失。

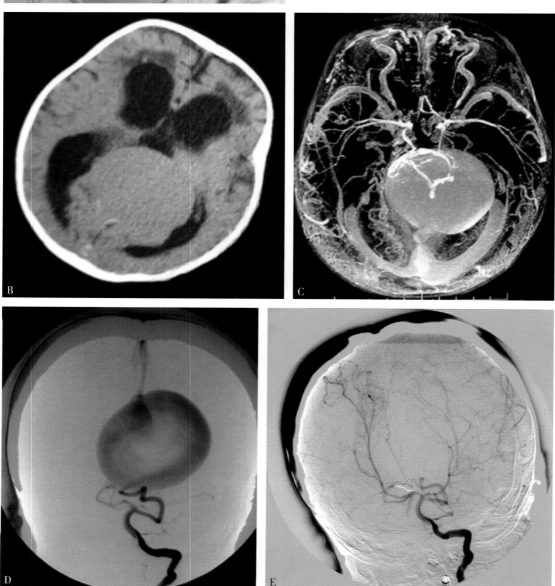

（蔡春泉　舒剑波）

第二节　先天性脑积水

先天性脑积水（congenital hydrocephalus）又称婴儿脑积水，即出生时就存在脑积水。具有高度遗传异质性，呈X染色体连锁隐性遗传或多基因遗传。常有脑室系统扩大、颅内压增高及头围增大等。

如图 3-1-2-1 所示，脑积水患儿头颅明显增大，囟门膨出，头颅外形变圆，并见头皮静脉曲张。

（蔡春泉　舒剑波）

第三节　舟状头畸形

舟状头畸形（scaphocephaly）亦称鞍状畸形，指头颅前后径长而横径短，侧面观如覆舟状，系矢状缝关闭过早所致。患儿多为男性，有家族史，多数患儿智力正常，少数精神发育迟缓，有癫痫发作。一般神经系统检查无阳性体征。

如图 3-1-3-1、图 3-1-3-2 所示，体检见：头颅的前后径过长，左右径较小，头颅从上面观如船形。CT 断层扫描可以发现过早闭合且过度硬化的矢状颅缝。部分患者有慢性颅内压增高症。

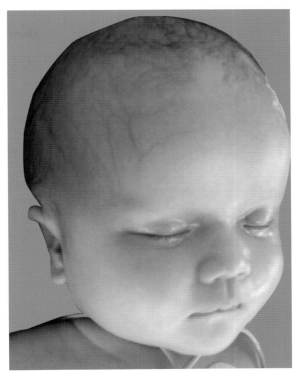

图 3-1-2-1
脑积水

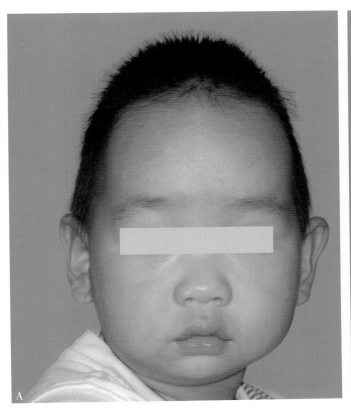

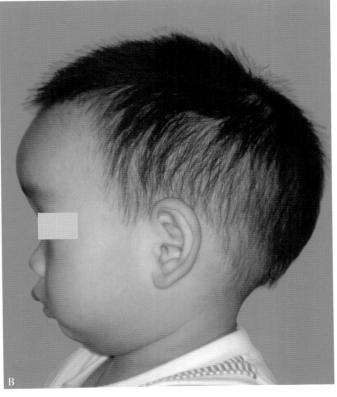

A　　　　　　　　　　　　B

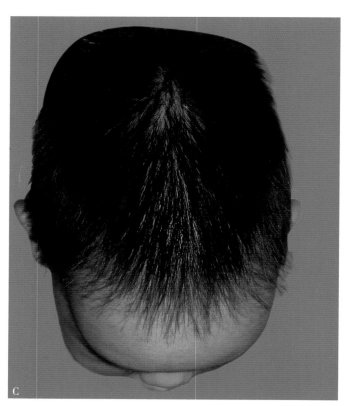

图 3-1-3-1
舟状头畸形
A. 正面观；B. 侧面观；C. 上面观。

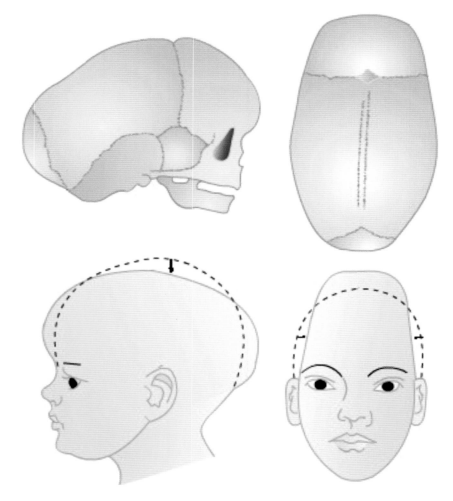

图 3-1-3-2
舟状头畸形

（穆雄铮 宋国建 杨志寅）

第四节　三角头畸形

三角头畸形（triangular skull）由额缝早闭所致。指头颅前额窄而枕部宽，颅前窝变窄、变小，从上面观呈三角形。

如图 3-1-4-1、图 3-1-4-2 所示，单条额缝过早闭合致额头龙船脊样三角头畸形。额头正中突出，整个前额狭窄，前额呈明显三角形。

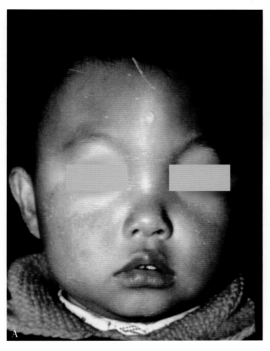
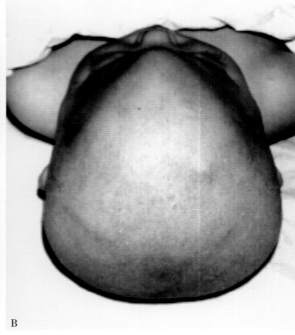

图 3-1-4-1
三角头畸形
A. 三角头畸形正位观；
B. 三角头畸形术前上面观。

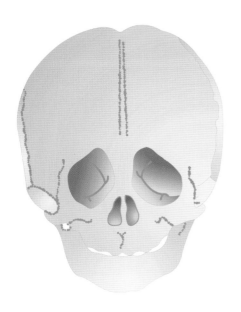
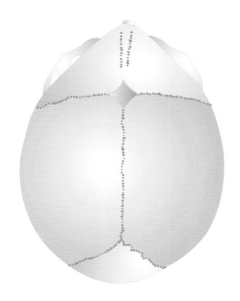
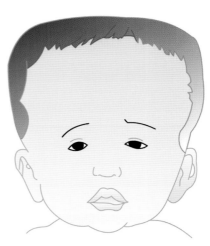

图 3-1-4-2
三角头畸形

（穆雄铮　宋国建　杨志寅）

第五节　三角头 – 面裂 – 小眼综合征

　　三角头 – 面裂 – 小眼综合征（triangle head facial fissure microphthalmia syndrome）见图 3-1-5-1，患者额头正中呈三角样畸形，向前膨出如龙崤状。眉毛稀少，仅眉头有少量毛发。小眼裂，上下睑缘无睫毛。CT 断层扫描见眼眶内侧上缘有对称性骨裂隙存在。双侧耳郭发育不良。下颌发育过小而后缩，呈小颏畸形。手指纹路和掌弓不显，掌骨间隙过大。足的趾间散开，足弓不显。

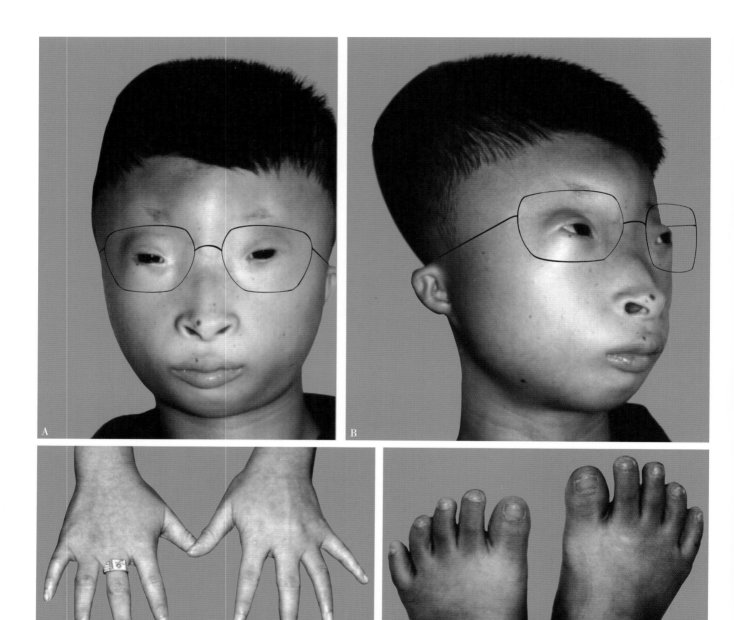

图 3-1-5-1
三角头 – 面裂 – 小眼综合征
A. 正面观；B. 右前斜；C. 两手；D. 两足。

（穆雄铮）

第六节 斜形头

斜形头（plagiocephaly）又称偏头畸形、斜头畸形。系由单侧冠状缝或人字缝关闭过早，头颅扭曲而不对称的头部畸形。临床上表现头颅两侧不对称，呈斜形，伴以面部不对称性畸形。亦常合并其他部位畸形等。

如图 3-1-6-1、图 3-1-6-2 所示，体检可见右侧额头扁平，额头整体倾斜。右眼眶上缘过低，两眼眶高低不平，鼻根歪斜。手术选用全额颅塑形，右侧额颅部前外置牵引成骨术，术后畸形有所改观。

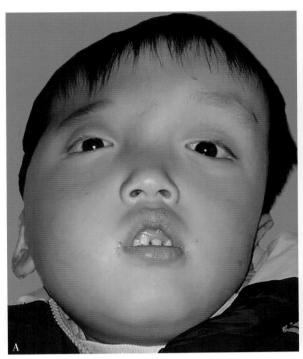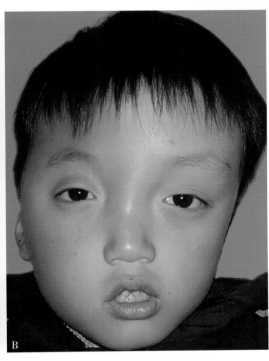

图 3-1-6-1
右侧斜头畸形（右侧冠状颅缝早闭症）
A. 正位头后仰；
B. 正面观。

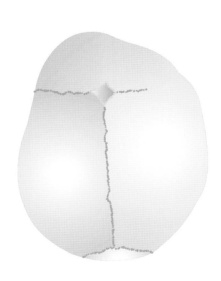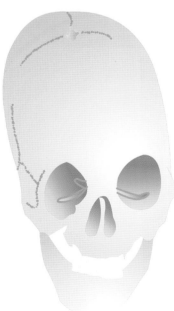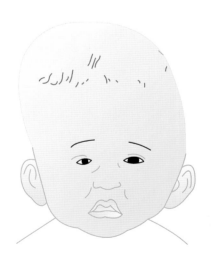

图 3-1-6-2
斜头畸形

（穆雄铮　宋国建　杨志寅）

第七节 尖头并趾畸形

尖头并趾畸形（acrocephalosyndactyly），又称尖头并趾综合征、阿佩尔综合征（Apert syndrome）、赛思里－乔茨岑综合征（Saethre-Chotzen syndrome）。一种常染色体显性遗传病。基因定位于 10q26。主要特征为颅缝早闭、面部发育不全、并指／趾。患者有不同程度的精神发育迟滞，而脑部缺乏特异性病理改变，视盘水肿较少见，视神经萎缩较多见。常见于婴幼儿。患儿臂及下肢变短伴智力障碍、视力障碍，角膜有脂质沉着等，其中又有多种分型。尖头畸形（acrocephaly，oxycephaly）也称塔状颅（tower skull）。

如图 3-1-7-1、图 3-1-7-2 所示，查体见患儿尖头畸形，凸眼，上颌骨发育不良，手足均有并指／趾畸形。CT 检查显示明显突眼；前颅凹发育不良而变浅，额部高耸如塔状，严重的慢性颅内压增高症、脑积水，上颌骨严重发育不良而后缩。

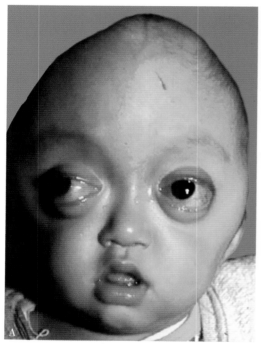
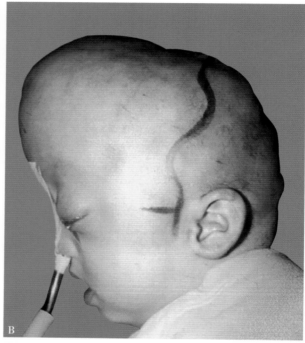
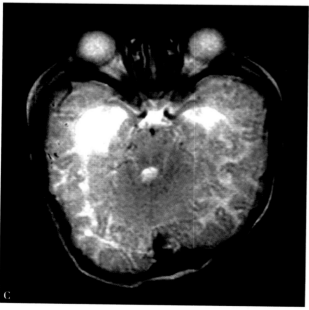

图 3-1-7-1
尖头并趾综合征
A. 正位观；B. 侧位观；C. CT。

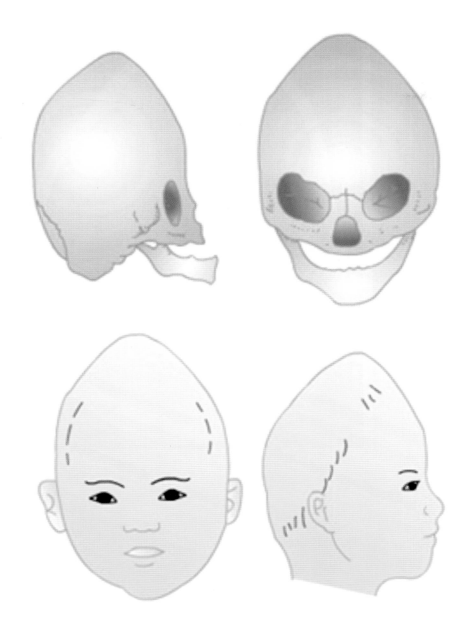

图 3-1-7-2
尖头畸形

（穆雄铮　宋国建　杨志寅）

第八节　狭颅症

狭颅症（craniostenosis）又称颅狭症、颅狭窄症、颅缝先天骨化、颅狭小畸形、颅缝早闭（craniosynostosis）、颅缝骨化症（craniostosi）等，1839 年由 Sommering 首先提出，是头颅膜化骨的先天性畸形导致颅缝过早闭合，以致颅腔狭小不能适应脑的正常发育。本病病因不明，主要表现为头颅畸形、颅压增高相关症状等。

如图 3-1-8-1 所示，患儿，男性，5 岁，生后即发现尖头畸形、智力低下，CT 显示前颅窝体积减小等。

【鉴别诊断】

（1）雷特综合征：由位于 X 染色体上的 *MECP2* 基因突变所致。以散发为主，家系病例只占 1%。女孩发病，呈进行性智力下降，孤独症行为，手功能失用，刻板动作及共济失调。头颅 CT 多正常或示轻度脑萎缩。

（2）小头畸形（microcephaly）：病因复杂，可以是先天性的，也可以是出生时或出生后各种不利因素所致。主要表现为出生后头小畸形，常伴中到重度智力低下，头围相对于其年龄与性别的平均值小 2 个标准差以

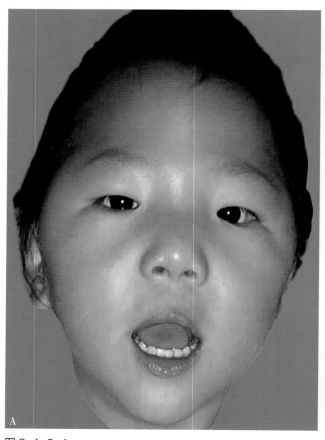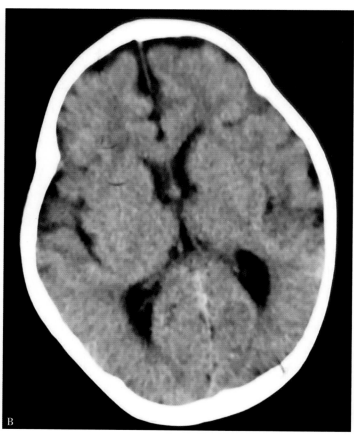

图 3-1-8-1
狭颅症
A. 正面照；B. 头颅 CT。

上，X 线检查骨缝密度可正常或无脑回压迹增多等颅内高压的征象。

（3）无脑回畸形：是一种神经元移行障碍性疾病，由于最终构成大脑皮质表面层的神经元移行过程中发生障碍所致。多发生于妊娠 3 个月内，有典型小头畸形、轻度面部异常及顽固性癫痫等表现。CT 或 MRI 均可发现大脑半球光滑，脑沟缺如，大脑表面只有少数宽阔、平坦而粗大的脑回，大脑侧裂明显增宽，脑室扩大等改变。脑血管造影有表浅血管不固定呈波浪状走行可明确诊断。

（蔡春泉　舒剑波）

第九节　小头畸形

　　小头畸形（microcephaly），又称小脑症、脑小畸形，一般指头围的周径小于正常平均值 3 个标准差以上，脑的体积和重量都低于正常，脑质量低。脑发育完成后，脑质量不超过 1 000g，头颅最大周径不超过 47cm。颅囟及颅缝过早融合。表现为头小，而且额部和枕部还显得狭小、平坦，头顶呈尖形，颅面却相对过大。无颅内压增高症状，患儿可以成长，但智力低下，常伴癫痫发作，四肢瘫痪及行事障碍。如脑发育不良限于一侧半球，则可有偏瘫。尚无特殊疗法。限于一侧半球者可做患侧半球切除术，对癫痫及行为障碍可有一定疗效。导致小头畸形的原因很多，母亲妊娠早期各种有害因素（感染、营养不良、中毒、放射线）均有可能影响胎儿颅脑的发育。代谢异常、染色体畸变（如 21- 三体、18- 三体、13- 三体或其他异常）也常合并小头畸形，还有一些家族遗传性头小畸形。出生时或生后各种原因（缺氧、感染、外伤）也可引起脑损伤和脑萎缩，头围变小，称之为继发性小头畸形。病儿头顶部小而尖，前额狭窄，颅穹窿小，枕部平坦，面部及耳部看起来相对较大，前囟及骨缝闭合过早，可有骨间嵴。雷特综合征可表现为小头综合征。

如图 3-1-9-1、图 3-1-9-2 所示，小头畸形患儿表现头顶部小而尖，前额狭窄，颅穹窿小，枕部平坦，面部及耳部看起来相对大，智能低下等。

（蔡春泉　舒剑波）

第十节　严重三叶头畸形

严重三叶头畸形（severe trefoil head deformity）见图 3-1-10-1，体检见患儿颞部明显突出，眼球突出，上颌骨发育不良。4 个月后复诊体检示：双侧颞部突出更为明显，眼球突出，眼睑闭合困难，并有角膜白斑形成。CT 片提示：明显脑积水，颅骨受压变薄，颅顶和双侧颞部骨大片吸收后形成巨大缺损区。诊断为严重综合征型颅缝早闭症——三叶头畸形、脑积水。

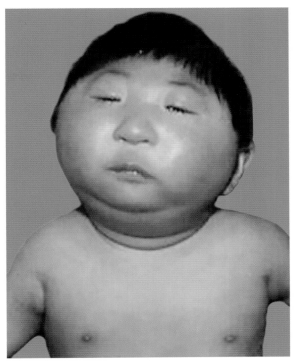
图 3-1-9-1
小头畸形

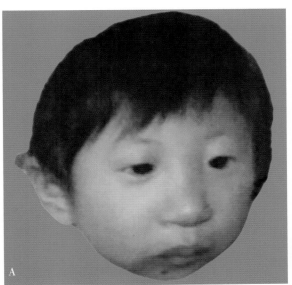

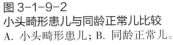
图 3-1-9-2
小头畸形患儿与同龄正常儿比较
A. 小头畸形患儿；B. 同龄正常儿。

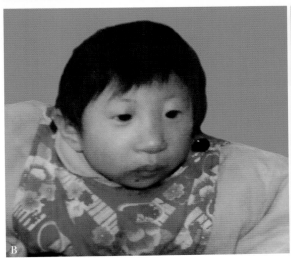

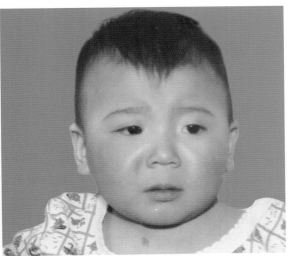

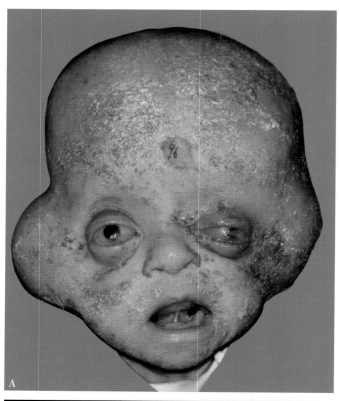

图 3-1-10-1
三叶头畸形
A. 出生 6 个月正面观；
B. 出生 6 个月 CT 正面观；
C. 出生 6 个月 CT 侧面观。

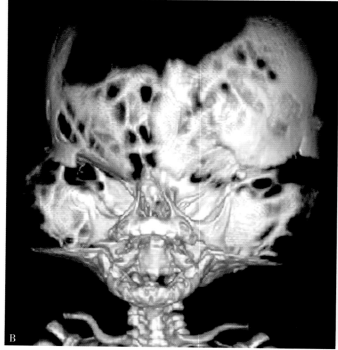

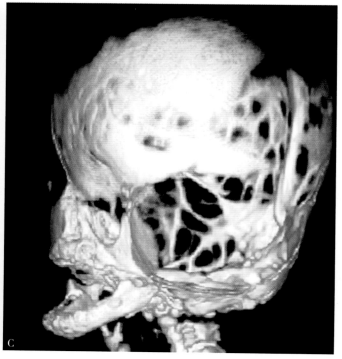

（穆雄铮）

第十一节 苜蓿叶形颅骨

苜蓿叶形颅骨（clover leaf skull）见图 3-1-11-1，系颅缝过早闭合导致的颅骨及面部形态改变。

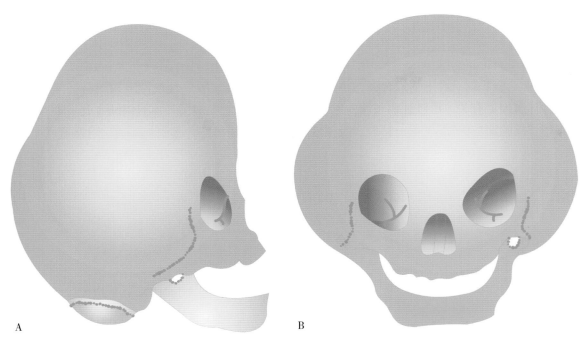

图 3-1-11-1
苜蓿叶形颅骨
A. 颅骨侧面示意图；B. 颅骨正面示意图。

（宋国建 杨志寅）

第十二节 方颅

　　方颅（caput quadratum），头顶明显向外隆起，头颅平坦，顶面观头颅似方形。见于佝偻病，先天性成骨不全，石骨症等。

　　如图 3-1-12-1 所示，头顶明显向外隆起，头颅平坦，顶面观头颅似方形等。

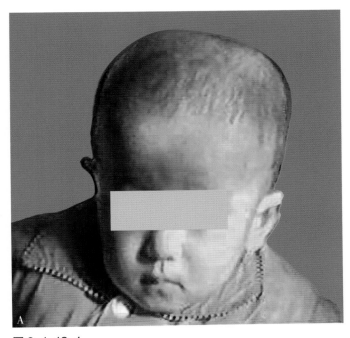
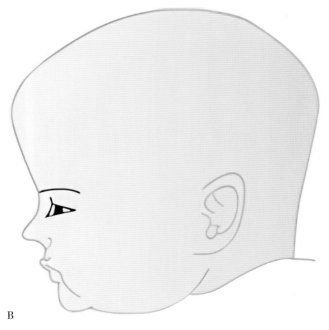

图 3-1-12-1
方颅
A. 方颅患儿；B. 方颅示意图。

第十三节　小颌畸形综合征

小颌畸形综合征（micrognathia syndrome）又称婴儿皮 – 罗综合征（infant Pierre-Robin syndrome）、腭裂 – 小颌畸形 – 舌下垂综合征、小下颌 – 舌下垂综合征、小颌大舌畸形综合征、吸气性气道阻塞综合征等。病因尚未完全阐明，与多种环境因素有关，近已证明与胎内巨细胞包涵体病毒感染有关。本病以新生儿、婴儿期的先天性下颌特小的典型"鸟脸面容"、舌下垂，腭裂及吸气性呼吸道阻塞为特征，其引起呼吸道阻塞造成死亡，发生率较高。

如图 3-1-13-1 所示，体检见患儿下颌严重发育不良，无法自主呼吸，出现呼吸道阻塞症状。头颅侧位 X 线片示呼吸道受阻，下颌极小。牵引成骨术后 X 线片示呼吸道明显打开。

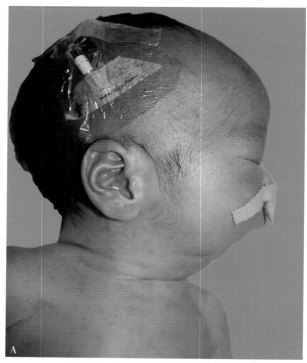

图 3-1-13-1
婴儿皮 – 罗综合征
A. 下颌严重发育不良，无法自主呼吸；
B. X 线片示呼吸道受阻，下颌极小；
C. 牵引成骨术后 X 线片示呼吸道明显打开。

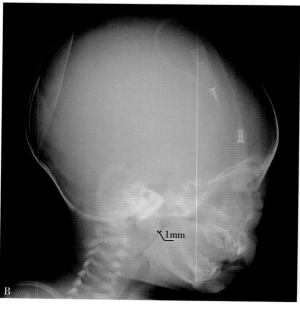

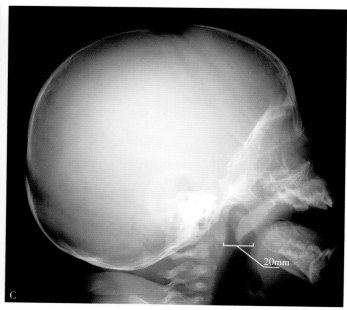

（沈卫民）

第十四节 单侧颅面裂畸形，Tessier3-11 号裂

单侧颅面裂畸形（unilateral craniofacial fissure deformity），Tessier3-11 号裂见图 3-1-14-1，患者，男性，体检见左侧眼眶、睑裂中份以内缺失，眼球过小、偏下、不发育、无视力。右侧鼻翼缺损，上抬。伴并指、指蹼及尿道下裂等。

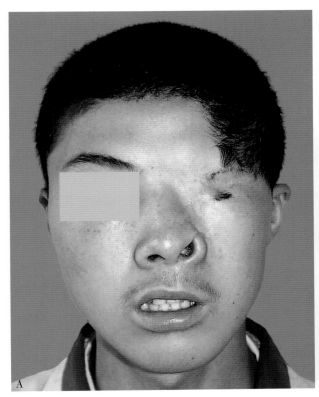
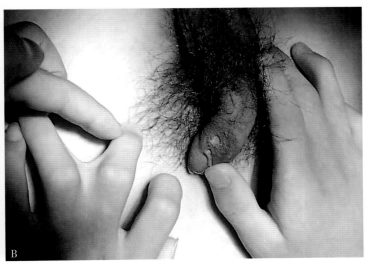

图 3-1-14-1
单侧颅面裂畸形
A. 面容正面观；B. 并指、指蹼及尿道下裂。

（穆雄铮）

第十五节 颅骨纤维结构不良

颅骨纤维结构不良（osteofibrous dysplasia of skull）又称颅骨纤维异常增殖症，是一种由纤维组织代替骨质而引起的颅骨增厚变形的情况，不是肿瘤，其发病的原因不清。多认为是一种发生学上的障碍，男女均可发病，好发于儿童及青少年，常于 10 岁左右发病，其发展本身有自限性，至成年后停止发展，故属于良性生长。病理表现为破骨细胞的生长功能活跃，对颅骨的骨质损害比较明显，继而骨质破坏的地方被纤维结缔组织所充满。病变好发于额骨及蝶骨，尤其是颅底，脊柱、骨盆及股骨为好发部位，主要临床表现为颅骨畸形、颅面不对称。表现为：①常于青少年期开始发病，表现为头颅畸形、颅面不对称；②颅底受累者出现垂体功能低下、尿崩、相应颅神经麻痹、视力障碍、眼球突出、鼻塞；③伴有其他骨骼如四肢、躯干骨病变者，易出现病理性骨折。本病是一种自限性疾病，病变发展至成年多自行停止。目前尚无药物能抑制其发展。多是观察病变发展，如出现神经压迫症状或畸形严重，可考虑手术治疗，一般预后良好。

如图 3-1-15-1 所示，患者颅骨畸形，右额部肿物，额骨的骨质损害比较明显，骨质破坏的地方被纤维结缔组织充满，脑组织受压等。

（蔡春泉 舒剑波）

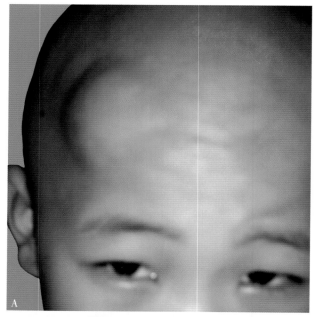

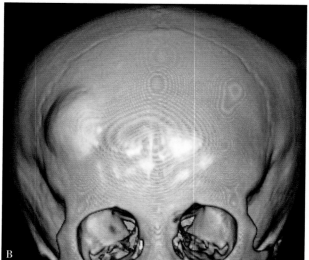

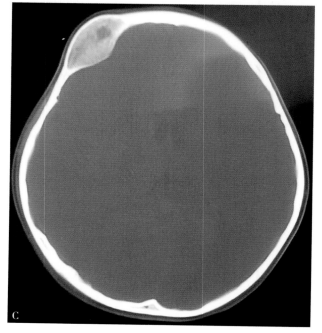

第十六节　头颅血肿

头颅血肿（cephalohematoma）见图 3-1-16-1，患儿，男性，新生儿，经阴道分娩，产钳助产。检查见患儿头顶右侧顶骨处可见一局限性边缘清楚肿块，不跨越颅缝，有囊样感。

【鉴别诊断】

（1）头皮水肿：发生于头先露部位，皮下水肿，不受骨缝限制，可蔓延至全头，为凹陷性水肿，无波动感。

（2）帽状腱膜下血肿：骨膜与头皮腱膜间血管破裂所致血肿，较弥散，随体位变动，有波动感，界限不清。

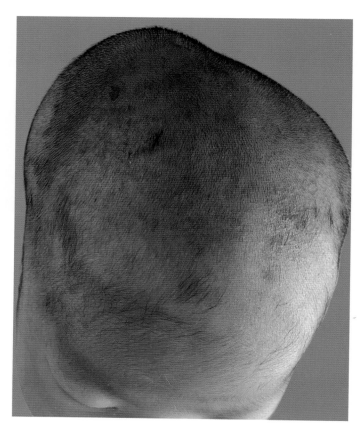

图 3-1-16-1
新生儿头颅血肿

（罗　雷　娄　燕）

图 3-1-15-1
颅骨纤维结构不良
A. 颅骨畸形右额部肿物；B. CT 三维成像；C. CT 表现。

第十七节　原始神经外胚叶肿瘤

原始神经外胚叶肿瘤（primitive neuroectodermal tumor，PNET）是一种恶性的小蓝细胞肿瘤。伴有不同程度的神经外胚层分化。PNET 起源于原始神经嵴的生发基质细胞，是恶性程度极高的小圆细胞肿瘤，其特征为可重复的交互易位 t（11；22）（q24；q12），并不同程度地显示有形态学、免疫组织化学、超微结构及组织培养神经外胚层分化的表现。自 1973 年 Hart 和 Earle 首先提出颅内 PNET 至今，关于其命名一直存在争论，随着免疫组化技术和分子生物学研究的不断进展，不少概念和相关问题也逐渐得以明确和解决。PNET 是发生于中枢和交感神经系统以外的神经源性小圆细胞肿瘤，也可表现出一些上皮和间叶细胞的特性，因而可发生在与神经组织无关的器官中。近年来从细胞遗传学和分子生物学方面证明了 PNET 并非来自胚胎性组织，而是来源于干细胞突变的肿瘤，很可能是原始干细胞先间变而后分化或去分化，原始细胞因基因调控失常而出现了向神经上皮各个不同阶段分化甚至向间叶组织分化的现象。该观点不但可以解释外周以至神经器官以外 PNET 的发生，而且可以解释中枢神经系统肿瘤中复杂的形态改变。光镜下特点为小圆形细胞弥漫呈片状或分叶状，有的呈巢样结构，细胞核圆形、卵圆形及不规则形、深染、核分裂相多见，可见神经性的 Homer-Wright 菊形团结构。分为中枢型（central PNET，cPNET）和外周型（peripheral PNET，pPNET）两型，以 pPNET 更少见。外周型原始神经外胚层肿瘤是一种少见的恶性小圆细胞肿瘤，多发生于胸壁（Askin 瘤）、椎旁、纵隔，偶见于骨骼、肺等部位。

如图 3-1-17-1 所示，患儿左颞枕部巨大肿物，肿物表面不规整，术后病理证实为原始神经外胚层肿瘤。

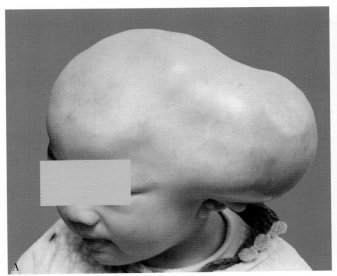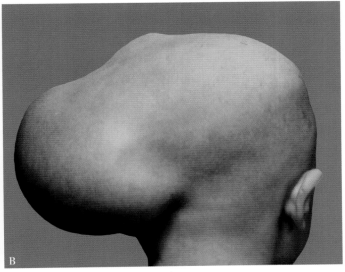

图 3-1-17-1
原始神经外胚叶肿瘤
A. 左前斜面观；B. 右后面观。

（蔡春泉　舒剑波）

第十八节　颅骨凹陷骨折

颅骨凹陷骨折（depressed fracture of skull）见图 3-1-18-1，新生儿，产伤导致颅骨凹陷性骨折，检查见左顶骨局限性乒乓球样凹陷变形。检查方法：对患者头颅部进行望诊和触诊检查，若头颅某局部有局限性凹陷即为此征。可表现为颅骨乒乓球样凹陷变形。颅骨局限性凹陷常因头部受外伤打击后发生颅骨凹陷性骨折所致。

颅骨凹陷性骨折深度超过 1cm 时，常引起脑组织局部受压，成为癫痫、肢体瘫痪等的原因。若骨折线跨越脑膜血管沟或静脉窦者，应警惕颅内血肿之可能。青少年或成年人，偶见陈旧性颅骨凹陷。

（蔡春泉　舒剑波）

第十九节　颅 – 干骺端发育不良

颅 – 干骺端发育不良（craniometaphyseal dysplasia，CMD）又称拳击手样面容（boxer facial appearance），属于颅面管状骨发育异常性疾病，Jackson 等于 1954 年首先报道该病，该病属常染色体隐性或显性遗传疾病，但在散发病例中很难区别两种类型。主要临床表现为鼻根部隆起、增宽并颅骨和下颌骨进行性增大和变厚，使下颌和脸扭曲（呈拳击手样面容）；骨的增生和侵蚀导致颅神经受损和功能障碍；鼻道和鼻旁窦部分阻塞使鼻呼吸不畅或受阻；恒牙萌出迟缓或困难；罕见的进行性的严重并发症包括枕骨大孔狭窄、颅内压升高等。影像学特征性表现为颅骨额、枕、颅底骨肥厚、硬化。鼻旁窦和乳突气化不良、骨沉积增多。长骨干骺端塑性不良、呈喇叭口样扩张，骨干皮质硬化。

如图 3-1-19-1 所示，患者面部表现为鼻根部隆起、增宽并且颅骨和下颌骨进行性增大和变厚，使下颌和脸扭曲（呈拳击手样面容）。患者影像学特征性表现为颅骨（额、枕、颅底骨）肥厚、硬化。鼻旁窦和乳突气化不良、骨沉积增多。长骨干骺端塑性不良、呈喇叭口样扩张，骨干皮质硬化。

如图 3-1-19-2 所示，患儿，男性，11 个月，双下肢无力 3 个月。见患儿表现为颅骨和下颌骨增大和变厚，使下颌和脸扭曲（呈拳击手样面容）。经系列检查诊断为颅 – 干骺端发育不良家系（其母子面容、头型等亦高度相似），属常染色体遗传疾病。

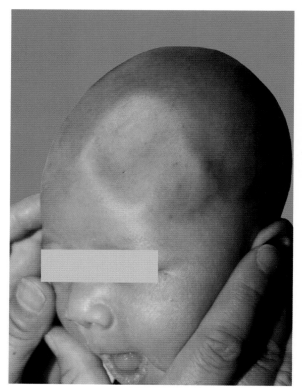

图 3-1-18-1
颅骨凹陷骨折

【鉴别诊断】

包括 Pyle 病及颅骨干发育不良，其鉴别通常在于影像学表现：本病干骺端塑性不良及扩张程度较 Pyle 病要轻，而颅骨干发育不良干骺端虽然也存塑性不良情况，但不扩张。该病无有效的治疗方法，有学者认为低钙饮食和 / 或应用降钙素对延迟该症患儿出现并发症有帮助。目前外科手术主要是针对各种并发症的治疗。

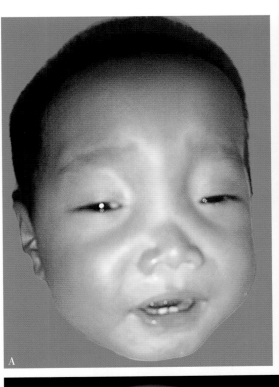

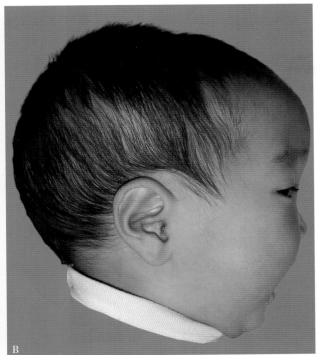

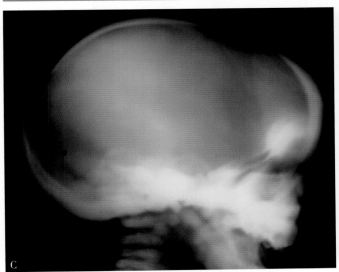

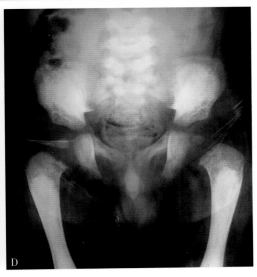

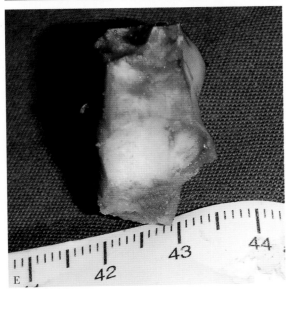

图 3-1-19-1
颅－干骺端发育不良
A. 正面观；
B. 侧面观；
C. 头颅影像；
D. 下半身影像；
E. 增厚矿化颅骨。

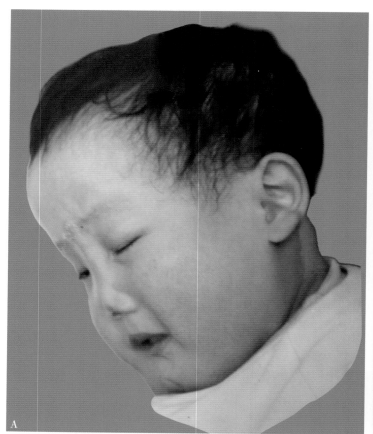

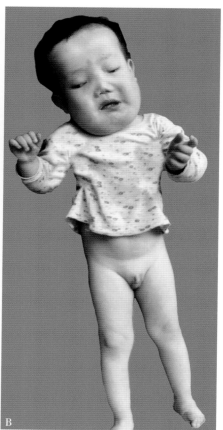

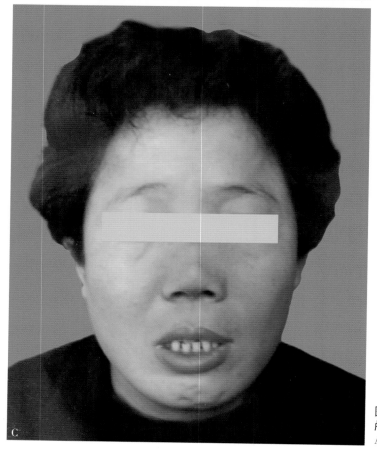

图 3-1-19-2
颅-干骺端发育不良
A. 侧面观；B. 全身正面观；C. 其母面容。

（蔡春泉　舒剑波）

第二章 头皮

第一节 原发性回状头皮

原发性回状头皮简称回状头皮（cutis verticis gyrata），头皮有条状肿厚及皱褶，如脑回状即为回状头皮。患者头皮伸长后又折叠呈脑回状，头皮肌肉可随意牵动颅皮而发生永久性皱褶。皱褶及凹陷呈沟状，2~20个褶叠，每个约1cm宽。仅见于男性。

如图3-2-1-1所示，患者，男性，28岁。出生时即发现头皮及前额、眉上部回状褶皱，逐年增深，有家族遗传史。头顶部无头发生长。体检见：回状头皮及额部皮肤横向皱襞，如脑回状。经外科手术切除拉直，重新铺平缝合后，面容恢复较好。8年后复查，未见复发。

（范志宏　金一涛）

第二节 头皮皮脂腺囊肿

头皮皮脂腺囊肿（sebaceous cyst）见图3-2-2-1，患者，男性，67岁，右顶部头皮肿物逐渐增大10年。检查见患者右侧顶部头皮表面光滑肿物，与头皮粘连紧密，质地中等，无红肿，边界清楚，活动度差，与颅骨无粘连。

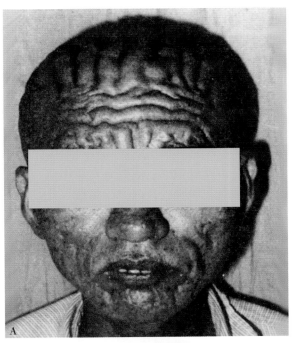

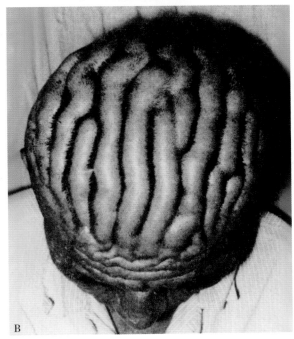

图3-2-1-1
原发性回状头皮
A. 正面观；B. 正面低头。

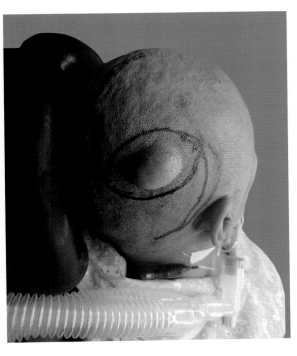

图3-2-2-1
头皮皮脂腺囊肿

【鉴别诊断】

血管瘤：肿瘤质软，位于头皮下，按压有囊性感，头皮下蔓状分布。

（刘宏伟　李　剑）

第三节　头皮撕脱伤

头皮自帽状腱膜下层撕脱称为头皮撕脱伤（scalp avulsion），多因头发被机械力牵拉所致，高速运转的钝物切线打击亦可造成。患者有大量出血，常伴有休克。撕脱处常在帽状腱膜与颅骨骨膜之间，有时整个头皮甚至连额肌、颞肌或骨膜一起撕脱。此类损伤特点是失血多，易感染。治疗不及时可危及生命或致颅骨感染坏死。

如图 3-2-3-1 所示，患者，女性，22 岁，机器卷伤致头皮完全撕脱流血 6 小时。检查见为大块头皮自帽状腱膜下层完全撕脱，颅脑 CT 示头皮软组织部分缺如。

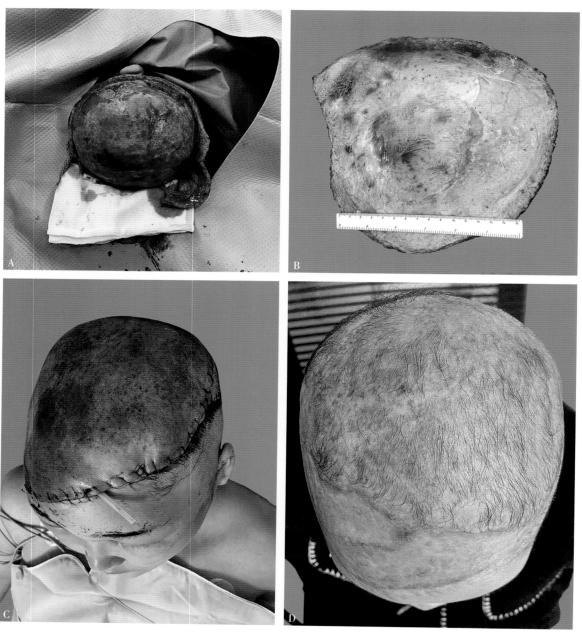

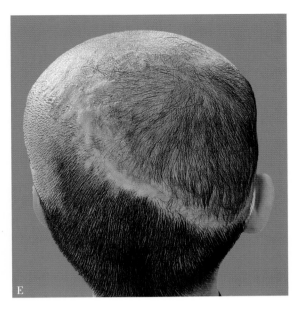

图 3-2-3-1
头皮撕脱伤
A. 头皮撕脱、颅骨外露；B. 撕脱的大块头皮；C. 手术后；
D. 恢复后头顶；E. 恢复后头颅后面观。

（王衍彪 高 越 刘立峰）

第四节 动静脉畸形

动静脉畸形（arteriovenous malformation）是一种迂回弯曲、极不规则而有搏动性的血管畸形。主要是由血管壁显著扩张的动脉与静脉直接吻合而成，故亦称为先天性动静脉畸形。动静脉畸形多见于成年人，幼儿少见。常发生于颞浅动脉所在的颞部或头皮下组织中。病损部高起呈念珠状，表面温度较正常皮肤高。患者自己可能感觉到搏动；扪诊有震颤感，听诊有吹风样杂音。若将供血的动脉全部压闭，则病损区的搏动和杂音消失。肿瘤可侵蚀基底的骨质，也可突入皮肤，使其变薄，甚至坏死出血。

如图 3-2-4-1 所示，患者，男性，40 岁，头枕部肿块 6 个月余。检查见患者头皮下肿块，隆起呈念珠状，触诊表面皮肤温度略高，有震颤感。局部破溃渗出，不易愈合。

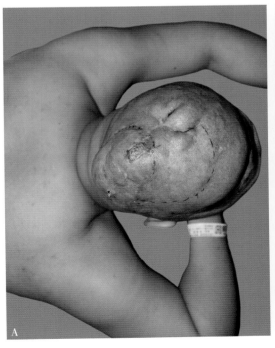
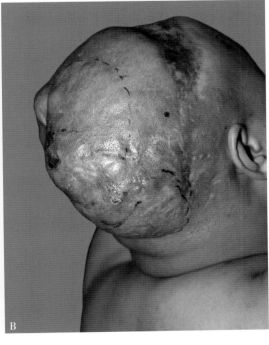

图 3-2-4-1
动静脉畸形
A. 头颅后面观；
B. 侧面观。

【鉴别诊断】

（1）先天性血管瘤：好发于婴幼儿，随年龄而增大，到成年停止发展。病史及病理检查可确诊。

（2）头皮恶性肿瘤：形态不规则，边界不清，病史及病理检查可确诊。

（杨 超）

第五节 鳞状细胞癌

鳞状细胞癌（squamous cell carcinoma）见图 3-2-5-1，患者，男性，76 岁，左头顶部肿物 4 年。检查见头顶部肿物，高出皮表，基底较硬，表面呈暗红色或有毛细血管扩张，表面常有角质物，不易剥离，包绕以珍珠样边缘。

【鉴别诊断】

（1）盘状红斑狼疮：多见于中年人，损害初发时为小丘疹，逐渐扩大呈斑块，性质干燥，表面角质增殖，毛囊口扩张，内含有角质栓刺。有萎缩斑，不形成溃疡，边缘多充血，发生于颜面部者呈蝴蝶状分布。血沉、类风湿因子、抗核抗体、组织病理可助鉴别。

（2）角化棘皮瘤：以中年男性较多，多发生于面部，尤其是颊部及鼻部，而四肢和躯干极为少见。损害多呈坚实的半球形肿瘤耸立皮肤上，似淡红色粉刺或与皮肤色泽相似的小结，边缘隆起，中央陷凹成火山口形，内含一个角质痂。本病发展迅速，但长到直径达 2cm 左右后不再继续发展，2 ~ 6 个月内能自行萎缩，自然痊愈，遗留萎缩性瘢痕，组织病理检查有助于诊断并与皮肤癌相鉴别。

（杨 超）

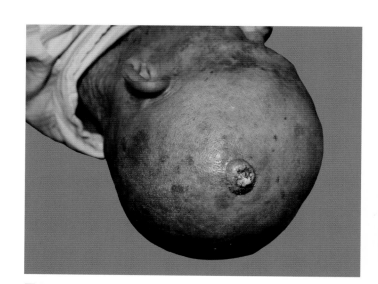

图 3-2-5-1
头顶鳞状细胞癌

第六节 头皮复发癌

头皮复发癌（recurrent skin cancer）见图 3-2-6-1，患者，男性，59 岁，头皮鳞状细胞癌术后复发 1 个月。术后病理为鳞状细胞癌。检查见头顶部左侧大片皮肤缺损，大小约 10cm × 6cm，切口周围不规则新生物，伴结痂及破溃。中央部创面凹凸不平。

【鉴别诊断】

黑色素瘤：多见于肢端或黏膜，肿物色黑，多有黑痣及紫外线暴露史。

（刘宏伟 李 剑）

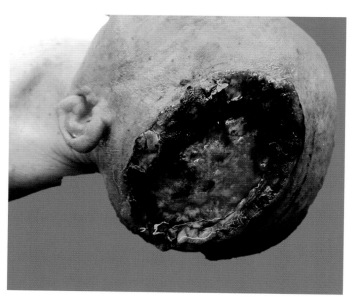

图 3-2-6-1
头皮癌术后复发

第七节 颞骨骨肉瘤

颞骨骨肉瘤（osteosarcoma of temporal bone）见图 3-2-7-1，患者，男性，56 岁，右侧耳后肿物逐渐增大 5 个月。检查见右侧乳突部巨大外凸肿块，中央部组织坏死感染较重，边界不清。CT 见右侧颞骨肿物，外生生长，内可见点条状高密度影，侵及外耳及中耳。

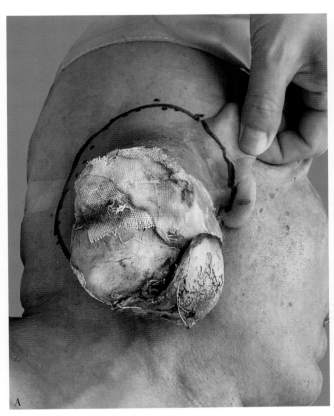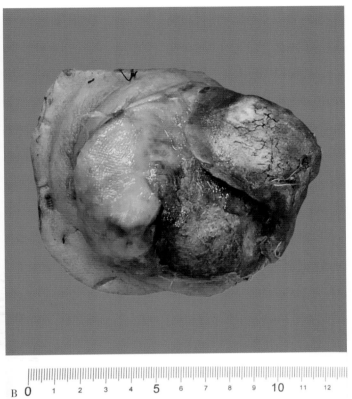

图 3-2-7-1
颞骨骨肉瘤
A. 头颈部右侧面观；B. 切除的大体标本。

（刘宏伟　李　剑）

第 四 篇

眼 科

第四篇　眼科

第一章　眼科检查

眼科检查可以评估眼的功能。眼部检查常需借助仪器设备，常见的有裂隙灯显微镜、眼压计、检眼镜、眼底相机、眼底造影机、视野计以及 CT、MRI、B 超等。

常用的视功能检查包括视觉心理物理学检查（如视力、视野、色觉、暗适应、立体视觉、对比敏感度）和视觉电生理检查。视力、视野等检查需要检查者利用适当的设备进行检查并由患者经过心理活动作出判断，故称为视觉心理物理学检查。本章着重介绍眼科各种检查的方法，眼球各部位的检查要点和常见体征。

第一节　眼科检查方法

一、视力检查

视力检查是眼科检查中的首要内容，是评估眼的光学构造、视觉系统是否正常的重要手段。

视力（visual acuity），又称视锐度，是指视网膜分辨影像的能力，主要反映黄斑的功能，分为远、近视力，后者为阅读视力。视力的好坏由视网膜分辨影像能力的大小来判定，然而当眼的屈光介质（如角膜、晶状体、玻璃体等）变混浊或存在屈光不正（包括近视、远视、散光等）时，即使视网膜功能良好的眼视力仍会下降。眼的屈光介质混浊，可以使用手术来治疗，而屈光不正则需要用透镜来加以矫正。国内视力检查常以标准对数视力表为依据，两眼分别进行，一般先右后左，可用遮板或手掌遮盖另眼，但不要压迫眼球。

正常视力标准为 1.0，如果在 5 米处不能识别最大的视标（0.1 行），则嘱患者逐步向视力表走近，直到识别视标为止。若受试者视力低于 1.0 时，须加针孔板检查，如视力有改进，则可能为屈光不正。若走到距视力表 1 米处（视力 0.02）仍不能识别最大的视标，则检查指数（counting fingers，FC），检查距离从 1 米开始，逐渐移近，若 30cm 能准确辨认指数，则记录为指数 /30cm。若在 5cm 仍不能识别指数，则检查手动（hand moving，HM），如果眼前手动不能识别，则检查光感（light perception，LP），在暗室中用手电照射受试眼，另眼需用手掌捂紧不让透光，测试患者眼前是否感觉光亮，并记录感知光感的距离，不论有无光感，均需进行光定位的检查。光定位检查的方法是：嘱患者向前注视不动，检查者在受试眼 1 米处的九个方位移动光源位置，判定患者可否感知到光的存在。

视力检查必须检查远、近视力，对于远视力低于正常（即低于 1.0）者，检查近视力可帮助判断低视力的原因。近视力检查借助近视力检查表进行，距离为 30cm，须左右两眼分别进行。

儿童视力检查需要耐心和仔细，新生儿有追光和瞳孔对光反应，3 个月时可双眼同时注视手指，2 岁儿童可有 0.5 ~ 0.6 的视力，3 ~ 5 岁儿童的视力可达 1.0。

二、视野检查

视野（visual field）是指单眼向前方固视时所见的空间范围。视野的异常对疾病的诊断意义重大，患有视

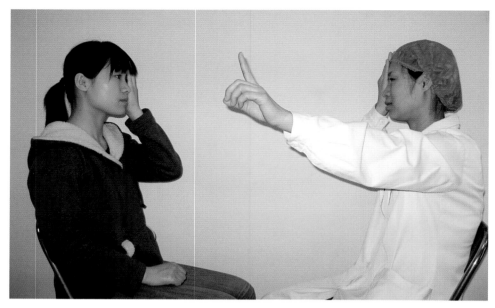

图 4-1-1-1
对照法视野检查

路疾患时可出现特征性的视野改变，而青光眼或视神经的疾患也各有较典型的视野改变。视野小于 10°，即使视力正常也属于盲。距注视点 30° 以内的范围称为中心视野，30° 以外的范围称为周边视野，正常人视野的平均值为：上方 56°，下方 74°，鼻侧 65°，颞侧 91°。

视野的常用检查方法包括对照法和全自动电脑视野计检查。

（1）对照法：即面对面检查法，医生与患者相距 1 米面对面而坐。检查右眼时，患者遮盖左眼，右眼注视医生的左眼，医生遮盖右眼，左眼注视患者的右眼。医生将手指置于两者的中间位置，做 360° 全方位的移动，嘱患者发现手指即告知，如此以医生的正常视野与患者的视野相比较，以大体判断患者视野正常与否（图 4-1-1-1）。

（2）全自动电脑视野计检查：利用程序控制的视野计可以精确地进行视野检查，方便随诊、比较和存储、携带等。

三、色觉检查

色觉检查可用色盲本进行（图 4-1-1-2）。色觉障碍通常是一类性连锁的遗传病，某些视神经、视网膜疾患可出现获得性色觉障碍。

四、立体视觉检查

立体视觉（stereoscopic vision）是人眼感知物体立体形状及不同物体相互关系的能力。立体视觉检查可应用同视机或立体视检查图谱（图 4-1-1-3）进行。

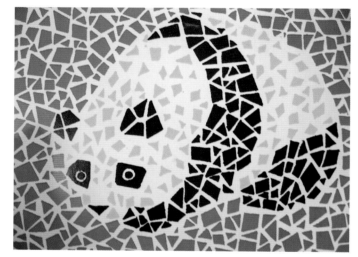

图 4-1-1-2
色盲本上的一个图形

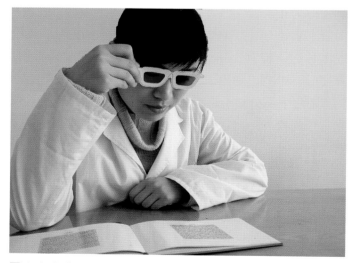

图 4-1-1-3
立体视觉检查

五、裂隙灯显微镜检查

裂隙灯显微镜（silt-lamp microscope）检查是眼科最重要的检查方法。利用裂隙灯显微镜可对视觉光路眼内部分的所有部位进行检查。常用的裂隙灯显微镜检查法是直接焦点照明法（图4-1-1-4），即将灯光焦点与显微镜焦点联合对应在一起，将光线投射在眼球的不同位置。裂隙灯可产生10倍以上的放大效果，当光线投射在巩膜、结膜（图4-1-1-5）或虹膜（图4-1-1-6）上时，可见一境界清晰的明亮区域，其内结构清晰显现。

将光线照在角膜（图4-1-1-7）或晶状体（图4-1-1-8）上，将会呈现出一个立体的切面，通过调节和移动，可以完成对整个角膜或晶状体

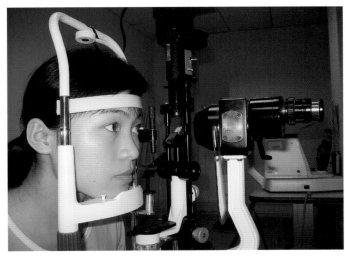

图 4-1-1-4
裂隙灯显微镜直接焦点照明法

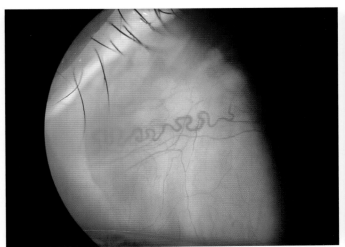

图 4-1-1-5
裂隙灯显微镜检查球结膜和血管

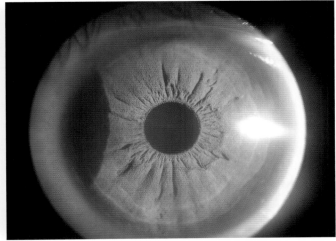

图 4-1-1-6
裂隙灯显微镜检查虹膜

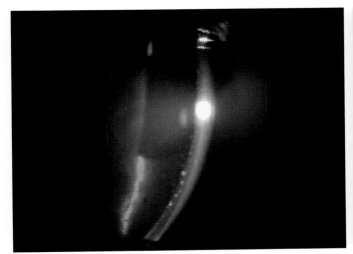

图 4-1-1-7
裂隙灯显微镜检查角膜和前房

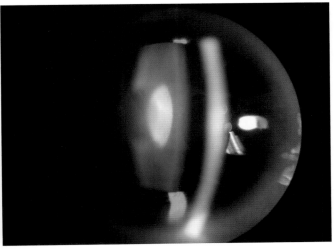

图 4-1-1-8
裂隙灯显微镜检查晶状体

的检查。将光线调细调窄可以观察前房内有无闪辉（图 4-1-1-9）。将焦点向后推，可以直视观察前部玻璃体的结构，包括内部混浊、色素（图 4-1-1-10）以及肿物等。配合前置镜可以观察到后部玻璃体和视网膜的景象。裂隙灯显微镜可联合的前置镜包括非接触镜和接触镜，非接触镜包括：hruby 镜（图 4-1-1-11），＋60D、＋78D、＋90D、宽视野透镜（图 4-1-1-12），接触镜包括三面镜、视网膜镜等。三面镜（图 4-1-1-13，图 4-1-1-14）由四个透镜构成，中央的一个为平凹接触镜，可以观察后极部 30° 范围以内的视网膜结构，周边三个反射镜的放置倾角为：梯形镜 59°，可观察赤道部视网膜，方镜 67°，可观察赤道部到锯齿缘的视网膜，舌形镜 75°，可观察房角和周边视网膜。所看到的图像为实际图像的镜面反射像，影像放大 1.06 倍。

　　利用裂隙灯显微镜还可测量前房深度（图 4-1-1-15），前房深度是判断闭角型青光眼的发生风险的一个依据，也是观察眼科手术效果的一个指标。将裂隙灯的光带调窄，以角膜厚度（CT）为标准，估计前房厚度（AC）。闭角型青光眼患者周边前房浅，常小于 1/3CT（图 4-1-1-16）。

六、检眼镜检查

　　检眼镜（ophthalmoscope）是用来检查眼底的仪器，其不需要裂隙灯的配合，临床上有直接检眼镜和间接检眼镜 2 种。

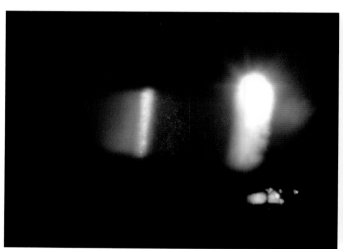

图 4-1-1-9
裂隙灯显微镜检查前房

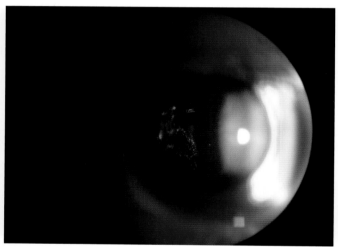

图 4-1-1-10
裂隙灯显微镜检查前部玻璃体

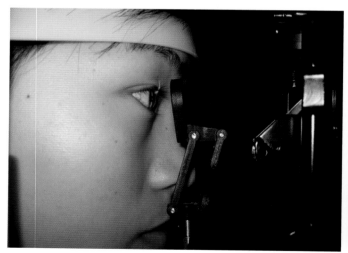

图 4-1-1-11
裂隙灯显微镜搭配 hruby 镜检查

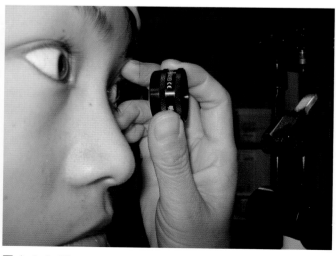

图 4-1-1-12
裂隙灯显微镜联合宽视野前置镜检查

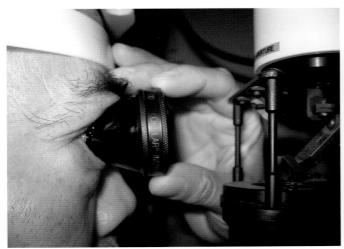

图 4-1-1-13
裂隙灯显微镜联合三面镜检查

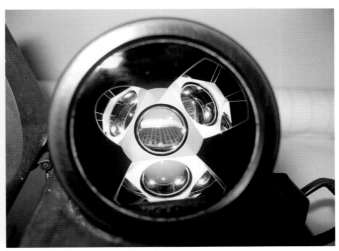

图 4-1-1-14
三面镜正面观

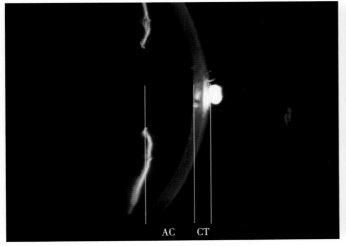

图 4-1-1-15
中央前房深度测量

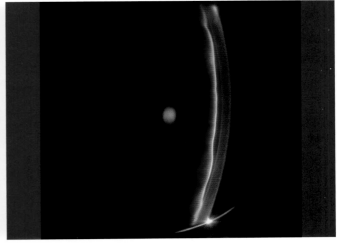

图 4-1-1-16
周边前房深度测量

1. 直接检眼镜检查　所见眼底为正、实像，放大约 15 倍，通常需要散瞳检查。检查方法为：

（1）用彻照法检查眼屈光间质（角膜、房水、晶状体、玻璃体）有无混浊（图 4-1-1-17）。将检眼镜转盘拨到 +8D ~ +12D，使检眼镜的光线自 10 ~ 20cm 远射入被检眼内，此时通过检眼镜的观察孔可看到被检眼瞳孔区呈现一片桔红色反光。如屈光间质有混浊改变，则在桔红色的反光中可见到黑影，此时嘱患者转动眼球，若黑影的移动与眼动方向一致，表明混浊在晶状体之前，反之，在晶状体后，不动，则为晶状体混浊。检查时还可将正镜片度数逐步减小，度数越小越接近眼底，用以估计混浊的位置。

（2）检查眼底。如图 4-1-1-18 所示，患者可取坐位或卧位，两眼睁开，向前方注视。检查右眼时，检者右手拿检眼镜，站在患者的右侧，以右眼观察眼底。检查左眼时相反。检查时患者不戴眼镜，医生可以戴镜，医生与患者尽量靠近，但不要接触患者。在检眼镜的光线透入被检眼内的同时，医生通过观察孔窥见被检者眼底，如不能看清，可旋转正、负球面透镜转盘，即能得到清晰的眼底像。一般先令患眼向前直视，检查视乳头，再沿网膜血管检查颞上、颞下、鼻上、鼻下各象限，最后令患眼向颞侧注视，检查黄斑部。眼底病变的大小，以视乳头直径表示，以透镜的屈光度测量病变的凹凸程度，3D 相当于 1mm。有的检眼镜附有绿色滤光片，对视神经纤维及黄斑观察更佳。直接检眼镜可见范围较小，约 6.5°。

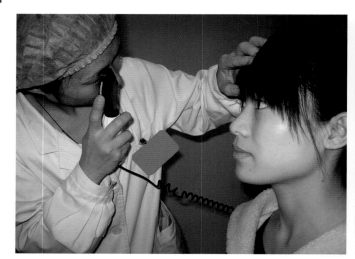

图 4-1-1-17
直接检眼镜彻照法检查屈光间质

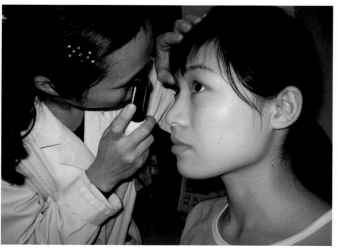

图 4-1-1-18
直接检眼镜检查眼底

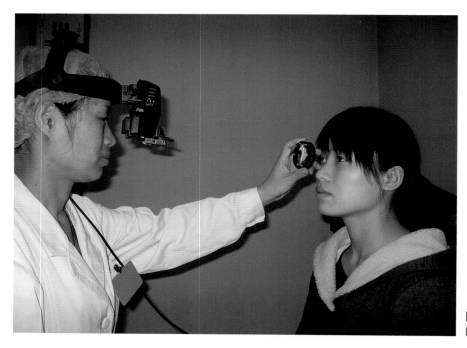

图 4-1-1-19
间接检眼镜检查眼底

2. 间接检眼镜检查 常需散瞳检查,医生调整好距离及反射镜的位置,将光线直接射入被检眼的瞳孔,用 +20D ~ +40D 的凸透镜置于患者眼前,医生一手持镜,固定于患者的眶缘,被检眼、物镜及患者头部固定不动,当看到视乳头及黄斑时再将物镜向患者方向移动,在眼前约 5cm 处可清晰见到视乳头及黄斑部的立体倒像(图 4-1-1-19)。嘱患者向各个方向转动眼球,逐步完成整个眼底的检查,所见影像是全反的虚像,所见图像立体感强,可见范围大。

七、眼压检查

眼压检查包括指测法和眼压计测量法。

(1)指测法:是简单的定性估计眼压的方法。测量时,嘱患者两眼向下注视,医生将两手示指指腹置于受检眼上睑皮肤面,两指交替轻压眼球,估计眼球硬度(图 4-1-1-20)。眼压正常记录为 Tn,以 T+1、T+2、T+3 和 T-1、T-2、T-3 表示高眼压或低眼压的程度。

(2)眼压计测量法:可以准确地测出眼压的数值,正常眼压为 10 ~ 21mmHg。临床常用的眼压计有:

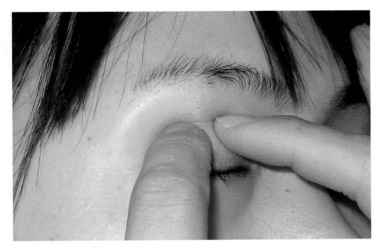

图 4-1-1-20
指测法眼压检查

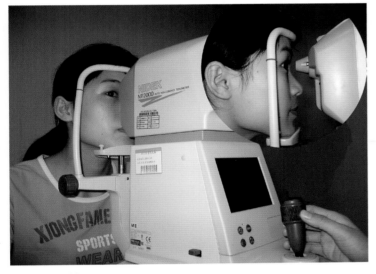

图 4-1-1-22
非接触眼压计检查眼压

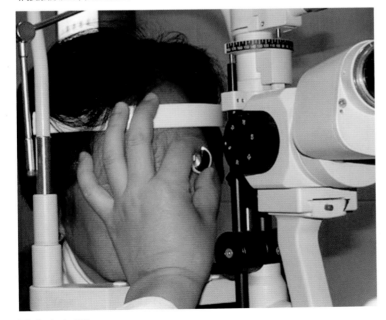

图 4-1-1-23
房角镜检查

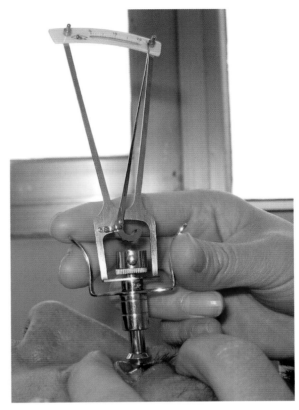

图 4-1-1-21
Schiotz 压陷式眼压计检查眼压

Schiotz 压陷式眼压计（图 4-1-1-21）、Goldmann 压平眼压计、非接触全自动眼压计（图 4-1-1-22）。非接触眼压计无需表面麻醉，眼压计不接触角膜，方便检查。

八、前房角镜检查

前房角为角膜与虹膜的夹角，是房水的主要流出通道，前房角结构正常是维持眼压正常的保证。前房角结构隐蔽，被角巩膜缘遮盖，前房角检查（图 4-1-1-23）需借助房角镜进行。

常用的房角镜为间接房角镜即借助反射镜成像观察，所见图像为镜面像。正常房角由前向后依次为：Schwalbe 线（角膜后弹力层止端，白色，微隆起）；小梁网（有色素附着，是房水流出的通道，其外侧为巩膜静脉窦）；白色的巩膜突；黑色的睫状体带。静态下能看到房角的全部结构者为开角，否则为窄角。适当加压才能看到睫状体带者为窄 I，动态观察不能看到睫状体带而仅能看到巩膜突者为窄 II，动态下看不到巩膜突和后部小梁者为窄 III，动态下仅能看到 Schwalbe 线，甚至连

Schwalbe 线都看不到的为窄Ⅳ。小梁网被虹膜根部粘连贴附的为房角关闭，否则为房角开放。

九、眼底荧光血管造影检查

眼底荧光造影检查（fundus fluorescein angiography，FFA）是通过静脉注射的荧光素在眼内循环时所发出的光，利用装有特殊的滤光片组合的眼底照相机，真实地记录眼底动态变化的技术，主要反映视网膜血管的情况。

十、眼科影像学检查

1. 眼科 A 超检查　主要用来测量角膜、前房、晶状体、玻璃体腔的前后径和眼轴长度（图 4-1-1-24、图 4-1-1-25）。

2. 眼科 B 超检查　主要用来检查眼球壁外形，玻璃体混浊、机化、异物和视网膜脱离、肿瘤等（图 4-1-1-26、图 4-1-1-27）。

3. CT 检查　适用于眼内肿瘤、眼眶疾病（图 4-1-1-28）、眼眶骨折、眶内和眼球内异物、视神经管骨折等。

4. 超声生物显微镜（ultrasound biomicroscopy，UBM）检查　适用于眼前段疾病的诊断（图 4-1-1-29）。

5. 角膜内皮镜检查　如图 4-1-1-30 所示，角膜内皮镜检查可记录角膜内皮的形状、计数和排列，以评价角膜内皮细胞的功能。角膜内皮功能的完整是维持角膜功能的基础，也是估计可否耐受内眼手术的依据。正常角膜内皮（图 4-1-1-31）细胞呈六角形，数目为（2 899 ± 410）个 /mm²。

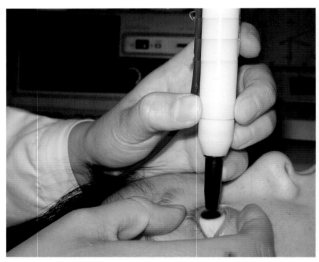

图 4-1-1-24
眼科 A 超检查

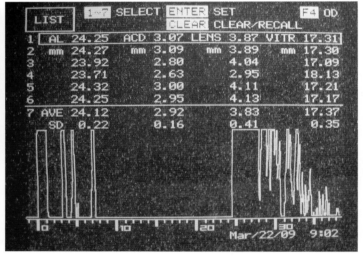

图 4-1-1-25
眼科 A 超检查测得眼内各段长度

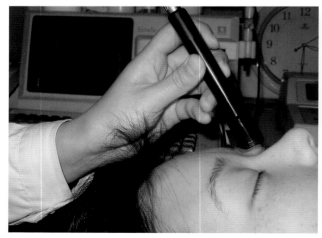

图 4-1-1-26
眼科 B 超检查

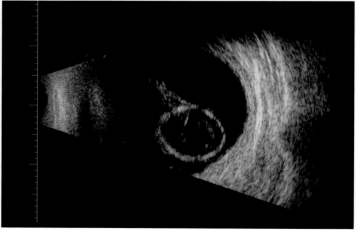

图 4-1-1-27
眼科 B 超检查图像

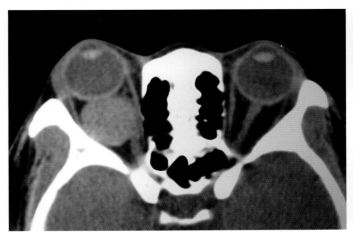

图 4-1-1-28
CT 检查见眶内球后肿瘤

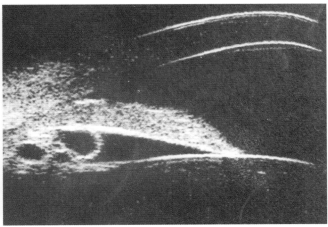

图 4-1-1-29
UBM 检查见睫状体囊肿

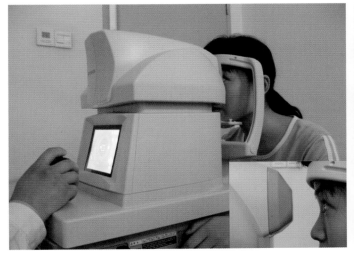

图 4-1-1-30
角膜内皮镜检查

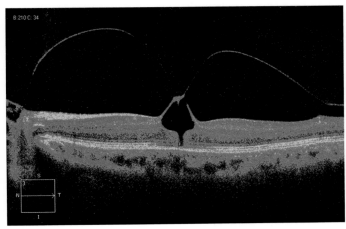

图 4-1-1-32
OCT 检查见黄斑裂孔

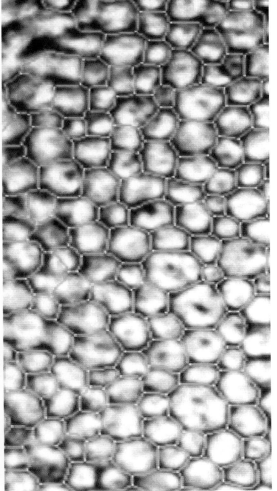

图 4-1-1-31
正常角膜内皮

　　6. 干涉光断层扫描仪（scanning laser topography，OCT）检查　可以进行视网膜断层扫描，主要用于黄斑水肿、黄斑裂孔（图 4-1-1-32）的确诊和数据测量，以及青光眼 RNFL 厚度的测量。

（李传宝　何淑艳　金艳艳）

第二节 眼附属器的检查

眼附属器包括眼睑、泪器、结膜和眼眶。

一、眼睑检查

眼睑检查应注意眼睑大小，双眼是否对称，眼睑有无红肿、淤血、肿物、瘢痕、触痛，眼睑闭合和上睑上提是否正常，睫毛是否整齐，方向是否正常。

二、泪器检查

泪器分为分泌部和排泄部，分泌部包括泪腺和副泪腺，排泄部包括泪小点、泪小管、泪总管、泪囊和鼻泪管。泪器检查应注意泪腺区有无肿物、红肿，泪小点的位置与形态（图 4-1-2-1），泪囊区有无红肿、压痛、瘘管等，泪道冲洗试验可以判断泪道是否通畅，泪河高度是判断泪液分泌功能的一种方法。

三、结膜检查

翻转上眼睑（图 4-1-2-2、图 4-1-2-3）和下眼睑（图 4-1-2-4），检查穹窿结膜和睑结膜，注意有无结

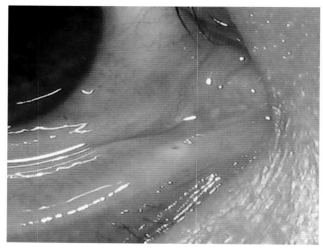

图 4-1-2-1
下泪小点

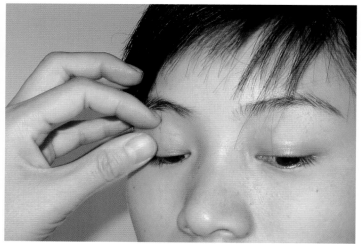

图 4-1-2-2
翻转上眼睑第 1 步（固定睑板）

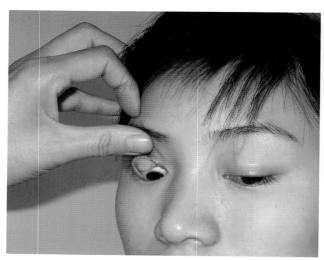

图 4-1-2-3
翻转上眼睑第 2 步（翻转并固定）

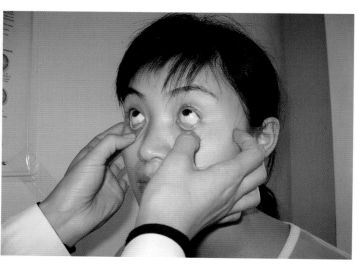

图 4-1-2-4
翻转下眼睑检查

石、增生、充血、水肿、瘢痕、睑球粘连、乳头和滤泡，检查结膜囊有无分泌物及其性状，检查球结膜时，应将球结膜充分暴露并向各个方向转动，注意有无充血、水肿等。

四、眼眶检查

注意观察两侧眼眶是否对称，眶压是否正常，眶缘是否完整等。眶压的检查方法（图4-1-2-5）为：患者闭眼，医生双拇指平放于受检眼皮肤，轻压眼眶，估计眶压高低。

五、眼球位置检查

注意眼球大小是否正常、对称，有无眼球震颤、斜视，有无眼球突出或凹陷。检查眼球突出度的简单方法（图4-1-2-6）为：患者取坐位，头稍后仰，医生站在患者背后，用双手示指同时提高患者上睑，自后上方向前下方观察双眼突出程度是否对称。若精确测量眼球突出度，需用突眼计（图4-1-2-7）。正常国人眼球突出度为12～14mm，双眼差别不超过2mm。

六、眼球运动检查

眼球运动检查应注意检查患者双眼平视时眼球是否居中，嘱患者向上、下、左、右、左上、右上、左下、右下八个方向注视，观察眼球运动是否正常。

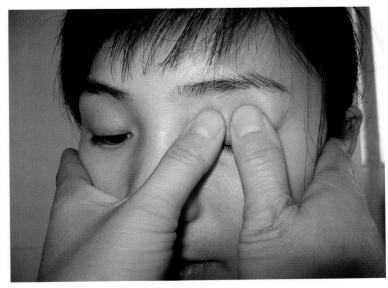

图4-1-2-5
眶压检查

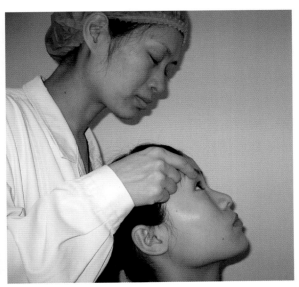

图4-1-2-6
眼球突出度检查

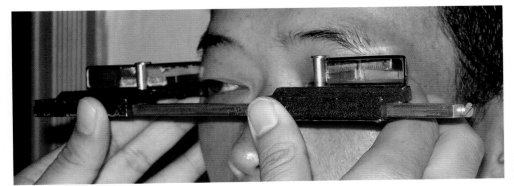

图4-1-2-7
突眼计检查图

（李传宝　何淑艳　金艳艳）

第二章 眼睑病

眼睑（eyelid）是保护眼球的屏障，由皮肤、结缔组织、肌肉、腺体和结膜组成，位于眼球前方，分上、下眼睑。眼睑的游离缘称睑缘，是皮肤和黏膜的交界，有 2~3 列睫毛，并有睑板腺的开口。睑板腺位于上下睑板之中，其开口位于睑缘，排出的脂质分泌物形成泪液的表层。睫毛是一种毛发，长于眼睑边缘，对眼睛具有保护功能（图 4-2-0-1、图 4-2-0-2）。

第一节 眼睑皮肤性疾病

眼睑及周围皮肤是眼球的屏障。眼睑皮肤是颜面部皮肤的延续，睑缘处又是皮肤与黏膜的移行带并有特殊的腺体组织。严重的睑部病变可向眼球和眼眶深部扩散，造成眼部其他组织的损害。眼睑病变形成的瘢痕性收缩或组织缺损会减弱对眼球的保护功能。

一、接触性皮炎

接触性皮炎（contact dermatitis）是眼睑皮肤对某种致敏原的过敏反应，可以是头面部皮肤过敏反应的一部分，也可单独发病。

如图 4-2-1-1 所示，患者，女性，39 岁，左眼睑红肿疼痛 5 天。眼部检查见左眼眼睑皮肤充血、水肿。

如图 4-2-1-2 所示，患者，男性，35 岁，双眼眼睑肿痛 1 天。眼部检查见双眼眼睑皮肤充血、水肿，可见弥漫性分布的小脓性泡状簇状隆起，之前曾有隐翅虫爬过面部。

如图 4-2-1-3 所示，患者，女性，42 岁，左眼肿痛 1 天。眼部检查见左眼眼睑皮肤充血、水肿，可见小脓性泡状簇状隆起，自诉夜间有飞虫爬过左眼，曾揉眼和拍打。

如图 4-2-1-4 所示，患者，男性，21 岁，涂红霉素眼膏后双眼红肿 1 天。眼部检查见双眼眼睑弥漫性红肿，眼睑皮肤充血、水肿，有红斑，睁眼困难。

【鉴别诊断】

（1）红斑痤疮：存在毛细血管扩张，症状持续数周至数月，伴有眼睑充血，丘疹等。

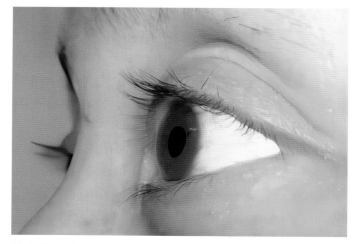
图 4-2-0-1
眼睑侧面观

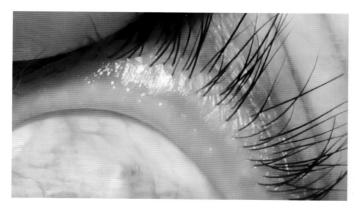
图 4-2-0-2
睑板腺开口

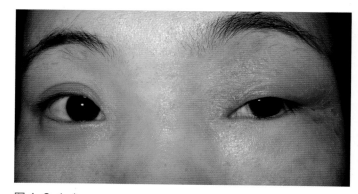
图 4-2-1-1
接触性皮炎

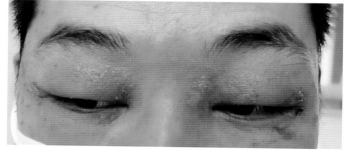
图 4-2-1-2
接触性皮炎

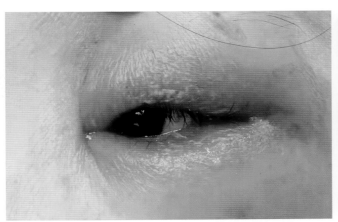

图 4-2-1-3
接触性皮炎

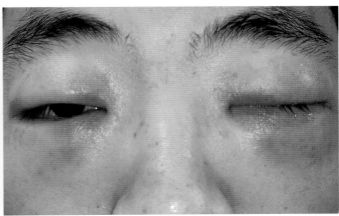

图 4-2-1-4
接触性皮炎

（2）蜂窝织炎：眶周组织出现眼睑红斑和水肿。皮肤外伤、手术、蚊虫叮咬、泪囊炎以及上呼吸道感染后可出现。

二、病毒性睑皮炎

病毒性睑皮炎（viral palpebral dermatitis）为带状疱疹或单纯疱疹病毒感染引起的眼睑皮肤性炎症。带状疱疹病毒性睑皮炎是一种性质较为严重的眼睑皮肤病，由三叉神经的三叉神经节或第一分支受水痘—带状疱疹病毒感染所致。诊断要点为：

（1）前驱症状：全身不适、发热等。

（2）病变区剧烈疼痛。

（3）眼睑、前额皮肤和头皮潮红、肿胀，出现成簇透明小疱。

疱疹的分布一般不越过面部中央。可出现耳前淋巴结肿大、压痛，或有发热及全身不适等症状，约 2 周后结痂脱落。因皮损深达真皮层，脱痂后留下永久性皮肤瘢痕。炎症消退后，皮肤感觉数月后才能恢复。当鼻根出现疱疹即鼻睫神经受累时，多发生同侧眼角膜炎或虹膜睫状体炎。

如图 4-2-1-5 所示，患者，女性，51 岁，右眼睑红肿疼痛 3 天。眼部检查见右眼睑水肿，眼睑、前额皮肤潮红散在疱疹和水疱。右侧额部皮肤见疱疹。左侧额面部未见异常。

如图 4-2-1-6 所示，患者，男性，57 岁，右眼睑红肿疼痛 1 周。眼部检查见右眼眼睑水肿，上睑和右侧额部皮肤见皮疹和水疱，皮损不过面部中线。

如图 4-2-1-7 所示，患者，女性，66 岁，左

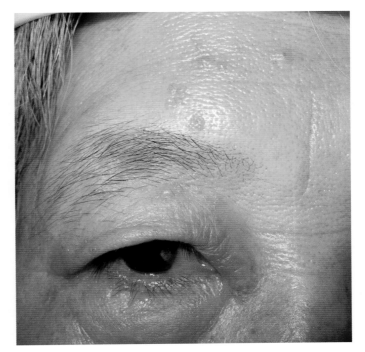

图 4-2-1-5
带状疱疹病毒性睑皮炎

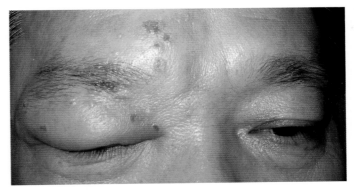

图 4-2-1-6
带状疱疹病毒性睑皮炎

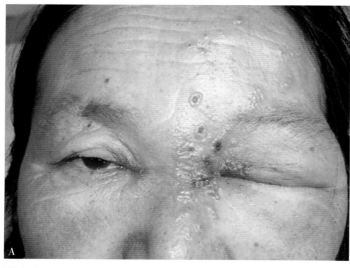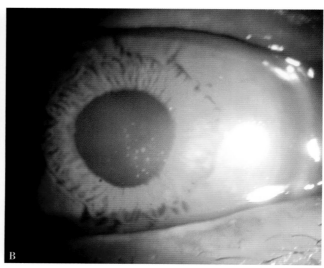

图 4-2-1-7
带状疱疹病毒性睑皮炎
A. 带状疱疹病毒性睑皮炎大体检查图；B. 带状疱疹病毒性睑皮炎裂隙灯显微镜检查图。

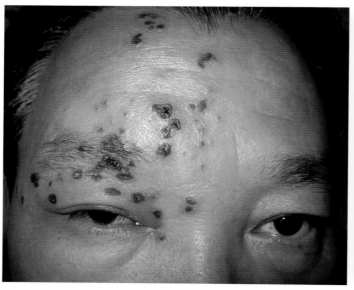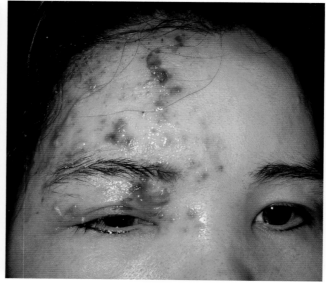

图 4-2-1-8
带状疱疹病毒性睑皮炎

图 4-2-1-9
带状疱疹病毒性睑皮炎

眼睑红肿疼痛 1 周。眼部检查左眼眼睑水肿，内眦部见皮疹和水疱，部分已结痂。左侧额部和左侧鼻翼受累（图 4-2-1-7 A）。裂隙灯显微镜检查见角膜后色素性 KP（图 4-2-1-7 B）。

　　如图 4-2-1-8 所示，患者，男性，56 岁，右眼睑红肿疼痛 2 周。眼部检查右眼上睑水肿，大量丘疹结痂。右侧额部皮肤受累。

　　如图 4-2-1-9 所示，患者，女性，32 岁，右眼睑红肿疼痛 1 周。眼部检查右眼上睑水肿，大量丘疹结痂，病损不过面部中线，球结膜充血。

　　如图 4-2-1-10 所示，患者，男性，51 岁，右眼睑红肿疼痛 1 周。发病前 1 周曾患上呼吸道感染并发热。眼部检查右眼上睑水肿，大量皮疹结痂，球结膜充血。左眼上睑见 1 个皮疹，局部充血水肿。口唇大量疱疹结痂。

　　病毒性睑皮炎根据典型的病史及体征即可确诊，带状疱疹病毒性睑皮炎伴有同侧面部疱疹，疱疹一般不过面部中线，累及鼻根时可导致病毒性角膜炎或虹膜睫状体炎；单纯疱疹病毒性睑皮炎可累及双眼眼睑，多伴有口唇疱疹。

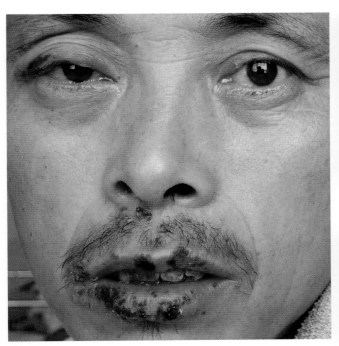

图 4-2-1-10
单纯疱疹病毒性睑皮炎

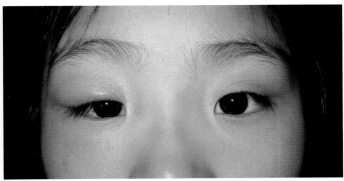

图 4-2-1-11
眼睑感染性水肿

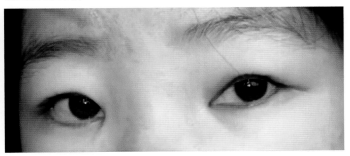

图 4-2-1-12
肾脏疾病所致眼睑水肿

三、眼睑水肿

眼睑水肿（eyelids swelling）是由各种原因导致的眼睑皮下组织中液体潴留而形成眼睑隆起水肿。根据病因不同将眼睑水肿分为生理性和病理性两种。如食物的过敏、灰尘、花粉或者其他部位的过敏性皮肤发疹等，各种原因导致眼睑局部感染也会引起严重的眼部水肿，一些全身疾病也会出现眼睑水肿，如肾病、心衰等。

如图 4-2-1-11 所示，患儿，女性，8 岁，右眼睑红肿疼痛 3 天。眼部检查可见右眼睑高度水肿，充血和皮肤紧张。

如图 4-2-1-12 所示，患者，女性，35 岁。双眼无痛性肿胀 3 个月余。患慢性肾小球肾炎半年，肾功能减退。眼部检查可见双眼睑水肿，无触痛，无充血。

四、眼睑淤血

眼睑淤血（hemorrhage of eyelids）多因外伤造成的眼睑皮下出血，便秘、咳嗽、出血素质者、动脉硬化患者也可出现非外伤性淤血。

如图 4-2-1-13 所示，患者，男性，45 岁，右眼外伤后眼红 1 天。眼科检查可见右眼眼睑、眶周及球结膜下出血。

如图 4-2-1-14 所示，患者，男性，28 岁，右

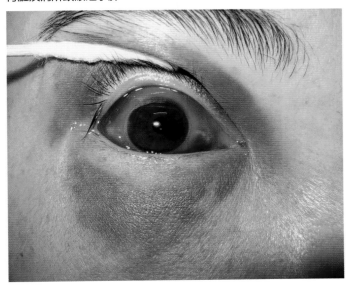

图 4-2-1-13
眼睑淤血

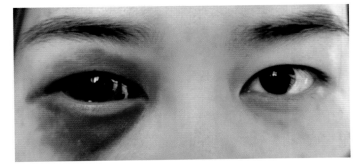

图 4-2-1-14
眼睑淤血

眼被拳头击伤后眼红 3 天。眼科检查可见右眼眼睑淤血，球结膜下出血。

如图 4-2-1-15 所示，患者，女性，53 岁，左眼被碰伤后眼睑红肿疼痛 1 天。眼科检查可见左眼眼睑高度肿胀，睁眼困难，皮肤暗红青紫色。

五、眼睑皮肤松弛症

眼睑皮肤松弛症（fuchsblepherochalasis）表现为眼睑皮肤松弛，一般上睑表现更明显，皮肤松弛下垂可遮挡部分睑裂，甚至瞳孔，影响视野。眼睑皮肤松弛症分为老年性和特发性，老年性眼睑皮肤松弛症为双侧眼睑皮肤与眼轮匝肌、眶骨缘组织的连接松弛，皮肤皱褶下垂；特发性眼睑皮肤松弛症可能与反复发作的眼睑血管神经性水肿有关。

如图 4-2-1-16 所示，患者，男性，73 岁，双眼睑皮肤松弛睁眼困难 5 年余。眼部检查：双眼上下睑皮肤松弛下垂、变薄、褶皱，眼睑睑裂变小变形，睁眼困难，右眼裂隙状睑裂，左眼眼睑完全遮挡睑裂，影响视力和视野。

【鉴别诊断】

上睑下垂：主要由各种原因造成的提上睑肌和 Müller 肌的功能减退或者丧失导致。后天性上睑下垂包括：动眼神经麻痹性上睑下垂，可由外伤、肿瘤、炎症、血管病变导致；肌源性上睑下垂如重症肌无力有典型的"晨轻暮重"的表现，新斯的明试验可以鉴别；腱膜性上睑下垂通常只是上眼睑抬起困难，下眼睑皮肤无松弛表现；机械性上睑下垂则有肿瘤、炎症、瘢痕、组织增生等其他表现。

六、眼睑皮肤细菌性感染

眼睑皮肤细菌性感染包括毛囊炎（folliculitis）、眼睑疖肿（boil）及脓肿（abscess）、睑腺炎（hordeolum）等（图 4-2-1-17 ~ 图 4-2-1-21）。根据典型的眼部红、肿、热、痛症状，结合患者眼睑的体征即可做出诊断。

如图 4-2-1-17 所示，患者，女性，38 岁，右眼上睑红肿疼痛 1 周，眼部检查可见右眼上睑皮肤充血水肿，触痛，内眦部明显。

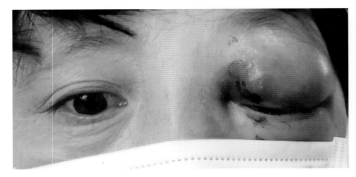
图 4-2-1-15
眼睑周围及结膜下广泛淤血

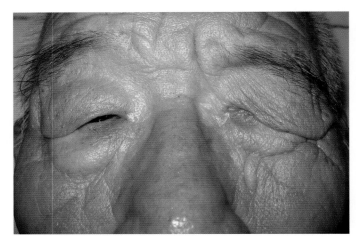
图 4-2-1-16
眼睑皮肤松弛症

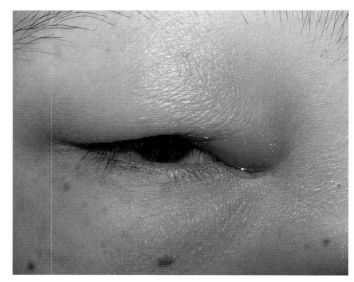
图 4-2-1-17
眼睑皮肤细菌性感染

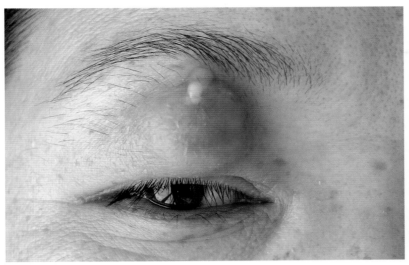

图 4-2-1-18
眼睑皮肤细菌性感染

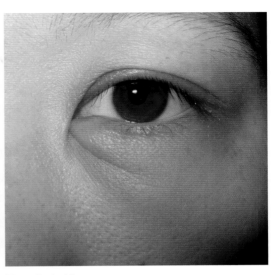

图 4-2-1-19
眼睑皮肤细菌性感染

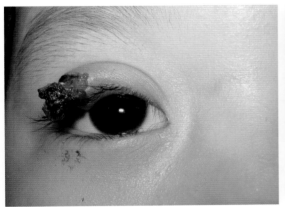

图 4-2-1-20
眼睑皮肤细菌性感染

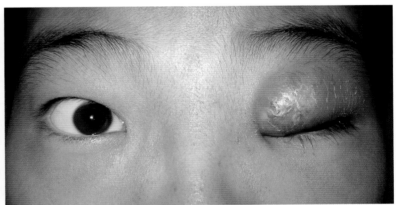

图 4-2-1-21
眼睑皮肤细菌性感染

如图 4-2-1-18 所示，患者，女性，45 岁，右眼上睑红肿隆起疼痛 2 周，表面破溃流脓 1 天。眼部检查见右眼上睑皮肤充血，边界较清楚的脓肿突出皮肤面，中央偏上方可见一破溃口，白色脓液自破溃处流出。

如图 4-2-1-19 所示，患者，女性，32 岁，左眼下睑红肿 3 天，眼部检查见左眼下睑弥漫性隆起红肿、触痛、局部皮温增高。

如图 4-2-1-20 所示，患儿，男性，8 岁，右眼上睑反复红肿 1 个月，右眼上眼睑中外侧见局部红肿，皮肤面破溃形成肉芽并结痂。

如图 4-2-1-21 所示，患者，男性，16 岁。左眼上睑红肿疼痛 7 天，睁眼困难 3 天。眼部检查见左眼上睑弥漫性隆起红肿触痛，表面皮肤紧张，皮肤面黄白色"斑驳样"改变，睁眼困难。

（李传宝　王佳琦）

第二节　眼睑的先天性异常

一、内眦赘皮

内眦赘皮（epicanthus）是指遮盖内眦部垂直的半月形皮肤皱褶，有从上到下的内眦赘皮，也有从下向上的逆向内眦赘皮。内眦赘皮有先天性和后天性的原因，后天的眼部皮肤外伤使内眦韧带受损可导致内眦赘皮，轻者伴随年龄增长和鼻梁的发育而自行消失，影响美容，可手术矫正。

如图 4-2-2-1 所示，患者，女性，21 岁，自幼右眼上睑内眦部皮肤赘皮。眼部检查见右眼上眼睑内眦部皮肤，自上到下形成皱褶遮挡泪阜。

如图 4-2-2-2 所示，患儿，女性，8 岁，自幼双眼上睑内眦部皮肤赘皮。眼部检查见双眼上睑内眦部皮肤自上到下形成皱褶遮挡泪阜，双眼较对称，鼻梁较低平，内眦间距增宽。

如图 4-2-2-3 所示，患者，女性，25 岁，自幼上睑内眦部皮肤赘皮。眼部检查可见双眼上眼睑内眦部皮肤自上到下形成垂直皱褶，右眼较轻，左眼较重。右眼上眼睑睑缘退缩到角膜后约 1mm。

如图 4-2-2-4 所示，患儿，男性，5 岁，自幼眼小。眼部检查可见双眼睑裂小，双下睑内眦部皮肤向上生长，形成皱褶，遮盖内眦和部分角膜，内眦间距增宽，睑裂小，上睑下垂。

二、先天性睑裂狭小综合征

先天性睑裂狭小综合征（congenital blepharophimosis）为常染色体显性遗传疾病，临床表现为睑裂小，伴有上睑下垂和逆向内眦赘皮，与单纯的上睑下垂有明显不同，需分期手术改善外观。

如图 4-2-2-5 所示，患儿，男性，9 岁，双眼自幼睑裂小。眼部检查见双眼上睑下垂，上睑缘遮盖角膜并遮挡上 1/2 瞳孔，伴有逆向内眦赘皮，内眦距离过宽，鼻梁低平。

如图 4-2-2-6 所示，患者，女性，14 岁，双眼自幼睑裂小。眼部检查见双眼上睑下垂，上睑缘遮盖角膜并遮挡瞳孔区，患者视物需稍抬头，内眦距离过宽，鼻梁低平，伴有逆向内眦赘皮。

如图 4-2-2-7 所示，患儿，男性，7 岁，双眼自幼睑裂小。眼部检查见双眼上睑下垂，上睑缘遮盖角膜并遮挡部分瞳孔，内眦距离过宽，鼻梁低平，伴有逆向内眦赘皮，内眦赘皮遮挡内眦部球结膜和部分角膜。

如图 4-2-2-8 所示，患者，男性，14 岁，双眼自幼睑裂小。眼部检查见双眼上睑下垂，上睑缘遮盖角膜并遮挡大部分瞳孔，内眦距离过宽，鼻梁低平，伴有逆向内眦赘皮，伴有睫毛和眉毛少且比较短。

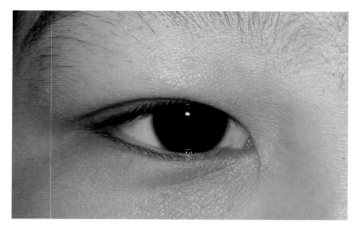

图 4-2-2-1
右眼内眦赘皮

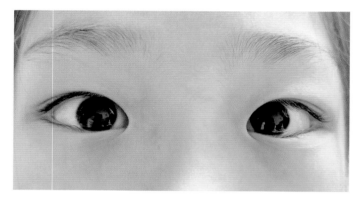

图 4-2-2-2
双眼内眦赘皮

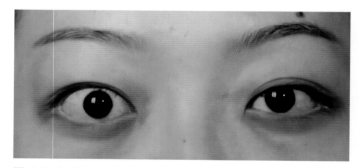

图 4-2-2-3
双眼内眦赘皮

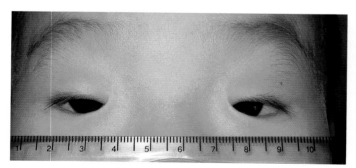

图 4-2-2-4
双眼下睑逆向内眦赘皮

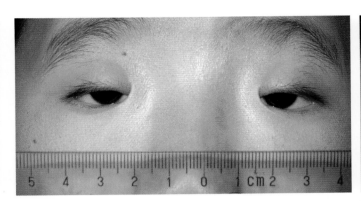

图 4-2-2-5
先天性睑裂狭小综合征

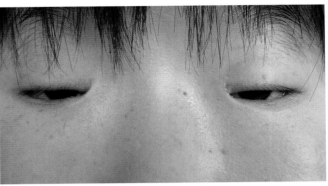

图 4-2-2-6
先天性睑裂狭小综合征

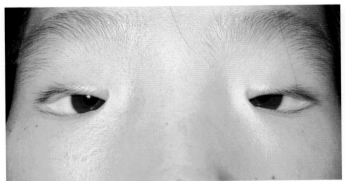

图 4-2-2-7
先天性睑裂狭小综合征

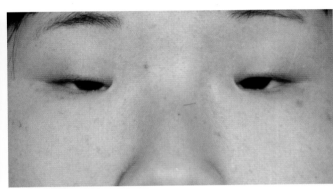

图 4-2-2-8
先天性睑裂狭小综合征

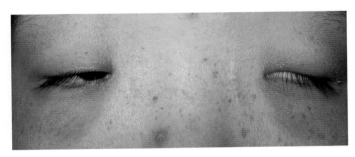

图 4-2-2-9
先天性睑裂狭小综合征

如图 4-2-2-9 所示，患者，男性，17 岁，双眼自幼睑裂小。眼科检查见双眼上睑下垂，右眼上睑缘遮盖大部分角膜，左眼上睑完全缘遮盖角膜，鼻梁低平。患者逆向内眦赘皮已行手术矫正，内眦间可见手术瘢痕但不明显。

【鉴别诊断】

（1）上睑下垂：患者往往存在动眼神经麻痹、交感神经损伤、重症肌无力等疾病病史。在单侧眼睑下垂的同时，还伴有其他症状，如：动眼神经麻痹患者多伴有其他眼外肌麻痹；交感神经损害患者有 Horner 综合征；重症肌无力患者上睑下垂具有晨轻夜重的特点，注射新斯的明后明显减轻。

（2）内眦赘皮：常为双侧，皮肤皱褶多起自上睑，呈新月状绕内眦部走行，至下睑消失。单纯内眦赘皮不伴有上睑下垂、睑裂狭小、内眦间距增宽等。

三、先天性上睑下垂

先天性上睑下垂（congenital ptosis）系指自出生后即出现提上睑肌和 Müller 平滑肌的功能不全或丧失，以致上睑呈现部分或全部下垂，轻者遮盖部分瞳孔，严重者瞳孔全部被遮盖，先天性者还可造成弱视。为了克服视力障碍，部分患者因需仰首视物，形成一种仰头皱额的特殊姿态。上睑下垂常为单侧，也可为双侧，根据上睑缘遮盖上方角膜的范围分为轻度（3~4mm）、中度（5~6mm）、重度（6mm 以上）。

如图 4-2-2-10 所示，患者，男性，17 岁，自幼双眼小。右眼视力 0.1，矫正不能提高。眼部检查见双眼上睑下垂，右眼上眼睑睑缘遮盖角膜超过瞳孔，遮盖角膜约 8mm，左眼上眼睑缘遮盖部分角膜达瞳孔上缘，遮盖角膜约 5mm。

如图 4-2-2-11 所示，患者，男性，25 岁，双眼自幼睑裂小。眼部检查见双眼上眼睑缘遮盖角膜约 5mm，双眼对称。

如图 4-2-2-12 所示，患儿，男性，8 岁，左眼自幼睁眼困难。视力右眼 1.0，左眼 0.05。左眼上睑缘遮盖角膜约达下方角膜缘，不能抬起。

如图 4-2-2-13 所示，患者，男性，23 岁，左眼自幼睁眼困难。左眼视力 0.8。眼部检查见左眼上睑遮盖角膜约 5mm，右眼睑缘位置正常。

如图 4-2-2-14 所示，患者，女性，54 岁，左眼自幼睁眼困难，手术后无改善。眼部检查见右眼外斜，左眼上睑缘遮盖角膜。患者曾因左眼重度先天性上睑下垂行上睑下垂矫正术，手术后无改善。

如图 4-2-2-15 所示，患者，女性，16 岁。左眼上睑下垂，行上睑提肌缩短术后 3 天，可见上眼睑肿胀，上睑缘遮盖角膜约 3mm。

【鉴别诊断】

（1）神经源性上睑下垂：如动眼神经麻痹、眶内综合征等可行颅脑检查定性定位明确病因，Horner 综合征表现为眼球内陷、瞳孔缩小和同侧面红无汗。

（2）肌源性上睑下垂：多首先出现双上睑下垂，病情缓慢进展，数年后出现其他眼外肌麻痹，病情发展中可出现面肌或四肢近端肌肉无力。

四、先天性眼睑缺损

先天性眼睑缺损（congenital coloboma of eyelid）是出生时即出现的眼睑发育不全。典型的先天性眼睑缺损多数呈三角形，基底朝向睑缘，也可为四边形。上睑缺损多位于中 1/3 或内 1/3 处，下睑缺损多位于外 1/3 处。缺损大小可各异，一般包括皮肤、睑板、结膜在内的全层缺损，所以缺损边缘光滑、无睫毛、无汗腺、亦无瘢痕组织。

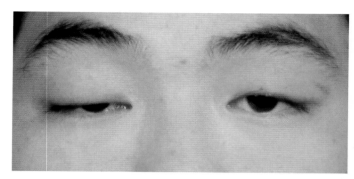

图 4-2-2-10
双眼上睑下垂

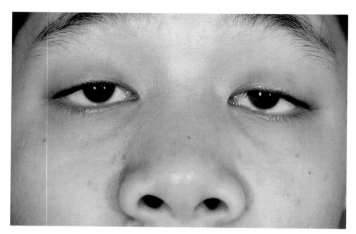

图 4-2-2-11
双眼上睑下垂

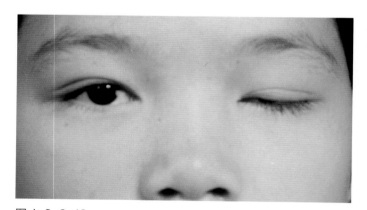

图 4-2-2-12
左眼上睑下垂

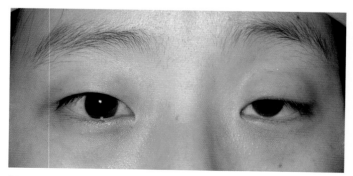

图 4-2-2-13
左眼上睑下垂

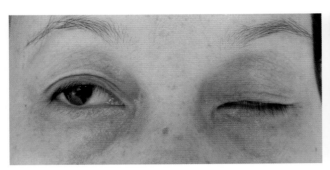

图 4-2-2-14
左眼上睑下垂矫正术后无改善

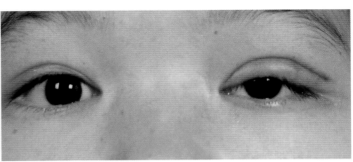

图 4-2-2-15
左眼上睑下垂矫正术后

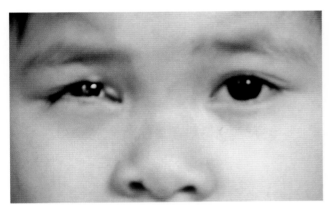

图 4-2-2-16
右眼先天性上睑缺损

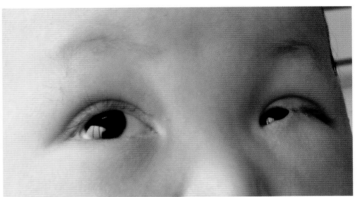

图 4-2-2-17
左眼睑裂形成不全

本症还可同时伴有眼部与全身其他部位的先天异常，如永存瞳孔膜、瞳孔异位、虹膜、脉络膜缺损、睑球粘连、小眼球、腭裂、唇裂、面裂、腹疝等，但较少见。

如图 4-2-2-16 所示，患儿，男性，3 岁，右眼自出生起上眼睑缺损，眼部检查见右眼上睑内 1/2 缺损，缺损处睑球粘连，眼球运动受限。

五、睑裂形成不全

睑裂形成不全（incomplete formation of palpebral fissure）是出生时即出现的眼睑发育不全。

如图 4-2-2-17 所示，患儿，男性，1 岁，出生时即发现左眼中外侧上、下眼睑未分离，眼球偏向内眦部视物，下睑睫毛稀少。

（李传宝　王佳琦）

第三节　睑缘炎

睑缘炎（blepharitis）是睑缘表面、睫毛毛囊及其腺体组织的亚急性或慢性炎症。一般与细菌感染、理化因素、屈光不正、慢性结膜炎、卫生条件不佳等有关。

一、鳞屑性睑缘炎

鳞屑性睑缘炎（squamous blepharitis）是由于眼睑皮脂腺及睑板腺分泌旺盛，以至皮脂溢出而发生轻度感染，各种物理、化学刺激、全身抵抗力降低、睡眠不足等均可致病。其临床主要表现为睑缘充血、红肿，睫毛根部白色鳞屑，睑缘表面皮脂溢出，黄色蜡样分泌物，病情迁延者可导致睑缘肥厚、后唇钝圆、泪小点肿胀、外翻、溢泪。

如图 4-2-3-1 所示，患者，女性，23 岁，右眼红痒不适 1 周，左眼上睑缘充血，睫毛及睑缘表面附着

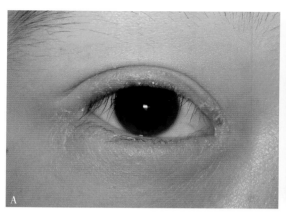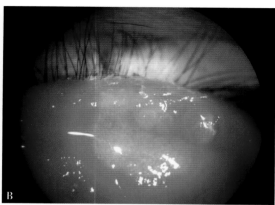

图 4-2-3-1
鳞屑性睑缘炎
A. 鳞屑性睑缘炎大体检查图；B. 鳞屑性睑缘炎裂隙灯显微镜检查图。

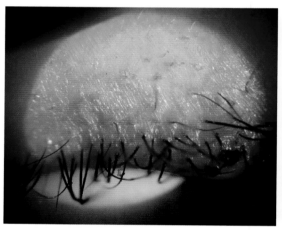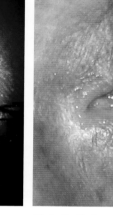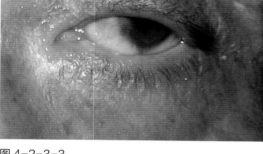

图 4-2-3-2
溃疡性睑缘炎

图 4-2-3-3
眦部睑缘炎

上皮鳞屑（图 4-2-3-1 A）；翻开上睑裂隙灯显微镜检查见睑缘充血，睑板腺开口阻塞，睑缘皮屑（图 4-2-3-1 B）。

二、溃疡性睑缘炎

溃疡性睑缘炎（ulcerative blepharitis）为睫毛毛囊及其附属腺体的慢性或亚急性化脓性炎症。睑缘有更多的皮脂，睫毛根部散布小脓包，有痂皮覆盖，去除痂皮后露出睫毛根端和浅小溃疡。睫毛常被干痂粘接成束，睫毛毛囊因感染而被破坏，睫毛容易随痂皮脱落，且不能再生，形成秃睫。溃疡愈合后，瘢痕组织收缩，使睫毛生长方向改变，睫缘外翻，泪点肿胀或阻塞，导致泪溢。

如图 4-2-3-2 所示，患者，女性，42 岁，右眼眼红、瘙痒、刺痛 1 周，睑缘睫毛根部散布小脓包，有痂皮覆盖，痂皮附近存在表浅小溃疡。

三、眦部睑缘炎

眦部睑缘炎（blepharitis angularis）多由莫 - 阿双杆菌感染导致，表现为眼内眦部瘙痒、刺痛，伴有皮肤发红、糜烂，睑缘充血水肿。

如图 4-2-3-3 所示，患者，男性，51 岁，左眼红痛 2 周。眼部检查见左眼内眦部皮肤红肿，睑缘充血水肿，眼睑皮肤结痂。

第四节　睑腺与睑板炎症

主要包括睑腺炎和睑板腺囊肿。

一、睑腺炎

睑腺炎（hordeolum）曾称"麦粒肿"，是睫毛毛囊附近的皮脂腺或睑板腺的急性、痛性、化脓性炎症，包括外睑腺炎及内睑腺炎。外睑腺炎为Zeis腺或汗腺（Moll腺）的急性化脓性炎症，初起睑缘部呈局限性充血肿胀，2~3日后形成硬结，胀疼和压痛明显，以后硬结逐渐软化，在睫毛根部形成黄色脓疱，穿破排脓迅速。重症可有畏寒、发烧等全身症状。内睑腺炎为睑板腺的急性化脓性炎症，其临床症状不如外睑腺炎表现明显，可在充血的睑结膜表面露出黄色脓块，可自行穿破排脓于结膜囊内，睑板腺开口处可有轻度隆起、

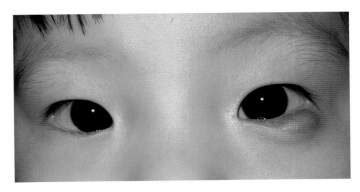

图 4-2-4-1
外睑腺炎

充血，亦可沿睑腺管道排出脓液，常为金黄色葡萄球菌的感染导致，典型的症状为眼睑局部的红肿热痛。

如图 4-2-4-1 所示，患儿，女性，3 岁，左眼下睑红肿疼痛 1 周。眼部检查见左眼下睑外侧红肿硬结，触痛。

如图 4-2-4-2 所示，患者，男性，32 岁，右眼上睑红肿疼痛 3 天。眼部检查可见右眼上睑外侧硬结，触痛，皮肤面充血（图 4-2-4-2 A）；相应部位睑结膜充血，可透见睑板内囊肿（图 4-2-4-2 B）。

如图 4-2-4-3 所示，患者，女性，12 岁，左眼下睑局部红肿疼痛 4 天。眼部检查可见左眼下睑皮肤面隆起红肿结节（图 4-2-4-3 A）；左眼睑结膜面局限性充血、水肿，形成肉芽（图 4-2-4-3 B）。

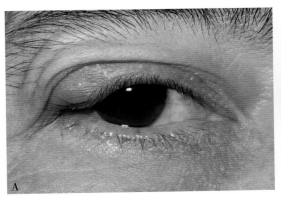

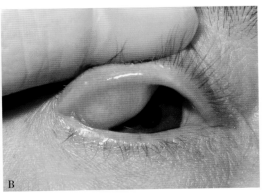

图 4-2-4-2
外睑腺炎
A. 外睑腺炎皮肤面检查；
B. 外睑腺炎睑结膜面检查。

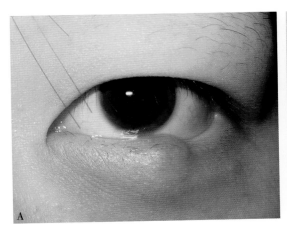

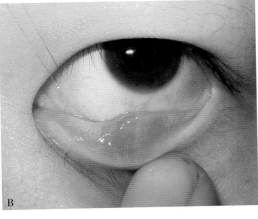

图 4-2-4-3
睑腺炎
A. 睑腺炎皮肤面检查；
B. 睑腺炎睑结膜面检查。

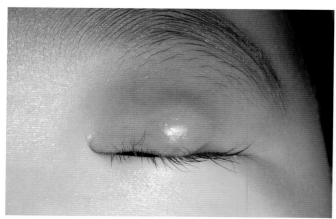

图 4-2-4-4
外睑腺炎

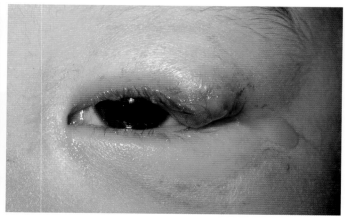

图 4-2-4-5
外睑腺炎

如图 4-2-4-4 所示，患儿，女性，5 岁，左眼上睑红肿疼痛 5 天。眼部检查可见左眼上睑红肿硬结，皮肤面充血触痛。

如图 4-2-4-5 所示，患者，女性，14 岁，左眼上睑红肿疼痛 5 天，破溃 1 天。眼部检查见左眼上睑红肿包块，隆起最高处皮肤破溃，可见血性渗出物。

如图 4-2-4-6 所示，患者，男性，21 岁，右眼上睑红肿疼痛 8 天。眼部检查见右眼上睑红肿包块，触痛，皮肤面充血。

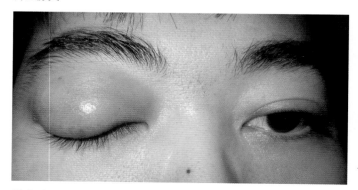

图 4-2-4-6
睑腺炎

【鉴别诊断】

睑板腺囊肿：睑板腺的慢性无痛性炎症肉芽肿，无触痛，不伴有周围皮肤或结膜的充血。

二、睑板腺囊肿

睑板腺囊肿（chalazion）曾称"霰粒肿"，是因睑板腺排出管道阻塞和分泌物潴留的基础上而形成的睑板腺慢性炎性肉芽肿。该病发生于任何年龄，进展缓慢，眼睑皮肤下可触及一至数个大小不等的质韧圆形肿块，小至米粒，大至黄豆大小，皮肤表面无红肿和压痛。翻转眼睑在肿块对应的结膜面有紫红色或灰红色局限隆起。老年患者，特别是术后反复发作者，应将切除的标本送病理检验，以排除睑板腺癌的可能。

如图 4-2-4-7 所示，患者，男性，25 岁，发现左眼包块 1 个月，眼科检查见左眼上睑内侧圆形无痛性结节（图 4-2-4-7 A），左眼结膜面见暗红色病灶（图 4-2-4-7 B）。

如图 4-2-4-8 所示，患者，男性，14 岁，发

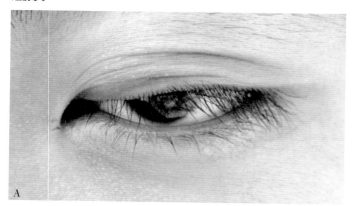

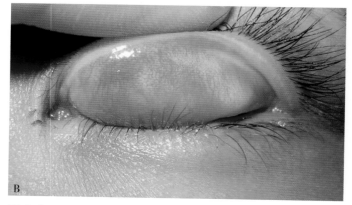

图 4-2-4-7
睑板腺囊肿
A. 睑板腺囊肿皮肤面检查；B. 睑板腺囊肿睑结膜面检查。

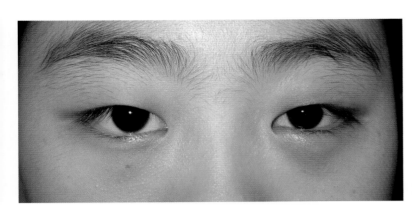

图 4-2-4-8
睑板腺囊肿

现左眼下睑包块 1 周。眼部检查左眼下睑外侧圆形无痛性肿块，与皮肤无粘连，可滑动。

如图 4-2-4-9 所示，患者，女性，54 岁，发现右眼上睑肿块 1 个月。眼部检查可见右眼上睑皮肤面一个较大无痛硬结（图 4-2-4-9 A）；相应结膜面暗红色（图 4-2-4-9 B），无分泌物。年长的睑板腺囊肿患者应在术后做病理检查以排除恶性肿瘤。

如图 4-2-4-10 所示，患儿，女性，10 岁，发现左眼下睑包块 1 个月。眼部检查可见左眼结膜面红色包块，破溃后形成隆起的肉芽组织。

如图 4-2-4-11 所示，患者，女性，54 岁，发现右眼上睑肿块 2 周。眼部检查见右眼上睑皮肤面有一较大无痛硬结，无触痛（图 4-2-4-11 A）；右眼硬结对应的结膜面暗红色，外侧上睑结膜局部向内破溃并形成肉芽（图 4-2-4-11 B）。

如图 4-2-4-12 所示，患者，女性，54 岁，发现左眼上睑肿块 2 周。眼部检查见左眼上睑皮肤面有一较大无痛硬结，无触痛（图 4-2-4-12 A）；左眼结膜面暗红色改变（图 4-2-4-12 B）。

如图 4-2-4-13 所示，患者，女性，20 岁，发现左眼上睑包块 3 周。眼部检查见左眼上睑外侧质韧结节，无触痛，皮肤面轻微充血。

如图 4-2-4-14 所示，患者，男性，20 岁，左眼上睑包块 3 周，异物感 3 天。眼部检查见左眼上睑内侧质韧结节，睑结膜面破溃形成肉芽。

【鉴别诊断】

睑腺炎：为感染性硬结，伴有局部红肿热痛的表现。

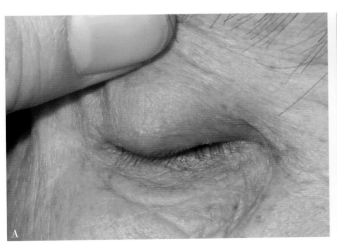
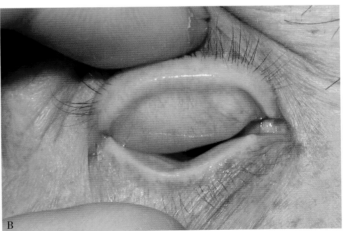

图 4-2-4-9
睑板腺囊肿
A. 睑板腺囊肿皮肤面检查；B. 睑板腺囊肿睑结膜面检查。

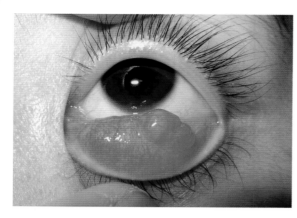

图 4-2-4-10
睑板腺囊肿

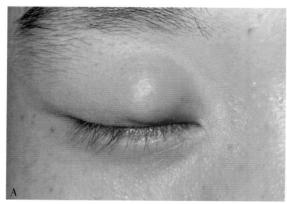

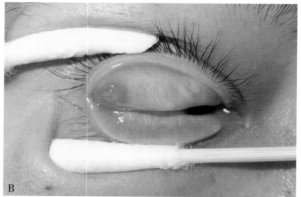

图 4-2-4-11
睑板腺囊肿
A. 睑板腺囊肿
皮肤面检查；
B. 睑板腺囊肿
睑结膜面检查。

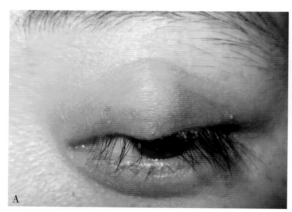

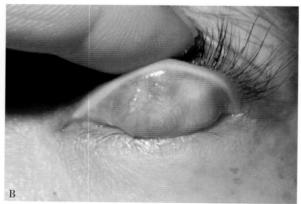

图 4-2-4-12
睑板腺囊肿
A. 睑板腺囊肿
皮肤面检查；
B. 睑板腺囊肿
睑结膜面检查。

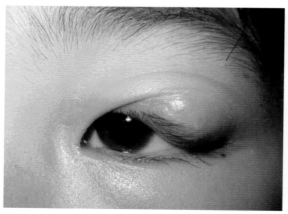

图 4-2-4-13
睑板腺囊肿

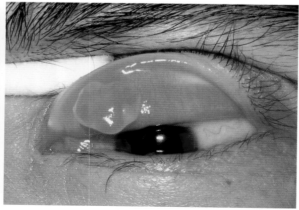

图 4-2-4-14
睑板腺囊肿睑结膜面破溃形成睑结膜肉芽

（李传宝）

第五节 眼睑位置、功能异常

一、睑内翻

睑内翻（entropion）主要是睑缘向眼球方向内翻，睫毛内卷刺激角膜的疾病。睑内翻可分为三类：先天性睑内翻、痉挛性睑内翻、瘢痕性睑内翻。先天性睑内翻常为双侧，痉挛性和瘢痕性睑内翻可为单侧。患者主要表现为流泪、畏光、异物感、摩擦感等症状，严重的可导致角膜溃疡，新生血管长入角膜，使角膜失去透明性，视力不同程度减退。

如图4-2-5-1所示，患者，女性，32岁，右眼异物感半年，裂隙灯显微镜检查可见右眼下睑内翻，睫毛内倒刺激角膜，相应结膜面充血，角膜浅层混浊，下半侧角膜见大量新生血管。

如图4-2-5-2所示，患者，男性，74岁，双眼异物感2年，眼部检查见双眼下睑内翻，睫毛内倒刺激角膜，晶状体混浊。

如图4-2-5-3所示，患者，女性，65岁，左眼异物感、视物不见2年，眼科检查见左眼上睑内翻，睫毛内倒刺激角膜，角膜混浊，新生血管长入，下睑内侧见睑缘与角膜相连形成睑球粘连。

如图4-2-5-4所示，患者，女性，69岁，左眼异物感2年，裂隙灯显微镜检查见左眼上睑内翻，睫毛倒向角膜，角膜混浊，大量新生血管长入。

如图4-2-5-5所示，患者，女性，31岁，右眼异物感3个月，眼科检查见右眼下睑内翻，结膜充血水肿，睫毛内倒刺激角膜和球结膜。

如图4-2-5-6所示，患者，女性，69岁，右眼异物感2年，眼部检查见右眼上睑内翻，睫毛内倒刺激角膜，角膜混浊，大量新生血管长入。

如图4-2-5-7所示，患者，女性，67岁，双眼异物感30年，患有沙眼30多年。眼部检查见双眼睑裂小，双眼上、下眼睑内翻，睫毛内倒刺激角膜。

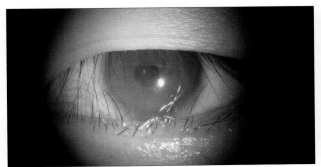

图4-2-5-1
下睑内翻

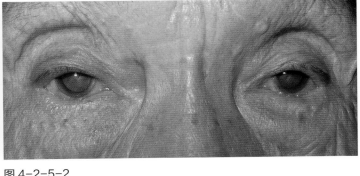

图4-2-5-2
下睑内翻

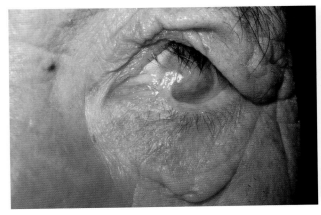

图4-2-5-3
上睑内翻

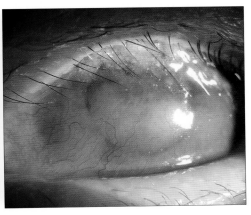

图4-2-5-4
上睑内翻

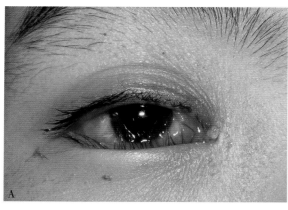
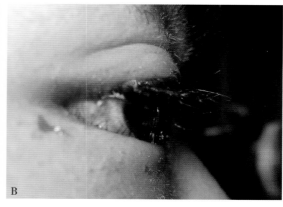

图 4-2-5-5
下睑内翻
A. 下睑内翻正面观；
B. 下睑内翻侧面观。

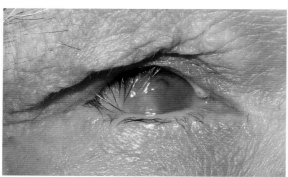

图 4-2-5-6
上睑内翻

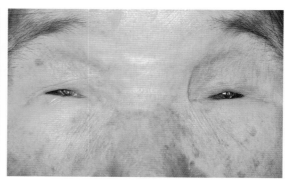

图 4-2-5-7
睑内翻

睑内翻主要是通过大体检查或裂隙灯显微镜检查，确定存在眼睑睑缘向内翻转并刺激角膜。

二、睑外翻

睑外翻（ectropion）是指眼睑向外翻转离开眼球。睑结膜常不同程度的暴露在外，轻者眼睑缘后唇离开眼球，内眦侧泪点外翻可引起泪溢，重者睑结膜暴露，甚至眼睑闭合不全。睑外翻按其发生原因可分为麻痹性、瘢痕性、老年性、痉挛性、先天性五类。睑结膜因外翻后长期暴露而发生慢性结膜炎，可导致分泌物增多，结膜干燥、肥厚并充血，泪液长期浸渍下睑可导致湿疹。

如图 4-2-5-8 所示，患者，女性，63 岁，双眼下睑外翻溢泪、不适一年。眼部检查见双眼部分睑结膜面暴露在外，结膜面充血、干燥、肥厚，泪小点离开泪湖，眼睑不能完全闭合。

如图 4-2-5-9 所示，患者，女性，72 岁，双眼下睑溢泪 2 年。眼部检查见双眼下方睑结膜面暴露在外，离开眼球，结膜面充血，干燥，肥厚，泪小点离开泪湖。

如图 4-2-5-10 所示，患者，男性，64 岁，右眼下睑溢泪 2 年。眼部检查见右眼下睑外翻，结膜面暴露，

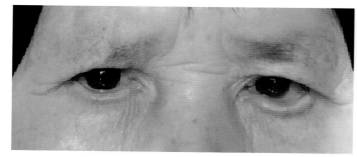

图 4-2-5-8
双眼下睑外翻

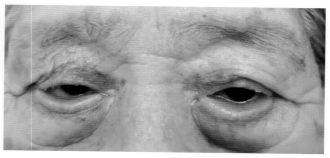

图 4-2-5-9
双眼下睑外翻

睑缘肥厚，泪小点离开泪湖。

如图 4-2-5-11 所示，患者，男性，53 岁，左眼下睑溢泪 1 年。眼部检查见左眼下睑外翻，睑缘肥厚干燥，泪小点离开泪湖。

三、后天性上睑下垂

上睑下垂包括先天性与后天性，后天性上睑下垂可见于外伤性、肌源性、退行性因素，老年退行性比如腱膜后退性上睑下垂，机械性上睑下垂可为眼睑肿瘤牵拉所致，后天性突发性上睑下垂需首先排除颅脑疾患。

如图 4-2-5-12 所示，患者，女性，56 岁，左眼睁眼困难 2 年。眼部检查左眼上睑的睑缘遮盖角膜约 4mm，诊断为右眼腱膜后退性上睑下垂。

四、下颌瞬目综合征

下颌瞬目综合征（Marcus Gunn syndrome）为患有单侧上睑下垂及上直肌功能不全，上睑下垂可随张口和咀嚼等下颌运动而消失或缓解的一种疾病症候。在嘱患者开口或作咀嚼运动时，上睑下垂缓解。

如图 4-2-5-13 所示，患儿，女性，8 岁，自幼发现右眼上睑下垂，咀嚼或张嘴时上睑下垂缓解。眼部检查见常态下右眼上睑下垂，遮挡瞳孔上 1/3（图 4-2-5-13 A）；张嘴时双眼睑裂对称等大（图 4-2-5-13 B）。

五、眼睑痉挛

眼睑痉挛（blepharospasm）是一种不自主的面神经支配区肌肉的痉挛和抽搐。可分为生理性及病理性，生理性一般为一过性眼睑跳动，可因睡眠不足、视疲劳导致；病理性可因屈光不正、结膜炎、角膜炎、倒睫等导致，病理性眼睑痉挛可持续较长时间跳动，若持续无法恢复或加重可能因面神经或者三叉神经被压迫。偶发性的眼睑痉挛是正常的，频发性的眼睑痉挛需要排查有无神经因素。

六、眼睑闭合不全

眼睑闭合不全（lagophthalmus）指上下眼睑不能完全闭合，导致部分眼球暴露，俗称兔眼。眼睑闭合不全最常见的原因为面神经麻痹，其次为瘢痕性睑外翻。眼睑闭合不全轻者引起结膜充血、干燥、肥厚和角化；重者因角膜暴露导致暴露性角膜炎。

如图 4-2-5-14 所示，患者，女性，55 岁，右眼闭合不全 1 年，1 年前出现右侧面瘫，右侧鼻唇沟变浅。眼部检查见：睁眼时右眼睑裂宽度大于左眼，下睑外翻（图 4-2-5-14 A）；正常闭眼时右眼睑裂不能闭合（图 4-2-5-14 B）；用力闭眼时右眼睑裂闭合不全（图 4-2-5-14 C）。

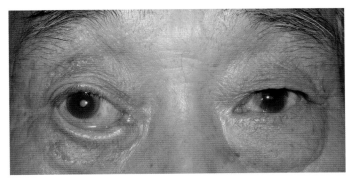

图 4-2-5-10
右眼下睑外翻

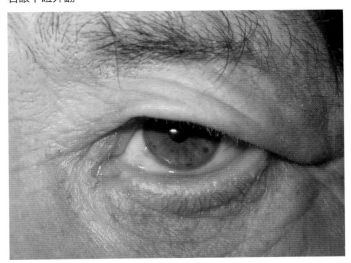

图 4-2-5-11
左眼下睑外翻

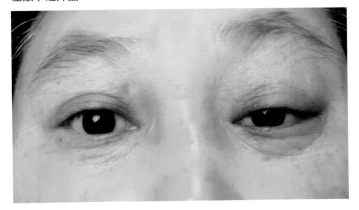

图 4-2-5-12
左眼上睑下垂

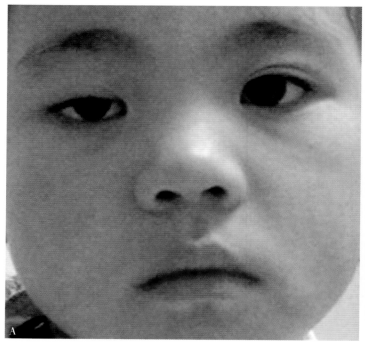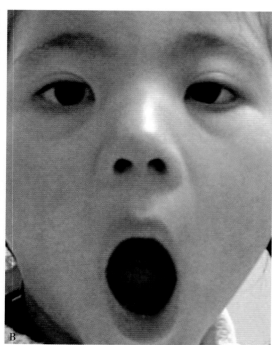

图 4-2-5-13
下颌瞬目综合征
A. 下颌瞬目综合征正常状态正面观；B. 下颌瞬目综合征张嘴时正面观。

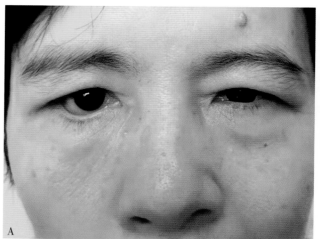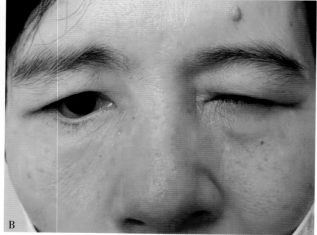

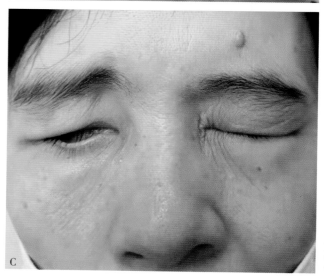

图 4-2-5-14
眼睑闭合不全
A. 睁眼时眼睑位置图；
B. 正常闭眼时眼睑位置图；
C. 用力闭眼时眼睑位置图。

如图 4-2-5-15 所示，患者，男性，31 岁，外伤后左眼闭合不全 2 个月。眼部检查见眉间皮肤瘢痕，睁眼时左眼睑裂稍大（图 4-2-5-15 A）；闭眼后左眼睑裂闭合不全，下方角膜暴露（图 4-2-5-15 B）。

【鉴别诊断】

眼睑松弛：又称眼睑松解症、萎缩性眼睑下垂，是一种少见眼睑疾病，以反复发作性眼睑水肿为特征，眼睑皮肤变薄，弹性消失，皱纹增多，色泽改变，可并发泪腺脱垂、上睑下垂和睑裂横径缩短等。

七、眼睑退缩

眼睑退缩（retraction of eyelid）指上睑缘退后不能遮盖上方角膜，最常见的原因为甲状腺疾病所致，也可能因外伤所引起。眼睑退缩影响美观，并出现干涩、畏光、疼痛等症状。

如图 4-2-5-16 所示，患者，女性，45 岁，左眼上睑缘露白两个月余。眼部检查可见左眼上睑缘后退于上方角膜后约 1mm。

如图 4-2-5-17 所示，患者，女性，24 岁，右眼上睑下垂、左眼上睑退缩 1 年。眼部检查见右眼上睑缘遮盖角膜约 5mm，达瞳孔中线上方，左眼上睑缘后退于上方角膜缘后约 2mm。

八、倒睫

倒睫（trichiasis）是指睫毛向后方生长，以致触及眼球的不正常状况。倒睫是儿童、青少年以及老年人中比较常见的外眼病，倒向角膜表面生长的睫毛不但经常摩擦角膜上皮，引起异物感、畏光、流泪等症状，还会引起眼球充血、结膜炎、角膜上皮脱落、角膜炎、角膜血管翳、角膜溃疡、角膜白斑等，甚至影响视力。

如图 4-2-5-18 所示，患者，女性，53 岁，左眼异物感 1 个月，眼部检查可左眼上睑中外侧有一根睫毛内倒。

九、双行睫

双行睫（distichiasis）为正常睫毛根部后方相当于睑板腺开口处生长另一排多余的睫毛，副睫毛常较软、短、小，色素少，常直立或者向内偏斜。

如图 4-2-5-19 所示，患者，女性，61 岁，右眼异物感 2 周，眼部检查可见右眼上睑可见多排睫毛，后排睫毛少、细软，2 根睫毛内倒刺激角膜导致中央区角膜混浊。

如图 4-2-5-20 所示，患者，女性，53 岁，右眼异物感半年，眼部检查可见右眼鼻侧胬肉，上睑可见多排睫毛，后排睫毛少，部分睫毛内倒刺激角膜。

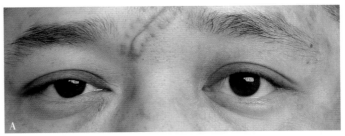

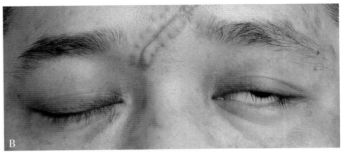

图 4-2-5-15
眼睑闭合不全
A. 睁眼时右眼下睑外翻；B. 闭眼后右眼闭合不全。

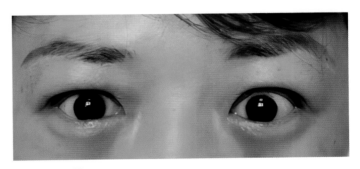

图 4-2-5-16
左眼上睑退缩

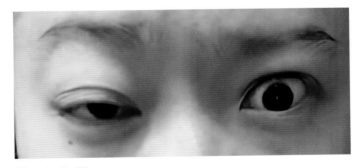

图 4-2-5-17
左眼上睑退缩

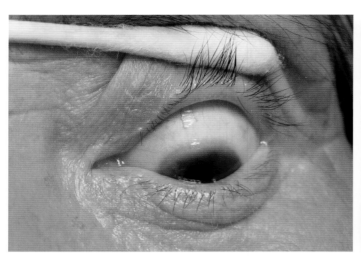

图 4-2-5-18
左眼上睑倒睫

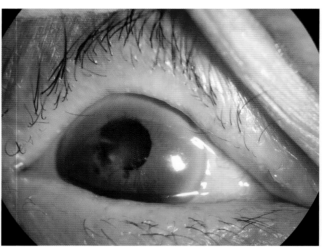

图 4-2-5-19
双行睫

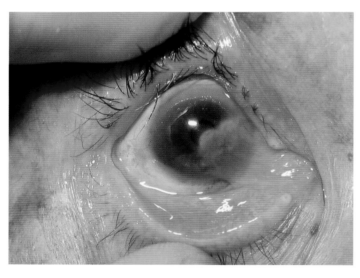

图 4-2-5-20
双行睫

（李传宝　王佳琦）

第六节　眼睑良性肿瘤

一、眼睑乳头状瘤

眼睑乳头状瘤（papilloma）是在眼睑皮肤处的良性肿瘤，眼睑皮肤的病变呈肤色，表面可见角化和白痂。

如图 4-2-6-1 所示，患者，女性，68 岁，发现左眼肿物 1 年，眼部检查见左眼下睑缘灰色，如同"菜花样"不均匀隆起，长约 1cm，宽约 0.5cm，上界位于眼睑睑缘处，下界位于眼睑皮肤（图 4-2-6-1 A）；翻开下睑检查见瘤体止于睑缘，未侵及睑结膜（图 4-2-6-1 B）。

【鉴别诊断】

眼睑鳞状细胞癌：多见于 50 岁以上男性，下睑缘或泪点为好发部位。早期呈疣样、乳头或结节状隆起，可出现溃疡，底部较深、高低不平，边缘稍隆起且外翻，可较早地转移至耳前或颌下淋巴结，病理检查可确诊。

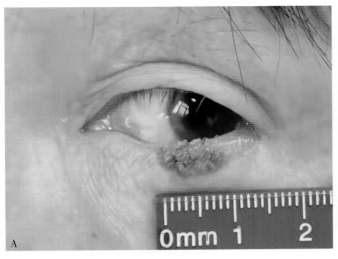
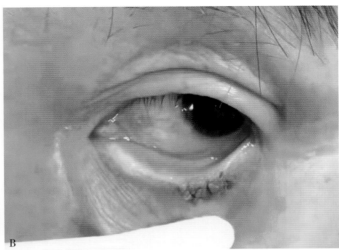

图 4-2-6-1
左眼下睑乳头状瘤
A. 左眼下睑乳头状瘤正面观；B. 左眼下睑乳头状瘤翻开下睑检查图。

二、眼睑血管瘤

眼睑血管瘤（eyelid hemangioma）属于血管发育畸形所致，多发生于婴幼儿。主要表现为眼睑局部葡萄红色或者火焰痣状暗红色斑块。

如图 4-2-6-2 所示，患儿，女性，1 岁，左眼自出生起发现紫色包块。眼部检查见左眼上睑眉弓隆起的包块，皮肤呈青紫色，质软，无疼痛（图 4-2-6-2 A）；眼部 B 超检查见左眼上睑皮下软组织内见一个较低回声影，内部回声不均匀，与眉骨分界清晰，未见明显包膜及血流（图 4-2-6-2 B）。

如图 4-2-6-3 所示，患者，男性，38 岁，自幼发现右眼下睑包块。眼部检查见右眼下睑表面凹凸不平的紫红色隆起包块，质软，按压无疼痛，无法推动。

【鉴别诊断】

（1）色素痣：色素痣一般青春期或者成年才会出现，色泽灰黑。

（2）眼睑黄色瘤：此病多见老年人，与血脂过高有一定关系。

三、眼睑色素痣

眼睑色素痣（pigmented nevus of eyelid）是眼睑局部的色素沉积所致，与皮肤其他部位的痣有相同的病理结构，包括交界痣、真皮内痣、混合痣、分裂痣。

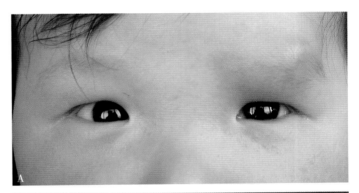
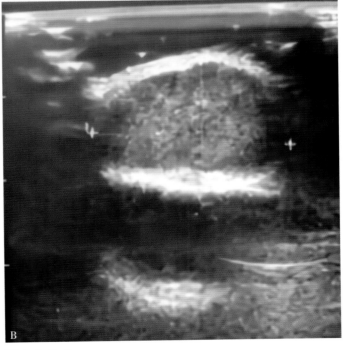

图 4-2-6-2
眉弓血管瘤
A. 左眼眉弓血管瘤正面观；B. 左眼眉弓血管瘤 B 超检查图。

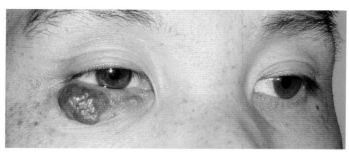

图 4-2-6-3
右眼下睑血管瘤

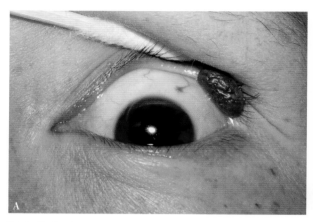

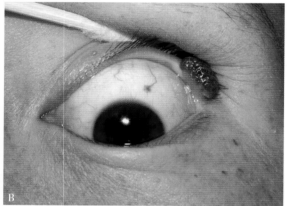

图 4-2-6-4
眼睑色素痣
A. 左眼正面检查图；B. 左眼上睑外翻后检查图。

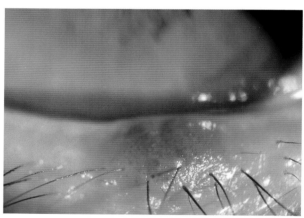

图 4-2-6-5
眼睑色素痣

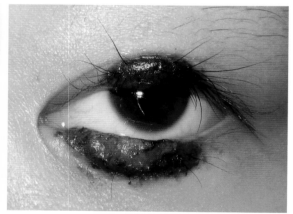

图 4-2-6-6
左眼睑分裂痣

　　如图 4-2-6-4 所示，患者，男性，28 岁，自幼发现左眼上睑黑色肿物。眼部检查见左眼外侧上睑睑缘位置皮肤面黑色肿物，表面不平，无疼痛（图 4-2-6-4 A）；翻开上睑后见左眼上睑黑色肿物边界向后未超过睑缘（图 4-2-6-4 B）。

　　如图 4-2-6-5 所示，患者，女性，31 岁，自幼发现左眼下睑褐色肿物。眼部检查见左眼下睑睑缘位置皮肤面褐色轻微隆起，表面不平，无触痛。

　　如图 4-2-6-6 所示，患者，女性，35 岁，发现左眼上下眼睑黑色肿物 30 余年。眼科检查见左眼上下眼睑对应部位有黑色肿物，表面睫毛生长，下眼睑色素痣已经皮肤科治疗。

　　色素痣一般不需要治疗，如果有恶变倾向或者美容要求者，需完整手术切除，否则残留痣细胞可能受手术刺激而发生恶变。

四、眼睑黄色瘤

黄色瘤（xanthoma）位于上眼睑内侧的扁平黄色斑块，稍隆起皮肤，常见双侧，多见于老年人，常合并血脂异常。病理证实为脂类物质沉积在眼睑皮下，如果有美容要求可手术切除、冷冻或者激光切除。

如图 4-2-6-7 所示，患者，女性，42 岁，双眼上睑长黄色无痛性包块 2 年。眼科检查见双眼上睑较对称的出现黄色扁平包块，边界清楚，表面无破溃及出血，无触痛。

如图 4-2-6-8 所示，患者，女性，67 岁，发现双眼上睑内眦部黄色无痛性肿块 13 年。眼科检查见双眼上睑内眦部黄色质韧扁平隆起，边界清楚，无触痛。

如图 4-2-6-9 所示，患者，女性，61 岁，发现双眼上下眼睑内眦部黄色无痛性肿块 10 年。眼科检查见双眼上下睑内眦部较对称地出现黄色扁平隆起，边界清楚，无触痛。

五、眼睑囊肿

眼睑囊肿常呈现圆形或椭圆形，表面光滑，界限清楚，与皮肤无粘连，有弹性。

如图 4-2-6-10 所示，患者，男性，45 岁，右眼下睑长包块半年，眼部检查见右眼下睑类圆形隆起包块，边界清晰，无破溃、出血，无触痛，不能移动。

如图 4-2-6-11 所示，患者，男性，61 岁，发现右眼上睑肿物 20 年。眼部检查见右眼内眦上方眼睑皮下囊肿（图 4-2-6-11 A）；翻开肿物，肿物背面见有蒂（图 4-2-6-11 B）。

（李传宝　王佳琦）

第七节　眼睑恶性肿瘤

一、基底细胞癌

基底细胞癌（basal cell carcinoma）是最常见的眼睑恶性肿瘤，肿瘤由表皮基底层细胞分化而来，紫外线照射为其最重要的危险因素。其好发于老年人，多发于下眼睑。根据临床表现可诊断，如结节溃疡型具有边缘隆起和中央溃疡的特性，色素型可见色素沉着；明确诊断需活检，经病理组织学确诊；影像学检查有助于确定病变范围。此病极少发生转移，常见转移部位为局部淋巴结。

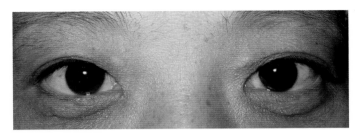

图 4-2-6-7
双眼上睑黄色瘤

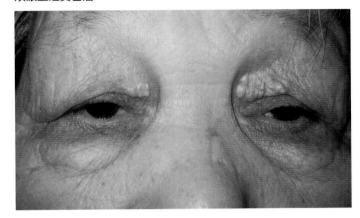

图 4-2-6-8
双眼上睑黄色瘤

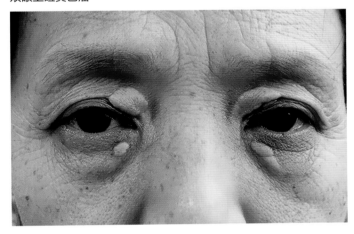

图 4-2-6-9
双眼上下睑黄色瘤

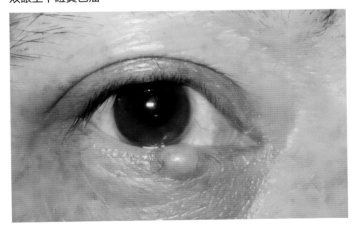

图 4-2-6-10
右眼下睑囊肿

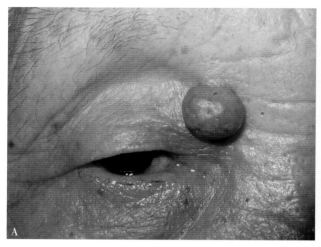
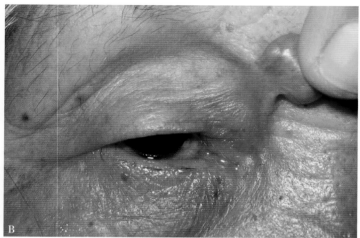

图 4-2-6-11
眼睑囊肿
A. 右眼眼睑检查图；B. 翻开肿物右眼睑检查图。

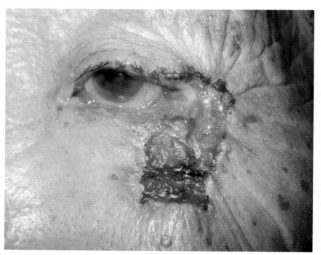

图 4-2-7-1
眼睑基底细胞癌

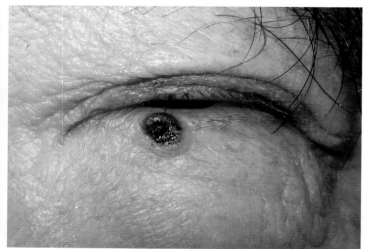

图 4-2-7-2
眼睑基底细胞癌

如图 4-2-7-1 所示，患者，女性，75 岁，发现左眼眼睑下外侧溃烂半年。眼部检查见左眼外眦处，皮肤延伸至下眼睑"火山口样"改变，基底可见肉芽破溃粗糙，有分泌物，边缘不整齐，隆起内卷，向周围侵蚀。

如图 4-2-7-2 所示，患者，女性，67 岁，左眼下睑黑色肿物 1 年。眼部检查见左眼下睑直径约 6mm 的灰黑色包块，中央破溃内陷，边缘不清晰。

如图 4-2-7-3 所示，患者，男性，54 岁，右眼上睑缘包块半年，眼部检查可见右眼上睑缘约 5mm×5mm 的黑灰色包块，表面可见少许破溃结痂，术后病理检查证实为基底细胞癌。

如图 4-2-7-4 所示，患者，男性，58 岁，左眼下睑痛、痒 3 个月。左眼下眼睑内眦部可见约 1cm×2cm 的皮肤溃疡灶，边缘不规则、结痂呈灰黑色隆起，中央部分结痂。

如图 4-2-7-5 所示，患者，女性，75 岁，左眼下睑反复破溃半年。眼部检查可见左眼下睑约 2cm×2cm 的皮肤破溃灶，中央区溃疡结痂（图 4-2-7-5 A）；病理检查见基底细胞样瘤细胞呈团块样排列，可呈网状细胞条索，外周细胞呈栅栏状排列，细胞胞浆稀少（图 4-2-7-5B）。

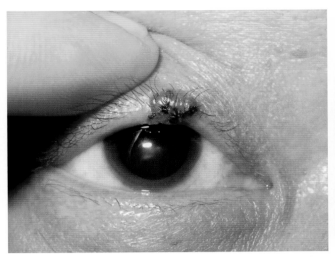

图 4-2-7-3
眼睑基底细胞癌

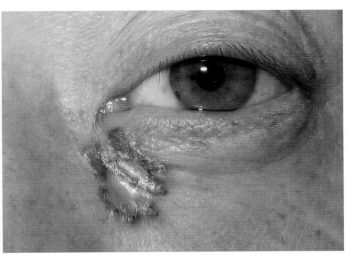

图 4-2-7-4
眼睑基底细胞癌

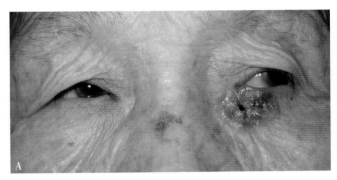

图 4-2-7-5
眼睑基底细胞癌
A. 眼睑基底细胞癌眼部检查图；B. 眼睑基底细胞癌病理检查图。
（本图由郭静提供）

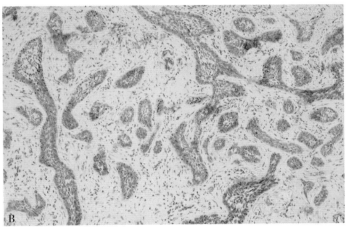

【鉴别诊断】

（1）鳞状细胞癌：该肿瘤易发生溃疡，易出血；常继发于其他皮肤病；组织病理见真皮内有异形性鳞状细胞肿瘤团块。

（2）角化棘皮瘤：此病发展快，一般不发生溃疡，可以自愈。组织病理见表皮中心大的角化栓塞，似火山口状，火山口周围表皮呈唇样突出，有嗜酸性淡染大胞质的鳞状细胞伸向真皮。

二、睑板腺癌

睑板腺癌（meibomian adenocarcinoma）又称麦氏腺癌，起源于睑板腺和睫毛的皮质腺，是眼睑较常见的恶性肿瘤。发病年龄以 50～70 岁居多，女性多于男性，上睑好发。40 岁以上，有反复发作的睑板腺囊肿样病变时应引起重视。早期很少有自觉症状，局部表现为皮下结节、质硬、与皮肤不粘连，颇似睑板腺囊肿，肿块继续增大后可在结膜面上透见黄色结节，表面不平，继而形成溃疡，出现菜花样肿块，触之易出血，分化程度较低者通过淋巴管可以较早地向耳前淋巴结和颌下淋巴结转移。

如图 4-2-7-6 所示，患者，男性，67 岁，发现右眼上睑肿物 2 年，经常溃破 3 个月，眼部检查见右眼上睑可见约 1cm×1cm 的隆起包块，中央破溃结痂呈黑色边缘黑褐色，火山口样外观。

如图 4-2-7-7 所示，患者，女性，72 岁，发现右眼下睑肿物 1 年，眼部检查右眼下睑可见约 1.5cm×1.5cm 的红色隆起包块，呈半球状，中央溃破结痂呈黑色。

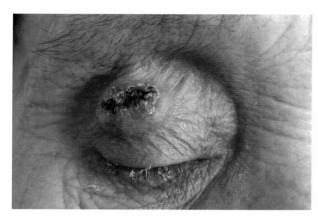

图 4-2-7-6
睑板腺癌

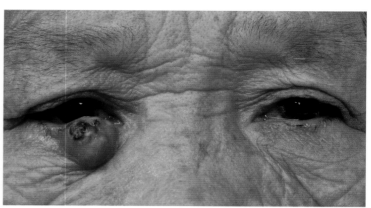

图 4-2-7-7
睑板腺癌

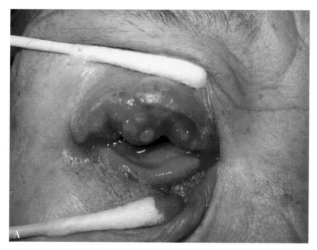

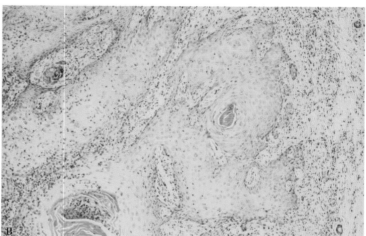

图 4-2-7-8
眼睑鳞状细胞癌
A. 眼睑鳞状细胞癌眼部检查图；B. 眼睑鳞状细胞癌病理检查图。（本图由郭静提供）

【鉴别诊断】

（1）睑板腺囊肿：睑板腺囊肿多见于青少年，睑板腺部位的囊肿，囊肿较小，少有皮肤面的破溃和黑褐色结痂。老年人反复出现的睑板腺囊肿须警惕睑板腺癌发生的可能性，最好将切出的病变组织进行切片检查，明确病变性质，以免误诊。

（2）鳞状细胞癌：睑板腺癌好发于上睑，鳞状细胞癌多发生于下睑。睑板腺癌位置较深，在睑板当中或在眼睑皮下深层，而鳞状细胞癌因为起于皮肤表皮，位置一般较浅。早期鳞状细胞癌在皮肤表面似痣或乳头状瘤。睑板腺癌女性患者比男性多，而鳞癌的患者则男性远多于女性。

（3）基底细胞癌：基底细胞癌一般多起源于皮肤表皮，病变位置较浅，病变部位多位于下睑近内眦处。基底细胞癌早期外形似痣，晚期则形成硬底潜行卷边的典型蚕食性溃疡。基底细胞癌，男女发病率相近。皮肤基底细胞癌基本不发生转移，睑板腺癌相对容易转移。

三、鳞状细胞癌

鳞状细胞癌（squamous cell carcinoma）是眼睑第二位常见的恶性肿瘤。早期呈疣状、乳头状或结节状隆起。溃疡底部较深、高低不平，边缘稍隆起且外翻，常继发感染。

如图 4-2-7-8 所示，患者，男性，48 岁，右眼上睑肿物半年，溃破 1 个月，眼部检查见右眼上睑皮肤破溃，多个隆起包块，边界不清，睑缘溃疡（图 4-2-7-8 A）；病理检查见癌细胞巢浸润真皮，可见角化珠及细胞间桥（图 4-2-7-8 B）。

【鉴别诊断】

眼睑基底细胞癌：眼睑基底细胞癌病变多位于下睑，位置较浅，早期外形似痣，晚期则形成硬底潜行卷边的蚕食性溃疡，很少发生转移。

四、恶性黑色素瘤

恶性黑色素瘤（malignant melanoma）是位于眼睑的黑色素聚集的恶性肿瘤。周围血管扩张，可形成溃疡出血，恶性度高，容易转移０。

如图 4-2-7-9 所示，患者，男性，53 岁，发现右眼下眼睑黑痣 20 多年，黑痣增长并表面破溃 3 个月，眼部检查见右眼下睑黑色不规则肿物，接触角膜及结膜，约 2cm×1cm，睑缘边缘浸润，近皮肤位置溃疡。

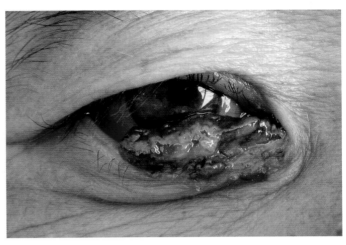
图 4-2-7-9
眼睑恶性黑色素瘤

眼睑色素痣受到刺激时可能发生恶变，当色素痣短期内生长迅速或发生溃疡时，应尽快切除并做病理检查明确有无恶变。

（李传宝）

第三章　泪器疾病

泪器由泪液分泌部和泪液排出部组成，泪液分泌部包括泪腺、副泪腺和结膜杯状细胞；泪液排出部即泪道系统，包括上下泪小点、上下泪小管、泪总管、泪囊、鼻泪管，泪液经泪道系统进入鼻腔（图 4-3-0-1）。泪器的主要功能是保持眼球表面正常的泪液分布，泪器疾病的主要症状为流眼泪。流眼泪的原因有二：一是泪液排出受阻，多为泪道阻塞所致，泪液全部或大部分不能进入鼻腔而溢出眼睑，此种类型的流眼泪称为泪溢（epiphora）；二是泪液分泌增多，泪道系统无法及时将泪液排出而流出眼睑，多为环境因素刺激所致，此种类型的流眼泪称为流泪（lacrimation）。

（李传宝　李禹琦）

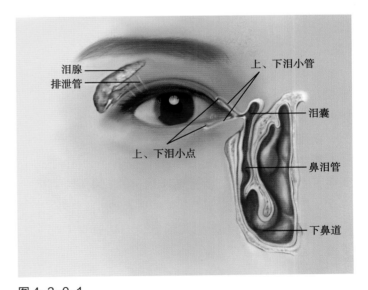
图 4-3-0-1
泪器的组成

第一节　泪器感染性疾病

泪道系统上下开口均与外界相通，中间的泪囊结构较宽阔。当泪道系统发生阻塞，泪道内细菌毒力较强或者人抵抗力下降时，容易引起泪器的感染。常见的泪器感染性疾病包括慢性泪囊炎、急性泪囊炎、新生儿泪囊炎、泪小管炎。

一、慢性泪囊炎

慢性泪囊炎（chronic dacryocystitis）多见于中老年女性，是泪囊的慢性细菌性感染。

如图 4-3-1-1 所示，患者，女性，53 岁，左眼流泪、分泌物多 10 年，眼科检查见左眼下泪小点附近分泌物增多。泪道冲洗见泪道不通，液体完全反流，有脓性分泌物流出。

【鉴别诊断】

结膜炎：结膜充血，分泌物增多，可伴流泪，泪道冲洗通畅。

二、急性泪囊炎

急性泪囊炎（acute dacryocystitis）多在慢性泪囊炎的基础上发病，与侵入细菌毒力强和患者抵抗力下降有关。

如图 4-3-1-2 所示，患者，女性，56 岁，右眼流泪、分泌物多 10 年，右眼内眦部疼痛 2 天。眼科检查见右眼泪囊区红肿、触痛、形成脓肿，周围组织充血累及右侧面部。

如图 4-3-1-3 所示，患者，女性，61 岁，左眼流泪、分泌物多 5 年，内眦部疼痛 3 天。眼科检查见左眼内眦部脓性分泌物，泪囊区红肿压痛，周围组织充血、水肿，延及对侧眼睑和鼻根部。

【鉴别诊断】

眼眶蜂窝织炎：为眼眶周围软组织的细菌性感染，可出现全眼眶红肿、压痛，而非泪囊区红肿最严重。

三、新生儿泪囊炎

新生儿泪囊炎（neonatal dacryocystitis）由于新生儿鼻泪管下端的黏膜皱襞（Hasner 瓣）没有退化，阻塞鼻泪管下端开口，泪液和细菌潴留在泪囊内引起的感染为新生儿泪囊炎，感染急剧加重可引起急性泪囊炎。

如图 4-3-1-4 所示，患儿，男性，3 个月，左眼自出生后出现流泪、分泌物多。眼科检查见左眼内眦部脓性分泌物，泪道冲洗提示左眼泪道不通，有大量脓性分泌物。

如图 4-3-1-5 所示，患儿，男性，4 个月，左眼自出生后出现流泪、分泌物多，左眼内眦部出现红肿硬结 1 天。眼科检查见左眼内眦部脓性分泌物，泪囊区红肿突起，泪道冲洗提示左眼泪道不通，有大量脓性分泌物。

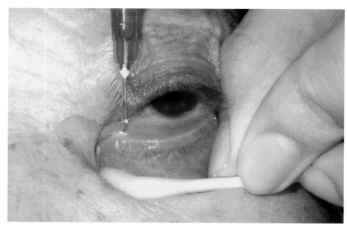

图 4-3-1-1
慢性泪囊炎

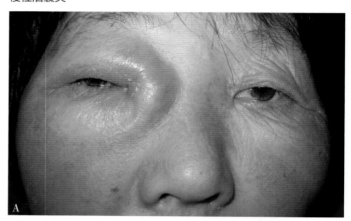

图 4-3-1-2
急性泪囊炎
A. 急性泪囊炎正面观；B. 急性泪囊炎侧面观。

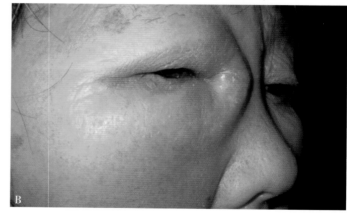

图 4-3-1-3
急性泪囊炎

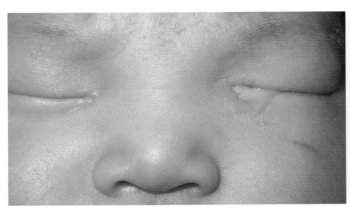

图 4-3-1-4
新生儿泪囊炎

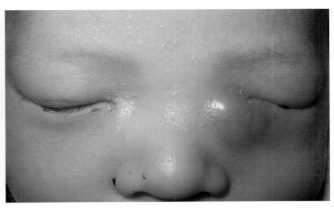

图 4-3-1-5
新生儿急性泪囊炎

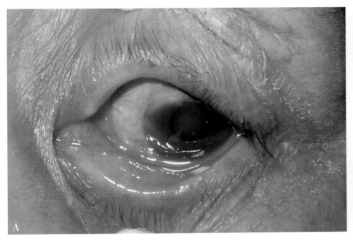

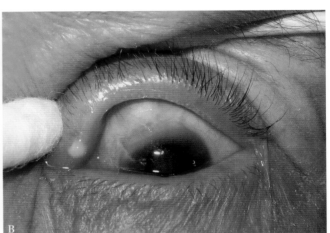

图 4-3-1-6
上泪小管炎
A. 上泪小管炎正面观；B. 按压上泪小管见脓液流出。

【鉴别诊断】

结膜炎：结膜充血、分泌物多，多为双眼，泪道冲洗通畅。

四、泪小管炎

泪小管炎（canalicular inflammation）为泪小管的细菌感染。

如图 4-3-1-6 所示，患者，男性，55 岁，左眼流泪、分泌物多 3 年。眼科检查见左眼泪小点及周围组织充血水肿（图 4-3-1-6 A），压迫泪小管可有脓性分泌物自泪点溢出（图 4-3-1-6 B），冲洗泪道不通畅，液体自原泪点返流，并伴有脓性分泌物。

【鉴别诊断】

泪囊炎：冲洗泪道不通畅，液体自对应泪点返流，可伴有脓性分泌物，压迫泪小管时没有脓性分泌物自泪点流出。

（李传宝）

第二节　泪腺脱垂

泪腺脱垂（prolapse of the lacrimal gland）是指泪腺离开了泪腺窝，向前方或下方脱垂。其分为原发性和继

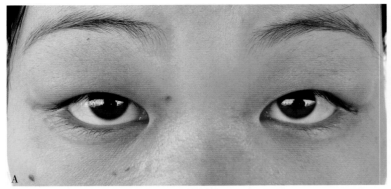
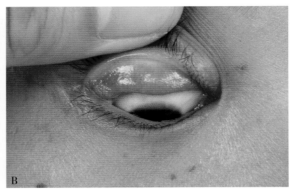
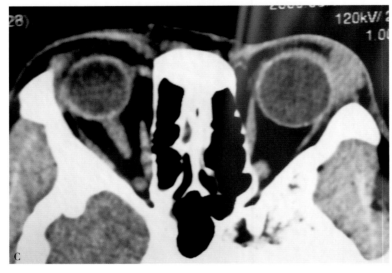

图 4-3-2-1
双眼泪腺脱垂
A. 双眼泪腺脱垂正面观；
B. 翻开上睑检查睑结膜；
C. 双眼泪腺脱垂眼眶 CT 检查。

发性两种，原发性即先天性泪腺脱垂，多见于青年女性；继发性泪腺脱垂多见于老年人及眼睑松弛者，眼眶骨折时也可发生。泪腺脱垂的临床特点有：

（1）上睑外侧肿胀，无疼痛；

（2）泪腺前突或下垂，翻开上眼睑可见泪腺，常双侧对称，无触痛；

（3）轻推肿块可还纳入眶，松手后即脱出；

（4）CT 检查可见泪腺影移位于上睑皮下。

如图 4-3-2-1 所示，患者，女性，31 岁，双眼上睑外侧无痛性肿胀 3 年。眼科检查见双眼上睑外侧均匀性突起，质韧、无压痛，边界不清（图 4-3-2-1 A）。翻开上睑见外侧睑结膜充血、轻微隆起（图 4-3-2-1 B）。眼眶 CT 提示双侧泪腺脱垂移位到外侧上睑皮下，相应位置较高密度影（图 4-3-2-1 C）。

【鉴别诊断】

泪腺脱垂应与眶脂肪脱垂、米库利兹综合征相鉴别。

（1）眶脂肪脱垂：为眶隔脂肪组织沿球结膜间隙脱入球结膜下，多见于外上方球结膜下黄白色脂肪组织聚集，鉴别要点为：眶脂肪脱垂可有脱垂部位的皮肤凹陷，脱垂的组织位于球结膜下，CT 检查可以证实脱垂的组织为低密度影且位于球结膜下。

如图 4-3-2-2 所示，患者，男性，61 岁，发现双眼外侧上方无痛性肿块 1 年。眼科检查见双眼外侧可见双眼上睑略肿胀，双外眦外侧皮肤凹陷（图 4-3-2-2 A）；暴露上睑结膜见外侧球结膜充血，结膜下脂肪团块（图 4-3-2-2 B）；眼眶 CT 提示双侧外上球结膜下低密度影（图 4-3-2-2 C）。

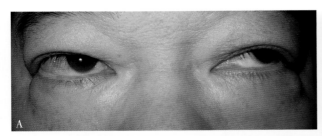

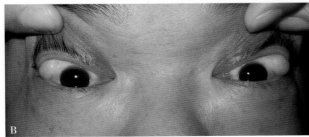

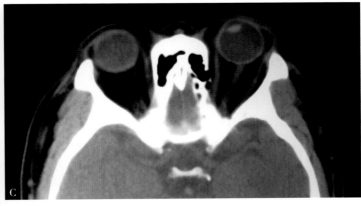

图 4-3-2-2
双眼眶脂肪脱垂
A. 双眼眶脂肪脱垂正面观；B. 暴露外上方球结膜检查；
C. 双眼眶脂肪脱垂正面观双眼泪腺脱垂眼眶 CT 检查。

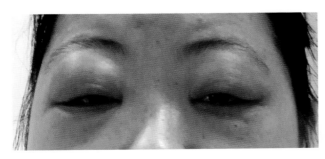

图 4-3-2-3
米库利兹眼病

（2）米库利兹综合征（Mikulicz syndrome）：为免疫反应所致双眼上睑组织水肿。

如图 4-3-2-3 所示，患者，女性，43 岁，双眼胀痛、眼球突出半年，伴关节痛。眼科检查见双眼上睑对称性水肿，质韧，患者同时伴有腮腺、颌下腺肿大，血清中 IgG4 升高。米库利兹病是 IgG4 相关性疾病的一个亚型，由于泪腺肿大而表现为双眼眼睑水肿。

（李传宝　马　艳）

第四章　结膜病

结膜（conjunctiva）是覆盖在上、下眼睑内面和前部巩膜表面的一层黏膜，是由复层柱状上皮和少量结缔组织构成的透明薄膜。位于眼睑内面的为睑结膜，贴在巩膜表面的为球结膜，两部分相互连续，形成结膜囊，具有保护和便于眼球移动的作用。球结膜与睑结膜的转折处称穹窿结膜，结膜内含有丰富的神经末梢及血管，并有少量的黏液腺，分泌黏液，起到润滑眼球的作用。

第一节　结膜病常见体征

结膜病常见的体征有结膜充血、结膜分泌物、结膜水肿、乳头增生、滤泡形成、假膜和真膜形成、结膜下出血、结膜肉芽肿、结膜瘢痕、假性上睑下垂、耳前淋巴结肿大等。不同原因引起的结膜炎，分泌物的性状不一样，比如沙眼和细菌性结膜炎的分泌物呈黏液脓性、病毒性结膜炎的分泌物是浆液性、过敏性结膜炎的分泌物呈黏稠丝状。

一、结膜充血

结膜充血（conjunctival hyperemia）是结膜血管的扩张，是急性结膜炎最常见的体征，可由多种因素刺激引起，如感染、风吹、紫外线辐射和长期局部用药等。结膜表层血管充血，以穹窿部明显，向角膜缘方向充血减轻，表层血管可随机械性移动而移动，局部滴用肾上腺素后充血消失（图 4-4-1-1、图 4-4-1-2）。

二、结膜分泌物

结膜分泌物（conjunctival exudation）是各种急性结膜炎的共有特征，分泌物可分为脓性、黏脓性和浆液性。最常引起脓性分泌物的病原体是淋球菌和脑膜炎球菌，其他致病菌通常引起黏脓性分泌物。由于黏脓性分泌物可紧紧地粘住睫毛，从而使睑缘粘在一起，患者晨间醒来可出现睁眼困难，提示可能为细菌性感染或衣原体感染；过敏性结膜炎分泌物呈黏稠丝状；病毒性结膜炎呈水样或浆液样（图 4-4-1-3 ~ 图 4-4-1-5）。

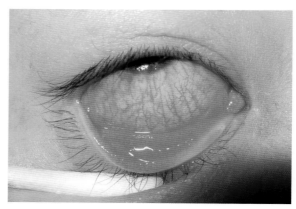

图 4-4-1-1
右眼球结膜、睑结膜鲜红色充血

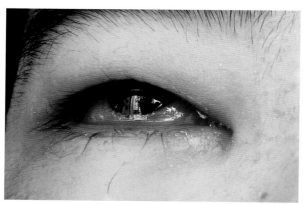

图 4-4-1-2
右眼球结膜充血水肿

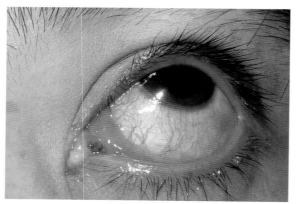

图 4-4-1-3
结膜分泌物

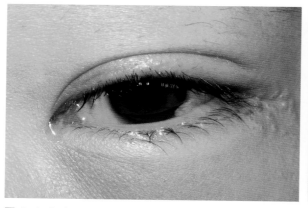

图 4-4-1-4
结膜分泌物

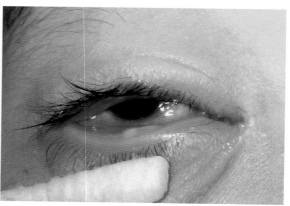

图 4-4-1-5
结膜分泌物

三、结膜水肿

结膜水肿（conjunctival chemosis）是结膜血管扩张、渗出导致组织水肿，因球结膜及穹窿结膜组织松弛，水肿时隆起明显。急性过敏性结膜炎、淋球菌或脑膜炎球菌结膜炎、腺病毒结膜炎等都有明显的结膜水肿，结膜水肿可以早于细胞浸润、结膜分泌物等体征。除炎症外，眶静脉受损或淋巴回流受阻、血管内渗透压低等都可引起结膜水肿，球结膜水肿严重时可突出睑裂之外（图 4-4-1-6）。

四、结膜乳头增生

结膜乳头增生（papillary hypertrophy）是结膜炎症的非特异性体征，可位于睑结膜或角膜缘，乳头由增生的上皮层皱叠或隆凸而成，多见于睑结膜，外观扁平，乳头较小时，呈现天鹅绒样外观，角结膜缘部的多呈圆顶状。在裂隙灯显微镜下见中心有扩张的毛细血管到达顶端，并呈轮辐样散开。直径＞1mm 的增生乳头成为巨乳头，常见于春季角结膜炎、特应性角结膜炎、戴接触镜等（图 4-4-1-7）。

五、滤泡形成

滤泡（follicle）形成由淋巴细胞反应引起，呈外观光滑，半透明隆起的结膜改变。直径一般为 0.5～2.0mm，与乳头不同，滤泡中央无血管，血管从周边基底部向顶部逐渐消失。可见于病毒性结膜炎、衣原体性结膜炎、药物引起的结膜炎等（图 4-4-1-8）。

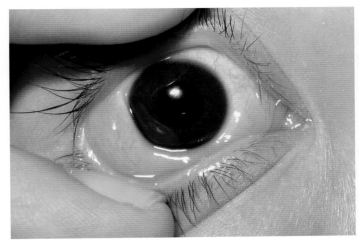

图 4-4-1-6
右眼球结膜水肿

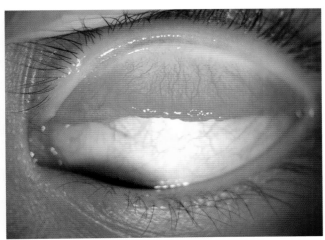

图 4-4-1-7
结膜乳头增生

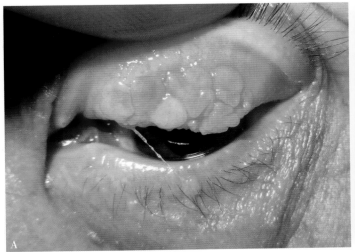

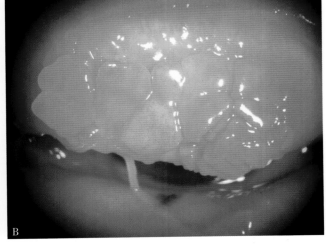

图 4-4-1-8
上睑结膜滤泡
A. 结膜滤泡大体检查；B. 结膜滤泡裂隙灯显微镜检查。

六、真膜和假膜

真膜（membranes）由严重炎症反应渗出物在结膜表面凝结而成，累及整个上皮，强行剥除后创面粗糙，易出血。假膜（pseudomembranes）俗称伪膜，是上皮表面的凝固物，去除后上皮仍然保持完整。真膜常见于腺病毒结膜炎、原发性单纯疱疹病毒性结膜炎、春季结膜炎、包涵体性结膜炎等。假膜可见于多形性红斑和史-约综合征等（图4-4-1-9、图4-4-1-10）。

七、结膜下出血

球结膜下血管破裂或其渗透性增加可引起结膜下出血（subconjunctival hemorrhages），与其相关的病史有：外伤、结膜炎症、高血压、动脉硬化等。初期出血呈鲜红色，以后逐渐变成棕色，一般7~12天内自行吸收（图4-4-1-11）。

八、结膜肉芽肿

结膜肉芽肿（conjunctival granulomas）较少见，肉芽肿一般是由增殖的纤维血管组织和单核细胞、巨噬细胞构成，常见于睑板腺囊肿、梅毒、猫抓病、肉瘤病、帕里诺综合征等（图4-4-1-12）。

九、结膜瘢痕

当结膜的损害累及结膜基质层时，可导致结膜瘢痕（conjunctival scarring）的形成（图4-4-1-13）。瘢痕早期表现为结膜穹窿变浅、线状或星状、花边状的上皮纤维化，长期的结膜瘢痕可引起睑内翻和倒睫等并发症。

十、结膜血管扩张

球结膜血管分布和形态变异很大，在炎症、创伤、感染的刺激下，球结膜血管会扩张，也有发育异常造成的血管弯曲成团、扩张迂曲（图4-4-1-14、图4-4-1-15）。

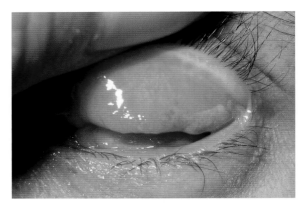

图 4-4-1-9
假膜

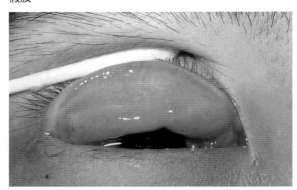

图 4-4-1-10
真膜

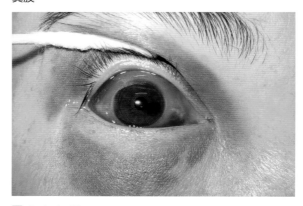

图 4-4-1-11
结膜下出血

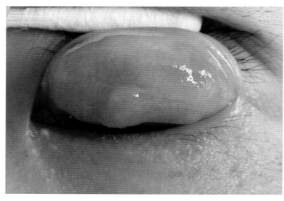

图 4-4-1-12
结膜肉芽肿

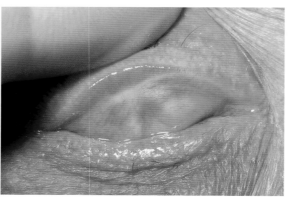

图 4-4-1-13
结膜瘢痕

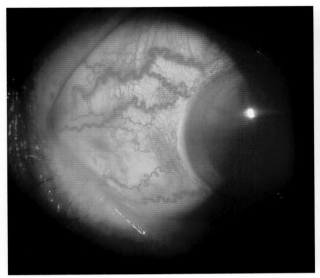

图 4-4-1-14
球结膜血管扩张

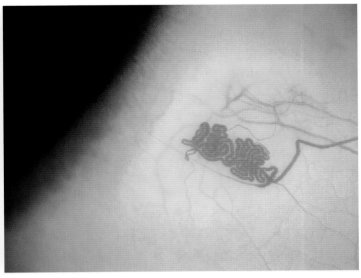

图 4-4-1-15
球结膜血管扩张

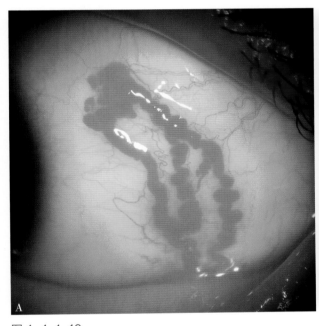

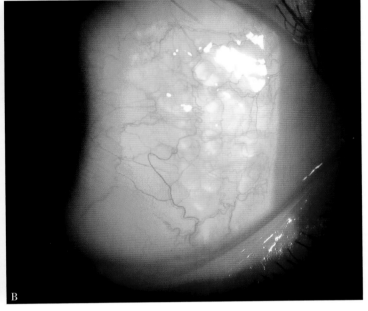

图 4-4-1-16
球结膜淋巴管扩张
A. 左眼球结膜淋巴管阻塞扩张；B. 10 天后球结膜淋巴管阻塞缓解。

十一、结膜淋巴管扩张

球结膜淋巴管正常情况下不易查到，淋巴循环受阻时可发生淋巴管扩张，阻塞因素解除后淋巴管扩张消退（图 4-4-1-16）。

（李传宝）

第二节　结膜炎

结膜炎是指因为细菌、病毒、衣原体等病原微生物感染，或者物理和化学刺激、过敏反应等导致结膜出现炎症反应的一类疾病，急性感染性结膜炎具有传染性。

一、细菌性结膜炎

细菌性结膜炎（bacteria conjunctivitis）是因致病细菌感染所致，主要表现为结膜充血、水肿、脓性或黏液性分泌物。发病时间不同结膜充血程度有差异，轻者仅表现为球结膜周边充血，结膜囊少许浆液或者黏液性分泌物。严重者结膜充血，结膜血管高度充血扩张、水肿，结膜失去透明度和正常纹理。

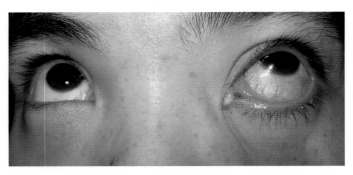

图 4-4-2-1
细菌性结膜炎

如图 4-4-2-1 所示，患者，男性，34 岁，左眼红、分泌物多 3 天，眼部检查见左眼球结膜充血，越近穹窿结膜充血越明显，结膜血管扩张，内眦部结膜黄白色脓性分泌物。

如图 4-4-2-2 所示，患者，男性，37 岁，双眼红、分泌物多 3 天，眼部检查见双眼球结膜充血，分泌物增多，眼睑充血水肿，右眼较左眼严重。

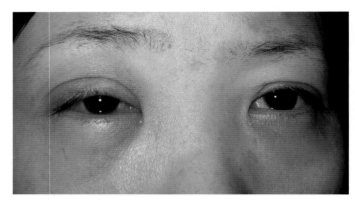

图 4-4-2-2
细菌性结膜炎

【鉴别诊断】

（1）病毒性结膜炎：分泌物多为水样，常常伴有耳前淋巴结肿大、压痛，或伴有类似感冒症状。

（2）过敏性结膜炎：过敏性结膜炎多有过敏原接触史，如接触灰尘、花粉等。主要表现为局部瘙痒，分泌物特点为白色拉丝状。

二、病毒性结膜炎

病毒性结膜炎（viral conjunctivitis）是由病毒感染引起的结膜炎症，主要体征包括结膜充血，水样分泌物，睡醒时可将上下眼睑粘住，常双眼出现症状，通常由一侧眼先开始，抵抗力低下时容易出现。此外，可表现为睑结膜出现结膜滤泡，耳前淋巴结肿大和疼痛。

（一）单纯疱疹病毒性结膜炎（herpes simplex virus conjunctivitis）

单纯疱疹病毒性结膜炎可出现眼睑簇状疱疹性水疱、眼痛或者流泪等症状，此病也可能是由树枝状角膜炎引起。

如图 4-4-2-3 所示，患者，女性，26 岁，左眼红、分泌物多 3 天。眼部检查见左眼上睑内侧皮肤水疱破溃，上睑充血水肿，渗出黄色黏稠液体结痂，球结膜充血，可见水样液分泌物。

【鉴别诊断】

带状疱疹病毒性结膜炎及睑皮炎：带状疱疹病毒感染时，可形成成簇透明小疱，疱疹的分布不越过睑和鼻的中心界线，小疱的基底有红晕，疱群之间的皮肤正常。因皮损深达真皮层，脱痂后留下永久性皮肤瘢痕。

（二）带状疱疹病毒性结膜炎

带状疱疹病毒性结膜炎（herpes zoster virus conjunctivitis），常因带状疱疹感染三叉神经分支出现，通常皮肤面可出现刺痛、烧灼、小疱疹、剧烈疼痛等表现，单侧发病，不超过鼻中线，病变愈合后存在色素沉着及瘢痕，合并结膜改变时出现结膜充血，水肿，可见滤泡，分泌物量少且稀薄。

如图 4-4-2-4 所示，患者，男性，67 岁，左眼红痛、分泌物多 1 周。眼部检查见左侧颜面部皮肤的水疱破溃，已结痂，左眼球结膜充血、水肿明显，结膜囊水样液分泌物。

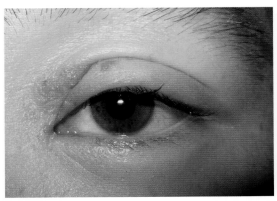
图 4-4-2-3
单纯疱疹病毒性结膜炎

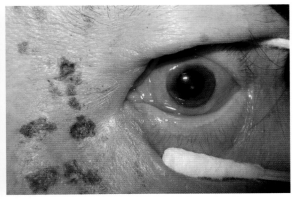
图 4-4-2-4
带状疱疹病毒性结膜炎

【鉴别诊断】

单纯疱疹病毒性结膜炎及睑皮炎：单纯疱疹病毒感染时，睑部皮肤可出现丘疹，常成簇出现，很快形成半透明的水疱，周围有红晕，眼部有刺痛、烧灼感，水疱易破，渗出黄色黏稠液体，结痂脱落后一般不遗留瘢痕。

（三）流行性角结膜炎

流行性角结膜炎（epidemic keratoconjunctivitis）常因腺病毒感染所致，患者主要表现为结膜充血水肿，尤以半月皱襞明显，有异物感、烧灼感、水样分泌物等，可在睑结膜面出现大量滤泡，上下穹窿部尤为明显，可伴有耳前淋巴结的肿大，结膜炎发病一周后可出现角膜损害，伴有畏光、流泪等症状。

如图 4-4-2-5 所示，患者，男性，24 岁，右眼红肿疼痛、分泌物多 4 天。眼部检查见右眼结膜充血、水肿明显，下睑结膜可见大量滤泡，结膜囊内水样分泌物（图 4-4-2-5A）；上睑结膜充血，形成膜样物附着（图 4-4-2-5B）；裂隙灯显微镜检查见角膜后沉着物（keratic precipitates，KP），房水闪辉（图 4-4-2-5C）。

【鉴别诊断】

沙眼：沙眼以睑结膜浸润、滤泡为主，通常临床所见者为慢性炎症过程，表现为弥漫性睑及穹窿结膜充血、乳头肥大，滤泡形成，瘢痕和角膜血管翳。

三、过敏性结膜炎

过敏性结膜炎（allergic conjunctivitis）是因接触、吸入、食用、注射等各种途径导致的结膜炎症反应，表现为双眼瘙痒，结膜充血、水肿、有浆液性分泌物，可伴有烧灼感、流泪等症状，眼睑可出现潮红、水肿、湿润或湿疹样改变，结膜水肿高度隆起时呈现"金鱼眼"样外观。

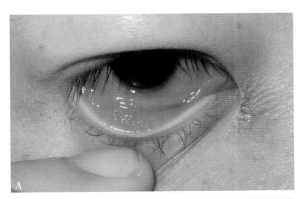

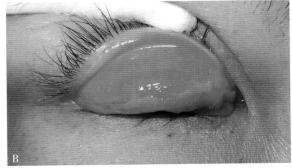

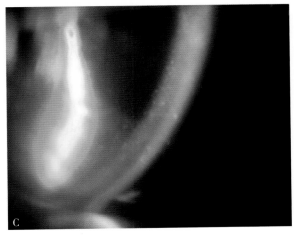

图 4-4-2-5
腺病毒性结膜炎
A. 下方球结膜和下睑结膜检查图；B. 上睑结膜检查图；
C. 裂隙灯显微镜检查图。

201

如图 4-4-2-6 所示，患者，男性，20 岁，双眼红肿、痒 1 小时。眼部检查见双眼眼睑水肿，结膜充血水肿（图 4-4-2-6 A）；翻开右眼下眼睑检查见结膜囊浆液性分泌物（图 4-4-2-6 B）。

如图 4-4-2-7 所示，患儿，男性，8 岁，双眼肿、痒 2 小时。眼部检查见双眼球结膜水肿，轻度充血。

四、泡性结膜炎

泡性结膜炎（phlyctenular conjunctivitis）为结膜对局部内源性微生物蛋白质的变态反应性病变，主要表现为瘙痒和异物感。

如图 4-4-2-8 所示，患者，女性，34 岁，左眼红、痒 1 周。眼部裂隙灯检查见上方球结膜近角膜缘处可见一泡样结节，周围组织充血。

【鉴别诊断】

结膜囊肿：为透明包块，边界清楚，但病变处结膜充血不明显，周围是正常结膜上皮细胞。

五、沙眼

沙眼（trachoma）为沙眼衣原体感染所致结膜感染性炎症反应。初期表现为滤泡性慢性结膜炎，以后逐渐进展到结膜瘢痕形成。急性期症状包括畏光、流泪、异物感，较多黏液或黏脓性分泌物。可出现眼睑红肿，结膜明显充血，乳头增生，上下穹窿部结膜满布滤泡，可合并弥漫性角膜上皮炎及耳前淋巴结肿大。慢性期无明显不适，仅眼痒、干涩、异物感和烧灼感。结膜充血减轻，结膜肥厚，同时有乳头和滤泡增生，病变以上穹窿及睑板上缘结膜显著，并可出现垂帘状的角膜血管翳。后期结膜病变被结缔组织取代，形成瘢痕。

如图 4-4-2-9 所示，患者，女性，69 岁，左眼异物感 10 多年。眼部检查见左眼上、下睑缘肥厚，睑板腺开口阻塞，部分睫毛脱失，上方角膜血管翳，球结膜充血增厚，睑球粘连。

如图 4-4-2-10 所示，患者，女性，71 岁，左眼异物感、视物模糊 30 余年。眼部检查见左眼睑裂变小，睑缘肥厚瘢痕，上下眼睑内翻，睫毛内倒刺激角膜。

如图 4-4-2-11 所示，患者，女性，67 岁，左眼异物感 10 年。眼部检查见左眼大部分睫毛脱失，睑缘肥厚，结膜充血（图 4-4-2-11 A）；裂隙灯显微镜检查见上睑结膜大量滤泡（图 4-4-2-11 B）。

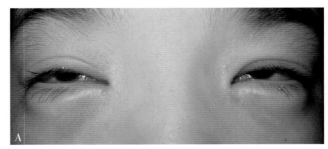
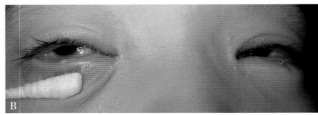

图 4-4-2-6
过敏性结膜炎
A. 过敏性结膜炎眼部大体检查图；B. 翻开右眼下眼睑检查图。

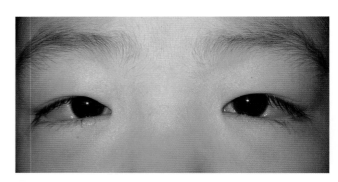

图 4-4-2-7
过敏性结膜炎

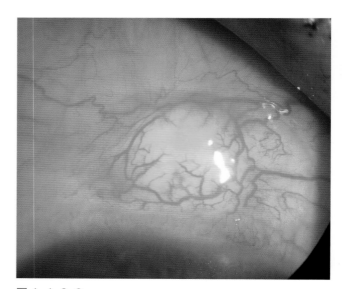

图 4-4-2-8
泡性结膜炎

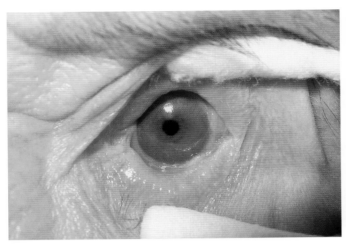

图 4-4-2-9
沙眼

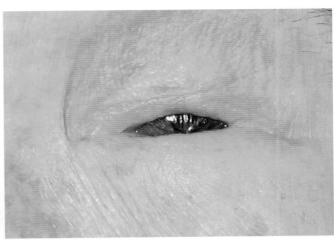

图 4-4-2-10
沙眼

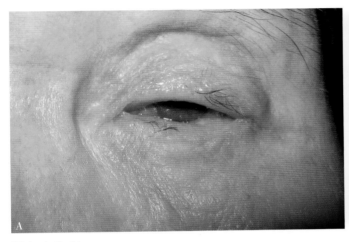

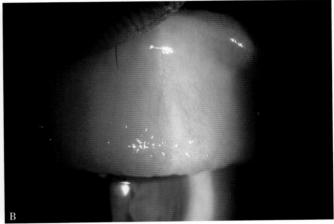

图 4-4-2-11
沙眼
A. 大体检查图；B. 上睑结膜裂隙灯显微镜检查图。

【鉴别诊断】

（1）慢性滤泡性结膜炎：下穹窿及下睑结膜见大小均匀，排列整齐的滤泡，无融合倾向。结膜充血并有分泌物，但不肥厚，数年后不留痕迹，无角膜血管翳。一般不需治疗。

（2）春季结膜炎：睑结膜增生的乳头大而扁平，上穹窿部无病变，也无角膜血管翳，结膜分泌物涂片中可见大量嗜酸性细胞。

（3）巨乳头性结膜炎：其结膜乳头可与沙眼性滤泡相混淆，但有明确的角膜接触镜佩戴史。

（李传宝）

第三节　结膜变性疾病

一、翼状胬肉

翼状胬肉（pterygium）为球结膜变性肥厚增生形成，因其形状类似昆虫的翅膀而得名。发病与环境因素有关，与阳光、风沙等慢性刺激有关，尤其与紫外线照射关系较大。常位于球结膜表面伸入角膜，多位于鼻侧，临床也可见双侧。常分为头部，颈部，体部三部分，头部隆起侵及角膜前弹力层及基质浅层；颈部相对较扁平，狭窄；体部肥厚，表面不平、有粗大扩张的血管。

如图 4-4-3-1 所示，患者，男性，65 岁，右眼长胬肉 5 年。裂隙灯显微镜检查见右眼鼻侧球结膜肥厚长入角膜，头部侵入角膜缘约 3mm，胬肉组织表面血管丰富。

如图 4-4-3-2 所示，患者，男性，56 岁，左眼长胬肉 6 年。眼部检查见左眼鼻侧球结膜增厚增生呈翼状侵入角膜，头部侵入角膜缘约 3mm。

如图 4-4-3-3 所示，患者，女性，46 岁，右眼长胬肉 5 年。裂隙灯显微镜检查见右眼鼻侧球结膜长入角膜达瞳孔边缘，胬肉头部侵入角膜缘约 4mm。

如图 4-4-3-4 所示，患者，男性，58 岁，右眼长胬肉 8 年。眼部检查见右眼鼻侧球结膜增生肥厚，长入角膜并超过角膜中央，胬肉组织血管丰富。

如图 4-4-3-5 所示，患者，男性，58 岁，右眼长胬肉 8 年。眼部检查见右眼颞侧球结膜增生侵入角膜约 2mm。

如图 4-4-3-6 所示，患者，男性，72 岁，左眼长胬肉 3 年，眼部检查见左眼双侧球结膜肥厚增生，鼻侧侵入角膜缘约 2mm，颞侧侵入角膜缘约 4mm。

如图 4-4-3-7 所示，患者，女性，55 岁，双眼长胬肉 3 年，眼部检查见双眼鼻侧球结膜肥厚增生，右眼侵入角膜缘约 2mm，左眼侵入角膜缘约 5mm。

如图 4-4-3-8 所示，患者，女性，61 岁，双眼长胬肉 3 年，眼部检查见双眼鼻侧球结膜肥厚增生，侵入角膜缘约 3mm。

如图 4-4-3-9 所示，患者，男性，65 岁，双眼长胬肉 17 年，眼部检查见双眼鼻侧球结膜肥厚增生，右眼侵入角膜缘遮挡中央区，左眼侵入角膜缘超过中央区（图 4-4-3-9 A）；右眼裂隙灯显微镜检查见右眼鼻侧球结膜侵入角膜超过并完全遮挡瞳孔区（图 4-4-3-9 B）；左眼裂隙灯显微镜检查见左眼鼻侧球结膜侵入角膜接近中央区域，遮挡部分瞳孔区（图 4-4-3-9 C）。

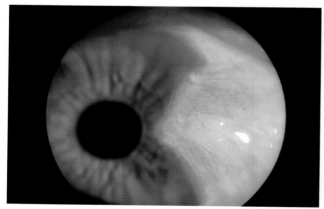

图 4-4-3-1
翼状胬肉

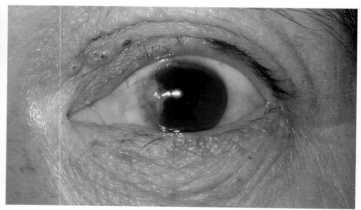

图 4-4-3-2
翼状胬肉

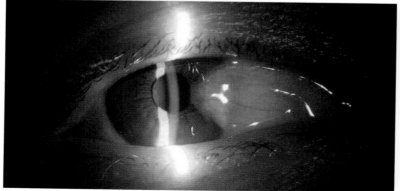

图 4-4-3-3
翼状胬肉

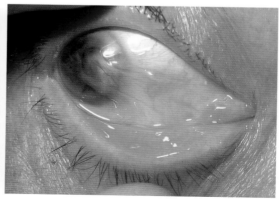

图 4-4-3-4
翼状胬肉

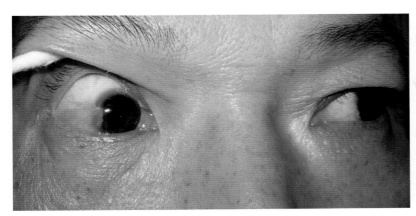

图 4-4-3-5
颞侧翼状胬肉

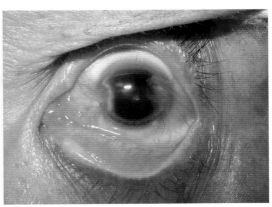

图 4-4-3-6
双侧翼状胬肉

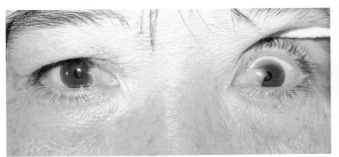

图 4-4-3-7
双眼翼状胬肉

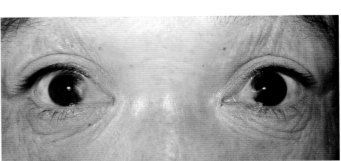

图 4-4-3-8
双眼翼状胬肉

图 4-4-3-9
双眼翼状胬肉
A. 双眼翼状胬肉大体检查；
B. 右眼裂隙灯显微镜检查；
C. 左眼裂隙灯显微镜检查。

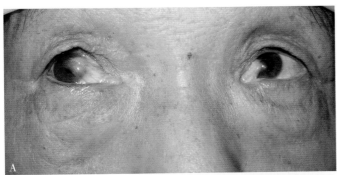

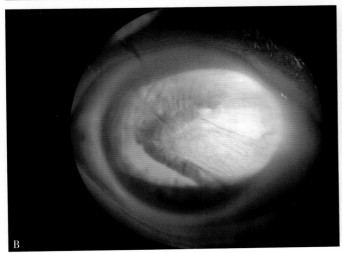

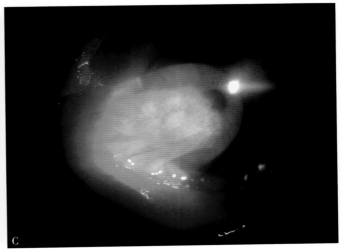

如图 4-4-3-10 所示，患者，男性，72 岁，左眼长胬肉 2 年，疼痛 1 周，眼部检查见左眼鼻侧球结膜肥厚增生侵入角膜缘约 2mm，根部见 1 脓肿约 1cm×1.5cm，上方内容物较清澈，下方内容物呈黄白色浓稠混浊。

如图 4-4-3-11 所示，患者，男性，46 岁，左眼长胬肉 3 年，发现水疱 10 天。眼部检查可见左眼鼻侧球结膜肥厚增生侵入角膜约 4mm，胬肉中上方见一结膜下水泡样肿物（图 4-4-3-11 A）；裂隙灯显微镜弥散光检查见囊肿突出结膜表面，血管无明显扩张（图 4-4-3-11 B）；裂隙灯显微镜裂隙光检查见囊肿内水样物，非实性，血管正常分布（图 4-4-3-11 C）。

如图 4-4-3-12 所示，患者，女性，65 岁，右眼外伤后变红 1 年，眼部检查见右眼颞侧球结膜增厚增生，长入角膜遮盖角膜约 5mm，遮盖部分瞳孔，边缘不规整，睑球粘连。

如图 4-4-3-13 所示，患者，女性，63 岁，双眼翼状胬肉切除术后复发 4 年。裂隙灯显微镜检查见右眼下方及鼻侧胬肉复发后广泛长入角膜，仅留下裂隙状瞳孔缝隙视物，睑球粘连（图 4-4-3-13 A），左眼下方胬肉复发后长入角膜遮挡部分瞳孔，睑球粘连（图 4-4-3-13 B）。

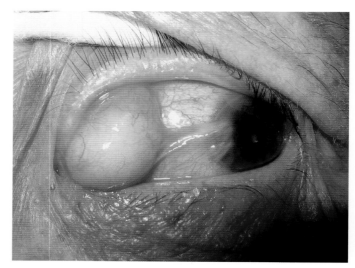

图 4-4-3-10
翼状胬肉伴脓肿

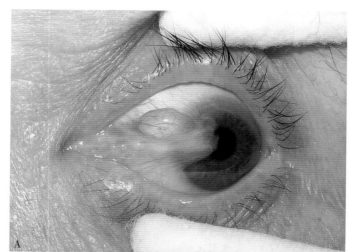

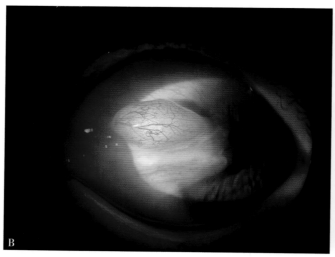

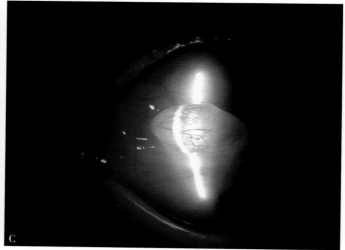

图 4-4-3-11
翼状胬肉伴囊肿
A. 翼状胬肉伴囊肿大体检查；B. 翼状胬肉伴囊肿裂隙灯显微镜弥散光检查；C. 翼状胬肉伴囊肿裂隙灯显微镜裂隙光检查。

【鉴别诊断】

（1）假性胬肉：假性胬肉是由于外伤、手术、炎症伤及角膜缘区而导致的结膜与角膜的粘连。与真性胬肉不同的是：它没有清晰的头、体、尾的外形特点，可以发生在角膜的任何位置，其下方常常可以被探针通过。

（2）睑裂斑：睑裂斑位于睑裂区角膜两侧的球结膜，微隆起于结膜，呈黄白色的三角形外观，不侵及角膜。

二、睑裂斑

睑裂斑（pinguecula）是结膜长期暴露在阳光、风沙下所致的玻璃样渗出、黏膜下弹力纤维变性所致。典型表现为角膜缘外侧三角形黄白色斑块，通常先发生于鼻侧球结膜，然后才在颞侧出现，状似脂肪，底向角膜缘，稍隆起，不侵犯角膜。

如图 4-4-3-14 所示，患者，男性，46 岁，双眼球结膜长黄色斑块约 3 年余。眼部检查可见双眼睑裂区角结膜缘结膜部黄白色扁平样斑块，不累及角膜。

【鉴别诊断】

翼状胬肉：多发于鼻侧球结膜组织，球结膜组织肥厚增生，会侵入角膜缘并缓慢生长。

三、结膜结石

结膜结石（conjunctival concretion）是在睑结膜上出现的多发坚硬的黄点，状如碎米，有的散在呈点状，也可密集成群。结膜上皮陷凹或深部管状隐窝等处堆积的脱落上皮细胞和退行性细胞的凝固物。当突出于结膜面后产生异物感，甚至摩擦角膜导致糜烂。结膜结石没有或极少钙质沉着，并非真正的结石。

如图 4-4-3-15 所示，患者，女性，63 岁，左眼异物感 6 个月。眼部检查见左眼上睑结膜可见多个黄白色小点状突起，质硬、呈碎粒状，部分分散呈点状，部分呈密集状。

如图 4-4-3-16 所示，患者，男性，43 岁，右眼异物感 6 个月。眼部检查见右眼上睑结膜膜状物附着，见多个黄白色小点状突起，内侧 2 颗突出穿破睑结膜。

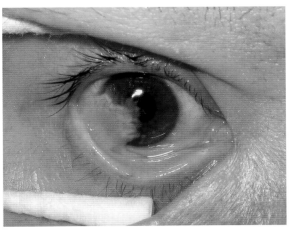

图 4-4-3-12
外伤后翼状胬肉

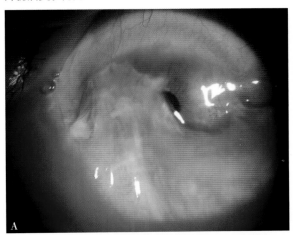

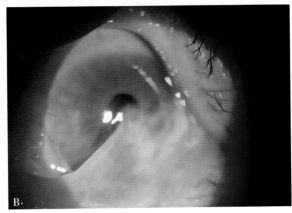

图 4-4-3-13
双眼复发性翼状胬肉
A. 右眼裂隙灯显微镜检查；B. 左眼裂隙灯显微镜检查。

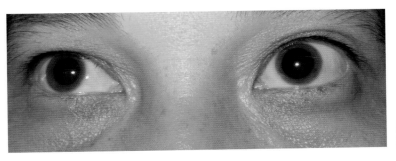

图 4-4-3-14
双眼睑裂斑

如图 4-4-3-17 所示，患者，男性，52 岁，左眼异物感 4 个月。眼部检查见左眼上睑结膜膜状物附着，见多个黄白色细小点状突起，较为密集。

（李传宝　王佳琦）

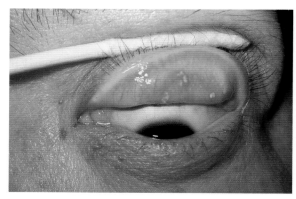

图 4-4-3-15
左眼上睑结膜结石

第四节　眼球筋膜炎

眼球筋膜炎（ocular tenonitis）是眼球筋膜和球结膜的感染性炎症，一般分为浆液性眼球筋膜炎和化脓性眼球筋膜炎。此病起病急，伴有眼球疼痛，尤其眼球转动时疼痛加剧（详见第十五章第一节）。

（李传宝）

第五节　球结膜下出血

球结膜下出血（conjunctival hemorrhage）是由于球结膜小血管破裂所致的出血。可见于外伤和眼部手术后，更为常见的是自发性出血，也可见于严重急性结膜炎的结膜下出血，可能由微小血管栓塞所致。负重、呕吐、剧烈咳嗽、喷嚏、便秘可引起球结膜下出血，各种全身病，如动脉硬化、糖尿病、高血压、血小板减少、凝血功能异常等，也易导致球结膜下出血。严重眼球钝挫伤、结膜下出血量大，应注意排除巩膜破裂之可能。球结膜下出血刚发生时呈鲜红色。出血一般 1～3 周可吸收消退。

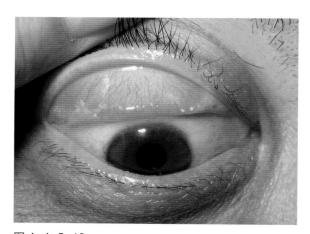

图 4-4-3-16
右眼上睑结膜结石

如图 4-4-5-1 所示，患者，女性，31 岁，剧烈咳嗽后右眼眼红 1 天。眼部检查可见右眼上方球结膜下鲜红色片状出血。

如图 4-4-5-2 所示，患者，女性，29 岁，发现右眼眼红 3 小时。眼部检查见左眼颞侧球结膜下大片鲜红色出血。

如图 4-4-5-3 所示，患者，男性，41 岁，发现左眼眼红半天。眼部检查见左眼球结膜下弥漫性暗红色出血。

如图 4-4-5-4 所示，患者，男性，33 岁，左眼碰伤后红、痛 1 天。眼部检查见左眼周皮下淤血，鼻侧结膜下出血鲜红色，颞侧结膜下大量出血呈暗红色。大量暗红色结膜下出血要注意排除眼球破裂伤。

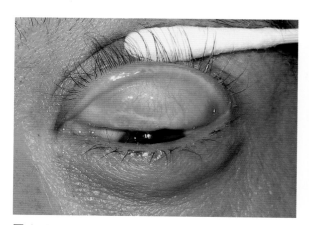

图 4-4-3-17
左眼上睑结膜结石

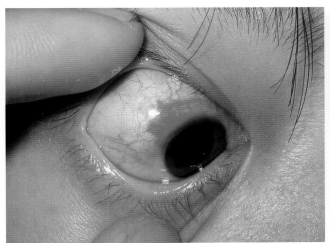

图 4-4-5-1
球结膜下出血

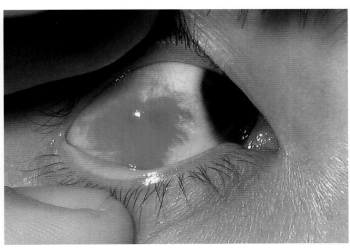

图 4-4-5-2
球结膜下出血

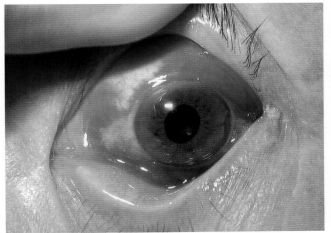

图 4-4-5-3
球结膜下出血

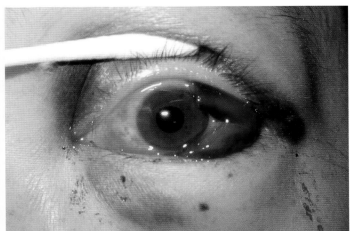

图 4-4-5-4
外伤性球结膜下出血

（李传宝）

第六节　结膜肿瘤

一、结膜囊肿

结膜囊肿（conjunctival cyst）是结膜变性后出现泡状隆起，囊壁由上皮细胞构成，菲薄透明，可见于结膜任意部位。

如图 4-4-6-1 所示，患者，男性，31 岁，发现左眼上方肿物 1 年。眼部大体检查见左眼鼻上方结膜缘结膜淡黄色囊性肿物，相应部位角膜缘灰白色混浊（图 4-4-6-1 A），裂隙灯显微镜检查见鼻上方结膜肿物，透光，表面结膜血管稍密集（图 4-4-6-1 B）。

如图 4-4-6-2 所示，患者，男性，47 岁，发现右眼下方肿物 3 周，1 个月前曾行右眼玻璃体切除联合硅油填充手术。眼部检查见右眼下方球结膜下多个半球形肿物，其内透明，为硅油小泡。

二、结膜血管瘤

结膜血管瘤（conjunctiva angioma）包括结膜的毛细血管瘤及海绵状血管瘤。毛细血管瘤范围较小，一般除侵犯结膜外也可侵及眼睑组织。海绵状血管瘤除结膜外，常侵及眼睑、眼眶、颜面部等，合并青光眼，称为

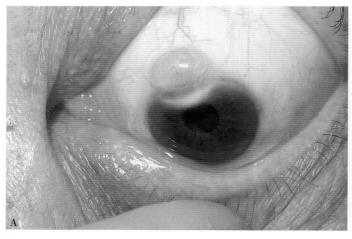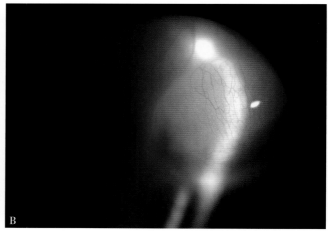

图 4-4-6-1
左眼结膜囊肿
A. 左眼结膜囊肿大体检查；B. 左眼结膜囊肿裂隙灯显微镜检查。

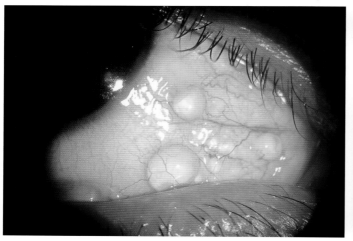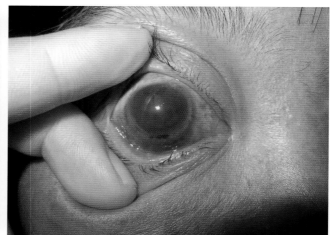

图 4-4-6-2
左眼结膜囊肿

图 4-4-6-3
右眼球结膜血管瘤，合并眶周血管瘤和先天性青光眼

斯德奇 – 韦伯综合征（Sturge-Weber syndrome）。

如图 4-4-6-3 所示，患者，男性，43 岁，右额面及结膜自幼发红。眼部检查可见右眼颜面部及结膜呈弥漫性暗红色改变，角膜雾混，右眼眼压 43mmHg。

【鉴别诊断】

（1）结膜毛细血管扩张：肉眼见到红色或紫红色斑状、点状、或条索状扩张的毛细血管，压之可褪色、松开可充盈时，即可判断为结膜毛细血管扩张。

（2）眼外伤：也可表现为眼红、眼睑皮肤呈紫红色，应注意询问外伤史，可与之鉴别。

三、结膜皮样脂肪瘤、结膜皮样瘤和结膜表皮样囊肿

结膜皮样脂肪瘤（conjunctival dermolipoma）是常见的结膜良性肿瘤，常位于颞侧象限外眦部的球结膜下、黄色、质软的肿块，如影响美观或生长扩大可考虑切除，手术时需谨慎，其后与脂肪相连，手术可引起眼眶并发症；结膜皮样瘤（conjunctival dermoid），常位于颞下方角膜缘，表现为圆形、表面光滑隆起的包块，表面可有毛发；结膜表皮样囊肿（conjunctival epidermoid cyst）常位于内眦部泪阜处，直径从几毫米到数厘米，通常无症状，外观看包块内侧类似"豆腐渣样"物质沉积（图 4-4-6-4 ~ 图 4-4-6-6）。

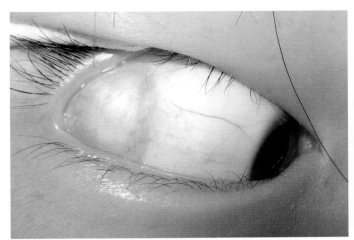

图 4-4-6-4
右眼皮样脂肪瘤

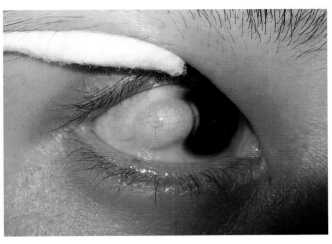

图 4-4-6-5
右眼结膜皮样瘤

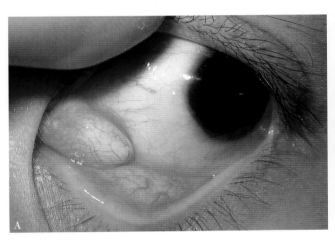

图 4-4-6-6
左眼结膜表皮样囊肿
A. 结膜表皮样囊肿外观检查图；B. 结膜表皮样囊肿病理检查图。

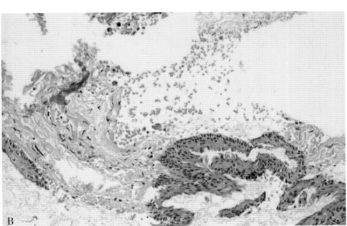

如图 4-4-6-4 所示，患者，女性，23 岁，右眼外眦部结膜长包块 1 年。眼部检查可见右眼颞侧近外眦部的球结膜下，可见一黄色、质软的光滑肿块。

如图 4-4-6-5 所示，患者，男性，21 岁，自幼发现右眼肿物，眼部检查见右眼颞下角膜缘处见一椭圆形、表面光滑的黄白色肿物，表面血管丰富，有毛发生长。

如图 4-4-6-6 所示，患者，男性，45 岁，左眼内眦部结膜长包块 1 年余，眼部检查见左眼内部泪阜处黄色、边界清楚的椭圆形包块，表面光滑（图 4-4-6-6 A）；病理检查见囊肿内衬复层鳞状上皮（图 4-4-6-6 B）。

【鉴别诊断】

（1）眶脂肪脱垂：患者上睑外侧饱满，外侧球结膜下黄白色质软肿物，活动性好，可推回眶内。

（2）结膜脓肿：一般可有红、肿、热、痛等局部表现，多为细菌感染，触之有波动感，结膜充血等体征较明显。

四、结膜色素痣

结膜色素痣（conjunctival nevi）多发于角膜缘附近及睑裂部的球结膜，呈不规则圆形，大小不等，境界清楚，稍隆起于结膜面。痣一般为黑色，色素深浅不一，约 1/3 的结膜色素痣缺乏色素，1/2 以上的色素痣可见囊肿样上皮包涵体。

如图 4-4-6-7 所示，患者，男性，46 岁，左眼结膜长黑色斑块 5 年余。眼部检查见左眼颞上方角膜缘附近可见约 15mm 长，6mm 宽的棕褐色扁平隆起包块（图 4-4-6-7 A）；裂隙灯下可见扁平包块内部色素聚集（图 4-4-6-7 B）；病理检查：鳞状上皮基底层可见痣细胞巢状增生，细胞形态较一致（图 4-4-6-7 C）。

如图 4-4-6-8 所示，患者，女性，51 岁，左眼内眦部结膜长棕黑色结节 20 年。眼部检查可见患者左眼结膜色素团块位于泪阜，呈棕褐色，边界清晰。

如图 4-4-6-9 所示，患者，女性，31 岁，发现右眼上方棕黑色肿物 5 年。眼部检查可见患者右眼上方球结膜棕黑色肿物，表面光滑，边界清晰。

五、鲍恩病

鲍恩病（Bowen disease）好发于中老年男性，与人类乳头状瘤 16 型病毒感染、紫外线照射和长期接触砷剂等有关。部分患者由于感染 HIV、器官移植、长期慢性病导致免疫力低下，可诱发鲍恩病。该病发病缓慢，相对静止，且没有明显的临床症状，多在体检时发现，主要表现为红色或暗红色的丘疹，丘疹的形状一般不规则，边界较为清晰，大小不一，可逐渐扩大，部分患者还可伴随角化性鳞屑、痂皮，同时出现渗出和糜烂等表现。裂隙灯检查可以明确清楚地观察到松针样血管翳或者霜染样上皮的范围，如果后续手术治疗，可以用荧光素作角结膜上皮染色，以明确范围。病理检查肿瘤部位上皮细胞呈一致性高度增生，棘细胞为圆形或卵圆形，大小不一有明显的极性紊乱和细胞核分裂象，但不突破基底膜。在增生的上皮与正常上皮之间界限分明，有清晰和完整的基底膜。

如图 4-4-6-10 所示，患者，男性，56 岁，左眼结膜长白色不均匀隆起包块 2 年余，眼部检查可见左眼角膜结膜交界处半透明或胶冻状赘生物，微隆起，呈粉色或者白色，界限清楚（图 4-4-6-10 A）；病理检查示：鳞状上皮正常层次消失，全层呈异型增生，细胞极向紊乱，可见核分裂象（图 4-4-6-10 B）。

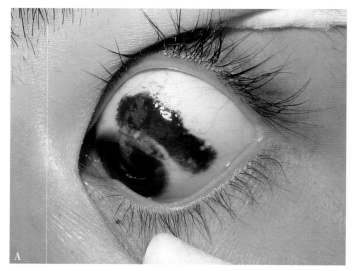

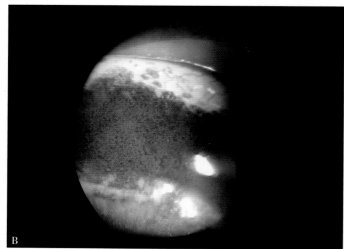

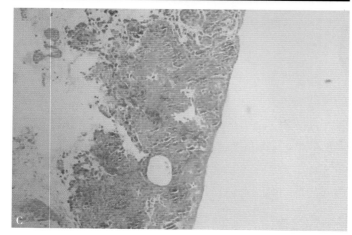

图 4-4-6-7
结膜色素痣
A. 结膜色素痣大体检查；B. 结膜色素痣裂隙灯显微镜检查；C. 结膜色素痣病理检查。

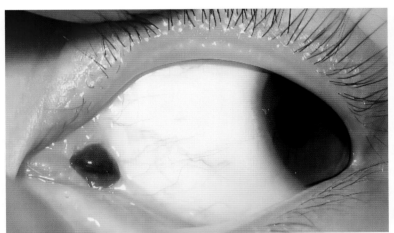

图 4-4-6-8
左眼结膜色素痣

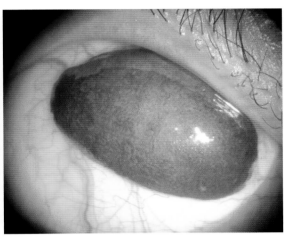

图 4-4-6-9
右眼结膜色素痣

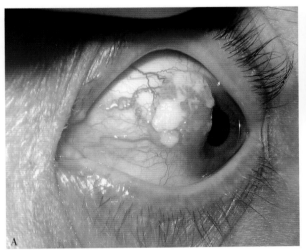

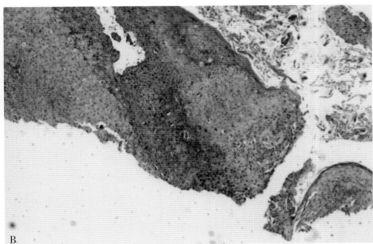

图 4-4-6-10
结膜鲍恩病
A. 结膜鲍恩病大体检查；B. 结膜鲍恩病病理检查。

【鉴别诊断】

角膜皮样瘤：肿瘤与生俱来，随着年龄增长而增大，侵犯瞳孔区影响视力，常伴有附耳、耳前瘘管等其他先天异常。

六、结膜鳞状细胞癌

结膜鳞状细胞癌（conjunctival sguamous cell carcinoma）是一种比较常见的结膜恶性肿瘤，紫外线过度照射是鳞状细胞癌发生的重要因素。多发生于睑裂区的角膜缘处、睑缘皮肤和结膜的交界处或内眦部泪阜等部位，大多数肿瘤呈胶质样，上皮异常角化，很少发生转移。

如图 4-4-6-11 所示，患者，男性，67 岁，左眼上睑长黄白色隆起包块 1 年余。图中所见左眼上睑结膜中央可见较扁平的黄白色隆起，边界清楚，累及穹窿结膜。

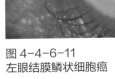

图 4-4-6-11
左眼结膜鳞状细胞癌

（李传宝）

第五章　角膜病

角膜是眼球最前面的透明部分，覆盖虹膜、瞳孔及前房，并为眼睛提供大部分屈光力。在人眼的折光系统中，角膜的折光能力是最强的。角膜有十分敏感的神经末梢，如有外物接触角膜，眼睑便会不由自主地闭合以保护眼睛。为了保持透明，角膜并没有血管，透过泪液及房水获取养份及氧气。人类角膜横径为 11.5 ~ 12mm，垂直经为 10.5 ~ 11mm，中心厚度约有 0.55mm，边缘厚度约 1mm。组织学上由前向后分五层：上皮细胞层、前弹性层、基质层、后弹性层和内皮细胞层。在裂隙灯活体显微镜下可看到泪膜、上皮层、前弹性层、基质层、后弹性层、内皮层共六层（图 4-5-0-1）。

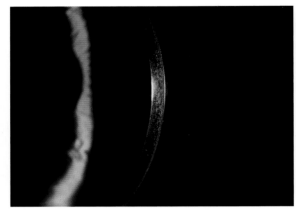

图 4-5-0-1
角膜切面图

第一节　角膜病常见体征

角膜是眼球壁的重要组成部分，也是重要的屈光间质。炎症、外伤、变性、感染、先天性异常等均可引起不同的病理性改变。

一、角膜薄翳

角膜薄翳（corneal nebula）俗称"角膜云翳"，是指角膜疾患痊愈后形成的浅层瘢痕性混浊薄如云雾状，通过混浊部分仍能看清后面的虹膜纹理（图 4-5-1-1）。

二、角膜斑翳

角膜斑翳（corneal macula）时，角膜混浊较厚，略呈白色，仍可透过混浊的角膜观察到虹膜（图 4-5-1-2）。

三、角膜白斑

角膜白斑（corneal leucoma）时角膜混浊很厚，呈瓷白色，无法透过混浊的角膜观察到虹膜（图 4-5-1-3 ~ 图4-5-1-6）。

四、角膜新生血管

正常的角膜无血管分布，为完全透明的组织结构。如角膜发生炎症或受到外伤时，由于病变刺激，角膜边缘的血管逐渐深入至病灶处，形成角膜新生血管（图 4-5-1-7 ~ 图 4-5-1-10）。

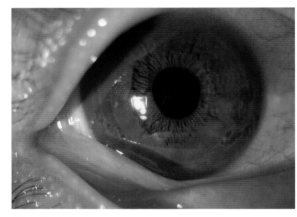

图 4-5-1-1
角膜薄翳

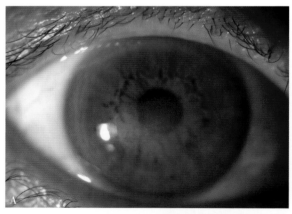

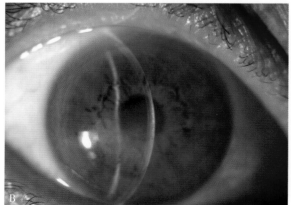

图 4-5-1-2
角膜斑翳
A. 角膜斑翳裂隙灯显微镜弥散光检查；
B. 角膜斑翳裂隙灯显微镜裂隙光检查。

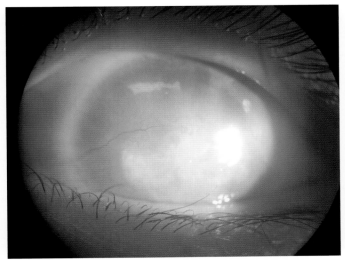

图 4-5-1-3
角膜白斑

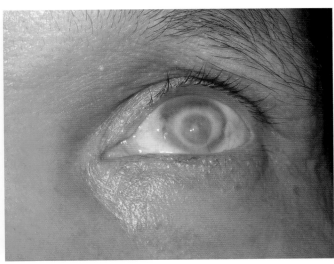

图 4-5-1-4
粘连性角膜白斑

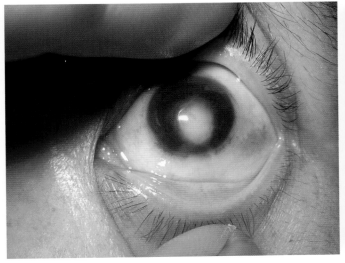

图 4-5-1-5
角膜白斑

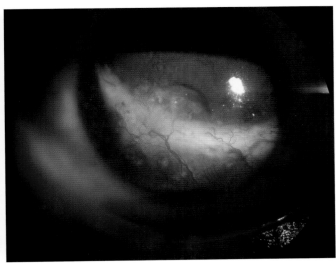

图 4-5-1-6
角膜白斑

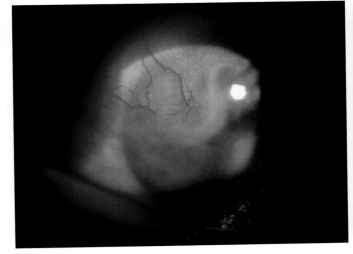

图 4-5-1-7
角膜新生血管

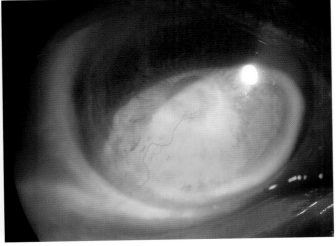

图 4-5-1-8
角膜新生血管

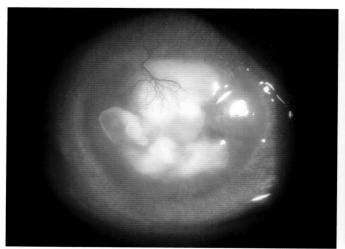

图 4-5-1-9
角膜新生血管

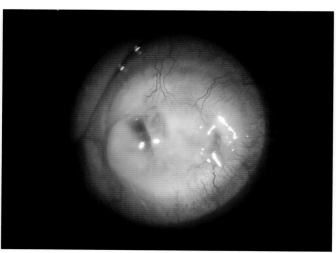

图 4-5-1-10
角膜新生血管

（靳　睿　李传宝）

第二节　角膜炎

角膜的防御能力减弱，由于致病因素侵袭角膜组织而引起的炎症反应，称为角膜炎（keratitis）。

一、细菌性角膜炎

细菌性角膜炎（bacterial keratitis）是指由于细菌感染引起的角膜炎症，导致角膜上皮缺损和角膜基质坏死。临床症状表现为患眼畏光、流泪、疼痛、眼睑痉挛、视力障碍等。病情多较危重，如果得不到有效治疗，可能发生角膜溃疡穿孔，甚至眼内感染。即使病情能控制也会留有广泛的角膜瘢痕、角膜新生血管或者角膜脂质变性等后遗症，严重影响视力，甚至失明。

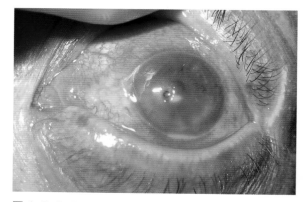

图 4-5-2-1
细菌性角膜炎

如图 4-5-2-1 所示，患者，男性，51 岁，左眼铁屑崩伤后疼痛、视物模糊 7 天。眼部检查见左眼混合充血，中央偏鼻侧角膜见一圆形灰白色浸润病灶，边界不清，内见一圆形锈环，病灶深达基质层，前房底部灰白色积脓。

如图 4-5-2-2 所示，患者，男性，32 岁，右眼疼痛、视物模糊 10 天。眼部检查见右眼混合充血，角膜脓性溃疡，前房底部灰白色积脓。

如图 4-5-2-3 所示，患者，男性，55 岁，右眼疼痛、异物感、视物模糊 2 周。眼部检查见右眼混合充血，角膜灰白色溃疡，中央偏下溃疡深，溃疡中央角膜变薄。

如图 4-5-2-4 所示，患者，男性，62 岁，左眼疼痛、异物感 1 个月，视物不见 1 周。大体检查见左眼混合充血，角膜灰白色溃疡，中央角膜变薄穿孔（图 4-5-2-4A）；裂隙灯显微镜检查见全角膜灰白色溃疡，中央区穿孔（图 4-5-2-4B）。

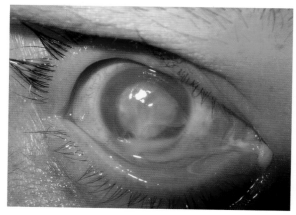

图 4-5-2-2
细菌性角膜炎

如图 4-5-2-5 所示，患者，男性，26 岁，左眼疼痛、异物感、视物不见 10 天。眼部检查见左眼混合充血，全角膜黄白色溃疡，大量新生血管长入，上方脓性浸润，周围新生血管旺盛。

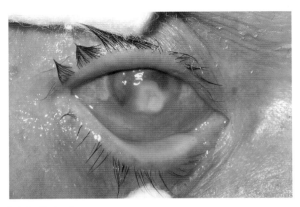

图 4-5-2-3
细菌性角膜炎

【鉴别诊断】

（1）单纯疱疹病毒性角膜炎：由于单纯疱疹病毒感染所致，临床特点为反复发作，多次发作使角膜混浊逐渐加重，最终可导致失明。

（2）真菌性角膜炎：多有植物性角膜外伤史、长期使用激素和抗生素史。起病缓慢，典型的表现为白色、致密、表面欠光泽、牙膏状外观，溃疡周围有免疫环或卫星灶。

二、病毒性角膜炎

病毒性角膜炎（viral keratitis）是受病毒感染角膜而引起的炎症。角膜浅层有丰富的三叉神经末梢，故该病常有明显的刺激症状，如畏光、流泪、酸痛等。该病一般沿三叉神经发病，病变部位侵犯较深，其感觉减退，但因炎症刺激角膜病变的邻近组织，因此刺激症状仍较明显。病毒性角膜炎病程长，愈后易复发。常伴有葡萄膜反应，甚至出现虹膜睫状体炎、前房积脓，或继发青光眼，是临床上较为常见的致盲眼病之一。

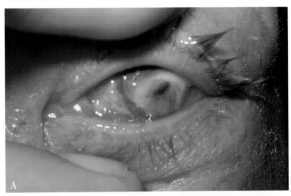

（一）树枝状角膜炎

树枝状角膜炎（dendritic keratitis）是单纯疱疹病毒直接感染上皮细胞的结果。病毒侵入上皮细胞后，引起细胞增殖变性，随之坏死脱落形成上皮缺损，病损区域边缘部的上皮细胞显示病毒增殖活跃。形态呈树枝状。病灶大小不一，可单枝也可多支，其末端或分枝处呈结节状膨大，病灶宽约 1mm，中央微凹陷，边缘部呈灰白色增殖性隆起。树枝状角膜炎的初期或呈不典型改变，有小泡性角膜炎、点状角膜炎、星芒状角膜炎和卷丝状角膜炎等。

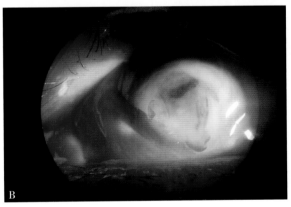

图 4-5-2-4
细菌性角膜溃疡穿孔
A. 细菌性角膜溃疡穿孔大体检查；B. 细菌性角膜溃疡裂隙灯显微镜检查。

如图 4-5-2-6 所示，患者，男性，33 岁，右眼疼痛、异物感 3 天。荧光素染色后裂隙灯显微镜蓝光照明检查见左眼角膜树枝状着色（图 4-5-2-6 A）；裂隙灯显微镜检查见角膜表面树枝状浸润，病灶突出于角膜表面（图 4-5-2-6 B）。

如图 4-5-2-7 所示，患者，女性，27 岁，右眼疼痛、异物感 2 天。荧光素染色后裂隙灯显微镜蓝光照明检查见角膜树枝状着色。

如图 4-5-2-8 所示，患者，男性，41 岁，左眼疼痛、畏光、视物模糊 2 天。荧光素染色后裂隙灯显微镜蓝光照明检查见角膜多个树枝状着色。

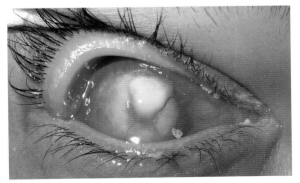

图 4-5-2-5
细菌性角膜炎

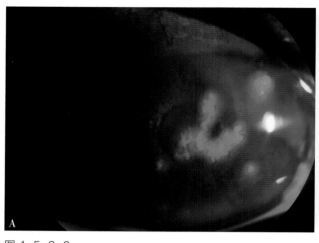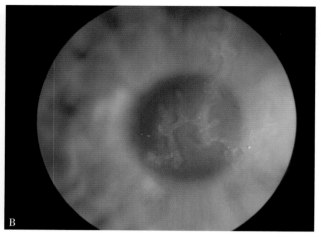

图 4-5-2-6
树枝状角膜炎
A. 树枝状角膜炎裂隙灯显微镜蓝光照明检查；B. 树枝状角膜炎裂隙灯显微镜无色光照明检查。

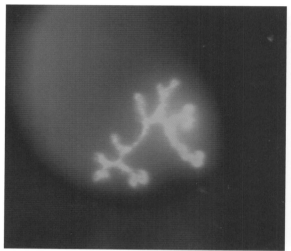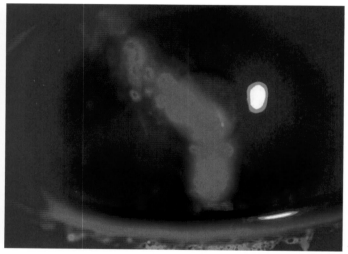

图 4-5-2-7
树枝状角膜炎

图 4-5-2-8
树枝状角膜炎

　　如图 4-5-2-9 所示，患者，女性，32 岁，左眼畏光流泪、视物模糊 3 天。荧光素染色后裂隙灯显微镜蓝光照明检查见角膜树枝状着色。

（二）腺病毒角膜炎

　　如图 4-5-2-10 所示，患者，女性，33 岁，左眼畏光、视物模糊 1 周。裂隙灯显微镜检查见角膜多发小圆形角膜上皮混浊。

（三）盘状角膜炎

　　盘状角膜炎多由单纯疱疹病毒直接侵犯和局部免疫反应引起的角膜炎。病变位于角膜中央或近中央处的圆形水肿，直径为 5～8mm，灰白色，略带半透明。角膜上皮一般正常。

　　如图 4-5-2-11 所示，患者，男性，35 岁，右眼红痛、畏光、视物模糊 5 天。裂隙灯显微镜弥散光照明检查见右眼中央偏颞下方角膜圆形盘状混浊，角膜荧光素染色试验无着色（图 4-5-2-11 A）；裂隙灯显微镜裂隙光照明检查见角膜病变区水肿混浊（图 4-5-2-11 B）。

　　如图 4-5-2-12 所示，患者，女性，46 岁，左眼畏光、视物模糊 5 天。裂隙灯显微镜弥散光照明检查见中央偏下方角膜类圆形混浊，后弹力层皱褶（图 4-5-2-12 A）；裂隙灯显微镜裂隙光照明检查见角膜病变区水肿混浊，角膜增厚（图 4-5-2-12 B）。

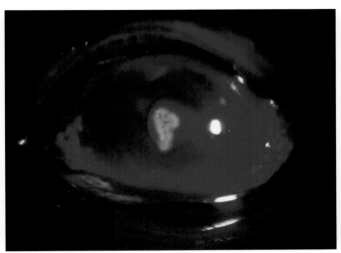

图 4-5-2-9
树枝状角膜炎

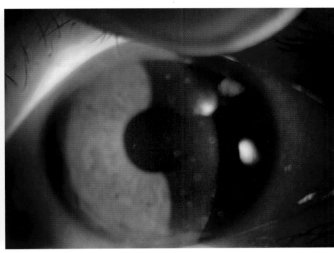

图 4-5-2-10
腺病毒角膜炎

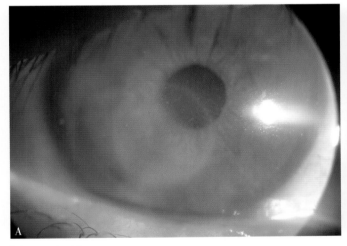

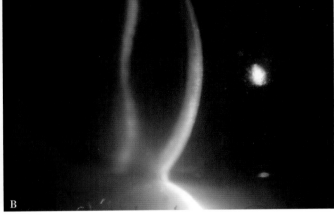

图 4-5-2-11
盘状角膜炎
A. 盘状角膜炎裂隙灯显微镜弥散光照明检查；B. 盘状角膜炎裂隙灯显微镜裂隙光照明检查。

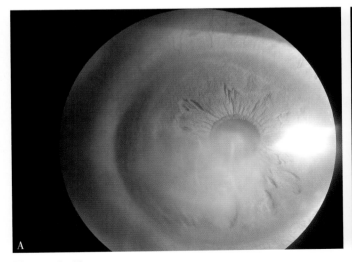

图 4-5-2-12
盘状角膜炎
A. 盘状角膜炎裂隙灯显微镜弥散光照明检查；B. 盘状角膜炎裂隙灯显微镜裂隙光照明检查。

【鉴别诊断】

（1）细菌性角膜炎：起病急、病情重，出现畏光、流泪、眼痛、视物模糊、眼睑痉挛等，病情早期表现为角膜溃疡，如治疗不及时，极易发生角膜溃疡穿孔，甚至眼内感染。结合细菌培养和药敏试验，有助于诊断和治疗。

（2）真菌性角膜炎：多有植物性角膜外伤史、长期使用激素或抗生素史。起病缓慢，典型的表现为白色、致密、表面欠光泽、牙膏状外观，溃疡周围有免疫环或卫星灶。角膜刮片及培养有助于诊断。

三、真菌性角膜炎

真菌性角膜炎（fungal keratitis）是一种由致病真菌引起的、致盲率极高的感染性角膜病。发病前常见有树枝、甘蔗叶、稻草等刺伤史。迄今发现 70 余种真菌可引起角膜感染。

如图 4-5-2-13 所示，患者，男性，47 岁，左眼疼痛、视物模糊 1 周。眼部检查见左眼混合充血，下方角膜灰白色溃疡灶，边界清，下方角膜缘新生血管，前房底部灰白色积脓，虹膜后粘连。

如图 4-5-2-14 所示，患者，男性，53 岁，右眼畏光流泪、视物模糊 1 周。眼部检查见右眼结膜混合充血，角膜灰白色溃疡，前房底部灰白色浓稠混浊。刮片检查见真菌菌丝。

如图 4-5-2-15 所示，患者，女性，46 岁，右眼畏光流泪、视物模糊 6 天。眼部检查见右眼结膜混合充血，角膜水肿，角膜见 3 处灰白色溃疡灶（图 4-5-2-15 A）；裂隙灯显微镜检查见角膜水肿混浊，病灶表面浓稠溃疡（图 4-5-2-15 B）。刮片镜检见真菌菌丝。

如图 4-5-2-16 所示，患者，男性，31 岁，右眼甘蔗叶划伤后畏光流泪、视物模糊 1 周。眼部检查见右眼结膜混合充血，角膜圆形灰白色溃疡灶，向周围浸润，前房底部灰白色脓液。刮片检查见真菌菌丝。

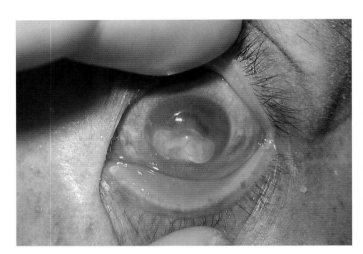

图 4-5-2-13
真菌性角膜炎

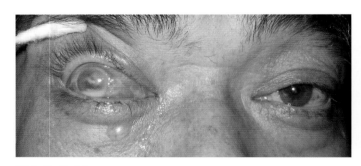

图 4-5-2-14
真菌性角膜炎

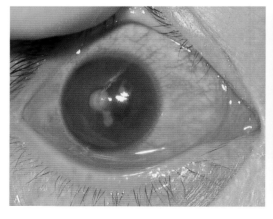

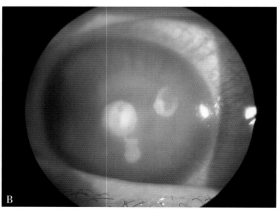

图 4-5-2-15
真菌性角膜炎
A. 真菌性角膜炎眼部检查；B. 真菌性角膜炎裂隙灯显微镜检查。

如图 4-5-2-17 所示，患者，女性，46 岁，左眼棉花枝划伤后畏光流泪、眼痛 10 天，视物不见 3 天。眼部检查见左眼结膜混合充血，角膜水肿，近全角膜见灰白色溃疡灶（图 4-5-2-17 A）；裂隙灯显微镜检查见角膜溃疡边界不清，深浅不一（图 4-5-2-17 B）。刮片镜检见真菌菌丝。

【鉴别诊断】

（1）单纯疱疹病毒性角膜炎：表现为反复发作的角膜炎，多次发作后角膜混浊，严重者导致失明。

（2）细菌性角膜炎：起病急、病情重，出现畏光、流泪、眼痛、视物模糊、眼睑痉挛等，病情早期表现为角膜溃疡，如治疗不及时，极易发生角膜溃疡穿孔，甚至眼内感染。结合细菌培养和药敏试验，有助于诊断和治疗。

四、丝状角膜炎

角膜上皮部分剥脱、呈卷丝状，一端附着在角膜表面，另一端呈游离的状态，称为丝状角膜炎（filamentary keratitis）。轻者仅有眼部异物感，重者角膜刺激症状明显。

如图 4-5-2-18 所示，患者，男性，61 岁，右眼畏光流泪 2 周。裂隙灯显微镜检查见右眼角膜多处丝状物，一端附着于角膜，另一端游离，瞬目后丝状物可发生弯曲、折叠，难以脱落。

【鉴别诊断】

角膜异物：多有眼部进异物史，异物可位于角膜的不同位置，裂隙灯下可观察到异物的位置和性质。

五、暴露性角膜炎

暴露性角膜炎（exposure keratitis）是指各种病变导致睑裂闭合不全，引起角膜暴露及瞬目运动障碍，泪液不能正常湿润角膜所发生的角膜上皮损伤。临床表现为角膜表面暴露，泪液蒸发过速，角膜上皮干燥、模糊、坏死、脱落、溃疡或角膜上皮角质变性，伴有基质浸润混浊。

如图 4-5-2-19 所示，患者，男性，61 岁，左眼流泪 2 周。眼科检查见左眼眼睑闭合不全，结膜充血，结膜分泌物增多，角膜水肿，大片角膜上皮缺失，基底混浊。

如图 4-5-2-20 所示，患者，男性，67 岁，脑出血后昏迷 3 个月。眼科检查见左眼眼睑闭合不全，结膜充血，结膜分泌物增多，角膜水肿，上皮不完整，角膜表面脓性分泌物。

六、蚕食性角膜溃疡

蚕蚀性角膜溃疡（Mooren's ulcer）是指一种病因不清，病情顽固，迄今仍被视为严重的致盲性眼病。临床表现为剧烈眼痛、畏光、流泪及视力下降。

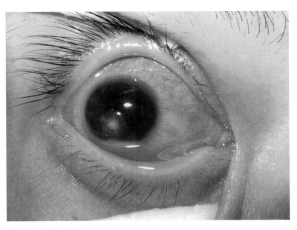

图 4-5-2-16
真菌性角膜炎

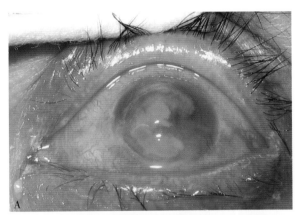

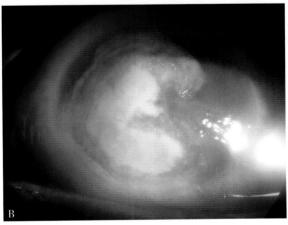

图 4-5-2-17
真菌性角膜炎
A. 真菌性角膜炎眼部检查；B. 真菌性角膜炎裂隙灯显微镜检查。

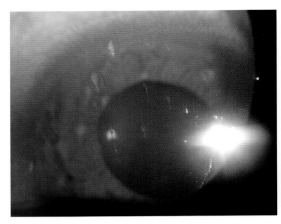

图 4-5-2-18
丝状角膜炎

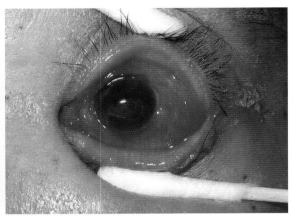

图 4-5-2-19
暴露性角膜炎

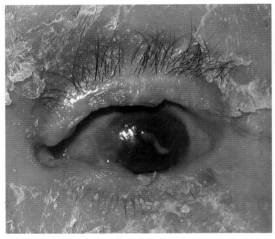

图 4-5-2-20
暴露性角膜炎

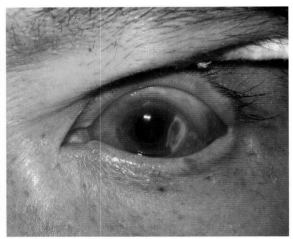

图 4-5-2-21
蚕食性角膜溃疡

如图 4-5-2-21 所示，患者，男性，61 岁，左眼痛、异物感 2 周。眼科检查见左眼结膜充血，角膜水肿，颞侧角膜灰白色混浊，浸润缘呈潜掘状。

（靳　睿　李传宝）

第三节　角膜变性

角膜变性（corneal degeneration）是指由于既往疾病引起的角膜组织退行性变和功能减退。病情进展缓慢，病变形态各异。常为双侧性，多不伴有充血、疼痛等炎症刺激症状。仅部分患者可发生在炎症之后。病理组织切片检查，无炎性细胞浸润，仅在角膜组织内，出现各种类型的退行性变性。如脂肪变性、钙质沉着、玻璃样变性等。确切的原因不明，有的表现为家族遗传性。

一、角膜老年环

角膜老年环（cornea arcus senilis）是角膜周边部基质内的类脂质沉着。见于老年人，双眼发病。起初浑浊在角膜上下方，逐渐发展为环形。该环呈白色，通常约 1mm 宽，与角膜缘之间有透明角膜带相隔。老年环通常是一种有遗传倾向的退行性改变，但有时也可能是高脂蛋白血症（尤其是低密度脂蛋白）或血清胆固醇增高的眼部表现。偶尔也出现于青壮年，又称"青年环"，这时病变常局限于角膜缘的一部分，而不形成环状。

如图 4-5-3-1 所示，患者，男性，67 岁，左眼视物模糊半年。眼科检查见双眼周边角膜见宽约 1mm 的环形灰白色混浊，余角膜透明，右眼鼻侧胬肉侵入角膜缘，左眼散瞳后见晶状体混浊。

二、带状角膜变性

带状角膜变性（band degeneration of cornea）是发生于睑裂部位的角膜暴露区，表现在角膜上皮层下前弹力层处呈灰色带状混浊。病变部位常伴有钙质沉着的白色钙化斑，可出现刺激症状。

如图 4-5-3-2 所示，患者，男性，46 岁，左眼异物感 3 个月，3 年前行左眼玻璃体切除联合白内障摘除和硅油填充手术。裂隙灯显微镜检查见左眼睑裂区角膜宽带状灰白色混浊，中央区域角膜上皮缺损，瞳孔大、不圆，晶状体缺如。

如图 4-5-3-3 所示，患者，男性，38 岁，右眼畏光、异物感 3 个月，2 年前右眼外伤后行玻璃体切除联合硅油填充手术。裂隙灯显微镜检查见左眼睑裂区角膜宽带状灰白色混浊，中间较厚周边较薄，中央偏下方角膜上皮缺损。

【鉴别诊断】

角膜脂质变性：系脂质在角膜基质的异常沉着，分为原发性与继发性；原发性脂质变性罕见，双侧发病，可位于中央角膜或周边角膜，外观上似扩大的老年环。继发性脂质变性常见于引起角膜新生血管的疾病。

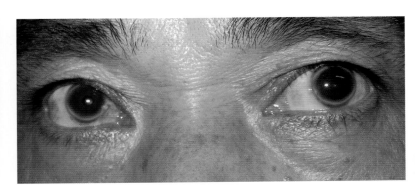

图 4-5-3-1
角膜老年环

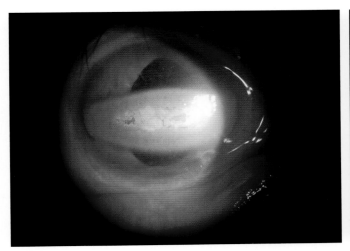

图 4-5-3-2
带状角膜变性

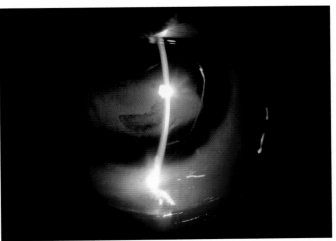

图 4-5-3-3
带状角膜变性

（李传宝　靳　睿）

第四节　角膜营养不良

角膜营养不良为一系列与家族遗传有关的原发性进行性角膜病变的总称。该病多数为常染色体显性遗传，原发于角膜，很少伴随其他眼部病变或全身病变，起病大多在20岁以前。多侵犯角膜中央，双眼对称，病程缓慢，病变区多无新生血管生长。开始只侵犯角膜的某一层，晚期可波及邻近层次，甚至影响全层角膜。

一、颗粒性角膜营养不良

颗粒状角膜营养不良（granular corneal stroma dystrophy）是一种角膜基质营养不良，属常染色体显性遗传。已证实颗粒状角膜营养不良为5q31染色体位点上的角膜上皮素基因发生突变所致。组织病理学的特征是角膜颗粒为玻璃样物质。

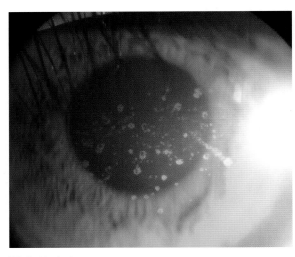

图 4-5-4-1
颗粒状角膜营养不良

如图4-5-4-1所示，患者，男性，22岁，左眼视物模糊半年。眼科检查见左眼中央区域角膜灰白色点状混浊，大小不等，界限清楚，病灶之间的角膜完全正常。

如图4-5-4-2所示，患者，男性，17岁，左眼视物模糊2个月。裂隙灯显微镜弥散光检查见中央区域角膜多个灰白色点状混浊，大小不等，界限清楚，病灶之间的角膜完全透明无异常（图4-5-4-2 A）；裂隙灯显微镜裂隙光检查见中间一颗较大的颗粒，角膜层间近全层灰白色混浊（图4-5-4-2 B）。

如图4-5-4-3所示，患者，女性，20岁，右眼视物模糊半年。裂隙灯显微镜弥散光检查见中央区域角膜大量灰白色颗粒状混浊，大小不等，界限清晰（图4-5-4-3 A）；裂隙灯显微镜裂隙光检查见角膜层间大量点状、小圆形和不规则小范围灰白色混浊（图4-5-4-3 B）。

【鉴别诊断】

格子样角膜营养不良：角膜基质层见纤细格子样线条，裂隙灯后照法更易发现。

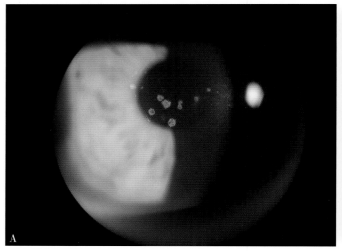

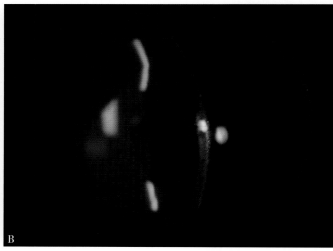

图 4-5-4-2
颗粒状角膜营养不良
A. 颗粒状角膜营养不良裂隙灯显微镜弥散光检查；B. 颗粒状角膜营养不良裂隙灯显微镜裂隙光检查。

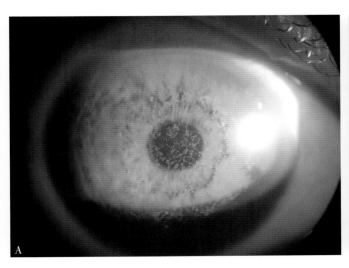
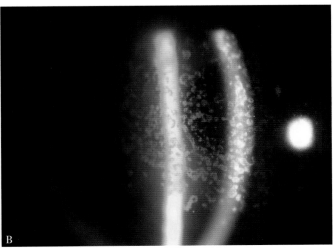

图 4-5-4-3
颗粒状角膜营养不良
A. 颗粒状角膜营养不良裂隙灯显微镜弥散光检查；B. 颗粒状角膜营养不良裂隙灯显微镜裂隙光检查。

二、格子状角膜营养不良

格子状角膜营养不良（lattice dystrophy of cornea）为一种双眼对称性角膜基质出现网格状混浊、视力损害较重的遗传性角膜病变。

如图 4-5-4-4 所示，患者，男性，32 岁，右眼视物模糊 2 年。裂隙灯显微镜检查见角膜基质纤细的网格样条纹，条纹对应的角膜上皮粗糙，角膜基质不同程度混浊。

如图 4-5-4-5 所示，患者，男性，25 岁，左眼视物模糊半年。裂隙灯显微镜检查见角膜灰白色混浊略呈网格样形态，位于中央角膜区域。

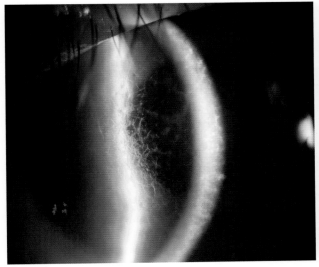
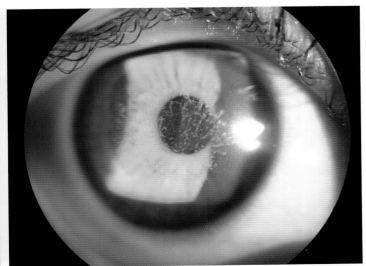

图 4-5-4-4
格子状角膜营养不良

图 4-5-4-5
格子状角膜营养不良

（靳 睿 李传宝）

225

第五节　角膜肿瘤

一、角膜皮样瘤

角膜皮样瘤（corneal dermoid tumor）是一种类似肿瘤的先天性异常，在组织学上并非真正的肿瘤，而属典型的迷芽瘤。其来源于胚胎性皮肤，肿物表面覆盖上皮，肿物内由纤维组织和脂肪组织组成，也可含有毛囊、毛发及皮脂腺、汗腺。病变一般侵及角膜实质浅层，偶尔可达角膜全层。

如图 4-5-5-1 所示，患者，女性，17 岁，自幼发现左眼肿物。大体检查见左眼颞下方角膜和结膜表面圆形黄白色肿物，边界清晰，表面光滑，伴有副耳（图 4-5-5-1 A）；裂隙灯显微镜检查见肿物与正常角膜之间灰白色弧形混浊，肿物表面富含血管（图 4-5-5-1 B）。

如图 4-5-5-2 所示，患者，男性，23 岁，自幼发现右眼肿物。眼部检查见右眼下方角膜和结膜表面圆形肿物，边界清晰，表面光滑，与正常角膜之间灰白色弧形混浊带（图 4-5-5-2 A）；裂隙灯显微镜检查见肿物与正常角膜之间灰白色弧形混浊，接近角膜中央区域，肿物表面富含血管，含毛发 1 根（图 4-5-5-2 B）。

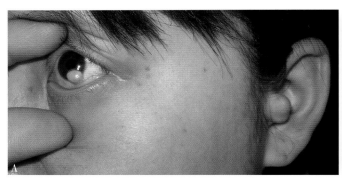
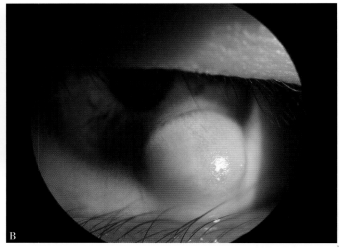

图 4-5-5-1
角膜皮样瘤
A. 角膜皮样瘤大体检查；B. 角膜皮样瘤裂隙灯显微镜检查。

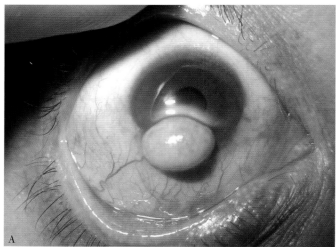
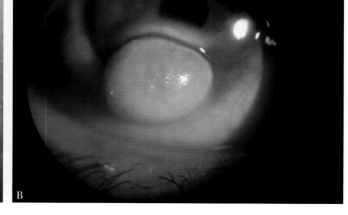

图 4-5-5-2
角膜皮样瘤
A. 角膜皮样瘤眼部检查；B. 角膜皮样瘤裂隙灯显微镜检查。

二、角膜鳞状细胞癌

角膜鳞状细胞癌（corneal squamous cell carcinoma）为来源于角膜上皮的恶性肿瘤，可原发于健康的角膜上皮，也可以是角膜原位癌突破上皮基底膜侵袭深部角膜所致。本病多见于 50 岁以上的老年人。

如图 4-5-5-3 所示，患者，男性，65 岁，左眼视物模糊半年。裂隙灯显微镜检查见左眼上下方角膜及结膜菜花样肿物，边界不清，表面不光滑。

（靳　睿　李传宝）

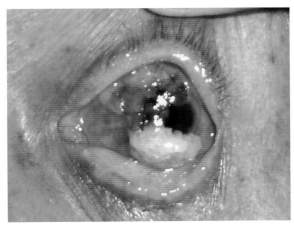

图 4-5-5-3
角膜鳞状细胞癌

第六节　角膜先天性异常

一、圆锥角膜

圆锥角膜（keratoconus）是一种表现为局限性角膜圆锥样突起，伴突起区角膜基质变薄的先天性发育异常。

如图 4-5-6-1 所示，患者，男性，25 岁，左眼角膜发白、视力下降 4 天。眼部检查见左眼中央角膜类圆形锥样扩张，顶端角膜变薄压迫下睑呈弧形弯曲（图 4-5-6-1 A）；侧面检查见左眼中央角膜灰白色混浊向前呈圆锥样突出（图 4-5-6-1 B）。

如图 4-5-6-2 所示，患者，男性，31 岁，右眼角膜发白、视力下降 2 周。眼部检查见右眼角膜混浊水肿（图 4-5-6-2 A）；侧面检查见左眼中央角膜灰白色混浊向前突出（图 4-5-6-2 B）。

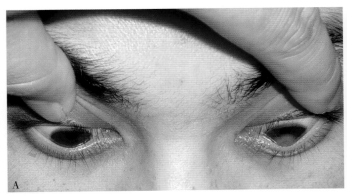
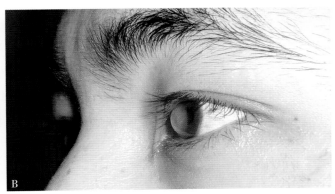

图 4-5-6-1
圆锥角膜
A. 圆锥角膜眼部检查；B. 圆锥角膜侧面检查。

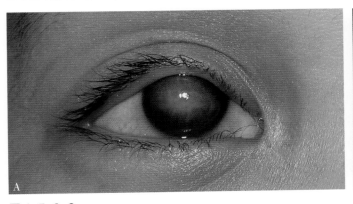
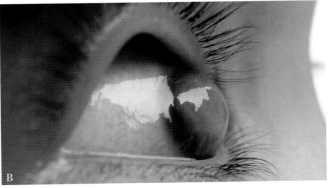

图 4-5-6-2
圆锥角膜
A. 圆锥角膜眼部检查；B. 圆锥角膜侧面检查。

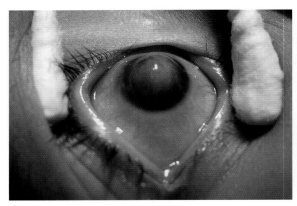

图 4-5-6-3
圆锥角膜

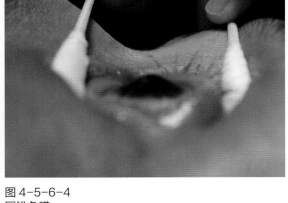

图 4-5-6-4
圆锥角膜

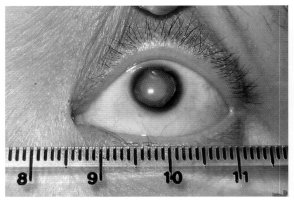

图 4-5-6-5
小角膜

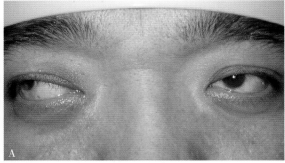

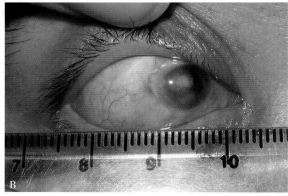

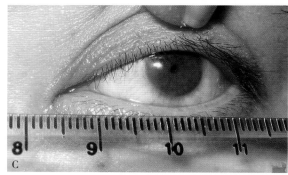

图 4-5-6-6
小角膜
A. 小角膜双眼眼部检查；B. 右眼小角膜眼部检查；C. 左眼小角膜眼部检查。

如图 4-5-6-3 所示，患者，男性，27 岁，左眼角膜发白、视力下降 3 周。眼部检查见左眼角膜灰白色混浊向前突出。

如图 4-5-6-4 所示，患者，男性，33 岁，左眼视物模糊 3 个月。眼部检查见左眼角膜透明向前呈锥样突出。

二、小角膜

小角膜（microcornea）是指先天发育异常的角膜直径过小的眼部疾病，直径 < 10mm 的角膜称为小角膜，主要临床症状包括角膜直径小、视力障碍，多伴小眼球、虹膜和晶状体的异常。

如图 4-5-6-5 所示，患者，女性，51 岁，自幼视物模糊，左眼视力光感。眼部检查见左眼角膜小，横径约 7.5mm，前房浅，瞳孔大不圆，晶状体混浊。

如图 4-5-6-6 所示，患者，男性，43 岁，自幼视物模糊，右眼无光感，左眼视力指数。眼部检查见双眼角膜小，右眼外斜（图 4-5-6-6 A）；右眼检查见角膜小，横径约 8mm，角膜混浊，虹膜后粘连，晶状体混浊（图 4-5-6-6 B）；左眼检查见角膜小，横径约 8mm，角膜透明，瞳孔小，直径约 1mm，晶状体混浊（图 4-5-6-6 C）。

（李传宝）

第六章 巩膜病

巩膜为眼球壁的最外层，质地坚韧，呈瓷白色，巩膜主要由胶原纤维和少量弹性纤维致密交错排列而成，巩膜前表面有球结膜和筋膜覆盖，不与外界直接接触，内表面毗邻脉络膜上腔。病理改变通常表现为肉芽肿性增殖反应，胶原纤维可变性、坏死、炎细胞浸润，形成炎性结节或弥漫性炎性改变。

第一节 巩膜炎

巩膜炎（scleritis）是指巩膜实质层的炎症，以细胞浸润、胶原破坏、血管组织重塑为特征。半数患者伴有全身疾病，常见于结缔组织病，也可见于带状疱疹病毒感染、梅毒、痛风或眼部手术后。按部位分为前巩膜炎和后巩膜炎。前巩膜炎又可分为结节性、弥漫性和坏死性巩膜炎。

一、前巩膜炎

病变位于赤道部之前的巩膜。眼部疼痛剧烈。持续数周，病程反复，迁延可达数月甚至数年。可并发角膜炎、葡萄膜炎、白内障和高眼压。可分为三类：①结节性巩膜炎；②表层弥漫性巩膜炎；③坏死性巩膜炎。

如图 4-6-1-1 所示，患者，女性，36 岁，右眼红、痛 3 天。眼科检查见眼球压痛，睫状充血，巩膜弥漫充血，巩膜表面充血呈放射状，无分泌物，瞳孔大小正常。

如图 4-6-1-2 所示，患者，女性，32 岁，左眼红、痛 5 天。眼科检查见眼球压痛，巩膜表面充血，无分泌物，瞳孔大小正常。

前部表层巩膜炎多为非感染性炎症，病程反复，疼痛症状明显。

如图 4-6-1-3 所示，患者，男性，52 岁，右眼红、痛 1 周，无分泌物。眼科检查见眼球压痛，球结膜、巩膜弥漫充血，下方巩膜变薄呈蓝灰色。

坏死性巩膜炎破坏性大，常引起视力损害。病灶可迅速向后和周围蔓延扩展。

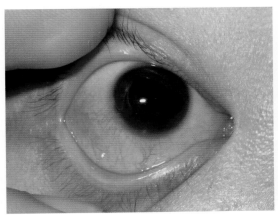

图 4-6-1-1
前巩膜炎

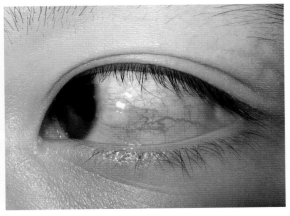

图 4-6-1-2
前巩膜炎

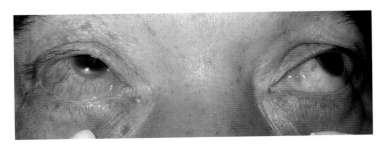

图 4-6-1-3
坏死性巩膜炎

二、后巩膜炎

较少见，为一种肉芽肿炎症，位于赤道后方巩膜。有不同程度的眼痛，视力下降。B 超检查发现后巩膜增厚，有助于诊断。

如图 4-6-1-4 所示，患者，女性，43 岁，左眼红肿、疼痛 1 周，无分泌物。眼科检查见眼球压痛，球结膜充血水肿（图 4-6-1-4 A），B 超检查提示眼球后壁巩膜层增厚，巩膜后弥漫性裂隙样无回声暗区与视神经相连，呈"T"形。

如图 4-6-1-5 所示，患者，女性，32 岁，左眼红肿疼痛 1 周，无分泌物。眼科检查见眼球压痛，球结膜充血水肿，无分泌物（图 4-6-1-5 A）；巩膜表层充血，血管扩张（图 4-6-1-5 B，图 4-6-1-5 C），B 超检查提示眼球后壁巩膜层增厚，巩膜后弥漫性裂隙样无回声暗区与视神经相连，呈"T"形（图 4-6-1-5 D）。

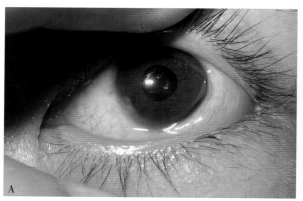
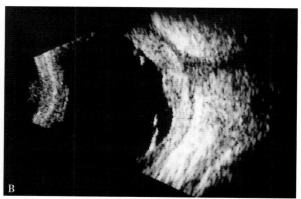

图 4-6-1-4
后巩膜炎
A. 后巩膜炎眼前节照相；B. 后巩膜炎眼部 B 超。

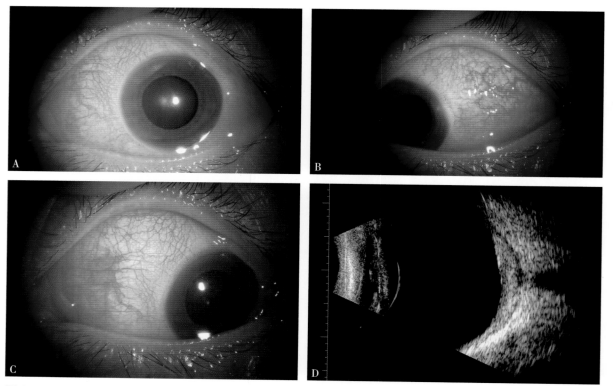

图 4-6-1-5
后巩膜炎
A. 后巩膜炎裂隙灯显微镜检查；B. 后巩膜炎颞侧裂隙灯显微镜检查；C. 后巩膜炎鼻侧裂隙灯显微镜检查；D. 后巩膜炎眼部 B 超。

【鉴别诊断】

（1）结膜炎：眼红，结膜分泌物增多，多无眼痛表现。眼科检查球结膜弥漫性充血，一般无眼球压痛。

（2）虹睫炎：眼红、眼痛，眼科检查可见角膜KP，前房闪辉。

（李传宝）

第二节　巩膜葡萄肿

各种原因导致巩膜变薄，在眼内压作用下变薄的巩膜连同深层葡萄膜组织向外扩张膨出，透过巩膜呈现葡萄膜的颜色，称为巩膜葡萄肿（scleral staphyloma）。根据发生部位分为前部、赤道部、后部葡萄肿。

如图4-6-2-1所示，患者，男性，21岁，左眼外伤后失明18年，眼球增大、胀痛5年。眼科检查见左眼无光感，眼压高，角膜混浊有白斑，角膜以及角巩膜缘与睫状体区之间向外扩张膨出，透过巩膜呈现葡萄膜的颜色。外伤后眼压升高可致眼球壁变薄，眼球扩张膨出形成类似葡萄一样的紫色突出。

【鉴别诊断】

（1）眼球突出：各种原因引起的眼球突出，一般眼球的大小不会明显增大，角膜多为透明。

（2）后巩膜葡萄肿（posterior scleral staphyloma）：指后部巩膜连同葡萄膜一起状如葡萄的紫黑色向外膨出。其原因是巩膜的先天缺陷或病理性损害使其抵抗力减弱，后部巩膜和葡萄膜向外膨出。常见于视神经周围及后极部，多有高度近视。表现为眼轴较正常长，后极部眼球壁回声正常弧形消失，代之以眼球壁局限后凹，边缘圆钝，后极部球壁回声表面欠光滑。

如图4-6-2-2所示，患者，女性，53岁，右眼视物模糊30年。眼底检查见右眼后极部及视盘周围眼球壁扩张、向后凸出，色素稀疏，可透见脉络膜的大血管和巩膜的颜色（图4-6-2-2A）；B超检查见眼轴较正常为长，后极部眼球壁回声的正常弧形消失，代之以眼球壁局限后凹，边缘圆钝，后极部球壁回声表面欠光滑。

后巩膜葡萄肿多见于超高度近视眼，是因眼

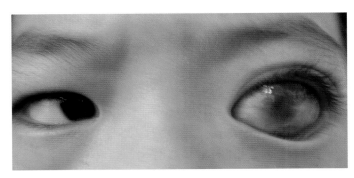

图 4-6-2-1
前巩膜葡萄肿

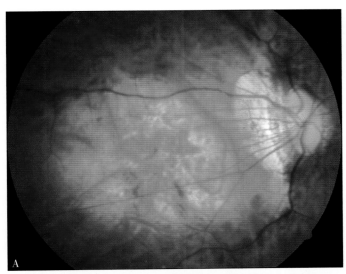

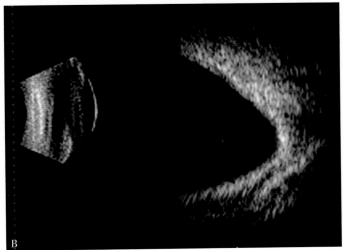

图 4-6-2-2
后巩膜葡萄肿
A. 后巩膜葡萄肿眼底检查；B. 后巩膜葡萄肿眼部B超。

球扩大、后部眼球壁薄弱所致，后巩膜葡萄肿可伴随脉络膜萎缩及新生血管形成。

【鉴别诊断】

原田病：晚期原田病可出现脉络膜色素脱失呈晚霞状，一般为全脉络膜色素减少，为双眼发病，B 超检查没有眼球后部凸出。

（李传宝）

第三节　巩膜结节

巩膜结节是巩膜表面隆起，由软骨和纤维结缔组织构成。

如图 4-6-3-1 所示，患者，男性，32 岁，发现左眼结节 1 年。眼科大体检查见左眼颞上方巩膜表面实性突起结节，不随球结膜移动，表面光滑，周围无充血，无压痛（图 4-6-3-1 A）。病理检查提示结节内含软骨和纤维结缔组织（图 4-6-3-1 B）。

【鉴别诊断】

结膜下囊肿：多为液性囊肿，随球结膜移动而动。

（李传宝）

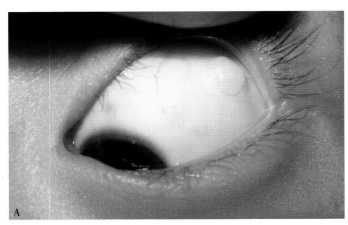

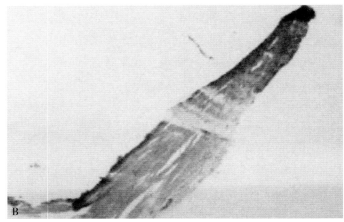

图 4-6-3-1
巩膜结节
A. 巩膜结节大体检查；B. 巩膜结节病理检查。

第七章　晶状体病

晶状体（lens）为双凸形，有弹性，是无血管的透明组织，具有复杂的代谢过程，营养主要来自房水。它是眼屈光间质重要的组成成分，主要的病变是其透明度和位置的改变，都会不同程度地影响视力。

第一节　白内障

晶状体混浊称为白内障，按病因可分为先天性白内障、年龄相关性白内障、代谢性白内障、并发性白内障、药物及中毒性白内障、外伤性白内障、后发性白内障等。

一、先天性白内障

先天性白内障（congenital cataract）为出生时或出生后 1 年内发生的晶状体混浊，是儿童常见的眼病，可为家族性或散发；可伴发其他眼部异常或遗传性和系统性疾病。临床特点有：

1. 单眼或双眼发生。

2. 多数为静止性，少数出生后继续发展，有的直至儿童期才影响视力。

3. 根据晶状体混浊的部位、形态和程度进行分类。比较常见的类型：①前极白内障；②花冠状白内障；③点状白内障；④缝性白内障；⑤核性白内障；⑥全白内障等。

4. 部分病例合并其他眼病或异常，如斜视、眼球震颤、先天性小眼球、视网膜和脉络膜病变等。

（一）前极白内障

前极白内障（anterior pole cataract）主要表现为晶状体中央区前囊后皮质混浊，强光下瞳孔缩小，视力障碍加重。

如图 4-7-1-1 所示，患者，男性，36 岁，右眼自幼视物模糊，强光下更明显，晚间视物稍好。裂隙灯弥散光检查显示未散瞳状态下见晶状体中央区前囊后皮质斑片状灰白色混浊，不均匀，中央区混浊严重，其周围小片状混浊（图 4-7-1-1 A）；裂隙灯斜照法检查见晶状体中央区前囊后皮质混浊（图 4-7-1-1 B）。

如图 4-7-1-2 所示，患者，男性，51 岁，右眼自幼视物模糊，强光下更明显，晚间视物稍好。裂隙灯弥散光检查见晶状体中央区前囊后皮质斑片状灰白色混浊，周边皮质混浊（图 4-7-1-2 A）；裂隙灯斜照法检查见晶状体中央区前囊后皮质混浊（图 4-7-1-2 B）。前极白内障属于先天性白内障的一种，主要表现为晶状体中央区前囊后皮质混浊，强光下瞳孔缩小，视力障碍加重。前极白内障可合并其他部位晶状体成分混浊，该患者合并周边皮质混浊。

如图 4-7-1-3 所示，患者，男性，62 岁，右眼自幼视物模糊，强光下更明显，加重 2 年。裂隙灯检查见晶状体核性混浊，核呈棕黄色混浊，中央区前囊后斑片状灰白色混浊，边界不清。前极合并核性晶状体混浊，视力障碍更加明显。

（二）花冠状白内障

花冠状白内障（coronary cataract）俗称冠状白内障，主要表现为晶状体前囊后皮质的混浊，呈花冠状排列。

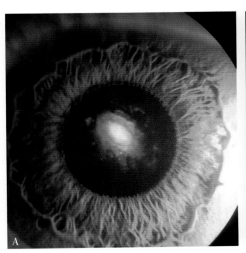
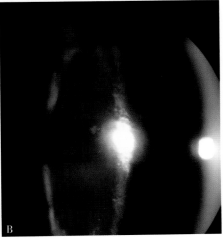

图 4-7-1-1
前极白内障
A. 前极白内障弥散光检查；
B. 前极白内障斜照法检查。

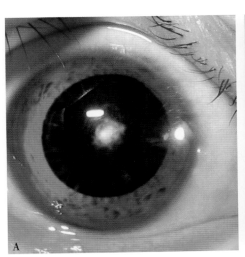
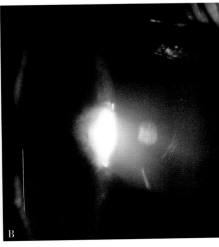

图 4-7-1-2
前极白内障
A. 前极白内障弥散光检查；
B. 前极白内障斜照法检查。

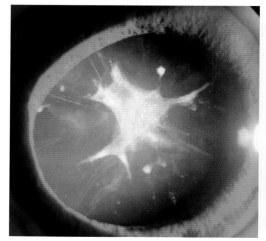

图 4-7-1-3
前极与核性白内障

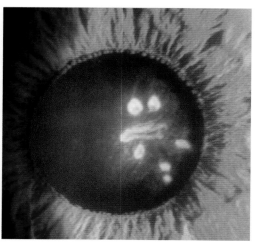

图 4-7-1-4
花冠状白内障

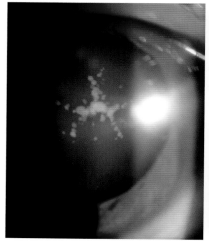

图 4-7-1-5
点状白内障

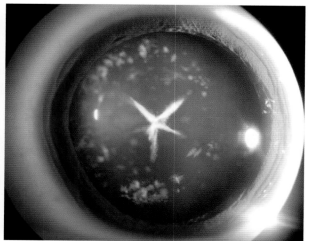

图 4-7-1-6
点状白内障

如图 4-7-1-4 所示，患者，男性，26 岁，右眼自幼视物模糊，无明显加重。裂隙灯检查见晶状体皮质深层周边部有圆形、椭圆形、短棒状混浊。冠状白内障主要表现为晶状体前囊后皮质的混浊，呈花冠状排列。

【鉴别诊断】

青光眼斑：存在前囊后皮质混浊的先天性白内障需与青光眼斑相鉴别，青光眼斑为青光眼反复发作后产生的晶状体前囊的片状混浊，混浊的区域较薄，范围较大，存在眼压高的病史，裂隙灯检查可见双眼周边前房浅。

（三）点状白内障

点状白内障（punctate cataract）表现为晶状体皮质内黄绿色或淡蓝色小点状混浊。发生在出生后或青少年期，双眼发生，静止不发展，一般不影响视力。

如图 4-7-1-5 所示，患者，男性，51 岁，查体时发现晶状体混浊。裂隙灯显微镜检查可见晶状体皮质黄绿色小点状混浊。点状白内障表现为晶状体皮质内黄绿色或淡蓝色小点状混浊，发生在出生后或青少年期，双眼发生，静止不发展，一般不影响视力。

如图 4-7-1-6 所示，患者，男性，42 岁，查体时发现晶状体混浊。裂隙显微镜检查可见晶状体皮质蓝色点状混浊，合并 Y 字缝混浊。点状白内障主要表现为晶状体皮质深蓝色或淡蓝色细小点状混浊，发生在出生后或青少年期，双眼发生，静止不发展，一般不影响视力。

【鉴别诊断】

年龄相关性白内障：年龄相关性白内障发生、发展有一个缓慢过程，成年以后才会逐渐形成和发展，少有蓝色小点状混浊。

（四）缝性白内障

缝性白内障（sutural cataract）主要表现为晶状体中央区缝性白色混浊。静止不发展一般不影响视力，若合并核性混浊，则会影响视力。如图4-7-1-7所示，患者，男性，65岁，左眼视物模糊2年，裂隙灯显微镜检查可见晶状体"Y"字缝白色混浊，合并晶状体核性混浊。缝性白内障主要表现为晶状体中央区缝性白色混浊。静止不发展，一般不影响视力，若合并核性混浊，则会影响视力。

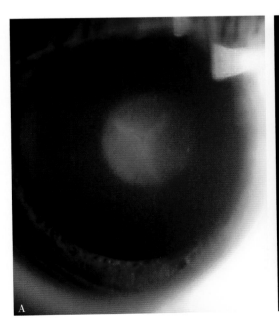

图 4-7-1-7
缝性白内障

【鉴别诊断】

年龄相关性白内障：成年后发病，缓慢进展，一般不具有点状或缝性混浊，但可合并先天性白内障。

（五）核性白内障

核性白内障（nuclear cataract）表现为晶状体胚胎核与胎儿核呈致密的白色混浊，但皮质完全透明，多为双眼发病。瞳孔缩小时视力障碍明显，瞳孔散大时视力显著提高。

如图4-7-1-8所示，患儿，男性，10岁，双眼自幼视物模糊。裂隙灯显微镜检查可见晶状体核心圆球形灰白色混浊。晶状体胚胎核与胎儿核均受累，呈致密的白色混浊，但皮质完全透明。裂隙灯弥散光检查见晶状体核心部位灰白色混浊，其间有"Y"字缝隙（图4-7-1-8 A）；裂隙灯显微镜斜照法检查见晶状体中央区核心部位浅灰白混浊（图4-7-1-8 B）。多为双眼发病，瞳孔缩小时视力障碍明显，瞳孔散大时视力显著增加。

如图4-7-1-9所示，患儿，男性，12岁，左眼自幼视物模糊。裂隙灯显微镜检查见晶状体核圆形混浊，混浊范围较大，边界不清，周边有多个长方形混浊连于混浊的核的赤道部。晶状体胚胎核与胎儿核均受累，呈致密的白色混浊，但皮质完全透明。多为双眼发病。视力障碍明显。

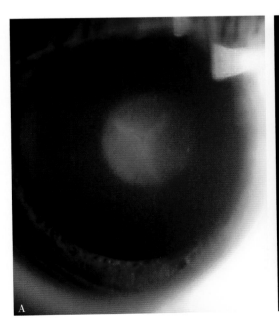

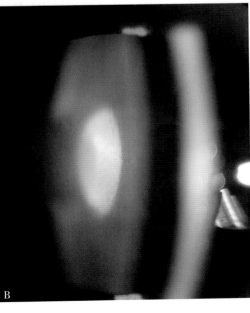

图 4-7-1-8
核性白内障
A. 核性白内障弥散光检查；
B. 核性白内障斜照法检查。

如图 4-7-1-10 所示，患儿，男性，8 岁，双眼自幼视物模糊。裂隙灯显微镜检查见晶状体核类圆形致密白色混浊，边缘毛刺样混浊，1 点到 3 点位置皮质三角形混浊。

如图 4-7-1-11 所示，患儿，男性，7 岁，双眼自幼视物模糊。裂隙灯显微镜检查见晶状体核类圆形混浊，边缘毛刺样混浊，混浊范围较大，下方皮质三角形混浊。

先天性核性白内障为晶状体胚胎核与胎儿核混浊，多为双眼发病，核混浊的范围和形态不尽相同。

如图 4-7-1-12 所示，患儿，男性，10 岁，双眼自幼视物模糊。眼前段检查见晶状体核圆球形混浊，边界清晰，合并皮质灰色或浅蓝色点状混浊，患者瞳孔缩小时视力障碍明显，瞳孔散大时视力增加。该患者为先天性核性白内障合并点状白内障。

如图 4-7-1-13 所示，患者，男性，23 岁，双眼自幼视物模糊。眼前段检查见晶状体核圆形灰色混浊，边界清晰，合并前囊后皮质灰白色片状混浊。患者晶状体胚胎核与胎儿核均受累混浊，但皮质完全透明。该患者为先天性核性白内障合并花冠状白内障。

（六）全白内障

全白内障（total cataract）为晶状体完全灰白色混浊，影响视力和视觉发育，应及早手术。

如图 4-7-1-14 所示，患者，男性，27 岁，双眼自幼视物模糊，右眼已行白内障手术。眼科检查见左眼晶状体灰白色完全混浊，部分皮质吸收。全白内障为晶状体完全灰白色混浊，影响视力和视觉发育，应及早手术。

如图 4-7-1-15 所示，患儿，女性，10 岁，双眼自幼视物模糊。眼科检查见左眼晶状体完全黄白色混浊，左眼外斜。全白内障患眼影响视力和视觉发育，可继发斜视，该患者为全白内障继发外斜视。

如图 4-7-1-16 所示，患儿，男性，6 岁，左眼自幼视物模糊，伴有内斜视。眼科检查见左眼内斜 15°，左眼晶状体完全灰白色混浊。先天性全白内障影响视力和视觉发育，患眼可因视力差继发内斜视。

【鉴别诊断】

年龄相关性白内障：随年龄增长而发生的晶状体缓慢进展的混浊，视力逐渐下降，直至完全混浊。各类先天性白内障均为出生时即存在的晶状体混浊，与年龄相关性白内障的表现和病程不同。

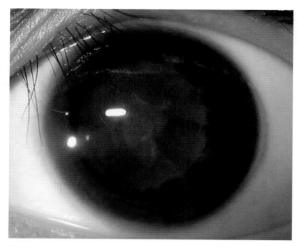

图 4-7-1-9
核性白内障

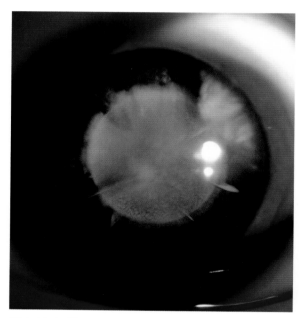

图 4-7-1-10
核性白内障

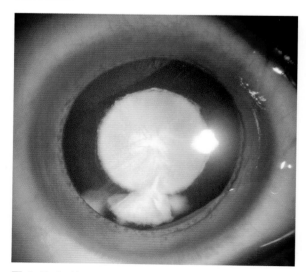

图 4-7-1-11
核性白内障

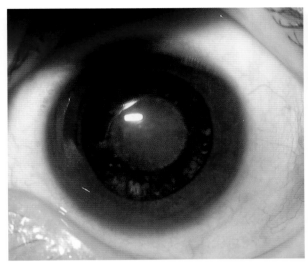

图 4-7-1-12
核性白内障

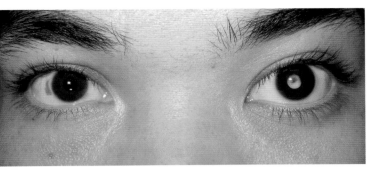

图 4-7-1-14
全白内障

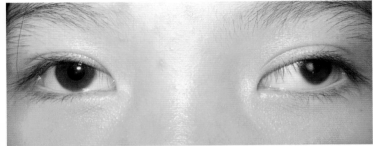

图 4-7-1-15
全白内障

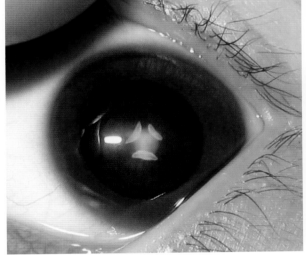

图 4-7-1-13
核性白内障

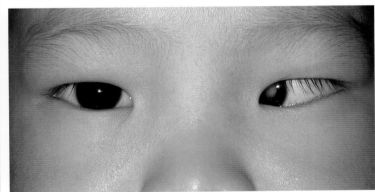

图 4-7-1-16
全白内障

二、年龄相关性白内障

年龄相关性白内障（age-related cataract）为随年龄增长而发生的晶状体混浊，分为皮质性、核性和后囊下白内障三类。临床表现为：

1. 双眼患病，但发病有先后，严重程度也可不一致。

2. 主要症状为渐进性无痛性视力减退、单眼复视或多视、虹视、畏光和眩光。

3. 皮质性白内障　按其发展过程分为 4 期。①初发期：晶状体皮质内出现空泡、水裂、板层分离和轮辐状混浊，如瞳孔区晶状体未受累，一般不影响视力。②膨胀期：又称未熟期，晶状体混浊继续加重，急剧肿胀，体积变大，出现虹膜投影。③成熟期：晶状体恢复到原来体积，前房深度恢复正常。晶状体逐渐全部混浊，虹膜投影消失。患眼视力降至眼前手动或光感。眼底不能窥入。④过熟期：如果成熟期持续时间过长，经数年后晶状体内水分继续丢失，晶状体体积缩小，囊膜皱缩和不规则白色斑点及胆固醇结晶，前房加深，虹膜震颤。晶状体纤维分解液化，呈乳白色，棕黄色晶状体核沉于囊袋下方，可随体位变化而移动，上方前房进一步加深。晶状体悬韧带发生退行性改变，容易发生晶状体脱位。

4. 核性白内障　①发病年龄较早，进展缓慢；②混浊开始于胎儿核或成人核，逐渐发展到成人核完全混浊；③晶状体核由淡黄色、黄色到棕黄色混浊逐渐发展，可发生核性近视。

5. 后囊下白内障　①晶状体后囊膜下浅层皮质出现混浊，为许多致密小点所组成，其中有小空泡和结晶样颗粒，外观似锅巴状；②混浊位于视轴，早期出现明显视力障碍；③进展缓慢，后期合并晶状体皮质和核混浊，最后发展为成熟期白内障。

（一）皮质性白内障

皮质性白内障（cortical cataract）按其发展过程分为4期：初发期、膨胀期、成熟期、过熟期。

1. 初发期白内障　晶状体皮质内出现空泡、水裂、板层分离和轮辐状混浊。

如图4-7-1-17所示，患者，男性，62岁，右眼视物模糊半年，裂隙灯显微镜检查见晶状体皮质楔形混浊。初发期白内障，晶状体皮质内出现水裂、板层分离和轮辐状混浊，如若混浊不在视轴上，影响视力不明显。

如图4-7-1-18所示，患者，男性，65岁，左眼视物模糊1年，裂隙灯显微镜检查见晶状体皮质周边部混浊，伴有下方到周边部皮质的不规则混浊。该患者晶状体皮质混浊位于视轴上，引起视力下降。

初发期皮质性白内障如若混浊不在视轴上，影响视力不明显，如果混浊位于视轴上，则会导致视力下降。

如图4-7-1-19所示，患者，男性，60岁，双眼视物模糊半年，裂隙灯显微镜检查可见晶状体前后囊下皮质混浊，中央区前囊后皮质致密片状灰白色混浊。

如图4-7-1-20所示，患者，男性，69岁，双眼视物模糊半年。裂隙灯显微镜检查可见晶状体皮质广泛不均匀混浊，中央区晶状体核混浊轻微。

2. 膨胀期白内障　晶状体混浊继续加重，晶状体肿胀，体积变大，前房变浅，出现虹膜投影。

如图4-7-1-21所示，患者，男性，59岁，双眼视物模糊1年。裂隙灯显微镜检查可见晶状体皮质广泛不均匀混浊，中央区混浊明显。裂隙灯弥散光检查见晶状体不均匀混浊，中央区混浊严重，混浊区域之间尚有比较透明的区域（图4-7-1-21 A）；裂隙灯显微镜斜照法检查见晶状体浑浊肿胀，体积增大（图4-7-1-21 B）。

膨胀期皮质性白内障因晶状体体积增大，前房变浅，本身周边前房浅的患者容易诱发青光眼急性发作。

如图4-7-1-22所示，患者，男性，52岁，双眼视物

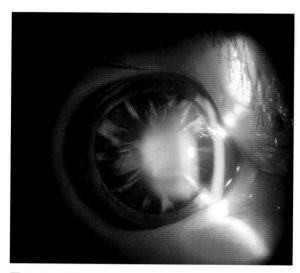
图 4-7-1-17
初发期皮质性白内障

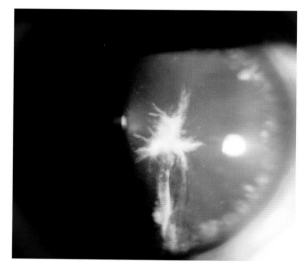
图 4-7-1-18
初发期皮质性白内障

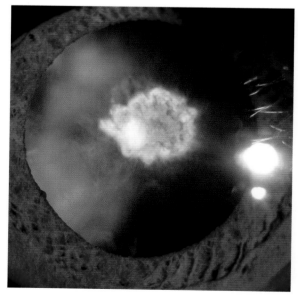
图 4-7-1-19
皮质性白内障

模糊半年。裂隙灯显微镜检查可见晶状体皮质广泛不均匀混浊，中央区混浊明显，出现虹膜在晶状体表面的投影。年龄相关性白内障可以发生不同范围和程度的皮质混浊。

【鉴别诊断】

（1）并发性白内障：并发性白内障见于因眼部疾病导致的晶状体混浊，混浊的部位、范围和形态不同，常见病因包括高度近视、虹睫炎、视网膜色素变性等眼部疾病。

（2）代谢性白内障：因糖尿病等代谢性疾病导致的晶状体混浊称为代谢性白内障，发病较早，进展较快。

如图 4-7-1-23 所示，患者，男性，62 岁，左眼视物模糊半年，加重伴眼球胀痛 10 天。裂隙灯显微镜检查可见晶状体混浊、肿胀，体积变大，继发青光眼，导致角膜雾状混浊。临床表现与急性闭角型青光眼相似。膨胀期白内障有诱发青光眼的风险。

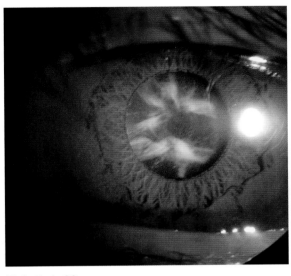

图 4-7-1-20
皮质性白内障

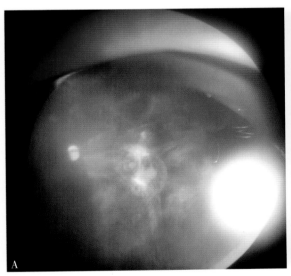

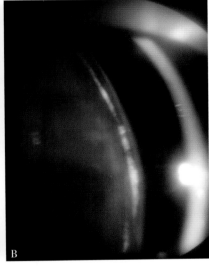

图 4-7-1-21
膨胀期皮质性白内障
A. 皮质性白内障弥散光检查；
B. 皮质性白内障斜照法检查。

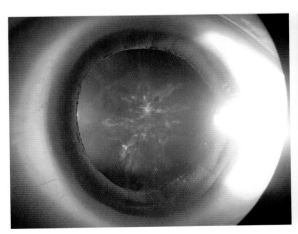

图 4-7-1-22
膨胀期皮质性白内障

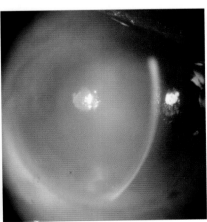

图 4-7-1-23
皮质性白内障继发性青光眼

【鉴别诊断】

急性闭角型青光眼：急性起病，胀痛伴同侧偏头痛，患眼周边前房浅，对侧眼周边前房浅，可伴有或不伴有晶状体混浊。

3. 成熟期白内障　晶状体混浊逐渐加重，晶状体恢复到原来体积，前房深度恢复正常。晶状体发展到全部混浊，虹膜投影消失。患眼视力降至眼前手动或光感。

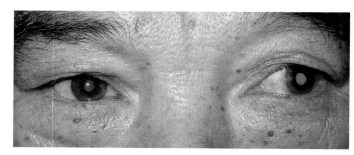

图 4-7-1-24
成熟期皮质性白内障

如图 4-7-1-24 所示，患者，男性，66 岁，双眼视物模糊 3 年，加重 3 个月。眼科检查见左眼外斜，左眼晶状体灰白色混浊，右眼晶状体棕黄色混浊。晶状体混浊逐渐缓慢进展，发展到成熟期后肉眼可见瞳孔区晶状体完全混浊，此时患眼视力严重减退。该患者双眼白内障已达成熟期。

如图 4-7-1-25 所示，患者，女性，69 岁，左眼视物模糊 2 年，加重半年。眼科检查见右眼晶状体轻度混浊，左眼外斜，晶状体灰黄色混浊，散瞳后见左眼晶状体完全混浊。晶状体混浊逐渐缓慢进展，发展到成熟期后肉眼可见瞳孔区晶状

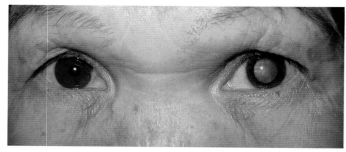

图 4-7-1-25
成熟期皮质性白内障

体完全混浊，此时患眼视力严重减退，患眼长时间视力下降可致患眼外斜。

如图 4-7-1-26 所示，患者，男性，71 岁，右眼视物模糊 2 年，加重 4 个月，无其他疾病史。裂隙灯显微镜检查见晶状体黄白色完全混浊。晶状体混浊逐渐缓慢进展，完全混浊后眼底窥不进。

如图 4-7-1-27 所示，患者，女性，75 岁，右眼视物模糊 2 年，加重 4 个月，无其他疾病史。散瞳后裂隙灯显微镜检查见晶状体黄白色完全混浊。晶状体混浊逐渐缓慢进展直至晶状体完全混浊导致视力严重障碍。

【鉴别诊断】

（1）并发性白内障：见于因眼部疾病导致的晶状体混浊，眼部检查可查到原发性眼部疾患，常见病因包括高度近视、虹膜睫状体炎、视网膜色素变性等。

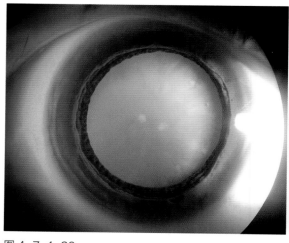

图 4-7-1-26
成熟期皮质性白内障

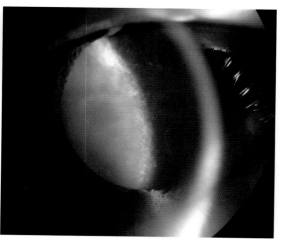

图 4-7-1-27
成熟期皮质性白内障

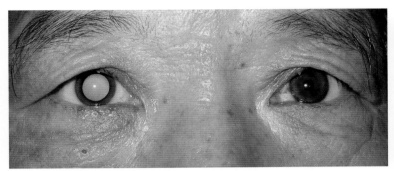

图 4-7-1-28
过熟期皮质性白内障

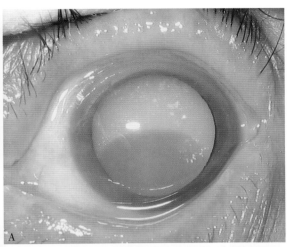

A

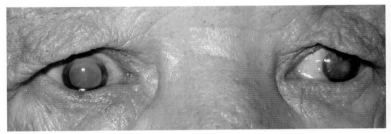

图 4-7-1-29
皮质性白内障

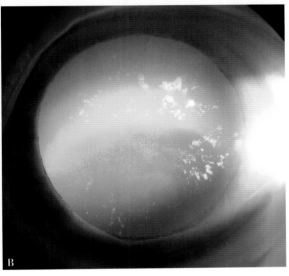

B

图 4-7-1-30
过熟期皮质性白内障
A. 皮质性白内障大体检查；B. 皮质性白内障裂隙灯显微镜检查。

（2）代谢性白内障：因糖尿病等代谢性疾病导致的晶状体混浊称为代谢性白内障，发病较早，进展较快。

4. 过熟期白内障　成熟期白内障持续时间过长，经数年后晶状体内水分继续丢失，晶状体体积缩小，囊膜皱缩和有不规则的白色斑点及胆固醇结晶，前房加深，虹膜震颤。晶状体纤维分解液化，呈乳白色，棕黄色晶状体核沉于囊袋下方，可随体位变化而移动，上方前房进一步加深。

如图 4-7-1-28 所示，患者，男性，69 岁，右眼视物模糊 3 年，加重 3 个月，无其他疾病史。眼科检查见左眼晶状体轻度混浊，右眼晶状体灰白色混浊，散瞳后见右眼晶状体核棕褐色，下沉。晶状体混浊逐渐缓慢进展，双眼混浊程度和进展可以不一致，该患者右眼白内障已是过熟期，而左眼晶状体混浊轻微。

如图 4-7-1-29 所示，患者，男性，71 岁，双眼视物模糊 3 年，加重半年，无其他疾病史。眼科检查见左眼外斜视，晶状体棕黄色混浊，右眼晶状体完全混浊，散瞳后见右眼晶状体核棕褐色，下沉，皮质呈乳白色。

如图 4-7-1-30 所示，患者，女性，81 岁，左眼视物模糊 3 年，加重 3 个月。大体检查见散瞳后晶状体皮质乳白色混浊，棕褐色的晶状体核下沉（图 4-7-1-30 A）；裂隙灯显微镜检查见散瞳后晶状体核下沉呈棕褐色，皮质液化呈乳白色，内含不规则的白色斑点及胆固醇结晶（图 4-7-1-30 B）。

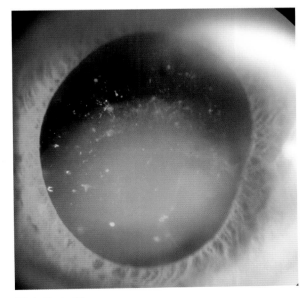

图 4-7-1-31
过熟期皮质性白内障

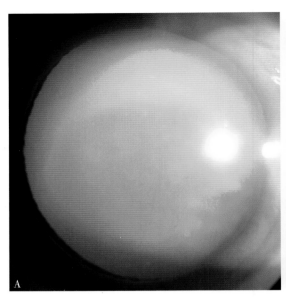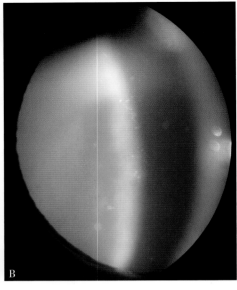

图 4-7-1-32
过熟期皮质性白内障
A. 过熟期皮质性白内障裂隙灯弥散光检查；B. 过熟期皮质性白内障裂隙灯斜照法检查。

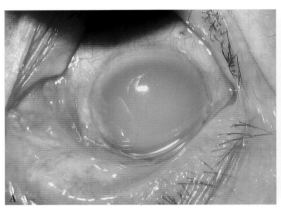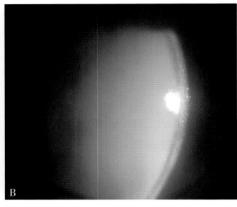

图 4-7-1-33
晶状体溶解性青光眼
A. 晶状体溶解性青光眼大体检查；B. 晶状体溶解性青光眼裂隙灯显微镜检查。

如图 4-7-1-31 所示，患者，男性，73 岁，右眼视物模糊 3 年，加重半年。裂隙灯显微镜检查见晶状体核棕褐色，下沉，皮质液化几乎完全吸收，内有不规则的白色斑点及胆固醇结晶。

如图 4-7-1-32 所示，患者，男性，73 岁，右眼视物模糊 3 年，加重 3 个月。裂隙灯显微镜弥散光检查见晶状体核下沉呈棕黄色（图 4-7-1-32 A）；裂隙灯斜照法检查见核棕黄色，下沉，皮质液化呈乳白色，前房深度正常（图 4-7-1-32 B）。

【鉴别诊断】

晶状体脱位：过熟期白内障晶状体核下沉应与晶状体向下脱位相鉴别，后天外伤性或自发性晶状体脱位，脱位后晶状体向对侧移位，为晶状体整体位置的偏移，而过熟期白内障只是晶状体核位置的下沉。

如图 4-7-1-33 所示，患者，女性，72 岁，左眼视物模糊 3 年，加重伴眼痛 2 周。既往曾诊断为左眼过熟期皮质性白内障，大体检查见左眼眼压高，前房乳白色混浊（图 4-7-1-33 A）；裂隙灯显微镜斜照法检查见角膜水肿，前房大量乳白色混浊（图 4-7-1-33 B）。

过熟期白内障可能会导致晶状体溶解性青光眼。晶状体混浊逐渐缓慢进展，如果成熟期持续时间过长，晶状体纤维分解液化呈乳白色，可溢出到前房阻碍房水循环造成晶状体溶解性青光眼。

（二）核性白内障

核性白内障（nuclear cataract）发病年龄较早，进展缓慢，晶状体核由淡黄色、黄色到棕黄色混浊逐渐发展，视力缓慢下降，可发生核性近视。

如图 4-7-1-34 所示，患者，女性，73 岁，左眼视物模糊 1 年。裂隙灯显微镜检查见左眼晶状体核淡黄色混浊，中央区域线条样灰白色混浊。

如图 4-7-1-35 所示，患者，女性，67 岁，右眼视物模糊 3 年。裂隙灯显微镜检查见右眼晶状体核黄色混浊，伴有皮质不均匀灰白色混浊。

如图 4-7-1-36 所示，患者，女性，70 岁，右眼视物模糊 5 年。裂隙灯显微镜检查见右眼晶状体核棕黄色混浊。

晶状体核性混浊逐渐缓慢进展，颜色由淡黄色逐渐加深到棕黄色，视力逐渐下降。

如图 4-7-1-37 所示，患者，女性，67 岁，右眼视物模糊 5 年。裂隙灯显微镜检查见晶状体核淡黄色混浊，其间大量彩色条形结晶样混浊。

如图 4-7-1-38 所示，患者，男性，60 岁，右眼视物模糊 3 年。裂隙灯显微镜检查见晶状体核淡黄色混浊，中间有大量彩色点状和短棒状结晶样混浊。

彩色点状和短棒状结晶样混浊状似圣诞树，又称圣诞树样白内障。混浊逐渐缓慢进展，视力逐渐下降。

如图 4-7-1-39 所示，患者，女性，63 岁，右眼视物模糊 5 年，无其他疾病史。裂隙灯显微镜弥散光检查见右眼晶状体时钟方位 7：30—12：30 区域性核性黄白色混浊，边界清晰，周边密度高，中心较稀松，其余部位轻微混浊，病变区域与周围界线明确，状如打开的折扇，又像是切开的橙子，形态特别。晶状体核性混浊逐渐缓慢进展，视轴上的混浊影响视力明显。

如图 4-7-1-40 所示，患者，女性，67 岁，右眼视物模糊 5 年。裂隙灯显微镜检查见晶状体核淡黄色混浊，前房有膜样混浊。晶状体核性混浊逐渐缓慢进展，颜色由淡黄色逐渐加深到棕黄色，视力逐渐下降。前房膜样混浊，为剥脱综合征。

【鉴别诊断】

并发性白内障：并发性白内障见于因眼部疾病导致的晶状体混浊，发病较急，进展较快。常见病因包括高度近视、虹睫炎、视网膜色素变性等。

如图 4-7-1-41 所示，患者，男性，37 岁，左眼外伤视物模糊 10 年，胀痛 1 周。患者为陈旧性外伤病例，光感丧失。裂隙灯显微镜弥散光检查见晶状体核自瞳孔向前房脱出，阻塞瞳孔（图 4-7-1-41 A）；裂隙灯显微镜斜照法检查见前房深度正常，晶状体核黄色混浊，完全脱位于前房并黏附在瞳孔区（图 4-7-1-41 B）。

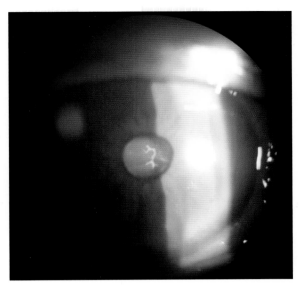

图 4-7-1-34
核性白内障

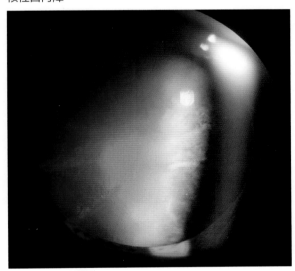

图 4-7-1-35
核性白内障

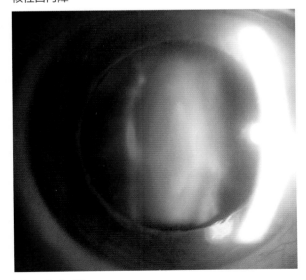

图 4-7-1-36
核性白内障

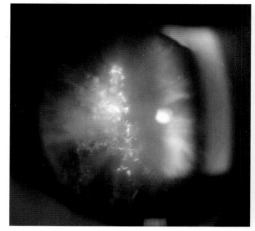

图 4-7-1-37
核性白内障

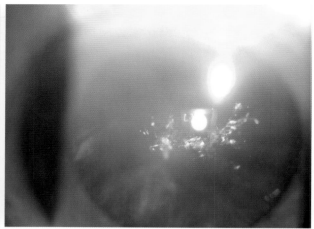

图 4-7-1-38
核性白内障

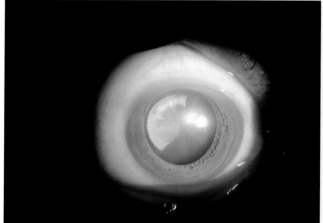

图 4-7-1-39
核性白内障

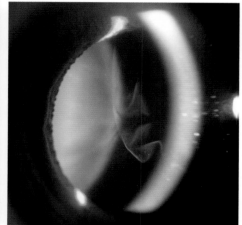

图 4-7-1-40
核性白内障

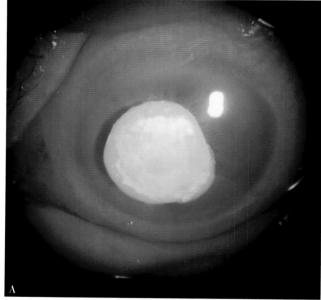

图 4-7-1-41
晶状体核脱出
A. 晶状体核脱出裂隙灯弥散光检查；B. 晶状体核脱出裂隙灯斜照法检查。

如图 4-7-1-42 所示，患者，男性，60 岁，左眼视物模糊 12 年。裂隙灯裂隙显微镜弥散光检查见左眼睫状充血，晶状体核混浊，大量彩色结晶样物质析出进入前房，部分沉积于下方前房（图 4-7-1-42 A）；裂隙灯显微镜斜照法检查见前房深度正常，大量彩色结晶样物质析出进入前房，呈点状或条形，部分沉积于下方前房（图 4-7-1-42 B）。

（三）后囊下白内障

后囊下白内障（posterior subcapsular cataract）为晶状体后囊下皮质发生的混浊，晶状体后囊膜下浅层皮质出现混浊，为许多致密小点所组成，其中有小空泡和结晶样颗粒，外观似锅巴状。混浊位于视轴，早期即可出现明显视力障碍。进展缓慢，最后发展为完全混浊。

如图 4-7-1-43 所示，患者，女性，67 岁，右眼视物模糊 5 年。裂隙灯显微镜检查见晶状体核淡黄色混浊，后囊下皮质密集点状混浊。

如图 4-7-1-44 所示，患者，女性，52 岁，右眼视物模糊 1 年。裂隙灯显微镜检查见晶状体核淡黄色混浊，后囊下皮质不均匀比较致密的混浊。

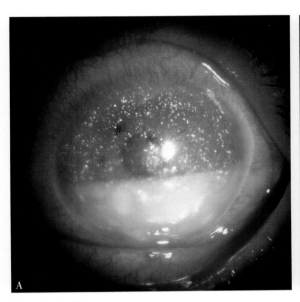
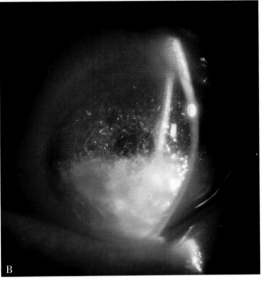

图 4-7-1-42
晶状体彩色结晶样析出
A. 晶状体彩色结晶样析出裂隙灯弥散光检查；B. 晶状体彩色结晶样析出裂隙灯斜照法检查。

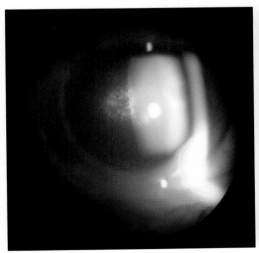
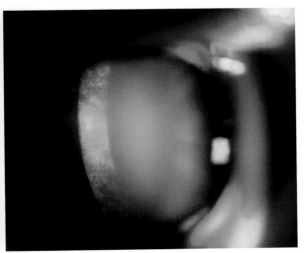

图 4-7-1-43
后囊下白内障

图 4-7-1-44
后囊下白内障

如图 4-7-1-45 所示，患者，女性，52 岁，右眼视物模糊 1 年。裂隙灯显微镜检查见晶状体核淡黄色混浊，后囊下皮质不均匀羽毛状混浊。

如图 4-7-1-46 所示，患者，女性，45 岁，右眼视网膜脱离玻璃体切除术后 1 天。裂隙灯显微镜检查见晶状体后囊下皮质不均匀混浊呈羽毛状。

如图 4-7-1-47 所示，患者，男性，61 岁，右眼视物模糊 3 个月。裂隙灯显微镜检查见晶状体后囊下皮质密集点状混浊，瞳孔大而不圆，虹膜色素脱失，半年前诊断为色素性青光眼曾行抗青光眼手术。色素性青光眼会导致虹膜色素脱失和虹膜萎缩，容易并发晶状体后囊下皮质混浊。

后囊下白内障会在发病初期影响视力，尤其在强光下瞳孔缩小，视觉障碍更明显。

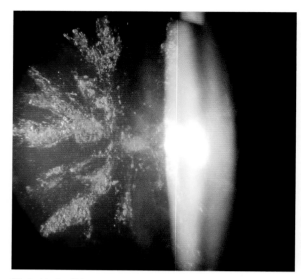

图 4-7-1-45
后囊下白内障

【鉴别诊断】

代谢性白内障：因糖尿病等代谢性疾病导致的晶状体混浊称为代谢性白内障，发病较早，进展较快，多为皮质或核性晶状体混浊。

三、糖尿病性白内障

糖尿病性白内障（diabetic cataract）可分为真性糖尿病性白内障和糖尿病患者年龄相关性白内障。常为双眼发病，进展较快，晶状体可能在数天、数周或数月内完全混浊。

如图 4-7-1-48 所示，患者，男性，61 岁，左眼视物模糊 2 个月。既往糖尿病病史 10 年。眼科检查见晶状体黄白色完全混浊，瞳孔缘虹膜色素外翻，虹膜表面大量新生血管。糖尿病性白内障是因糖代谢异常导致的晶状体混浊，可伴有糖尿病视网膜病变，严重者虹膜存在新生血管。虹膜新生血管的出现则表明糖尿病视网膜已发展到高度危险的程度。

如图 4-7-1-49 所示，患者，男性，57 岁，左眼视物模糊 2 个月。既往糖尿病病史 8 年。裂隙灯显微镜检查见晶状体灰白色完全混浊，皮质白色混浊，组织比较稀疏。

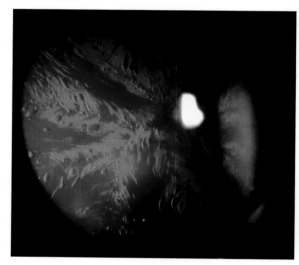

图 4-7-1-46
后囊下白内障

【鉴别诊断】

并发性白内障：并发性白内障见于因眼部疾病导致的晶状体混浊，常见病因包括高度近视、虹膜睫状体炎、视网膜色素变性等。

四、并发性白内障

并发性白内障（complicated cataract）是由于眼部疾病引起的晶状体混浊。许多眼部疾病可引起眼内环境改变，

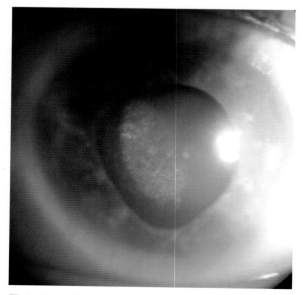

图 4-7-1-47
后囊下白内障

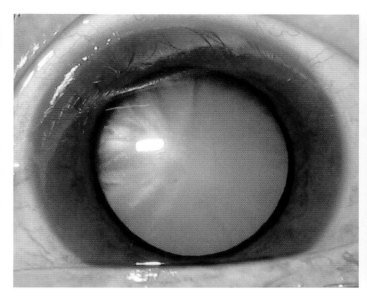

图 4-7-1-48
糖尿病性白内障

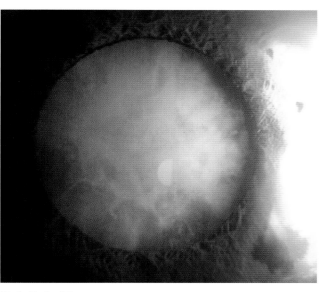

图 4-7-1-49
糖尿病性白内障

使晶状体营养或代谢发生障碍，从而导致其混浊。常见于葡萄膜炎、视网膜色素变性、视网膜脱离、青光眼、眼内肿瘤、高度近视及低眼压等。由眼后节疾病引起的并发性白内障，先于晶状体后极部囊膜及囊膜下皮质出现颗粒状灰黄色混浊，形成较多空泡，逐渐向晶状体核中心部及周边部扩展，呈放射状，形成玫瑰花样混浊。继之向前皮质蔓延，逐渐使晶状体全混浊。以后水分吸收，囊膜增厚，晶状体皱缩，并有钙化等变化。由青光眼引起者多由晶状体前皮质和核开始。高度近视所致者多为核性白内障。

如图 4-7-1-50 所示，患者，女性，41 岁，右眼视物模糊 2 个月。既往 1 年前曾患虹膜睫状体炎。裂隙灯显微镜检查见晶状体黄白色完全混浊，虹膜萎缩，瞳孔不圆，虹膜广泛后粘连。

如图 4-7-1-51 所示，患者，女性，52 岁，右眼视物模糊 2 个月。既往患视网膜色素变性 10 多年。裂隙灯显微镜检查见晶状体后囊下皮质黄白色不均匀混浊，边界不清。眼后节疾病引起的并发性白内障，先于晶状体后极部囊膜及囊膜下皮质出现颗粒状灰黄色混浊，形成较多空泡，逐渐向晶状体核中心部及周边部扩展，呈放射状。

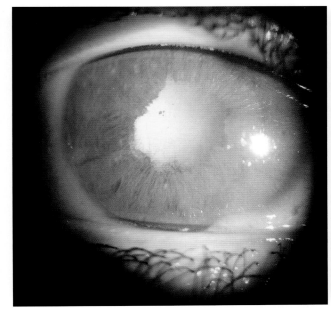

图 4-7-1-50
并发性白内障

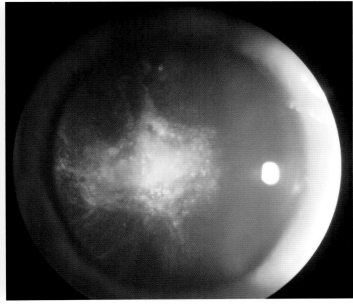

图 4-7-1-51
并发性白内障

如图 4-7-1-52 所示，患者，男性，56 岁，左眼视物模糊 2 个月。既往患视网膜脱离 5 年。裂隙灯显微镜检查见晶状体乳白色完全混浊。

如图 4-7-1-53 所示，患者，女性，61 岁，左眼视物模糊 2 个月。3 天前行视网膜脱离复位联合长效气体填充术手术治疗。裂隙灯显微镜检查见晶状体后囊下皮质羽毛状混浊。

【鉴别诊断】

年龄相关性白内障：晶状体随年龄增长逐渐发生的混浊，不伴有虹膜睫状体炎、高度近视、视网膜色素变性等眼科疾病，瞳孔形态正常。

五、药物及中毒性白内障

药物及中毒性白内障（drug and toxic cataract）是因局部或全身用药以及毒性物质诱发的晶状体混浊。长期口服或短期大剂量应用糖皮质激素（1~2 年），可产生晶状体后囊膜下混浊，其形态与放射性白内障相似。白内障一旦形成，减少或停用糖皮质激素均不能使其消退。在个别病例，长期局部滴用糖皮质激素亦可诱发白内障。常见的药物包括激素、氯喹、羟氯喹、抗结核药等。

如图 4-7-1-54 所示，患者，女性，41 岁，左眼视物模糊 2 个月。近 5 年来因关节炎口服激素治疗。裂隙灯显微镜检查见晶状体黄白色完全混浊。

【鉴别诊断】

年龄相关性白内障：晶状体随年龄增长逐渐发生的混浊，没有长期口服或局部药物使用史。

六、外伤性白内障

外伤引起晶状体的混浊称为外伤性白内障（traumatic cataract）。外伤性白内障多见于青年人，常单眼发病，由于晶状体混浊的程度及合并的伤情不同，视力障碍存在差异。外伤性白内障可以合并晶状体脱位。外伤性白内障可以继发斜视，儿童的白内障将会造成弱视。外伤性白内障经历长时间发展后可引起晶状体钙化，皮质可以被吸收。

如图 4-7-1-55 所示，患者，男性，27 岁，左眼针刺伤后视物模糊 5 天。裂隙灯显微镜弥散光检查见晶状体不均匀灰色完全混浊，前囊膜破裂，皮质碎片掉入前房（图 4-7-1-55 A）；裂隙显微镜斜照法检查见角膜全层伤口，闭合良好（图 4-7-1-55 B）。

如图 4-7-1-56 所示，患者，男性，33 岁，右眼铁屑崩伤后视物模糊 1 年。裂隙灯显微镜检查见晶状体黄白色

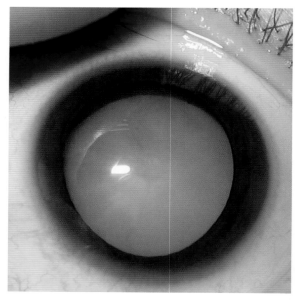

图 4-7-1-52
并发性白内障

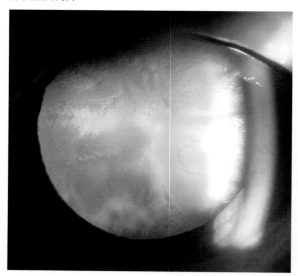

图 4-7-1-53
并发性白内障

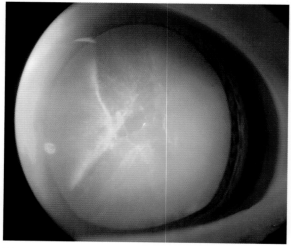

图 4-7-1-54
激素性白内障

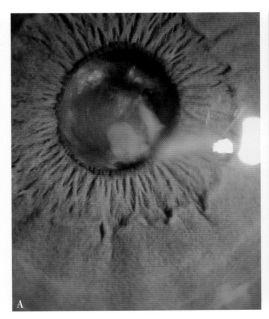

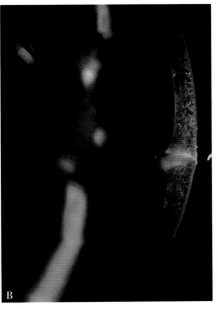

图 4-7-1-55
外伤性白内障
A. 外伤性白内障裂隙灯弥散光检查；
B. 外伤性白内障裂隙灯斜照法检查。

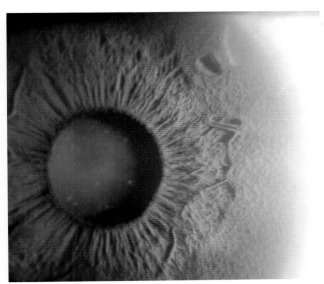

图 4-7-1-56
外伤性白内障

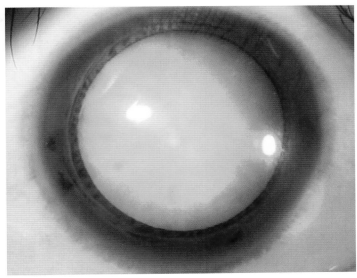

图 4-7-1-57
外伤性白内障

混浊，其间有黄褐色点状混浊，右上近角膜缘位置可见弧形角膜混浊，相对应虹膜位置可见虹膜穿通伤口。角膜穿通伤致伤物损伤晶状体会导致晶状体较快混浊影响视功能，裂隙灯检查可见伤道。

如图 4-7-1-57 所示，患者，男性，45 岁，右眼铁屑溅伤后视物模糊半年，CT 提示晶状体内金属异物。裂隙灯显微镜检查见晶状体灰白色混浊，可见多个小片状棕黄色色素沉着。球内铁质异物会产生铁锈症，表现在晶状体内褐色色素沉着。

【鉴别诊断】

年龄相关性白内障：晶状体随年龄增长逐渐发生的混浊，进展缓慢，不伴有外伤史。

七、后发性白内障

后发性白内障（posterior capsular opacification，PCO）是指白内障术后或外伤性白内障部分皮质吸收后所形成的晶状体后囊膜混浊。

如图 4-7-1-58 所示，患者，男性，45 岁，右眼白内障超声乳化吸除术后 2 年，视物模糊 3 个月。裂隙灯显微镜检查见瞳孔不圆，部分虹膜后粘连，晶状体已摘除，晶状体后囊膜比较均匀一致的混浊。

如图 4-7-1-59 所示，患者，女性，61 岁，右眼白内障超声乳化吸除术后 3 年。裂隙灯显微镜检查见人工晶状体透明，后囊膜不均匀灰白色混浊。

白内障术后部分患者会出现后囊膜混浊，病因在于囊膜下晶状体上皮细胞增生。上皮细胞可发生肌成纤维细胞样分化及收缩，使后囊膜产生皱褶，残留的部分皮质可加重混浊，导致视物变形和视力下降。

如图 4-7-1-60 所示，患者，男性，53 岁，右眼白内障超声乳化吸除联合人工晶状体植入术后 2 年，后发障行 YAG 激光治疗后 2 个月。裂隙灯显微镜检查见人工晶状体透明，后囊膜灰白色混浊，中央区域已经由 YAG 激光切开。后发障的混浊可经 YAG 激光切开。

如图 4-7-1-61 所示，患者，男性，53 岁，右眼白内障超声乳化吸除联合人工晶状体植入术后 2 年，视物模糊 2 个月。裂隙灯显微镜检查见人工晶状体透明、位正，后囊膜灰白色不均匀混浊。上皮细胞可发生成纤维细胞样分化及收缩，使后囊膜产生皱褶，残留的部分皮质可加重混浊。

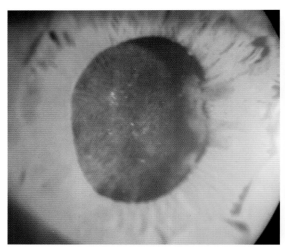

图 4-7-1-58
后发性白内障

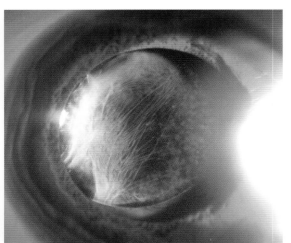

图 4-7-1-59
后发性白内障

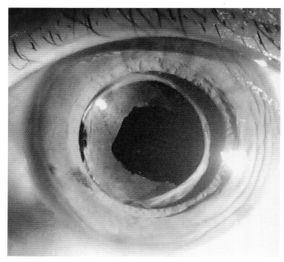

图 4-7-1-60
后发性白内障

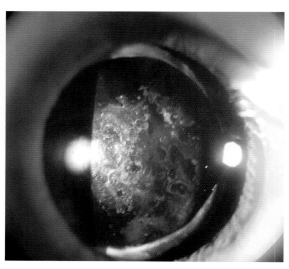

图 4-7-1-61
后发性白内障

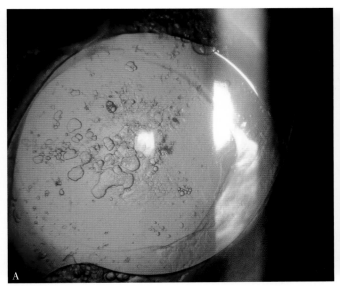

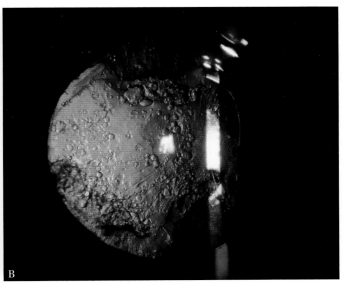

图 4-7-1-62
后发性白内障
A. 右眼后发性白内障；B. 左眼后发性白内障。

如图 4-7-1-62 所示，患者，女性，53 岁，双眼白内障超声乳化吸除联合人工晶状体植入术后 2 年，视物模糊 3 个月。裂隙灯显微镜透法检查见双眼人工晶状体透明位正，后囊膜不均匀混浊，右眼中央区后囊下圆形或片状混浊（图 4-7-1-62 A）；左眼后囊下弥漫性点片状混浊（图 4-7-1-62 B）。

【鉴别诊断】
年龄相关性白内障：晶状体随年龄增长逐渐发生的晶状体混浊，进展缓慢，没有晶状体的手术或外伤。

（李传宝）

第二节　晶状体的形态异常

晶状体形态异常包括晶状体形成异常和晶状体后圆锥等。

一、晶状体形成异常

晶状体形成异常包括先天性无晶状体、晶状体发育不全、球形晶状体、晶状体缺损等。

如图 4-7-2-1 所示，患者，女性，53 岁，右眼视物模糊 10 年。散瞳后裂隙灯显微镜检查见右眼晶状体完全混浊，颞侧周边晶状体发育缺损，边界不圆失去原有弧度，两端有切迹，未见悬韧带。

如图 4-7-2-2 所示，患者，女性，61 岁，右

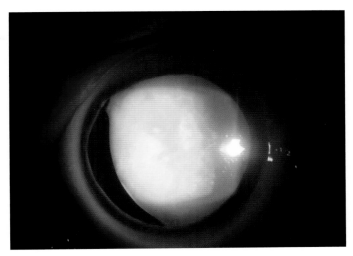

图 4-7-2-1
晶状体发育不全

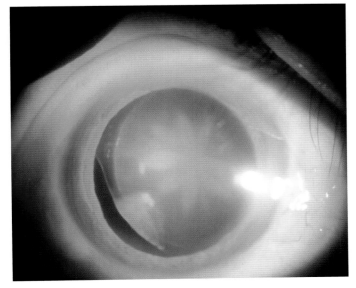

图 4-7-2-2
晶状体发育不全

眼视物模糊 6 年。散瞳后裂隙灯显微镜检查见晶状体不均匀混浊，颞侧周边晶状体发育缺损，未见悬韧带。晶状体发育不全合并晶状体混浊会引起视力不同程度的下降。

【鉴别诊断】

（1）年龄相关性白内障：晶状体随年龄增长逐渐发生的混浊，进展缓慢，晶状体周边圆形完整，形态正常。

（2）晶状体脱位：后天外伤性或自发性晶状体脱位，脱位后晶状体向对侧移位，但晶状体边缘弧度正常，而晶状体发育不全显示缺损部分晶状体弧度缺失。

如图 4-7-2-3 所示，患者，男性，29 岁，查体发现异常来诊。无全身系统疾病。裂隙灯斜照法照相检查图像，显示晶状体周边前囊膜黄绿色色素沉着，晶状体透明。裂隙灯弥散光检查见晶状体前表面全周绿色沉着（图 4-7-2-3 A）；中央区裂隙灯斜照法检查见晶状体前表面绿色沉着仅为周边部前囊，中央区域颜色正常（图 4-7-2-3 B）；周边区域裂隙灯斜照法检查见晶状体前表面绿色沉着在周边部前囊表面颜色较深（图 4-7-2-3 C）；

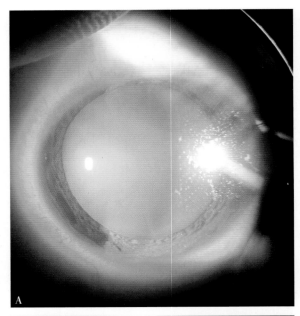

【鉴别诊断】

年龄相关性白内障：可出现晶状体混浊或颜色、结晶样改变，但不会有周边前囊比较均匀的黄绿色沉着。

二、晶状体后圆锥

晶状体后囊中央区向后膨出呈圆锥状并伴有不同程度的混浊，较早影响视力。

如图 4-7-2-4 所示，患者，男性，64 岁，右眼视物模糊 6 年。散瞳后裂隙灯显微镜检查见晶状体后极部混浊，向后呈圆锥样膨出。

如图 4-7-2-5 所示，患者，男性，56 岁，左眼视物模糊 3 年。散瞳后裂隙灯显微镜检查见晶状体后极部混浊，范围较大，向后呈圆锥样突出，底部致密灰白色混浊。

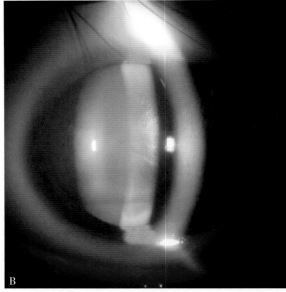

【鉴别诊断】

后囊下白内障：后囊下白内障可出现晶状体后囊下皮质混浊，但没有向后圆锥样突出。

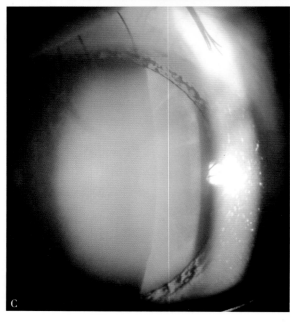

图 4-7-2-3
晶状体前囊绿色素沉着
A. 晶状体前囊绿色素沉着裂隙灯弥散光检查；
B. 晶状体前囊绿色素沉着中央区裂隙灯斜照法检查；
C. 晶状体前囊绿色素沉着周边区域裂隙灯斜照法检查。

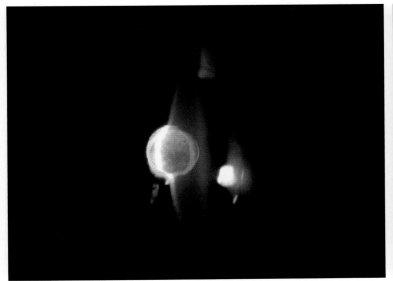

图 4-7-2-4
晶状体后圆锥

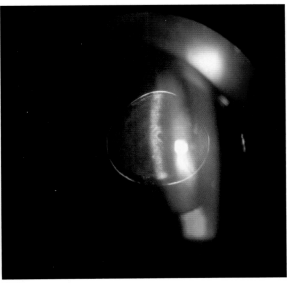

图 4-7-2-5
晶状体后圆锥

（李传宝）

第三节 晶状体异位和脱位

晶状体悬韧带部分或全部断裂或缺损，可导致晶状体位置异常。若出生时晶状体就不在正常位置，称为晶状体异位。若出生后因先天性因素、眼球钝挫伤或一些疾病，如马方综合征、球形晶状体–短矮畸形综合征等均能使晶状体的位置改变，称为晶状体脱位。

一、晶状体全脱位

晶状体全脱位（complete luxation of lens）时晶状体悬韧带全部断裂，患眼的视力为无晶状体眼视力，前房加深，虹膜震颤。晶状体可脱位至前房或玻璃体腔。

（一）晶状体脱位到前房

晶状体透明时呈油滴状，混浊时则为白色盘状物。晶状体向前脱位可到前房（dislocation of lens to anterior chamber）时虹膜被脱位的晶状体挤压，房水外流受阻可致眼压急性升高。

如图 4-7-3-1 所示，患者，女性，41 岁，左眼碰伤后视物模糊 1 天，眼科检查见左眼结膜充血，晶状体完全脱位到前房。

如图 4-7-3-2 所示，患者，女性，53 岁，左眼突发视物模糊、胀痛 2 天，患眼眼压 26mmHg。既往马方综合征病史。裂隙灯显微镜检查见晶状体完全脱位到前房，大部分悬韧带断裂，残端可见，9 点位置尚有少许悬韧带被拉长。

如图 4-7-3-3 所示，患者，女性，39 岁，左眼摔伤后视物模糊、胀痛 3 天，患眼眼压 51mmHg。裂隙灯显微镜

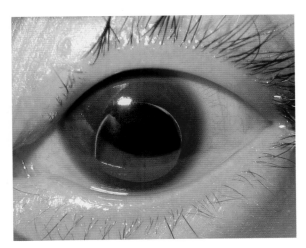

图 4-7-3-1
晶状体脱位到前房

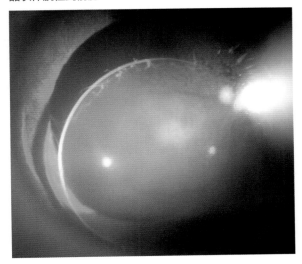

图 4-7-3-2
晶状体脱位到前房

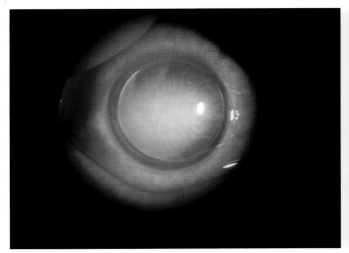

图 4-7-3-3
晶状体脱位到前房

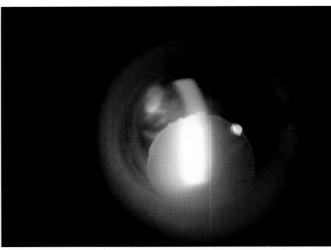

图 4-7-3-4
晶状体脱位进入前房

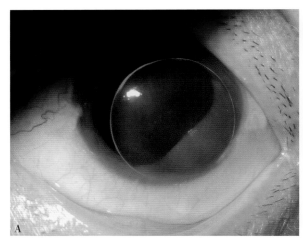

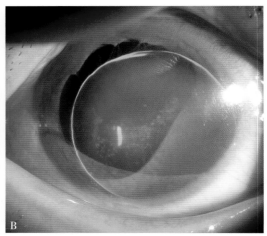

图 4-7-3-5
晶状体脱位到前房
A. 晶状体脱位到前房
大体检查；
B. 晶状体脱位到前房
裂隙灯显微镜检查。

检查见晶状体完全脱位到前房，晶状体轻微混浊，体积较大充满前房。

如图 4-7-3-4 所示，患者，男性，53 岁，左眼碰伤后视物模糊、胀痛 1 天，患眼眼压 28mmHg。裂隙灯显微镜检查见晶状体灰白色混浊，体积较小完全脱位到前房。

如图 4-7-3-5 所示，患者，女性，41 岁，左眼碰伤后视物模糊、胀痛 2 天，患眼眼压 30mmHg。大图检查见晶状体轻微混浊，完全脱位到前房，体积较大（图 4-7-3-5 A）；裂隙灯显微镜检查见晶状体淡黄色混浊，完全脱位到前房，上方部分悬韧带被拉长仍在连接着晶状体边缘（图 4-7-3-5 B）。

晶状体脱位到前房可为外伤性晶状体脱位或自发性晶状体脱位，晶状体脱位到前房可继发青光眼和角膜内皮损害，应尽快取出。

【鉴别诊断】

外伤性白内障：外伤后出现晶状体混浊，有时会有皮质溢出到前房，与晶状体完全脱位到前房不同。

（二）晶状体脱位到玻璃体腔

外伤或自发的晶状体脱位到玻璃体腔中，晶状体早期尚可活动，长期后固定于下方，并与视网膜粘连。晶状体脱位到玻璃体腔（dislocation of lens into vitreous cavity）可致晶状体过敏性葡萄膜炎和继发性青光眼，可致视网膜损伤或视网膜脱离。

如图 4-7-3-6 所示，患者，男性，62 岁，左眼木块崩伤伤后视物不清 1 天。裂隙灯显微镜检查见瞳孔散大，瞳孔区未见晶状体，眼底检查见晶状体完全脱位到玻璃体腔（图 4-7-3-6 A）；B超检查示玻璃体暗区内视网膜前可探查到类圆形回声，其内回声不均匀增强，提示晶状体脱位于玻璃体腔，晶状体形态完整，断面呈圆形，位于后极部视网膜前，周围玻璃体混浊，视网膜在位（图 4-7-3-6 A）。

二、晶状体不全脱位

晶状体不全脱位（subluxation of lens）是由于外伤或自发的原因，晶状体悬韧带部分断裂或松弛，晶状体偏离中心位置，前房深浅不均匀，会发生虹膜震颤。可继发青光眼或牵引周边视网膜引起视网膜脱离。

如图 4-7-3-7 所示，患者，男性，61 岁，左眼木材崩伤后视物模糊 1 周。裂隙灯显微镜透照法检查见 2 点到 4 点位置悬韧带断裂，晶状体向对侧脱位，脱位区域呈小弯月状组织缺失。很小范围的晶状体脱位不易检查出，裂隙灯显微镜透照法的检出率较高。

如图 4-7-3-8 所示，患者，男性，55 岁，左眼木块崩伤后视物模糊 10 天。裂隙灯显微镜斜照法检查隐约可见 7 点到 10 点晶状体脱位（图 4-7-3-8 A）。裂隙灯显微镜透照法检查见 7 点到 10 点悬韧带断裂，晶状体向对侧脱位，脱位区域呈弯月状组织缺失（图 4-7-3-8 B）。

如图 4-7-3-9 所示，患者，男性，61 岁，左眼碰伤后视物模糊 1 个月。裂隙灯显微镜斜照法检查见 10 点到 2 点位置晶状体脱位（图 4-7-3-9 A）。裂隙灯显微镜透照法检查见 10 点到 2 点悬韧带断裂，晶状体向下方脱位，脱位区域呈弯月状组织缺失（图 4-7-3-9 B）。

如图 4-7-3-10 所示，患者，男性，61 岁，左眼碰伤后视物模糊 1 个月。裂隙灯显微镜斜照法检查见 7 点到 12 点晶状体脱位（图 4-7-3-10 A）；裂隙灯显微镜透照法检查见 7 点到 12 点悬韧带断裂，晶状体向左侧脱位，脱位区域呈弧形组织缺失（图 4-7-3-10 B）。

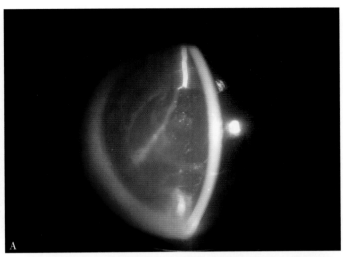

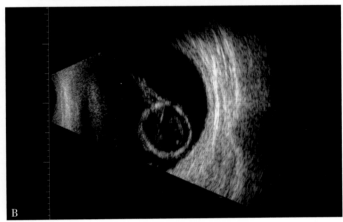

图 4-7-3-6
晶状体脱位到玻璃体腔
A. 晶状体脱位到玻璃体腔裂隙灯检查图；B. 晶状体脱位到玻璃体腔
B 超检查图。

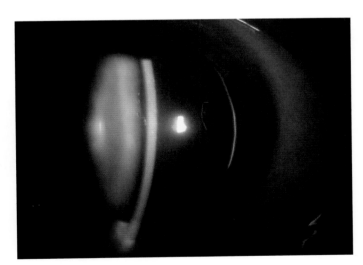

图 4-7-3-7
外伤性晶状体不全脱位

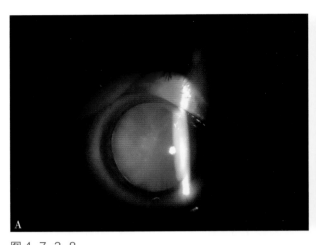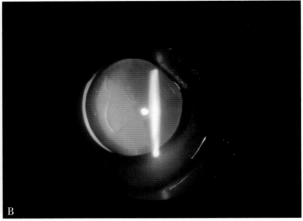

图 4-7-3-8

外伤性晶状体不全脱位

A. 外伤性晶状体不全脱位裂隙灯斜照法检查；B. 外伤性晶状体不全脱位裂隙灯透照法检查。

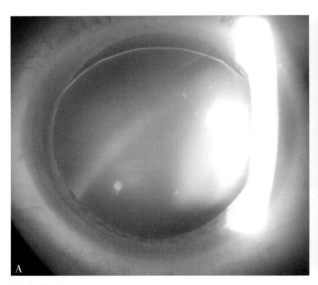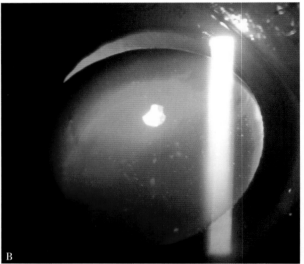

图 4-7-3-9

外伤性晶状体不全脱位

A. 外伤性晶状体不全脱位裂隙灯斜照法检查；B. 外伤性晶状体不全脱位裂隙灯透照法检查。

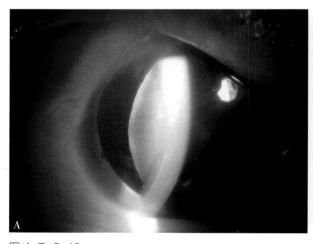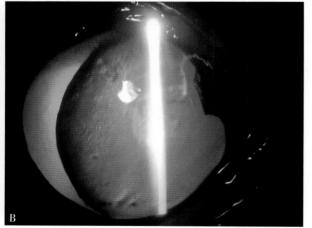

图 4-7-3-10

外伤性晶状体不全脱位

A. 外伤性晶状体不全脱位裂隙灯斜照法检查；B. 外伤性晶状体不全脱位裂隙灯透照法检查。

如图 4-7-3-11 所示，患者，男性，47 岁，左眼摔伤后视物模糊 1 个月。裂隙灯显微镜弥散光照明法检查见 5 点到 9 点位置晶状体脱位。裂隙灯显微镜透照法检查见 5 点到 9 点位置悬韧带断裂，晶状体向对侧脱位，脱位区域呈月牙形组织缺失（图 4-7-3-11 B）。

晶状体悬韧带断裂或松弛可导致晶状体向对侧脱位偏移，会导致继发青光眼和牵拉形成视网膜裂孔和脱离。

如图 4-7-3-12 所示，患者，男性，55 岁，右眼碰后视物模糊 1 个月。裂隙灯显微镜透照法检查见 1 点到 6 点方位悬韧带断裂，晶状体边缘呈短锯齿样改变，晶状体向对侧脱位，脱位区域呈月牙形组织缺失。

如图 4-7-3-13 所示，患者，男性，41 岁，左眼弹伤后视物模糊 2 周。裂隙灯显微镜透照法检查见 6 点到 1 点位置悬韧带断裂，晶状体向对侧脱位，脱位区域呈月牙形组织缺失。上方虹膜根部离断，瞳孔扩大不圆呈"D"字形。

如图 4-7-3-14 所示，患者，男性，65 岁，右眼撞伤后视物模糊 2 个月。裂隙灯显微镜检查见 10 点到 1 点位置悬韧带断裂，晶状体混浊向对侧脱位，脱位区域呈新月形组织缺失。

如图 4-7-3-15 所示，患者，男性，34 岁，右眼弹伤后视物模糊 2 周。裂隙灯显微镜斜照法检查见 7 点到 10 点可见晶状体赤道部，晶状体脱位区域呈小弯月形透光。7 点到 1 点虹膜根部离断，瞳孔扩大不圆呈"D"字形。

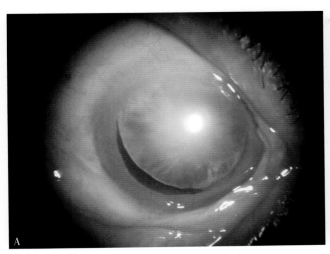
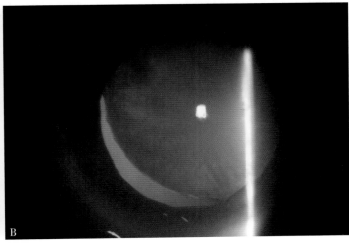

图 4-7-3-11
外伤性晶状体不全脱位
A. 外伤性晶状体不全脱位斜照法检查；B. 外伤性晶状体不全脱位裂隙灯透照法检查。

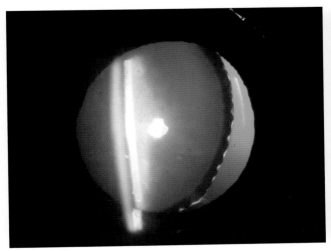
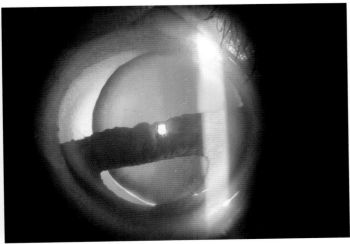

图 4-7-3-12
外伤性晶状体不全脱位

图 4-7-3-13
外伤性晶状体不全脱位

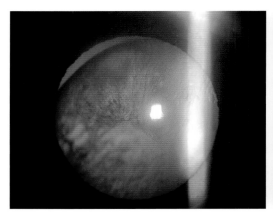

图 4-7-3-14
外伤性晶状体不全脱位

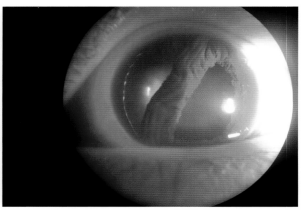

图 4-7-3-15
外伤性晶状体不全脱位

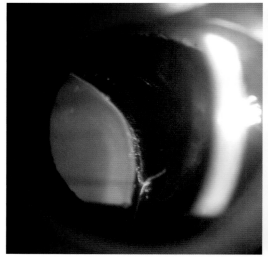

图 4-7-3-16
外伤性晶状体不全脱位

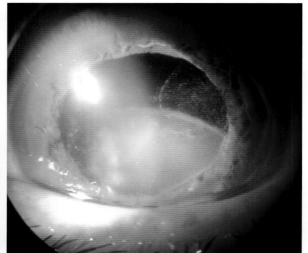

图 4-7-3-17
外伤性晶状体不全脱位

如图 4-7-3-16 所示，患者，男性，61 岁，右眼碰伤后视物模糊 2 个月。裂隙灯显微镜斜照法检查见 10 点到 6 点悬韧带断裂，晶状体向右下方脱位，脱位区域玻璃体和色素疝入前房。

如图 4-7-3-17 所示，患者，男性，34 岁，右眼碰伤后视物模糊 2 周。裂隙灯显微镜弥散光检查法检查见晶状体混浊向下方脱位，瞳孔扩大，玻璃体连同色素疝入前房。

如图 4-7-3-18 所示，患者，男性，35 岁，左眼碰伤后视物模糊 2 个月。裂隙灯显微镜斜照法检查见晶状体混浊向下方脱位，脱位区域玻璃体连同色素疝入前房。

如图 4-7-3-19 所示，患者，男性，52 岁，右眼崩伤后视物模糊 2 周。裂隙灯显微镜斜照法检查见晶状体混浊向下方脱位，瞳孔扩大，玻璃体前垂到达瞳孔区。

外伤致晶状体悬韧带断裂或松弛可导致晶状体向对侧脱位偏移，可能导致继发青光眼和牵拉性视网膜裂孔或脱离。

自发性晶状体不全脱位：无外伤史，常患有马方综合征、球形晶状体 - 短矮畸形综合征等，一般双眼发病，悬韧带拉长，一般不会发生悬韧带完全断裂。

如图 4-7-3-20 所示，患者，女性，32 岁，自幼双眼视物模糊，患有马方综合征。裂隙灯显微镜检查见左眼晶状体灰白色混浊，3 点到 11 点位置晶状体悬韧带松弛或断裂，晶状体向颞上方脱位。

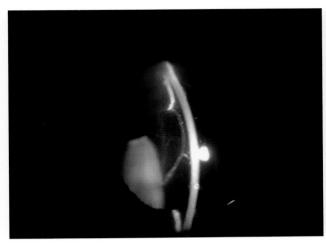

图 4-7-3-18
外伤性晶状体不全脱位

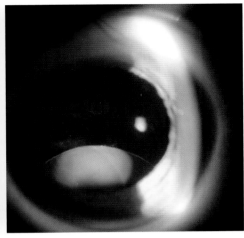

图 4-7-3-19
外伤性晶状体不全脱位

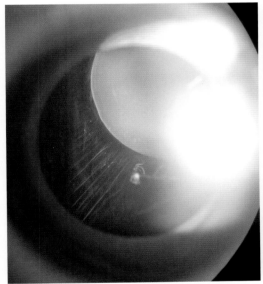

图 4-7-3-20
自发性晶状体不全脱位

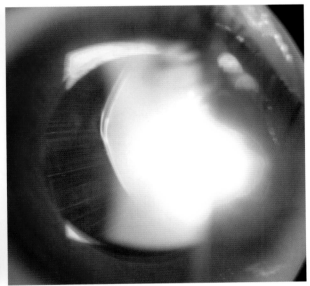

图 4-7-3-21
自发性晶状体不全脱位

如图 4-7-3-21 所示，患者，男性，26 岁，自幼双眼视物模糊。裂隙灯显微镜检查见左眼晶状体轻度混浊，5 点到 11 点晶状体悬韧带松弛、拉长或断裂，晶状体向颞侧偏上方脱位。

自发性或先天性晶状体不全脱位可引起继发性青光眼或牵拉性视网膜脱离，先天性晶状体不全脱位如果在脱位区域没有玻璃体嵌顿，一般不会牵拉引起视网膜脱离，如果没有继发青光眼，不需急于处理。是否需要手术干预取决于患者视力状况和是否产生并发症。

（李传宝）

第八章 青光眼

青光眼是目前全球第二大致盲眼病，患病后视功能不可恢复，严重威胁人类的视觉健康。

第一节 概述

青光眼（glaucoma）是一组以特征性视神经萎缩和视野缺损为共同特征的疾病，病理性眼压升高是其主要危险因素。其病情的发生发展与眼压升高的水平以及视神经对压力损害的耐受性有关。有一定的遗传倾向。

一、眼压与房水循环

眼压是眼球内容物作用于眼球壁的压力。眼球内容物包括房水、晶状体、玻璃体。房水在眼球里面是流动的，房水的多少决定了眼压的水平，房水的产生和流出失衡后，造成眼压的不稳定。

房水由睫状体突的非色素上皮细胞产生，进入后房，经过瞳孔到达前房，然后主要通过两个途径流出，其一为小梁网通道（trabecular outflow），经前房角的小梁网，进入 Schlemm 管，通过巩膜内的集合管至巩膜表层睫状前静脉，进入血液循环，它是房水循环的主要通道，占 80%。其二为葡萄膜巩膜通道（uveoscleral outflow），经前房角的睫状体带进入睫状肌间隙，进入睫状体和脉络膜上腔，最后穿过巩膜胶原间隙和神经血管间隙出眼，它是房水循环的次要通道，占 20%（图 4-8-1-1）。

眼压的高低主要取决于房水循环中的 3 个因素：睫状突生成房水的速率；房水通过小梁网流出的阻力和上巩膜静脉压。如果房水生成减少，或者房水大部分流出，如眼球破裂伤，则眼压降低。如果房水生成量不变，房水循环途径中任一环节发生阻碍，房水不能顺利流通，则眼压即可升高（图 4-8-1-2）。

眼压数值的正常范围为 10~21mmHg，双眼眼压差异不超过 5mmHg，24 小时眼压波动范围不超过 8mmHg。大多数青光眼眼压升高的原因为房水外流阻力升高，或房水引流系统异常（开角型青光眼），或周边虹膜堵塞了房水引流系统（闭角型青光眼）。有一部分患者眼压超过统计学上限，但临床上不发生视神经、视野损害，称为高眼压症（ocular hypertension）；另外一部分患者，临床上虽然发生了视神经损害和视野缺损，但眼压在正常范围，称为正常眼压性青光眼（normal tension glaucoma，NTG）。

二、青光眼的诊断

青光眼的临床诊断指标有眼压、房角、视盘和视野的改变。

（一）眼压

目前临床上测量眼压的方法有多种，包括指

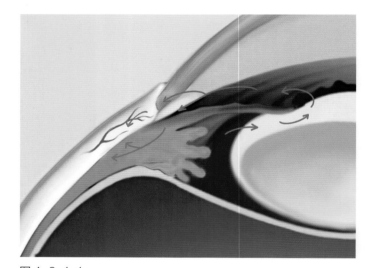

图 4-8-1-1
房水循环途径

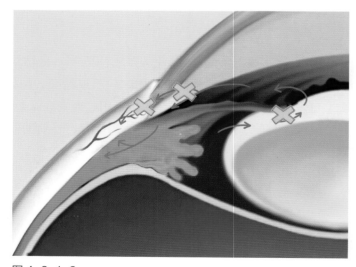

图 4-8-1-2
房水循环途径阻碍部位

测、Goldmann 眼压计、Schiotz 眼压计、非接触眼压计、回弹式眼压计等。

（二）房角

房角的开放或关闭是诊断开角型青光眼或闭角型青光眼的依据，并可鉴别原发性青光眼或是继发性青光眼。裂隙灯显微镜检查可判断前房的深浅，能大体了解房角的宽度（图 4-8-1-3、图 4-8-1-4）。最直观而且真实的观察方法是房角镜。此外 UBM 和眼前节 OCT 可观察房角结构、虹膜形态、睫状体位置、晶状体的位置等。

利用房角镜内置的反射镜，将房角结构反射入人眼内，将其置于一侧，观察对侧房角（图 4-8-1-5、图 4-8-1-6）。

眼前放置房角镜，将反射镜置于上方，通过裂隙灯观察下方房角结构，由前到后依次为：Schwalbe 线，小梁网，巩膜突，睫状体带，周边虹膜。

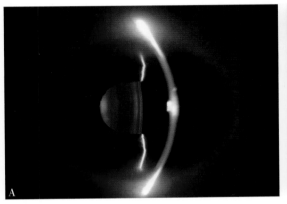
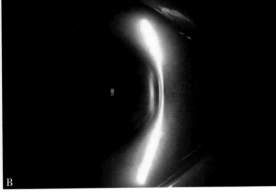

图 4-8-1-3
裂隙灯显微镜检查前房深度
A. 裂隙灯显微镜检查中央前房深度；
B. 裂隙灯显微镜检查周边前房深度。

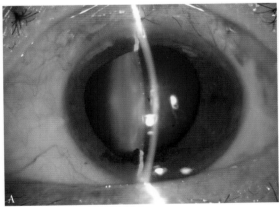
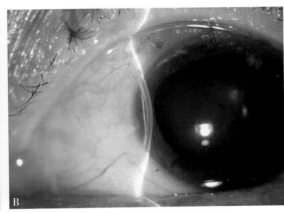

图 4-8-1-4
青光眼小梁切除术后裂隙灯显微镜检查前房深度
A. 青光眼小梁切除术后裂隙灯显微镜检查中央前房深度；
B. 青光眼小梁切除术后裂隙灯显微镜检查周边前房深度。

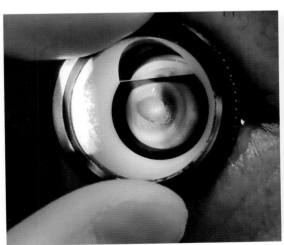
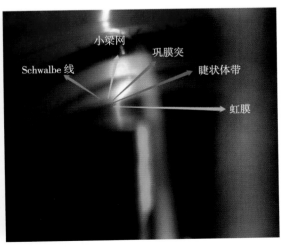

图 4-8-1-5
房角镜检查

图 4-8-1-6
房角镜下所见房角结构

（三）视盘

视杯扩大、视网膜神经纤维层变薄是青光眼视盘损害的重要特征。其观察方法有检眼镜检查、眼底照相、裂隙灯前置镜检查、眼后节 OCT 等。另外部分眼后节 OCT 可检测黄斑部神经节细胞密度的改变以及观察视盘部位的血流情况。

如图 4-8-1-7 所示，眼底照相检查见杯 / 盘（cup/disc；C/D）比约为 0.3，正常人 C/D 为：0.2～0.4。

（四）视野

特征性的视野改变是判断青光眼由结构改变到功能改变的非常重要的标准，它也是青光眼随访的一个十分重要的临床指标。

（高秀华　李传宝　李禹琦）

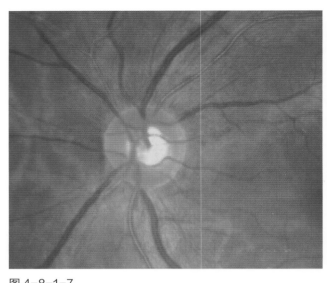

图 4-8-1-7
眼底照相检查杯 / 盘比

第二节　原发性青光眼

原发性青光眼病因不明确，根据眼压升高时房角的状态关闭或开放，分为闭角型青光眼和开角型青光眼。

一、原发性闭角型青光眼

原发性闭角型青光眼（primary angle-closure glaucoma，PACG）是由于周边虹膜堵塞小梁网，或与小梁网产生永久性粘连，房水外流受阻，引起眼压升高造成视神经和视野损害。患眼具有前房浅、房角狭窄的解剖特征。房角关闭机制有瞳孔阻滞型、非瞳孔阻滞型和多种机制共存型。根据发病过程，分为急性和慢性两种。

（一）急性闭角型青光眼

急性闭角型青光眼（acute angle-closure glaucoma）是因瞳孔阻滞后，后房压力升高，导致周边虹膜向前膨隆，继而周边虹膜与角膜相贴，继发房角关闭，导致眼压急剧升高所致。其临床特点有：

1. 多为中老年女性，单眼或双眼同时发病。

2. 解剖结构异常　远视，短眼轴、角膜小、前房浅、房角狭窄，晶状体较厚。

3. 诱发因素　情绪激动、局部或全身应用抗胆碱药物、暗室停留时间过长、阴暗天气、长时间阅读、疲劳等。

4. 分期　根据病程的不同阶段，分为 6 期：临床前期、先兆期、急性发作期、间歇期、慢性期、绝对期。各期的临床表现不同。

（1）临床前期：急性闭角型青光眼为双侧性眼病，当一眼急性发作被确诊后，另一眼即使没有任何临床症状，属于临床前期；或者具有前房浅、虹膜膨隆、房角狭窄等临床表现，在一定诱导条件下，如暗室试验后明显眼压升高者。

（2）先兆期：表现为一过性或反复多次的小发作。出现阵发性视物模糊、虹视、患侧头痛、眼眶痛、鼻根酸胀等症状，患眼眼压升高，眼局部轻度充血或不充血，角膜上皮轻度雾状水肿，前房极浅，房水无混浊，房角大范围关闭，瞳孔稍散大，对光反射迟钝。

（3）急性发作期：眼压急剧升高。表现为剧烈头痛、眼痛，伴有恶心、呕吐等症状。患眼出现虹视，视力急剧下降。体征有眼睑水肿，球结膜混合充血，角膜水肿，前房浅，房角关闭，虹膜脱色素；房水可有浑浊，甚至出现絮状渗出物；瞳孔中度大，对光反射消失，常呈竖椭圆形，可有局限虹膜后粘连，如可见眼底，可发现视网膜中央动脉搏动，视乳头水肿或出血。高眼压缓解后，症状减轻或消失，视力好转，但遗留下永久性体征：扇形虹膜萎缩，色素脱失，局限性后粘连，瞳孔散大固定，房角广泛性粘连；晶状体前囊下小片状白色混浊，称为青光眼斑。

（4）间歇期：小发作后自行缓解，房角重新开放或大部分开放，小梁尚未遭受严重损害，不用药或仅用少量缩瞳剂，眼压不再升高。

（5）慢性期：急性期未经及时、恰当的治疗，可转为慢性期。眼压下降，但未达到正常水平；自觉症状减轻，但未完全消失；球结膜可充血或不充血，角膜透明或轻微雾状水肿，前房角大部分关闭，周边虹膜前粘连，视乳头出现凹陷扩大（C/D 增大）、盘沿变窄和神经纤维萎缩等改变。患眼视力下降，视野出现青光眼性缺损。一些患者可不经过先兆期或急性期，直接呈现慢性发病的状态，表现为眼压升高，前房浅，房角狭窄，视乳头凹陷和视野缺损的青光眼性改变。

（6）绝对期：患眼无光感，眼压持续升高，自觉症状时消时现，有时会有剧烈疼痛，球结膜混合充血，角膜混浊，可有大泡性角膜病变，视神经已遭严重损伤。

如图 4-8-2-1 所示，患者，女性，52 岁，右眼红痛、视物模糊 5 天，既往体健。大体检查见右眼睫状充血，角膜雾状水肿，瞳孔扩大直径约 5mm，左眼角膜透明，瞳孔正常。右眼睫状充血，越近角膜缘充血越明显，无分泌物（图 4-8-2-1 A）；裂隙灯显微镜检查见角膜雾状水肿，上皮下较多水泡样改变（图 4-8-2-1 B）；患眼和另一眼裂隙灯显微镜斜照法检查见周边前房浅（图 4-8-2-1 C、图 4-8-2-1 D）。

如图 4-8-2-2 所示，患者，女性，65 岁，左眼胀痛伴视物模糊 10 天。急性大发作经药物治疗缓解，裂隙灯显微镜检查见角膜后弹力层皱褶，呈龟背样水肿，前房浅，晶状体可见青光眼斑，瞳孔散大约 6mm（图 4-8-2-2 A）；裂隙灯显微镜斜照法检查见晶状体中央部青光眼斑，下方瞳孔缘可见色素颗粒（图 4-8-2-2 B）。色素颗粒沉积的出现是因为虹膜后表面的色素脱落后随着房水循环沉积于虹膜瞳孔缘处所致，表明瞳孔阻滞解除，前后房沟通。

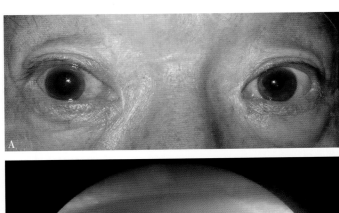
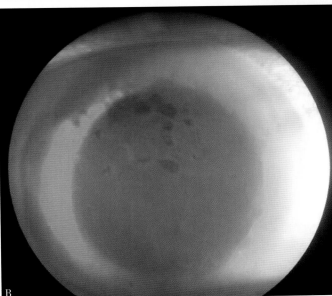
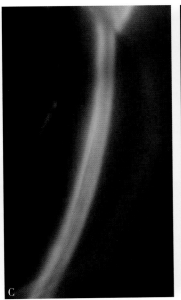
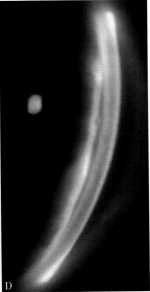

图 4-8-2-1
原发性急性闭角型青光眼（右眼急性发作期，左眼临床前期）
A. 原发性急性闭角型青光眼大体检查；B. 原发性急性闭角型青光眼裂隙灯显微镜弥散光照法检查；C. 原发性急性闭角型青光眼裂隙灯显微镜斜照法检查右眼周边前房深度；D. 原发性急性闭角型青光眼裂隙灯显微镜斜照法检查左眼周边前房深度。

　　如图 4-8-2-3 所示，患者，女性，65 岁，急性闭角型青光眼急性大发作，经药物治疗缓解后，眼压下降，可见角膜色素性 KP，房水闪辉，瞳孔散大约 7mm。

　　如图 4-8-2-4 所示，患者，女性，65 岁，右眼胀痛伴视物模糊 3 天。裂隙灯显微镜斜照法检查见右眼结膜混合充血，角膜水肿，前房浅，瞳孔散大，约 6mm，晶状体轻度混浊，眼压 57mmHg（图 4-8-2-4 A）；左眼裂隙灯显微镜斜照法检查见角膜透明，中央及周边前房浅，瞳孔约 3mm，眼压正常（图 4-8-2-4 B）。

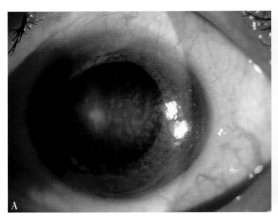
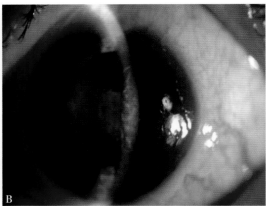

图 4-8-2-2
原发性急性闭角型青光眼
A. 原发性急性闭角型青光眼裂隙灯显微镜弥散光照法检查；B. 原发性急性闭角型青光眼斜照法裂隙灯显微镜检查。

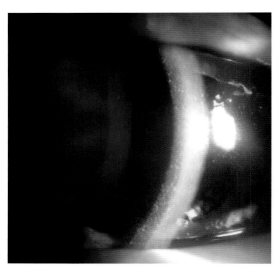

图 4-8-2-3
原发性急性闭角型青光眼

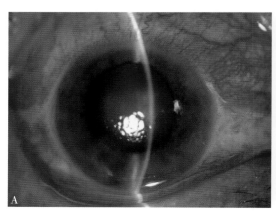
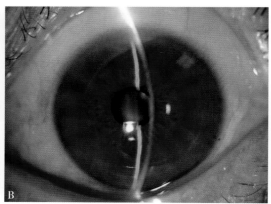

图 4-8-2-4
原发性急性闭角型青光眼
A. 原发性急性闭角型青光眼（右眼急性大发作期）裂隙灯显微镜斜照法检查；B. 原发性急性闭角型青光眼（左眼临床前期）裂隙灯显微镜斜照法检查。

　　如图 4-8-2-5 所示，患者，女性，58 岁，右眼胀痛伴头痛恶心 9 小时，诊断为原发性急性闭角型青光眼，右眼急性发作期，经全身及局部应用降眼压药物和缩瞳后，病情缓解，后来仅用缩瞳药物，眼压正常，经房角镜检查显示右眼房角开放，可见巩膜突，诊断为间歇期，随即行激光虹膜切开术。裂隙灯显微镜斜照法检查中央前房见角膜透明，瞳孔药源性缩小，直径约 2mm，前房浅，中央前房深度 2CT（corneal thickness，角膜厚度）（图 4-8-2-5 A）；裂隙灯显微镜斜照法检查周边前房见周边前房深度极窄裂隙，颞侧周边前房深度约 1/4CT（图 4-8-2-5 B）；虹膜激光周切后 10 分钟，房水稍混浊，颞上方虹膜激光切口通畅，中央及周边前房明显加深，周边前房深度约 1CT（图 4-8-2-5 C、图 4-8-2-5 D）；裂隙灯显微镜斜照法检查见左眼前房浅，中央前房深度 2.5CT，周边前房深度 1/3CT，诊断为临床前期。虹膜激光切孔后，裂隙灯显微镜斜照法检查见下方前房内房水稍混浊，颞上方虹膜激光切口通畅，周边前房明显加深，约 1CT（图 4-8-2-5 E、图 4-8-2-5 F）。

　　如图 4-8-2-6 所示，患者，女性，58 岁，左眼间断性胀痛伴视物模糊 1 年，加重 10 天，诊断为原发性急性闭角型青光眼（左眼慢性期）；并发性白内障。裂隙灯显微镜弥散光照显示左眼颞侧大片虹膜萎缩，鼻侧小片状虹膜萎缩灶，暴露深部虹膜基质（图 4-8-2-6 A）；裂隙灯显微镜斜照法检查见左眼前房浅，晶状体核性混浊（图 4-8-2-6 B）；裂隙灯显微镜斜照法检查见左眼白内障超声乳化、人工晶状体植入、房角分离术后

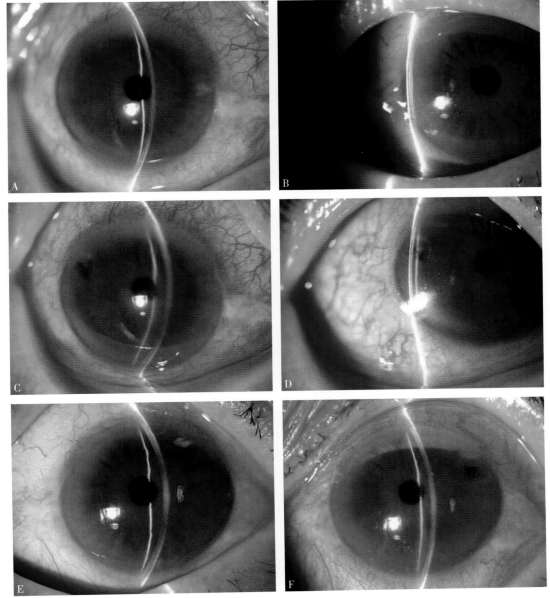

图 4-8-2-5
原发性急性闭角型青光眼（间歇期）
A. 原发性急性闭角型青光眼（右眼间歇期）裂隙灯显微镜斜照法检查中央前房；B. 原发性急性闭角型青光眼（右眼间歇期）裂隙灯显微镜斜照法检查周边前房；C. 原发性急性闭角型青光眼（右眼激光虹膜切开术后）裂隙灯显微镜斜照法检查中央前房；D. 原发性急性闭角型青光眼（右眼激光虹膜切开术后）裂隙灯显微镜斜照法检查周边前房；E. 原发性急性闭角型青光眼（左眼临床前期）裂隙灯显微镜斜照法检查中央前房；F. 原发性急性闭角型青光眼（左眼临床前期，激光虹膜切开术后）裂隙灯显微镜斜照法检查中央前房。

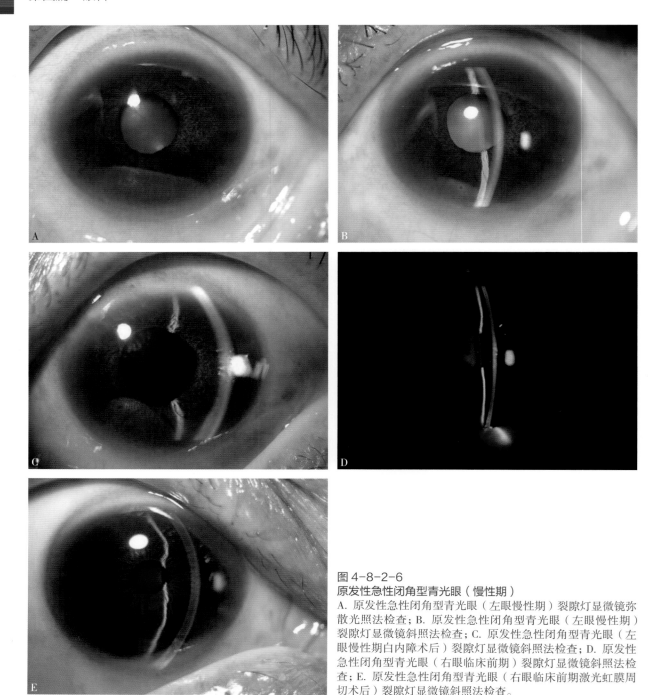

图 4-8-2-6
原发性急性闭角型青光眼（慢性期）
A. 原发性急性闭角型青光眼（左眼慢性期）裂隙灯显微镜弥散光照法检查；B. 原发性急性闭角型青光眼（左眼慢性期）裂隙灯显微镜斜照法检查；C. 原发性急性闭角型青光眼（左眼慢性期白内障术后）裂隙灯显微镜斜照法检查；D. 原发性急性闭角型青光眼（右眼临床前期）裂隙灯显微镜斜照法检查；E. 原发性急性闭角型青光眼（右眼临床前期激光虹膜周切术后）裂隙灯显微镜斜照法检查。

1 周，前房明显加深，人工晶状体位正（图 4-8-2-6 C）；裂隙灯显微镜斜照法检查见右眼前房浅，中央前房深度 2CT，周边前房深度 1/3CT（图 4-8-2-6 D）；激光虹膜切孔后，鼻下方虹膜激光切口通畅，前房明显加深，周边前房深度 1CT（图 4-8-2-6 E）。

如图 4-8-2-7 所示，患者，女性，53 岁，右眼胀痛、视物模糊 4 天，诊断为原发性急性闭角型青光眼，小梁切除术后，裂隙灯显微镜检查见青光眼斑，虹膜部分后粘连，瞳孔散大约 5mm，上方虹膜可见周切口。

如图 4-8-2-8 所示，患者，女性，61 岁，左眼胀痛 6 天，治疗后缓解，裂隙灯显微镜弥散光检查见虹膜萎缩，暴露其白色基质及红色血管。

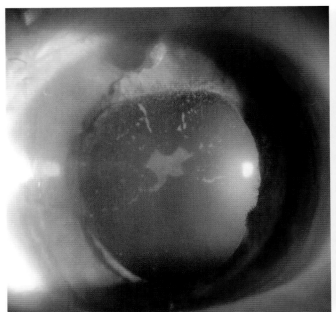

图 4-8-2-7
原发性急性闭角型青光眼

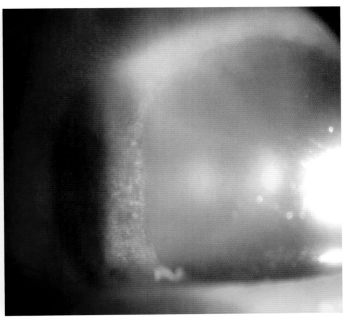

图 4-8-2-8
原发性急性闭角型青光眼

　　如图 4-8-2-9 所示，患者，女性，68 岁，急性闭角型青光眼多次发作后，裂隙灯显微镜检查见弥漫性虹膜萎缩（iris atrophy），暴露深部白色基质，瞳孔散大约 4mm，晶状体灰白色混浊。

　　如图 4-8-2-10 所示，患者，女性，58 岁，裂隙灯显微镜弥散光检查见急性大发作后，上方虹膜节段性萎缩，暴露深部白色基质，瞳孔不规则散大，约 4mm×3mm，晶状体皮质轻度混浊。

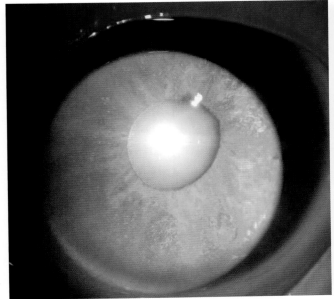

图 4-8-2-9
原发性急性闭角型青光眼

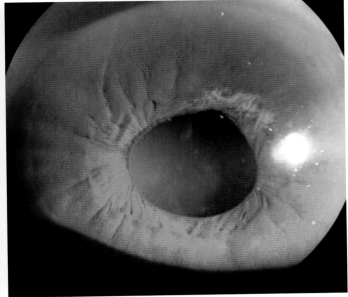

图 4-8-2-10
原发性急性闭角型青光眼

【鉴别诊断】

（1）急性虹膜睫状体炎：表现为眼痛，结膜睫状充血，角膜后沉着物（keratic precipitates，KP），呈灰白色细小颗粒，或呈羊脂状，前房炎症反应明显，甚至可见成形渗出，瞳孔缩小，虹膜后粘连，眼压正常或轻中度升高，但当虹膜全部后粘连，无法用散瞳药物将粘连的虹膜与晶状体拉开时，眼压升高，应根据瞳孔大小及房水炎症反应情况加以鉴别。

（2）急性结膜炎：患者表现为眼红、眼痒，分泌物多，体征为结膜充血或混合充血，结膜滤泡及乳头增生，但角膜透明，眼内正常，且视力多不受影响。

（二）慢性闭角型青光眼

慢性闭角型青光眼（chronic angle-closure glaucoma）是由于周边虹膜与小梁网发生粘连，使小梁功能遭受损害所致，其粘连由点到面逐步发展。因而其发病隐匿。UBM检查可鉴别以虹膜膨隆为特点的瞳孔阻滞机制和以周边虹膜堆积为特征的非瞳孔阻滞机制，但可能是多种机制共存的结果，而最终发生房角狭窄。

如图4-8-2-11所示，患者，男性，60岁，右眼疼痛并视力下降1年，伴有虹视。视力右0.5，左0.25，眼压右26mmHg，左26mmHg。如图4-8-2-11 A、B所示，双眼前房浅，中央前房深度2CT，周边前房深度1/5CT，瞳孔直径右眼为5mm，左眼为4mm，晶状体轻度混浊。

如图4-8-2-12所示，患者，女性，72岁，双眼视物模糊半年，视力右0.3，左0.25，眼压右30mmHg，左26.3mmHg，晶状体轻度混浊，视乳头C/D0.9。视野缩小。UBM检查图像显示右眼周边虹膜肥厚、高褶，睫状体附着于虹膜根部，6点位房角关闭，12点、3点、9点巩膜突暴露（图4-8-2-12 A）；左眼UBM检查图像显示6点位房角关闭，其余方位房角开放（图4-8-2-12 B）；眼底彩照显示，左眼视乳头垂直和水平C/D均为0.9，盘沿窄（图4-8-2-12 C）；24-2中心视野显示，双眼视野均缩小，右眼为管状视野和颞侧视岛（图4-8-2-12 D），左眼为管状视野（图4-8-2-12 E）。

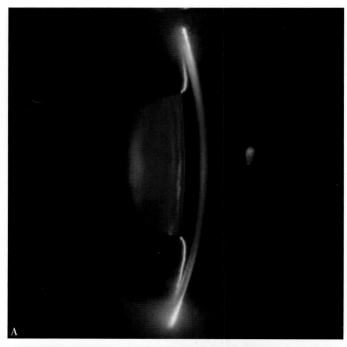

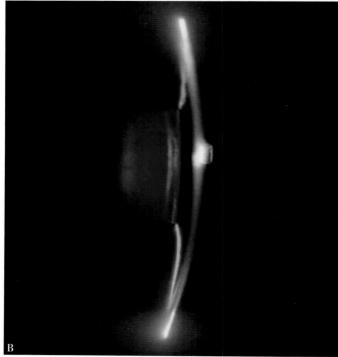

图4-8-2-11
慢性闭角型青光眼
A. 右眼裂隙灯显微镜斜照法检查；B. 左眼裂隙灯显微镜斜照法检查。

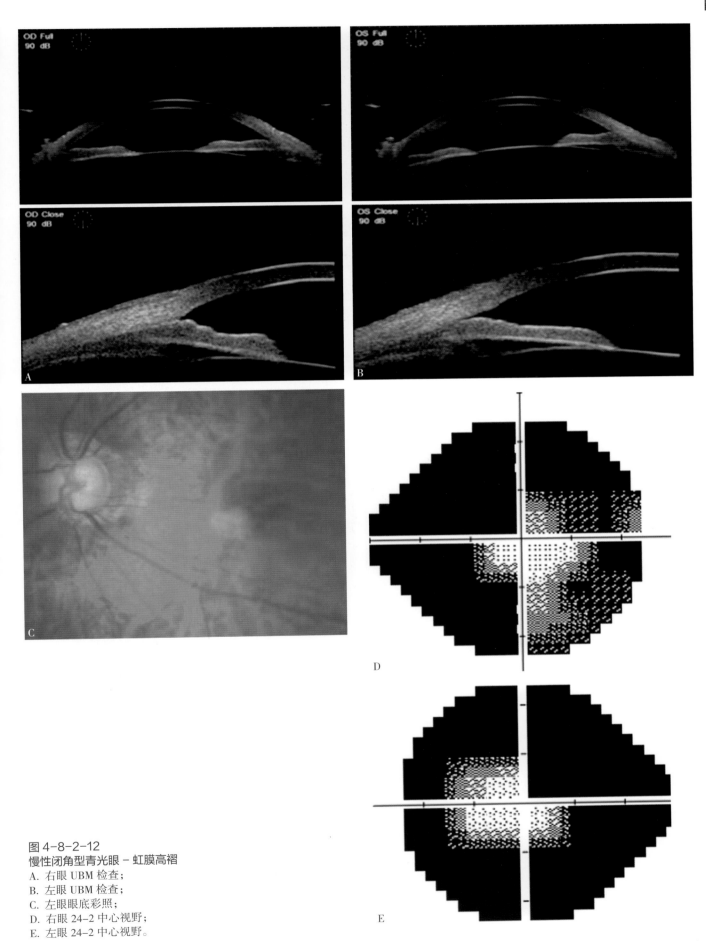

图 4-8-2-12
慢性闭角型青光眼 – 虹膜高褶
A. 右眼 UBM 检查；
B. 左眼 UBM 检查；
C. 左眼眼底彩照；
D. 右眼 24-2 中心视野；
E. 左眼 24-2 中心视野。

如图 4-8-2-13 所示，患者，女性，63 岁，左眼视物模糊 1 年。眼底照相检查见左眼视乳头垂直杯比 0.9，全周盘沿变窄视杯加深，可透见深部的白色巩膜。

如图 4-8-2-14 所示，患者，男性，55 岁，双眼视物模糊伴虹视 1 年，因结膜下出血查体时眼压高，右 44mmHg，左 34.3mmHg，诊断为慢性闭角型青光眼，药物保守治疗。裂隙灯显微镜斜照法检查见右眼中央及周边前房深度浅，中央前房深度 2.5CT，6 点位周边前房深度 1/3CT，瞳孔稍散大，约 4mm（图 4-8-2-14 A），颞侧周边前房深度极窄裂隙（图 4-8-2-14 B）；裂隙灯显微镜斜照法检查左眼前房深度情况与右眼相

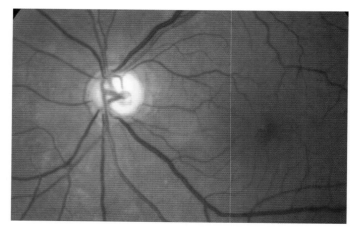

图 4-8-2-13
慢性闭角型青光眼

似（图 4-8-2-14 C、图 4-8-2-14 D）；UBM 所示双眼周边虹膜轻微膨隆，周边虹膜附着于小梁处，房角关闭（图 4-8-2-14 E、图 4-8-2-14 F）；眼底彩照显示右眼视乳头杯盘比 0.9，全周盘沿变窄，杯深，呈黄白色（图 4-8-2-14 G）；左眼眼底视乳头杯盘比约 0.8，颞下方盘沿明显变窄，血管屈膝状（图 4-8-2-14 H）。

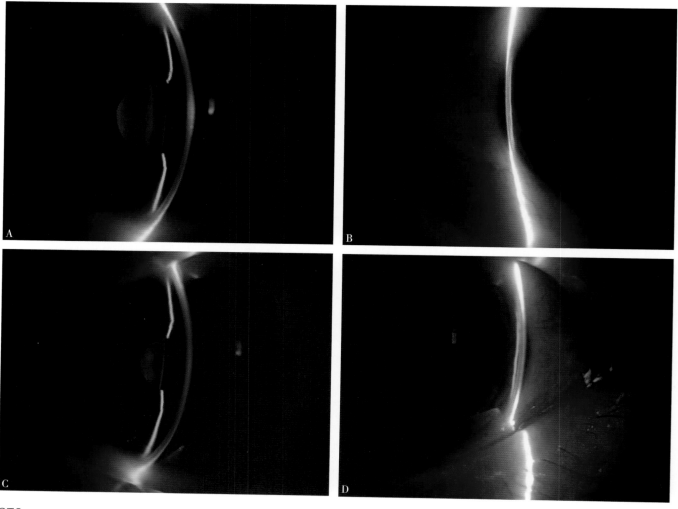

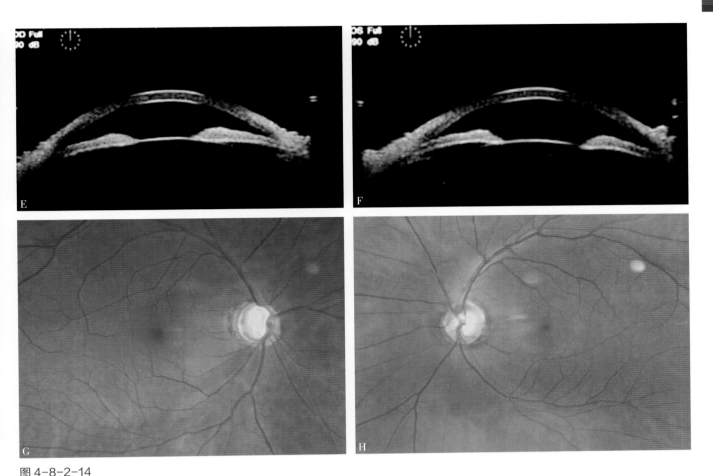

图 4-8-2-14
慢性闭角型青光眼（晚期）
A. 裂隙灯显微镜斜照法右眼中央及周边前房深度；B. 裂隙灯显微镜斜照法右眼颞侧周边前房深度；C. 裂隙灯显微镜斜照法左眼中央及周边前房深度；D. 裂隙灯显微镜斜照法左眼颞侧周边前房深度；E. 右眼 UBM 检查；F. 左眼 UBM 检查；G. 右眼眼底照相检查；H. 左眼眼底照相检查。

　　如图 4-8-2-15 所示，患者，女性，76 岁，左眼视物模糊 1 年，视力右 0.3，左 0.01，晶状体核性混浊，眼底模糊可见视乳头 C/D 右 0.5，左 0.7，眼压右眼 18mmHg，左眼 55.3mmHg。裂隙灯显微镜检查见左眼前房浅，中央深度 2CT，周边前房深度 1/3CT，瞳孔约 5mm，晶状体核性混浊（图 4-8-2-15 A）；裂隙灯显微镜检查见右眼前房浅，晶状体轻微核性混浊（图 4-8-2-15 B）；左眼白内障摘除、人工晶状体植入、小梁切除术后，眼压 15mmHg，裂隙灯显微镜检查中央和周边前房深度均较前明显加深，人工晶状体位正，上方结膜可见滤过弥散性隆起（图 4-8-2-15 C、图 4-8-2-15 D）。

【鉴别诊断】
　　开角型青光眼：表现为视物模糊，眼压升高，前房深度正常，视神经萎缩，视野缺损，但 UBM 检查和房角镜检查显示房角开放。

二、原发性开角型青光眼

　　原发性开角型青光眼（primary open angle glaucoma，POAG）病因不明，发病隐匿，眼压升高，但房角开放，房水外流受阻于小梁网 -Schlemm 管系统。发病初期症状不明显，常到晚期，才被发觉。大部分眼压升高，或者 24 小时眼压波动较大，前房正常，C/D 增大，上下方盘沿变窄或形成切迹，双眼 C/D 差值＞0.2，视盘或视盘周围浅表线状出血，视网膜神经纤维层缺损。根据病情的进展程度视野缺损表现为孤立的旁中心暗点、鼻侧阶梯、弓形暗点、象限性缺损、管状视野和颞侧视岛（图 4-8-2-16）。

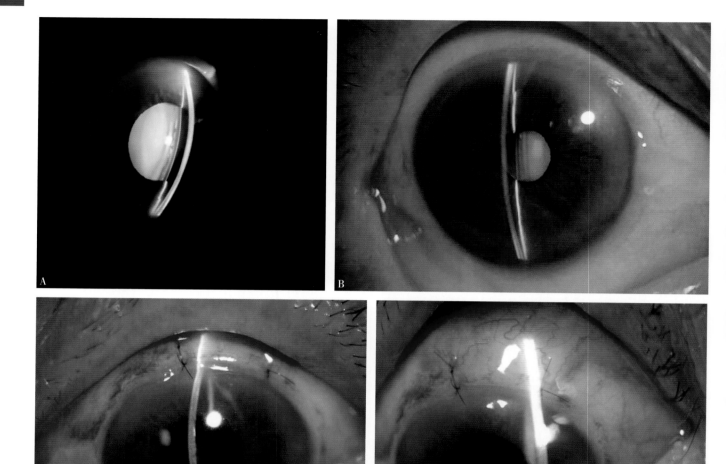

图 4-8-2-15

慢性闭角型青光眼

A. 左眼慢性闭角型青光眼裂隙灯显微镜斜照法检查；B. 右眼慢性闭角型青光眼裂隙灯显微镜斜照法检查；C. 左眼慢性闭角型青光眼术后裂隙灯显微镜斜照法检查中央前房深度；D. 左眼慢性闭角型青光眼术后裂隙灯显微镜斜照法检查中周部前房深度。

如图 4-8-2-17 所示，患者，男性，31 岁，右眼视物模糊 2 年。右眼视力手动，验光矫正 0.8，左眼视力 0.6 验光矫正 1.0；眼压：右 42.3mmHg，左 26.7mmHg。裂隙灯显微镜检查见前房深度正常，中央前房深度 3.5CT（图 4-8-2-17 A），周边前房深度 1.5CT（图 4-8-2-17 B）。裂隙灯显微镜下房角镜检查见房角开放，可见巩膜突及睫状体带（图 4-8-2-17 C）。眼底照相检查见右眼视乳头垂直 C/D 为 0.9（图 4-8-2-17 D）；左眼视乳头垂直 C/D 为 0.7（图 4-8-2-17 E）。静态自动视野计（30°）检查见右眼管状视野，小于 5°，中央光敏感度值 22db（图 4-8-2-17 F）；左眼 10° 以外的光敏感度值普遍降低（图 4-8-2-17 G）。

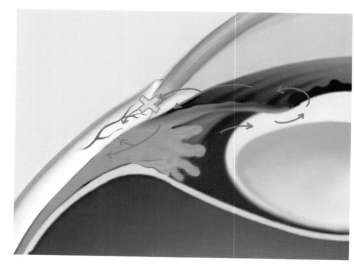

图 4-8-2-16

开角型青光眼发生机制

如图 4-8-2-18 所示，患者，女性，52 岁，左眼视物疲劳感 1 年。左眼视力 0.8，前房正常深度，晶状体透明，眼压 42.0mmHg。眼底彩照显示左眼颞下方视乳头切迹，静脉受压凹陷于视杯内，像手指压过的痕迹。

三、原发性青光眼的手术治疗

原发性青光眼的治疗主要围绕降低眼压来进行，其方法包括药物、激光和手术。手术包括：激光虹膜切开术、周边虹膜切除术、滤过性手术 – 小梁切除术、房水引流装置植入术等。术后眼压的维持仍需持续的随访和处理。术后眼压低多为滤过过强所致，术后眼压高前房浅应警惕恶性青光眼的发生。术后滤过泡可发生破裂、包裹等并发症。

如图 4-8-2-19 大体检查图所示，患者，女性，50 岁，小梁切除术后 2 周，滤过泡周围结膜充血，滤过泡局限、包裹。

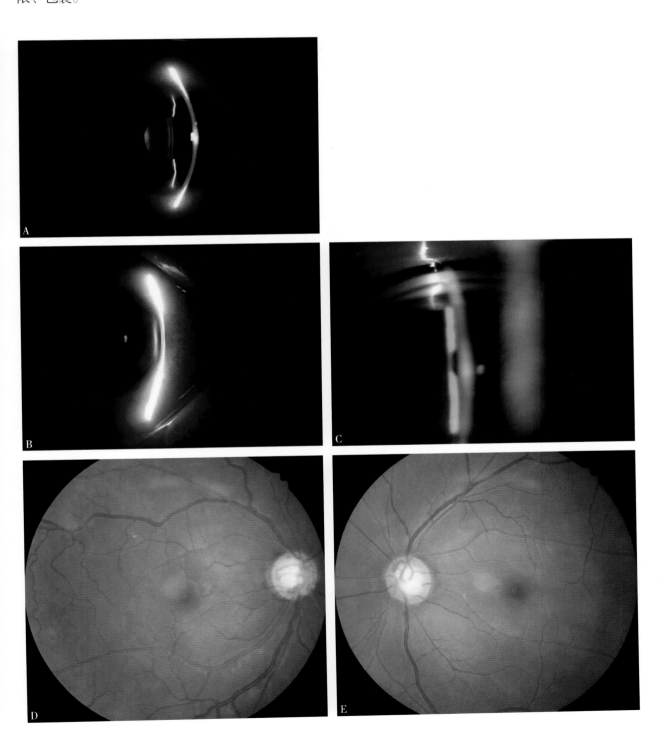

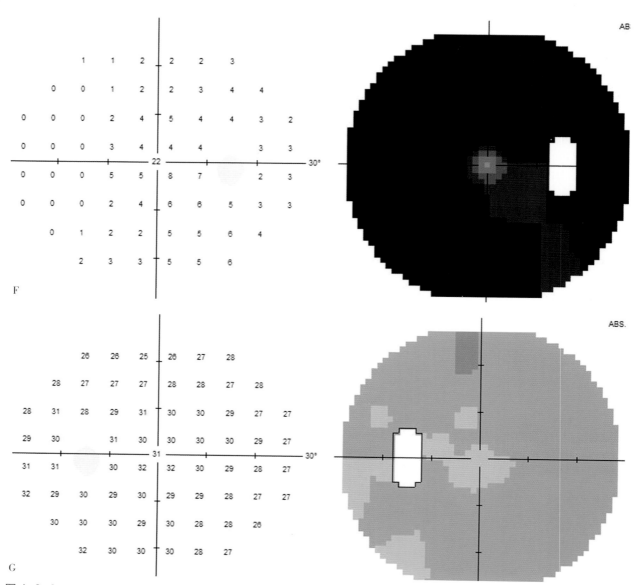

图 4-8-2-17
原发性开角型青光眼

A. 开角型青光眼裂隙灯显微镜斜照法中央及周边前房深度；B. 开角型青光眼裂隙灯显微镜斜照法颞侧周边前房深度；C. 开角型青光眼裂隙灯显微镜下房角镜检查；D. 右眼眼底照相；E. 左眼眼底照相；F. 右眼中心视野；G. 左眼中心视野。

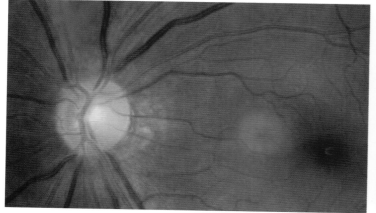

图 4-8-2-18
原发性开角型青光眼

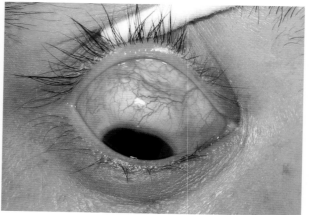

图 4-8-2-19
小梁切除术后滤过泡包裹

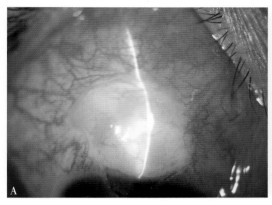
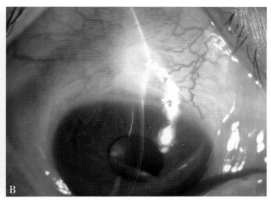

图 4-8-2-20
小梁切除术后滤过泡包裹
A. 小梁切除术后 2 周裂隙灯显微镜斜照法检查；
B. 小梁切除术后 1 个月裂隙灯显微镜斜照法检查。

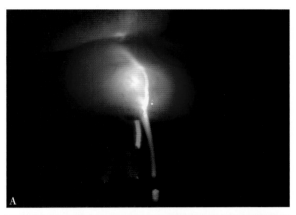

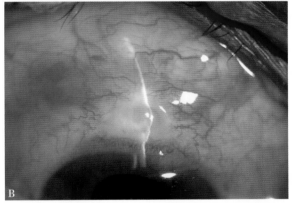

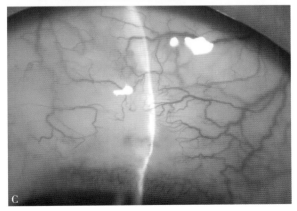

如图 4-8-2-20 所示，患者，女性，40 岁，急性闭角型青光眼行小梁切除术后 2 周，滤过泡周围结膜充血，滤过泡包裹并高度隆起（图 4-8-2-20 A），眼压 14mmHg。术后 1 个月，滤过泡周围结膜充血，且滤过泡进一步包裹（图 4-8-2-20 B），眼压 25mmHg。

如图 4-8-2-21 所示，患者，女性，65 岁，右眼发作性视物模糊伴胀痛 2 年，诊断为原发性急性闭角型青光眼（慢性期），行小梁切除术后 1 个月，眼压 15mmHg，裂隙灯显微镜斜照法检查见滤过泡局限、包裹，周围结膜充血（图 4-8-2-21 A）；行滤过泡针刺分离，当即发现结膜下少许血液渗入滤过泡内，滤过泡周围瘢痕成功分离开（图 4-8-2-21 B）；分离术后 1 周，眼压 9.7mmHg，滤过泡弥散，以前局限的薄壁小泡逐渐缩小，结膜充血减轻（图 4-8-2-21 C）

如图 4-8-2-22 所示，患者，男性，60 岁，急性闭角型青光眼，小梁切除术后 20 天，结膜瓣后退，错位愈合，眼压 26.3mmHg。

如图 4-8-2-23 所示，患者，男性，54 岁，小梁切除术后 2 天，裂隙灯显微镜斜照法检查见前房消失，角膜与虹膜以及晶状体相贴，瞳孔约 3mm，眼压高（50mmHg）。小梁切除术后眼压高、前房浅甚至消失、眼压高的出现应考虑睫状环阻塞性青光眼。

如图 4-8-2-24 所示，患者，女性，52 岁，左眼视物模糊 2 个月，YAG 激光虹膜切开术后 1 小时。裂隙灯显微镜斜照法检查见前房深度正常，颞上方激光孔直径约 1mm，周围热凝范围直径约 3mm。

如图 4-8-2-25 所示，患者，女性，61 岁，左眼激光虹膜切开后 2 年，裂隙灯显微镜斜照法检查见周边前房深度正常，颞上方激光孔直径约 2mm，呈斜向椭圆形，周围热凝范围直径约 3mm。

图 4-8-2-21
小梁切除术后滤过泡包裹针拨治疗前后
A. 滤过泡针拨前裂隙灯显微镜检查图；B. 滤过泡针拨后裂隙灯显微镜检查图；C. 滤过泡针拨后 1 周裂隙灯显微镜检查图。

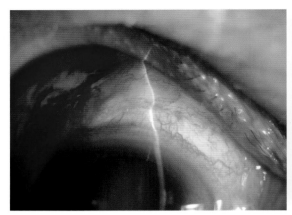

图 4-8-2-22
小梁切除术后滤过泡形态

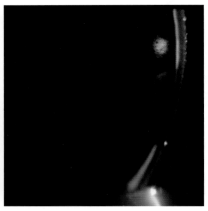

图 4-8-2-23
小梁切除术后睫状环阻塞性青光眼

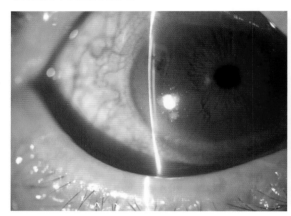

图 4-8-2-24
激光虹膜切开术

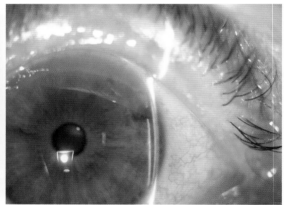

图 4-8-2-25
激光虹膜切开术

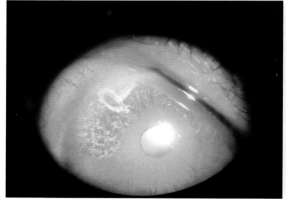

图 4-8-2-26
激光虹膜切开术

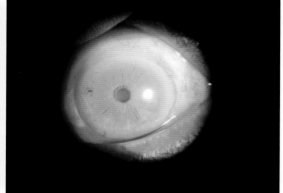

图 4-8-2-27
激光虹膜切开术

　　一般情况下，激光虹膜切开孔的位置选择在周边虹膜，紧贴角膜缘内，正常眼睑可遮盖处，尽量避开老年环或者血管翳等；形状可呈圆形，或椭圆形，若为椭圆形，其长径与虹膜放射状纹理一致，直径大小约 1～2mm。

　　如图 4-8-2-26 所示，患者，女性，61 岁，左眼激光虹膜切开术后半年。裂隙灯显微镜斜照法检查见激光切孔通畅，周围虹膜热凝范围较大，可见烧灼光斑，虹膜萎缩，暴露白色基质。

　　如图 4-8-2-27 所示，左眼激光虹膜切开术后半年。裂隙灯显微镜弥散光检查见激光切孔通畅，但激光孔位置过于靠近瞳孔缘，且接近水平位，容易出现双瞳现象。

（高秀华　李传宝　李禹琦）

第三节　继发性青光眼

继发性青光眼（secondary glaucoma）是由于某些眼病或全身疾病，干扰或破坏了正常的房水循环，使房水流出通路受阻而引起眼压增高的一组青光眼，病因明确，根据房角开放或关闭情况，可分为开角型或闭角型两大类。继发性青光眼诊断和治疗比较复杂，预后差。

一、新生血管性青光眼

新生血管性青光眼（neovascular glaucoma）是一种继发于广泛性视网膜缺血，如视网膜静脉阻塞、糖尿病性视网膜病变、低灌注视网膜病变等的难治性青光眼之一，分为三期：虹膜红变期、开角型青光眼期、闭角型青光眼期。临床表现为可见原发病的病灶，虹膜新生血管、眼压高、视力极差、患者眼痛等特点。其治疗棘手，在充分治疗原发病的基础上，降低眼压，包括降眼压药物、滤过性手术、青光眼阀植入、睫状体功能减弱术，甚至眼球摘除术。

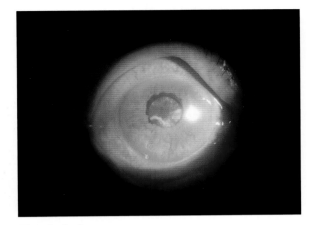

图 4-8-3-1
新生血管性青光眼

如图 4-8-3-1 所示，患者，男性，70 岁，右眼视物模糊 2 年，胀痛 3 个月。裂隙灯显微镜弥散光照见虹膜放射状新生血管，上方色素膜外翻，呈衣领样。

如图 4-8-3-2 所示，患者，男性，64 岁，右眼视物模糊 1 年，胀痛 1 个月，曾患视网膜中央静脉阻塞。裂隙灯显微镜弥散光检查见角膜水肿，前房积血，瞳孔缘周围虹膜表面可见新生血管，瞳孔散大，瞳孔直径约 4.5mm。

如图 4-8-3-3 所示，患者，女性，56 岁，新生血管性青光眼，患糖尿病视网膜病变 7 年，大体检查图见瞳孔领处虹膜粗大新生血管，色素膜外翻，瞳孔散大约 6mm，晶状体皮质及核性混浊。

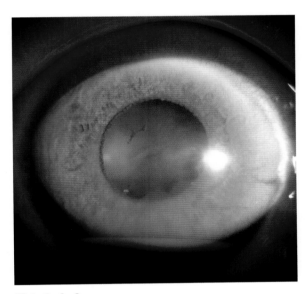

图 4-8-3-2
新生血管性青光眼

如图 4-8-3-4 所示，患者，男性，30 岁，左眼视物模糊 2 天，眼压右 17mmHg，左 T+2。既往 1 型糖尿病 10 年。左眼上方瞳孔缘可见新生血管（图 4-8-3-4 A），左眼下方虹膜表面可见新生血管（图 4-8-3-4 B）；右眼颞侧瞳孔缘可见新生血管（图 4-8-3-4 C）。

如图 4-8-3-5 A 所示，患者，女性，70 岁，右眼因视网膜中央静脉阻塞致视物模糊半年，视力 HM/ 眼前 10cm，眼压 T+2。裂隙灯显微镜检查见右眼颞侧及下方虹膜新生血管，血管充盈旺盛（图 4-8-3-5 A）；裂隙灯下房角镜检查显示全周房角关闭（图 4-8-3-5 B），其分期为闭角型青光眼期。

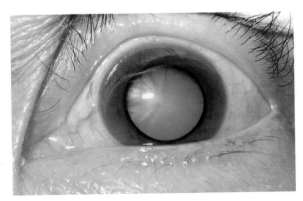

图 4-8-3-3
新生血管性青光眼

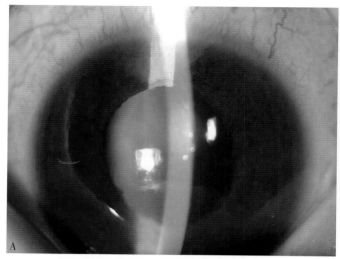

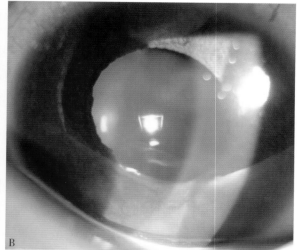

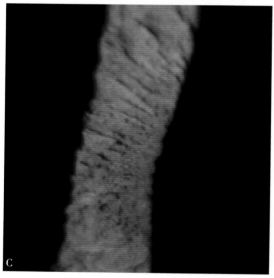

图 4-8-3-4
新生血管性青光眼
A. 左眼虹膜新生血管性青光眼上方瞳孔缘裂隙灯显微镜斜照法检查；
B. 左眼虹膜新生血管性青光眼下方虹膜面裂隙灯显微镜斜照法检查；
C. 右眼虹膜新生血管裂隙灯显微镜斜照法检查。

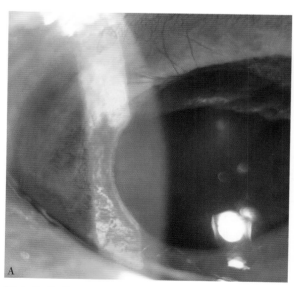

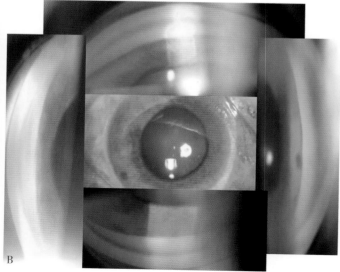

图 4-8-3-5
新生血管性青光眼
A. 新生血管性青光眼隙灯显微镜斜照法检查；B. 新生血管性青光眼裂隙灯显微镜下房角镜检查。

如图 4-8-3-6 所示，患者，女性，60 岁，因突发左眼视物模糊，诊断为"左眼玻璃体积血、糖尿病视网膜病变"。既往糖尿病 1 年，糖尿病视网膜病变激光治疗多次。玻璃体腔注射抗 VEGF 药物后 5 天，左眼眼压 38mmHg，给予青光眼阀植入术。如图 4-8-3-6 A、B 裂隙灯显微镜弥散光照检查所示双眼虹膜小环内，瞳孔领处多处虹膜萎缩灶，棕色色素脱失，呈楔状，与虹膜纹理一致。图 4-8-3-6 C 裂隙灯显微镜下房角镜检查显示小梁处及巩膜突表面有新鲜血液覆盖；图 4-8-3-6 D 显示左眼植入青光眼阀术后 3 个月，可见颞上方前房内引流管，入前房内 3mm；图 4-8-3-6 E 显示裂隙灯显微镜下房角镜检查可见管体自小梁部位穿入前房，房角开放，其分期为开角型青光眼期。

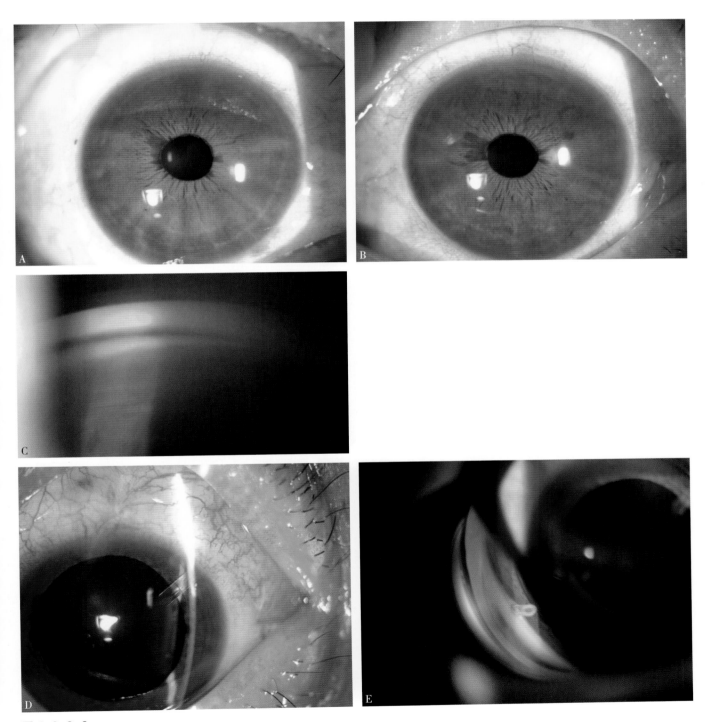

图 4-8-3-6
新生血管性青光眼
A、B. 裂隙灯显微镜弥散光照检查；C. 裂隙灯显微镜下房角镜检查；D. 裂隙灯显微镜斜照法检查；E. 裂隙灯显微镜下房角镜检查。

如图4-8-3-7所示，患者，男性，31岁，右眼视物模糊3天，既往糖尿病17年，糖尿病视网膜病变激光治疗3次。视力右0.04，左0.08，眼压36.3mmHg（右眼），17.3mmHg（左眼）。裂隙灯显微镜检查显示右眼角膜雾状水肿，颞侧虹膜小环内可见新生血管和楔状萎缩灶（图4-8-3-7A、图4-8-3-7G）；左眼鼻侧虹膜小环内可见楔状萎缩灶，大小不一（图4-8-3-7B、图4-8-3-7H）；UBM检查显示右眼房角开放，周边虹膜平坦（图4-8-3-7C）；左眼UBM检查显示房角开放（图4-8-3-7D），其分期为开角型青光眼期；眼底彩照显示右眼视乳头颜色淡黄，网膜血管细，动脉闭塞呈白线，激光斑分布均匀，黄斑区可见多处硬性渗出（图4-8-3-7E）；左眼眼底视乳头颜色稍淡黄，网膜血管细，激光斑分布均匀，黄斑区可见多处硬性渗出（图4-8-3-7F）。

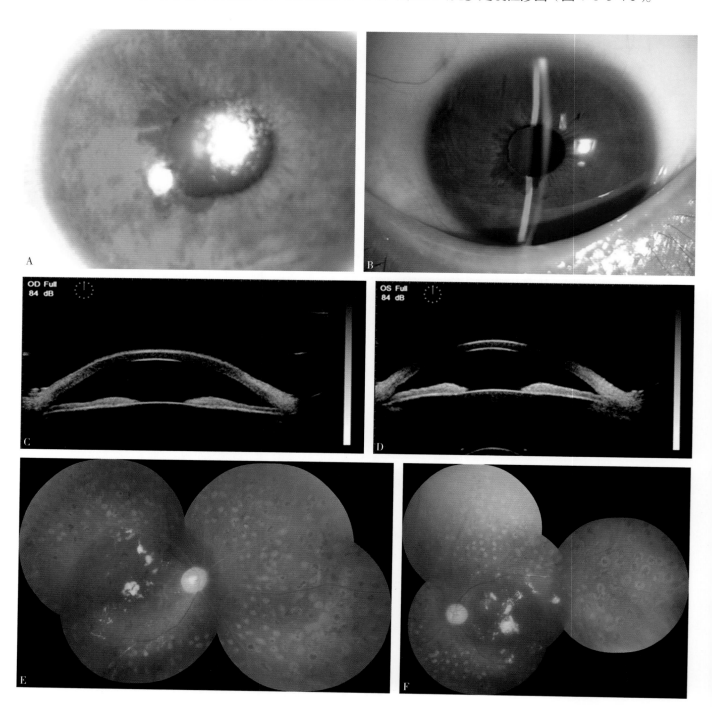

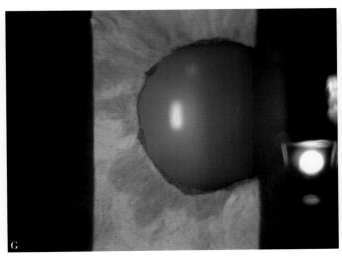
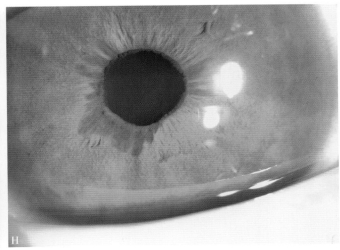

图 4-8-3-7
新生血管性青光眼
A. 右眼裂隙灯显微镜弥散光照明法检查；B. 左眼裂隙灯显微镜斜照法检查；C. 右眼 UBM 检查；D. 左眼 UBM 检查；E. 右眼眼底照相检查；F. 左眼眼底照相检查；G. 右眼裂隙灯显微镜斜照法检查；H. 左眼裂隙灯显微镜弥散光照明法检查。

经玻璃体腔注射抗 VEGF 药物治疗后，右眼虹膜新生血管消退，联合降眼压药物治疗，眼压下降至正常，后来右眼眼底补充激光治疗后，病情稳定，虹膜萎缩灶清晰可见，裂隙灯显微镜检查显示右眼颞侧虹膜楔状萎缩灶，顺着瞳孔缘处虹膜纹理分布，呈放射状（图 4-8-3-7 G）；左眼虹膜楔状萎缩灶亦呈放射状排列（图 4-8-3-7 H）。

虹膜缺血萎缩灶（iris ischemic atrophy）继发于缺血性视网膜病变，出现于虹膜卷缩轮和瞳孔缘之间，呈楔状，顺着瞳孔缘周围虹膜纹理分布，由于虹膜动脉小环的缺血所致，这一体征常见于视网膜缺血情况比较严重的情况，常伴有眼动脉的缺血，行颈部血管超声检查可发现颈动脉或者锁骨下动脉狭窄。

二、虹膜睫状体炎继发性青光眼

虹膜睫状体炎发病时，炎性物质堵塞小梁网，使房水外流受阻，眼压升高，继发青光眼，严重者瞳孔区环状后粘连，引起瞳孔阻滞，后房压力升高推挤虹膜，使周边虹膜向前膨隆，闭塞房角，导致眼压进一步升高。

如图 4-8-3-8 所示，患者，男性，30 岁，右眼红痛 4 天。裂隙灯显微镜斜照法检查见角膜尘状 KP，前房絮状渗出，房水细胞（＋＋＋），瞳孔区渗出膜，虹膜后粘连，眼压 30mmHg。

如图 4-8-3-9 所示，患者，男性，60 岁，左眼红痛 3 天，眼压 28mmHg。裂隙灯显微镜斜照法检查见结膜睫状充血，房水细胞（＋＋＋），瞳孔区可见渗出膜，虹膜后粘连（图 4-8-3-9 A）。经药物治疗后，虹膜后粘连完全解除，瞳孔散大至 8mm，瞳孔区渗出膜部分吸收，残留少许色素颗粒（图 4-8-3-9 B）。

三、晶状体源性青光眼

白内障的病程中，晶状体膨胀，推挤虹膜前移，前房变浅，房角关闭，可发生类似急性闭角型青光眼大发作的临床表现。白内障过熟期，巨噬细胞吞噬了晶状体的液化皮质，堵塞小梁网，引起眼压升高，为晶状体溶解性青光眼。白内障术后，前房渗出膜及前囊膜引起瞳孔阻滞，导致

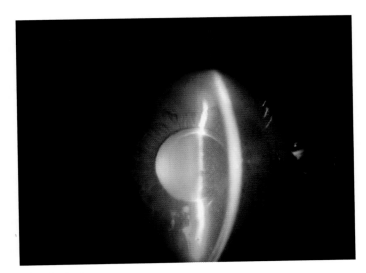

图 4-8-3-8
虹膜睫状体炎继发性青光眼

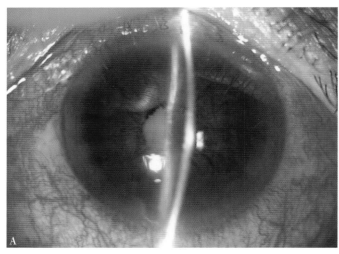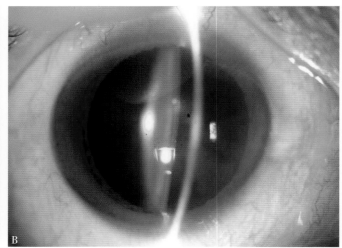

图 4-8-3-9
虹膜睫状体炎继发性青光眼
A. 散瞳前裂隙灯显微镜斜照法检查；B. 散瞳后裂隙灯显微镜斜照法检查。

后房压力升高，继发青光眼。另外晶状体脱位，也可引起瞳孔阻滞，继发房角阻滞，导致眼压升高。

如图 4-8-3-10 所示，患者，男性，75 岁，左眼胀痛 10 天，裂隙灯显微镜斜照法检查见眼压37mmHg，前房浅，瞳孔散大，约 5mm，下方虹膜萎缩，晶状体混浊，前皮质液化，核约 4 级，为膨胀期年龄相关性白内障继发青光眼。

如图 4-8-3-11 所示，患者，男性，45 岁，左眼视物模糊 15 年，胀痛 2 天，眼压 50mmHg。15年前因左眼孔源性视网膜脱离行巩膜外加压手术。裂隙灯显微镜斜照法检查见角膜水肿，前房深，晶状体灰白色混浊（图 4-8-3-11 A）；散瞳后裂隙灯检查发现晶状体核呈灰白色混浊，下沉（图 4-8-3-11 B）；UBM 检查见前房较深，房角开放，虹膜与

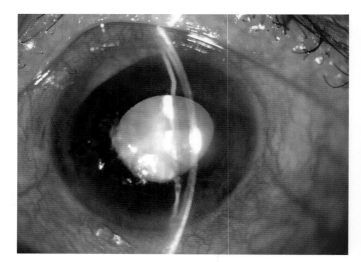

图 4-8-3-10
年龄相关性白内障

晶状体间隙增大，12 点位置房角处可见晶状体前后囊膜的梭形回声影像（图 4-8-3-11 C）。

如图 4-8-3-12 所示，患者，女性，68 岁，右眼白内障术后第 6 天，右眼胀痛，视物模糊，伴头痛，恶心，呕吐，前房浅，瞳孔区渗出膜，眼压高，急症给予瞳孔区渗出膜 YAG 激光治疗，治疗后 1 天，患眼前房加深，眼压下降至正常，且渗出膜部分吸收，呈网片状（图 4-8-3-12 A）；YAG 激光术后 7 天，瞳孔约 6mm，中央瞳孔区有一片状渗出膜尚未吸收（图 4-8-3-12 B）；YAG 激光术后 21 天，瞳孔约 5mm，渗出膜完全吸收，IOL 位正（图 4-8-3-12 C）。

白内障术后炎症反应重，出现渗出膜常发生于伴有眼底缺血性疾病的患者，如视网膜静脉阻塞、糖尿病视网膜病变、缺血性视神经病变、视网膜血管炎等，术前充分评估病情，并且提前玻璃体腔注射抗 VEGF 药物，可避免这种情况的发生；晶状体手术操作刺激也可使虹膜炎症反应明显，但随着白内障手术技术的提高，且术后常规使用激素消炎，术后出现渗出膜继发青光眼的情况比较少见。经过药物或激光治疗后，瞳孔区渗出膜可完全吸收，但瞳孔难以恢复至正常大小，常为中等大小，可能因为前囊膜与虹膜后表面发生永久性粘连，或者眼压升高导致虹膜瞳孔括约肌的收缩功能下降所致。

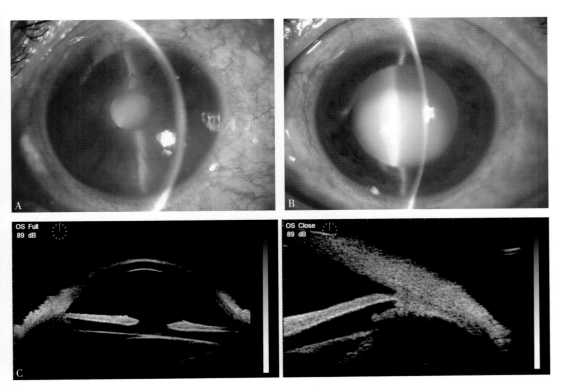

图 4-8-3-11
晶状体溶解性青光眼
A. 原瞳下裂隙灯显微镜斜照法检查；B. 散瞳后裂隙灯显微镜斜照法检查；C. UBM 检查。

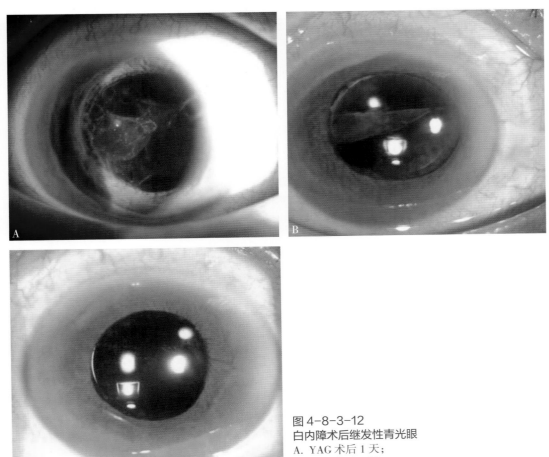

图 4-8-3-12
白内障术后继发性青光眼
A. YAG 术后 1 天；
B. YAG 术后 1 周；
C. YAG 术后 3 周。

四、Fuchs 综合征继发性青光眼

Fuchs 综合征是一种以虹膜脱色素为特征的慢性非肉芽肿性葡萄膜炎，表现为视物模糊，角膜中等大小 KP，虹膜脱色素，并发性白内障，眼压升高等。因亚洲人虹膜色素浓密，早期虹膜脱色素常不明显。

如图 4-8-3-13 所示，患者，男性，65 岁，左眼视物模糊 1 年，左眼眼压曾高达 39mmHg，已应用降眼压药物治疗。视力：右眼 0.5，左眼 0.15，眼压：右眼 17mmHg，左眼 14mmHg。裂隙灯显微镜检查见左眼虹膜虫蚀样改变或雨打沙滩样改变（图 4-8-3-13 A）；右眼虹膜色泽及纹理正常（图 4-8-3-13 B）；左眼角膜透明，中央及下方角膜可见羊脂状 KP（图 4-8-3-13 C）；左眼晶状体后囊下混浊（图 4-8-3-13 D）。

五、青光眼睫状体炎综合征

青光眼睫状体炎综合征（glaucomato-cyclitic syndrome）是一种反复发作的单眼青光眼合并睫状体炎。其特点为单侧、反复发作、视力轻度减退、眼压中等升高、前房深、房水炎症反应轻微或无、房角开放、有少量灰白色角膜羊脂状 KP，呈发作性眼压升高，目前认为与病毒感染有关。

如图 4-8-3-14 所示，患者，男性，42 岁，右眼视力下降 7 天，裂隙灯显微镜检查见角膜透明，中央偏下方可见羊脂状 KP，大小不一，瞳孔约 3.5mm，对光反应稍迟钝，眼压 40mmHg。

六、斯德奇 - 韦伯综合征继发性青光眼

斯德奇 - 韦伯综合征（Sturge-Weber syndrome）为先天性胚胎早期血管发育畸形，主要累及颜面部、眼和软脑膜，属于斑痣性错构瘤病。36% ~ 70% 的患者有眼部表现，表现为单纯性青光眼，眼球突出、视力下降、

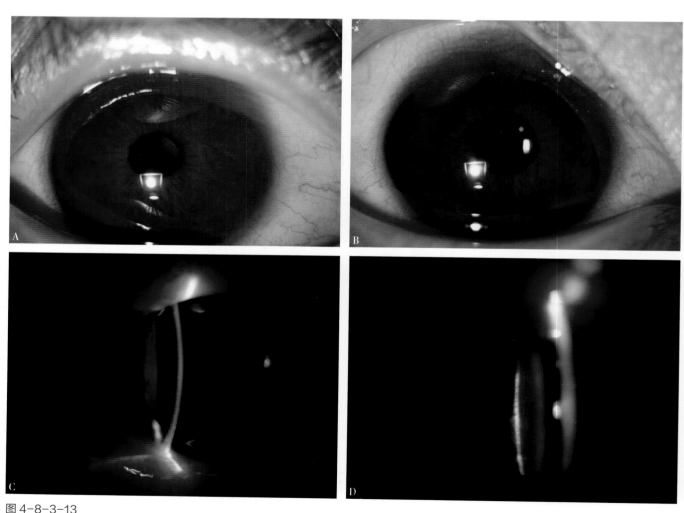

图 4-8-3-13
Fuch's 综合征继发性青光眼
A. 左眼裂隙灯显微镜弥散光照法检查；B. 右眼裂隙灯显微镜弥散光照法检查；C、D. 裂隙灯显微镜斜照法检查。

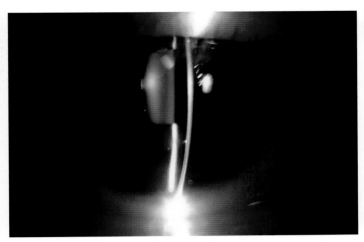

图 4-8-3-14
青光眼睫状体炎综合征

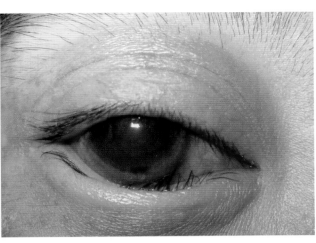

图 4-8-3-15
斯德奇－韦伯综合征继发性青光眼

脉络膜血管瘤，其中脉络膜血管瘤多位于后极部，全身表现为颜面部沿三叉神经分布区的葡萄样紫红色皮肤血管瘤，常与青光眼发生于同侧，脑部症状为癫痫。青光眼对眼部的损伤为不可逆，颜面部血管瘤的患者应常规行青光眼排查。

如图 4-8-3-15 所示，患者，男性，12 岁，自幼发现右侧面部红斑，右侧面部血管瘤，右眼红、痛、视物不见 7 年，大体检查见结膜睫状充血，角膜水肿、混浊、扩张，眼压 T + 2。

（高秀华 李传宝）

第四节 先天性青光眼

先天性青光眼（congenital glaucoma）是胎儿发育过程中，前房角发育异常，小梁网 -Schlemm 管系统不能引流房水而使眼压升高的一类青光眼。临床上表现为畏光、流泪、眼睑痉挛，角膜大，角膜 Habb 纹、前房加深、前房角异常、眼压升高、视盘凹陷扩大等。

如图 4-8-4-1 所示，患儿，男性，2 岁，自幼双眼大。大体检查见角膜直径大，约 11mm，双眼眼压均在 30mmHg 以上。

如图 4-8-4-2 所示，患儿，男性，9 岁，大体检查见双眼角膜扩大，角膜直径约 15mm，右眼外斜，眼压 40 ~ 46mmHg。

如图 4-8-4-3 所示，患儿，男性，11 岁，大体检查见双眼眼球和角膜扩大，右眼角膜直径更大，约 14mm，且向前膨出。

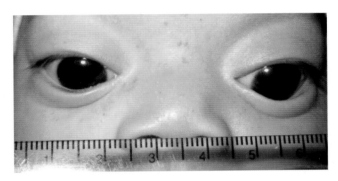

图 4-8-4-1
先天性青光眼

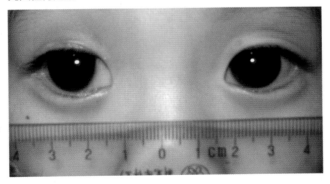

图 4-8-4-2
先天性青光眼

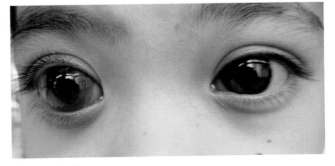

图 4-8-4-3
先天性青光眼

285

【鉴别诊断】

（1）鼻泪管阻塞：小儿生后流泪、分泌物多，挤压泪囊区或冲洗泪道，可见脓性分泌物，但角膜透明，角膜大小正常，眼压正常。

（2）睑内翻、倒睫：表现为小儿畏光、流泪，但眼睑内翻，睫毛刺激角膜，角膜上皮混浊，眼压正常。

（高秀华　李传宝）

第九章　葡萄膜病

葡萄膜又称色素膜，包括虹膜、睫状体、脉络膜。葡萄膜血管密集富含色素，形成眼内暗环境。虹膜中间缺口形成瞳孔，瞳孔大小的变动调节外界进入眼内光线量，虹膜后面与睫状体连接（图 4-9-0-1、图 4-9-0-2），睫状体产生房水。葡萄膜一旦发生炎症不仅影响眼球的营养供应，而且累及前房、瞳孔、晶状体、玻璃体和视网膜。

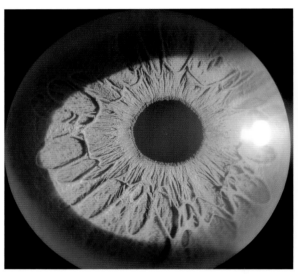

图 4-9-0-1
虹膜前面观

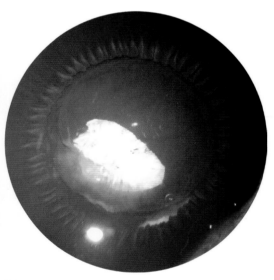

图 4-9-0-2
虹膜后面观

第一节　葡萄膜炎

葡萄膜炎（uveitis）是指葡萄膜的炎症，广义的葡萄膜炎则包括发生于葡萄膜、视网膜、视网膜血管及玻璃体的炎症。葡萄膜炎多发生于青壮年，且易合并全身性自身免疫性疾病，常反复发作，可引起一些严重的并发症，是眼科常见的致盲眼病之一。

一、前葡萄膜炎

前葡萄膜炎包括虹膜炎、虹膜睫状体炎和前部睫状体炎三种类型，可伴有强直性脊柱炎、牛皮癣、炎症性肠道疾病、结核、Lyme 病等全身性疾病。急性前葡萄膜炎（acute anterior uveitis）常有睫状充血、尘埃状角膜后沉着物（keratic precipitates，KP）、前房闪辉、房水炎症细胞、前房纤维素性渗出、前房积脓、瞳孔缩小或不规则、虹膜后粘连，散瞳后瞳孔呈梅花状、晶状体前表面色素沉着等。慢性前葡萄膜炎通常无睫状充血，但有羊脂状、星形或尘埃状 KP、前房闪辉、房水炎症细胞、虹膜结节、虹膜后粘连等。前葡萄膜炎可以发生并发性白内障或继发性青光眼、角膜带状变性等并发症。

如图 4-9-1-1 所示，患者，男性，22 岁，右眼红痛、畏光、流泪、视物模糊 5 天，既往体健。大体检查见右眼睫状充血，越近角膜缘充血越明显，无分泌物（图 4-9-1-1 A）；裂隙灯显微镜检查见角膜后弥漫大小不等的灰白色 KP（图 4-9-1-1 B）；调高裂隙灯显微镜放大倍率见角膜后灰白色沉着物为小圆球形，紧贴角膜后表面，前房深度正常（图 4-9-1-1 C）；调窄裂隙灯显微镜照明光带，见前房密集细小颗粒状混浊即前房闪辉（图 4-9-1-1 D）。

如图 4-9-1-2 所示，患者，女性，39 岁，左眼红痛、视物模糊 6 天，既往体健。大体检查见左眼睫状充血，无分泌物，前房底部积脓（图 4-9-1-2 A）；裂隙灯显微镜检查见瞳孔区大量纤维素样渗出（图 4-9-1-2 B）。

如图 4-9-1-3 所示，患者，男性，41 岁，右眼红痛、视物模糊 8 天。裂隙灯显微镜斜照法检查见前房大量密集细点状灰白色混浊即前房闪辉（图 4-9-1-3 A）；调窄裂隙灯显微镜窄光带检查更容易发现前房闪辉（图 4-9-1-3 B）；裂隙灯显微镜弥散光检查见瞳孔区灰白色渗出完全覆盖瞳孔区形成瞳孔膜闭（图 4-9-1-3 C）；经抗炎、散瞳治疗后瞳孔膜闭部分拉开（图 4-9-1-3 D）；1 周后瞳孔膜闭完全拉开，瞳孔区晶状体前表面残留灰白色类圆形膜样沉着物（图 4-9-1-3 E）。

图 4-9-1-1
急性前葡萄膜炎
A. 急性前葡萄膜炎大体检查；
B. 急性前葡萄膜炎裂隙灯显微镜检查；
C. 急性前葡萄膜炎裂隙灯显微镜高倍镜检查；
D. 急性前葡萄膜炎裂隙灯显微镜窄光带检查。

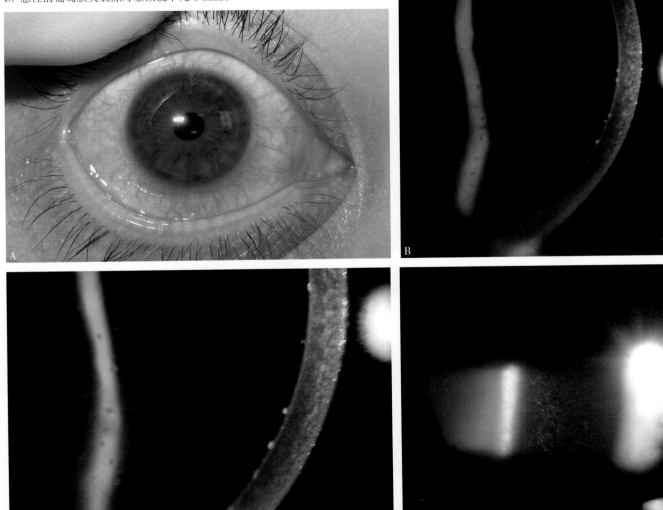

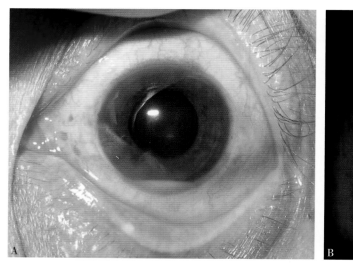
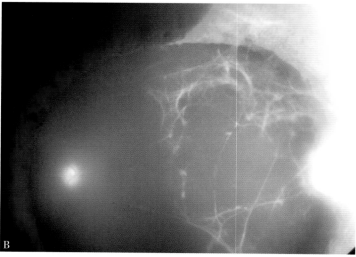

图 4-9-1-2
急性前葡萄膜炎
A. 急性前葡萄膜炎大体检查；B. 急性前葡萄膜炎裂隙灯显微镜检查。

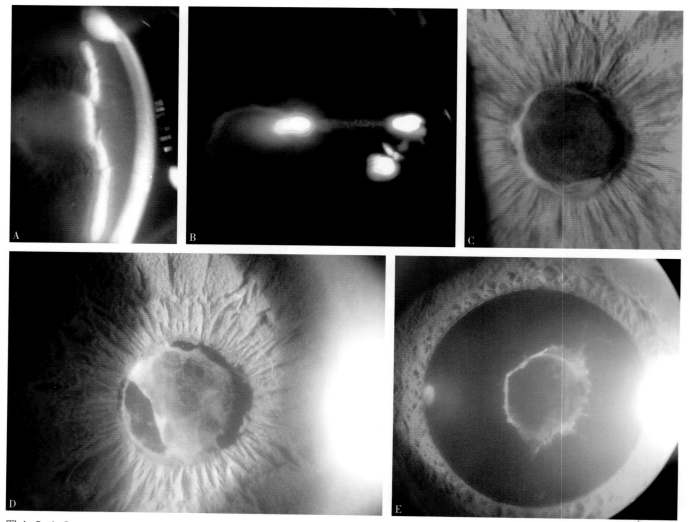

图 4-9-1-3
急性前葡萄膜炎
A. 急性前葡萄膜炎裂隙灯显微镜斜照法检查；B. 急性前葡萄膜炎裂隙灯显微镜窄光带检查；C. 急性前葡萄膜炎裂隙灯显微镜弥散光检查；D. 急性前葡萄膜炎裂隙灯显微镜斜照法检查；E. 急性前葡萄膜炎裂隙灯显微镜弥散光检查。

如图 4-9-1-4 所示，患者，男性，60 岁，左眼红、疼痛、视力下降 1 周，既往史：双眼虹睫炎病史 10 年，强直性脊柱炎病史 30 年。大体检查见左眼睫状充血，角膜水肿，瞳孔不圆，下方前房见 1mm 白色积脓（图 4-9-1-4 A）；裂隙灯显微镜检查见虹膜广泛后粘连，瞳孔椭圆形，约 2mm×3mm，周边虹膜膨隆，下方前房见 1mm 白色积脓（图 4-9-1-4 B）。经抗炎、散瞳治疗后，大体检查见左眼睫状充血减轻，前房积脓吸收（图 4-9-1-4 C）；裂隙灯显微镜检查见虹膜膨隆缓解（图 4-9-1-4 D）。

如图 4-9-1-5 所示，患者，女性，63 岁，左眼红、疼痛、视力下降 1 个月。裂隙灯显微镜弥散光检查见左眼下方角膜后大量色素性大小基本一致的 KP，瞳孔不圆，虹膜后粘连（图 4-9-1-5 A）；裂隙灯显微镜窄光带检查见角膜后 KP 紧贴角膜后表面（图 4-9-1-5 B）。裂隙灯显微镜窄短光带检查见房水闪辉（图 4-9-1-5 C）；裂隙灯显微镜弥散光检查见虹膜后粘连（图 4-9-1-5 D）。

如图 4-9-1-6 所示，患者，女性，41 岁，左眼红、疼痛、视力下降 10 天。大体检查见左眼瞳孔散大，不圆，虹膜后粘连（图 4-9-1-6 A）；裂隙灯显微镜斜照法检查见虹膜后粘连，1 点位置虹膜粘连已拉开（图 4-9-1-6 B）；裂隙灯显微镜弥散光检查见虹膜后粘连（图 4-9-1-6 C）。

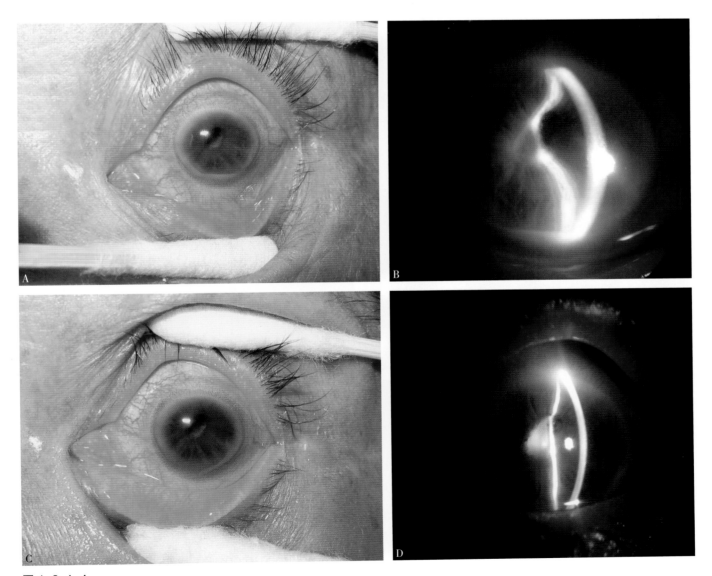

图 4-9-1-4
急性前葡萄膜炎
A. 急性前葡萄膜炎大体检查；B. 急性前葡萄膜炎裂隙灯显微镜检查；C. 急性前葡萄膜炎治疗后大体检查；D. 急性前葡萄膜炎治疗后裂隙灯显微镜检查。

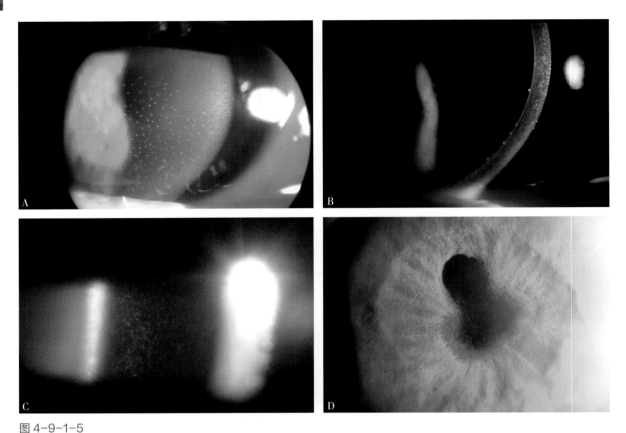

图 4-9-1-5

急性前葡萄膜炎

A. 急性前葡萄膜炎裂隙灯显微镜弥散光检查；B. 急性前葡萄膜炎裂隙灯显微镜窄光带检查；C. 急性前葡萄膜炎裂隙灯显微镜窄光带检查；D. 急性前葡萄膜炎裂隙灯显微镜弥散光检查。

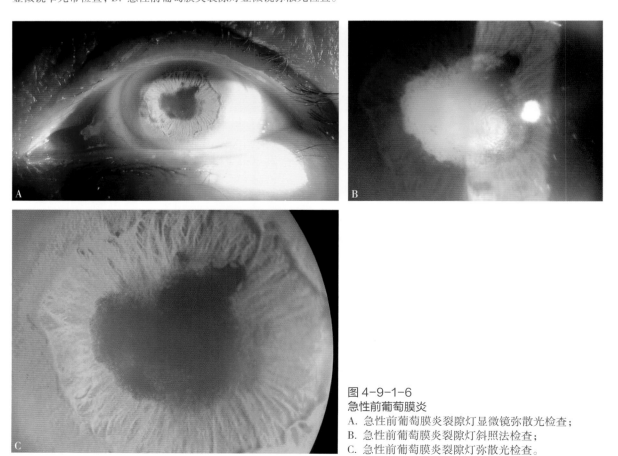

图 4-9-1-6

急性前葡萄膜炎

A. 急性前葡萄膜炎裂隙灯显微镜弥散光检查；

B. 急性前葡萄膜炎裂隙灯斜照法检查；

C. 急性前葡萄膜炎裂隙灯弥散光检查。

如图 4-9-1-7 所示，患者，男性，52 岁，右眼红、疼痛、视力下降 6 天。裂隙灯显微镜斜照法检查见角膜 KP，房水闪辉，下方前房积脓，瞳孔区渗出，虹膜后粘连。

如图 4-9-1-8 所示，患者，男性，47 岁，左眼红、疼痛、畏光、流泪、视力下降 1 周，抗炎、散瞳治疗 2 天，既往体健。裂隙灯显微镜弥散光检查见左眼虹膜后粘连，部分拉开，瞳孔呈梅花样，晶状体前囊大量尘状色素沉着（图 4-9-1-8 A）；裂隙灯显微镜弥散光检查见左眼角膜后色素性 KP（图 4-9-1-8 B）。

如图 4-9-1-9 所示，患者，女性，42 岁，右眼红、疼痛、畏光、流泪、视力下降 1 周，抗炎、散瞳治疗 3 天，既往体健。裂隙灯检查示右眼瞳孔药物性散大，晶状体前见类圆形纤维膜样渗出，约 3mm×3mm。

【鉴别诊断】

（1）原发性急性闭角型青光眼：急性发病，视力突然下降，头痛，恶性、呕吐，眼压高，角膜雾状水肿，前房浅，瞳孔呈竖椭圆形散大，对侧眼前房浅。

（2）急性结膜炎：急性发病，眼红、异物感、分泌物增多，眼睑肿胀，结膜充血，结膜囊可见分泌物，角膜透明，无 KP，无前房闪辉和细胞。

二、中间葡萄膜炎

中间葡萄膜炎（intermediate uveitis）是指累及睫状体扁平部、玻璃体基底部、周边视网膜和脉络膜的炎症性病变。好发于青壮年，症状轻微，多为双侧，亦可开始为单侧，以后发展为双侧。前节反应轻微或无炎症反应（图 4-9-1-10、图 4-9-1-11）。

如图 4-9-1-10 所示，患者，男性，41 岁，左眼前黑影飘动 1 周，既往体健。左眼视力 1.0，裂隙灯显微镜检查见前部玻璃体见密集、灰白色、大小不等颗粒状混浊（图 4-9-1-10 A）；眼科 B 超见玻璃体局部密集点状强回声（图 4-9-1-10 B）；眼底照相检查见视网膜模糊可见，未见出血（图 4-9-1-10 C）；眼底荧光血管造影检查见不规则、飘动的荧光遮蔽，随造影时间延长，视盘轻微着染，视网膜未见异常荧光（图 4-9-1-10 D）。

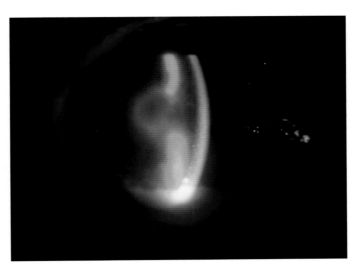

图 4-9-1-7
急性前葡萄膜炎

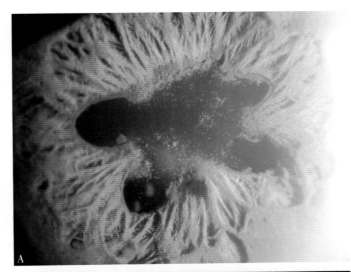

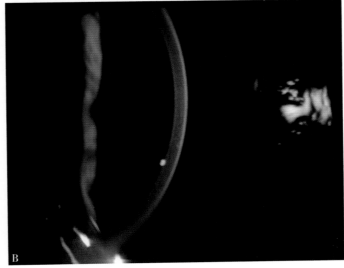

图 4-9-1-8
急性前葡萄膜炎
A. 急性前葡萄膜炎裂隙灯显微镜弥散光检查；B. 急性前葡萄膜炎裂隙灯斜照法检查。

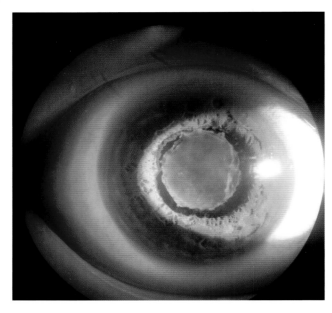

图 4-9-1-9
急性前葡萄膜炎

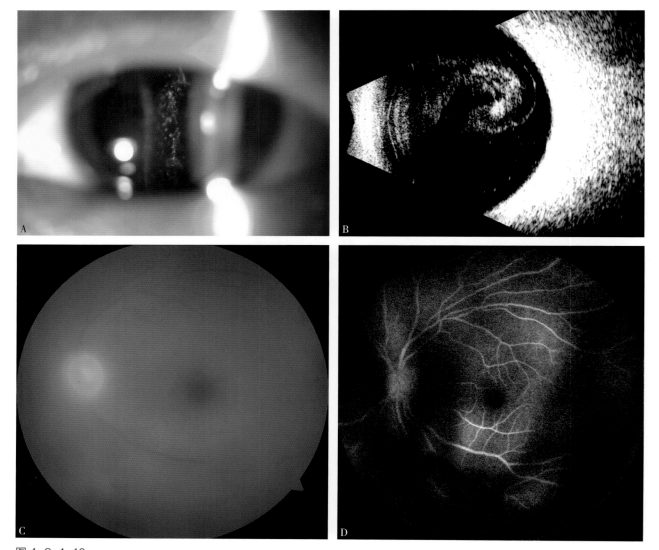

图 4-9-1-10
中间葡萄膜炎
A. 中间葡萄膜炎裂隙灯显微镜检查；B. 中间前葡萄膜炎 B 超检查；C. 中间葡萄膜炎眼底照相；D. 中间葡萄膜炎眼底荧光血管造影检查。

如图 4-9-1-11 所示，患者，女性，40 岁，发现右眼眼前黑影飘动 3 天。眼底检查见玻璃体混浊，下方玻璃体雪球样混浊及尘状混浊，视网膜未见明显异常。

【鉴别诊断】

（1）前葡萄膜炎：多急性发病，眼红、眼痛、畏光、流泪、视力下降，眼压正常或偏低，角膜透明，尘状 KP，可见前房闪辉、前房细胞，纤维素性渗出，前房积脓，瞳孔缩小、局部后粘连甚至膜闭。

（2）白塞综合征：可有玻璃体球样混浊，视网膜受累，眼底荧光造影见荧光渗漏，反复发作，伴有反复发作的口腔溃疡、皮肤病变、生殖器溃疡、关节炎及神经系统损害。

三、后葡萄膜炎

后葡萄膜炎（posterior uveitis）是累及脉络膜、视网膜、视网膜血管和玻璃体的炎症性疾病。临床上表现多样，可表现为脉络膜炎、视网膜炎、视网膜血管炎、视网膜脉络膜炎等。

如图 4-9-1-12 所示，患者，女性，31 岁，右眼视物变形、视物模糊 3 天。眼底检查见后极部多发小的圆形或类圆形色素脱失病灶。

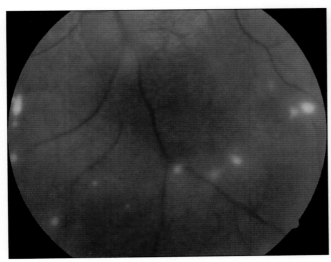

图 4-9-1-11
中间葡萄膜炎

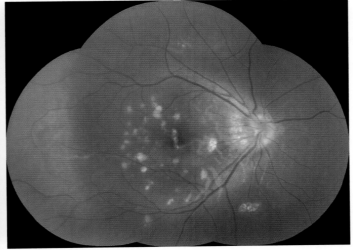

图 4-9-1-12
后葡萄膜炎

四、全葡萄膜炎

全葡萄膜炎（generalized uveitis）是指累及整个葡萄膜的炎症性疾病，多伴有玻璃体和视网膜的炎症。

（一）Vogt-小柳原田病

Vogt-小柳原田病（Vogt-Koyanagi-Harada disease）又称色素膜 – 脑膜炎综合征、色素膜 – 脑膜脑炎、弥漫性葡萄膜炎综合征，是一种有特异性全身症状的急性弥漫性葡萄膜炎。Vogt-小柳原田病是以双侧肉芽肿性全葡萄膜炎为特征，累及神经系统、皮肤系统、听力系统等多个系统的疾病。由瑞士人福格特（Vogt）与日本人小柳（Koyanagi）、原田（Harada）命名。

如图 4-9-1-13 所示，患者，男性，28 岁，头痛、耳鸣 2 周，双眼视力下降 3 天。双眼后极部视网膜多发性浆液性隆起，黄斑中心凹反射消失（图 4-9-1-13 A、图 4-9-1-13 B）。眼底荧光血管造影表现为后极部多发针尖样高荧光，随造影时间延长，荧光逐渐增强、扩散、融合，晚期视盘着染，后极部多湖样荧光积存（图 4-9-1-13 C ～图 4-9-1-13 F）。

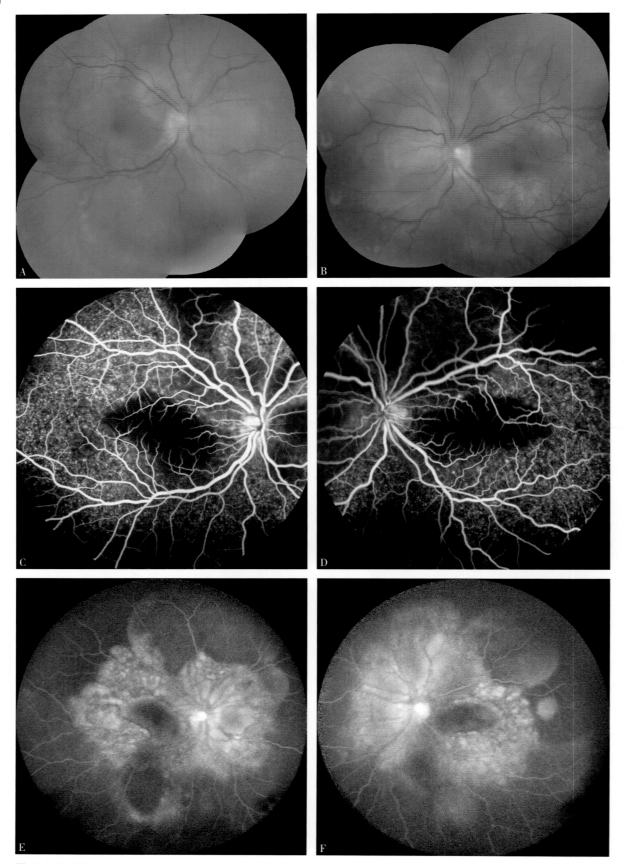

图 4-9-1-13
Vogt-小柳原田病
A. 右眼眼底照相；B. 左眼眼底照相；C. 右眼眼底血管造影早期；D. 左眼眼底血管造影早期；E. 原田病右眼眼底血管造影晚期；F. 原田病左眼眼底血管造影晚期。

如图 4-9-1-14 所示，患者，女性，32 岁，双眼视力下降、头痛半个月。眼底照相检查见双眼后极部视网膜多发水肿皱褶，黄斑中心凹反射消失，下方视网膜青灰色隆起，未见裂孔（图 4-9-1-14 A、图 4-9-1-14 B）。眼底血管造影见早期全视网膜多发针尖样高荧光，随造影时间延长，荧光增强（图 4-9-1-14 C、图 4-9-1-14 D）；眼部 B 超见与球壁相连的高回声条带，脉络膜增厚（图 4-9-1-14 E、图 4-9-1-14 F）。黄斑 OCT 示见双眼视网膜增厚，视网膜神经上皮层多处不均匀浆液性隆起，RPE 层呈波浪状改变，脉络膜反射不清（图 4-9-1-14 G、图 4-9-1-14 H）。激素治疗 40 天后，双眼视网膜平伏，后极部视网膜散在少许片状、线状色素增殖，左眼黄斑区见片状色素脱失（图 4-9-1-14 I、图 4-9-1-14 J）；治疗后黄斑 OCT 显示双眼黄斑下方少许浆液性低反射，RPE 层见多处锥样高反射，脉络膜增厚（图 4-9-1-14 K、图 4-9-1-14 L）。

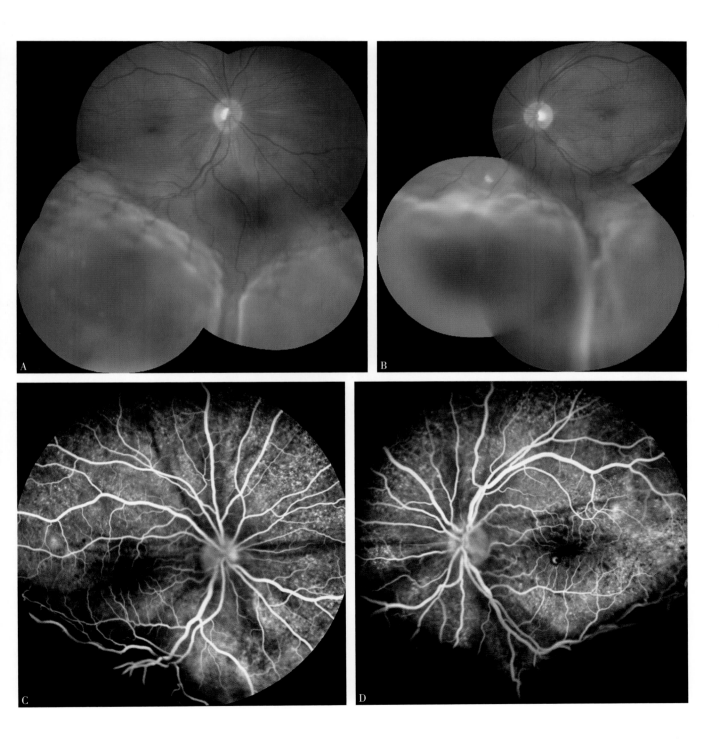

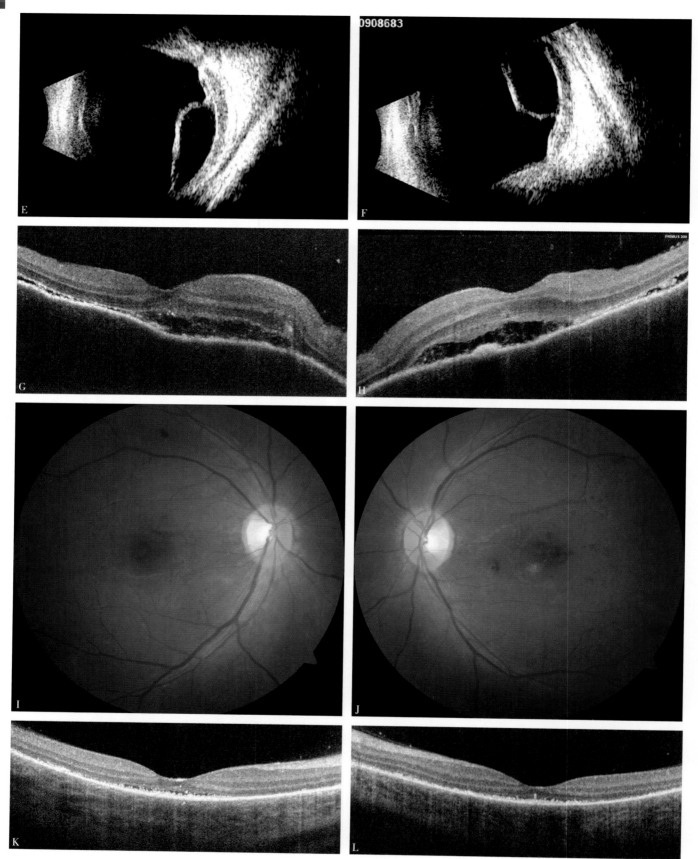

图 4-9-1-14

Vogt-小柳原田病

A. 原田病右眼眼底照相；B. 原田病左眼眼底照相；C. 原田病右眼眼底血管造影；D. 原田病左眼眼底血管造影；E. 原田病右眼眼部 B 超；F. 原田病左眼眼部 B 超；G. 原田病右眼黄斑 OCT；H. 原田病左眼黄斑 OCT；I. 原田病治疗后右眼眼底照相；J. 原田病治疗后左眼眼底照相；K. 原田病治疗后右眼黄斑 OCT 检查；L. 治疗后左眼黄斑 OCT。

如图 4-9-1-15，患者，女性，42 岁，双眼红、畏光、视物模糊半年。双眼角膜透明，前房深度可，瞳孔大而不圆，直径约 4mm，虹膜大部分后粘连，晶状体表面见色素颗粒沉着（图 4-9-1-15 A、图 4-9-1-15 B），眼底检查见：双眼视盘界清，色淡，视网膜色素脱失，状如晚霞，黄斑区色素沉着（图 4-9-1-15 C、图 4-9-1-15 D）。

如图 4-9-1-16 所示，患者，男性，45 岁，双眼视物模糊 10 天。右眼眼周皮肤大片色素脱失，大部分睫毛变白（图 4-9-1-16 A）；眼底照相检查见双眼后极部视网膜多发区域性水肿（图 4-9-1-16 B、图 4-9-1-16 C）；眼底血管造影晚期见视网膜荧光积存呈多湖样（图 4-9-1-16 D）。

如图 4-9-1-17 所示，患者，女性，36 岁，双眼视力下降、头痛 11 天。右眼眼底照相检查见视盘边界不清，后极部视网膜多发水肿、皱褶，黄斑中心凹反射消失（图 4-9-1-17 A）；右眼眼底血管造影晚期见视网膜荧光积存呈多湖样，视盘边界不清，荧光积存（图 4-9-1-17 B）；左眼后极部视网膜多发水肿，黄斑区浅脱离（图 4-9-1-17 C），治疗 1 周后视网膜水肿明显减轻，黄斑区脱离回退，盘斑间脉络膜皱褶依然存在（图 4-9-1-17 D）；下方视网膜渗出性脱离（图 4-9-1-17 E）。

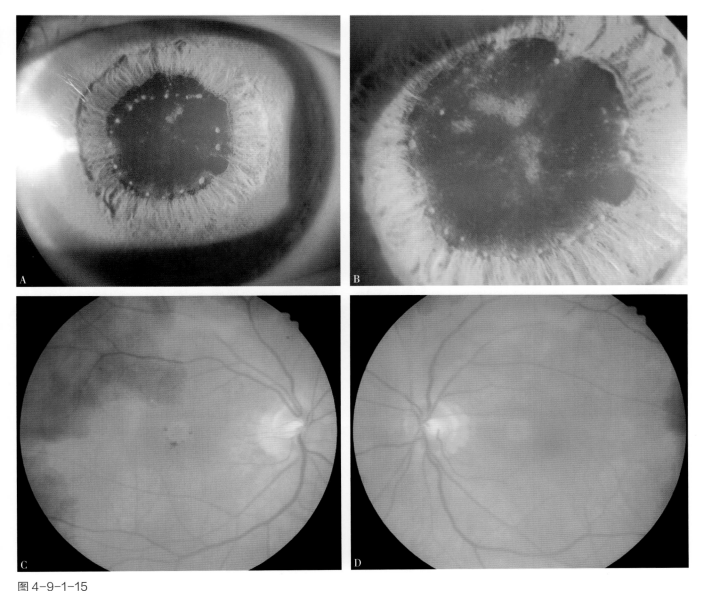

图 4-9-1-15
Vogt-小柳原田病
A. 原田病右眼前节裂隙灯显微镜检查；B. 原田病左眼前节裂隙灯显微镜检查；C. 原田病右眼眼底照相检查；D. 原田病左眼眼底照相检查。

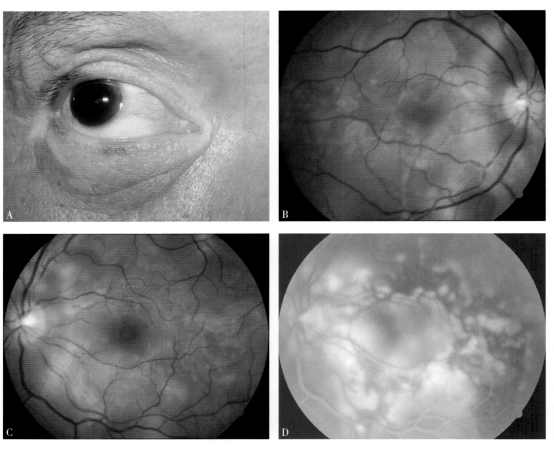

图 4-9-1-16
Vogt-小柳原田病
A. 右眼大体照相；
B. 右眼眼底照相；
C. 左眼眼底照相；
D. 左眼眼底血管造影晚期。

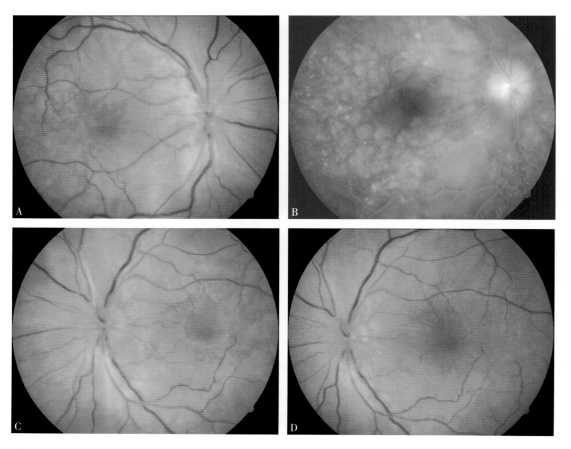

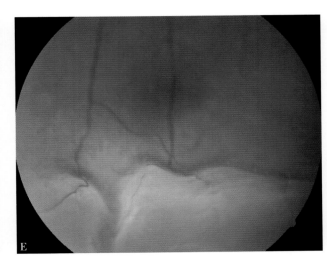

图 4-9-1-17
Vogt-小柳原田病
A. 右眼眼底照相；
B. 右眼眼底血管造影晚期；
C. 左眼眼底照相；
D. 治疗 1 周后左眼眼底照相；
E. 左眼下方眼底照相。

　　如图 4-9-1-18 所示，患者，女性，51 岁，双眼视力下降 4 个月。右眼裂隙灯显微镜透照法检查见红光反射更红（图 4-9-1-18 A）；右眼眼底照相见右眼黄斑区椭圆形色素沉着，全视网膜色素脱失形成晚霞状眼底，可以透见脉络膜的血管，多发黄白色 Dalen-Fuchs 结节（图 4-9-1-18 B ~ 图 4-9-1-18 D）。

　　如图 4-9-1-19 所示，患者，女性，51 岁，双眼视力下降 3 个月。右眼裂隙灯显微镜检查见虹膜广泛后粘连，晶状体表面色素沉着，瞳孔缘见灰白色结节和棕色色素颗粒（图 4-9-1-19 A）；左眼裂隙灯显微镜弥散光检查见虹膜近全后粘连，上方见灰白色结节（图 4-9-1-19 B）；左眼裂隙灯显微镜斜照法见角膜 KP，虹膜后粘连，上方瞳孔缘见灰白色结节（图 4-9-1-19 C）；眼底照相见双眼视网膜色素脱失形成晚霞状眼底，黄斑区细小点状色素沉着（图 4-9-1-19 D、图 4-9-1-19 E）。

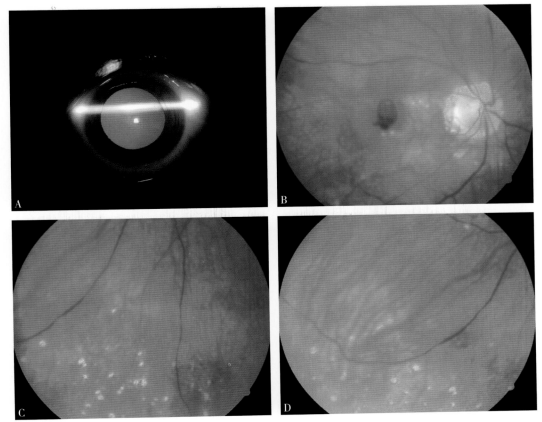

图 4-9-1-18
Vogt-小柳原田病
A. 右眼裂隙灯显微镜检查；
B. 右眼眼底照相；
C. 右眼下方眼底照相；
D. 右眼颞下方眼底照相。

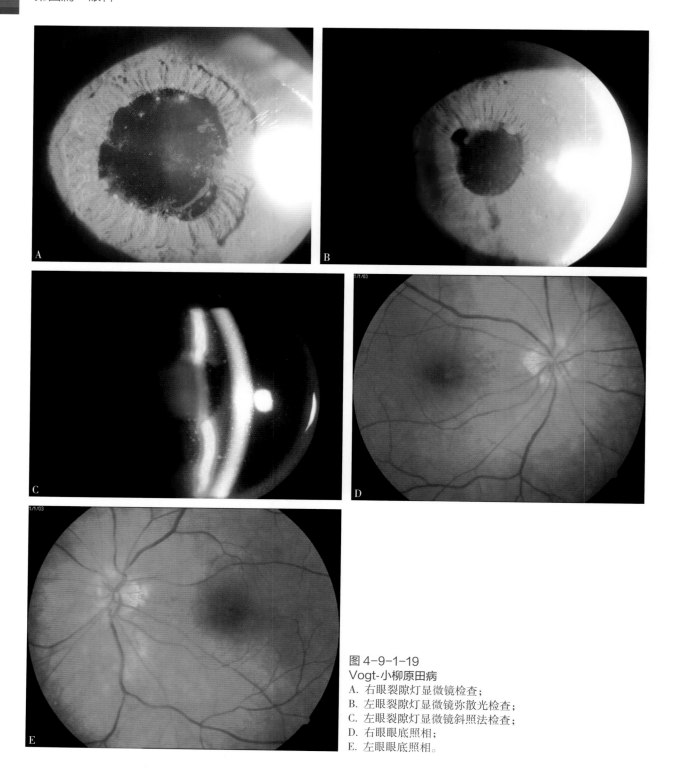

图 4-9-1-19

Vogt-小柳原田病

A. 右眼裂隙灯显微镜检查；
B. 左眼裂隙灯显微镜弥散光检查；
C. 左眼裂隙灯显微镜斜照法检查；
D. 右眼眼底照相；
E. 左眼眼底照相。

　　如图 4-9-1-20 所示，患者，男性，29 岁，双眼视力下降 12 天。右眼眼底照相检查见视网膜多发水肿，大小不一，黄斑区渗出性脱离（图 4-9-1-20 A）；右眼眼底荧光血管造影表现为早期后极部多发针尖样状高荧光，随造影时间延长，荧光逐渐增强、扩散、融合，晚期后极部视网膜多湖样荧光积存（图 4-9-1-20 B、图 4-9-1-20 C）；左眼眼底照相检查后极部见视网膜多发水肿，黄斑区渗出性脱离（图 4-9-1-20 D）；左眼眼底血管造影早期（19 秒）见后极部视网膜多发小片状低荧光，中期（80 秒）见多发点状高荧光渗漏，大小不一，晚期后极部视网膜多湖样荧光积存（图 4-9-1-20 E ~ 图 4-9-1-20 G）。

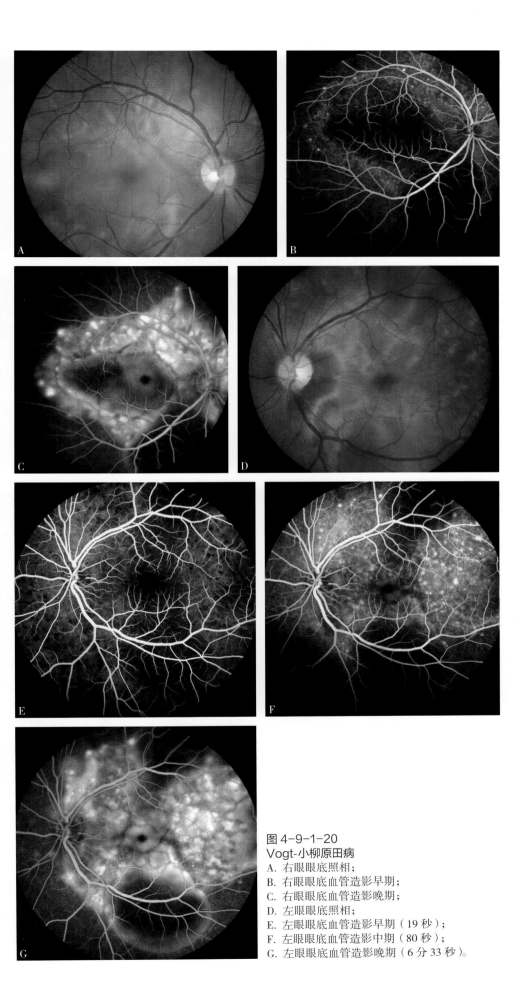

图 4-9-1-20
Vogt-小柳原田病
A. 右眼眼底照相；
B. 右眼眼底血管造影早期；
C. 右眼眼底血管造影晚期；
D. 左眼眼底照相；
E. 左眼眼底血管造影早期（19 秒）；
F. 左眼眼底血管造影中期（80 秒）；
G. 左眼眼底血管造影晚期（6 分 33 秒）。

【鉴别诊断】

（1）交感性眼炎：是指一眼穿通伤或内眼手术后的双侧肉芽肿性葡萄膜炎，也可表现为视网膜的多发水肿，但应有明确的外伤或内眼手术史。

（2）中心性浆液性视网膜脉络膜病变：多单眼发病，视力较好，眼底检查黄斑区盘状脱离，造影黄斑区一般有单个的荧光渗漏点，OCT 检查黄斑区神经上皮层单纯性脱离。

（二）白塞综合征

白塞综合征是一种全身性免疫系统疾病，属于血管炎的一种。其可侵害人体多个器官，包括口腔、皮肤、关节肌肉、眼睛、血管、心脏、肺和神经系统等，主要表现为反复口腔和会阴部溃疡、皮疹、下肢结节红斑、眼部葡萄膜炎、食管溃疡、小肠或结肠溃疡及关节肿痛等。。

如图 4-9-1-21 所示，患者，男性，36 岁，双眼视力下降 3 天。眼底检查见玻璃体灰白色环状混浊，视盘鼻侧及下方多发棉绒斑，下方血管白鞘，下方视网膜多处灰白色病灶（图 4-9-1-21 A、图 4-9-1-21 B）。口腔、舌部多发溃疡（图 4-9-1-21 C）。

【鉴别诊断】

单纯性复发性口腔溃疡：是一种常见的反复发作的口腔黏膜溃疡性损害，病因不明，青年女性多见，无葡萄膜炎、生殖器溃疡、皮肤结节性红斑等表现。

（三）急性视网膜坏死综合征

急性视网膜坏死综合征（acute retinal necrosis syndrome，ARN）是由疱疹病毒家族感染所引起的一类炎症性

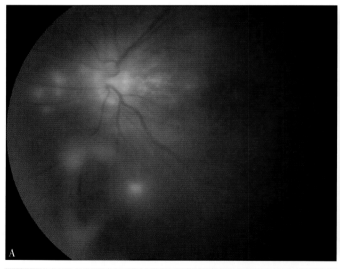
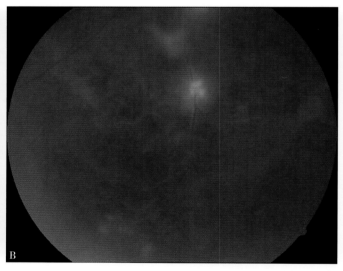
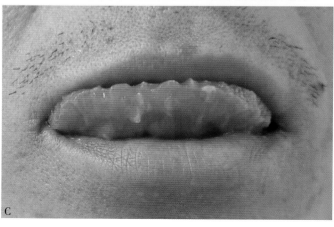

图 4-9-1-21
白塞综合征
A. 右眼眼底照相；B. 右眼眼底照相；C. 舌部溃疡。

疾病。主要表现为：急性玻璃体炎，以视网膜动脉炎为主的视网膜血管炎、坏死性视网膜炎及晚期的视网膜脱离。单眼或双眼发病。双眼发病者，多为一眼先发病，另一眼 1～6 周后发病。无种族差异，男性略多于女性。

如图 4-9-1-22 所示，患者，男性，36 岁，双眼视力下降 3 天。眼底检查示右眼未见明显异常（图 4-9-1-22 A），左眼底模糊，隐见视盘边界不清，其上缘大片状出血（图 4-9-1-22 B），视网膜多发灰白色病灶，病灶部分融合成片，浓厚不均的出血沿血管分布（图 4-9-1-22 C、图 4-9-1-23 D）。

如图 4-9-1-23 所示，患者，男性，38 岁，双眼视力下降 2 天。眼底检查示右视盘边界不清，周边视网膜散在大小不等的灰白色病灶，颞下方病灶融合成片，下方周边视网膜见小片状出血（图 4-9-1-23 A）。眼底血管造影示：静脉期视网膜散在小片状高荧光，颞下方病灶区呈斑片状高荧光，周围血管呈"截止状"外观（图 4-9-1-23 B～图 4-9-1-23 D）。

【鉴别诊断】

（1）进展性视网膜坏死综合征：是由疱疹病毒引起的一种视网膜坏死性疾病，表现为进展迅速的视网膜坏死，多发生于免疫力低的人群，一般不表现视网膜血管炎和前房炎症反应，无或轻微玻璃体炎症反应，易累及后极部视网膜。

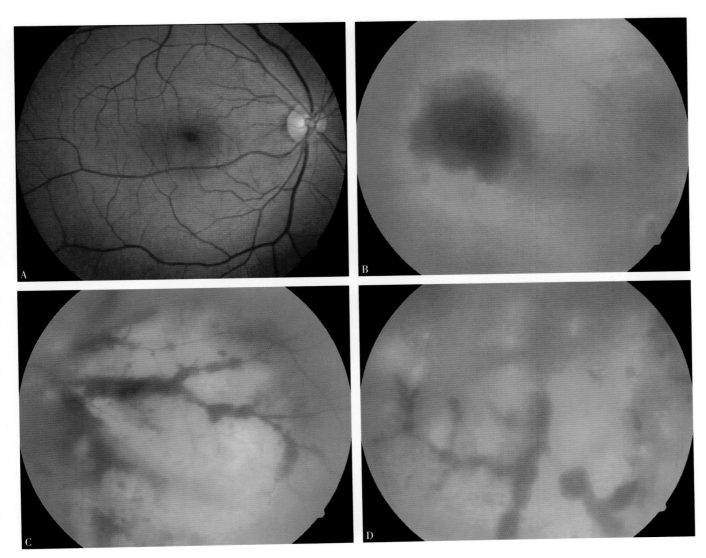

图 4-9-1-22
急性视网膜坏死综合征
A. 右眼眼底照相；B 左眼后极部眼底照相；C. 左眼颞侧眼底照相；D. 左眼下方眼底照相。

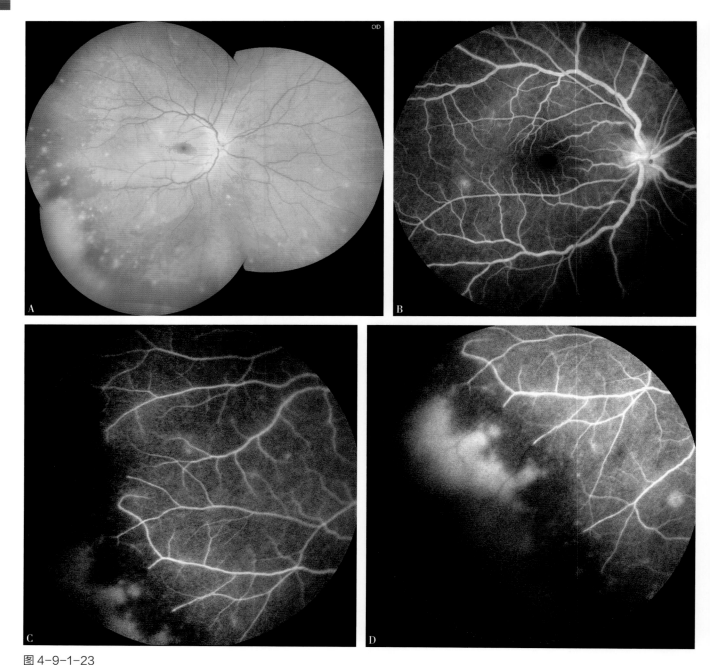

图 4-9-1-23
急性视网膜坏死综合征
A. 右眼底照相；B. 右眼后极部眼底血管造影；C. 右眼颞侧眼底血管造影；D. 右眼颞下方眼底血管造影。

（2）巨细胞病毒性视网膜炎：主要发生于免疫功能抑制患者，视网膜炎发展迅速，早期即可累及后极部视网膜，病灶沿血管弓分布，累及视神经。视网膜散在黄白色坏死灶，伴有视网膜出血，轻微玻璃体炎。

五、交感性眼炎

交感性眼炎（sympathetic ophthalmia）是指一眼穿通伤或内眼手术后的双侧肉芽肿性葡萄膜炎。受伤眼称为诱发眼，未受伤眼称为交感眼，交感性眼炎为其总称。交感性眼炎在外伤后的潜伏时间，短者几小时，长者可达 40 年以上，90% 发生在 1 年以内，最危险的时间是受伤后 2 ~ 8 周。尤其是当伤及睫状体或伤口内有葡萄膜嵌顿，或眼内有异物更容易发生。

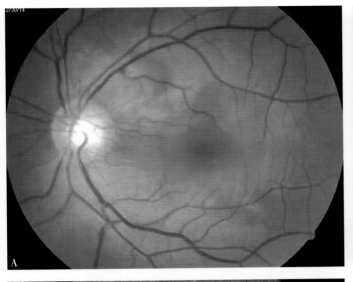

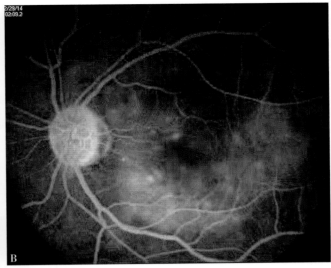

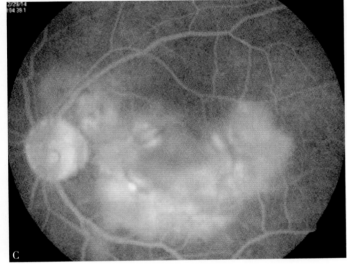

图 4-9-1-24
交感性眼炎
A. 左眼底照相；
B. 眼底血管造影静脉期；
C. 眼底血管造影晚期。

如图 4-9-1-24 所示，患者，男性，61 岁，右眼被石头崩伤后视物不见 2 个月（未诊治），左眼视物模糊 3 周。眼底检查：右眼底窥不清，左眼后极部视网膜多处局限性浅脱离，累及黄斑区（图 4-9-1-24 A）。眼底血管造影见静脉期视网膜散在点状高荧光，晚期呈多湖样荧光积存，视盘高荧光（图 4-9-1-24 B、图 4-9-1-24 C）。

【鉴别诊断】

（1）原田病：与交感性眼炎的临床表现相似，无外伤或内眼手术史，双眼发病。

（2）中心性浆液性视网膜脉络膜病变：多单眼发病，视力较好，无外伤或内眼手术史，眼底检查黄斑区盘状脱离，眼底血管造影示黄斑区有单个或多个荧光渗漏点，呈炊烟状或墨迹状，晚期见圆盘状荧光积存。

六、Fuchs 综合征

Fuchs 综合征是一种慢性虹膜炎症，以虹膜实质萎缩、并发性白内障及继发性青光眼为特征。单侧发病，无性别差异，好发于 30～40 岁人群，发病隐匿，多无症状，直到出现白内障或青光眼。

如图 4-9-1-25 所示，患者，女性，38 岁，右眼视力逐渐下降 1 年。右眼大体照相见睫状充血，角膜透明，虹膜色泽较浅（图 4-9-1-25 A）；右眼裂隙灯显微镜检查见虹膜实质呈雨打沙滩样萎缩，无后粘连，瞳孔约 3.5mm，对光反射（＋），晶状体皮质不均匀楔形混浊，后囊下不均匀混浊（图 4-9-1-25 B）。右眼眼压 40mmHg。

七、术后葡萄膜炎

眼科手术会继发葡萄膜炎。

（一）白内障术后前葡萄膜炎

白内障术后前葡萄膜炎多见于糖尿病患者，可能与术中过多的刺激虹膜有关，亦可与术后抗炎不足有关。轻者无明显症状，重者前房大量纤维性渗出物，出现瞳孔阻滞，虹膜膨隆，继发青光眼。

如图4-9-1-26所示，患者，女性，58岁，右眼白内障术后5天，胀痛、视物模糊2天。右眼眼压55mmHg，裂隙灯弥散光检查法检查见右眼睫状充血，角膜雾状水肿，后弹力层皱褶（图4-9-1-26A）；裂隙灯窄光带斜照法检查见中央前房深度可，周边虹膜膨隆，瞳孔圆，角膜中央区水肿（图4-9-1-26B）；裂隙灯宽光带斜照法检查见角膜中央区水肿，瞳孔区见灰白色渗出膜（图4-9-1-26C）。

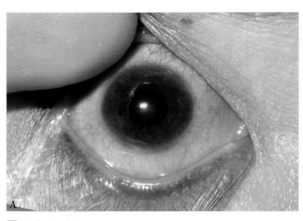
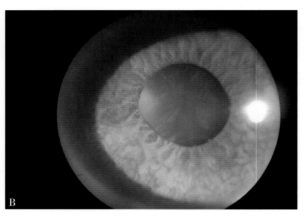

图4-9-1-25
Fuchs 综合征
A. Fuchs 综合征右眼大体检查；B. Fuchs 综合征裂隙灯显微镜检查。

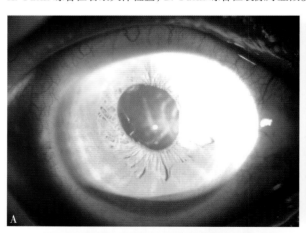
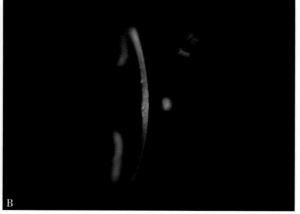

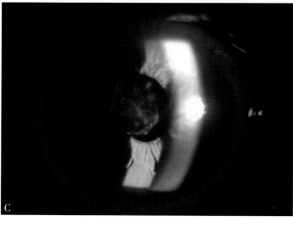

图4-9-1-26
白内障术后前葡萄膜炎
A. 白内障术后前葡萄膜炎裂隙灯弥散光检查法检查；
B. 白内障术后前葡萄膜炎裂隙灯窄光带斜照法检查；
C. 白内障术后前葡萄膜炎裂隙灯宽光带斜照法检查。

【鉴别诊断】

急性闭角型青光眼：老年女性多见，眼轴短，前房浅，劳累、情绪激动、长时间暗环境下工作等情况下发作，无白内障手术史。

（二）白内障术后眼内炎

白内障术后眼内炎是白内障术后严重的并发症。白内障术后细菌性眼内炎的发生率约为 0.1%～0.31%，真菌性眼内炎的发生率最多 0.062%。病原菌以表皮葡萄球菌最常见。

如图 4-9-1-27 所示，患者，男性，48 岁，右眼白内障术后 1 周，突然视物模糊 1 天。手术显微镜录像截图见右眼角膜水肿，颞上方角膜切口对合可，前房深度可，下方灰白色积脓约 2mm，瞳孔区大量灰白色渗出，瞳孔欠圆，约 4mm（图 4-9-1-27 A）；眼科 B 超见玻璃体腔见密集颗粒状团状样强回声（图 4-9-1-27 B）。

【鉴别诊断】

（1）真菌性眼内炎：多见于免疫力低下或长期卧床的患者，起病慢，自觉症状轻，常为双侧，表现为眼痛、视力下降、眼前有漂浮物，轻度睫状充血，少量前房积脓，玻璃体混浊、视网膜散在多灶状黄白色病灶。

（2）白内障术后前葡萄膜炎：白内障术后早期眼部红痛、视力下降，前房见纤维性渗出物，但无前房积脓，瞳孔区见纤维性渗出膜，严重者致瞳孔阻塞，周边虹膜膨隆，继发青光眼。患者多有糖尿病史。

（三）青光眼术后前葡萄膜炎

如图 4-9-1-28 所示，患者，男性，51 岁，左眼红、疼痛、畏光、流泪、视力下降 8 天，既往史：类风湿性关节炎病史 20 年。大体检查见左眼混合充血，角膜雾状水肿，瞳孔不圆（图 4-9-1-28 A）；裂隙灯显微镜检查见虹膜广泛后粘连，瞳孔区见渗出膜（图 4-9-1-28 B）；散瞳、抗炎治疗后 3 天，虹膜后粘连部分拉开（图 4-9-1-28 C）。治疗后 1 周，虹膜后粘连全部拉开（图 4-9-1-28 D）；治疗后 2 周，角膜透明，瞳孔圆，药物性散大，晶状体前渗出膜吸收（图 4-9-1-28 E）。

（四）睫状体冷冻术后前葡萄膜炎

如图 4-9-1-29 所示，患者，女性，63 岁，右眼胀痛、视物不见 2 个月，睫状体冷冻术后 3 天。大体检查见球结膜充血水肿，角膜水肿（图 4-9-1-29 A），裂隙灯显微镜检查见前房积血，瞳孔区大片渗出膜（图 4-9-1-29 B）；1 周后裂隙灯显微镜检查见前房仍有积血，瞳孔区渗出膜大部分吸收（图 4-9-1-29 C）。

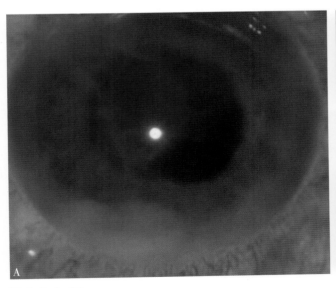
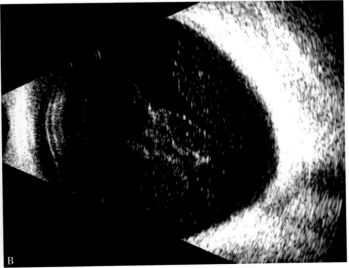

图 4-9-1-27
白内障术后眼内炎
A. 右眼白内障术后眼内炎手术显微镜录像截图；B. 右眼白内障术后眼内炎 B 超检查。

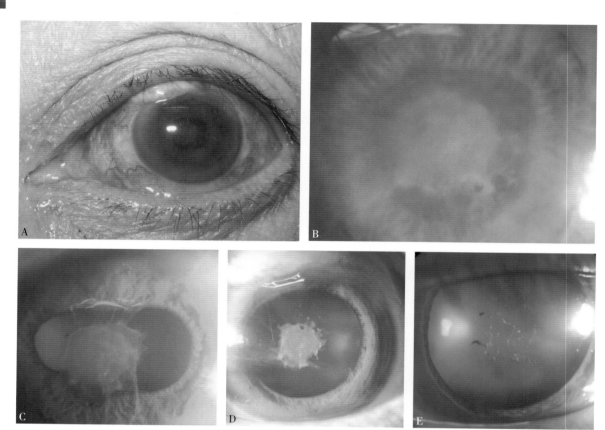

图 4-9-1-28
小梁切除术后前葡萄膜炎
A. 小梁切除术后前葡萄膜炎大体检查；B. 急性前葡萄膜炎裂隙灯显微镜检查；C. 治疗后 3 天裂隙灯显微镜检查；
D. 治疗后 1 周裂隙灯显微镜检查；E. 治疗后 2 周裂隙灯显微镜检查。

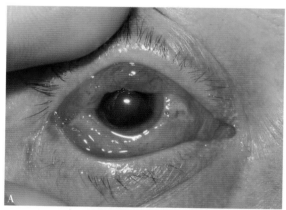

图 4-9-1-29
睫状体冷冻术后前葡萄膜炎
A. 睫状体冷冻术后 3 天大体检查；
B. 睫状体冷冻术后 3 天裂隙灯显微镜检查；
C. 睫状体冷冻术后 1 周裂隙灯显微镜检查。

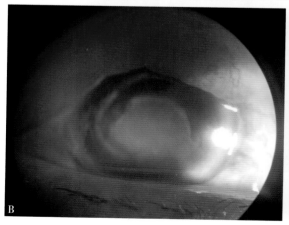

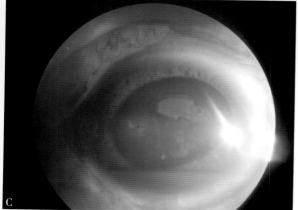

（五）玻璃体切除术后前葡萄膜炎

如图 4-9-1-30 所示，患者，男性，60 岁，左眼视网膜脱离行玻璃体切除术后 1 周。查体见左眼角膜后大量色素性 KP，前房深度正常，瞳孔圆，对光反射迟钝，晶状体表面大量色素沉着，部分色素融合。

八、晶状体性葡萄膜炎

晶状体富含蛋白质，因囊膜通透性增加，蛋白质成分外溢将会导致晶状体性葡萄膜炎（lens-induced uveitis）。

晶状体如图 4-9-1-31 所示，患者，男性，65 岁，发现右眼视物不见 3 年，疼痛 3 天。右眼角膜内皮弥漫性大小不等灰白色 KP（＋），前房见五彩样闪辉，瞳孔圆，直径约 3mm，对光反射（＋），晶状体灰白色混浊（图 4-9-1-31）。

如图 4-9-1-32 所示，患者，男性，60 岁，左眼视物模糊 10 年。裂隙灯显微镜检查见晶状体核混浊，大量彩色结晶样物质进入前房。

【鉴别诊断】

（1）并发性白内障：并发性白内障见于因眼部疾病导致的晶状体混浊，常见病因包括高度近视、虹膜睫状体炎、视网膜色素变性等。

（2）代谢性白内障：因糖尿病等代谢性疾病导致的晶状体混浊称为代谢性白内障，有代谢性疾病史，不会出现因白内障导致的彩色结晶以及此类物质进入前房。

如图 4-9-1-33 所示，患者，女性，82 岁，左眼视物不见伴眼痛 1 周。大体检查见左眼灰白色改变，前房灰白色混浊（图 4-9-1-33 A、图 4-9-1-33 B），裂隙灯检查示左眼角膜雾状水肿，前房内灰白色混浊，内部结构看不清（图 4-9-1-33 C）。

【鉴别诊断】

（1）风湿相关性前葡萄膜炎：多急性发病，眼红、眼痛、畏光、流泪、视力下降，眼压正常或偏低，角膜透明，尘状 KP，可见前房闪辉、前房细胞，纤维素性渗出、前房积脓，瞳孔缩小、虹膜后粘连，晶状体透明或轻度混浊，后节多不受累。风湿免疫科相关检查有助于诊断。

（2）原发性急性闭角型青光眼：急性发病，视力突然下降，头痛，恶性、呕吐，眼压高，角膜雾状水肿，前房浅，但无前房炎症细胞、瞳孔呈竖椭圆形散大，对侧眼前房亦浅。

（靳 睿 李传宝）

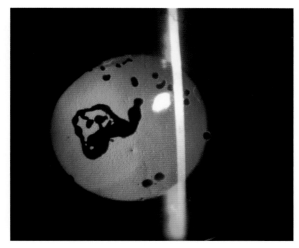

图 4-9-1-30
玻璃体切除术后前葡萄膜炎

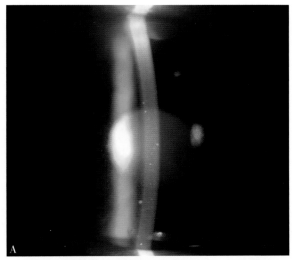

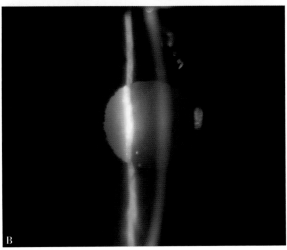

图 4-9-1-31
晶状体性葡萄膜炎
A. 裂隙灯显微镜斜照法检查；B. 裂隙灯显微镜窄光带检查。

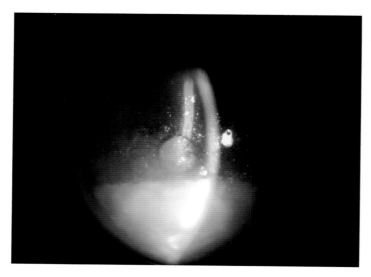

图 4-9-1-32
晶状体性葡萄膜炎

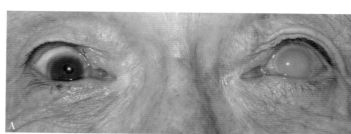

图 4-9-1-33
晶状体性葡萄膜炎
A. 晶状体相关葡萄膜炎大体检查；
B. 左眼晶状体相关葡萄膜炎外观；
C. 晶状体相关葡萄膜炎裂隙灯显微镜斜照法检查。

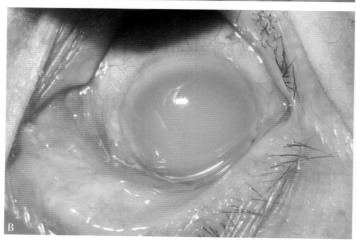

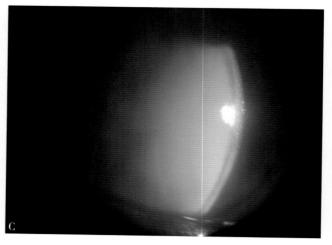

第二节　葡萄膜囊肿和肿瘤

葡萄膜血运丰富，可发生原发或转移性肿瘤，葡萄膜囊肿较为少见。

一、虹膜囊肿

虹膜囊肿分为原发性和植入性。

（一）原发性虹膜囊肿

如图 4-9-2-1 所示，患者，男性，46 岁，发现右眼肿物 10 余年。右眼鼻上方周边前房可见一花生壳样囊性肿物，边界清楚，表面凹凸不平，可见血管及色素沉着。

如图 4-9-2-2 所示，患者，男性，31 岁，发现左眼肿物 20 余年。左眼颞侧前房见一囊性肿物，边界清楚，囊壁上大量色素。

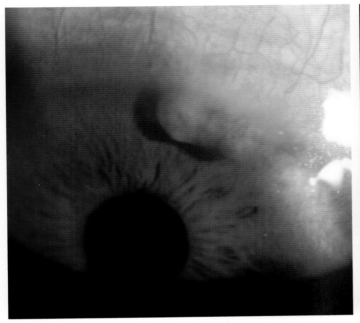

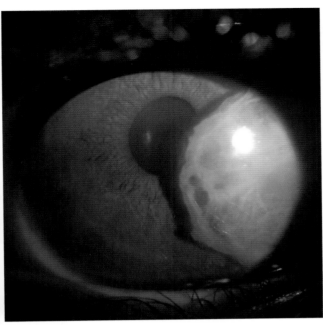

图 4-9-2-1
原发性虹膜囊肿

图 4-9-2-2
原发性虹膜囊肿

【鉴别诊断】

　　植入性虹膜囊肿，有外伤史或内眼手术史，以外伤史多见，表现为虹膜中周部或周边的单个透明的囊肿。

（二）植入性虹膜囊肿

　　如图 4-9-2-3 所示，患者，男性，45 岁，右眼角膜外伤后 3 年。右眼颞下方角膜见灰白色瘢痕，下方虹膜前见约 4mm×7mm 大小透明囊样肿物，遮盖部分瞳孔，囊壁见不均匀色素组织，瞳孔不圆，向颞下方偏移（图 4-9-2-3 A）；裂隙灯斜照法检查见囊肿可透光，提示囊内为液体（图 4-9-2-3 B）。

　　如图 4-9-2-4 所示，患者，男性，45 岁，左眼外伤后视物模糊 3 年。裂隙灯显微镜检查见上方角膜灰白色条形瘢痕，相应虹膜前见约 5mm×5mm 大小半透明囊样肿物，遮盖部分瞳孔，囊壁见不均匀色素组织，瞳孔不圆。

【鉴别诊断】

　　原发性虹膜囊肿：虹膜见单个或多个囊肿，但无外伤史或内眼手术史。

二、虹膜色素痣与虹膜色素瘤

　　虹膜色素痣（pigmented nevus of iris）为一种错构瘤性病变，是由具有良性细胞学形态的黑色素细胞组成的肿瘤性团块。色素痣多位于虹膜浅基质层，一般比较稳定，无明显生长倾向，好发于青少年或青春期。一般无症状，多

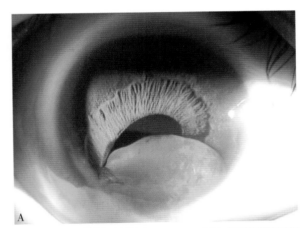

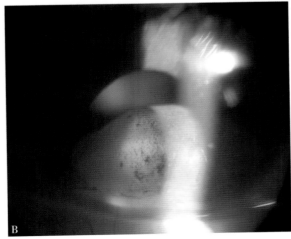

图 4-9-2-3
植入性虹膜囊肿
A. 植入性虹膜囊肿裂隙灯弥散光检查；B. 植入性虹膜囊肿裂隙灯斜照法检查。

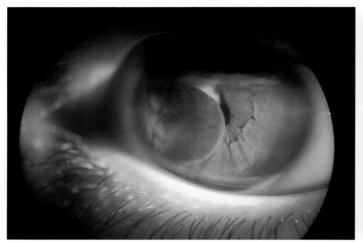

图 4-9-2-4
植入性虹膜囊肿

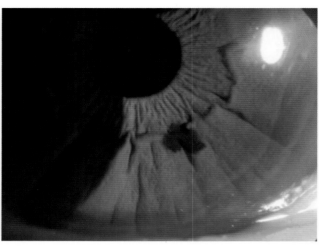

图 4-9-2-5
虹膜色素痣

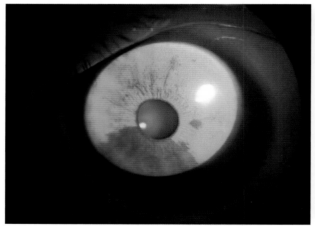

图 4-9-2-6
虹膜色素痣

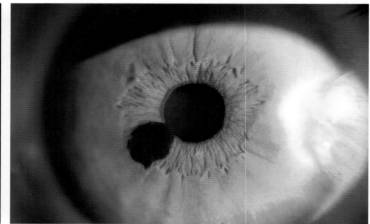

图 4-9-2-7
虹膜色素痣

数患者无需治疗。色素团块突出虹膜表面即为虹膜色素瘤。

如图 4-9-2-5 所示，患者，女性，25 岁，发现左眼虹膜黑点就诊。裂隙灯显微镜检查见左眼颞下方虹膜小环周围见约 1mm×1mm 大小不规则棕黑色色素沉着。

如图 4-9-2-6 所示，患者，女性，33 岁，发现右眼虹膜颜色异常就诊。裂隙灯显微镜检查见右眼下方虹膜大片棕色色素沉着。

如图 4-9-2-7 所示，患者，男性，60 岁，发现右眼虹膜色素团块就诊，裂隙灯检查见右眼颞下方虹膜棕褐色色素团块，略高于虹膜平面。

如图 4-9-2-8 所示，患者，男性，63 岁，发现右眼虹膜色素团块就诊，裂隙灯显微镜检查见右眼鼻下方虹膜棕色色素团块，高于虹膜平面。

如图 4-9-2-9 所示，患者，男性，33 岁，发现右眼虹膜色素团块就诊，裂隙灯显微镜检查见右眼颞上方虹膜棕色色素团块，高于虹膜平面，表面不平。

三、脉络膜血管瘤

脉络膜血管瘤（choroidal angioma）脉络膜血管瘤属于良性、血管性、错构瘤性病变。

如图 4-9-2-10 所示，患者，女性，53 岁，左眼视力下降并变形 2 周。眼底照相检查见为视盘鼻上方橘红色扁平隆起，边界清楚，周围视网膜水肿（图 4-9-2-10 A）；OCT 检查见脉络膜拱形隆起，视网膜色素上皮

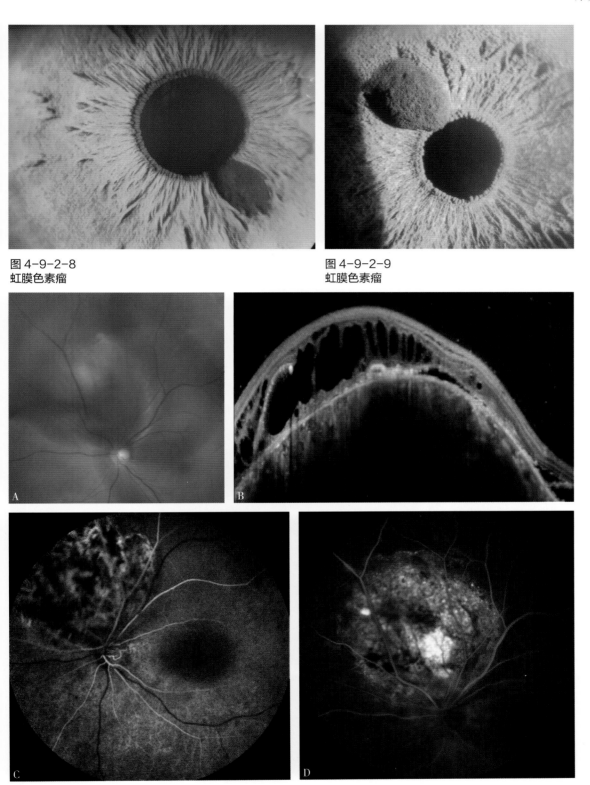

图 4-9-2-8
虹膜色素瘤

图 4-9-2-9
虹膜色素瘤

图 4-9-2-10
脉络膜血管瘤
A. 眼底照相检查；B. 瘤体 OCT 检查；C. 眼底荧光血管造影早期；D. 眼底荧光血管造影晚期。

层不均匀高反射，神经上皮层浆液性脱离，视网膜层间见囊腔样低反射（图 4-9-2-10 B）；眼底荧光血管造影见早期出现粗大的脉络膜血管影（图 4-9-2-10 C），晚期瘤体荧光多囊样积存（图 4-9-2-10 D）。

如图 4-9-2-11 所示，患者，女性，33 岁，右眼视力下降并变形 1 个月。眼底照相见视盘颞上方橘红色扁平隆起，边界清楚，黄斑区水肿。

313

【鉴别诊断】

（1）脉络膜黑色素瘤：瘤体呈棕黑色，多呈球形和蘑菇形隆起。眼眶核磁、B超、FFA、ICGA可协助鉴别诊断。

（2）脉络膜转移癌：瘤体呈奶油样，多位于后极部，表面不平，呈多灶样或双眼均有病灶。全身检查可发现原发病灶或其他部位转移病灶。

四、脉络膜骨瘤

脉络膜骨瘤（choroidal osteoma）是一种发生于脉络膜组织的良性肿瘤，主要由成熟骨组织构成。于1975年由Henry Dyk最先报道，好发于女性，青年多见。眼底表现为视盘黄斑区见黄白色椭圆形、地图形或扇贝形微隆起肿物，边界不整

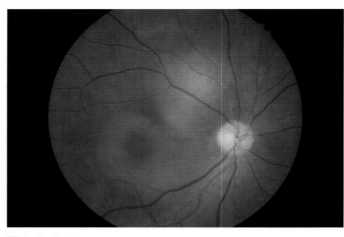

图4-9-2-11
孤立性脉络膜血管瘤

齐，表面凹凸不平，可有棕色颗粒沉着，伴或不伴浆液性视网膜脱离。眼眶CT检查可确诊，瘤体波及黄斑区会导致视力下降。脉络膜骨瘤多见于20~30岁的健康女性，因肿瘤生长及视力变化缓慢，所以临床就诊年龄明显晚于肿瘤发生年龄。单眼发病多见，双眼发病仅占28%，在双眼病例中有多个家系报道呈现出遗传倾向。

如图4-9-2-12所示，患者，女性，35岁，左眼视力差2个月。眼底检查为左眼后极部偏上方视网膜下轻微隆起的橘色病变，病灶近似圆形，颜色比较均匀，病变核心呈黄白色改变，上方颜色红润，黄斑区颜色偏黄

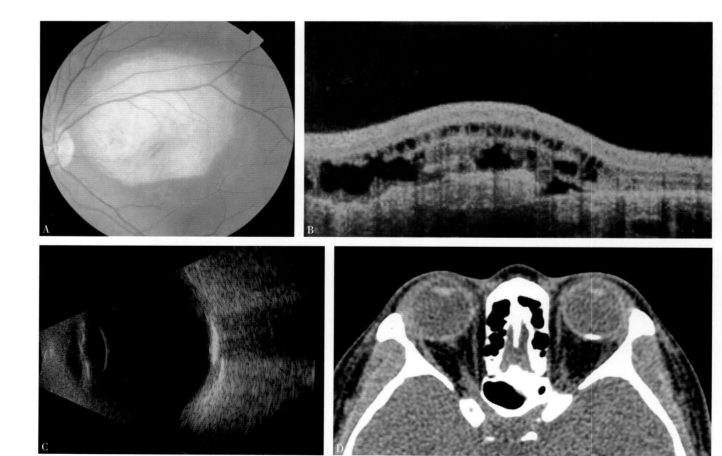

图4-9-2-12
脉络膜骨瘤
A. 眼底检查；B. 脉络膜骨瘤OCT检查；C. 脉络膜骨瘤B超检查；D. 脉络膜骨瘤眼眶CT检查。

（图 4-9-2-12 A）；左眼黄斑区 OCT 检查见脉络膜增厚隆起，黄斑区水肿伴有劈裂（图 4-9-2-12 B）；B 超检查见眼球后壁局限性强回声（图 4-9-2-12 C）；眼眶 CT 检查见左眼球后壁高密度影（图 4-9-2-12 D）。

　　如图 4-9-2-13 所示，患者，女性，29 岁，左眼视力差 3 个月。左眼的眼底检查见后极部视网膜下轻微隆起的橘色病变，病灶的鼻侧绕颞侧、颞上、颞下方视盘，弧度圆滑，上方达血管弓位置，近乎波浪样边缘，颞侧边缘为 2 个半圆形改变，上方红润，下方黄白色，病变下缘在血管弓附近，有小的波纹样改变，病变下半部分色素减少，为黄白色改变，其间可见脉络膜的血管纹路，整个病变位于眼底的中央，病灶的中心恰是眼底的中心，病灶与近乎正圆的视盘相邻（图 4-9-2-13 A）。眼眶 CT 检查见左眼球后壁高密度影，位于视盘颞侧（图 4-9-2-13 B）。

　　如图 4-9-2-14 所示，患者，女性，21 岁，左眼视力差半年。左眼眼底检查见后部视网膜下轻微隆起的橘色病变，病灶近似蚕豆或蘑菇形状，上、下端因色素脱失颜色较浅，病变中心区域呈为橘红色，颜色红润，黄斑区水肿（图 4-9-2-14 A）。眼眶 CT 检查见左眼球后壁高密度影，位于视盘颞侧（图 4-9-2-14 B）。

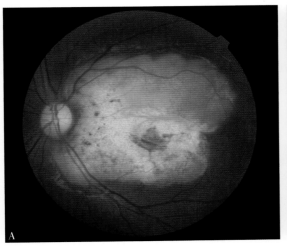
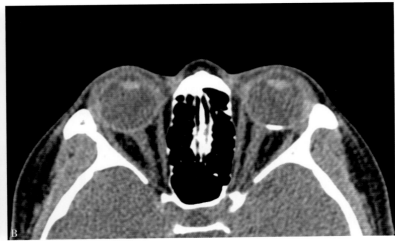

图 4-9-2-13
脉络膜骨瘤
A. 脉络膜骨瘤眼底检查；B. 脉络膜骨瘤眼眶 CT 检查。

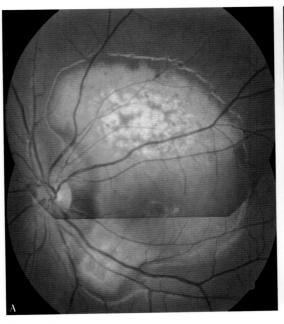
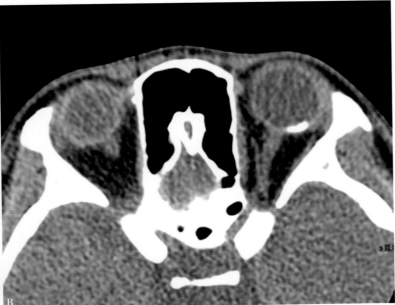

图 4-9-2-14
脉络膜骨瘤
A. 脉络膜骨瘤眼底检查；B. 脉络膜骨瘤眼眶 CT 检查。

脉络膜骨瘤的瘤体位于眼后部脉络膜内 1/3 和外 2/3 组之间，没有包膜，边界清晰，是一片一片或一团一团带有网眼的骨组织构成。病变初期 RPE 相对完整，随着病程的延长，色素上皮开始脱色素，肿物呈奶油样颜色，色素上皮的橘色在瘤体边缘得以保留。根据脉络膜骨瘤的眼底特征性表现即可诊断，眼眶 CT 检查发现眼球后壁高密度影可以帮助确诊。

【鉴别诊断】

（1）脉络膜黑色素瘤：瘤体呈棕黑色，多呈球形和蘑菇形隆起。眼眶核磁、B 超、FFA、ICGA 可协助鉴别诊断。

（2）脉络膜转移癌：瘤体呈奶油样，多位于后极部，表面不平，呈多灶样或双眼均有病灶。全身检查可发现原发病灶或其他部位转移病灶。

五、睫状体黑色素瘤

睫状体黑色素瘤（ciliary melanoma）是一种发生于睫状体部位的恶性肿瘤，其组织来源于睫状体基质内恶变的黑色素细胞。

如图 4-9-2-15 所示，患者，男性，45 岁，右眼视物模糊 1 个月。大体检查见右眼鼻上棕黑色增生团块（图 4-9-2-15 A）；裂隙灯弥散光显微镜检查见鼻上睫状体区棕黑色肿物（图 4-9-2-15 B）；眼部 B 超检查见睫状体蘑菇样强回声实性肿块（图 4-9-2-15 C）。

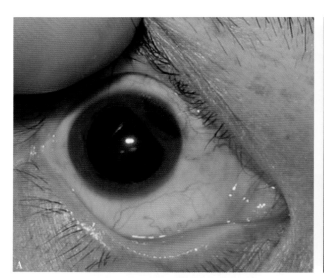
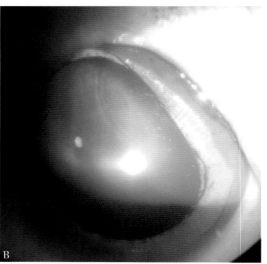
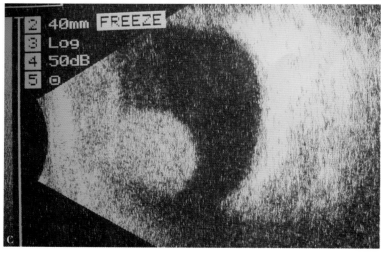

图 4-9-2-15
睫状体黑色素瘤
A. 大体检查；
B. 瘤裂隙灯显微镜检查；
C. B 超检查。

六、脉络膜黑色素瘤

脉络膜黑色素瘤（choroidal melanoma）是一种常见的眼内恶性肿瘤，多见于 40～60 岁，与性别或眼别无关，可以发生于脉络膜的任何部位，但常见于眼的后极部。

如图 4-9-2-16 所示，患者，男性，51 岁，左眼视力差 2 个月。眼底检查见左眼颞侧较大范围的脉络膜隆起病灶（图 4-9-2-16 A）；眼部 B 超检查见玻璃体腔实性蘑菇样强回声（图 4-9-2-16 B）；眼眶磁共振检查见脉络膜实性占位样改变（图 4-9-2-16 C）。

七、脉络膜转移癌

脉络膜转移癌（choroid metastatic carcinoma）是一种较为少见的眼内继发性恶性病变。葡萄膜血运丰富，血流缓慢，全身性肿瘤可经血运转移至葡萄膜，其中尤以脉络膜最为常见，占葡萄膜转移性肿瘤的 50%～80%。

如图 4-9-2-17 所示，患者，男性，41 岁，视物模糊 2 个月。眼底检查见右眼颞上、鼻上各见一黄白色隆起病灶，边界不清晰，周围视网膜水肿（图 4-9-2-17 A），左眼颞下较大范围的黄白色隆起病灶（图 4-9-2-17 B）；眼底荧光血管造影检查见病灶区域荧光渗漏，周围视网膜渗出性脱离（图 4-9-2-17 C、图 4-9-2-17 D），眼部 B 超检查见病灶区域视网膜下实性增厚（图 4-9-2-17 E、图 4-9-2-17 F）；OCT 检查见病灶区域脉络膜隆起病变，视网膜隆起水肿（图 4-9-2-17 G、图 4-9-2-17 H）；肺 CT 检查见左肺上叶结节影（1.4cm×2.1cm），肺内弥漫多发实性结节（图 4-9-2-17 I）。

图 4-9-2-16
脉络膜黑色素瘤
A. 脉络膜黑色素瘤眼底照相检查；
B. 脉络膜黑色素瘤 B 超检查；
C. 脉络膜黑色素瘤眼眶磁共振检查。

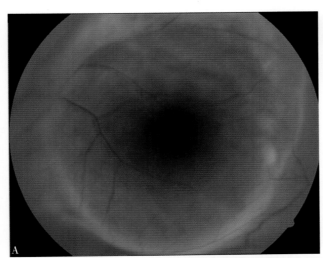

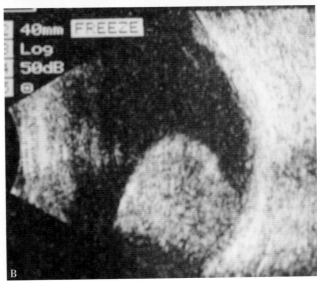

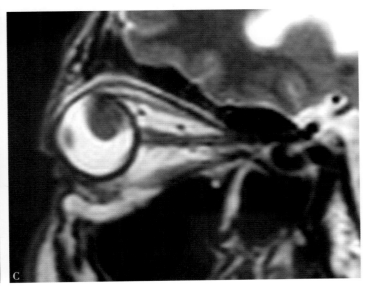

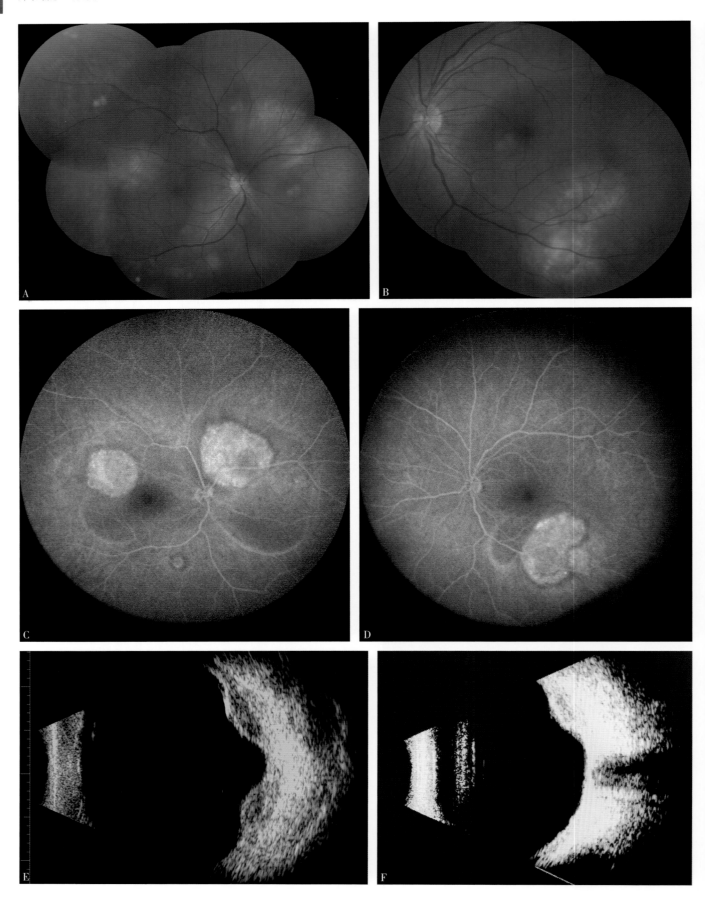

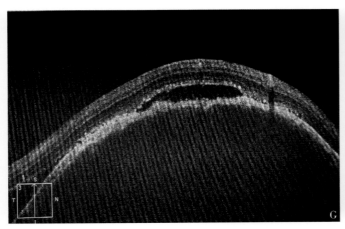

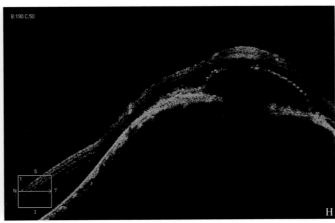

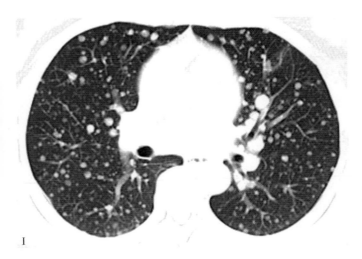

图 4-9-2-17
脉络膜转移癌
A. 右眼眼底照相检查；B. 左眼眼底照相检查；C. 右眼眼底荧光血管造影检查；D. 左眼眼底荧光血管造影检查；E. 右眼 B 超检查；F. 左眼 B 超检查；G. 右眼 OCT 检查；H. 左眼 OCT 检查；I. 肺 CT 检查。

　　如图 4-9-2-18 所示，患者，女性，52 岁，视物模糊 1 个月。眼底检查见右眼颞侧、上方多个较大黄白色隆起病灶和多发灰白色病灶（图 4-9-2-18 A），左眼黄斑区偏颞侧见黄白色隆起病灶边界不清，颞上方见粟粒状黄白色病灶（图 4-9-2-18 B）；胸部 X 线片见双侧肺内多发结节（图 4-9-2-18 C）；肺穿刺活检病理提示小细胞肺癌（图 4-9-2-18 D）。

　　如图 4-9-2-19 所示，患者，男性，67 岁，右眼视物模糊 1 个月。右眼眼底检查见右眼黄斑区偏颞侧黄白色隆起病灶，边界不清，周围视网膜水肿（图 4-9-2-19 A），肺 CT 检查见双肺多发占位性病变（图 4-9-2-19 B）；颅脑 CT 检查见脑内多发占位性病变（图 4-9-2-19 C）。

　　如图 4-9-2-20 所示，患者，女性，39 岁，左眼视物模糊 2 个月，1 个月前行乳腺癌根治术。左眼眼底检查见颞侧视网膜下巨大黄白色隆起病灶，周围视网膜水肿（图 4-9-2-20 A），B 超检查见病灶部位视网膜实性增生性病变（图 4-9-2-20 B）。

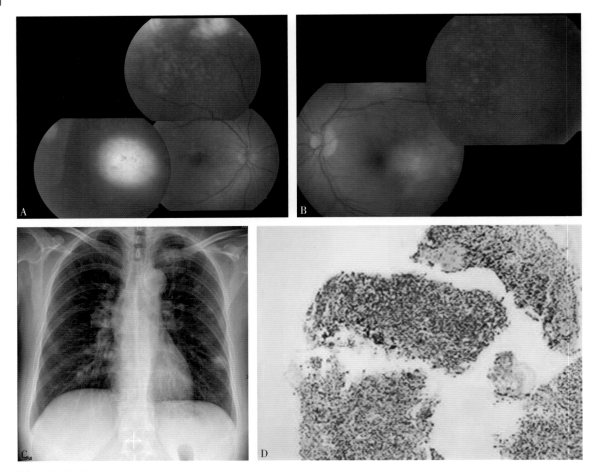

图 4-9-2-18
脉络膜转移癌
A. 右眼眼底照相检查；B. 左眼眼底照相检查；C. 胸部 X 线片；D. 肺穿刺病理。

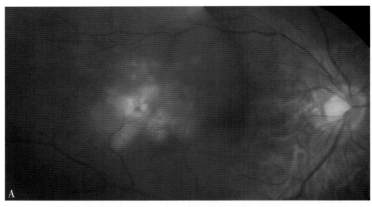

图 4-9-2-19
脉络膜转移癌
A. 右眼眼底照相检查；
B. 肺 CT 检查；
C. 颅脑 CT。

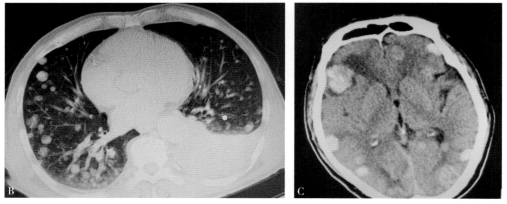

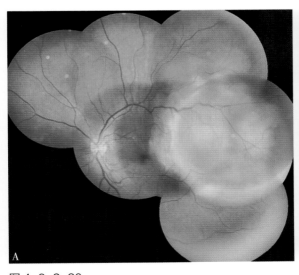

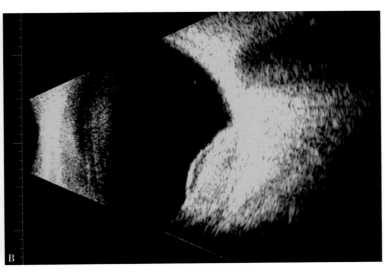

图 4-9-2-20
脉络膜转移癌
A. 左眼眼底照相检查；B. 左眼 B 超检查。

（靳　睿　李传宝）

第三节　葡萄膜的先天性异常

葡萄膜的先天性异常多与早期胚眼发育过程中胚裂闭合不全有关。

一、瞳孔残膜

瞳孔残膜（persistent pupillary membrane）为胚胎期晶状体表面的血管吸收不全的残迹。有丝状和膜状两种，多不影响视力而无需治疗。

如图 4-9-3-1 所示，患者，男性，20 岁，查体时发现瞳孔异常，裂隙灯显微镜检查见右眼瞳孔区一棕色丝状物横跨，两端分别位于鼻侧、颞侧虹膜小环（图 4-9-3-1 A），左眼瞳孔区 5 个条索状膜，中间成片状黏附于晶状体表面（图 4-9-3-1 B）。

如图 4-9-3-2 所示，患者，女性，31 岁，查体时发现瞳孔异常，裂隙灯显微镜检查见散瞳后右眼瞳孔区多条棕色丝状物呈网状，游离端连于虹膜小环（图 4-9-3-2 A），左眼瞳孔区大量条索状膜呈网状，膜状物多位于较周边区域（图 4-9-3-2 B）。

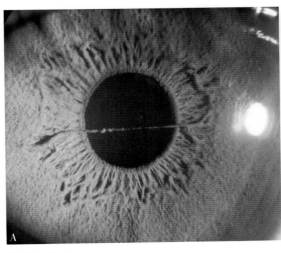

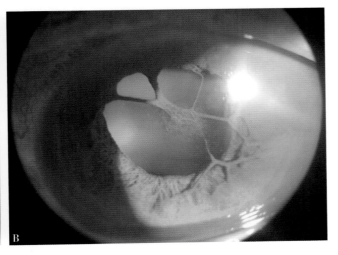

图 4-9-3-1
瞳孔残膜
A. 右眼裂隙灯显微镜检查；B. 左眼裂隙灯显微镜检查。

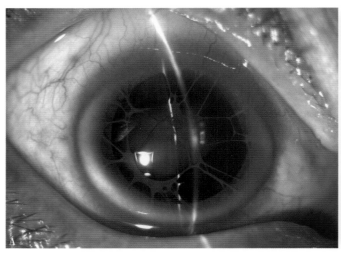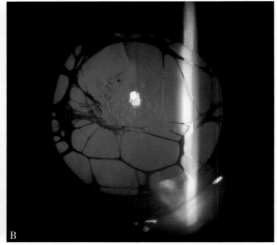

图 4-9-3-2
瞳孔残膜
A. 右眼裂隙灯显微镜检查；B. 左眼裂隙灯显微镜透照法检查。

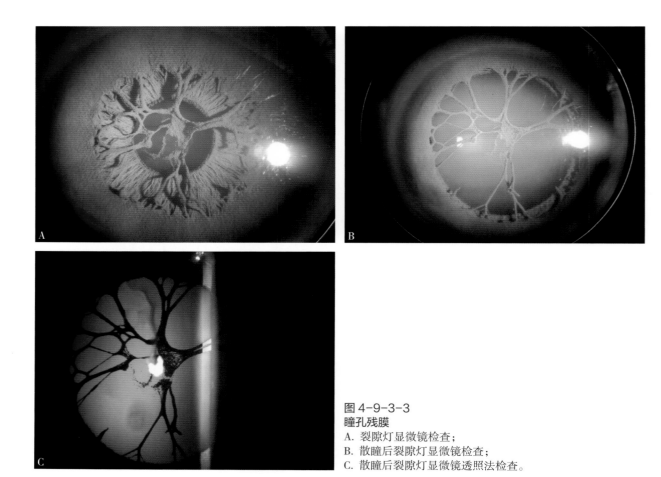

图 4-9-3-3
瞳孔残膜
A. 裂隙灯显微镜检查；
B. 散瞳后裂隙灯显微镜检查；
C. 散瞳后裂隙灯显微镜透照法检查。

　　如图 4-9-3-3 所示，患者，女性，27 岁，查体时发现瞳孔异常，裂隙灯显微镜检查见左眼瞳孔区约有 16 根色素条索连于虹膜卷缩轮和晶状体前囊中央区，晶状体透明，原瞳下裂隙灯弥散光检查见常态下残膜部分遮挡瞳孔区光线（图 4-9-3-3 A）；散瞳后裂隙灯弥散光检查见色素条索连于虹膜卷缩轮和晶状体前囊中央区（图 4-9-3-3 B）；散瞳后裂隙灯透照法检查见红光映衬下更明显地显示出瞳孔区这个"窗户和窗栏"的轮廓（图 4-9-3-3 C）。

二、虹膜缺损

　　虹膜缺损（coloboma of the iris）分为典型性和单纯性缺损，典型性虹膜缺损是位于下方的完全性虹膜缺损，常伴有脉络膜缺损，单纯性虹膜缺损不合并脉络膜缺损，为不完全缺损。

　　如图 4-9-3-4 所示，患者，男性，17 岁，发现左眼外斜 15 年。大体检查见双眼下方虹膜部分缺损，瞳孔呈梨形，尖端向下，左眼外斜约 25°（图 4-9-3-4 A），左眼裂隙灯显微镜检查见下方虹膜完全缺损（图 4-9-3-4 B），左眼眼底检查见下方脉络膜缺损，累及视盘与黄斑区（图 4-9-3-4 C）。

　　如图 4-9-3-5 所示，患者，男性，48 岁，糖尿病 5 年。裂隙灯显微镜检查见为下方虹膜 3 处大小不等、形状不同的缺损，瞳孔圆形。

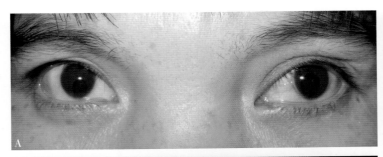

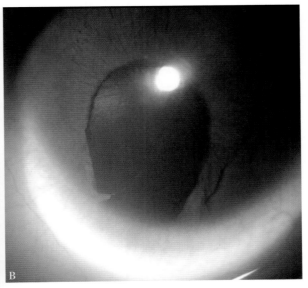

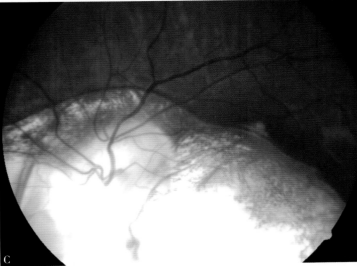

图 4-9-3-4
虹膜缺损
A. 虹膜缺损大体照相检查；
B. 左眼虹膜缺损裂隙灯显微镜检查；
C. 左眼虹膜缺损眼底照相检查。

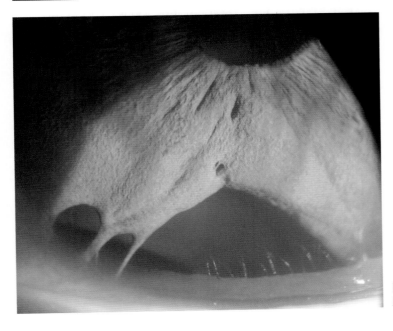

图 4-9-3-5
虹膜缺损

典型性虹膜缺损多会导致视力低下，单纯性虹膜缺损多不影响视力。

三、脉络膜缺损

脉络膜缺损（coloboma of the choroid）分为典型和非典型缺损两种。典型的脉络膜缺损多为双眼，位于视盘下方，常伴有虹膜、视盘和黄斑的发育异常。非典型脉络膜多为单眼缺损，多位于黄斑区，视力低下。脉络膜缺损并发视网膜脱离时需要手术。

如图 4-9-3-6 所示，患者，男性，15 岁，发现左眼视力差 2 个月。裂隙灯显微镜检查见左眼下方虹膜组织完全缺损，瞳孔下移，呈倒水滴样（图 4-9-3-6 A）；眼底检查见视盘下方及下方中周部视网膜各见一处类圆形、边界清楚的黄白色病灶，周围色素减少，透过缺损区域能透见巩膜颜色（图 4-9-3-6 B）。

如图 4-9-3-7 所示，患儿，男性，11 岁，发现左眼视力差半年。眼底检查见左眼视盘下方紧连着一处类圆形色素缺损区域，边界清晰。

如图 4-9-3-8 所示，患者，男性，24 岁，发现左眼视力差 2 个月。眼底检查见左眼视盘下方一处椭圆形色素脱失区域，底部透见巩膜的颜色。

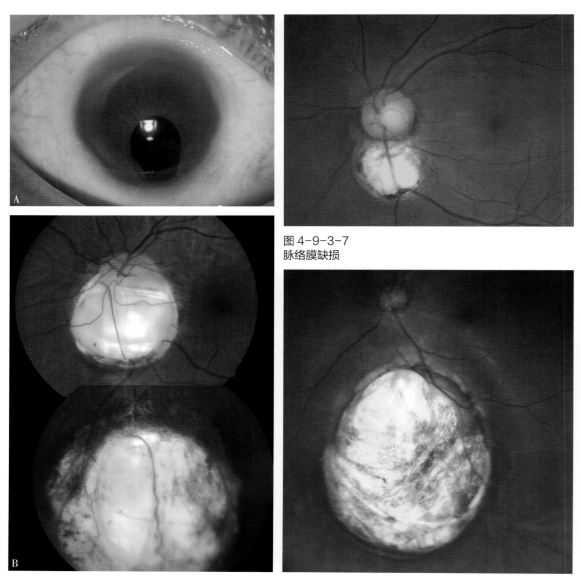

图 4-9-3-7
脉络膜缺损

图 4-9-3-6
脉络膜缺损
A. 脉络膜缺损裂隙灯显微镜检查；
B. 脉络膜缺损眼底检查。

图 4-9-3-8
脉络膜缺损

如图 4-9-3-9 所示，患者，女性，33 岁，发现右眼视力差半年。眼底检查见右眼视盘下方一处椭圆形色素脱失区域，底部透见巩膜的颜色，病灶内仍残留有不均匀的色素条索，其间血管穿插。

如图 4-9-3-10 所示，患者，女性，41 岁，发现左眼视力差 20 年。眼底检查见左眼视盘下方有 2 处椭圆形色素脱失区域，底部透见巩膜的颜色，靠后的一处色素残留少，靠前的一处色素残留较多。

如图 4-9-3-11 所示，患者，女性，47 岁，发现右眼视力差 20 年，加重 1 周。眼底检查见右眼视盘小，视盘下方大量色素脱失区域，颞上方视网膜灰白色隆起。

【鉴别诊断】

局部脉络膜视网膜炎：多为局灶性炎症，炎症消退后出现灰白色萎缩灶，萎缩区见粗大的脉络膜血管及大量色素增殖，病灶大小不等。

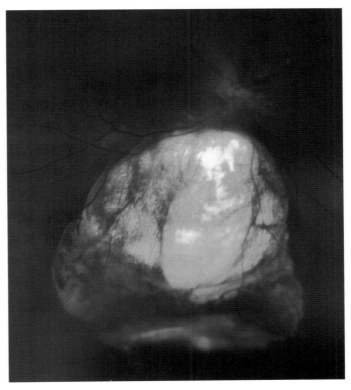

图 4-9-3-9
脉络膜缺损

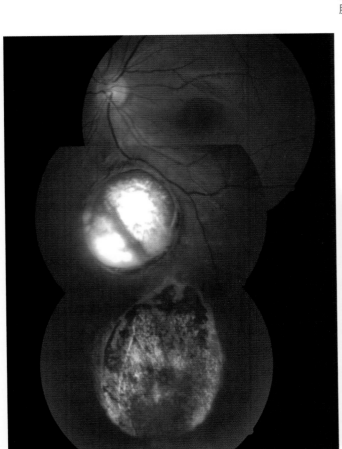

图 4-9-3-10
脉络膜缺损

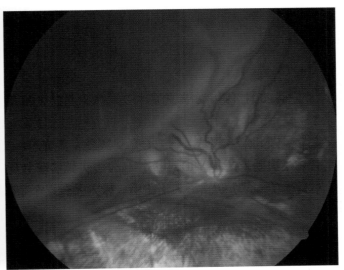

图 4-9-3-11
脉络膜缺损

（李传宝）

第十章 玻璃体病

玻璃体（vitreous body）为透明、无血管和神经且具有一定黏弹性和渗透性的胶体，是眼屈光间质的一部分。玻璃体主要由胶原纤维及酸性黏多糖组成，其表层致密，形成玻璃样膜。玻璃体充满眼球后 4/5 的玻璃体腔内，起着支撑视网膜和维持眼内压的作用。如果玻璃体脱失、液化或变性，不但影响其透明度，而且可能会导致视网膜疾病。

第一节 玻璃体液化、后脱离与变性

玻璃体液化（vitreous liquefaction）是指玻璃体由凝胶变为溶胶，逐渐变成液状的病理改变。

玻璃体后脱离（posterior vitreous detachment）是由于玻璃体液化、脱水收缩引起玻璃体的后界膜与视网膜表面的分离。

玻璃体退化性改变使玻璃体后皮质与视网膜表面分离，而形成玻璃体后脱离。随液化腔逐渐扩大，后皮质变薄，比凝胶状态轻的液化玻璃体通过其中的孔洞进入玻璃体后皮质后上方，玻璃体与视网膜部分分离。当附着于视盘周围的玻璃体脱离后，视网膜前出现典型的特征——半透明的 Weiss 环。由于周边视网膜和黄斑较薄弱，易于在分离过程中粘连较紧处发生视网膜裂孔或黄斑裂孔，继之可发生孔源性视网膜脱离，是其较常见的并发症。

如图 4-10-1-1 所示，患者，男性，47 岁，左眼前黑影飘动 1 个月。眼底检查见左眼豹纹状眼底，视盘前方半透明长圆形混浊。玻璃体后皮质与视网膜表面的分离称为玻璃体后脱离。当附着于视盘周围的玻璃体从视盘表面脱离后，视网膜前会出现半透明的长圆形或环形混浊称为 Weiss 环。

如图 4-10-1-2 所示，患者，女性，51 岁，右眼前黑影飘动 3 周。眼底照相检查可见右眼豹纹状眼底，视盘前下方半透明圆饼样混浊，中间见一圆孔，呈环形。Weiss 环的面积和形状取决于玻璃体后皮质与视盘及周围视网膜紧密黏附的状态。

如图 4-10-1-3 所示，患者，女性，43 岁，左眼前黑影飘动 3 周，视力下降伴黑影遮挡 5 天，黑影遮挡逐渐加重。既往患高度近视 20 年。眼底检查见左眼豹纹状眼底，视盘周围脉络膜萎缩，视盘前下方半透明类圆形混浊，中央孔洞较大，颞侧视网膜青灰色隆起。由于周边视网膜和黄斑较薄弱，易于在玻璃体与视网膜分离过程中粘连较紧处发生视网膜裂孔或黄斑裂孔，继之可发生孔源性视网膜脱离。

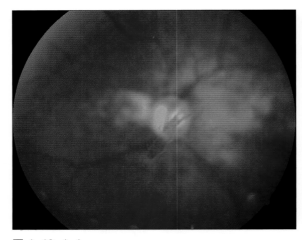

图 4-10-1-1
玻璃体后脱离

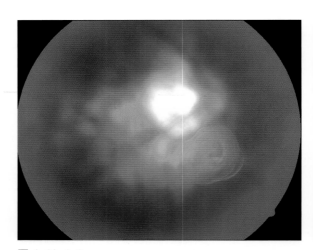

图 4-10-1-2
玻璃体后脱离

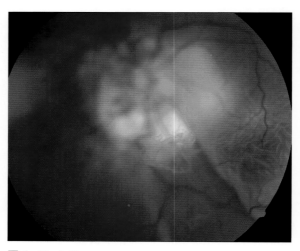

图 4-10-1-3
玻璃体后脱离伴孔源性视网膜脱离

【鉴别诊断】

视网膜脱离合并玻璃体积血：视网膜裂孔产生的过程中可牵拉血管断裂产生出血，随后发生的孔源性视网膜脱离可因积血遮挡而被掩盖，混浊比较弥散，B超检查可辅助判断玻璃体积血的病例是否合并有视网膜脱离。

玻璃体后脱离的过程中，玻璃体后皮质与黄斑区没有完全脱离时，玻璃体皮质会对黄斑形成牵拉损害黄斑的结构和功能，甚至会产生黄斑全层断开形成黄斑裂孔，并可导致黄斑裂孔性视网膜脱离，称为玻璃体黄斑牵拉综合征（vitreous macular traction syndrome）。

如图4-10-1-4所示，患者，女性，53岁，双眼视力下降伴视物变形1个月。OCT检查显示玻璃体后皮质条带牵拉黄斑，右眼形成黄斑全层缺损导致黄斑裂孔（图4-10-1-4 A）；左眼黄斑被拉起变薄（图4-10-1-4 B）。

【鉴别诊断】

视网膜脱离：可出现眼前黑影飘动，黑影位置相对固定，范围逐渐扩大，眼底检查可见部分或全部视网膜青灰色隆起。视网膜脱离可合并有玻璃体后脱离时出现的Weiss环。

如图4-10-1-5所示，患者，女性，53岁，左眼视力下降伴视物变形1个月。眼底照相检查见黄斑区色暗，中心部位圆形缺损，直径1/4PD，周围有晕（图4-10-1-5 A）；OCT检查见玻璃体条带牵拉黄斑区视网膜形成全层组织细小缺损，玻璃体条带牵拉表层视网膜脱离形成小的缺口同时伴有黄斑视网膜神经上皮层的全层缺损（图4-10-1-5 B）。

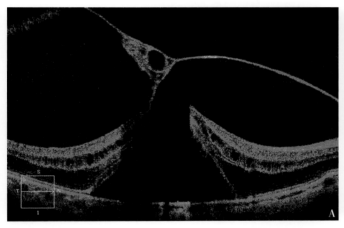
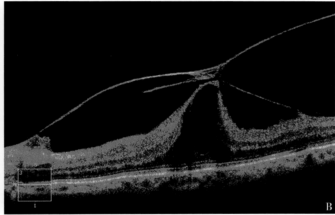

图 4-10-1-4
玻璃体黄斑牵拉综合征
A. 右眼玻璃体黄斑牵拉综合征 OCT；B. 左眼玻璃体黄斑牵拉综合征 OCT。

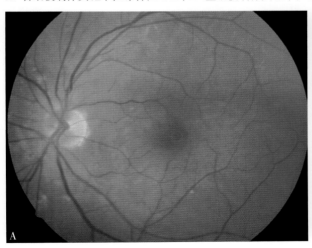
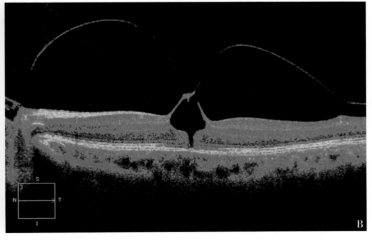

图 4-10-1-5
玻璃体黄斑牵拉综合征
A. 玻璃体黄斑牵拉综合征导致黄斑裂孔眼底照相检查；B. 玻璃体黄斑牵拉综合征导致黄斑裂孔黄斑 OCT 检查。

星状玻璃体变性（asteroid hyalosis）表现为玻璃体内黄白色颗粒，随眼球运动而浮动，静止时回复原位不下沉。颗粒有多有少，多的密密麻麻不可数，少的可仅有数个，严重的星状玻璃体变性影响眼底检查和眼底激光治疗，但其本身对视力影响不大。

如图 4-10-1-6 所示，患者，女性，53 岁，左眼视物模糊 1 个月。裂隙灯显微镜检查见玻璃体内见大量黄白色颗粒，随眼球运动而浮动，不同的裂隙灯光线投射部位、方向和深度，所见玻璃体星状小体的分布与状态不同（图 4-10-1-6 A、图 4-10-1-6 B）；眼底照相检查见玻璃体腔内一些黄白色的圆球形小体，分布和密度不同（图 4-10-1-6 C）。

如图 4-10-1-7 所示，患者，男性，61 岁，右眼视物模糊 2 年。裂隙灯检查见玻璃体腔内悬浮着一些黄白色的圆球形小体，随眼球运动而浮动，静止时回复原位不下沉（图 4-10-1-7 A）；眼底照相检查见玻璃体腔内一些黄白色的圆球形小体，数目较少（图 4-10-1-7 B）；B 超检查见玻璃体暗区内回声不等的细小点片状强回声，边界不规则，分布不均匀（图 4-10-1-7 C）。

如图 4-10-1-8 所示，患者，女性，63 岁，右眼视物模糊 2 年。裂隙灯检查见玻璃体腔内大量黄白色的圆球形小体，随眼球运动而浮动（图 4-10-1-8 A）；眼底照相检查见玻璃体腔内密集黄白色的圆球形小体，数目较多（图 4-10-1-8 B）；B 超检查见玻璃体内回声不等的细小点片状强回声，边界不规则，分布不均匀（图 4-10-1-8 C）。星状玻璃体变性影响眼底检查和眼底激光治疗，但其本身对视力影响不大。

【鉴别诊断】

（1）玻璃体积血：积血量较多时可突然出现视力下降甚至无光感，眼前黑影飘动，玻璃体红色或灰黄色混浊。积血量较少时可出现眼前黑影飘动，黑影位置相对固定，玻璃体红色或灰黄色混浊。

（2）玻璃体炎症：可出现眼前黑影飘动，多为外伤、手术后发生的感染性炎症反应，玻璃体黄白色混浊，没有圆球形小体。

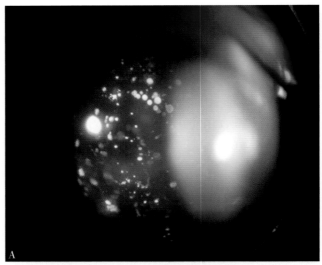
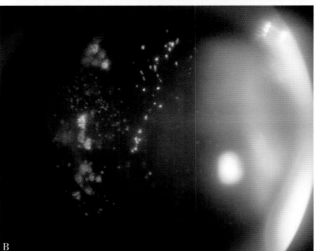
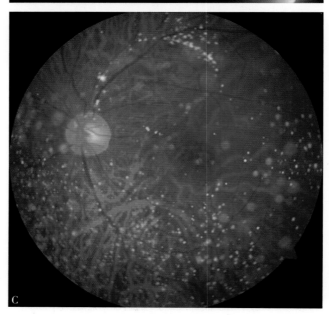

图 4-10-1-6
星状玻璃体变性
A. 星状玻璃体变性裂隙灯显微镜检查；B. 星状玻璃体变性裂隙灯显微镜检查；C. 星状玻璃体变性眼底照相检查。

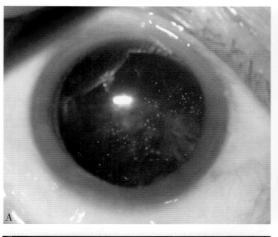

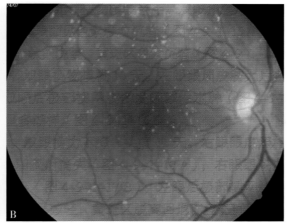

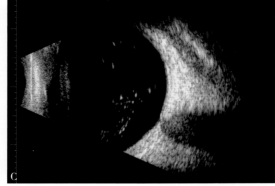

图 4-10-1-7
星状小体较少的星状玻璃体变性
A. 星状玻璃体变性裂隙灯检查；
B. 星状玻璃体变性眼底照相检查；
C. 星状玻璃体变性 B 超检查。

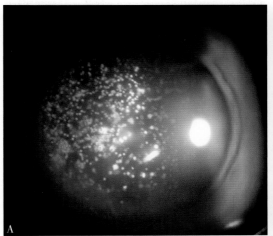

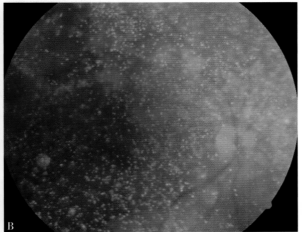

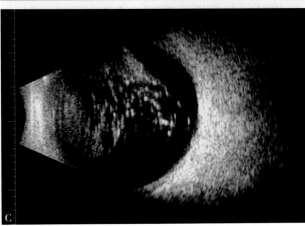

图 4-10-1-8
星状小体较多的星状玻璃体变性
A. 星状玻璃体变性裂隙灯检查；
B. 星状玻璃体变性眼底照相检查；
C. 星状玻璃体变性 B 超检查。

（李传宝）

第二节　玻璃体积血

玻璃体积血（vitreous hemorrhage）是各种原因所致玻璃体周围组织的血管或新生血管破裂引起的玻璃体血性混浊。玻璃体内无血管，玻璃体积血来源于视网膜、脉络膜、睫状体或虹膜的血管破裂出血，也可以是视网膜表面或玻璃体内的新生血管出血。常见的原因有：

1. 视网膜血管病　如糖尿病视网膜病变、视网膜静脉阻塞、视网膜血管炎等疾病导致血管破裂或新生血管出血所致。

2. 眼外伤或眼科手术。

3. 其他如视网膜裂孔、视网膜脱离、老年性黄斑变性等。

玻璃体积血的预后与原发病和出血量的多少密切相关。大量出血可继发血影细胞性青光眼。迁延未吸收的积血机化，可导致牵拉性视网膜脱离。

如图 4-10-2-1 所示，患者，男性，43 岁，右眼视物不见 1 天。裂隙灯检查可见玻璃体灰黄色混浊，团块状鲜红色积血。玻璃体积血为急性视力下降，根据出血量不同视力可有不同程度的下降，出血原因很多，玻璃体积血发生后，少量的积血可以自行吸收，大量的积血需要手术，术后视力能否改善取决于视网膜的病变部位和性质。

如图 4-10-2-2 所示，患者，男性，31 岁，右眼视物不见 1 个月。裂隙灯显微镜检查见玻璃体腔内大量灰黄色混浊（图 4-10-2-2 A）。B 超检查图像显示玻璃体腔中散在密集点状强回声，分布不均匀（图 4-10-2-2 B）。

【鉴别诊断】

玻璃体变性：一般不影响视力，裂隙灯检查可见颗粒为黄白色的圆球形小体，颗粒稍大，B 超可出现密集点状强回声，一般不影响视力，不会短期内出现视物不见。

如图 4-10-2-3 所示，患者，男性，42 岁，左眼视物不见 2 个月。玻璃体切除术中见玻璃体腔内大量灰黄色混浊，切除部分灰黄色玻璃体后见视盘上方视网膜青灰色隆起（图 4-10-2-3 A）；切除全部玻璃体后见上方视网膜青灰色隆起，表

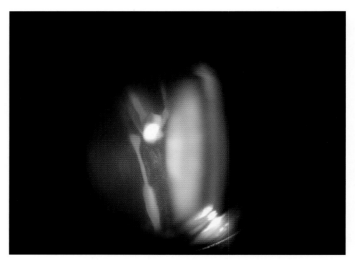

图 4-10-2-1
新鲜玻璃体积血

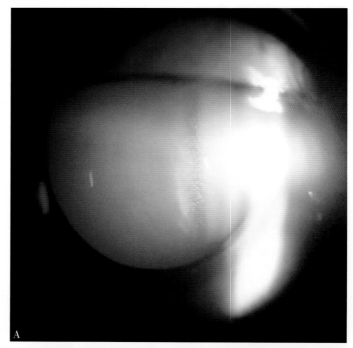

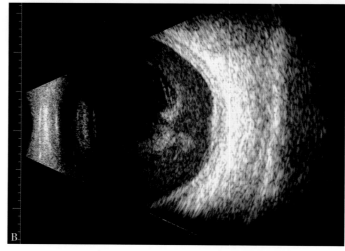

图 4-10-2-2
陈旧性玻璃体积血
A. 陈旧性玻璃体积血裂隙灯检查；B. 陈旧性玻璃体积血 B 超检查。

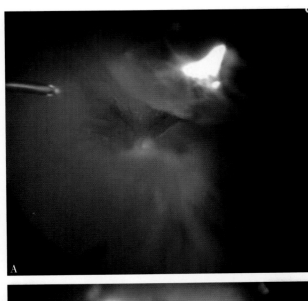

图 4-10-2-3
玻璃体积血（术中截图）
A. 玻璃体积血手术切除部分积血后所见；
B. 玻璃体积血切除积血后上方所见；
C. 玻璃体积血切除积血后下方所见。

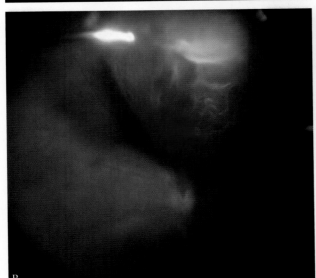

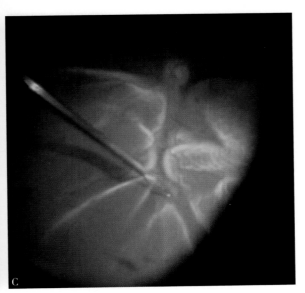

面少许新鲜积血（图 4-10-2-3 B），下方视网膜青灰色隆起并形成皱褶（图 4-10-2-3 C）。

　　如图 4-10-2-4 所示，患者，男性，31 岁，左眼视物不见 1 个月。B 超检查见玻璃体内密集点状强回声（图 4-10-2-4 A）；玻璃体切除手术中见玻璃体大量灰黄色混浊（图 4-10-2-4 B）；切除玻璃体后见黄斑区和颞下方视网膜血管闭塞呈白线状，散在激光斑，视网膜表面血性膜样混浊（图 4-10-2-4 C）。

　　如图 4-10-2-5 所示，患者，女性，51 岁，右眼视物不见 6 周。B 超检查见玻璃体内密集点状强回声，后表面近弧形与球壁脱离，表明已发生了玻璃体后脱离（图 4-10-2-5 A）；玻璃体切除手术中见玻璃体大量灰黄色混浊（图 4-10-2-5 B）；切除玻璃体和积血后见黄斑区和颞下方视网膜下大量新鲜和陈旧性积血（图 4-10-2-5 C）。

　　如图 4-10-2-6 所示，患者，女性，47 岁，左眼视物不见 1 个月。B 超检查见玻璃体内密集点状强回声，后表面与球壁紧密相连，表明尚未玻璃体后脱离（图 4-10-2-6 A）；玻璃体切除手术中见玻璃体大量灰黄色混浊（图 4-10-2-6 B）；切除大部分玻璃体后，颞上视网膜见马蹄形裂孔（图 4-10-2-6 C）。

　　如图 4-10-2-7 所示，患者，女性，64 岁，右眼视物不见 6 周。B 超检查见玻璃体内密集点状强回声，后表面与球壁紧密相连，视盘上方实性增厚（图 4-10-2-7 A）；玻璃体切除手术中见玻璃体大量灰黄色混浊（图 4-10-2-7 B）；切除玻璃体后见黄斑区和上方视网膜下大量陈旧性和新鲜的出血（图 4-10-2-7 C）。

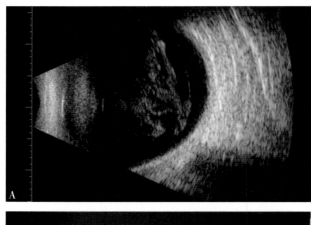

图 4-10-2-4
玻璃体积血
A. 玻璃体积血 B 超检查；
B. 玻璃体积血术中所见；
C. 玻璃体积血切除积血后所见。

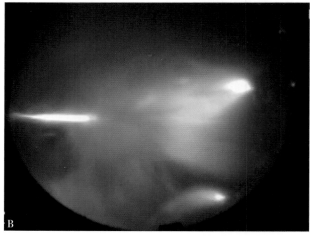

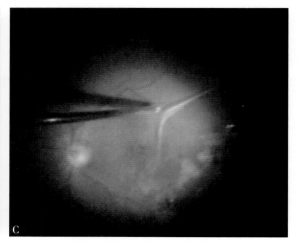

图 4-10-2-5
玻璃体积血
A. 玻璃体积血 B 超检查；
B. 玻璃体积血术中所见；
C. 玻璃体积血切除积血后所见。

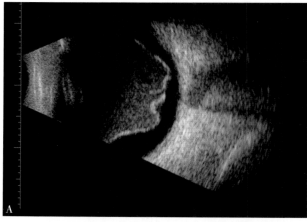

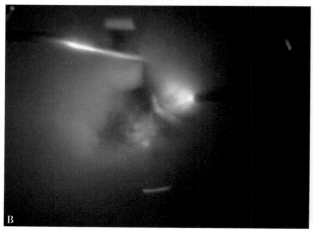

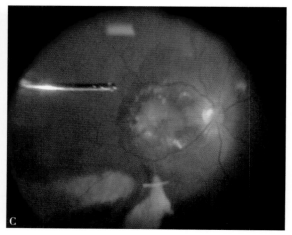

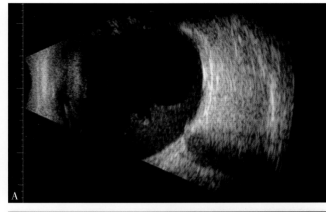

图 4-10-2-6
玻璃体积血
A. 玻璃体积血 B 超检查；
B. 玻璃体积血术中所见；
C. 玻璃体积血切除积血后所见。

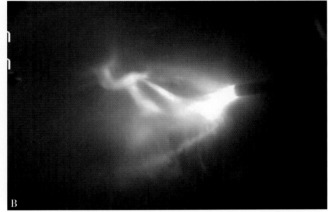

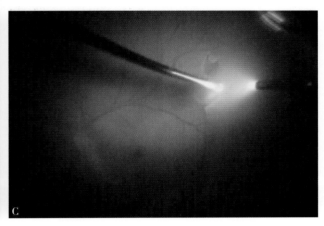

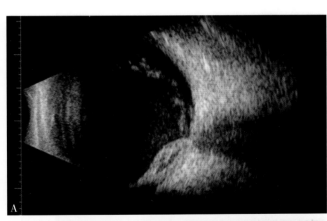

图 4-10-2-7
玻璃体积血
A. 玻璃体积血 B 超检查；
B. 玻璃体积血术中所见；
C. 玻璃体积血切除积血后所见。

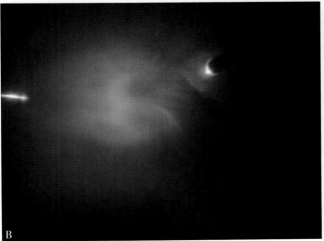

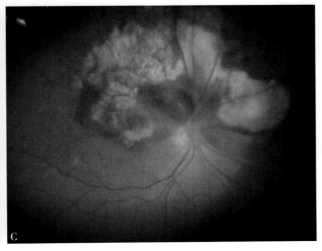

如图 4-10-2-8 所示，患者，女性，47 岁，左眼视物不见 2 个月。B 超检查见玻璃体内密集点状强回声，眼球前后两部分表现不同，眼球前半部分更为密集（图 4-10-2-8 A）；玻璃体切除手术开始前见玻璃体内大量黄白色的圆球形小体，随眼球运动而浮动（图 4-10-2-8 B）；玻璃体积血手术开始时见玻璃体内非常密集的黄白色小体，眼内分布密度不均一（图 4-10-2-8 C）；玻璃体积血手术切除部分玻璃体和星状小体后见后部玻璃体内黄白色血性混浊（图 4-10-2-8 D）；玻璃体积血手术切除玻璃体、星状小体和积血后见颞上视网膜血管闭塞呈白线状（图 4-10-2-8 E）；玻璃体积血手术中病变区视网膜激光光凝（图 4-10-2-8 F）。

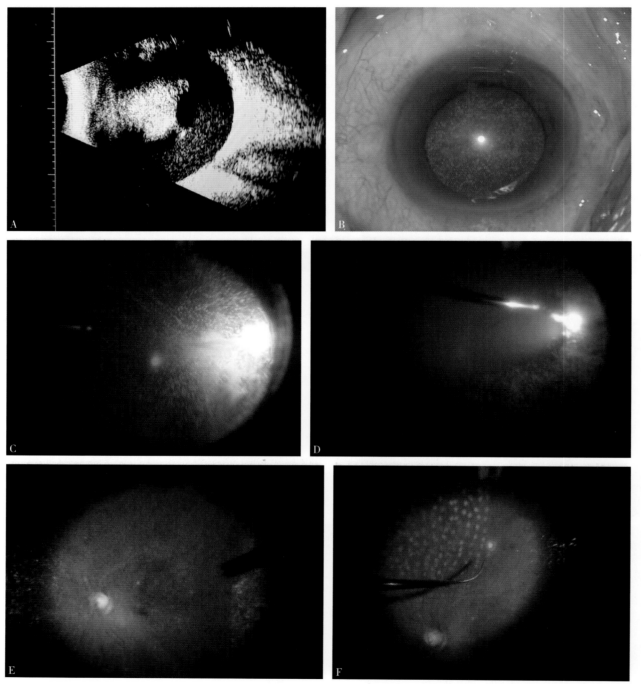

图 4-10-2-8
玻璃体积血
A. 玻璃体积血 B 超检查；B. 玻璃体积血术前；C. 玻璃体积血手术开始时所见；D. 玻璃体积血手术切除部分玻璃体时所见；
E. 玻璃体积血手术切除玻璃体后所见；F. 玻璃体积血手术病变区激光光凝。

（李传宝）

第三节 玻璃体炎

玻璃体炎并非独立的疾病，按其病因可分为内因性和外因性，前者见于全身病或眼部炎症，后者源于外伤或眼的手术创伤反应或感染。由于病因与炎症的程度不同，处理方法和预后也有明显差异。

如图 4-10-3-1 所示，患儿，男性，10 岁，右眼视物不见 4 天，无外伤史和全身疾病史。眼科检查右眼视力为光感，玻璃体腔黄绿色混浊。

如图 4-10-3-2 所示，患者，男性，43 岁，左眼视物不见 1 周，无外伤史和全身疾病史。眼底照相检查见玻璃体絮状混浊，颞下视网膜静脉节段状鞘样改变。

如图 4-10-3-3 所示，患者，女性，47 岁，右眼铁丝划伤后视物不见 1 周，伤后当天行角膜穿通伤缝合术。裂隙灯显微镜检查见前房黄白色脓样黏稠黄白色混浊（图 4-10-3-3 A），B 超检查提示玻璃体腔团块样强回声（图 4-10-3-3 B）。

【鉴别诊断】

玻璃体积血：可出现突发的视力下降，玻璃体腔为红色或灰黄色混浊，B 超可见玻璃体较为均匀的弥漫性点状强回声。

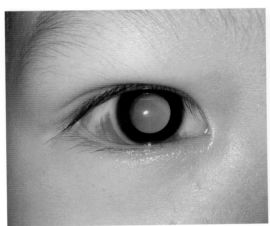

图 4-10-3-1
玻璃体炎

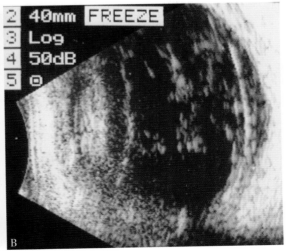

图 4-10-3-2
玻璃体炎

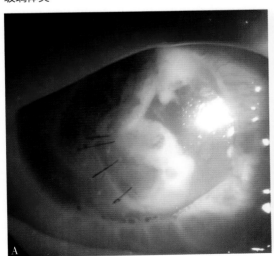

图 4-10-3-3
感染性玻璃体炎
A. 感染性玻璃体炎裂隙灯显微镜检查；B. 感染性玻璃体炎 B 超检查。

（李传宝）

第四节　增生性玻璃体视网膜病变

增生性玻璃体视网膜病变（proliferative vitreoretinopathy）是孔源性视网膜脱离等疾病发生后，玻璃体或视网膜表面细胞增殖形成纤维膜，继而收缩、牵拉引起的相关病变。它是一种常见的致盲眼病，表现为受损的玻璃体及视网膜的异常修复。增生性玻璃体视网膜病变的形成包括血-视网膜屏障的破坏、细胞的趋化和迁移、细胞增生、细胞外基质的形成和膜的纤维性收缩五个主要阶段。

如图 4-10-4-1 所示，患者，女性，49 岁，左眼视物模糊 5 个月，眼底照相检查见左眼玻璃体混浊，视网膜全脱离，黄斑区视网膜增殖形成多条固定皱襞，视网膜血管受牵拉变形（图 4-10-4-1 A）；下方周边视网膜增殖，牵拉周围视网膜形成固定皱褶（图 4-10-4-1 B）。

如图 4-10-4-2 所示，患者，男性，43 岁，右眼视物模糊伴黑影遮挡半年，眼底照相检查可见右眼玻璃体混浊，视网膜全脱离呈漏斗状，下方视网膜以及视网膜表面玻璃体皮质增殖皱缩（图 4-10-4-2 A）。B 超检查见带状的视网膜回声表面粗糙，不均匀，僵硬或皱褶感，局部回声减弱，呈 V 形漏斗状，宽口向前，尖端与视盘相连，两端分别与周边球壁回声相连（图 4-10-4-2 B）。陈旧性视网膜脱离多伴有增生性玻璃体视网膜病变。

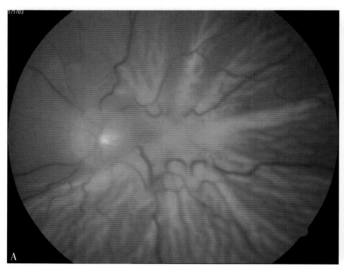
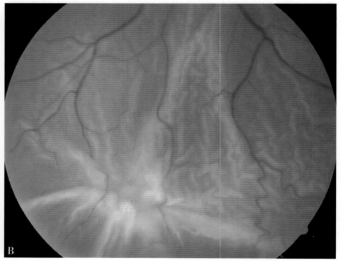

图 4-10-4-1
增生性玻璃体视网膜病变
A. 增生性玻璃体视网膜病变后极部眼底照相检查；B. 增生性玻璃体视网膜病变下方眼底照相检查。

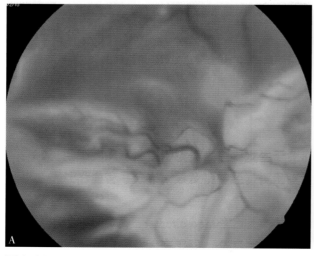
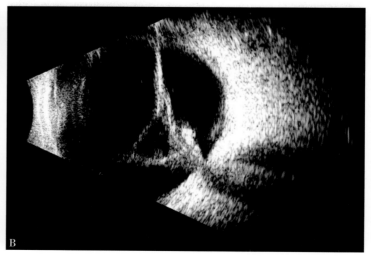

图 4-10-4-2
增生性玻璃体视网膜病变
A. 增生性玻璃体视网膜病变眼底照相检查；B. 增生性玻璃体视网膜病变 B 超检查。

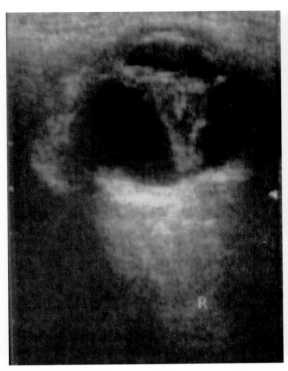

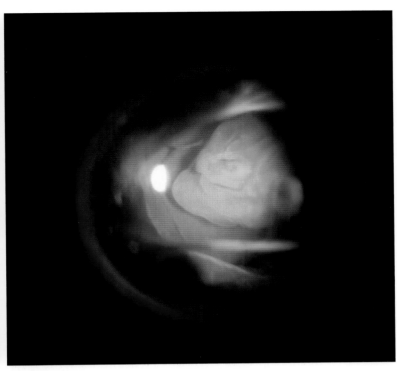

图 4-10-4-3
增生性玻璃体视网膜病变

图 4-10-4-4
增生性玻璃体视网膜病变

如图 4-10-4-3 所示，患者，女性，61 岁，右眼视物模糊伴黑影遮挡半年，眼部 B 超检查见与视盘相连的带状的视网膜强回声表面粗糙，不均匀，条带僵硬，有皱褶感，局部回声减弱，呈闭合漏斗状，宽口向前，尖端与视盘相连。陈旧性视网膜脱离多伴有增生性玻璃体视网膜病变。

如图 4-10-4-4 所示，患者，男性，32 岁，左眼外伤后视物不见 2 个月，裂隙灯显微镜下前置镜检查见视网膜全脱离形成闭合漏斗，视网膜增殖皱缩，后部仍与视盘相连。陈旧性视网膜脱离多伴有增生性玻璃体视网膜病变。

（李传宝）

第五节　家族性渗出性玻璃体视网膜病变

家族性渗出性玻璃体视网膜病变（familial exudative vitreoretinopathy）为常染色体显性或性连锁遗传病，为双侧、缓慢进展的玻璃体视网膜异常。患者家人多数无临床症状，可出现眼底颞侧周边部有无血管区。临床特点为：

1. 患儿不同程度的视力障碍。

2. 眼底颞侧周边无血管，颞侧血管受牵引后走行变直。

3. 发生纤维增生，动静脉互相吻合，伴有黄色渗出，严重者发生渗出性视网膜脱离，亦可出现牵拉性裂孔，导致牵拉裂孔性视网膜脱离。增殖形成视网膜皱襞。

4. 可发生新生血管性青光眼。

如图 4-10-5-1 所示，患儿，男性，10 岁，双眼自幼视物模糊，眼底照相检查见双眼自视盘向周边形成弧形视网膜皱襞，血管受牵拉变形，右眼视网膜皱襞较粗（图 4-10-5-1 A），左眼视网膜皱襞较细（图 4-10-5-1 B）。

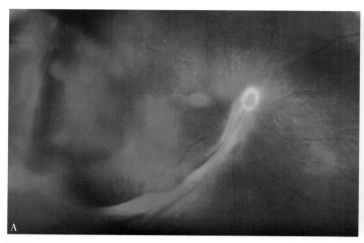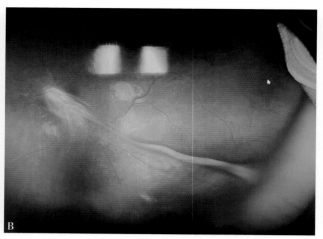

图 4-10-5-1
家族性渗出性玻璃体视网膜病变
A. 右眼家族性渗出性玻璃体视网膜病变；B. 左眼家族性渗出性玻璃体视网膜病变。

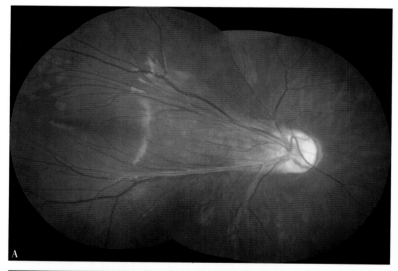

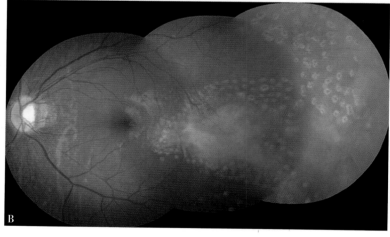

图 4-10-5-2
家族性渗出性玻璃体视网膜病变
A. 右眼家族性渗出性玻璃体视网膜病变；
B. 左眼家族性渗出性玻璃体视网膜病变。

如图 4-10-5-2 所示，患儿，男性，7 岁，双眼自幼视物模糊，眼底照相检查见双眼眼底颞侧周边无血管，颞侧血管受牵引后走行变直。右眼较重，黄斑受牵拉向颞侧移位（图 4-10-5-2 A），左眼颞侧周边无血管区的范围较大（图 4-10-5-2 B）。

（李传宝 靳睿）

第六节　玻璃体先天性异常

一、原始玻璃体动脉残留

在胚胎发育到 8 个月左右，原始玻璃体内玻璃体动脉应当完全消失。若不退化或退化不完全，则形成玻璃体动脉残留。

二、原始玻璃体持续增生症

原始玻璃体持续增生症（persistent hyperplasia of primitive vitreous）病因为原始玻璃体在胚胎发育中异常退化和增生，表现为视盘到晶状体后的条索，多见于婴幼儿及儿童，90% 为单眼发病。

如图 4-10-6-1 所示，患者，男性，23 岁，左眼视物模糊 10 年，眼底检查见左眼视盘到晶状体后黄白色条索，连接晶状体处局限性混浊。

三、玻璃体囊肿

玻璃体囊肿（vitreous cyst）为发生在玻璃体腔的囊性肿物，临床少见，多单眼发病，若囊肿位于后部玻璃体、视网膜前可影响视力和视觉，若囊肿位于前部玻璃体且体积较小则不会影响视力和视觉。

如图 4-10-6-2 所示，患者，女性，41 岁，因左眼视物模糊 2 个月就诊，眼底检查时发现右眼前部玻璃体囊性肿物，表面光滑，囊壁含有棕色的色素，色素不均匀，内部基本透明，囊肿随眼球转动在玻璃体腔内飘动，透过囊肿隐约可见视网膜血管。

【鉴别诊断】

猪囊尾蚴病：猪囊尾蚴病是人误食猪肉绦虫虫卵或孕节后，在小肠发育为猪囊尾蚴，并寄生在人体皮下组织、肌肉、眼、脑、心等处引发的人畜共患寄生虫病。眼是其常见寄生部位。其囊液中的毒素及异种蛋白经囊壁释放后，可引起视网膜水肿、出血、渗出，进而引起葡萄膜炎、视网膜玻璃体增生、渗出性视网膜脱离等。

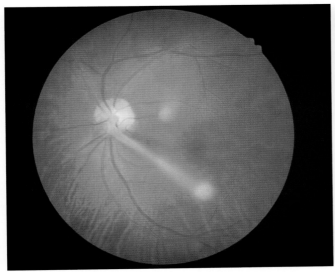

图 4-10-6-1
原始玻璃体持续增生症

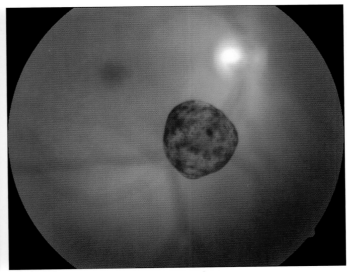

图 4-10-6-2
玻璃体囊肿

（李传宝）

第十一章 视网膜病

视网膜位于眼球壁内层，向前止于锯齿缘，向后止于视盘，内表面与玻璃体相接触，外层毗邻脉络膜。视网膜薄而透明，分十层，内九层称为视网膜神经上皮层，最外层为视网膜色素上皮层（图 4-11-0-1）。视网膜是视觉形成和传导的主要部位，视网膜结构精细功能复杂，血运丰富，视网膜易受自身和全身血管性疾病的影响而产生功能的损害。

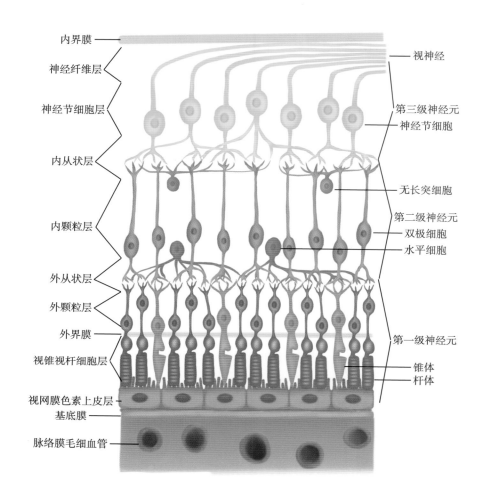

图 4-11-0-1
视网膜各层结构示意图

（李传宝　李禹琦）

第一节　视网膜血管性疾病

一、视网膜动脉阻塞

视网膜动脉阻塞是严重损害视力的急性发作的眼科疾病。从颈总动脉到视网膜内微动脉之间任何部位的阻塞都会引起相应的视网膜缺血。根据视网膜动脉阻塞的发生部位可分为：视网膜中央动脉阻塞、视网膜分支动脉阻塞、睫状视网膜动脉阻塞、视网膜毛细血管前微动脉阻塞。

（一）视网膜中央动脉阻塞（central retinal artery occlusion，CRAO）

视网膜中央动脉是视网膜内层营养的唯一来源。由于该动脉属于终末动脉，分支间无吻合，一旦发生阻塞，视网膜内层血供中断，引起急性缺血，视功能急剧下降。

如图 4-11-1-1 所示，患者，男性，61 岁，左眼视力突然无痛性下降 3 天。眼底照相检查见左眼后极部视网膜灰白色水肿，动脉变细，黄斑中心凹色暗红呈"樱桃红斑"样改变（图4-11-1-1 A）；眼底荧光血管造影检查见视网膜动脉荧光充盈延迟，46秒时血管充盈仅限视乳头周围（图4-11-1-1 B）。

如图4-11-1-2所示，患者，男性，45岁，右眼视力突然无痛性下降2天。眼底照相检查见右眼后极部视网膜灰白色水肿，视网膜动脉纤细，血流不均匀中断，黄斑中心凹呈"樱桃红斑"样改变。

【鉴别诊断】

眼动脉阻塞：眼动脉阻塞常无光感，视盘水肿，视网膜水肿向周边延伸，无樱桃红斑。眼底荧光血管造影检查见脉络膜弱荧光。

（二）保留睫状视网膜动脉的视网膜中央动脉阻塞

保留睫状视网膜动脉的视网膜中央动脉阻塞发生后，因睫状视网膜动脉可为所属区域的视网膜供血而为患者保留部分视力。睫状视网膜动脉一般自视盘颞侧边缘发出，供给盘斑间的血供。

如图4-11-1-3所示，患者，男性，64岁，右眼突然视物不见2天。既往患高血压病10年。右眼视力为指数，眼底照相检查见右眼视网膜动脉纤细，后极部视网膜灰白色水肿，黄斑呈"樱桃红斑"，盘斑间小区域视网膜未发生水肿而呈现正常颜色。

如图4-11-1-4所示，患者，男性，52岁，右眼突然视物不见1天。患高血压病6年。右眼视力指数，颞侧0.06。眼底照相检查见右眼视网膜动脉细，后极部视网膜灰白色水肿，黄斑呈"樱桃红斑"，盘斑间大约4PD范围视网膜未发生水肿而呈现正常颜色。

如图4-11-1-5所示，患者，男性，57岁，左眼突然视物不见2天。左眼视力指数。眼底照相检查见左眼后极部视网膜灰白色水肿，黄斑呈"樱桃红斑"，盘斑间大约1PD范围视网膜未发生水肿而呈现正常颜色（图4-11-1-5 A）；眼底荧光血管造影检查见视盘颞侧睫状视网膜动脉正常充盈，视网膜中央动脉充盈延迟（图4-11-1-5 B）。

如图4-11-1-6所示，患者，男性，60岁，左眼突然视物不见1天。既往患高血压病16年。左眼视力指数，下方0.01。眼底照相检查见左眼视网膜动脉纤细，后极部视网膜灰白色水肿，黄斑呈"樱桃红斑"改变，视盘颞上方4PD区域视网膜未发生阻塞而呈现正常颜色（图4-11-1-6 A）。眼底荧光血管造影检查见颞上方睫状小动脉正常充盈，相应区域小静脉回流至颞上方分支静脉（图4-11-1-6 B）。

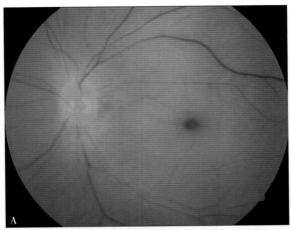

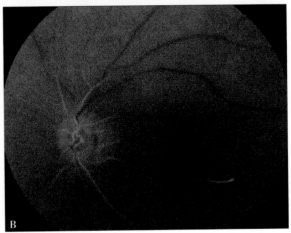

图4-11-1-1
视网膜中央动脉阻塞
A. 视网膜中央动脉阻塞眼底照相检查；B. 视网膜中央动脉阻塞眼底荧光血管造影检查。

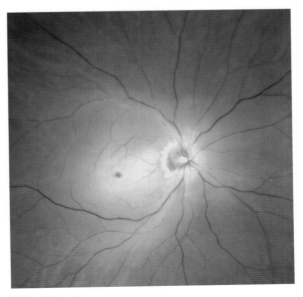

图4-11-1-2
视网膜中央动脉阻塞

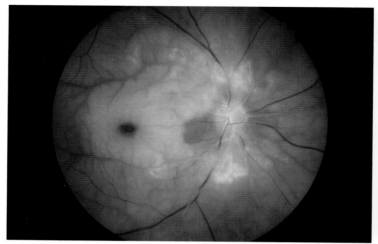

图 4-11-1-3
保留睫状视网膜动脉的视网膜中央动脉阻塞

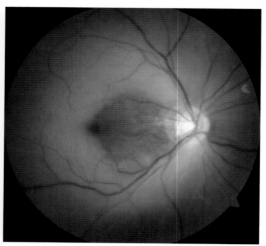

图 4-11-1-4
保留睫状视网膜动脉的视网膜中央动脉阻塞

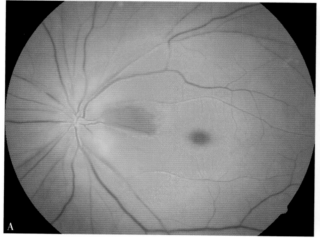

图 4-11-1-5
保留睫状视网膜动脉的视网膜中央动脉阻塞
A. 保留睫状视网膜动脉的视网膜中央动脉阻塞眼底照相检查；B. 保留睫状视网膜动脉的视网膜中央动脉阻塞眼底荧光血管造影检查。

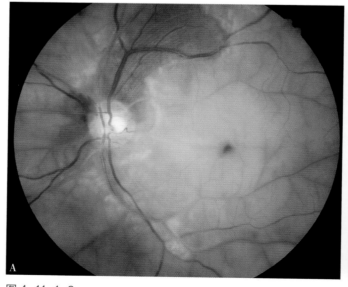

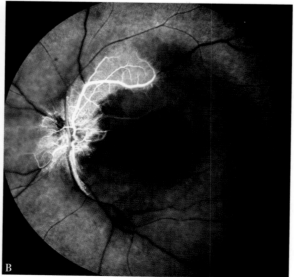

图 4-11-1-6
保留睫状视网膜动脉的视网膜中央动脉阻塞
A. 保留睫状视网膜动脉的视网膜中央动脉阻塞眼底照相检查；B. 保留睫状视网膜动脉的视网膜中央动脉阻塞眼底荧光血管造影检查。

如图 4-11-1-7 所示，患者，男性，50 岁，左眼突然视物不见 3 天。无全身疾病史。左眼视力 0.02。眼底照相检查见左眼后极部视网膜灰白色水肿，黄斑呈"樱桃红斑"，视盘颞下大约 5PD 范围视网膜未发生水肿而呈现正常颜色。

（三）视网膜分支动脉阻塞

视网膜分支动脉阻塞（branch retinal artery occlusion，BRAO）较视网膜中央动脉阻塞少见，阻塞的动脉近端有时可见白色或黄白色栓子。

如图 4-11-1-8 所示，患者，男性，48 岁，右眼视力下降伴暗影遮挡感 2 天。眼底照相检查见右眼颞下视网膜灰白色水肿，颞下方分支动脉分叉处见黄白色的栓子（图 4-11-1-8 A）；眼底荧光血管造影检查见 33 秒时颞下方分支动脉血流仍受阻于动脉栓子处（图 4-11-1-8 B）。

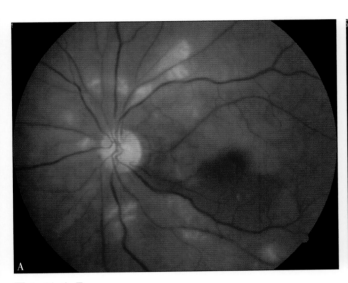
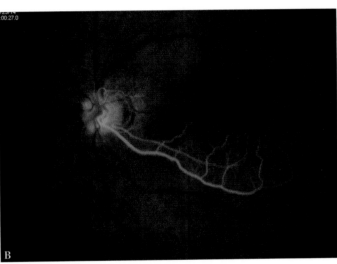

图 4-11-1-7
保留睫状视网膜动脉的视网膜中央动脉阻塞
A. 保留睫状视网膜动脉的视网膜中央动脉阻塞眼底照相检查；B. 保留睫状视网膜动脉的视网膜中央动脉阻塞眼底荧光血管造影检查。

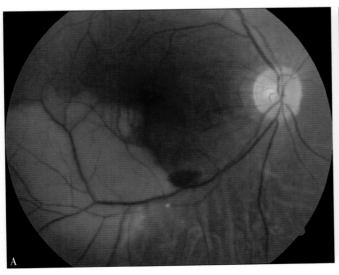
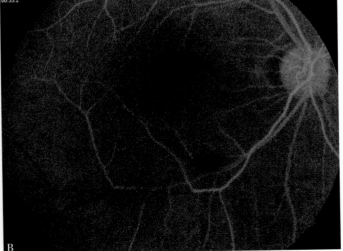

图 4-11-1-8
视网膜分支动脉阻塞
A. 视网膜分支动脉阻塞眼底照相检查；B. 视网膜分支动脉阻塞眼底荧光血管造影检查。

如图 4-11-1-9 所示，患者，女性，67 岁，右眼视力下降伴暗影遮挡感 1 天。眼底照相检查见右眼中心凹及颞上血管弓之间的视网膜局限性灰白色水肿，颞上分支动脉第一分叉处见黄白色栓子（图 4-11-1-9 A）；眼底荧光血管造影检查见 27.96 秒时栓子远端分支动脉仍无荧光充盈（图 4-11-1-9 B），38.29 秒栓子远端动脉充盈，血管纤细，颞上分支静脉小分支仍未完全充盈（图 4-11-1-9 C）。

如图 4-11-1-10 所示，患儿，男性，14 岁，左眼上方遮挡感半天。眼底照相检查见颞下视网膜灰白色水肿（图 4-11-1-10 A），眼底荧光血管造影检查见视网膜颞下分支动脉迅速充盈，阻塞的部位已通畅（图 4-11-1-10 B）。

如图 4-11-1-11 所示，患者，男性，37 岁，左眼下方遮挡感 1 天。眼底照相检查见颞上小区域视网膜灰白色水肿。

如图 4-11-1-12 所示，患者，52 岁，右眼下方遮挡感 3 天。眼底照相检查见上方视网膜灰白色水肿，累及黄斑中心上缘。

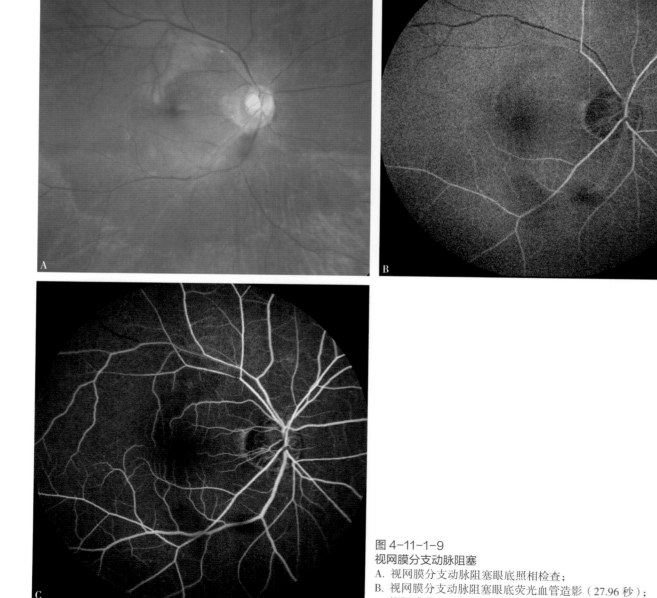

图 4-11-1-9
视网膜分支动脉阻塞
A. 视网膜分支动脉阻塞眼底照相检查；
B. 视网膜分支动脉阻塞眼底荧光血管造影（27.96 秒）；
C. 视网膜分支动脉阻塞眼底荧光血管造影（38.29 秒）。

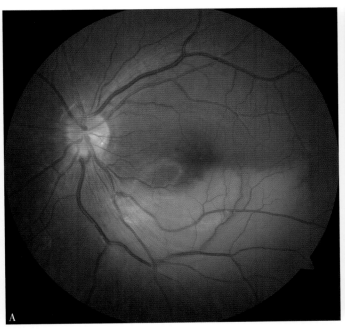
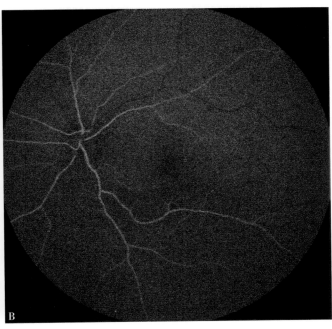

图 4-11-1-10
视网膜分支动脉阻塞
A. 视网膜分支动脉阻塞眼底照相检查；B. 视网膜分支动脉阻塞眼底荧光血管造影检查。

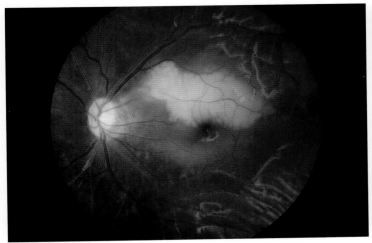

图 4-11-1-11
视网膜分支动脉阻塞

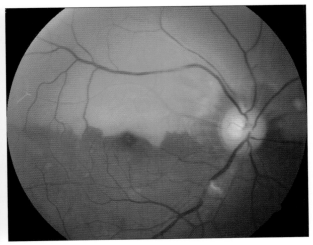

图 4-11-1-12
视网膜分支动脉阻塞

（四）睫状视网膜动脉阻塞

睫状视网膜动脉阻塞（cilioretinal artery occlusion）是指供应黄斑及其附近视网膜的睫状视网膜动脉有时单独发生阻塞，青年患者多见，表现为中心视力下降，或中心暗点。

如图 4-11-1-13 所示，患者，女性，35 岁，右眼前暗影遮挡感 1 天。眼底照相检查见后极部视网膜"孔雀翎"状灰白色水肿混浊，黄斑区呈"樱桃红斑"样改变，自视盘颞侧边缘穿出的睫状血管处见白色栓子（图 4-11-1-13 A）；眼底荧光血管造影检查见 34 秒时睫状视网膜动脉仍未完全充盈（图 4-11-1-13 B）。

（五）眼动脉阻塞

眼动脉阻塞（ophthalmic artery occlusion）病因为视网膜循环和脉络膜循环同时被阻断，视功能损害非常严重，多无光感，视盘苍白、水肿，视网膜水肿重，向周边蔓延，无樱桃红斑。

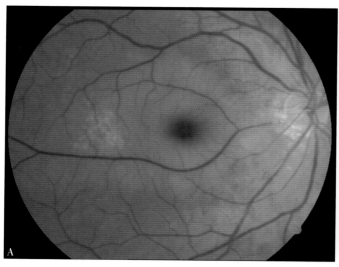
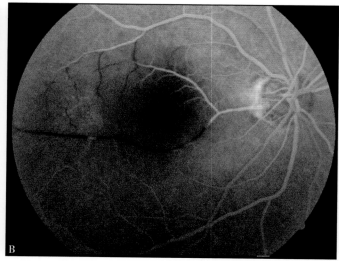

图 4-11-1-13
睫状视网膜动脉阻塞
A. 睫状视网膜动脉阻塞眼底照相检查；B. 睫状视网膜动脉阻塞眼底荧光血管造影检查。

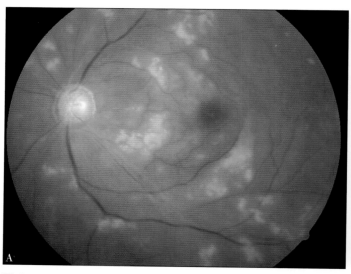
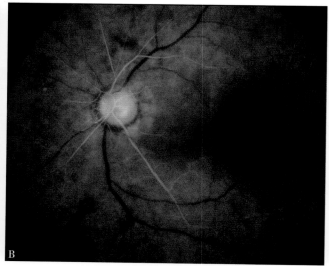

图 4-11-1-14
眼动脉阻塞
A. 眼动脉阻塞眼底照相检查；B. 眼动脉阻塞眼底荧光血管造影检查。

　　如图 4-11-1-14 所示，患者，男性，61 岁，左眼视力骤降 2 天。左眼视力无光感，眼底照相检查见右眼视乳头色淡，视网膜灰白色水肿，散在棉絮斑，视网膜动脉纤细（图 4-11-1-14 A）；眼底荧光血管造影检查见 68 秒时见背景荧光呈斑驳状（脉络膜充盈迟缓），视网膜动脉仍未完全充盈（图 4-11-1-14 B）。

　　如图 4-11-1-15 所示，患者，女性，54 岁，右眼视力骤降 1 天。右眼视力无光感，眼底照相检查见右眼视乳头色淡，边界模糊，视网膜灰白色水肿，上方视网膜静脉节段状改变（图 4-11-1-15 A）；眼底荧光血管造影检查见 64 秒时见背景荧光呈斑驳状（脉络膜充盈迟缓），视网膜动脉见充盈前锋，视网膜动脉充盈迟缓（图 4-11-1-15 B）；眼底荧光血管造影检查见 5 分 33 秒见背景荧光均匀充盈，视网膜动脉充盈，静脉管壁见节段状荧光着染（图 4-11-1-15 C）。

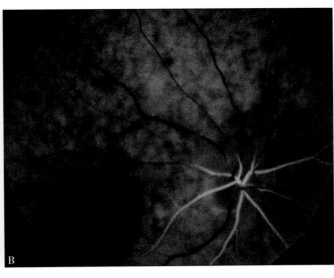

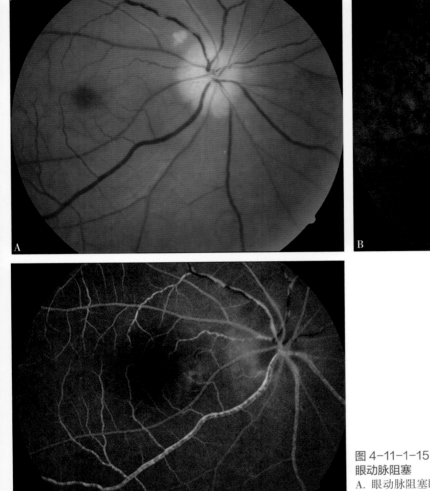

图 4-11-1-15
眼动脉阻塞
A. 眼动脉阻塞眼底照相检查；
B. 眼动脉阻塞眼底荧光血管造影（64 秒）；
C. 眼动脉阻塞眼底荧光血管造影（5 分 33 秒）。

【鉴别诊断】

视网膜中央动脉阻塞：视力急剧下降至眼前指数或手动，视盘多无异常，视网膜水肿局限性于后极部，有樱桃红斑。眼底荧光血管造影检查见脉络膜充盈一般正常。

（六）视网膜前微动脉阻塞

视网膜前微动脉阻塞导致视网膜神经纤维层缺血性梗死，后极部视网膜表现为不连续的棉绒斑和视网膜的水肿。

如图 4-11-1-16 所示，患者，男性，41 岁，左眼视物模糊 1 天。左眼视力 0.02，眼底照相检查见后极部视网膜灰白水肿，多发不连续的棉绒斑（图 4-11-1-16 A）；经治疗 2 周后左眼视力 0.8，视网膜水肿消退，棉絮斑吸收（图 4-11-1-16 B）。

二、视网膜静脉阻塞

视网膜静脉阻塞（retinal vein occlusion，RVO）是仅次于糖尿病性视网膜病变的第二位常见的视网膜血管疾病，按阻塞发生部位可分为视网膜中央静脉阻塞（central retinal vein occlusion，CRVO）、视网膜分支静脉阻塞（branch retinal vein occlusion，BRVO）。视网膜静脉阻塞引起的黄斑水肿和新生血管是影响视力的主要并发症。根据临床表现和预后分为缺血型 RVO 和非缺血型 RVO。前者预后差，可出现玻璃体积血、牵拉性视网膜脱离、新生血管性青光眼等严重的并发症。

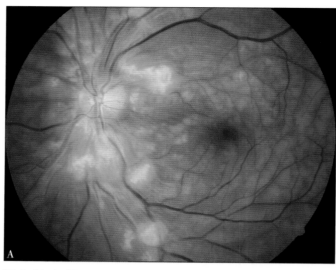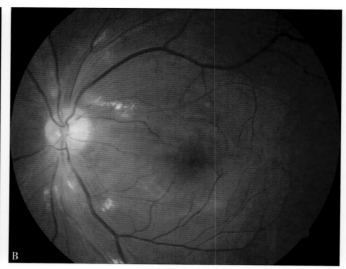

图 4-11-1-16
视网膜前微动脉阻塞
A. 视网膜前微动脉阻塞眼底照相；B. 治疗 2 周后眼底照相。

（一）视网膜中央静脉阻塞

　　视网膜中央静脉阻塞的主要症状为不同程度的视力下降，突然发病，多合并高血压、糖尿病等全身疾病。90% 患者为 50 岁以上。非缺血型者预后较好，缺血型者预后差。

　　如图 4-11-1-17 所示，患者，女性，56 岁，右眼视力下降 13 天。眼底照相检查见右眼视盘水肿，边界模糊，视网膜静脉迂曲扩张，视网膜见大片火焰状出血（图 4-11-1-17 A）；眼底荧光血管造影检查见视盘毛细血管扩张，视网膜静脉迂曲扩张，视网膜见大片荧光遮蔽（图 4-11-1-17 B）。

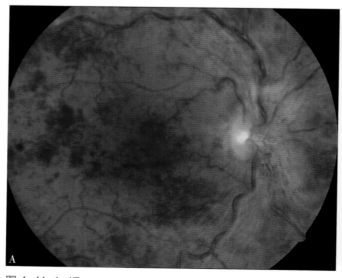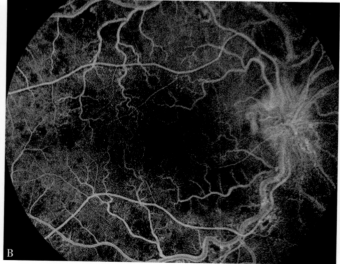

图 4-11-1-17
视网膜中央静脉阻塞
A. 视网膜中央静脉阻塞眼底照相；B. 视网膜中央静脉阻塞眼底荧光血管造影。

如图 4-11-1-18 所示，患者，女性，46 岁，左眼视物不适 1 周。眼底照相检查见左眼视盘水肿，边界模糊，视网膜静脉迂曲扩张，视网膜见大片火焰状和片状出血灶（图 4-11-1-18 A）；眼底荧光血管造影检查见视盘毛细血管扩张，静脉迂曲扩张，动静脉期延长，视网膜见大片荧光遮蔽（图 4-11-1-18 B）；黄斑 OCT 检查见左眼视网膜神经上皮层增厚和浆液性隆起，层间大量囊腔样低反射（图 4-11-1-18 C）；经抗 VEGF 治疗后黄斑水肿缓解（图 4-11-1-18 D）。

如图 4-11-1-19 所示，患者，男性，28 岁，左眼视物模糊 5 天。眼底照相检查见左眼视盘水肿，边界模糊，视网膜静脉迂曲扩张，视网膜见大片火焰状、点片状出血灶，后极部视网膜散在大量棉绒斑（图 4-11-1-19 A）；眼底荧光血管造影检查见视盘毛细血管扩张，视网膜静脉迂曲扩张，动静脉期延长，视网膜见大片荧光遮蔽（图 4-11-1-19 B）；发病 4 个月后眼底照相检查见左眼视网膜静脉迂曲扩张，视网膜出血及棉绒斑大部分吸收（图 4-11-1-19 C）；眼底荧光血管造影检查见动静脉期延长，静脉迂曲扩张，视网膜见弥漫性大小不等的无灌注区，黄斑拱环完整（图 4-11-1-19 D）。

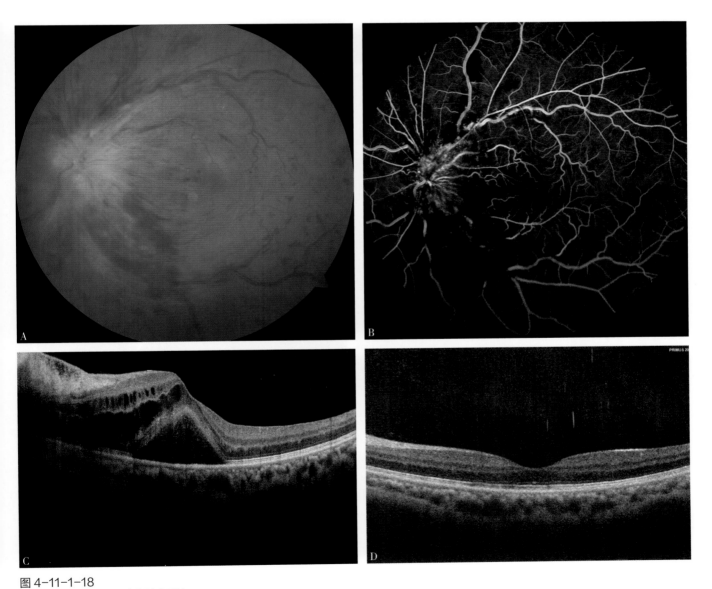

图 4-11-1-18
视网膜中央静脉阻塞（非缺血型）
A. 视网膜中央静脉阻塞眼底照相检查；B. 视网膜中央静脉阻塞眼底荧光血管造影检查；C. 视网膜中央静脉阻塞黄斑 OCT 检查图；D. 视网膜中央静脉阻塞抗 VEGF 治疗后黄斑 OCT 检查。

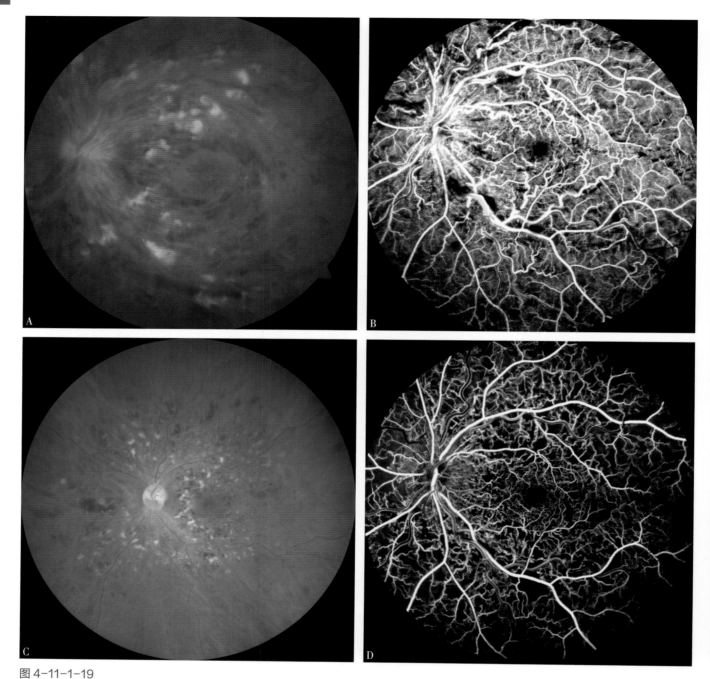

图 4-11-1-19

视网膜中央静脉阻塞（非缺血型转化为缺血型）

A. 视网膜中央静脉阻塞眼底照相检查；B. 视网膜中央静脉阻塞眼底荧光血管造影检查；C. 视网膜中央静脉阻塞发病 4 个月后眼底照相检查；D. 视网膜中央静脉阻塞发病 4 个月后眼底荧光血管造影检查。

　　如图 4-11-1-20 所示，患者，女性，62 岁，左眼视物模糊 3 个月。眼底照相检查见左眼视盘水肿，边界模糊，视网膜静脉迂曲扩张，视网膜散在点、片状出血灶，视盘周围视网膜散在大量棉绒斑（图 4-11-1-20 A）；眼底荧光血管造影检查见视网膜静脉迂曲扩张，动静脉期延长，视网膜见大片状无灌注区及点片状荧光遮蔽，黄斑拱环破坏（图 4-11-1-20 B）。

　　如图 4-11-1-21 所示，患者，女性，52 岁，左眼视物模糊 3 个月。左眼视力 0.02，眼底照相检查见左眼视盘水肿，边界不清，视网膜静脉迂曲扩张，视网膜大量火焰状出血，黄斑区水肿（图 4-11-1-21 A）；未经任何治疗 4 个月后复查，左眼视力 0.8，眼底照相检查见左眼视盘界清，视网膜静脉正常走形，视网膜出血吸收，黄斑区水肿消退（图 4-11-1-21 B）。

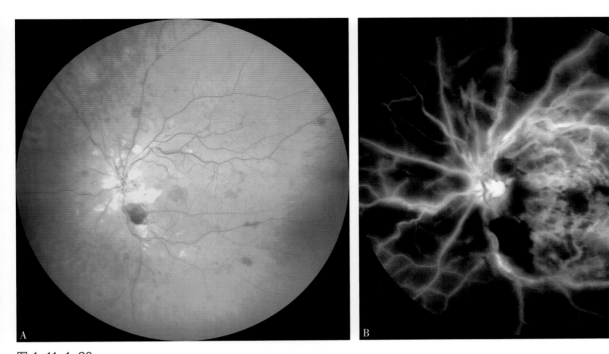

图 4-11-1-20
视网膜中央静脉阻塞（缺血型）
A. 视网膜中央静脉阻塞眼底照相检查；B. 视网膜中央静脉阻塞眼底荧光血管造影检查。

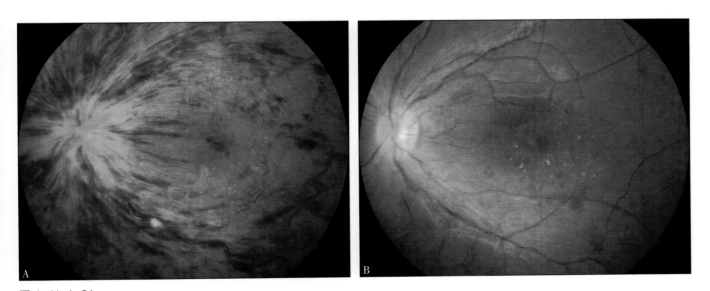

图 4-11-1-21
视网膜中央静脉阻塞
A. 视网膜中央静脉阻塞眼底照相检查；B. 视网膜中央静脉阻塞自然病程 4 个月后眼底照相检查。

【鉴别诊断】

高血压性视网膜病变，高血压病史，双眼发病，视网膜动脉细，反光强，严重者呈铜丝状或银丝状改变，动静脉交叉处见交叉压迫征或骑跨征，后极部视网膜见出血、星芒状硬性渗出及棉绒斑，严重者可伴视盘水肿，需与 CRVO 相鉴别。

（二）半侧视网膜静脉阻塞

部分患者视网膜中央静脉系统分为上下两支中央静脉主干，当其中一支主干发生阻塞时，称为半侧视网膜静脉阻塞（hemicentral retinal vein occlusion，HRVO）。表现为上半侧或下半侧视网膜因静脉回流受阻，出现片状、火焰状出血、棉绒斑，累及黄斑者，出现黄斑水肿。

如图 4-11-1-22 所示，患者，女性，66 岁，左眼视物模糊半个月。眼底照相检查见左眼上半侧视网膜静脉迂曲扩张，视网膜散在片状出血及棉绒斑，累及黄斑区。下半侧视网膜及视网膜血管无异常。

（三）视网膜分支静脉阻塞

如图 4-11-1-23 所示，患者，男性，68 岁，右眼视力下降 3 周。眼底照相检查见右眼视盘界清，颞下分支静脉迂曲扩张，相应区域视网膜散在火焰状出血，累及黄斑（图 4-11-1-23 A）；眼底荧光血管造影检查见颞下分支静脉迂曲扩张，充盈时间延长，视网膜见片状荧光遮蔽，未见视网膜无灌注区（图 4-11-1-23 B）。

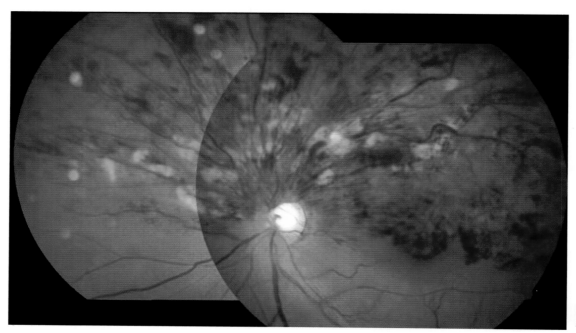

图 4-11-1-22
半侧视网膜静脉阻塞

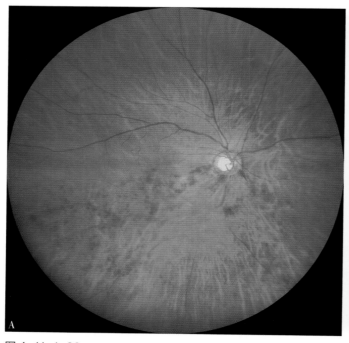

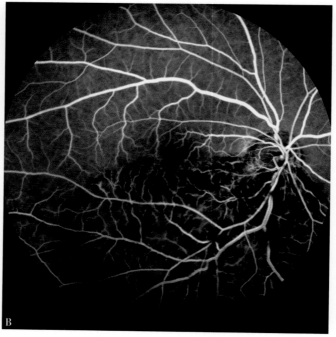

图 4-11-1-23
视网膜分支静脉阻塞（非缺血型）
A. 视网膜分支静脉阻塞眼底照相检查；B. 视网膜分支静脉阻塞眼底荧光血管造影检查。

如图 4-11-1-24 所示，患者，女性，49 岁，右眼视力下降 2 个月。眼底照相检查见颞上分支静脉迂曲扩张，颞上后极部视网膜大量火焰状出血，累及黄斑，黄斑周围见大片黄白色硬性渗出（图 4-11-1-24 A）；眼底荧光血管造影检查见颞上分支静脉迂曲扩张，颞上后极部视网膜见大片荧光遮蔽，颞上中周边视网膜见大片无灌注区（图 4-11-1-24 B）。

如图 4-11-1-25 所示，患者，女性，23 岁，左眼视力下降 2 周。左眼视力 0.02 眼底照相检查见左眼颞上视网膜静脉迂曲扩张，大量火焰状出血，黄斑区水肿（图 4-11-1-25 A）；眼底荧光血管造影检查见左眼颞上视网膜出血遮蔽荧光，视网膜静脉迂曲扩张（图 4-11-1-25 B）；3 个月后复查，视力进一步下降，视力：指数 /20cm，眼底照相检查见左眼颞上视网膜血管闭塞，散在激光斑，视盘表面见红色新生血管膜（图 4-11-1-25 C）；眼底荧光血管造影检查见左眼颞上视网膜大片无灌注区，视网膜血管纤细，视盘表面新生血管荧光渗漏（图 4-11-1-25 D）；11 年后复查，血压 210/130mmHg，左眼视力 0.3，眼底照相检查见左眼视盘表面灰白色纤维膜，视网膜动脉细，颞上视网膜血管闭塞，激光斑灰白色，黄斑区无水肿（图 4-11-1-25 E）。

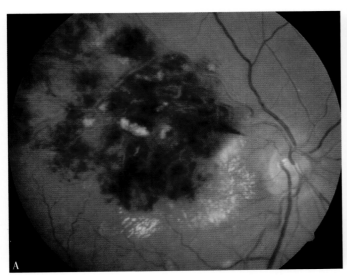
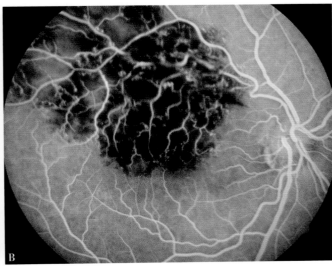

图 4-11-1-24
视网膜分支静脉阻塞（缺血型）
A. 视网膜分支静脉阻塞眼底照相；B. 视网膜分支静脉阻塞眼底荧光血管造影。

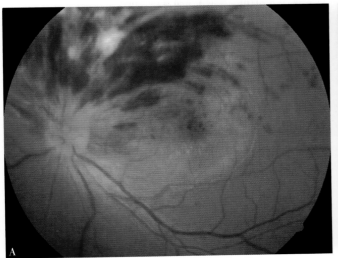
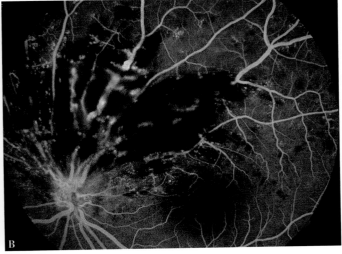

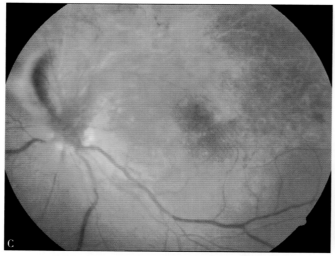

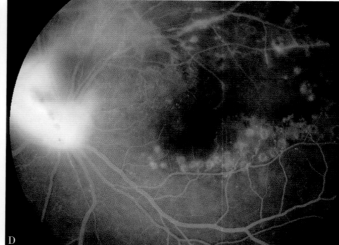

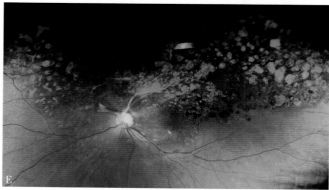

图 4-11-1-25
视网膜分支静脉阻塞
A. 视网膜分支静脉阻塞眼底照相；
B. 视网膜分支静脉阻塞眼底荧光血管造影；
C. 治疗 3 个月后眼底照相；
D. 治疗 3 个月后眼底荧光血管造影；
E. 11 年后眼底照相。

（四）视网膜动脉合并静脉阻塞

视网膜动脉合并静脉阻塞者较为罕见，该病起病急，预后差。长期患有高血压、糖尿病、系统性红斑狼疮等全身疾病的患者可能会出现视网膜动脉联合静脉阻塞，发病机制不明。

如图 4-11-1-26 所示，患者，男性，47 岁，右眼视力下降 2 周，高血压病史 10 年。眼底照相检查见右眼视盘水肿，边界模糊，视网膜静脉迂曲扩张，视网膜见大量出血，颞上黄斑上方近梭形视网膜灰白色水肿。

三、视网膜血管炎

（一）视网膜静脉周围炎

视网膜静脉周围炎（periphlebitis of retina）又名 Eales 病，是导致青年人视力丧失的重要视网膜血管病。病因不明，可能与结核菌素感染有关。中国、印度、部分中东国家比较常见，西方少见。

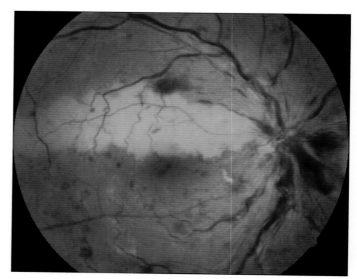

图 4-11-1-26
视网膜中央静脉阻塞并视网膜分支动脉阻塞

如图 4-11-1-27 所示，患者，男性，37 岁，右眼前黑影飘动 2 个月。右眼眼底照相检查见颞侧视网膜点片状出血和新生血管膜，远端视网膜血管闭塞，颞上视网膜灰白色增殖膜（图 4-11-1-27 A）；左眼眼底照相检查见颞侧视网膜点片状出血和新生血管膜，远端视网膜血管闭塞（图 4-11-1-27 B）。

如图 4-11-1-28 所示，患者，女性，36 岁，右眼前黑影飘动 1 天。右眼眼底照相检查见右眼玻璃体少许血性混浊，颞侧周边视网膜见红色新生血管团，下方视网膜前出血（图 4-11-1-28A）；左眼颞侧及下方周边视网膜血管见白鞘（图 4-11-1-28 B）。

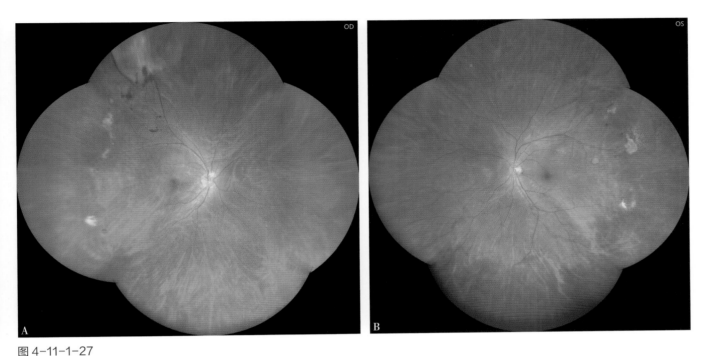

图 4-11-1-27
视网膜静脉周围炎
A. 右眼视网膜静脉周围炎眼底照相；B. 左眼视网膜静脉周围炎眼底照相。

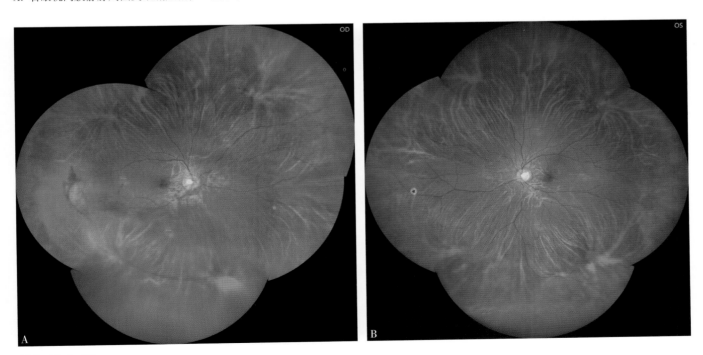

图 4-11-1-28
视网膜静脉周围炎
A. 视网膜静脉周围炎眼底照相（右眼）；B. 视网膜静脉周围炎眼底照相（左眼）。

　　如图 4-11-1-29 所示，患者，男性，51 岁，左眼视力下降 2 年，加重 3 个月。眼底照相检查见左眼颞上方视网膜散在片状出血及增殖膜，黄斑区见大片状增殖膜，颞上分支血管闭塞（图 4-11-1-29 A）；眼底荧光血管造影检查见颞上方见大片状无灌注区，其边缘大片状荧光渗漏，黄斑区血管牵拉变形（图 4-11-1-29 B）。

【鉴别诊断】

　　（1）视网膜分支静脉阻塞：眼底表现为病变区视网膜静脉迂曲扩张，大量火焰状出血。

　　（2）外层渗出性视网膜病变：多单眼发病，表现为视网膜毛细血管瘤样扩张，动静脉均可受累，视网膜内及视网膜下大量黄白色硬性渗出，晚期可伴有视网膜血管闭塞。

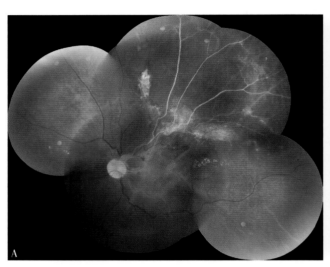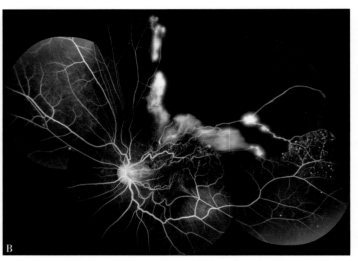

图 4-11-1-29
视网膜静脉周围炎
A. 视网膜静脉周围炎眼底照相；B. 视网膜静脉周围炎眼底荧光血管造影。

（二）霜样树枝状视网膜血管炎

　　霜样树枝状视网膜血管炎（prosted branch retinal vasculitis）于 1976 年由 Ito 等首次报道。是一种少见的双眼急性视网膜血管周围炎症性疾病，表现为视网膜血管壁见霜样白色渗出，像挂满冰霜的树枝。病因不明，大多数病例报道与病毒感染有关，青少年多发。

　　如图 4-11-1-30 所示，患儿，女性，9 岁，双眼视物模糊 3 天。右眼眼底照相检查见视盘界清，色略红，黄斑颞侧视网膜静脉轻度迂曲，呈黄白色霜枝样改变（图 4-11-1-30 A）；左眼眼底照相检查见视盘界清，色略红，黄斑颞下方视网膜静脉分支轻度迂曲，静脉周围黄白色霜枝样改变，病变较右眼为轻（图 4-11-1-30 B）；右眼眼底荧光血管造影检查见下半侧视盘高荧光，视网膜静脉血管分支管壁荧光染色，血管周围荧光渗漏，正颞侧表现严重（图 4-11-1-30 C）；左眼眼底荧光血管造影检查见视盘高荧光，视网膜静脉管壁荧光染色，血管周围荧光渗漏（图 4-11-1-30 D）。

　　如图 4-11-1-31 所示，患者，女性，51 岁，双眼视物模糊 10 天。右眼眼底照相检查见视盘界清，视网膜静脉管壁周围节段性水肿，形似挂满冰霜的树枝，后极部视网膜散在少许小片状出血，黄斑区水肿（图 4-11-1-31 A）；左眼眼底照相检查见黄斑区视网膜静脉分支血管管壁周围节段性水肿，视网膜无出血，黄斑区水肿（图 4-11-1-31 B）；右眼黄斑 OCT 检查见黄斑区视网膜神经上皮层增厚、浆液性隆起，层间见囊腔样低反射（图 4-11-1-31 C）；治疗 42 天后黄斑 OCT 示黄斑水肿消退，中心凹相对应椭圆体带反射部分中断，内层视网膜见多处点状高反射（图 4-11-1-31 D）；治疗后右眼眼底照相检查见视网膜静脉分支血管管壁周围水肿消退，黄斑水肿缓解，颞上分支视网膜动脉纤细有鞘，黄斑区星芒状硬性渗出（图 4-11-1-31 E）；治疗后左眼眼底

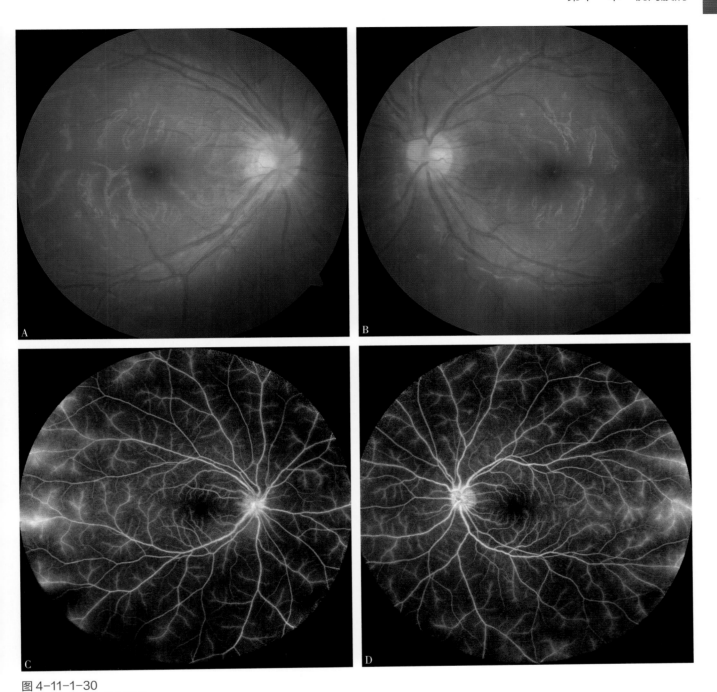

图 4-11-1-30
霜样树枝状视网膜血管炎
A. 右眼霜样树枝状视网膜血管炎眼底照相；B. 左眼霜样树枝状视网膜血管炎眼底照相；C. 右眼霜样树枝状视网膜血管炎眼底荧光血管造影；D. 左眼霜样树枝状视网膜血管炎眼底荧光血管造影。

照相检查见视网膜静脉分支血管管壁周围水肿消退，黄斑水肿缓解，颞下分支视网膜动脉纤细有鞘，黄斑区星芒状硬性渗出（图 4-11-1-31 F）。

如图 4-11-1-32 所示，患者，女性，26 岁，发现双眼眼前黑影飘动 3 个月，既往急性淋巴细胞白血病 1 年余。双眼矫正视力 0.8，右眼眼底照相检查见视盘界清，12 点到 10 点中周部视网膜血管管壁周围黄白色渗出（图 4-11-1-32 A）；左眼眼底照相检查见 8 点到 4 点方位视网膜静脉管壁周围黄白色水肿，鼻侧和颞侧视网膜病变区内片状出血（图 4-11-1-32 B）；右眼眼底荧光血管造影检查见周边视网膜散在无灌注区及荧光渗漏（图 4-11-1-32 C）；左眼眼底荧光血管造影检查见周边视网膜散在无灌注区及荧光渗漏，两侧视网膜表现严重（图 4-11-1-32 D）。

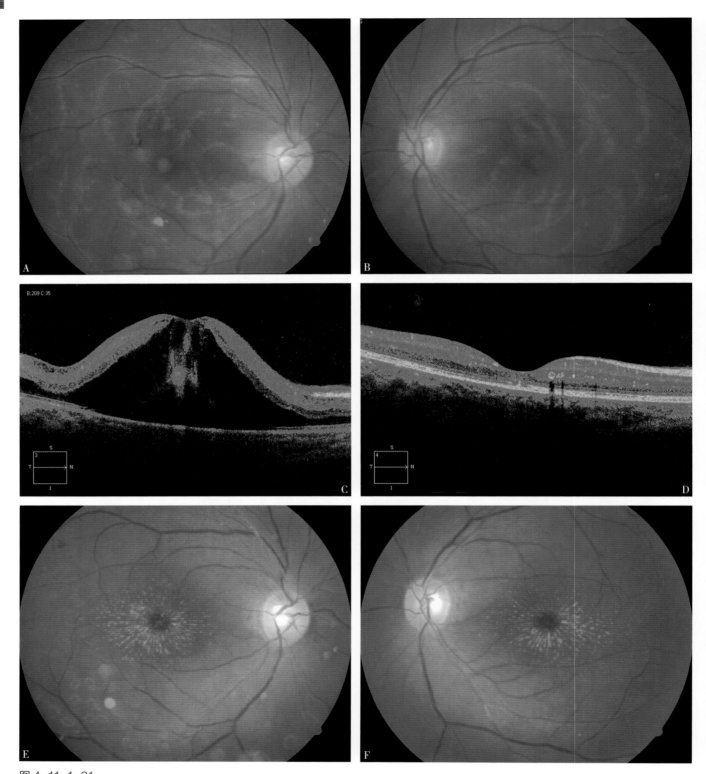

图 4-11-1-31
霜样树枝状视网膜血管炎
A. 右眼霜样树枝状视网膜血管炎眼底照相；B. 左眼霜样树枝状视网膜血管炎眼底照相；C. 右眼霜样树枝状视网膜血管炎黄斑 OCT；
D. 治疗后右眼霜样树枝状视网膜血管炎黄斑 OCT；E. 治疗后右眼霜样树枝状视网膜血管炎眼底照相；F. 治疗后左眼霜样树枝状视网膜
血管炎眼底照相。

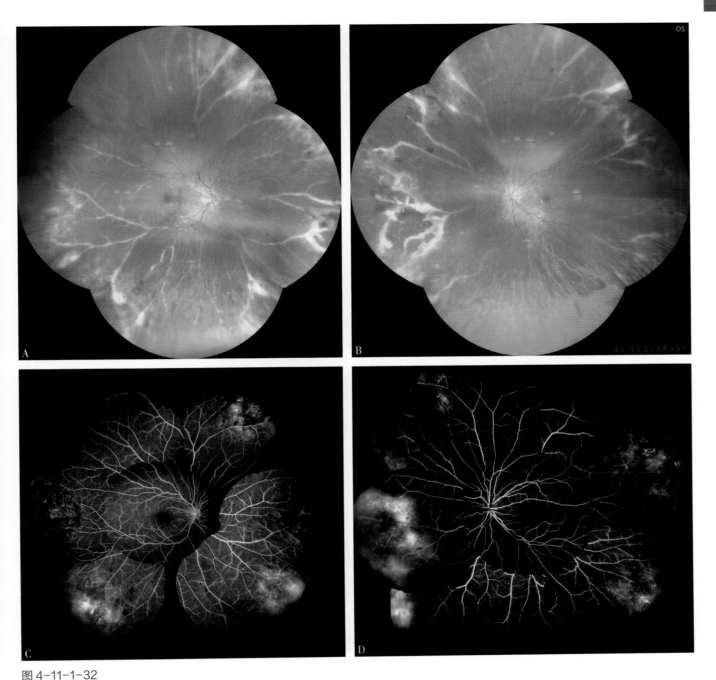

图 4-11-1-32
霜样树枝状视网膜血管炎
A. 右眼霜样树枝状视网膜血管炎眼底照相；B. 左眼霜样树枝状视网膜血管炎眼底照相；C. 右眼霜样树枝状视网膜血管炎眼底荧光血管造影；D. 左眼霜样树枝状视网膜血管炎眼底荧光血管造影。

【鉴别诊断】

（1）急性视网膜坏死综合征：是以动脉为主的视网膜血管炎，伴有视网膜出血、渗出及坏死，病灶自周边向中央发展，临床表现为玻璃体炎、视网膜动脉炎和视网膜坏死病灶。

（2）视网膜静脉周围炎：以静脉炎症为主要表现，静脉管壁可伴有白鞘，多以周边静脉炎症为主，可出现反复的玻璃体积血，视网膜静脉可发生闭塞但不呈霜枝样改变。

四、外层渗出性视网膜病变

外层渗出性视网膜病变，又称视网膜毛细血管扩张症、Coats 病，病因不明，多单眼受累，好发于青少年，表现为眼底大量的黄白色渗出、成簇的胆固醇结晶样沉着或出血及视网膜血管呈囊样或瘤样扩张等。

如图 4-11-1-33 所示，患儿，男性，12 岁，发现右眼视力差 1 周。眼底照相检查见黄斑中心凹及下方视网膜大片黄白色硬性渗出，下方血管弓处见视网膜血管局部呈瘤样膨大，其周围视网膜伴出血、水肿。

如图 4-11-1-34 所示，患者，男性，33 岁，左眼视力差半年。眼底照相检查见颞侧周边视网膜大片黄白色硬性渗出，伴局部片状出血灶（图 4-11-1-34 A）。眼底荧光血管造影检查见颞侧周边视网膜血管呈渔网样扩张，多处血管呈瘤样扩张膨大（图 4-11-1-34 B）。

如图 4-11-1-35 所示，患儿，男性，10 岁，左眼视力差 2 年。眼底照相检查见颞侧周边视网膜大片黄白色硬性渗出，累及黄斑区，颞侧视网膜散在小片状出血灶及血管瘤样扩张（图 4-11-1-35 A）；眼底荧光血管造影检查见黄斑区及其颞侧周边视网膜血管呈渔网样扩张，多处血管呈瘤样扩张膨大，大面积荧光渗漏（图 4-11-1-35 B）。

如图 4-11-1-36 所示，患儿，男性，8 岁，右眼视力差半年余。眼底照相检查见 2 点到 6 点方位视网膜散在大片黄白色硬性渗出，累及黄斑区，颞上方周边视网膜散在大片状出血灶及血管瘤样扩张。

【鉴别诊断】

（1）视网膜母细胞瘤：常以白瞳症为首发症状，需与外层渗出性视网膜病变相鉴别。前者视网膜见灰白色实性隆起，常有卫星病灶，玻璃体见灰白色片状、块状混浊。通过 B 超、CT 及 MRI 有助于鉴别诊断。

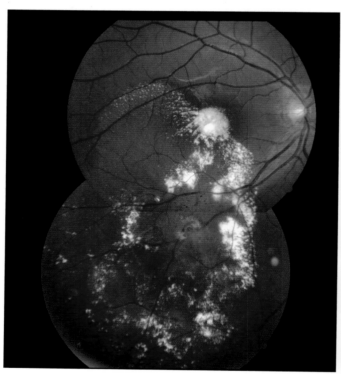

图 4-11-1-33
外层渗出性视网膜病变

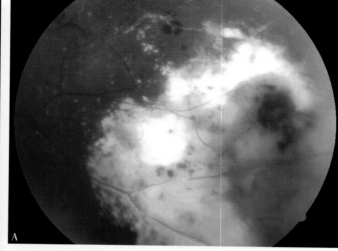

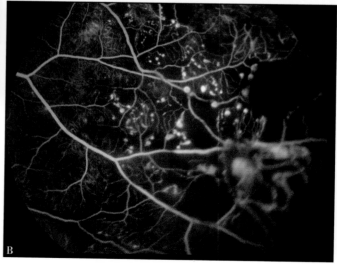

图 4-11-1-34
外层渗出性视网膜病变
A. 外层渗出性视网膜病变眼底照相；B. 外层渗出性视网膜病变眼底荧光血管造影。

（2）急性视网膜坏死综合征：是以动脉为主的视网膜血管炎，伴有视网膜出血、渗出及坏死，眼底有大量渗出时可与外层渗出性视网膜病变相混淆，病灶自周边向中央发展，坏死灶可融合成片，严重者相连成环。该病发病急，双眼同时或先后发病。

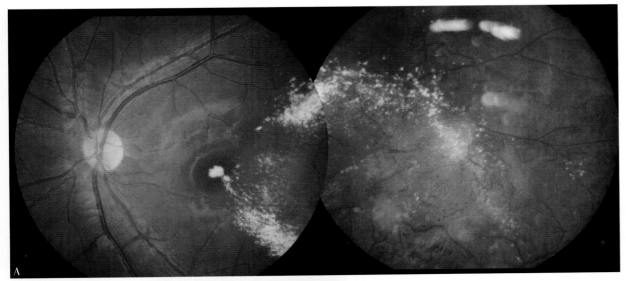

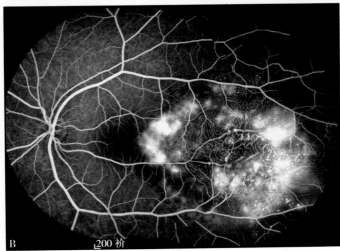

图 4-11-1-35
外层渗出性视网膜病变
A. 外层渗出性视网膜病变眼底照相；
B. 外层渗出性视网膜病变眼底荧光血管造影。

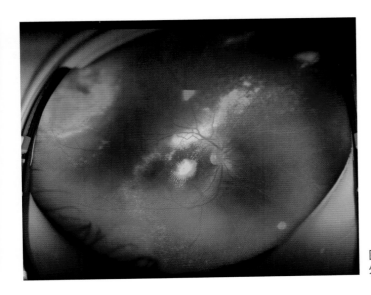

图 4-11-1-36
外层渗出性视网膜病变

五、早产儿视网膜病变综合征

早产儿视网膜病变综合征（retinopathy of prematurity syndrome）是指在低出生体重的早产儿，其未血管化的视网膜发生纤维血管性增生、收缩，并进一步引起牵拉性视网膜脱离和失明。

如图 4-11-1-37 所示，患儿，男性，28 + 3 周早产儿，出生体重 1.09kg，矫正胎龄 36 + 3 周。右眼眼底照相检查见颞侧周边视网膜见嵴，丛状异常的视网膜小血管进入嵴后部和位于视网膜表面（图 4-11-1-37 A）；左眼眼底照相检查见颞侧周边视网膜见嵴，颞上嵴周围片状出血（图 4-11-1-37 B）。

如图 4-11-1-38 所示，患儿，男性，出生胎龄：29 周，矫正胎龄 34 周，出生体重 1 050g，新生儿眼筛发现眼底病变。右眼眼底照相检查见颞侧视网膜血管发育至 2 区并形成嵴样隆起伴新生血管形成，嵴周视网膜增殖（图 4-11-1-38 A）；左眼眼底照相检查见后极部血管迂曲、扩张伴出血，颞侧视网膜见嵴，嵴周视网膜片状出血并伴有增殖（图 4-11-1-38 B）。早产儿视网膜病变是一种好发于存在吸氧史的低出生体重早产儿的视网膜病变，病情重且进展快，该病例双眼后极部血管活性强，周边视网膜发育不良。

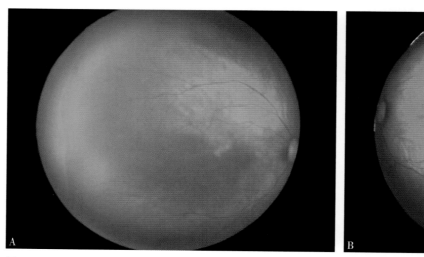
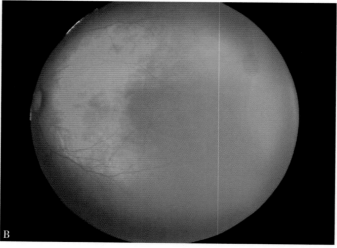

图 4-11-1-37
早产儿视网膜病变综合征
A. 早产儿视网膜病变右眼眼底照相；B. 早产儿视网膜病变左眼眼底照相。

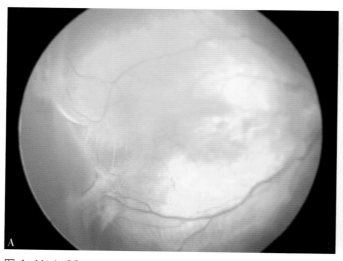
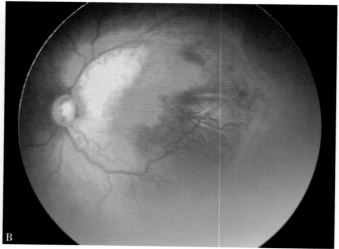

图 4-11-1-38
早产儿视网膜病变综合征
A. 早产儿视网膜病变右眼眼底照相；B. 早产儿视网膜病变左眼眼底照相。

【鉴别诊断】

（1）家族性渗出性玻璃体视网膜病变：通常无早产及低出生体重史，属于遗传病，眼底主要表现为周边部视网膜血管发育异常，如血管走形僵直、分支增多、视网膜无血管区等，后期可出现牵拉性视网膜脱离。

（2）诺里病：是一种罕见的遗传性视网膜病，男性患儿，双眼发病，表现为严重的视网膜发育不良，视盘前灰黄色团块组织，可伴有精神神经系统发育障碍。

（靳　睿　赵培泉　费　萍　梁庭溢　李传宝）

第二节　黄斑疾病

黄斑位于视盘颞侧稍下方，处于人眼的光学中心区，是视力轴线的投影点，黄斑中央的凹陷称为黄斑中央凹，是视力最敏锐的部位。黄斑疾病可导致视功能的严重损害。

一、中心性浆液性视网膜脉络膜病变

中心性浆液性视网膜脉络膜病变（central serious chorioretinopathy，CSC）为黄斑区神经上皮层脱离所致视物模糊和视物变形、变远、变小。多见于健康状况良好的青壮年男性，单眼或双眼发病，通常表现为自限性疾病，但可复发。CSC病因不明，目前认为其发病机制为脉络膜毛细血管通透性增加引起浆液性RPE脱离，后者进一步诱发RPE屏障功能破坏，导致RPE渗漏和后极部浆液性视网膜脱离。

如图4-11-2-1所示，患者，男性，37岁，左眼视力下降2周。眼底照相检查见左眼黄斑区及上方视网膜圆形盘状脱离（图4-11-2-1 A）；眼底荧光血管造影检查见左眼黄斑上方荧光渗漏，晚期呈"墨渍"样荧光素渗漏（图4-11-2-1 B）；黄斑区OCT检查见黄斑区神经上皮层脱离（图4-11-2-1 C）。

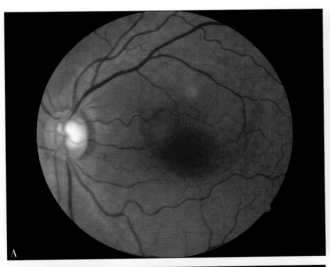
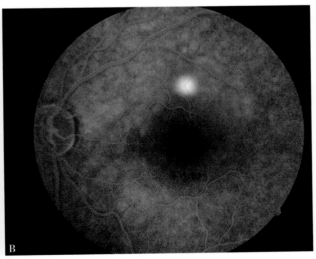
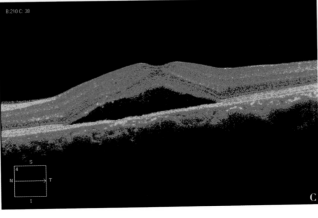

图4-11-2-1
中心性浆液性视网膜脉络膜病变
A. 中心性浆液性视网膜脉络膜病变眼底照相；
B. 中心性浆液性视网膜脉络膜病变眼底荧光血管造影；
C. 中心性浆液性视网膜脉络膜病变OCT。

如图 4-11-2-2 所示，患者，女性，33 岁，右眼视物变形 1 个月。眼底照相检查见右眼黄斑区盘状圆形脱离，直径约 3PD（图 4-11-2-2 A）；眼底荧光血管造影检查见黄斑荧光渗漏晚期呈蘑菇样荧光积存，脱离边缘见圆形浅荧光积存（图 4-11-2-2 B）。

如图 4-11-2-3 所示，患者，男性，42 岁，右眼视物模糊、视物变形 2 个月。眼底照相检查见右眼后极部视网膜盘状脱离，直径约 6PD（图 4-11-2-3 A）；荧光血管造影检查见右眼黄斑区荧光渗漏，晚期呈蘑菇样荧光积存，脱离边缘的浅荧光为盘状脱离的边缘（图 4-11-2-3 B）。

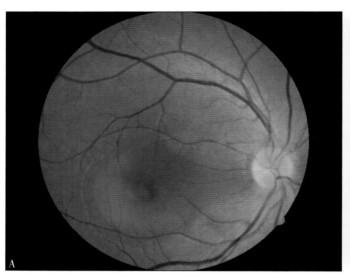
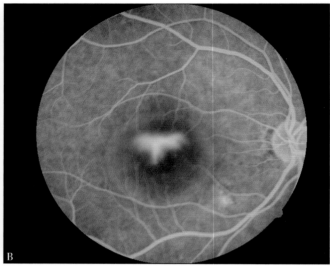

图 4-11-2-2
中心性浆液性视网膜脉络膜病变
A. 中心性浆液性视网膜脉络膜病变眼底照相；B. 中心性浆液性视网膜脉络膜病变眼底荧光血管造影。

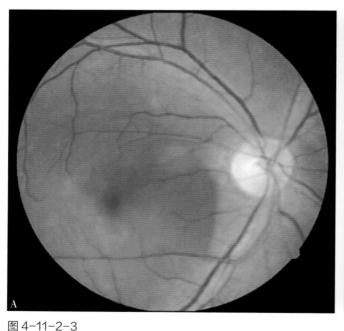
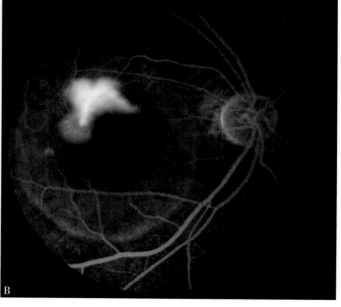

图 4-11-2-3
中心性浆液性视网膜脉络膜病变
A. 中心性浆液性视网膜脉络膜病变眼底照相；B. 中心性浆液性视网膜脉络膜病变眼底荧光血管造影。

如图 4-11-2-4 所示，患者，男性，41 岁，左眼视物模糊、视物变形变远 1 个月。眼底照相检查见左眼黄斑区及下方视网膜盘状脱离。

如图 4-11-2-5 所示，患者，女性，33 岁，左眼视力下降 2 个月。眼底荧光造影检查见左眼黄斑颞侧荧光素渗漏，随时间延长渗漏逐渐扩大，就像墨水滴入水中一样，呈现"墨渍"样改变。

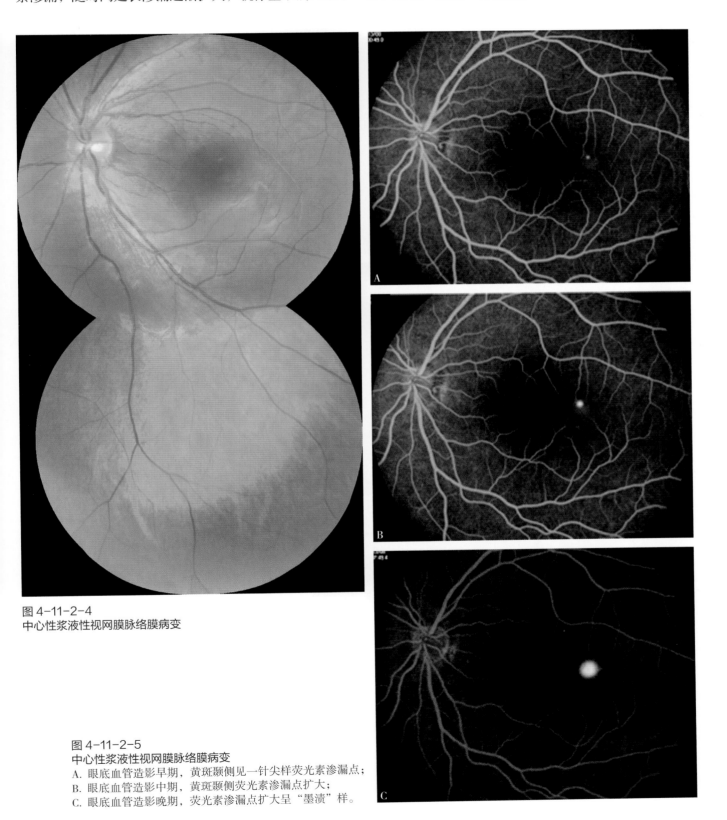

图 4-11-2-4
中心性浆液性视网膜脉络膜病变

图 4-11-2-5
中心性浆液性视网膜脉络膜病变
A. 眼底血管造影早期，黄斑颞侧见一针尖样荧光素渗漏点；
B. 眼底血管造影中期，黄斑颞侧荧光素渗漏点扩大；
C. 眼底血管造影晚期，荧光素渗漏点扩大呈"墨渍"样。

　　如图 4-11-2-6 所示，患者，男性，36 岁，左眼视力下降 10 天。眼底荧光造影检查见左眼黄斑偏下方荧光素渗漏，随时间延长渗漏逐渐扩大，就像炊烟一样升起，最后形态类似"蘑菇"样荧光积存。

　　如图 4-11-2-7 所示，患者，男性，22 岁，左眼视力下降 12 天。眼底荧光血管造影检查见黄斑颞上方不规则荧光渗漏，黄斑区盘状脱离的边缘少许荧光积存。

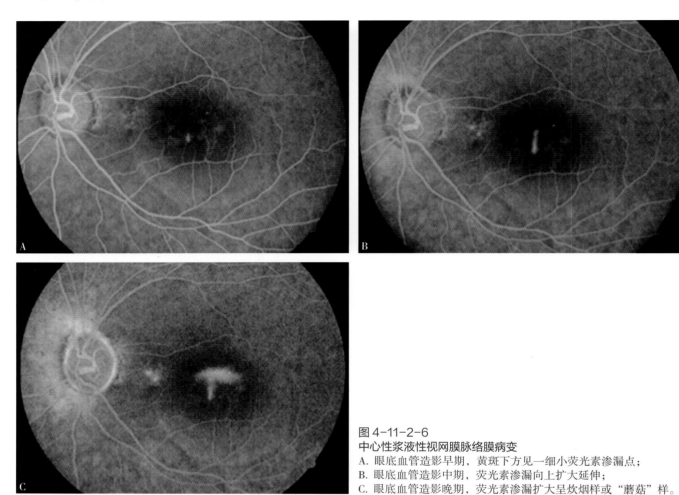

图 4-11-2-6
中心性浆液性视网膜脉络膜病变
A. 眼底血管造影早期，黄斑下方见一细小荧光素渗漏点；
B. 眼底血管造影中期，荧光素渗漏向上扩大延伸；
C. 眼底血管造影晚期，荧光素渗漏扩大呈炊烟样或"蘑菇"样。

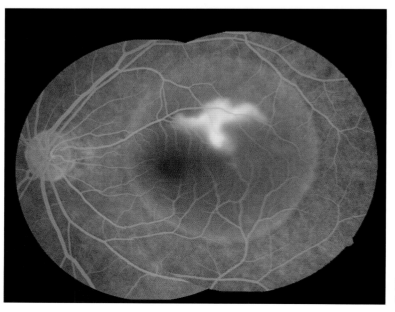

图 4-11-2-7
中心性浆液性视网膜脉络膜病变

　　如图 4-11-2-8 所示，患者，女性，41 岁，左眼视力下降 1 周。既往史：左眼中浆病史 10 年。眼底照相检查见左眼黄斑区见盘状视网膜隆起，黄斑中心凹颞上方及上方见片状黄白色改变，颞下方视网膜见片状色素沉着（图 4-11-2-8 A）；眼底荧光血管造影检查见左眼黄斑区中心凹上方两点状荧光渗漏，随造影时间延长，渗漏增强、范围扩大，分别呈"墨渍"样和"炊烟"样荧光积存（图 4-11-2-8 B）。

　　如图 4-11-2-9 所示，患者，男性，37 岁，右眼视力下降、视物变形 2 周。眼底荧光血管造影检查见右眼黄斑区荧光渗漏逐渐增强晚期呈"蘑菇"样荧光积存（图 4-11-2-9 A）；2 个月后仍未愈，眼底荧光血管造影检查见右眼黄斑区荧光渗漏逐渐增强，晚期呈"墨渍"样荧光积存（图 4-11-2-9 B）。

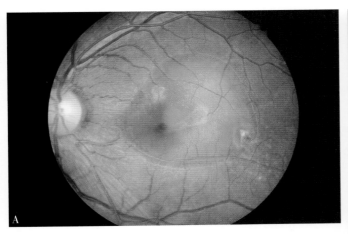

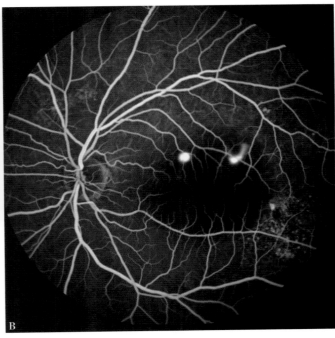

图 4-11-2-8
中心性浆液性视网膜脉络膜病变
A. 中心性浆液性视网膜脉络膜病变眼底照相；
B. 中心性浆液性视网膜脉络膜病变眼底荧光血管造影。

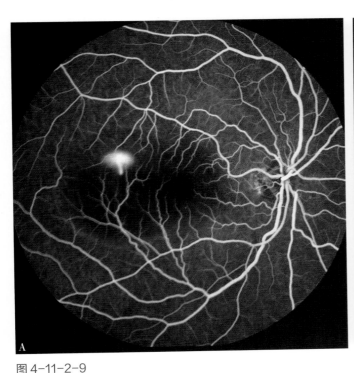

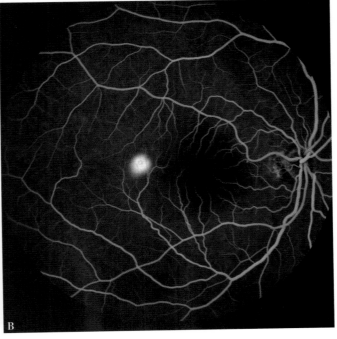

图 4-11-2-9
中心性浆液性视网膜脉络膜病变
A. 中心性浆液性视网膜脉络膜病变眼底荧光血管造影；B. 中心性浆液性视网膜脉络膜病变 2 个月后复查眼底荧光血管造影。

　　如图 4-11-2-10 所示，患者，女性，41 岁，左眼视物模糊、视物变形 2 个月。眼底彩色照片显示左眼黄斑区及上方视网膜长圆形盘状脱离（图 4-11-2-10 A）；眼底荧光血管造影检查见左眼视盘颞上方荧光渗漏晚期呈"墨渍"样荧光素积存（图 4-11-2-10 B）；黄斑区 OCT 检查见黄斑区神经上皮层脱离，小范围色素上皮浆液性脱离（图 4-11-2-10 C）。

【鉴别诊断】

　　（1）特发性息肉状脉络膜血管病变：多为 50 岁以上，黄斑区见橘红色结节，伴有视网膜下出血，脉络膜造影见脉络膜异常血管网。

　　（2）特发性脉络膜新生血管：黄斑区见灰白色病灶，伴有视网膜层间或视网膜下出血，眼底荧光血管造影检查，动脉期脉络膜新生血管出现渗漏，晚期，荧光增强 OCTA 检查可见黄斑下脉络膜新生血管。

二、特发性脉络膜新生血管

　　特发性脉络膜新生血管（idiopathic choroidal neovascularization，ICNV），是由黄斑区脉络膜新生血管导致的视觉障碍，多伴有黄斑区水肿和出血。

　　如图 4-11-2-11 所示，患者，女性，22 岁，右眼视物变形 1 个月。眼底照相检查见右眼黄斑区见不规则灰白色隆起，伴有视网膜神经上皮层浅脱离，病灶直径约 1PD 大小（图 4-11-2-11 A）；眼底荧光血管造影检查见黄斑区荧光渗漏（图 4-11-2-11 B）。

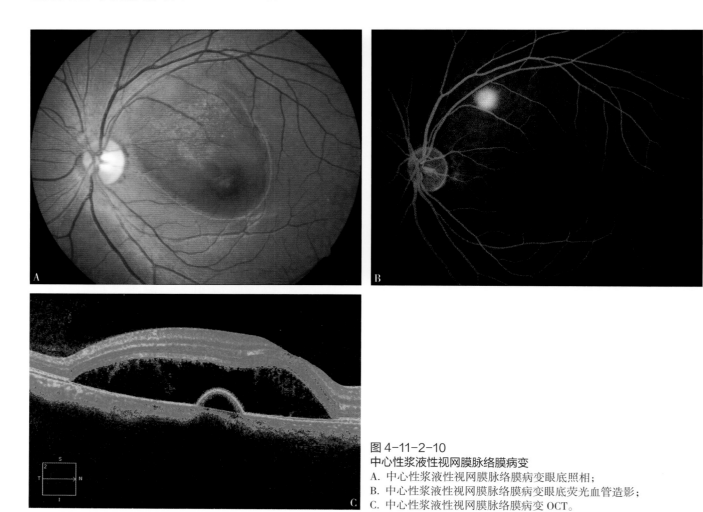

图 4-11-2-10
中心性浆液性视网膜脉络膜病变
A. 中心性浆液性视网膜脉络膜病变眼底照相；
B. 中心性浆液性视网膜脉络膜病变眼底荧光血管造影；
C. 中心性浆液性视网膜脉络膜病变 OCT。

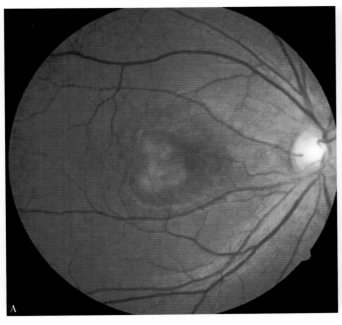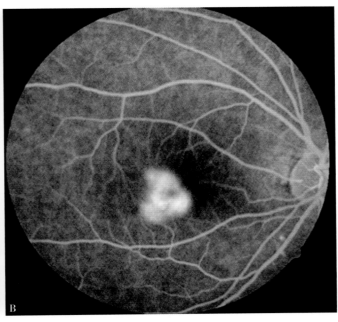

图 4-11-2-11
特发性脉络膜新生血管
A. 特发性脉络膜新生血管眼底照相；B. 特发性脉络膜新生血管眼底荧光血管造影。

如图 4-11-2-12 所示，患者，女性，26 岁，左眼视物变形 1 个月，左眼矫正视力 0.3。眼底照相检查见左眼黄斑区灰白色圆形隆起，少许出血（图 4-11-2-12 A）；OCT 检查见黄斑区水肿，神经上皮层下实性增厚（图 4-11-2-12 B）；眼内注射抗 VEGF 药物治疗后，矫正视力 0.8，视物变形缓解，眼底照相检查见黄斑区水肿减轻，出血吸收，灰白色病灶缩小（图 4-11-2-12 C）；OCT 检查见黄斑区水肿和神经上皮层下实性增厚明显缓解（图 4-11-2-12 D）。

如图 4-11-2-13 所示，患者，女性，28 岁，右眼视力下降、视物变形 1 个月。眼底照相检查见右眼黄斑区不规则灰黄色病灶，病灶周围见片状出血及硬性渗出（图 4-11-2-13 A）；黄斑 OCTA 检查见无脉管层团状新生血管（图 4-11-2-13 B）。

【鉴别诊断】

（1）渗出性年龄相关性黄斑变性：患者多为 50 岁以上，病变范围广，双眼先后发病，有玻璃膜疣及色素改变，治疗效果较差。

（2）高度近视 CNV：高度近视病史，伴有脉络膜视网膜萎缩灶、漆裂纹、视网膜劈裂、视网膜裂孔等高度近视眼底改变。

三、年龄相关性黄斑变性

年龄相关性黄斑变性（age-related macular degeneration，AMD）为老年人所患黄斑区出现退行性或出血性病变。患者多为 50 岁以上，双眼先后或同时发病，视力呈进行性损害。该病是 60 岁以上老年人群视力不可逆性损害的首要原因。其发病率随年龄增加而增高。临床上分为萎缩型（干性）、渗出型（湿性）两种类型。干性黄斑变性一般不影响视力，也可转化成湿性黄斑变性，湿性黄斑变性可导致黄斑区出血、水肿和结构改变，可导致严重的视力下降。

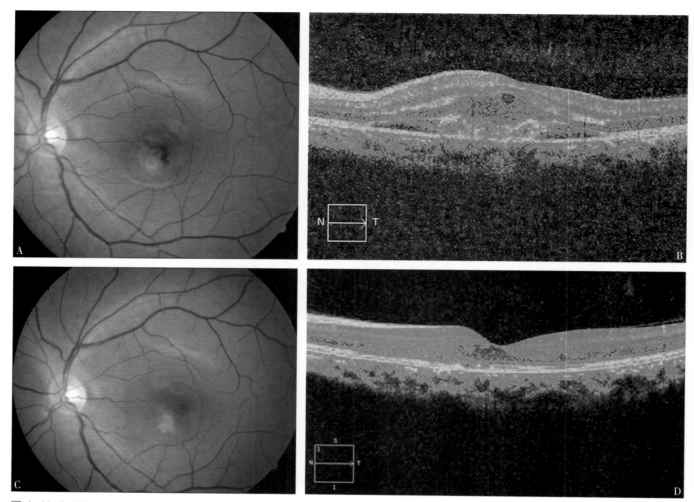

图 4-11-2-12
特发性脉络膜新生血管
A. 特发性脉络膜新生血管眼底照相；B. 特发性脉络膜新生血管 OCT；C. 特发性脉络膜新生血管治疗后眼底照相；D. 特发性脉络膜新生血管治疗后 OCT。

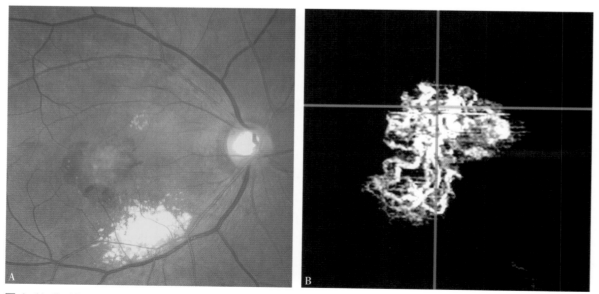

图 4-11-2-13
特发性脉络膜新生血管
A. 特发性脉络膜新生血管眼底照相；B. 特发性脉络膜新生血管黄斑 OCTA。

如图 4-11-2-14 所示，患者，女性，59 岁，左眼视力下降 1 年，左眼视力 0.5。眼底照相检查见黄斑区大量大小不等的圆形黄白色病灶，边界清晰，黄斑无水肿或出血（图 4-11-2-14 A）；黄斑 OCT 检查图见黄斑区色素上皮层下玻璃膜散在突起，边界清晰（图 4-11-2-14 B）。

如图 4-11-2-15 所示，患者，男性，72 岁，左眼视力下降 3 年，左眼视力 0.02。眼底照相检查见左眼黄斑区不规则地图状萎缩灶，病灶周围色素增殖（图 4-11-2-15 A）；黄斑 OCT 检查见 RPE 增宽、层次不清，呈中高反射（图 4-11-2-15 B）。

如图 4-11-2-16 所示，患者，女性，72 岁，右眼视力下降 3 个月。眼底照相检查见右眼黄斑区水肿，不规则橘黄色隆起，病灶周围见片状出血（图 4-11-2-16 A）；眼内注射抗 VEGF 治疗后，眼底照相检查见黄斑区病灶缩小、干燥，周围出血吸收（图 4-11-2-16 B）；黄斑 OCT 检查见 RPE 层下见梭形高反射（图 4-11-2-16 C）；黄斑 OCTA 检查见 RPE-RPEfit 层新生血管（图 4-11-2-16 D）。

【鉴别诊断】

（1）特发性 CNV：多为年轻患者，单眼发病，病因不明，病灶略小多小于 1PD。

（2）高度近视 CNV：高度近视患者发病，伴有脉络膜视网膜萎缩灶、漆裂纹、视网膜劈裂、视网膜裂孔等高度近视眼底改变。

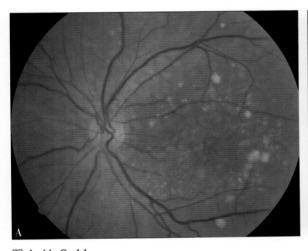
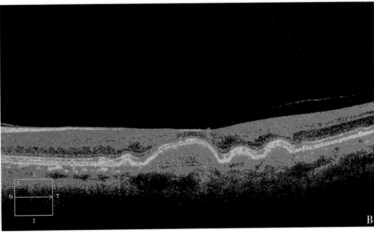

图 4-11-2-14
干性黄斑变性
A. 干性黄斑变性眼底照相；B. 干性黄斑变性黄斑 OCT。

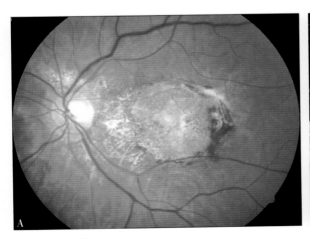
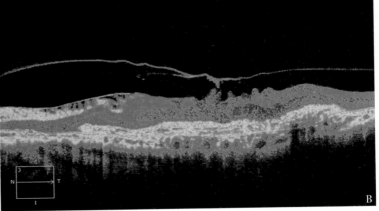

图 4-11-2-15
年龄相关性黄斑变性
A. 年龄相关性黄斑变性眼底照相；B. 年龄相关性黄斑变性黄斑 OCT。

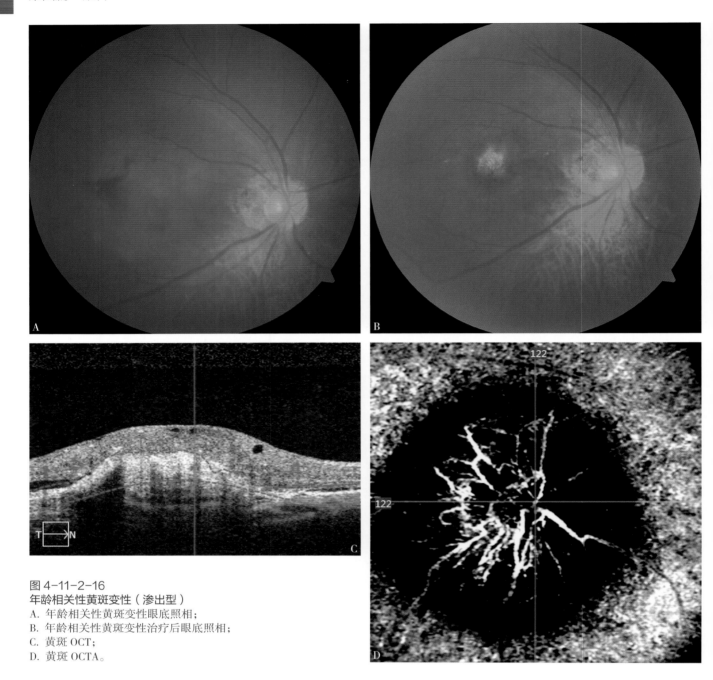

图 4-11-2-16
年龄相关性黄斑变性（渗出型）
A. 年龄相关性黄斑变性眼底照相；
B. 年龄相关性黄斑变性治疗后眼底照相；
C. 黄斑 OCT；
D. 黄斑 OCTA。

四、囊样黄斑水肿

囊样黄斑水肿（cystoid macular edema，CME）并非一种独立的眼病，多继发于以下眼病：①视网膜血管病，如视网膜静脉阻塞、糖尿病视网膜病变等；②炎症，如葡萄膜炎、视网膜血管炎等；③内眼手术后，如青光眼、白内障、视网膜脱离手术后均可发生；④原发性视网膜色素变性。后极部毛细血管受多种因素影响发生管壁损害渗漏，液体积聚黄斑视网膜外丛状层，该层放射状排列的 Henle 纤维将积液分隔成众多小液腔。

如图 4-11-2-17 所示，患者，46 岁，左眼红痛、畏光、流泪、视力下降 5 天。强直性脊柱炎病史 12 年。眼底照相检查见左眼矫正视力 0.12，左眼睫状充血，角膜后大量尘状 KP，房闪（＋＋），瞳孔药物性散大，晶状体前囊见色素沉着，眼底照相检查见左眼黄斑中心凹圆盘状隆起（图 4-11-2-17 A）；眼底荧光血管造影检查见晚期荧光素在黄斑区囊样积存，呈花瓣样强荧光（图 4-11-2-17 B）；黄斑 OCT 检查见黄斑区视网膜神经上皮层局限性浆液性隆起，外丛状层见大小不等的囊腔样低反射（图 4-11-2-17 C）。

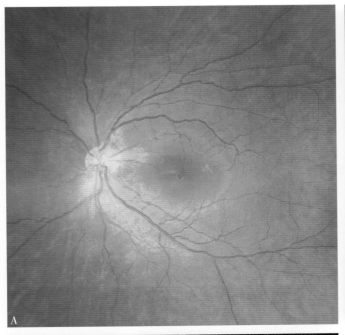

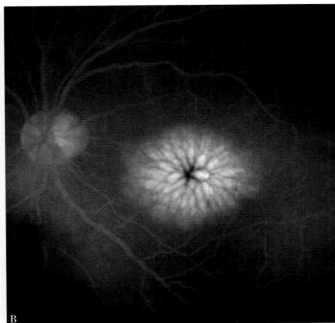

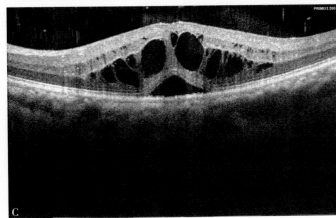

图 4-11-2-17
黄斑囊样水肿
A. 黄斑囊样水肿眼底照相；
B. 黄斑囊样水肿眼底荧光血管造影；
C. 黄斑囊样水肿黄斑 OCT。

五、黄斑裂孔

黄斑裂孔（macular hole，MH）是指黄斑的神经上皮层的局限性全层缺损。按发病原因分为继发性和特发性黄斑裂孔。继发性黄斑裂孔可由眼外伤、黄斑变性、长期 CME、高度近视眼等引起。

（一）特发性黄斑裂孔

特发性黄斑裂孔发生在老年人无其他诱发眼病相对健康眼，多见于女性，病因不明，目前认为玻璃体后皮质收缩对黄斑的切线向的牵拉力起到重要作用。

根据发病机制，Gass 将特发性黄斑裂孔分为 4 期：Ⅰ 期为裂孔形成前期，仅中心凹脱离，视力轻度下降，中心凹见黄色斑点或黄色小环，约半数病例会自发缓解；Ⅱ - Ⅳ 期为全层裂孔，Ⅱ 期裂孔＜400um，呈偏心的半月形、马蹄形或椭圆形；Ⅲ 期为＞400μm 圆孔，Ⅱ、Ⅲ 期时玻璃体后皮质仍与黄斑粘连；Ⅳ 期为已发生玻璃体后脱离的较大裂孔。

如图 4-11-2-18 所示，患者，女性，66 岁，左眼视物模糊 3 个月。既往体健。左眼矫正视力 0.15，眼底照相检查见左眼黄斑中心凹反射消失、微隆起（图 4-11-2-18 A）；黄斑 OCT 检查见玻璃体牵拉黄斑区视网膜，中心凹神经上皮层隆起、变薄导致外层黄斑缺损，旁中心凹视网膜增厚，层间见囊腔样低反射（图 4-11-2-18 B）。

　　如图 4-11-2-19 所示，患者，女性，70 岁，左眼视物模糊半年。既往高血压病、冠心病。左眼矫正视力 0.12，眼底照相检查见左眼黄斑中心见类圆形小裂孔（图 4-11-2-19 A）；黄斑 OCT 见玻璃体牵拉黄斑区视网膜，中心凹神经上皮层全层裂隙样中断（图 4-11-2-19 B）。

　　如图 4-11-2-20 所示，患者，女性，72 岁，右眼视物模糊 2 个月。既往高血压病。右眼矫正视力 0.08，眼底照相检查见右眼黄斑中心圆形裂孔，直径约 1/3PD，孔底见黄色颗粒样改变，孔周有晕（图 4-11-2-20 A）；黄斑 OCT 检查见玻璃体后脱离，局部后皮质增厚，黄斑区视网膜神经上皮层反射中断，断端增厚，层间见囊腔样低反射（图 4-11-2-20 B）。

　　如图 4-11-2-21 所示，患者，女性，68 岁，左眼视物模糊 1 个月。左眼矫正视力 0.02，眼底照相检查见黄斑中心圆形裂孔，直径大于 1/3PD，孔周有晕（图 4-11-2-21 A）；黄斑 OCT 检查见黄斑区视网膜神经上皮层反射中断，断端增厚，层间见囊腔样低反射（图 4-11-2-21 B）。

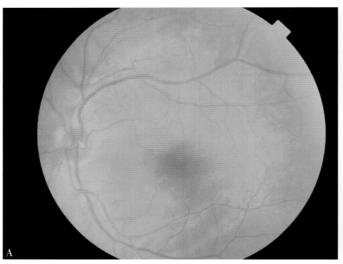 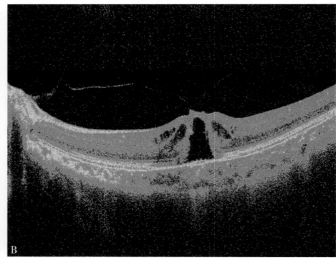

图 4-11-2-18
Ⅰ期黄斑裂孔
A. 黄斑裂孔眼底照相；B. 黄斑裂孔 OCT。

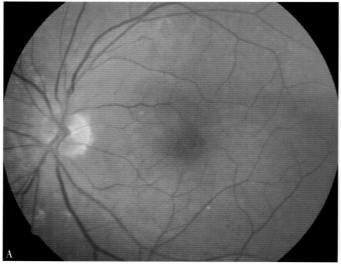 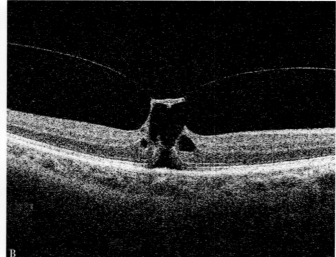

图 4-11-2-19
Ⅱ期黄斑裂孔
A. 黄斑裂孔眼底照相；B. 黄斑裂孔 OCT。

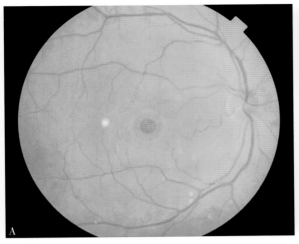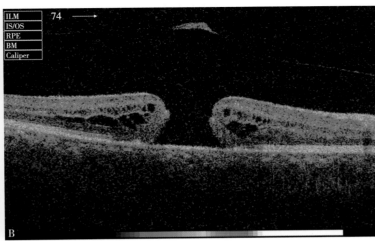

图 4-11-2-20
Ⅲ期黄斑裂孔
A. 黄斑裂孔眼底照相；B. 黄斑裂孔 OCT。

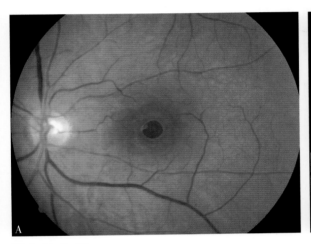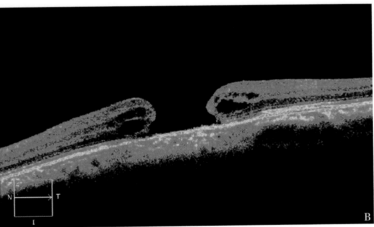

图 4-11-2-21
Ⅳ期黄斑裂孔
A. 黄斑裂孔眼底照相；B. 黄斑裂孔 OCT。

如图 4-11-2-22 所示，患者，女性，70 岁，右眼视物模糊 1 年。右眼视力 0.01，眼底照相检查见黄斑中心巨大圆形裂孔，直径大约 1.5PD，孔周有晕。

（二）继发性黄斑裂孔

高度近视、眼外伤、黄斑变性、长期 CME 等疾病可出现继发性黄斑裂孔，其中，眼外伤和高度近视较为常见。

如图 4-11-2-23 所示，患者，男性，30 岁，左眼拳击伤后视物模糊 3 天。裂隙灯显微镜检查见左眼颞侧球结膜下出血，角膜尚透明，前房见血性混浊，瞳孔药物性散大，晶状体前囊见纤维素样渗出膜（图 4-11-2-23 A）；伤后 3 周眼底照相检查见右眼黄斑中心见椭圆形裂孔，周围视网膜下出血（图 4-11-2-23 B）；黄斑 OCT 检查见黄斑区视网膜神经上皮层反射中断，孔周视网膜下见中等反射（图 4-11-2-23 C）。

【鉴别诊断】

（1）假性黄斑裂孔：多为黄斑前膜牵拉致使中心凹周围视网膜牵拉水肿，中心凹结构正常，无组织缺损。黄斑 OCT 可鉴别。

（2）板层黄斑裂孔：黄斑区视网膜神经上皮层板层缺损，黄斑 OCT 可鉴别。

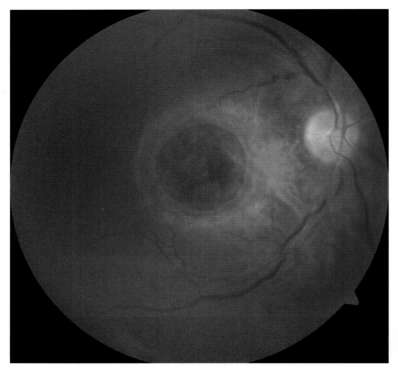

图 4-11-2-22
Ⅳ期黄斑裂孔

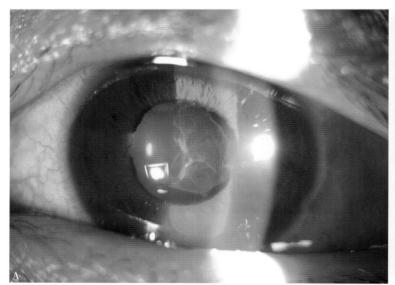

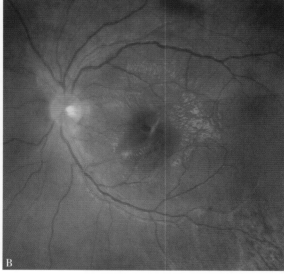

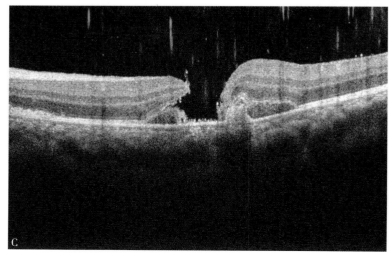

图 4-11-2-23
外伤性黄斑裂孔
A. 外伤性黄斑裂孔裂隙灯显微镜检查；
B. 外伤性黄斑裂孔眼底照相；
C. 外伤性黄斑裂孔 OCT。

六、黄斑部视网膜前膜

视网膜前膜（epiretinal membrane，ERM）是由多种原因引起视网膜胶质细胞及RPE细胞迁徙至玻璃体视网膜交界面，并增殖成纤维细胞膜。视网膜前膜可在视网膜任何部位发生，发生在黄斑及其附近的视网膜前膜称为黄斑部视网膜前膜（macular epiretinal membrane），简称黄斑前膜。

特发性黄斑前膜见于无其他眼病的老年人，多有玻璃体后脱离。推测是玻璃体后皮质与黄斑分离时，造成内界膜裂口，胶质细胞经由裂口移行至视网膜内表面，进而增生所致。继发性黄斑前膜与以下因素有关：①内眼手术后：视网膜脱离术、玻璃体手术、视网膜光凝或冷凝术后；②某些炎症性眼病：眼内炎、视网膜血管炎等；③出血性视网膜血管疾病；④眼外伤等。

如图4-11-2-24所示，患者，男性，62岁，右眼视力下降并视物变形3个月。眼底照相检查见黄斑区视网膜血管牵拉变形（图4-11-2-24 A）；黄斑OCT检查见右眼黄斑区视网膜内表面见线样高反射，部分与视网膜相连，部分与视网膜分离，黄斑中心凹受牵拉增厚（图4-11-2-24 B）。

如图4-11-2-25所示，患者，女性，65岁，左眼视力下降并视物变形半年。眼底照相检查见左眼黄斑区灰白色膜状物，周围血管扭曲变形，下血管弓周围视网膜散在小片状出血（图4-11-2-25 A）；眼底荧光血管造影检查见黄斑区视网膜血管扭曲变形，相应视网膜见少许荧光渗漏（图4-11-2-25 B）。

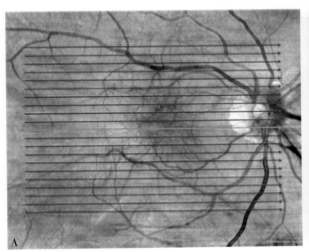
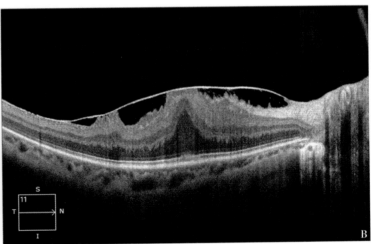

图4-11-3-24
特发性黄斑前膜
A. 特发性黄斑前膜眼底照相；B. 特发性黄斑前膜OCT。

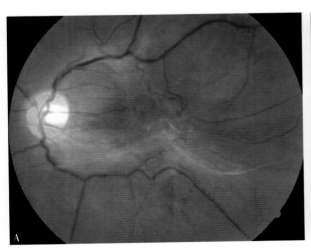
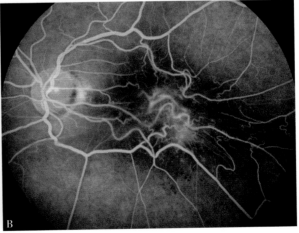

图4-11-2-25
特发性黄斑前膜
A. 特发性黄斑前膜眼底照相；B. 特发性黄斑前膜眼底荧光血管造影。

如图 4-11-2-26 所示，患者，男性，65 岁，右眼视力下降并视物变形半年。眼底照相检查见右眼黄斑区灰白色膜状物，周围血管扭曲变形，黄斑见圆形暗区（图 4-11-2-26 A）；黄斑 OCT 检查见黄斑区视网膜内表面见线样高反射，部分与视网膜相连，黄斑形成假性裂孔，黄斑中心凹厚度减小（图 4-11-2-26 B）。

如图 4-11-2-27 所示，患者，男性，65 岁，左眼视网膜脱离硅油填充术后 3 个月，视物变形 1 个月。眼底照相检查见左眼黄斑区见灰白色增殖膜，黄斑水肿，血管牵拉变形（图 4-11-2-27 A）；硅油取出联合黄斑前膜剥除术后 2 周眼底照相检查见黄斑水肿缓解，增殖膜剥除干净，血管牵拉变形缓解（图 4-11-2-27 B）。

【鉴别诊断】

玻璃体黄斑牵拉综合征：因玻璃体不完全后脱离所致，玻璃体后皮质牵拉黄斑区视网膜使其水肿、全层或板层组织缺损等，黄斑 OCT 可鉴别。

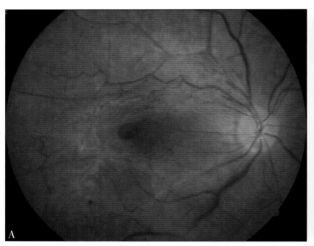
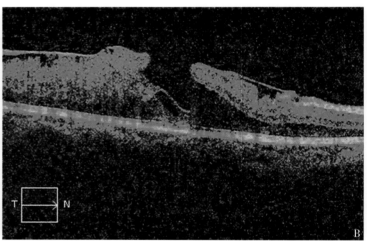

图 4-11-2-26
特发性黄斑前膜
A. 特发性黄斑前膜眼底照相；B. 特发性黄斑前膜眼底荧光血管造影。

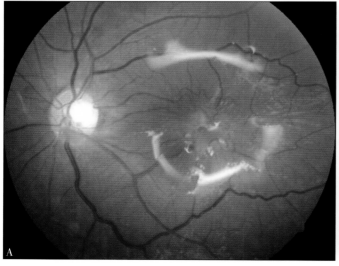
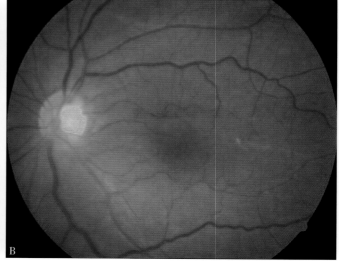

图 4-11-2-27
继发性黄斑前膜
A. 继发性黄斑前膜眼底照相；B. 继发性黄斑前膜术后眼底照相。

七、黄斑劈裂

　　黄斑劈裂是指黄斑区视网膜神经上皮之间紧密连接的分离，包括先天性遗传性视网膜劈裂症及获得性视网膜劈裂症。如图 4-11-2-28 所示，患者，男性，53 岁，双眼视物模糊 30 年，加重伴视物变形 2 个月。右眼眼底照相检查见黄斑区不均匀组织疏松，黄斑反射消失（图 4-11-2-28 A）；右眼黄斑 OCT 检查见黄斑区神经上皮层间组织疏松分离拉长呈桥栏样改变（图 4-11-2-28 B）；左眼眼底照相检查与右眼相似（图 4-11-2-28 C）；左眼黄斑 OCT 检查与右眼相似（图 4-11-2-28 D）。

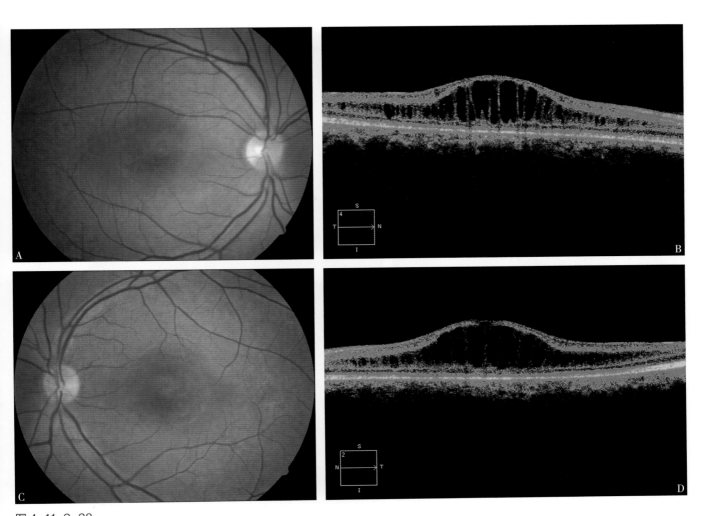

图 4-11-2-28
黄斑劈裂
A. 右眼黄斑劈裂眼底照相；B. 右眼黄斑劈裂 OCT；C. 左眼黄斑劈裂眼底照相；D. 左眼黄斑劈裂 OCT。

八、眼底黄色斑点症

　　眼底黄色斑点症又称青少年性黄斑变性，是一种原发于视网膜上皮层的常染色体隐性遗传病，多发生于近亲婚配的子女。患者双眼发病，同步发展，性别无明显差异。在漫长的过程中可分为初期、进行期、晚期三个阶段。初期中心视力已有明显下降，进行期及晚期则高度不良。患者无夜盲而有程度不等的昼盲现象。最早的眼底改变是黄斑中心凹反光消失，继而在黄斑部深层见到灰黄色小斑点，并逐渐形成一个横椭圆形境界清楚的萎缩区，横经约 1.5～2PD，如同被锤击过的青铜片样外观。在病程经过中，萎缩区周围又出现黄色斑点，萎缩区又扩大，如此非常缓慢而又不断的进展，可侵及整个后极部，但一般不超出上下视网膜中央动脉所环绕的范围，不会到达赤道部。

　　如图 4-11-2-29 所示，患者，男性，31 岁，双眼视物模糊 26 年。右眼眼底照相检查见黄斑部深层见到灰黄色小斑点，并形成一个横椭圆形境界清楚的萎缩区，色素减少如同被锤击过的青铜片样外观，黄斑反射消失（图 4-11-2-29 A）；右眼眼底荧光血管造影检查见黄斑区密集点状透见荧光区域，聚集呈椭圆形（图 4-11-2-29 B）；右眼 OCT 检查见黄斑区萎缩变薄（图 4-11-2-29 C）；左眼眼底照相检查见黄斑部深层见到灰黄色小斑点，并形成一个横椭圆形境界清楚的萎缩区，色素减少如同被锤击过的青铜片样外观，范围较右眼偏小（图 4-11-2-29 D）；左眼眼底荧光血管造影检查见黄斑区密集点状透见荧光区域，聚集呈椭圆形，范围较右眼偏小（图 4-11-2-29 E）；左眼黄斑 OCT 检查见黄斑区萎缩变薄较右眼更重（图 4-11-2-29 F）。

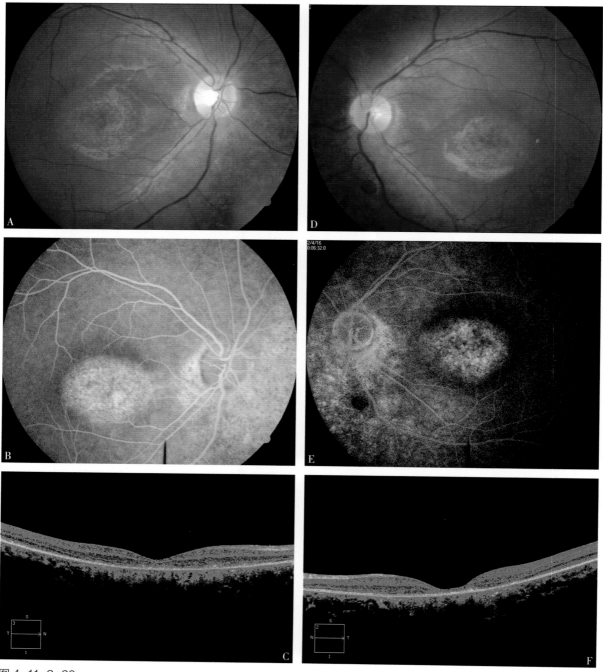

图 4-11-2-29
眼底黄色斑点症
A. 眼底黄色斑点症右眼眼底照相；B. 眼底黄色斑点症右眼眼底荧光血管造影；C. 眼底黄色斑点症右眼黄斑 OCT；D. 眼底黄色斑点症左眼眼底照相；E. 眼底黄色斑点症左眼眼底荧光血管造影；F. 眼底黄色斑点症左眼黄斑 OCT。

九、卵黄样黄斑变性

卵黄样黄斑变性又称 Best 病，是一种少见的常规染色体显性遗传性原发性黄斑部变性，属黄斑部营养不良性疾病。

如图 4-11-2-30 所示，患者，男性，31 岁，左眼视物模糊 10 年。右眼眼底照相检查见右眼黄斑区见一 2PD 大小的圆形、黄色隆起病灶，周围有晕（图 4-11-2-30 A）；右眼黄斑 OCT 检查见黄斑区色素上皮层呈拱形隆起，下方为中等反射（图 4-11-2-30 B）；左眼眼底照相检查见黄斑区约 1.5PD 大小的黄色病灶，中央部分褐色萎缩，正中心见一黄色圆形病灶（图 4-11-2-30 C）；左眼黄斑 OCT 检查见黄斑区萎缩变薄（图 4-11-2-30 D）。

如图 4-11-2-31 所示，患者，男性，55 岁，双眼视物模糊 2 个月。右眼眼底照相检查见黄斑区浅黄色隆起病灶，下方和颞侧点状圆形黄色改变（图 4-11-2-31 A）；左眼眼底照相检查见黄斑区较小范围浅黄色隆起病灶，周围点状圆形黄色改变（图 4-11-2-31 B）。

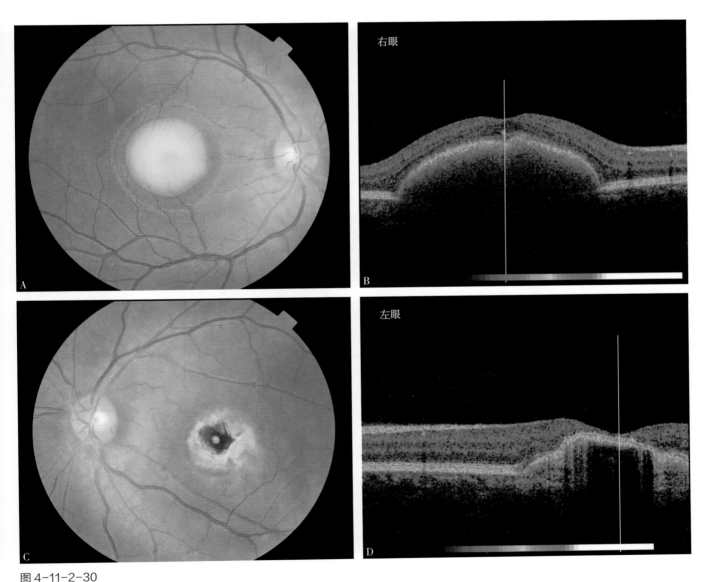

图 4-11-2-30
卵黄样黄斑变性
A. 右眼卵黄样黄斑变性眼底照相；B. 右眼卵黄样黄斑变性 OCT；C. 左眼卵黄样黄斑变性眼底照相；D. 左眼卵黄样黄斑变性 OCT。

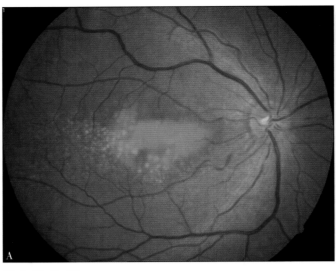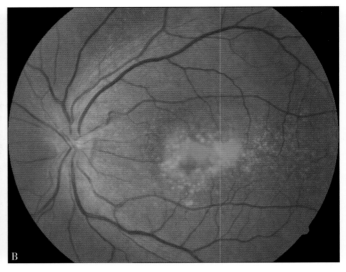

图 4-11-2-31
成人卵黄样黄斑变性
A. 右眼成人卵黄样黄斑变性眼底照相；B. 左眼成人卵黄样黄斑变性眼底照相。

（靳　睿　王少鹏　刘　娜　李传宝）

第三节　视网膜脱离

视网膜脱离（retinal detachment，RD）是指视网膜神经上皮层与视网膜色素上皮层的分离。根据发病原因的不同，可分为孔源性视网膜脱离、牵拉性视网膜脱离及渗出性视网膜脱离。

一、孔源性视网膜脱离

孔源性视网膜脱离（rhegmatogenous retinal detachment，RRD）是发生在视网膜裂孔形成的基础上，液化的玻璃体经裂孔进入神经上皮视网膜下，使视网膜神经上皮与色素上皮的分离。其发生有两大要素：①视网膜裂孔形成；②玻璃体牵拉与液化。

如图 4-11-3-1 所示，患者，男性，62 岁，左眼视力下降伴下方遮挡感 1 周。眼底照相检查见颞上方视网膜青灰色隆起，并呈波浪状起伏不平，累及黄斑，1 点到 2 点位置（时钟方位）周边视网膜格子状变性两端各见 1 类圆形圆孔，12 点 30 位置周边视网膜见 1 圆形裂孔。

如图 4-11-3-2 所示，患者，女性，56 岁，左眼视力下降伴遮挡感 5 天。眼底照相检查见左眼 7 点到 1 点位置视网膜青灰色隆起，并呈波浪状起伏不平，鼻上周边视网膜变性区旁见一个大马蹄形裂孔，血管骑跨，黄斑裂孔。

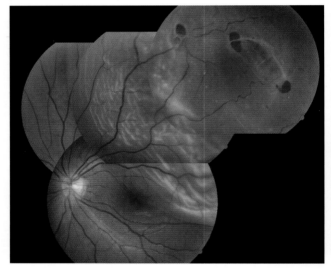

图 4-11-3-1
孔源性视网膜脱离

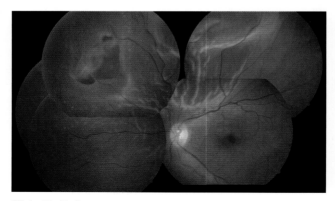

图 4-11-3-2
孔源性视网膜脱离

如图 4-11-3-3 所示，患者，女性，52 岁，右眼视力下降伴遮挡感 1 周。眼底照相检查见右眼 8 点 30 到 3 点位置视网膜青灰色隆起，鼻上周边视网膜变性区边缘见 1 个撕裂孔。

如图 4-11-3-4 所示，患者，女性，58 岁，左眼视力下降伴遮挡感 1 周。眼底照相检查见左眼上方视网膜青灰色隆起，变性区内见两个撕裂孔，孔间有血管穿行，裂孔后瓣翻卷。

如图 4-11-3-5 所示，患者，男性，59 岁，右眼眼前黑影飘动 5 天。眼底照相检查见右眼鼻上方视网膜见一马蹄形孔，周围视网膜局限性脱离。

如图 4-11-3-6 所示，患者，男性，63 岁，左眼视力下降 1 个月余。眼底照相检查见左眼颞上方视网膜见一水滴形裂孔，孔缘视网膜外卷，周围视网膜隆起。

如图 4-11-3-7 所示，患者，男性，58 岁，左眼视力下降半个月。眼底照相检查见左眼颞侧周边视网膜见格子样变性区，变性区内见 2 个圆形裂孔，周围视网膜隆起。

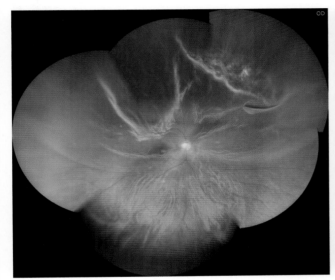

图 4-11-3-3
孔源性视网膜脱离

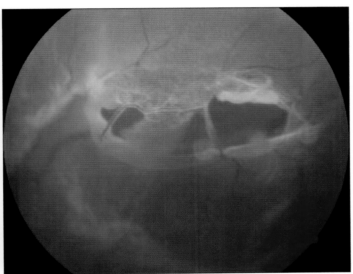

图 4-11-3-4
孔源性视网膜脱离

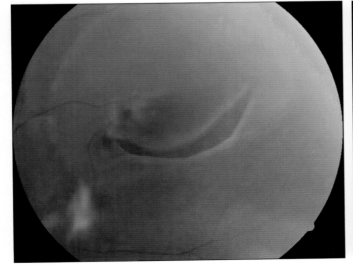

图 4-11-3-5
孔源性视网膜脱离

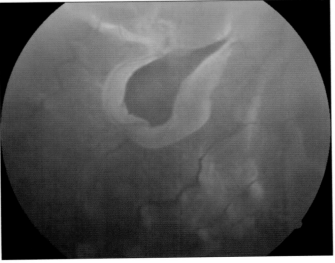

图 4-11-3-6
孔源性视网膜脱离

如图 4-11-3-8 所示，患者，女性，38 岁，右眼眼前黑影飘动 2 个月余，鼻侧遮挡感 5 天。右眼底视网膜变性光凝后 2 个月。眼底照相检查见右眼 8 点到 11 点 30 位置视网膜青灰色隆起。11 点位置周边视网膜见一马蹄形裂孔，裂孔后缘散在陈旧性激光斑，12 点位置边视网膜变性区周围见陈旧性激光斑环绕（图 4-11-3-8 A）；左眼眼底照相检查见 1 点位置周边视网膜见一个小马蹄形裂孔（图 4-11-3-8 B）。

如图 4-11-3-9 所示，患者，女性，56 岁，左眼视力下降 6 天。眼底照相检查见左眼上方视网膜青灰色隆起，11 点 30 到 2 点周边位置膜见 1 大马蹄形裂孔，其上血管骑跨。

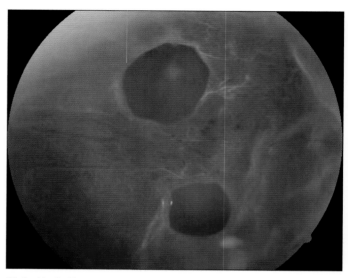

图 4-11-3-7
孔源性视网膜脱离

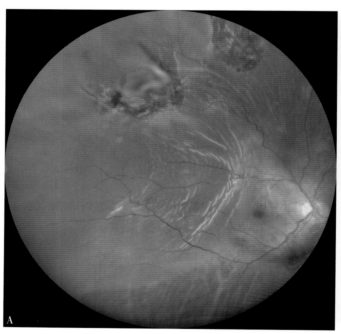

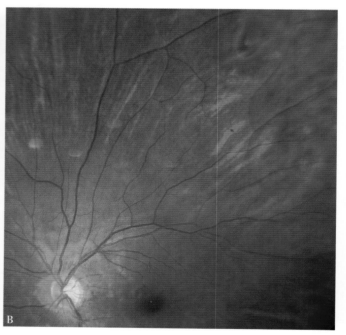

图 4-11-3-8
右眼孔源性视网膜脱离，左眼视网膜裂孔
A. 右眼孔源性视网膜脱离眼底照相；B. 左眼视网膜裂孔眼底照相。

如图 4-11-3-10 所示，患者，男性，68 岁，左眼视力下降 5 个月。眼底照相检查见为左眼 10 点到 6 点视网膜青灰色隆起，后极部隆起的视网膜呈星状皱褶，2 点方位见一马蹄形孔，4 点位置见格子状变性区和色素沉着。

如图 4-11-3-11 所示，患者，男性，63 岁，右眼视力下降 10 天。眼底照相检查见右眼 8 点到 12 点方位视网膜青灰色隆起，9 点到 12 点方位视网膜见一巨大裂孔，裂孔后缘外卷。

如图 4-11-3-12 所示，患者，男性，62 岁，右眼视力下降伴黑影遮挡感 2 个月。眼底照相检查见右眼 5 点到 12 点位置视网膜青灰色隆起，累及黄斑，5 点到 11 点位置视网膜见一巨大裂孔，裂孔后缘卷曲。

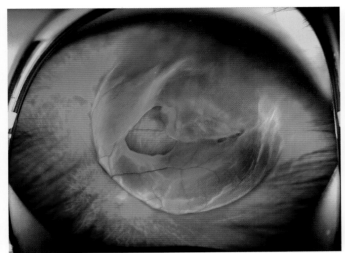

图 4-11-3-9
孔源性视网膜脱离

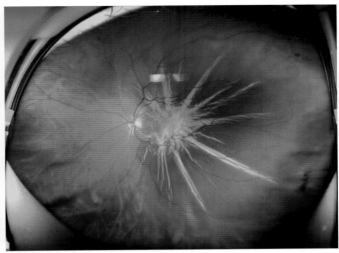

图 4-11-3-10
孔源性视网膜脱离

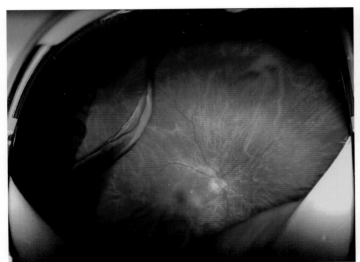

图 4-11-3-11
巨大裂孔性视网膜脱离

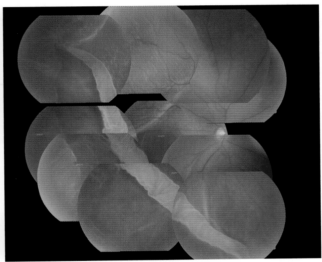

图 4-11-3-12
巨大裂孔性视网膜脱离

【鉴别诊断】

（1）渗出性视网膜脱离：有两种类型，即浆液性视网膜脱离和出血性视网膜脱离，常继发于原田病、葡萄膜炎、后巩膜炎或湿性年龄相关性黄斑变性等。眼底检查无视网膜裂孔。

（2）牵拉性视网膜脱离：常继发于糖尿病视网膜病变、早产儿视网膜病变、视网膜血管病变等，眼底检查见玻璃体内及玻璃体视网膜交界面的纤维增生膜，进而造成牵拉性视网膜脱离。

二、牵拉性视网膜脱离

牵拉性视网膜脱离（tractional retinal detachment，TRD）是玻璃体增生性病变对视网膜拖拽引起的视网膜神经上皮层和色素上皮层分离。TRD 病程缓慢，早期患者可无任何症状，当牵拉达一定程度或一定范围导致视网膜脱离时，才会出现视力下降或视野缺损。

如图 4-11-3-13 所示，患者，男性，45 岁，既往糖尿病史 3 年。右眼视力下降 3 个月。眼底照相检查见右眼后极部视网膜表面大片状新生血管增殖膜，大范围视网膜牵拉脱离。

如图 4-11-3-14 所示，患者，男性，50 岁，左眼视力下降半年。眼底照相检查见左眼后极部视网膜弥漫性新生血管增殖膜，遮盖视盘，后极部视网膜牵拉脱离，视网膜表面新生血管生长旺盛。

如图 4-11-3-15 所示，患者，女性，55 岁，右眼视力下降 10 个月。眼底照相检查见右眼后极部视网膜大量新生血管增殖膜，遮盖视盘，后极部视网膜牵拉脱离，新生血管范围广，颜色鲜红，分支很多。

如图 4-11-3-16 所示，患者，男性，60 岁，右眼视力下降半年余。眼底照相检查见为右眼视盘边界不清，上缘出血，后极部视网膜环形新生血管增殖膜，视网膜受牵拉广泛脱离。

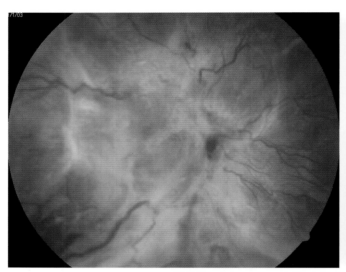

图 4-11-3-13
牵拉性视网膜脱离

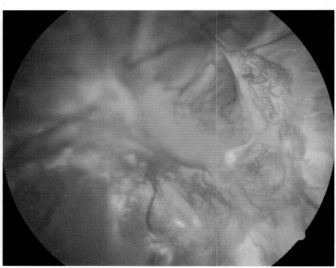

图 4-11-3-14
牵拉性视网膜脱离

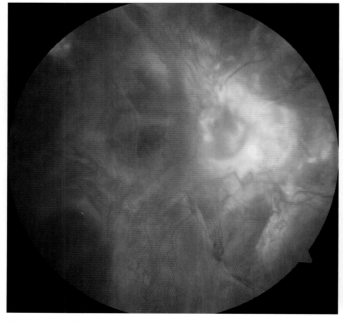

图 4-11-3-15
牵拉性视网膜脱离

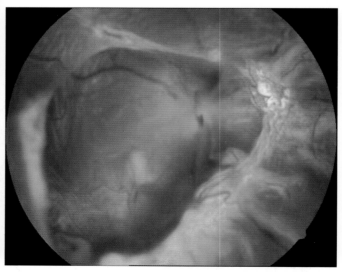

图 4-11-3-16
牵拉性视网膜脱离

【鉴别诊断】

增生性玻璃体视网膜病变：视网膜脱离可达锯齿缘，有星状或弥漫性视网膜前膜，将视网膜牵拉成多个放射状视网膜固定皱褶，仔细检查见到视网膜裂孔。而 TRD 多是局限性视网膜脱离，增生前膜与视网膜呈点状或条状粘连，多数视网膜脱离呈帐篷状，常伴有原发疾病表现，如玻璃体积血，视网膜血管改变，视网膜出血和或渗出等。

三、渗出性视网膜脱离

渗出性视网膜脱离（exudative retinal detachment，ERD）的特征是有视网膜下积液，但缺乏视网膜裂孔和增生牵拉。多种眼科疾病可引起视网膜下积液，表现为渗出性视网膜脱离。

如图 4-11-3-17 所示，患者，女性，38 岁，双眼视力下降伴头痛 2 周。眼底照相检查见为右眼下方周边视网膜隆起，未见裂孔。

如图 4-11-3-18 所示，患者，女性，45 岁，左眼视力下降 3 周。眼底照相检查见左眼视网膜水肿，下方视网膜半球形隆起，未见裂孔。

【鉴别诊断】

（1）孔源性视网膜脱离：眼底检查见视网膜裂孔及视网膜脱离，根据典型体征可鉴别。

（2）牵拉性视网膜脱离：常继发于糖尿病视网膜病变、早产儿视网膜病变、视网膜血管病变等，眼底检查见玻璃体内及玻璃体视网膜交界面的纤维增生膜，进而造成牵拉性视网膜脱离。

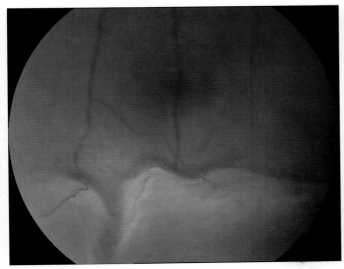

图 4-11-3-17
渗出性视网膜脱离

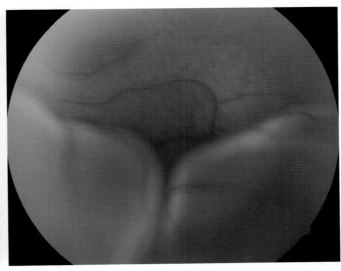

图 4-11-3-18
渗出性视网膜脱离

（靳　睿　万小波　付　鹏　李传宝）

第四节　视网膜变性

一、原发性视网膜色素变性

原发性视网膜色素变性（retinitis pigmentosa，RP）是一组遗传眼病，属于光感受器细胞及色素上皮（RPE）营养不良性退行性病变。临床上以夜盲、进行性视野缩小、色素性视网膜病变和光感受器功能不良为特征。

如图 4-11-4-1 所示，患者，女性，45 岁，双眼夜盲、进行性视力下降 30 余年。右眼眼底照相检查见视盘呈蜡黄色，视网膜动脉纤细，视网膜橘红色色素脱失呈青灰色改变，赤道部视网膜骨细胞样色素沉着，黄斑区色素相对红润，有圆形点状萎缩（图 4-11-4-1 A）；左眼眼底照相检查与右眼相似，色素沉着较右眼偏少（图 4-11-4-1 B）。

如图 4-11-4-2 所示，患者，女性，63 岁，双眼夜盲、进行性视力下降 40 年。右眼眼底照相检查见视盘呈蜡黄色，视网膜动脉纤细，视网膜大片色素脱失，视网膜呈青灰色改变，中周部视网膜见骨细胞样色素沉着，黄斑区见类圆形视网膜色素萎缩灶，之间有相对红润的环形区域（图 4-11-4-2 A）；左眼眼底照相检查与右眼相似（图 4-11-4-2 B）。

如图 4-11-4-3 所示，患者，女性，43 岁，双眼夜盲、进行性视力下降 10 年。右眼眼底照相检查见视盘呈蜡黄色，后极部视网膜呈青灰色改变，视网膜动脉纤细难以查到，中周部视网膜见骨细胞样色素沉着，黄斑区黄白色点状色素脱失灶（图 4-11-4-3 A）；左眼眼底照相检查与右眼相似，周边视网膜动脉管壁有鞘，颞下视网膜动脉旁色素沉着，颞上视网膜静脉旁色素沉着（图 4-11-4-3 B）。

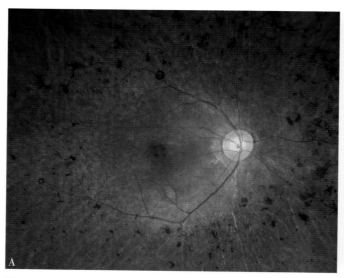
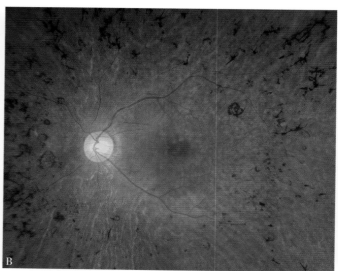

图 4-11-4-1
视网膜色素变性
A. 右眼视网膜色素变性眼底照相；B. 左眼视网膜色素变性眼底照相。

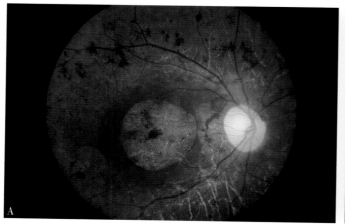
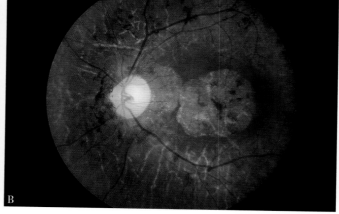

图 4-11-4-2
视网膜色素变性
A. 右眼视网膜色素变性眼底照相；B. 左眼视网膜色素变性眼底照相。

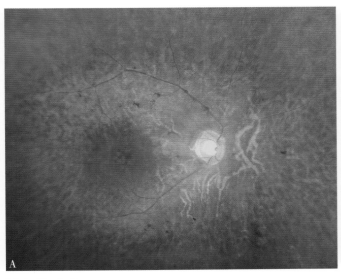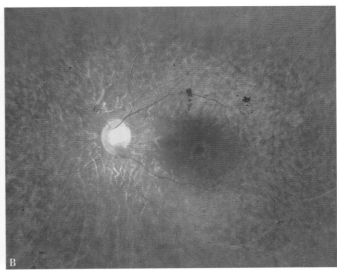

图 4-11-4-3
视网膜色素变性
A. 右眼视网膜色素变性眼底照相; B. 左眼视网膜色素变性眼底照相。

【鉴别诊断】

（1）继发性视网膜变性：多为单眼，视网膜血管无明显变细，视网膜脱离复位后可出现视网膜色素沉着，视网膜下可见增殖条索。

（2）回旋状脉络膜视网膜萎缩：常染色体隐性遗传病，脉络膜见局限性、边界清楚且不连续的萎缩斑，无骨细胞样色素增殖。

二、结晶样视网膜变性

结晶样视网膜变性（crystalline retinopathy）多双眼发病，视网膜出现弥漫性黄白色细小的结晶样物质，越近黄斑区越密集。

如图 4-11-4-4 所示，患者，男性，45 岁，双眼视力下降 6 年。眼底照相检查见左眼视盘界清，色红润，视网膜色素减少，后极部视网膜散在大量金黄色点状、颗粒状反光物质，黄斑区较为密集，黄斑区较多色素沉着。

（靳　睿　李传宝）

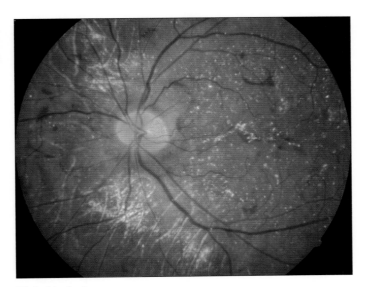

图 4-11-4-4
结晶样视网膜变性

第五节　视网膜肿瘤

一、视网膜毛细血管瘤

视网膜毛细血管瘤（capillary hemangioma of the retina retinal capillary hemangioma）是由于增生的血管内皮细胞和血管腔构成的血管性肿瘤，是较为常见的良性视网膜肿瘤。可为孤立的视网膜毛细血管瘤，也可是冯·希佩尔 – 林道病（von Hippel-Lin-dau disease）的表现之一，后者为常染色体显性遗传病。

如图 4-11-5-1 所示，患者，女性，22 岁，左眼视物模糊 12 年，既往体健，无家族遗传病史。左眼视力 0.02，眼底照相检查见左眼颞上方周边视网膜见红色结节状瘤体，瘤体周围见与视盘相连的粗大的滋养动脉及迁曲扩张的静脉，瘤体周围视网膜微隆起，除鼻侧及鼻下方外余视网膜弥漫性硬性渗出，黄斑区大量硬性渗出（图 4-11-5-1 A）；黄斑 OCT 检查见黄斑区视网膜增厚，结构不清，视网膜内大量点状和团块状高反射，视网膜内表面见线性高反射（图 4-11-5-1 B）；激光治疗 10 个月后患眼视力提升到 0.4，眼底照相检查见为左眼颞上方瘤体萎缩，滋养血管退化，视网膜渗出基本吸收，黄斑区水肿缓解（图 4-11-5-1 C），黄斑 OCT 检查见黄斑区层次清楚，中心凹厚度正常（图 4-11-5-1 D）。

如图 4-11-5-2 所示，患者，男性，54 岁，右眼视物不清半年，既往嗜铬细胞瘤病史，其子亦患有嗜铬细胞瘤。右眼眼底照相检查见上方周边视网膜见黄红色结节状病灶，病灶表面见血管样改变，周围见与视盘相连的粗大的迁曲扩张的静脉，瘤体周围视网膜放射状不规则皱褶，上方及后极部视网膜散在片状出血及硬性渗出，黄斑区水肿（图 4-11-5-2 A）；激光治疗后 1 年，患者视力改善，瘤体缩小，滋养动脉及回流静脉变细，出血及硬性渗出吸收，黄斑区水肿吸收（图 4-11-5-2 B）；左眼眼底照相检查见颞上方周边视网膜见两处红色血管增生（图 4-11-5-2 C）；病变区眼底荧光血管造影检查见两处花团样高荧光（图 4-11-5-2 D）；激光治疗后 1 年复查左眼颞上方血管样增生萎缩，病灶周围散在激光斑（图 4-11-5-2 E）；眼底荧光血管造影检查病灶退化，周围散在激光斑（图 4-11-5-2 F）。

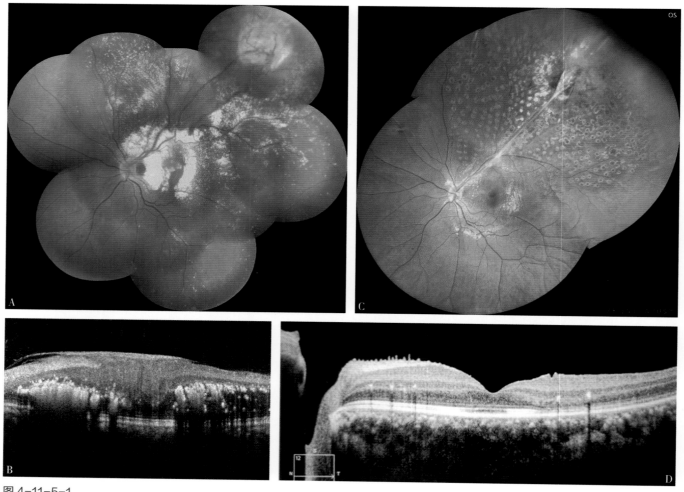

图 4-11-5-1
视网膜毛细血管瘤
A. 视网膜毛细血管瘤眼底照相；B. 视网膜毛细血管瘤 OCT；C. 视网膜毛细血管瘤治疗后 10 个月眼底照相；D. 视网膜毛细血管瘤治疗 10 个月 OCT。

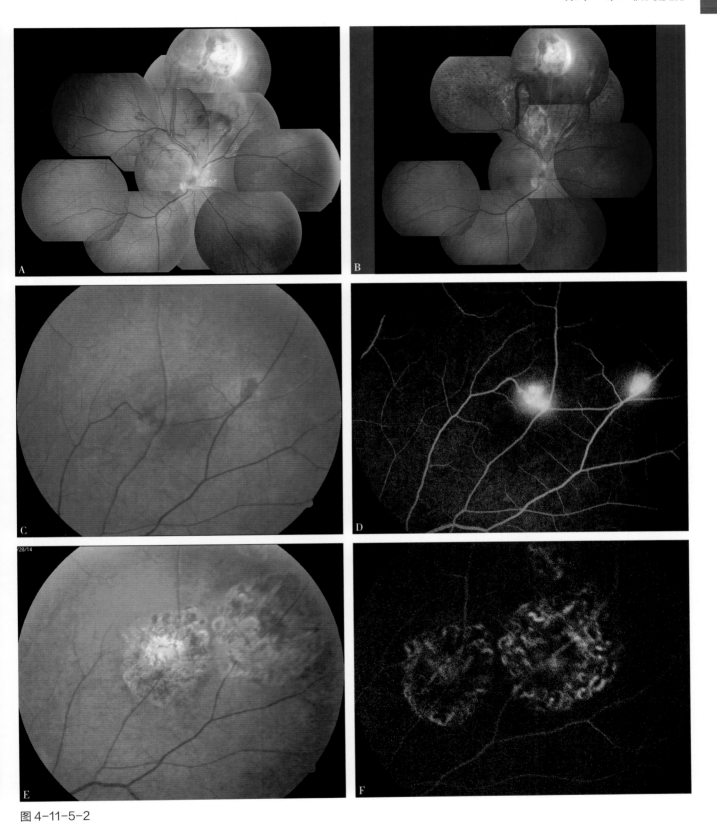

图 4-11-5-2

冯·希佩尔－林道病

A. 冯·希佩尔－林道病眼底照相；B. 治疗后冯·希佩尔－林道病眼底照相；C. 左眼冯·希佩尔－林道病眼底照相；D. 左眼冯·希佩尔－林道病眼底造影；E. 左眼冯·希佩尔－林道病治疗后眼底照相；F. 左眼冯·希佩尔－林道病治疗后眼底造影。

二、视网膜大动脉瘤

视网膜大动脉瘤（retinal macroaneurysm）属于一种获得性血管异常，大部分单发，少数可多发，常伴发视网膜前、视网膜内和视网膜下出血以及玻璃体积血，少数患者多次出血，常合并高血压病。单眼多见，约10%的患者双侧发病。

如图 4-11-5-3 所示，患者，女性，74 岁，右眼视物模糊半个月，既往高血压病史。眼底照相检查见右眼视网膜动脉细，反光强，颞上血管弓见类圆形橘红色瘤样病灶，其周围视网膜大片状出血，累及黄斑（图 4-11-5-3 A）；眼底荧光血管造影检查见颞上方视网膜动脉团状荧光积存（图 4-11-5-3 B）；治疗后 3 个月复查眼底照相示右眼颞上视网膜出血减少，黄斑区硬性渗出，视网膜动脉细，瘤体缩小（图 4-11-5-3 C）。

如图 4-11-5-4 所示，患者，女性，58 岁，右眼视物模糊 1 周，既往高血压病史。眼底照相检查见右眼视网膜动脉细，反光强，动静脉比例约为 1∶2，黄斑上方视网膜见一类圆形橘红色增生病灶，其周围视网膜大片状出血，远端视网膜动脉呈白线状（图 4-11-5-4 A）；治疗后 3 个月眼底照相检查见视网膜出血吸收，硬性渗出增加，瘤体缩小（图 4-11-5-4 B）。

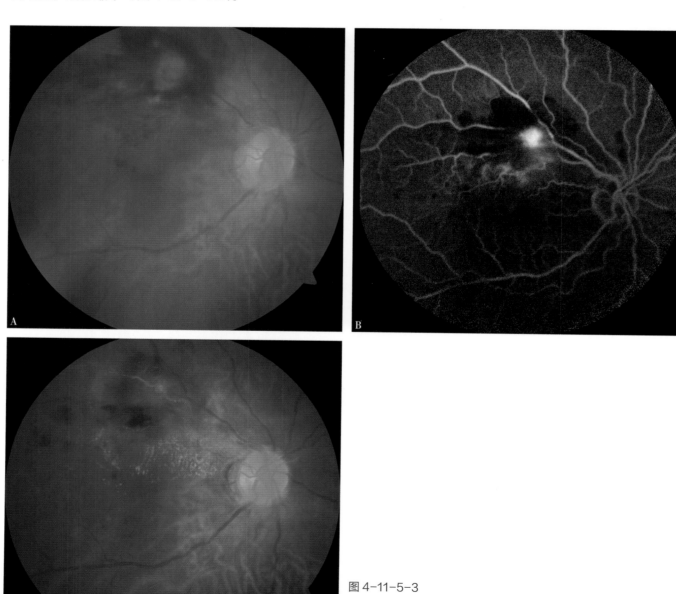

图 4-11-5-3
视网膜大动脉瘤
A. 视网膜大动脉瘤眼底照相；
B. 视网膜大动脉瘤眼底荧光血管造影；
C. 治疗后视网膜大动脉瘤眼底照相。

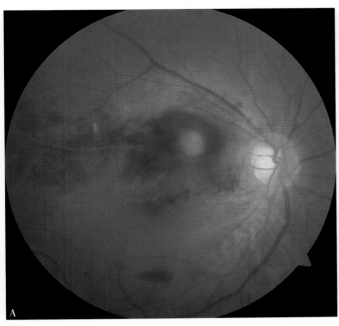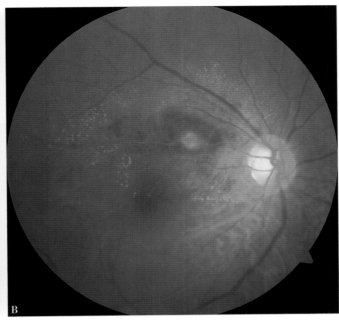

图 4-11-5-4
视网膜大动脉瘤
A. 视网膜大动脉瘤眼底照相；B. 治疗后视网膜大动脉瘤眼底照相。

三、视网膜母细胞瘤

　　视网膜母细胞瘤（retinoblastoma）是婴幼儿最常见的眼内恶性肿瘤，属于视网膜神经源性肿瘤。视网膜母细胞瘤无种族、性别和眼别差异，好发于 3 岁以下的婴幼儿，通过视神经向颅内转移，或侵犯脉络膜、巩膜向眼眶转移。在视网膜母细胞瘤患者中，单眼发病约 60%～70%，双眼发病约 30%～40%。不治疗者可在 2～4 年内死亡。

　　如图 4-11-5-5 所示，患儿，男性，6 个月，怀疑左眼视力差就诊。眼底照相检查见后极部视网膜 2 个球形黄白色肿物，上方视网膜见 1 个黄白色半球形肿物。

　　如图 4-11-5-6 所示，患儿，男性，2 岁，左眼胀痛 3 个月。眼部检查见左眼眼球及周围组织肿胀，球结膜充血，眼角膜混浊，眼内结构看不清（图 4-11-5-6 A）。眼科 CT 检查见双眼球内高密度钙化影（图 4-11-5-6 B），诊断为双眼视网膜母细胞瘤。

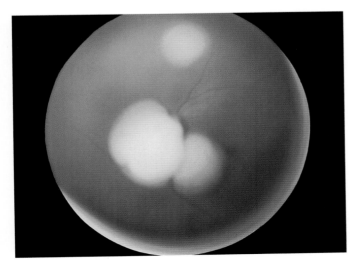

图 4-11-5-5
视网膜母细胞瘤

如图 4-11-5-7 所示，患者，男性，36 岁，查体发现左眼球内钙化斑就诊。既往 32 年前因右眼视网膜母细胞瘤行右眼眼球摘除手术。眼部检查见右眼义眼，左眼鼻下方视网膜淡黄色菜花状肿物，约 3PD×4PD，边界不清，表面有血管爬行（图 4-11-5-7 A）；眼眶 CT 检查见左眼球后壁视网膜前高密度影，位于视盘鼻下方视网膜表面，向球内突起（图 4-11-5-7 B）。

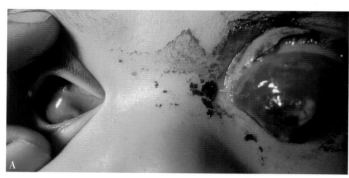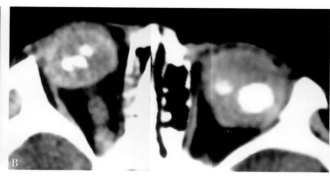

图 4-11-5-6
视网膜母细胞瘤
A. 视网膜母细胞瘤眼部检查；B. 视网膜母细胞瘤眼眶 CT。

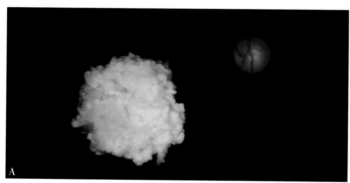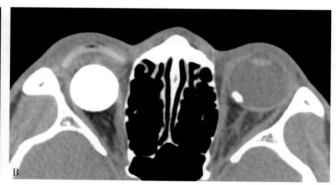

图 4-11-5-7
视网膜母细胞瘤
A. 视网膜母细胞瘤眼部检查；B. 视网膜母细胞瘤眼眶 CT。

（靳　睿　李传宝）

第十二章　视路疾病

视路（visual pathway）是视觉传导的通路，包括视神经、视交叉、视束、外侧膝状体、视放射至皮质视中枢（图 4-12-0-1）。大约 60% 的中枢神经系统疾病直接或间接影响视路而存在眼征。垂体肿瘤压迫视交叉可导致双眼颞侧偏盲，枕叶视皮质梗死可导致同侧偏盲。

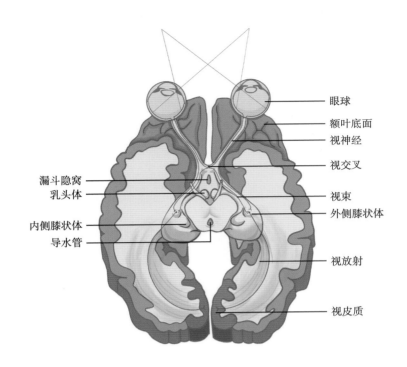

图 4-12-0-1
视路（下面观）

眼球
额叶底面
视神经
视交叉
漏斗隐窝
乳头体
视束
外侧膝状体
内侧膝状体
导水管
视放射
视皮质

（李传宝　李禹琦）

第一节　视盘水肿

　　视盘水肿（papilledema）是视盘充血水肿隆起的状态，严格的概念仅限于由于颅内疾病导致颅内压升高所引起的视盘的继发性水肿，视神经并无原发性炎症。视神经外面的 3 层鞘膜分别与颅内的 3 层鞘膜相连续，颅内压力可经脑脊液传至视神经处，通常眼压高于颅内压，一旦平衡被打破即可引起视盘水肿。引起视盘水肿的原因很多，可以分为两大类，即颅内肿瘤和非颅内肿瘤所致颅内高压的神经系统疾病，前者约占 60% ~ 80%。

　　如图 4-12-1-1 所示，患者，男性，13 岁，双眼视力下降 1 个月。眼底照相检查见右眼视盘及周围组织水肿高度隆起，边界不清，毛细血管扩张，散在出血，黄斑区水肿（图 4-12-1-1 A）；左眼视盘及周围视网膜水肿，边界不清，散在出血，黄斑区水肿渗出，视盘隆起高度略低于右眼（图 4-12-1-1 B）；颅脑加强 MRI 见小脑内团块状长 T_1 略长 T_2 混杂信号肿块，病变大小约 6.1cm×5.6cm×5.2cm，增强扫描呈不均匀强化，内囊变或坏死区无强化，周围脑组织受压，第四脑室受压前移并变扁，幕上脑室扩张，四脑室区占位性病变并梗阻性脑积水（图 4-12-1-1 C）；病理检查见：小脑少突胶质细胞瘤（图 4-12-1-1 D）；颅脑术后 1 年半，右眼眼底照相检查见视盘界清，色淡，视盘周围视网膜皱褶，视网膜动脉细呈白线状，静脉周围见白鞘（图 4-12-1-1 E）；左眼眼底照相检查见视盘界清，色淡，视网膜动脉细呈白线状，静脉周围有鞘（图 4-12-1-1 F）。

　　如图 4-12-1-2 所示，患者，男性，23 岁，双眼视力下降 2 个月。眼底照相检查见双眼视盘水肿，高度隆起，边界不清，毛细血管扩张，视盘周边新鲜出血，盘斑区见三角形星芒状硬性渗出，动脉细，静脉迂曲扩张（图 4-12-1-2 A、图 4-12-1-2 B）。颅脑 MRI 显示交通性脑积水。

　　如图 4-12-1-3 所示，患者，男性，37 岁，双眼视力下降 1 个月，既往患高血压病 5 年。眼底照相检查见右眼视盘充血水肿，高度隆起，视盘周围视网膜水肿，视网膜动脉细，视盘边界扩大，边界比较清晰（图 4-12-1-3 A）；左眼视盘充血水肿，隆起，视盘周围视网膜水肿，视网膜动脉细，视盘边界扩大，边界不清晰（图 4-12-1-3 B）。

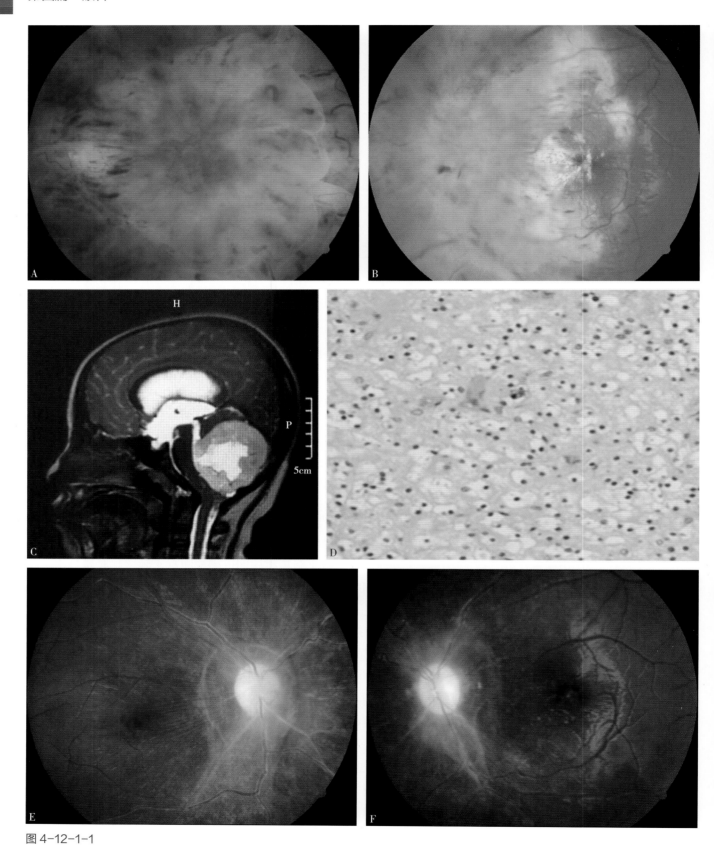

图 4-12-1-1
视盘水肿
A. 右眼眼底照相；B. 左眼眼底照相；C. 颅脑加强磁共振；D. 颅脑肿瘤术后病理；E. 治疗后右眼眼底照相；F. 治疗后左眼眼底照相。

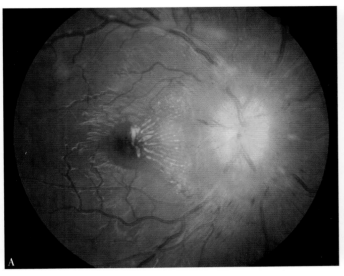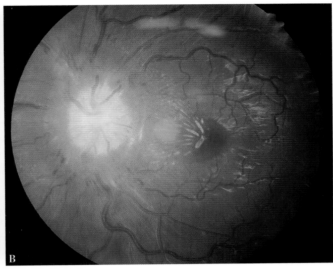

图 4-12-1-2
视盘水肿
A. 右眼眼底照相；B. 左眼眼底照相。

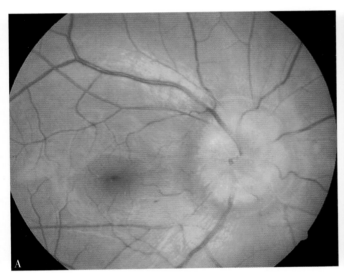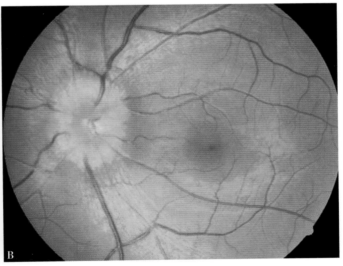

图 4-12-1-3
视盘水肿
A. 右眼眼底照相；B. 左眼眼底照相。

【鉴别诊断】

（1）假性视盘水肿：各种类型的视盘异常可导致假性视盘水肿的出现，包括视盘玻璃疣等，后者如位置表浅，可出现高自发荧光，视盘 OCT 视盘隆起，其内可见高反射团块，B 超提示视盘前方团块状强回声。

（2）其他眼病引起的视盘水肿：视盘边界不清，微隆起（＜3D），由其他原因如眼眶疾病，眼球疾病，全身疾病等引起。如视盘炎、前部缺血性视神经病变等。

视盘水肿尤其是双侧视盘水肿，要首先排除颅脑疾患。

（李传宝　靳　睿）

第二节　视神经炎

视神经炎（optic neuritis，ON）指的是累及视神经的各种炎性病变。按照受累的部位分为以下三类。①球后视神经炎（retrobulbar neuritis）：仅累及视神经眶内段、管内段和颅内段，视盘正常。炎症同时累及视盘及其周围视网膜者称为视神经视网膜炎。②视盘炎（papillitis）：累及视盘，伴有视盘水肿；③视神经周围炎：主要累及视神经鞘。

一、视盘炎

如图 4-12-2-1 所示，患者，男性，42 岁，"右眼突然视力下降 1 天"。患者右眼相对性瞳孔传入障碍（RAPD），眼底检查见右眼视盘充血水肿，边界不清，盘周少许出血，周围视网膜轻度水肿，静脉迂曲扩张（图 4-12-2-1 A）；眼底血管造影检查见造影早期视盘荧光渗漏（图 4-12-2-1 B）；随时间延长荧光渗漏增强，范围扩大，至晚期视盘周围弥漫性高荧光（图 4-12-2-1 C）。

如图 4-12-2-2 所示，患者，男性，18 岁，右眼突然视力下降 2 天。右眼视力为 0.01，右眼眼底照相检查见右眼视盘充血水肿，边界不清，鼻下方视盘周围见线状出血（图 4-12-2-2 A）；左眼眼底照相检查见视盘边界清晰（图 4-12-2-2 B）；眼底血管造影检查见右眼视盘表面血管扩张，视盘鼻下方见与出血相对应的荧光遮蔽，视盘弥漫性高荧光（图 4-12-2-2 C）。

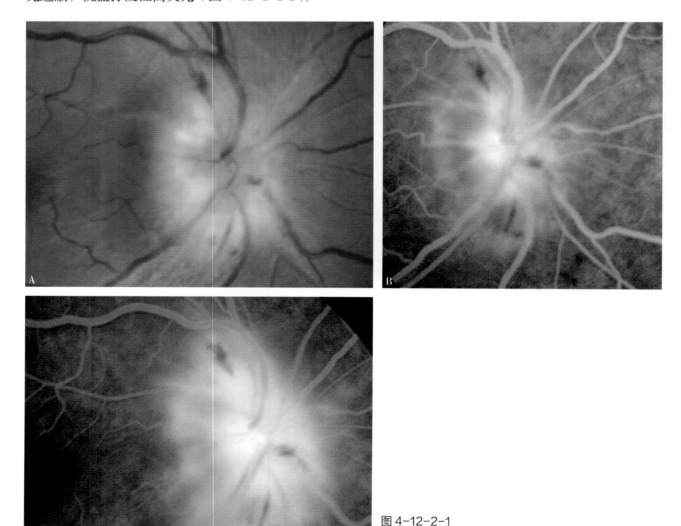

图 4-12-2-1
视盘炎
A. 右眼底照相；
B. 右眼眼底血管造影早期；
C. 右眼眼底血管造影晚期。

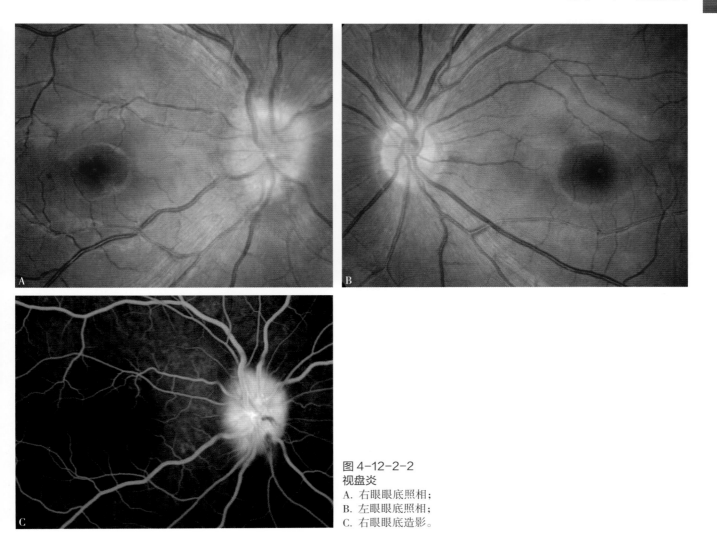

图 4-12-2-2
视盘炎
A. 右眼眼底照相；
B. 左眼眼底照相；
C. 右眼眼底造影。

　　如图 4-12-2-3 所示，患者，男性，16 岁，右眼突然视力下降 3 天。右眼视力为指数 /30cm，右眼眼底照相检查见视盘充血水肿，边界不清，轻微隆起（图 4-12-2-3 A）；右眼眼底血管造影检查见视盘毛细血管扩张，弥漫性荧光渗漏（图 4-12-2-3 B）。

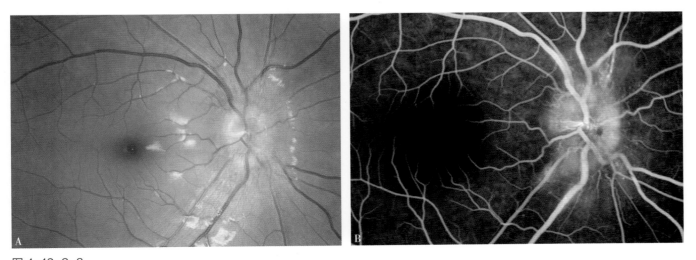

图 4-12-2-3
视盘炎
A. 右眼眼底照相；B. 右眼眼底血管造影。

如图 4-12-2-4 所示，患者，男性，38 岁，左眼视力下降 5 天。左眼视力 0.1，眼底照相检查见左眼视盘充血水肿，边界不清，视盘下方视网膜少许出血和棉绒斑，视盘轻微隆起，视盘黄斑之间视网膜水肿，黄斑区硬性渗出。

如图 4-12-2-5 所示，患者，女性，41 岁，左眼突然视力下降 5 天。左眼视力为 0.1，左眼眼底照相检查见视盘充血水肿，边界不清，轻微隆起，少许出血，视盘黄斑之间视网膜组织水肿（图 4-12-2-5 A）；治疗 4 天后视盘充血水肿减轻，视盘黄斑之间视网膜组织水肿减轻，少许硬性渗出（图 4-12-2-5 B）；治疗 6 天后视盘充血水肿进一步减轻，视盘黄斑之间视网膜组织水肿减轻，硬性渗出增多（图 4-12-2-5 C）；治疗 13 天后视盘充血水肿减轻，出血减少（图 4-12-2-5 D）；治疗 23 天后视盘充血水肿减轻，出血吸收，视盘颜色变淡，视盘黄斑之间视网膜组织水肿缓解，硬性渗出增多（图 4-12-2-5 E）。

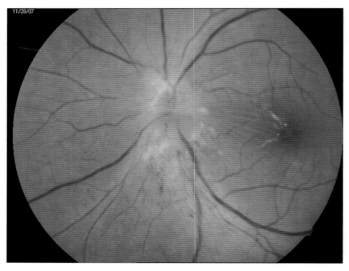

图 4-12-2-4
视神经视网膜炎

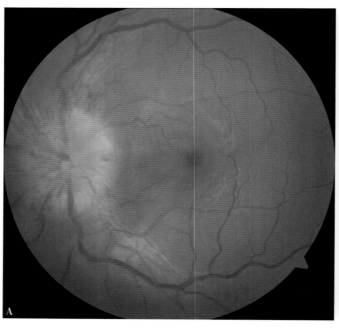

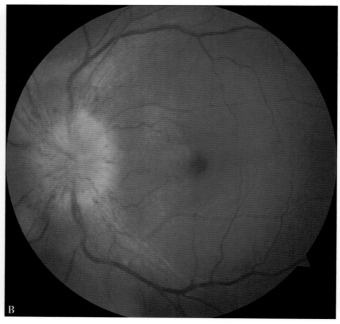

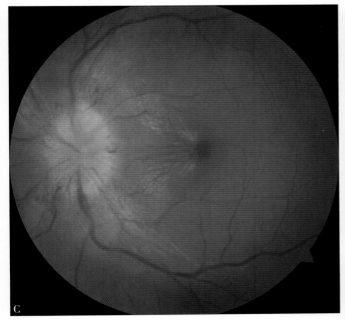

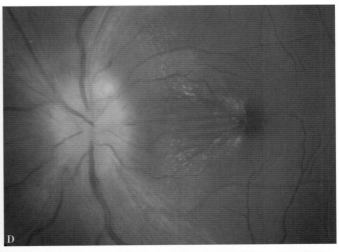

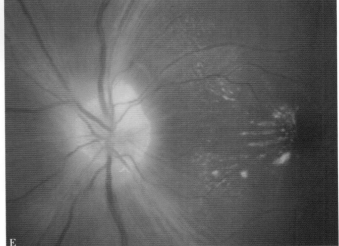

图 4-12-2-5
视神经视网膜炎
A. 左眼初诊时眼底照相；
B. 左眼治疗 4 天后眼底照相；
C. 左眼治疗 6 天后眼底照相；
D. 左眼治疗 13 天后眼底照相；
E. 左眼治疗 23 天后眼底照相。

【鉴别诊断】

（1）Forster-Kennedy 综合征：一眼视神经萎缩，另一眼视盘水肿。颅脑 MRI 示颅前凹附近额叶下方占位性病变。

（2）视盘水肿：双眼发病，视盘边界不清，隆起度较高，＞3D，视盘表面毛细血管扩张，视盘周围线样出血等，颅脑 MRI 检查可发现颅脑占位病变或其他颅内疾患。

二、球后视神经炎

如图 4-12-2-6 所示，患者，女性，16 岁，左眼视物模糊伴左侧转头时眼痛 3 天。左眼视力 0.02，相对性瞳孔传入障碍，视觉诱发电位检查提示 P100 波幅正常，潜伏期延长，左眼眼底照相检查见下方视盘弧度较小但边界清晰，颜色红润（图 4-12-2-6 A）；右眼眼底照相见视盘近圆形，颜色红润，边界清晰（图 4-12-2-6 B）；左眼眼底血管造影检查未见异常荧光（图 4-12-2-6 C）；眼眶磁共振检查见左眼视神经较右侧眼增粗（图 4-12-2-6 D）。确诊为球后视神经炎（retrobulbar neuritis）。

【鉴别诊断】

（1）弱视：视力自幼差，常伴有屈光参差，弱视眼有中高度远视或散光，RAPD（－），眼部检查及颅脑检查未见明显器质性病变。

（2）伪盲：眼部检查及颅脑检查没有器质性病变，RAPD（－），VEP 检查正常。

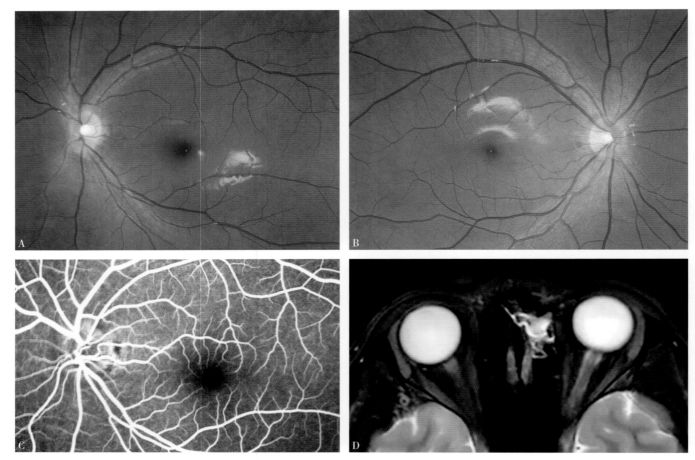

图 4-12-2-6
球后视神经炎
A. 左眼眼底照相；B. 右眼眼底照相；C. 左眼眼底造影；D. 眼眶磁共振检查。

（靳　睿）

第三节　视盘血管炎

视盘血管炎（optic disc vasculitis）为原发于视盘血管的非特异性炎症，患者常为全身健康的 40 岁以下青年人，男性多于女性。单眼发病，偶有双眼。

如图 4-12-3-1 所示，患者，男性，33 岁，左眼视物模糊 5 天；左眼视力 0.8，左眼眼底照相检查见视盘充血水肿，边界不清，视盘表面及其周围出血（4-12-3-1 A）；左眼眼底血管造影检查见视盘弥漫性荧光渗漏（4-12-3-1 B）。

如图 4-12-3-2 所示，患者，男性，35 岁，左眼视物模糊 2 天。左眼视力 0.5，眼底照相检查见左眼视盘边界不清，色红，视盘和周围视网膜轻微隆起，动脉略细，静脉迂曲扩张（4-12-3-2 A）；眼底血管造影检查见视盘荧光渗漏并积存（图 4-12-3-2 B）。

如图 4-12-3-3 所示，患者，女性，39 岁，左眼视物模糊 1 周。右眼视力 0.4，颅脑磁共振无异常。眼底照相检查见左眼视盘充血水肿，边界不清，表面血管扩张，表面及周围视网膜出血，视盘和周围视网膜轻微隆起，视网膜动脉细，静脉迂曲扩张。

【鉴别诊断】

（1）视盘水肿：双眼发病，视盘边界不清，隆起度较高，＞3D，视盘表面毛细血管扩张，视盘周围线样出血等，颅脑 MRI 示颅脑占位病变或其他颅内疾患。

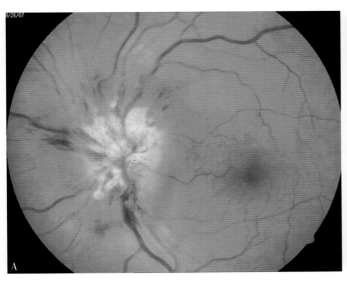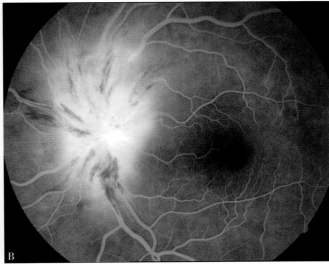

图 4-12-3-1
视盘血管炎
A. 左眼眼底照相；B. 左眼眼底血管造影。

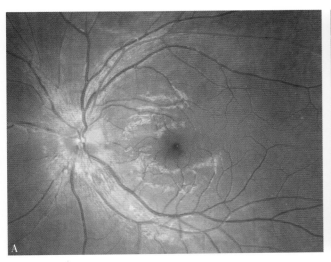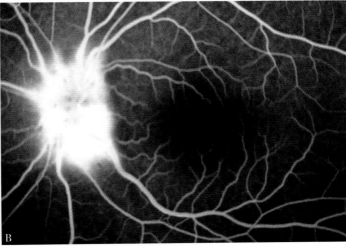

图 4-12-3-2
视盘血管炎
A. 左眼底照相；B. 左眼底血管造影。

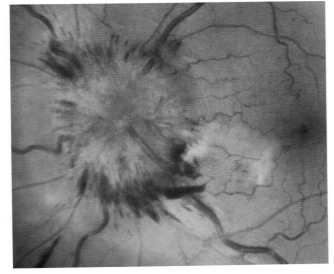

图 4-12-3-3
视盘血管炎

（2）视网膜中央静脉阻塞：单眼多见，视网膜动脉细，静脉迂曲扩张，散在大量火焰状、片状出血，黄斑水肿，伴或不伴视盘水肿。

（靳　睿　李传宝）

第四节　缺血性视神经病变

缺血性视神经病变（ischemic optic neuropathy，ION）在 50 岁以上人群多见，常合并高血压病、糖尿病等全身病变。ION 包括前部缺血性视神经病变（anterior ischemic optic neuropathy，AION）和后部缺血性视神经病变（posterior ischemic optic neuropathy，PION）。AION 较 PION 常见。ION 还可分为动脉炎性和非动脉炎性 ION，我国患者多为非动脉炎性缺血性视神经病变。

如图 4-12-4-1 所示，患者，男性，62 岁，左眼视物模糊伴下方遮挡感 3 天，既往高血压病 5 年。左眼眼底照相检查见视盘下方边界不清，轻微隆起，颞上方视盘色淡，边界不清，颞下盘缘可见线状出血，动脉细，动静脉比例 1:2～1:3（图 4-12-4-1 A）；眼底荧光血管造影检查见早期视盘颞上部荧光渗漏（图 4-12-4-1 B）；晚期荧光渗漏增强（图 4-12-4-1 C）。

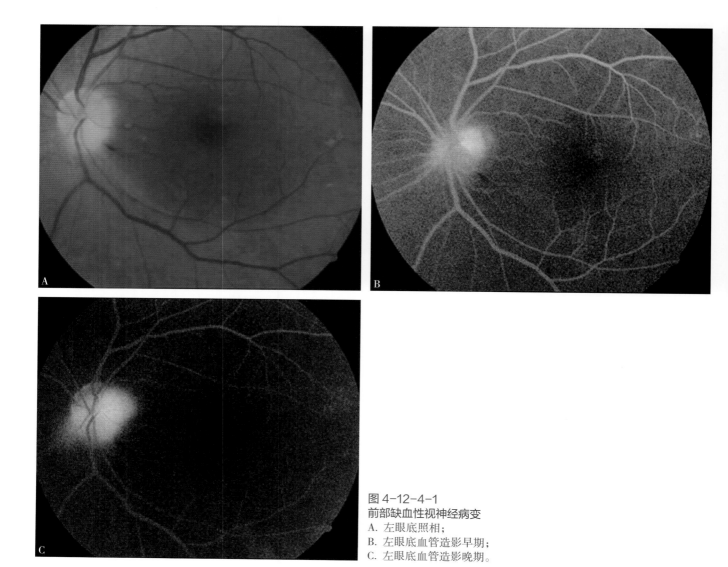

图 4-12-4-1
前部缺血性视神经病变
A. 左眼底照相；
B. 左眼底血管造影早期；
C. 左眼底血管造影晚期。

如图 4-12-4-2 所示，患者，男性，65 岁，右眼视物模糊伴下方遮挡感 4 个月，左眼视物模糊 2 天。既往高血压病 10 年。右眼眼底照相检查见视盘色浅，下方边界不清，视网膜动脉纤细，黄斑区硬性渗出（图 4-12-4-2 A）；左眼眼底照相检查见视盘及周围组织水肿隆起，边界不清，颞上周围视网膜少许出血，视网膜动脉纤细，动静脉比例约 1∶3（图 4-12-4-2 B）；右眼眼底血管造影见颞下方视盘荧光渗漏（图 4-12-4-2 C）；左眼眼底血管造影见视盘弥漫性荧光不均匀渗漏积存，黄斑上下方视网膜少许荧光渗漏（图 4-12-4-2 D）。

如图 4-12-4-3 所示，患者，男性，51 岁，右眼视物模糊 13 天，既往高血压病 5 年。右眼眼底照相检查见视盘水肿色浅，下方边界不清，生理凹陷不清，视网膜动脉细，下方视盘表面少许出血（图 4-12-4-3 A）；眼底荧光血管造影检查见右眼下方视盘荧光渗漏积存（图 4-12-4-3 B）。

【鉴别诊断】

（1）Forster-Kennedy 综合征：一眼视神经萎缩，另一眼视盘水肿。颅脑 MRI 示颅前凹附近额叶下方占位性病变。

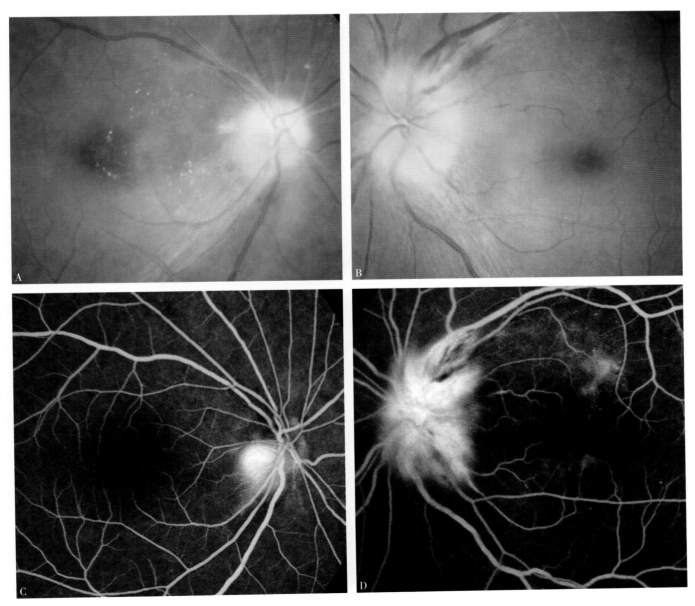

图 4-12-4-2
前部缺血性视神经病变
A. 右眼底照相；B. 左眼底照相；C. 右眼底血管造影；D. 左眼底血管造影。

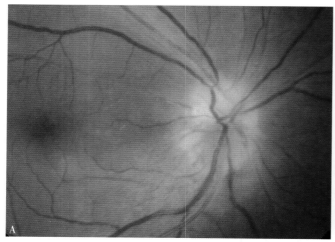

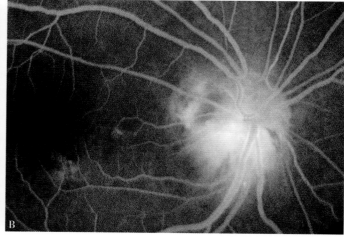

图 4-12-4-3
前部缺血性视神经病变
A. 右眼底照相；B. 右眼底血管造影。

（2）视盘水肿：双眼发病，视盘边界不清，隆起度较高，＞3D，视盘表面毛细血管扩张，视盘周围线样出血等，颅脑 MRI 检查可发现颅脑病变。

（李传宝）

第五节 视神经萎缩

视神经萎缩（optic atrophy）是指各种病因引起视网膜神经节细胞及其轴突发生的退行性变，导致视功能障碍的疾病，一般发生于视网膜至外侧膝状体之间的神经节细胞轴突变性，主要致病原因是视神经、视网膜病变及其周围相关组织结构的病变、颅内病变、外伤性病变、代谢性疾病、营养性因素、遗传因素等，临床表现为视力下降、后天获得性色觉障碍（红绿色盲多见），可导致永久性视力障碍，甚至失明。视神经萎缩预后较差，治疗后可延缓疾病进展。视神经萎缩分为原发性和继发性。视神经萎缩如没有明确的眼部疾病，均需做颅脑磁共振检查排除颅脑疾患。

如图 4-12-5-1 所示，患者，女性，39 岁，左眼视物模糊半年。4 个月前患左眼视神经炎。左眼视力 0.05，眼底照相检查见左眼视盘色淡，边界清晰。

如图 4-12-5-2 所示，患者，女性，61 岁，右眼视物模糊 2 年。1 年前患闭角型青光眼已行手术。眼底照相检查见右眼视盘色淡，边界清晰，杯盘比约为 0.9。

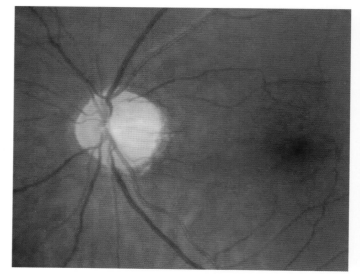

图 4-12-5-1
视神经萎缩

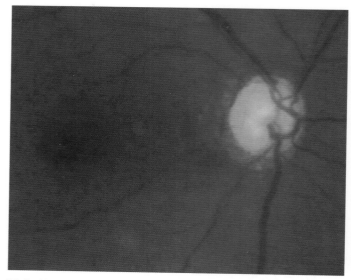

图 4-12-5-2
视神经萎缩

　　如图 4-12-5-3 所示，患者，男性，35 岁，右眼视物模糊 4 年。3 年前确诊开角型青光眼。眼底照相检查见右眼视盘色淡，边界清晰，杯盘比约为 1.0。

　　如图 4-12-5-4 所示，患者，男性，58 岁，左眼视物模糊 1 年。1 年前患左眼视网膜中央动脉阻塞。眼底照相检查见左眼视盘色淡，边界清晰，视盘表面血管紊乱，视网膜动脉纤细，动脉壁有白鞘。

　　如图 4-12-5-5 所示，患者，男性，33 岁，左眼视物模糊 2 个月。眼底照相检查见左眼玻璃体混浊，视盘界清色淡，视网膜动脉纤细有白鞘，诊断为视网膜血管炎（图 4-12-5-5 A）；治疗 2 个月后眼底照相检查见玻璃体混浊减轻，视盘色淡，边界清晰，视网膜动脉节段状白鞘（图 4-12-5-5 B）。

　　如图 4-12-5-6 所示，患者，女性，58 岁，右眼视物模糊 1 年。1 年前患右眼视网膜静脉阻塞。眼底照相检查见右眼视盘色淡，边界清晰，视网膜动脉细，颞下视网膜静脉迂曲，视网膜散在出血。

　　如图 4-12-5-7 所示，患者，女性，61 岁，右眼视物模糊 1 年。既往患视网膜色素变性 20 年。眼底照相检查见右眼视网膜色素稀少，视网膜动脉纤细，视盘色淡，边界清晰。

　　如图 4-12-5-8 所示，患者，男性，52 岁，双眼视力下降 8 年，患高血压 10 年，颅脑磁共振无异常。眼底照相检查见双眼视盘界清，淡黄色，视网膜动脉细，血管有鞘。

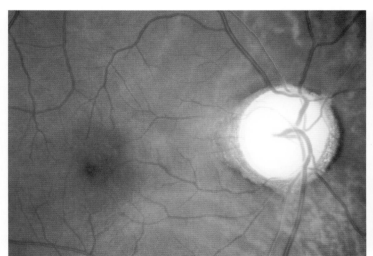

图 4-12-5-3
视神经萎缩

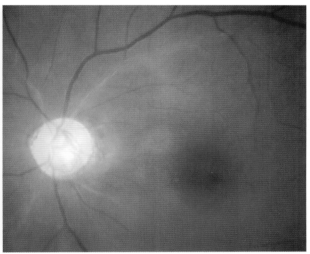

图 4-12-5-4
视神经萎缩

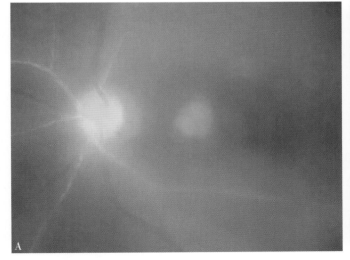

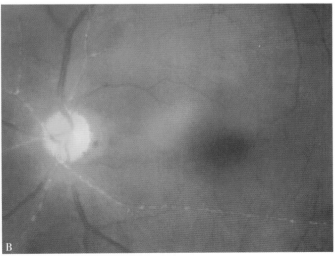

图 4-12-5-5
左眼视神经萎缩
A. 左眼眼底照相；B. 治疗 2 个月后左眼眼底照相。

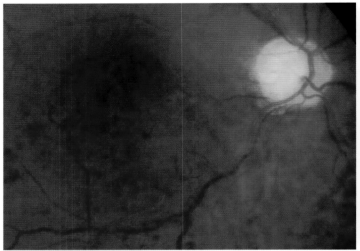

图 4-12-5-6
视神经萎缩

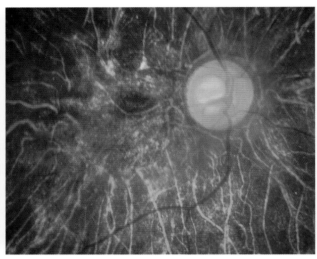

图 4-12-5-7
视神经萎缩

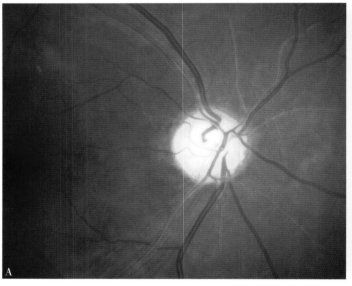

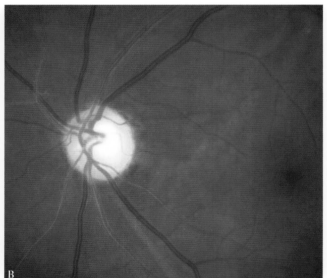

图 4-12-5-8
视神经萎缩
A. 右眼底照相；B. 左眼底照相。

（李传宝　靳　睿）

第六节　视盘黑色素细胞瘤

视盘黑色素积聚形成的肿瘤多为良性肿瘤。

如图 4-12-6-1 所示，患者，男性，52 岁，右眼视物模糊半年。眼底照相检查见右眼下方视盘及周围视网膜见一较大半球形黑色肿物，隆起度较高，边界清晰无浸润，周围视网膜组织无水肿或出血。

（李传宝）

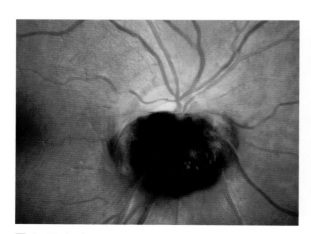

图 4-12-6-1
右眼视盘黑色素细胞瘤

第七节 视盘发育异常

一、视盘形态异常

视盘为视神经在球内可见的部分，为视网膜神经纤维的汇集处。位于黄斑鼻侧约 3mm，大小约为 1.5mm×1.75mm，此处无色素层和视细胞层，无感光作用，视野检查时为一生理盲点。多种原因可致视盘形态发育异常。

如图 4-12-7-1 所示，患者，女性，56 岁，左眼黄斑裂孔性视网膜脱离术后 1 周，眼底照相检查见左眼视盘呈竖椭圆形，周围弧形萎缩，其颞下方和黄斑区视网膜萎缩。

如图 4-12-7-2 所示，患者，男性，61 岁，右眼视物模糊 30 年，眼底照相检查见右眼视盘略呈横椭圆形，下方视网膜弧形萎缩，血管发出和走形异常。

如图 4-12-7-3 所示，患者，男性，32 岁，发现右眼视物模糊 20 年。眼底照相检查见右眼视盘小，呈斜椭圆形，其颞下方可见视网膜和脉络膜萎缩斑，视网膜血管发出和走形异常。

【鉴别诊断】

近视弧：近视弧多位于视盘颞侧或环绕视盘全周，后天进行性发展，多见于近视眼，常合并近视性退行性眼底改变。

二、有髓神经纤维

凡是具有髓鞘的神经纤维，称为有髓神经纤维（myelinated nerve fibers）。有髓神经纤维由轴突（或树突）、髓鞘、神经膜构成。髓鞘及神经膜呈鞘状包裹在轴突的周围。一般不影响视力。

如图 4-12-7-4 所示，患者，女性，52 岁，因飞蚊症散瞳查眼底发现视盘异常。右眼眼底照相检查见视盘周围视网膜浓厚黄白色羽毛状改变，边缘有放射状延伸，上下方面积较大，视盘形态边界辨识不清，周围视网膜血管被遮蔽（图 4-12-7-4 A）；左眼眼底照相检查见视盘全周视网膜浓厚黄白色羽毛状改变，边缘有放射状延伸，上下方面积较大，视盘形态边界辨识不清，周围视网膜血管被遮蔽，左眼范围较右眼大（图 4-12-7-4 B）。

三、先天性视盘小凹

视盘小凹（pit of optic papilla）为神经外胚叶的发育缺陷所致。多单眼发病，视力正常，合并黄斑部视网膜脱离或劈裂时则视力下降。眼底表现为视盘小凹呈圆形或椭圆形，小凹常被灰白纤维胶质膜覆盖，多见于视盘颞侧或颞下方。

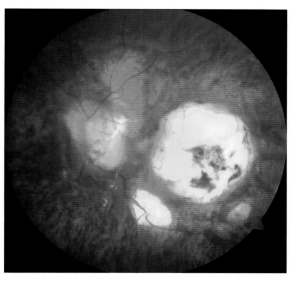

图 4-12-7-1
视盘形态异常

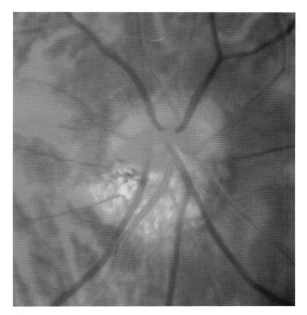

图 4-12-7-2
视盘形态异常

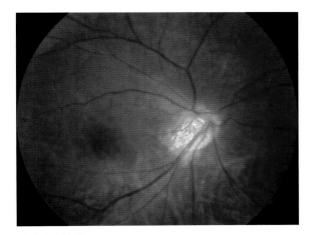

图 4-12-7-3
视盘形态异常

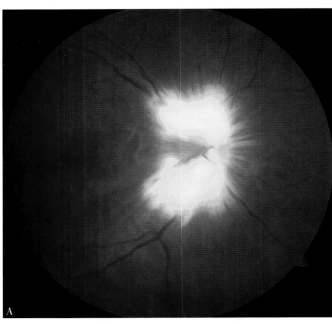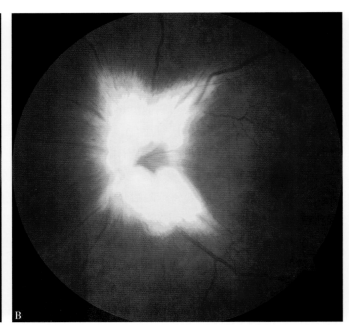

图 4-12-7-4
有髓鞘神经纤维
A. 右眼眼底照相；B. 左眼眼底照相。

　　如图 4-12-7-5 所示，患者，女性，16 岁，右眼视物模糊并变形 2 周。眼底照相检查见右眼视盘的视杯颞侧可见一灰白色小的凹陷，黄斑区见椭圆形圆盘状隆起。

　　如图 4-12-7-6 所示，患者，女性，31 岁，右眼视物模糊并变形 1 个月。眼底照相检查见右眼视盘的视杯颞下方可见一类椭圆形的灰色小的凹陷，黄斑视盘之间视网膜劈裂。

【鉴别诊断】

　　中心性浆液性视网膜脉络膜病变：视盘小凹合并浆液性视网膜脱离时需与中心性浆液性视网膜脉络膜病变相鉴别，中心性浆液性视网膜脉络膜病变为黄斑区视网膜神经上皮层的盘状脱离，不累及视盘边缘，视盘边缘没有凹陷。

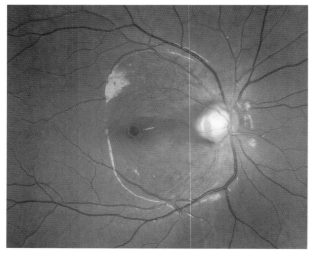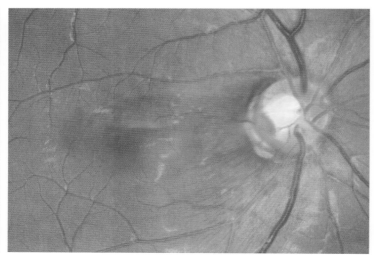

图 4-12-7-5
右眼视盘小凹伴视网膜脱离

图 4-12-7-6
右眼视盘小凹伴黄斑劈裂

四、假性视盘炎

因先天性发育所致视盘及周围组织水肿，形似视盘炎，但患者没有视力障碍，没有系统性疾病，称为假性视盘炎。

如图 4-12-7-7 所示，患儿，女性，8 岁，视物模糊 3 个月，双眼视力 0.3 验光矫正 1.0。右眼眼底照相检查见右眼视盘边界不清，鼻侧视盘周围组织隆起，视盘周围血管随隆起的组织拱形弯曲（图 4-12-7-7 A）；左眼眼底照相检查见视盘边界不清，鼻侧视盘周围组织隆起（图 4-12-7-7 B）。颅脑磁共振检查正常。

如图 4-12-7-8 所示，患儿，男性，11 岁，视物模糊半年，双眼视力 0.4 验光矫正 1.0。右眼眼底照相检查见右眼视盘边界不清，视盘周围组织隆起，视盘周围血管随隆起的组织拱形弯曲（图 4-12-7-8 A）；左眼眼底照相检查见视盘边界不清，视盘周围组织隆起，视盘周围血管随隆起的组织拱形弯曲，病变范围较右眼小（图 4-12-7-8 B）。颅脑磁共振检查正常。

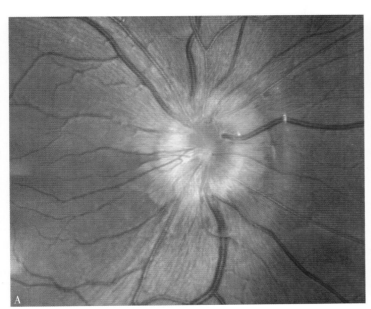
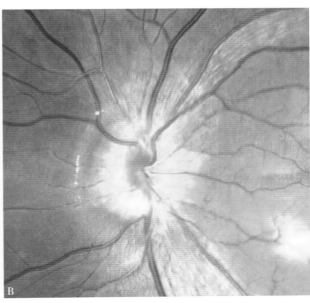

图 4-12-7-7
假性视盘炎
A. 右眼眼底照相；B. 左眼眼底照相。

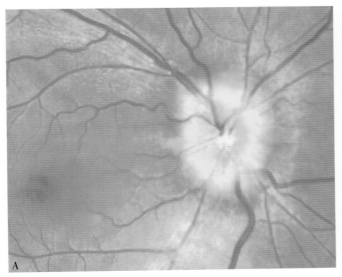
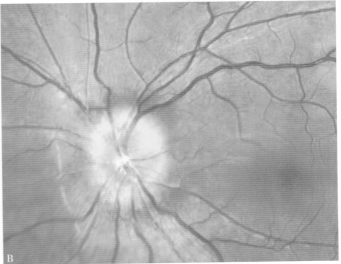

图 4-12-7-8
假性视盘炎
A. 右眼眼底照相；B. 左眼眼底照相。

五、视盘缺损

如图 4-12-7-9 所示，患儿，男性，7 岁，发现左眼视力差 1 个月。眼底照相检查见左眼视盘缺损（coloboma of optic disc），白色碗状深凹陷，视网膜血管自边缘发出，呈倒钩状弯曲，向四周放射状分布，周围视网膜、脉络膜萎缩（图 4-12-7-9 A）。眼科 B 超检查见玻璃体腔后部见三角形低回声（图 4-12-7-9 B）。

如图 4-12-7-10 所示，患儿，女性，5 岁，发现左眼视力差 3 个月。眼底照相检查见左眼视盘部位缺损，黄白色深凹陷，视网膜血管自边缘发出，呈倒钩状弯曲，周围视网膜、脉络膜萎缩，视网膜青灰色隆起。

六、牵牛花综合征

牵牛花综合征（morning glory syndrome）为视盘的先天性发育异常。根据眼底形态犹似一朵盛开的牵牛花而予以命名。这种先天性畸形的形成机制尚不清楚，可能与视盘中心区胶质发育异常有关。常因此而发生先天性斜视。视盘面积明显扩大，有多支粗细不等的血管自边缘穿出，径直走向周边部，动静脉难以分清。视盘周围有一宽阔的黄白色或灰黑色环状隆起。其中有色素斑块。外周更有与之呈同心圆状的脉络膜视网膜萎缩区，黄斑受累。

如图 4-12-7-11 所示，患者，女性，25 岁，发现左眼视力差 20 年。眼底照相检查左眼视盘扩大，周围视网膜、脉络膜萎缩，视网膜血管自视盘周围发出近垂直向四周延伸（图 4-12-7-11 A）；眼底血管造影见萎缩区边缘透见荧光（图 4-12-7-11 B）。

如图 4-12-7-12 所示，患儿，女性，8 岁，发现左眼内斜视 4 年。左眼视力 0.05，眼部大体检查见左眼内斜 15°（图 4-12-7-12 A）；眼底照相检查左眼视盘扩大，周围视网膜、脉络膜萎缩，多支视网膜血管自视盘发出近垂直向四周延伸，视盘表面灰白色增殖膜（图 4-12-7-12 B）。

如图 4-12-7-13 所示，患者，男性，25 岁，发现右眼外斜视 4 年。右眼视力 0.05，眼部大体检查见右眼外斜约 40°（图 4-12-7-13 A）；眼底照相检查右眼视盘扩大，周围视网膜、脉络膜萎缩，多支视网膜血管自视盘发出近垂直向四周延伸，颞下方大片脉络膜萎缩和色素沉着（图 4-12-7-13 B）。

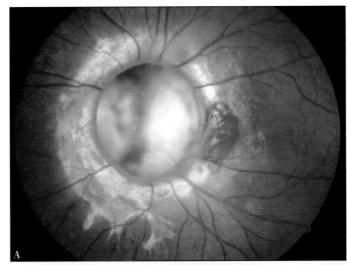
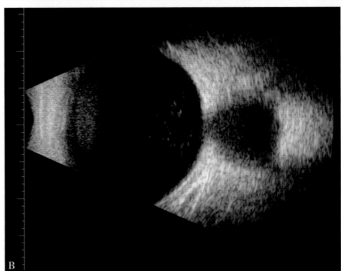

图 4-12-7-9
视盘缺损
A. 左眼 B 超；B. 左眼底照相。

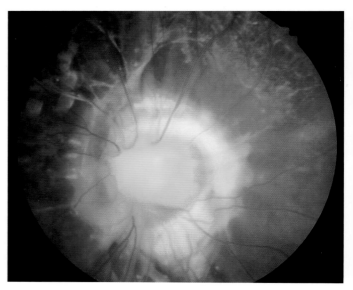

图 4-12-7-10
视盘缺损伴视网膜脱离

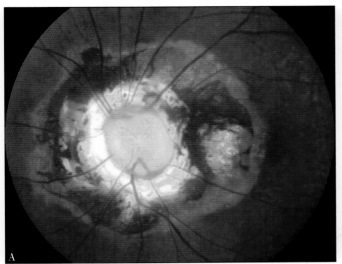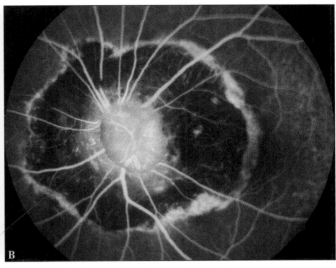

图 4-12-7-11
牵牛花综合征
A. 左眼眼底照相；B. 左眼眼底血管造影。

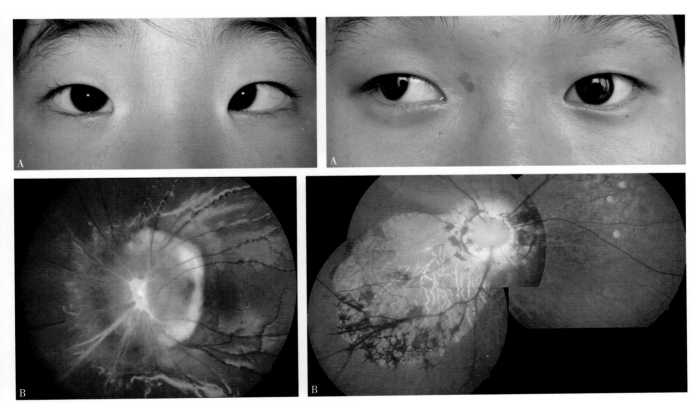

图 4-12-7-12
牵牛花综合征
A. 眼部大体检查；B. 左眼眼底照相。

图 4-12-7-13
牵牛花综合征
A. 眼部大体检查；B. 左眼眼底照相。

如图 4-12-7-14 所示，患儿，女性，6 岁，发现右眼视力差 3 个月。眼底照相检查见右眼视盘扩大，周围视网膜、脉络膜萎缩，多支视网膜血管自视盘不同位置发出向四周延伸，黄斑辨识不清。

如图 4-12-7-15 所示，患儿，女性，5 岁，发现左眼视力差 3 个月。眼底照相检查见左眼视盘扩大，周围视网膜、脉络膜萎缩，20 多支视网膜血管自视盘发出向四周延伸，黄斑辨识不清，视网膜青灰色隆起。

（李传宝　靳　睿）

第十三章　屈光不正

人眼在调节静止即放松状态下，外界的平行光线经过人眼的屈光系统，恰好落在黄斑中心凹聚焦，称之为正视。如果不能够在视网膜黄斑中心凹聚焦称为屈光不正。如果落在黄斑中心凹之前称为近视。落在黄斑中心凹之后称为远视。人眼的屈光系统包括角膜、房水、晶状体和玻璃体。屈光不正的类型包括近视、远视和散光。

第一节　近视

近视（myopia）是指在调节松弛状态下，平行光线经眼的屈光系统屈折后聚焦在视网膜之前，因而看不清远处的目标。近视眼的发生主要与遗传和环境两大因素有关。近视眼按其性质可分为轴性近视、曲率性近视和屈光指数性近视；按其程度可分为轻度近视（屈光度 3.00D 以下）、中度近视（屈光度 3.00 ~ 6.00D）和高度近视（屈光度 6.00D 以上）。按病理改变可分为单纯性近视和病理性近视。

轻中度近视一般没有视网膜和脉络膜的病理性近视改变，高度近视，尤其是大于 9D 的患眼可发生程度不等的眼底改变，如近视弧形斑、豹纹状眼底、黄斑部出血、脉络膜新生血管膜、形状不规则的白色萎缩斑、色素沉着呈圆形的 Fuchs斑、巩膜后葡萄肿、周边部视网膜格子样变性和囊样变性、视网膜裂孔、继发视网膜脱离、玻璃体液化、浑浊和后脱离。这类近视眼又称为病理性近视眼。

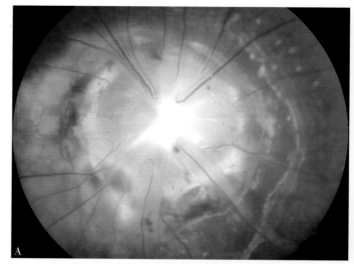

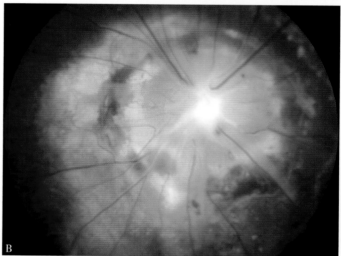

图 4-12-7-14
牵牛花综合征
A. 以视盘为中心的眼底照相；B. 以后极部为中心的眼底照相。

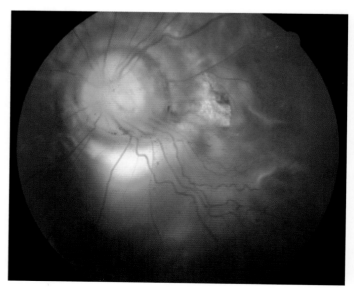

图 4-12-7-15
牵牛花综合征伴视网膜脱离

如图 4-13-1-1 所示，患者，女性，32 岁，双眼进行性视物模糊 10 年。眼科验光检查双眼近视 16D，眼底照相检查见双眼视盘不等大，豹纹状眼底，后极部视网膜、脉络膜萎缩。右眼视盘略小，视网膜血管自视盘颞侧发出，视盘颞侧弧形色素萎缩脱失，可透见脉络膜的大血管（图 4-13-1-1 A）；左眼视盘较右侧大，黄斑区视网膜出血，外围呈花瓣样外观（图 4-13-1-1 B）。

如图 4-13-1-2 所示，患者，女性，41 岁，左眼视物模糊 30 年。眼科验光检查左眼近视 31D，眼底照相检查见左眼后极部视网膜、脉络膜萎缩，色素减少，透见巩膜的颜色，黄斑区视网膜血管较多，黄斑不易辨别，透过视网膜见脉络膜色素减少，脉络膜大血管清晰可见（图 4-13-1-2 A）；B 超检查见后巩膜向后突出形成葡萄肿（图 4-13-1-2 B）。

如图 4-13-1-3 所示，患者，女性，61 岁，左眼视物模糊 40 年，加重 2 个月。黄斑 OCT 检查见黄斑区视网膜向后凸起，黄斑神经上皮层全层缺损，孔缘翘起增厚。

如图 4-13-1-4 所示，患者，女性，67 岁，右眼视物模糊 50 多年，加重 3 个月。眼底照相检查见右眼豹纹状眼底，后极部视网膜、脉络膜萎缩，色素减少，黄斑区视网膜浅脱离（图 4-13-1-4 A）；黄斑 OCT 检查见后巩膜向后突出，黄斑裂孔，周围浅脱离并有视网膜劈裂，视网膜前膜（图 4-13-1-4 B）。

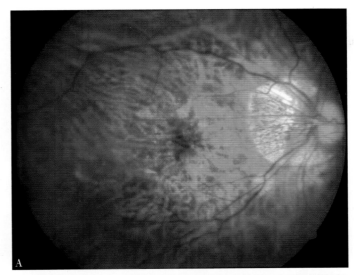

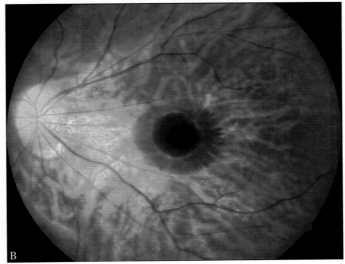

图 4-13-1-1
高度近视眼底病变
A. 右眼眼底照相；B. 左眼眼底照相。

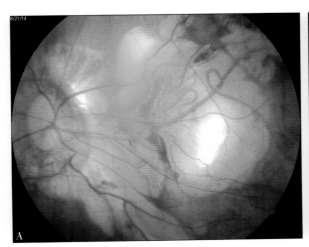

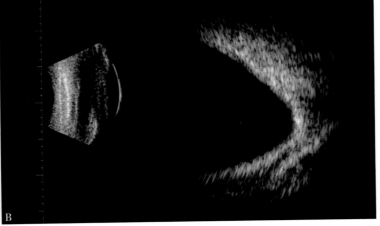

图 4-13-1-2
高度近视眼底病变
A. 左眼眼底照相；B. 左眼 B 超。

如图 4-13-1-5 所示，患者，女性，71 岁，左眼视物模糊 40 多年，加重 1 个月。眼底照相检查见左眼豹纹状眼底，后极部视网膜、脉络膜萎缩，色素减少，视网膜青灰色隆起，黄斑裂孔（图 4-13-1-5 A）；经过手术治疗，视网膜脱离完全复位（图 4-13-1-5 B）。

如图 4-13-1-6 所示，患者，男性，52 岁，左眼视物模糊 40 年，闪光感 2 周。左眼眼底照相检查见左眼豹纹状眼底，视盘周围脉络膜萎缩，后极部脉络膜萎缩，后巩膜葡萄肿，上方见一圆形视网膜裂孔，周围已行激光治疗。

如图 4-13-1-7 所示，患者，男性，53 岁，双眼视物模糊 40 多年，右眼视物模糊加重 1 周。眼底照相检查见双眼豹纹状眼底，后极部视网膜、脉络膜萎缩，右眼视网膜青灰色隆起，视网膜血管迂曲，黄斑裂孔（图 4-13-1-7 A）；左眼豹纹状眼底，视盘颞侧脉络膜萎缩（图 4-13-1-7 B）。

如图 4-13-1-8 所示，患者，男性，47 岁，双眼视物模糊 30 多年，右眼视物模糊加重 10 天。眼底照相检查见双眼豹纹状眼底，后极部视网膜、脉络膜萎缩，右眼视网膜青灰色隆起，黄斑裂孔，视盘颞侧和下方脉络膜萎缩，透见白色的巩膜（图 4-13-1-8 A）；左眼视盘周围和黄斑区脉络膜萎缩，色素减少（图 4-13-1-8 B）。

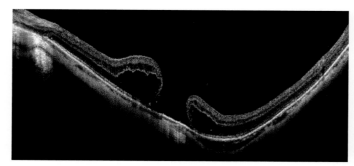

图 4-13-1-3
高度近视眼底病变

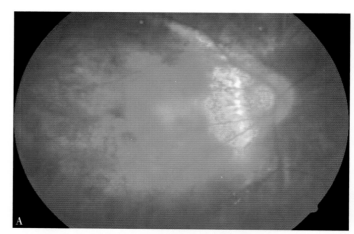

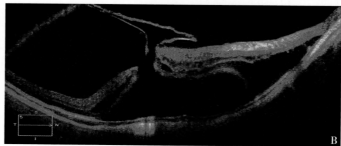

图 4-13-1-4
高度近视眼底病变
A. 右眼眼底照相；B. 左眼黄斑 OCT。

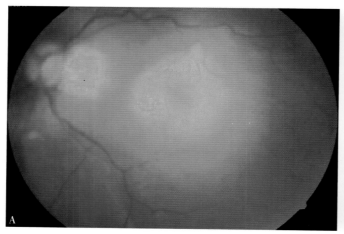

图 4-13-1-5
高度近视眼底病变
A. 左眼眼底照相；B. 手术后左眼眼底照相。

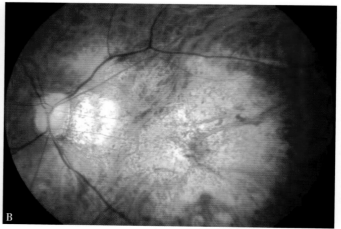

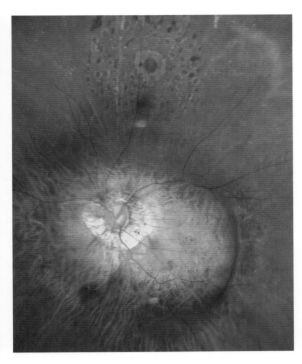

图 4-13-1-6
高度近视眼底病变

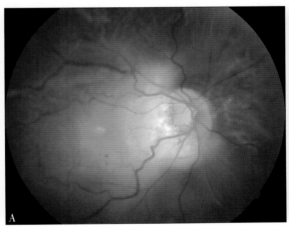

图 4-13-1-7
高度近视眼底病变
A. 右眼眼底照相；B. 左眼眼底照相。

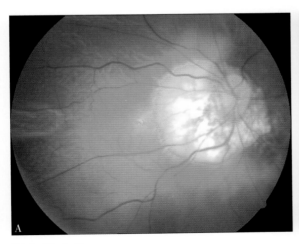

图 4-13-1-8
高度近视眼底病变
A. 右眼眼底照相；B. 左眼眼底照相。

如图 4-13-1-9 所示，患者，女性，43 岁，双眼视物模糊 30 余年，验光右眼 −22D，左眼 −23D。眼底照相检查见双眼豹纹状眼底，后极部视网膜、脉络膜萎缩，后极部视网膜凹陷形成巩膜葡萄肿，右眼后极部色素脱失透见脉络膜的大血管和白色的巩膜（图 4-13-1-9 A）；左眼黄斑区视网膜、脉络膜萎缩，色素脱失不均匀（图 4-13-1-9 B）。

如图 4-13-1-10 所示，患者，女性，47 岁，双眼视物模糊 30 余年，验光右眼 −13D，左眼 −15D。眼底照相检查见双眼豹纹状眼底，后极部脉络膜萎缩，右眼颞上、颞下周边视网膜色素沉着、视网膜变薄（图 4-13-1-10 A）；左眼颞上和下方视网膜变薄，颞上周边视网膜浅脱离，下方周边视网膜格子状变性区伴色素沉着（图 4-13-1-10 B）；激光治疗后 1 周时眼底照相检查见右眼视网膜变薄区周围灰白色激光斑（图 4-13-1-10 C）；激光治疗后 1 周时眼底照相检查见左眼颞上方视网膜脱离后缘和下方格子状变性区周围灰白色激光

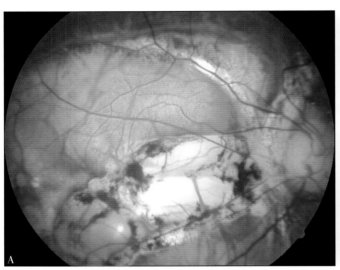
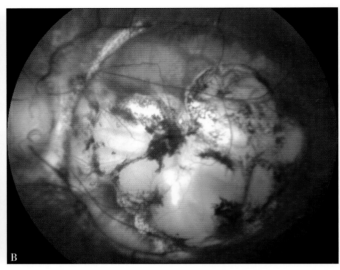

图 4-13-1-9
高度近视眼底病变
A. 右眼眼底照相；B. 左眼眼底照相。

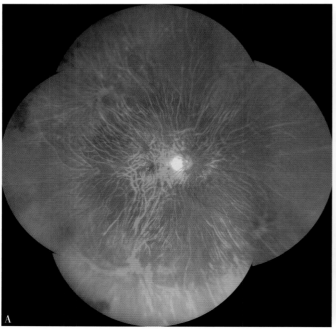
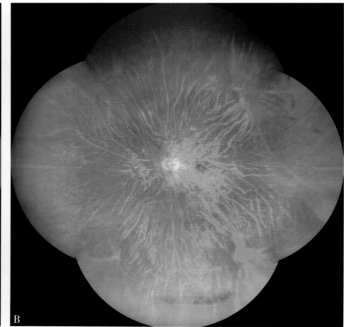

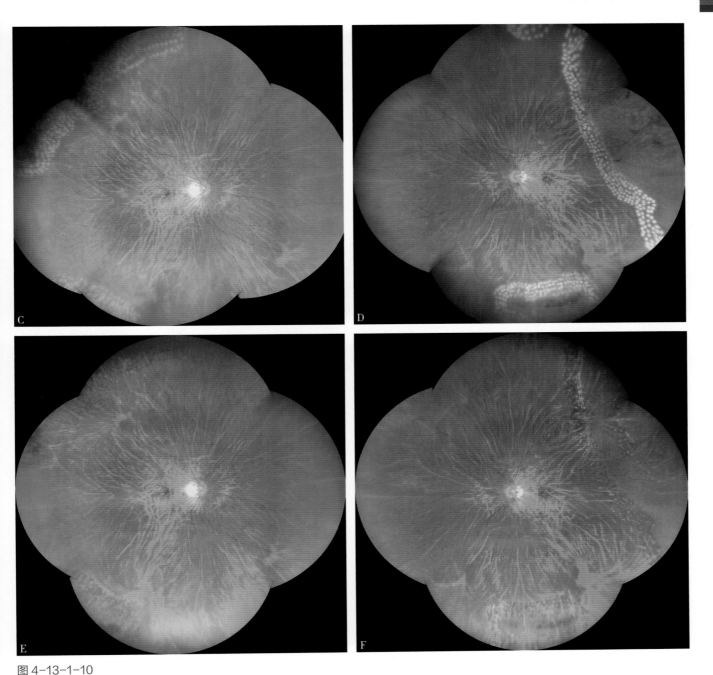

图 4-13-1-10
高度近视眼底病变
A. 右眼眼底照相；B. 左眼眼底照相；C. 激光治疗后 1 周时右眼眼底照相；D. 激光治疗后 1 周时左眼眼底照相；E. 激光治疗后 2 个月时右眼眼底照相；F. 激光治疗后 2 个月时左眼眼底照相。

斑（图 4-13-1-10 D）；激光治疗后 2 个月时眼底照相检查见右眼视网膜变薄区周围黑色激光斑（图 4-13-1-10 E）；激光治疗后 2 个月时眼底照相检查见左眼颞上方视网膜脱离后缘和下方格子状变性区周围黑色激光斑（图 4-13-1-10 F），激光反应良好，激光治疗减少了视网膜脱离的发生风险，对局限性小范围的视网膜脱离可控制脱离范围不扩张。

如图 4-13-1-11 所示，患者，女性，47 岁，左眼视物模糊 30 年，加重 1 周。左眼眼底照相检查见左眼豹纹状眼底，视盘周围脉络膜萎缩，后极部脉络膜萎缩，可透见脉络膜的血管和巩膜的颜色，黄斑类圆形出血。

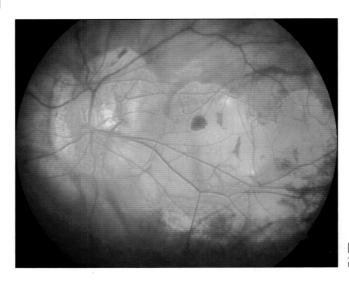

图 4-13-1-11
高度近视黄斑出血

（何淑艳　李传宝）

第二节　远视

远视（hyperopia）是指眼在调节松弛状态下，平行光线经过眼的屈光系统后聚焦在视网膜之后的状态。

根据远视度数分类：

1. 低度远视 < +3.00D，由于该范围远视在年轻时能在视远时使用调节进行代偿，大部分人 40 岁以前不影响视力。

2. 中度远视 +3.00D ~ +5.00D，视力受影响，并伴有不适感或视疲劳症状，过度使用调节还会出现内斜视。

3. 高度远视 > +5.00D，视力受影响，非常模糊，但视觉疲劳或不适感反而不明显，因为远视度数太高，患者无法使用调节来代偿。

（何淑艳　李传宝）

第三节　散光

眼球在不同子午线上的屈光力不同，形成两条焦线和最小弥散斑的屈光状态，称为散光。散光可由角膜或晶状体产生。

散光又包括单纯近视散光、单纯远视散光、复合近视散光、复合远视散光和混合性散光。屈光不正表现在近视方面会出现看远看不清，而看近可以看清楚，远视的人会出现看远和看近都存在视物模糊的现象。散光是指人眼不同角膜的屈光力形成两条交线，形成弥散斑的状态。散光患者会存在看东西重影的情况。近视、远视和散光类型的屈光不正都会对人看东西形成障碍，形成模糊的影像。

（何淑艳　李传宝）

第十四章　眼外肌病

眼外肌病主要为斜视和眼球震颤，眼球有正常的运动幅度（图 4-14-0-1）。眼球运动超过或达不到正常的运动幅度会产生斜视。眼球的正常运动幅度为：双眼平视时均位于正中位置，眼球向上运动时下方角膜缘可达内外眦连线，眼球向下运动时上方角膜缘可达内外眦连线，向外转动时颞侧角膜缘可达外眦，向内转动时鼻侧瞳孔缘可达上下泪小点连线。

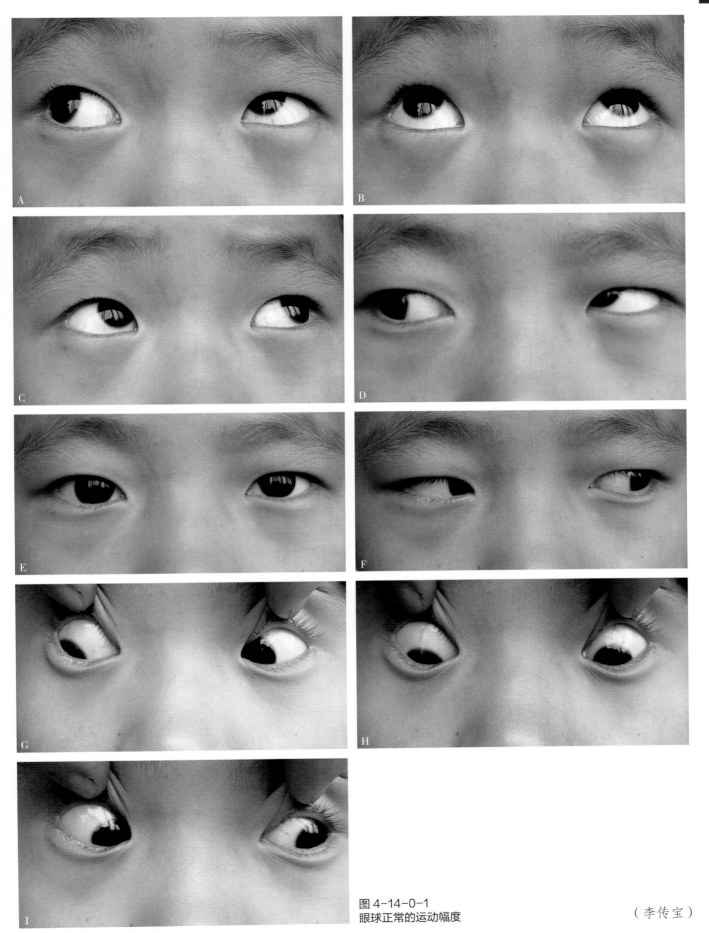

图 4-14-0-1
眼球正常的运动幅度

（李传宝）

第一节　内斜视

内斜视即眼球向内偏斜。

一、先天性内斜视

先天性内斜视为生后 6 个月内发病，一般不合并明显的屈光异常，如双眼交替出现斜视则无弱视。单眼性斜视可合并弱视。由于双眼视野交叉，可以有假性外展限制。先天性内斜视可以合并下斜肌亢进、眼球震颤等。

如图 4-14-1-1 所示，患儿，女性，5 岁，自幼发现双眼内斜。眼位检查见左眼注视时右眼内斜大于 45°（图 4-14-1-1 A）；右眼注视时，左眼内斜约 40°（图 4-14-1-1 B）。先天性内斜视一般出生后 6 个月内发病，若有视力低下应首先验光矫正视力。

如图 4-14-1-2 所示，患儿，男性，2 岁，自幼发现左眼内斜。眼位检查见右眼注视时左眼内斜约 20°，眼部检查见左眼晶状体完全混浊。

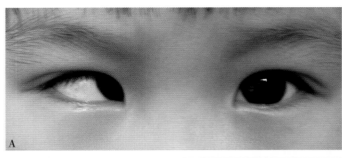
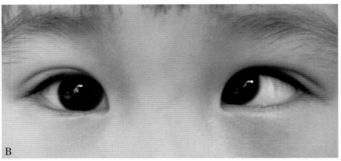

图 4-14-1-1
先天性内斜视
A. 左眼注视时眼位图；B. 右眼注视时眼位图。

【鉴别诊断】

共同性内斜视：后天发生，多伴有远视性屈光不正和弱视。

二、共同性内斜视

共同性内斜视包括调节性和非调节性内斜视。

（一）调节性内斜视

调节性内斜视分为屈光性调节性内斜视和高 AC/A 型调节性内斜视。屈光性调节因素出现在 2 岁半左右，个别也可以出现在 1 岁内。有些患者可由混合因素所引起。混合型调节性内斜视为屈光性调节性内斜视与高 AC/A 型内斜视合并存在的病例。

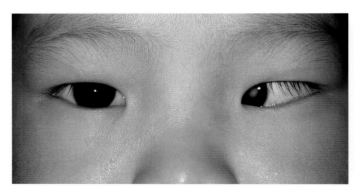

图 4-14-1-2
先天性内斜视

如图 4-14-1-3 所示，患儿，女性，6 岁，发现双眼内斜 4 年。眼位检查见左眼注视时右眼内斜大于 45°（图 4-14-1-3 A）；戴镜后眼位检查见左眼注视时右眼内斜约 40°，戴镜后内斜视度数减小（图 4-14-1-3 B）。

（二）非调节性内斜视

内斜视的发生没有或很少有调节因素，散瞳或戴镜时眼位无明显改变。

如图 4-14-1-4 所示，患儿，女性，7 岁，发现双眼内斜 4 年半。眼位检查见左眼注视时右眼内斜约 40°（图 4-14-1-4 A）；右眼注视时，左眼内斜约 40°（图 4-14-1-4 B）。

如图 4-14-1-5 所示，患儿，女性，10 岁，发现双眼内斜 3 年。眼位检查见左眼注视时右眼内斜约 20°（图 4-14-1-5 A）；右眼注视时，左眼内斜约 20°（图 4-14-1-5 B）。

如图 4-14-1-6 所示，患儿，女性，8 岁，发现双眼内斜 4 年。眼位检查见左眼注视时右眼内斜约 30°（图 4-14-1-6 A）；右眼注视时，左眼内斜约 25°（图 4-14-1-6 B）。患者内眦赘皮，内眦赘皮多为假性内斜视，眼位检查可确诊是否存在内斜视。

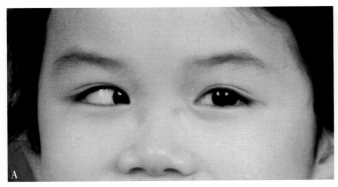
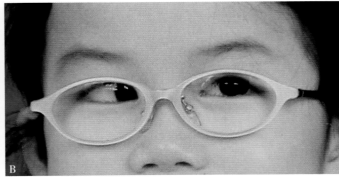

图 4-14-1-3
共同性内斜视
A. 左眼注视时眼位图；B. 戴镜后左眼注视时眼位图。

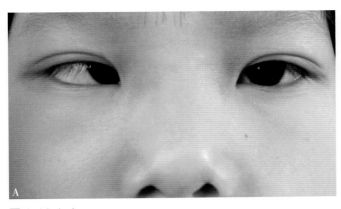
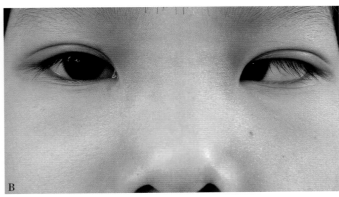

图 4-14-1-4
共同性内斜视
A. 左眼注视时眼位图；B. 右眼注视时眼位图。

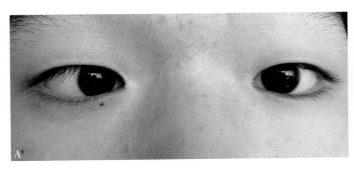
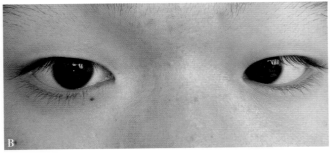

图 4-14-1-5
共同性内斜视
A. 左眼注视时眼位图；B. 右眼注视时眼位图。

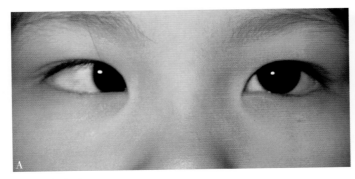
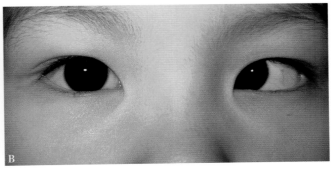

图 4-14-1-6
共同性内斜视
A. 左眼注视时眼位图；B. 右眼注视时眼位图。

【鉴别诊断】

先天性内斜视：有内斜视的表现，一般出生后半年内发生。

三、麻痹性内斜视

各种原因导致外直肌或支配外直肌的神经纤维受损可导致麻痹性内斜视。

如图 4-14-1-7 所示，患者，女性，63 岁，双眼内斜 5 年。眼位检查见双眼内斜，眼球向外运动受限。

如图 4-14-1-8 所示，患者，男性，72 岁，双眼内斜 7 年。眼位检查见双眼内斜，眼球向外运动受限。

如图 4-14-1-9 所示，患者，男性，62 岁，左眼视物不清 6 年，双眼内斜 4 年。眼位检查见双眼内斜，眼球向外运动受限，左眼晶状体完全混浊。

（何淑艳　张传坤）

第二节　外斜视

外斜视即眼球向外偏斜。

一、共同性外斜视

共同性外斜视可以生后即出现或由间歇性外斜视进展而来。外斜视不能控制，眼球运动无明显限制。

如图 4-14-2-1 所示，患者，男性，31 岁，发现双眼外斜 15 年。眼位检查见右眼注视时左眼外斜约 50°（图 4-14-2-1 A）；左眼注视时，右眼外斜约 45°（图 4-14-2-1 B）。

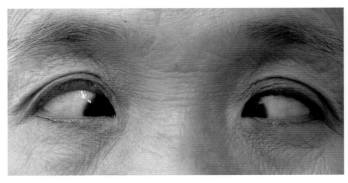

图 4-14-1-7
麻痹性内斜视

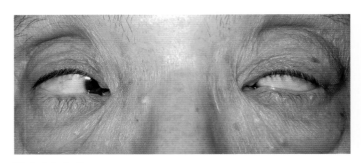

图 4-14-1-8
麻痹性内斜视

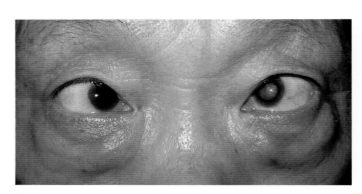

图 4-14-1-9
麻痹性内斜视

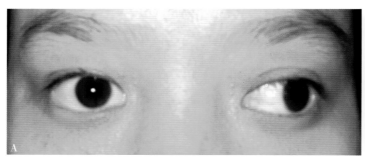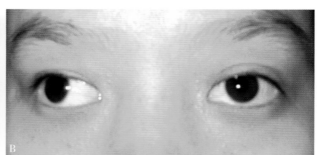

图 4-14-2-1
共同性外斜视
A. 右眼注视时眼位图；B. 左眼注视时眼位图。

　　如图 4-14-2-2 所示，患者，女性，27 岁，发现双眼外斜 20 年。眼位检查见右眼注视时左眼外斜约 30°（图 4-14-2-2 A）；左眼注视时，右眼外斜约 30°（图 4-14-2-2 B）。

　　如图 4-14-2-3 所示，患者，女性，18 岁，发现双眼外斜 11 年。眼位检查见右眼注视时左眼外斜约 20°（图 4-14-2-3 A）；左眼注视时，右眼外斜约 25°（图 4-14-2-3 B）。

二、废用性外斜视

　　废用性外斜视是由于一眼外伤或者先天性疾病导致视力低下，导致患眼外斜。

　　如图 4-14-2-4 所示，患儿，女性，11 岁，左眼外伤后视物不见 8 年，左眼外斜 5 年。眼位检查见左眼外斜 35°，眼球各向运动无受限，眼科检查见左眼下方角膜浅状灰白色混浊，瞳孔不圆，晶状体完全混浊。

　　如图 4-14-2-5 所示，患者，女性，23 岁，左眼自幼视物不清，外斜 18 年。眼位检查见左眼外斜，眼球各向运动无受限，眼科检查见左眼外斜 30°，晶状体混浊。

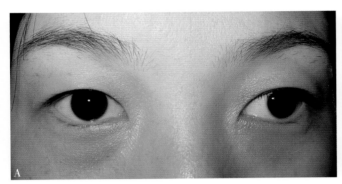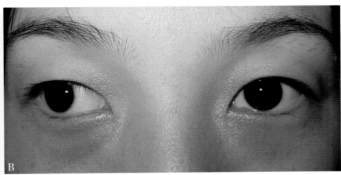

图 4-14-2-2
共同性外斜视
A. 右眼注视时眼位图；B. 左眼注视时眼位图。

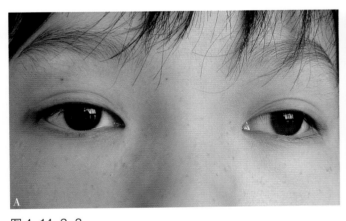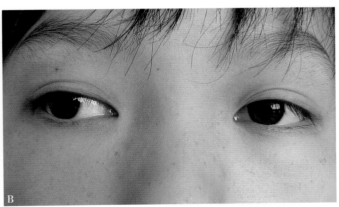

图 4-14-2-3
共同性外斜视
A. 右眼注视时眼位图；B. 左眼注视时眼位图。

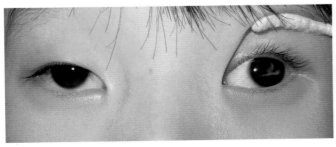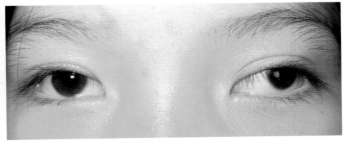

图 4-14-2-4
废用性外斜视

图 4-14-2-5
废用性外斜视

如图 4-14-2-6 所示，患者，女性，72 岁，左眼外伤后视物不清 40 年，外斜 36 年。眼位检查见左眼外斜，眼球各向运动无受限，眼科检查见左眼粘连性角膜白斑。

三、麻痹性外斜视

各种原因导致内直肌或支配内直肌的神经纤维受损可导致麻痹性外斜视。

如图 4-14-2-7 所示，患者，男性，63 岁，鼻息肉术后视物重影、左眼不能内转 3 周。眼位检查右眼注视时左眼外斜（图 4-14-2-7 A），右眼外转时，左眼不能向内转动仍处于外斜位（图 4-14-2-7 B）。鼻息肉手术损伤内直肌会导致患眼内转受限，并导致外斜和复视。

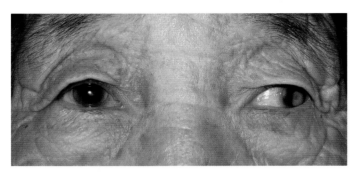

图 4-14-2-6
废用性外斜视

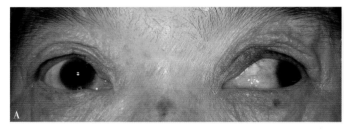

图 4-14-2-7
麻痹性外斜视
A. 右眼注视时眼位图；B. 右眼外转时眼位图。

（张传坤　李传宝）

第十五章　眼眶病

眼眶病学是介于眼科、耳鼻喉科、口腔科、神经外科、肿瘤外科、神经眼科等各科之间的一门边缘学科，它主要的研究对象包括眼眶肿瘤、炎症、眼眶内分泌性疾病、血管畸形、先天性畸形、眼眶外伤、各种眼眶骨折等。

眼球突出见于一些眼眶疾病，指眼球向前移位并外突。可因眶内容物增多或眼外肌张力减退而引起。眼球突出的程度可以眼球突出度表示。眼球突出度指角膜顶点突出于颞侧眶缘平面的距离。眼球突出的诊断标准为眼球突出度超过 22mm，或双侧眼球突出度差异超过 2mm。眼球突出可呈急性过程，如眶内出血或气肿时很快引发，或者眶内炎症或恶性肿瘤时于数日或一两周内发生。也可呈慢性过程，如眶内良性肿瘤、囊肿和肉芽肿时。眼球突出可单侧或双侧发生。

常见眼球突出的原因为：炎性假瘤、甲状腺相关眼病、眼眶蜂窝织炎、眼眶海绵状血管瘤、眼眶视神经鞘脑膜瘤、横纹肌肉瘤、视神经胶质瘤、颈动脉 - 海绵窦瘘、高度近视、先天性青光眼、全眼球炎、巩膜葡萄肿、嗜酸性肉芽肿、视网膜母细胞瘤、神经纤维瘤病、克鲁宗综合征等。

第一节　眼眶炎症

一、眼眶急性炎症

（一）眼球筋膜炎

眼球筋膜后起自视神经周围，向前至角膜缘附近。临床上把筋膜炎分为浆液性及化脓性两种。化脓性筋膜炎是化脓菌感染的结果，常由邻近结构的炎症蔓延而来。

如图 4-15-1-1 所示，患者，男性，45 岁，右眼肿痛 5 天。眼科检查右眼球结膜充血水肿，颞侧球结膜下脓性团块。筋膜炎发病急，进展快，眼部疼痛，结膜水肿、充血。炎症向后部眶组织蔓延，引起眼球突出、视力下降。脓液向前引流，积存于结膜下，可见黄白色脓点。

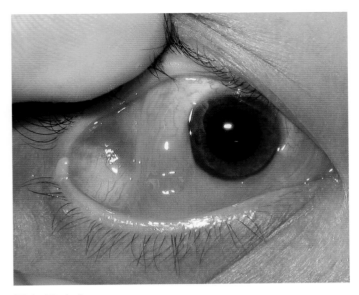

图 4-15-1-1
眼球筋膜炎

【鉴别诊断】

结膜炎：可有球结膜充血，少有水肿，一般无眼痛，不会出现结膜下脓性包块。

（二）眶蜂窝织炎

眶蜂窝织炎是眶内软组织的急性化脓性感染，治疗不及时可引起永久性视力丧失，甚至危及生命。

如图 4-15-1-2 所示，患者，女性，71 岁，右眼胀痛 3 天。眼部检查见右眼上睑红肿触痛，眼睑皮肤充血，质韧，患者睁眼困难，眼球突出，眶压增高（图 4-15-1-2 A）；眼部 CT 检查见右眼球周软组织高密度影（图 4-15-1-2 B）。眼眶蜂窝织炎是一种急性眼眶软组织的细菌性感染，发病急，进展快，眶内软组织炎性细胞浸润、水肿，引起眼球突出。视神经受压可致视力下降甚至失明。感染可向周围扩散甚至延及颅内造成生命危险。

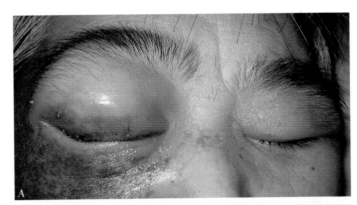

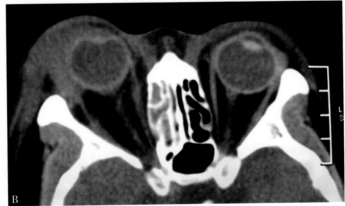

图 4-15-1-2
眼眶蜂窝组织炎
A. 眼眶蜂窝组织炎眼部检查；B 眼眶蜂窝组织炎眼部 CT。

【鉴别诊断】

眼眶恶性肿瘤：缓慢发病，逐渐加重，眼眶CT 检查可发现占位性改变。

（三）全眼球炎

眼内及眼周发生的感染性炎症反应会导致全眼球炎。

如图 4-15-1-3 所示，患者，男性，54 岁，左眼胀痛、视物不见、突出 3 周，既往糖尿病史11 年，肝脓肿 2 个月。眼科检查见左眼眼球突出，

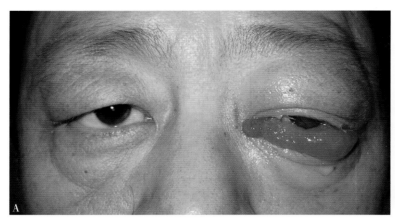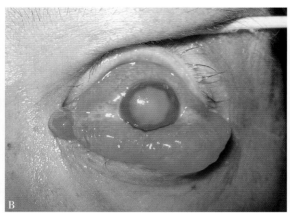

图 4-15-1-3
全眼球炎
A. 全眼球炎眼部大体检查；B 全眼球炎眼部检查。

眼球运动受限，球结膜充血，高度水肿（图 4-15-1-3 A）；眼部检查见角膜雾混，瞳孔区灰黄色混浊，晶状体混浊（图 4-15-1-3 B）。全眼球炎是一种严重的眼球及球周感染性疾病，不仅会导致视力丧失，还可导致感染扩散甚至危及生命。

【鉴别诊断】

眼眶蜂窝织炎：急性起病，眶周软组织红肿，一般不累及球内组织。

二、炎性假瘤

炎性假瘤（inflammatory pseudotumor）因其临床表现如肿瘤，实为炎性病变，故名炎性假瘤。

如图 4-15-1-4 所示，患者，男性，51 岁，右眼胀痛 1 周。眼科检查右眼球突出，眼球运动受限，眶压增高，球结膜和筋膜充血水肿（图 4-15-1-4 A），眼眶 CT 检查见右眼眼球突出，球周组织水肿，眼外肌水肿增粗（图 4-15-1-4 B）。炎性假瘤是一种自身免疫反应性炎症，可以反复发病。眼眶炎性假瘤是临床上比较常见的眼眶炎性病变，本病例右眼球突出明显，球结膜充血水肿，眼外肌肌腹和附着点肥厚，是典型的眼外肌型的眼眶炎性假瘤。

如图 4-15-1-5 所示，患者，男性，46 岁，左眼肿胀半年。眼科检查左眼球突出，眼眶周围软组织水肿（图 4-15-1-5 A）；翻开眼睑检查见左眼颞上球结膜下黄白色肿块（图 4-15-1-5 B）；眼眶 CT 检查见左眼眼球突出，眼外肌水肿增粗（图 4-15-1-5 C）。

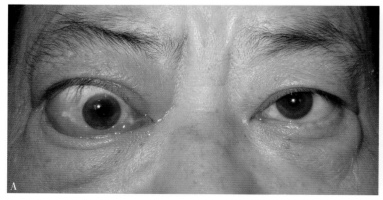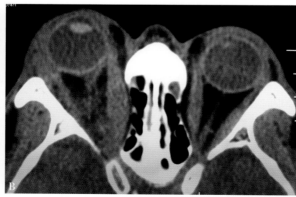

图 4-15-1-4
炎性假瘤
A. 炎性假瘤眼部检查；B 炎性假瘤眼眶 CT。

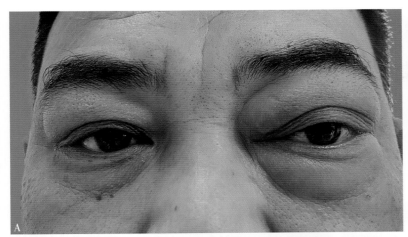

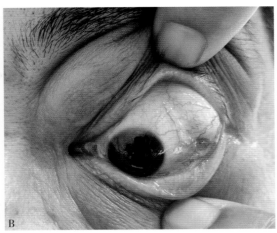

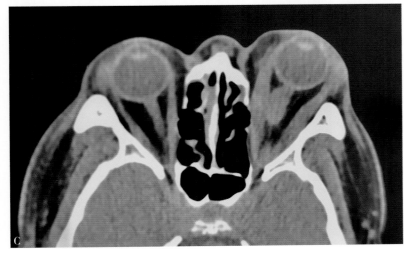

图 4-15-1-5
炎性假瘤
A. 炎性假瘤眼部检查；
B. 炎性假瘤翻开眼睑检查；
C. 炎性假瘤眼眶 CT。

【鉴别诊断】

（1）眼眶恶性肿瘤：缓慢发病，逐渐加重，眼眶 CT 检查可发现肿瘤。

（2）甲状腺相关眼病：可以出现眼球突出，眼眶 CT 检查可见眼外肌肌腹肥厚，肌肉附着点不受累。

（李传宝）

第二节　甲状腺相关眼病

甲状腺相关眼病（thyroid-associated ophthalmopathy，TAO）是最常见的眼眶疾病。目前尚不十分清楚其发病与甲状腺功能亢进的关系，可继发于甲状腺功能亢进、功能正常或功能低下，分别命名为甲状腺相关眼病Ⅰ、Ⅱ和Ⅲ型。目前认为本病是一种与遗传相关的自身免疫性疾病，促甲状腺素受体可能是其共同的抗原。

临床表现为：眼胀、复视，眼睑肿胀，眼睑退缩，睑裂扩大，球结膜充血、水肿和血管扩张，眼球突出，角膜炎，结膜、角膜干燥症等。

如图 4-15-2-1 所示，患者，女性，54 岁，左眼胀 2 个月。既往患甲状腺功能亢进 6 年。眼科检查见左眼眼球突出，球结膜充血，上、下眼睑退缩，眼球运动受限，下方角膜斑片状浸润。甲状腺功能检查异常。

如图 4-15-2-2 所示，患者，男性，64 岁，复视、眼胀 3 个月。既往患甲亢 5 年。眼科检查见双眼上睑退缩，左眼下睑退缩，双眼眼球突出，左眼外斜 15 度，眼球运动受限。

如图 4-15-2-3 所示，患者，女性，31 岁，眼干、眼胀 4 个月。既往患甲亢 3 年。眼科检查见双眼下睑退缩，双眼眼球突出。

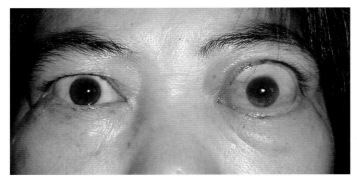

图 4-15-2-1
甲状腺相关眼病

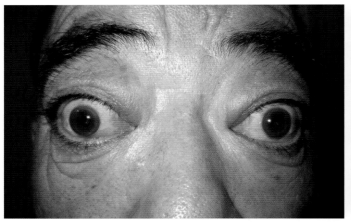

图 4-15-2-2
甲状腺相关眼病

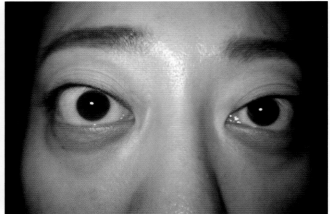

图 4-15-2-3
甲状腺相关眼病

（李传宝）

第三节　眼眶肿瘤

一、海绵状血管瘤

海绵状血管瘤（cavernous hemangioma）是成年人最常见的眶内肿瘤。肿瘤由窦状血管腔及血管间纤维组织构成，纤维组织束至肿瘤表面形成包膜，不易撕破，少与周围结构粘连。

如图 4-15-3-1 所示，患者，女性，46 岁，右眼球逐渐突出 3 个月。眼科检查见右眼球突出，球结膜无充血，角膜透明（图 4-15-3-1 A）；眼眶 CT 检查可见右眼球后高密度类圆形占位病变，边界清楚，表面不光滑（图 4-15-3-1 B）。眼眶海绵状血管瘤是成年人最常见的眼眶原发性肿瘤，肿瘤多位于球后肌锥内视神经外侧。

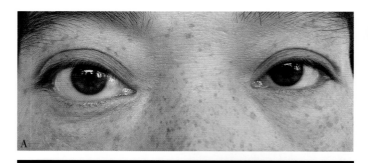

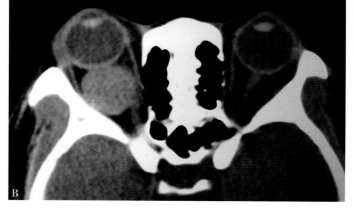

图 4-15-3-1
眼眶海绵状血管瘤
A. 眼眶海绵状血管瘤眼部检查；B. 眼眶海绵状血管瘤眼眶 CT。

【鉴别诊断】

（1）视神经鞘瘤：肿瘤多位于眶上部和内侧，眼眶 CT 检查显示肿瘤边界清楚光滑。

（2）甲状腺相关眼病：常出现眼球突出，多伴上睑退缩，眼球运动受限，可单眼或双眼发病，甲状腺功能异常，眼眶 CT 可见眼外肌增粗。

二、眼眶淋巴瘤

原发于淋巴组织或淋巴结的恶性肿瘤，淋巴瘤主要的类型为霍奇金病与非霍奇金淋巴瘤，非霍奇金淋巴瘤恶性程度更高，NK/T 细胞淋巴瘤是侵犯外周的恶性程度很高的非霍奇金淋巴瘤。NK/T 细胞淋巴瘤为周围 T 细胞性淋巴瘤，其发病率低，恶性程度高，多累及全身其他部位，该病进程快，易侵犯鼻部和全身，预后不好，其诊断主要依靠临床表现、影像学检查结果和病理学检查。眶淋巴瘤的特点包括：起病较急、进展快、无痛、眼球外常有表现、可伴上睑下垂、可以侵犯眼球等，淋巴瘤对放疗及化疗敏感，治疗不及时将导致肿瘤扩散危及生命。

如图 4-15-3-2 所示，患者，男性，37 岁，右眼睑红肿 3 个月。眼科检查见右眼球突出，上下眼睑水肿明显，内眦部皮肤发红，水肿较重，下眼睑内眦部皮肤破溃，约 1cm×1cm 大小，表面有灰白色、黏稠的脓性分泌物，下眼睑表面有凸起的结节，鼻根部见凸起的结节约 3cm×2cm，触诊无疼痛，下眼睑触及 2 个结节，其表面光滑，下方边界不清，无波动感（图 4-15-3-2 A）；眼眶 CT 检查见右眼眶内脂肪间隙清晰，右侧副鼻窦均匀性高密度影，右眼睑及鼻根部软组织明显增厚，均匀性强化，CT 诊断为右眼眶及鼻根部软组织炎症（图 4-15-3-2 B）；右下睑结节活检及皮肤破溃组织活检，病理检查见软组织、肌肉组织结构破坏，组织间隙扩大、疏松，结节内部为干酪样灰白色改变，组织易碎，内眦部皮肤破溃部组织结构完全破坏（图 4-15-3-2 C）。病理诊断为肉芽组织及弥漫性小淋巴细胞伴坏死，免疫组化：CD3 弥漫阳性，CD56 散在阳性，CD20 散在阳性，Ki-67 阳性细胞数：40%～60%。诊断为 NK/T 细胞淋巴瘤。

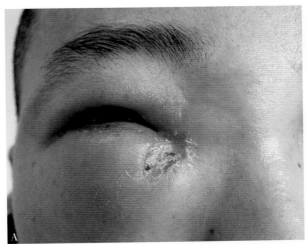

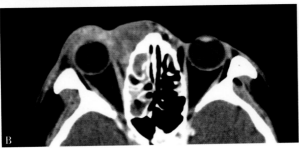

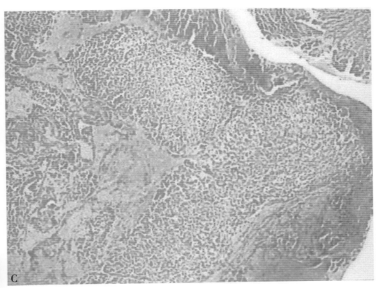

图 4-15-3-2
眼眶淋巴瘤
A. 眼眶淋巴瘤眼部检查；
B. 眼眶淋巴瘤眼眶 CT；
C. 眼眶淋巴瘤活检病理。

三、眼眶脑膜瘤

脑膜瘤是发生于脑膜细胞的肿瘤。视神经鞘的蛛网膜有两层脑膜细胞，眶壁骨膜有时也散在零星的脑膜细胞。眶内脑膜瘤多发生于视神经鞘为眼眶视神经鞘脑膜瘤，偶见于眶骨膜。脑膜瘤是一种良性肿瘤，进展缓慢，有经视神经管或眶壁向颅内蔓延倾向，眼眶手术后常复发。

如图 4-15-3-3 所示，患者，女性，48 岁，左眼突出半年，胀痛 3 个月，视物不见 3 周。眼科检查见左眼球突出，视力丧失，球结膜充血水肿，角膜混浊、水肿，眶内组织广泛受累。眼眶视神经鞘脑膜瘤是一种起源于视神经鞘蛛网膜细胞的良性肿瘤，诊断困难，虽为良性肿瘤，但严重破坏视功能，侵犯范围广，手术后易复发，该患者左眼眶视神经鞘脑膜瘤已到晚期，眼眶完全受累。

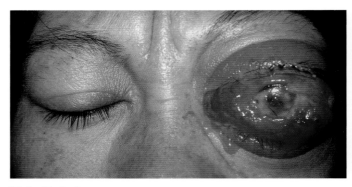

图 4-15-3-3
眼眶视神经鞘脑膜瘤

【鉴别诊断】

视神经胶质瘤：肿瘤多发于儿童，眼眶 CT 检查显示视神经呈梭形、腊肠状均质增粗。

四、横纹肌肉瘤

横纹肌肉瘤（rhabdomyosarcoma）是儿童时期最常见的眼眶恶性肿瘤。根据细胞形态，分为胚胎性横纹肌肉瘤、腺泡状横纹肌肉瘤和多形性横纹肌肉瘤三种病理类型。本病发病及进展快，单纯切除易复发，预后差。

如图 4-15-3-4 所示，患儿，男性，8 岁，左眼突出伴视力下降 1 个月。眼部检查见左眼球突出，眼球外斜，眼球运动受限，球结膜充血无水肿，角膜透明（图 4-15-3-4 A）；眼眶 CT 检查见左眼眶内侧高密度占位性病变，边界不清（图 4-15-3-4 B）。眼眶横纹肌肉瘤是儿童时期最常见的眼眶恶性肿瘤，眼球突出发生、发展快。儿童患者眼球突出短期内进展迅速，临床高度怀疑眼眶横纹肌肉瘤。

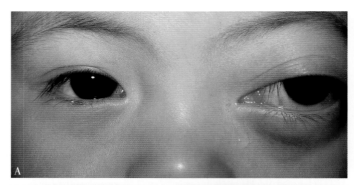

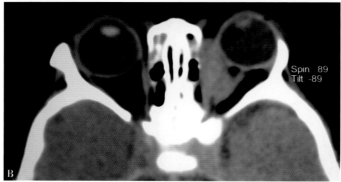

图 4-15-3-4
眼眶横纹肌肉瘤
A. 眼眶横纹肌肉瘤眼部检查；B. 眼眶横纹肌肉瘤眼眶 CT。

【鉴别诊断】

（1）眼眶绿色瘤：多双眼发病，贫血貌，血液和骨髓检查提示白血病。

（2）眼眶血肿：一般有外伤史，眼眶短期内肿胀，眶周皮下淤血，眼眶 CT 可以帮助确诊。

五、视神经胶质瘤

视神经胶质瘤（optic glioma）是发生于视神经内胶质细胞的良性肿瘤。胶质细胞是中枢神经系统和神经节的支持细胞。胶质细胞分为星形胶质细胞、少突胶质细胞和小胶质细胞，发生于视神经内的胶质细胞瘤，几乎均为星形胶质细胞瘤。

如图 4-15-3-5 所示，患者，女性，17 岁，右眼胀痛、视物不见、突出 2 个月。眼科检查见右眼眼球突出，眼球运动受限，球结膜无充血水肿，角膜透明（图 4-15-3-5 A）；眼眶 CT 检查见右眼球突出，球后受压，球后眶内不均匀较高密度影，边界不清（图 4-15-3-5 B）。

【鉴别诊断】

眼眶蜂窝织炎：急性起病，眶周软组织红肿，一般不累及球内组织。

六、神经纤维瘤病

神经纤维瘤病（neurofibromatosis，NF）属于斑痣性错构瘤病之一。临床以皮肤色素异常斑和躯干、四肢以及眼部周围神经多发性肿瘤样增生为特点，又称多发性神经纤维瘤病。

如图 4-15-3-6 所示，患者，女性，28 岁，左眼肿胀突出半年、视物不清 2 个月。眼科检查见左眼眼球突出下移，眶周组织突出，眼球运动受限（图 4-15-3-6 A）；CT 检查见左眼眼球突出，眶内高密度不均匀组织影，向周围组织侵犯，边界不清（图 4-15-3-6 B）；裂隙灯显微镜检查见右眼虹膜表面散在结节（图 4-15-3-6 C）；左眼检查见角膜白斑，瞳孔不圆，晶状体混浊（图 4-15-3-6 D）；背部检查见大量褐色色素沉着，为咖啡斑（图 4-15-3-6 E）；颅骨 X 线检查见颞侧和顶部有颅骨缺损（图 4-15-3-6 F）。神经纤维瘤病是一种良性周围神经疾病，属于常染色体显性遗传病，常累及起源于外胚层的器官如神经系统、眼和皮肤，是常见的神经皮肤综合征之一。

【鉴别诊断】

甲状腺相关眼病：会出现眼球突出，眼睑退缩，但眼球的大小正常，不伴有皮肤咖啡斑和颅骨缺损。

七、眼眶转移性肿瘤

眼眶内缺乏淋巴管，眶转移癌均经血行而来，较为少见。眼眶转移癌的原发病灶多在消化道，其次为肺，国外多为乳腺。有些病例如肝癌，首发症状可表现于眼眶。眼眶转移性肿瘤作为血行播散的一部分，预后不良。

如图 4-15-3-7 所示，患者，男性，68 岁，右眼胀痛半年，视物不见 1 个月。患鼻咽癌经手术治疗半年后复发。眼科检查见右眼球突出，眼周组织水肿，眼球运动受限，球结膜充血水肿，角膜上方实性黄白色肿块，角膜水肿，眼内结构紊乱。眼外恶性肿瘤多转移到脉络膜，逐渐增大可扩散到眼外。

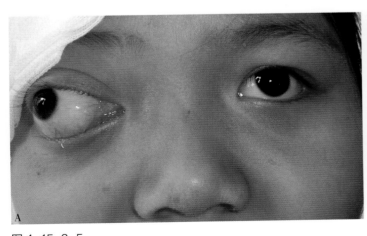
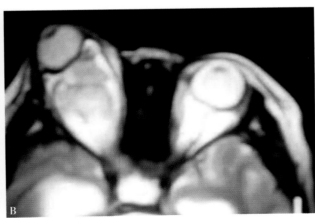

图 4-15-3-5
视神经胶质瘤
A. 视神经胶质瘤眼部检查；B. 视神经胶质瘤眼眶 CT。

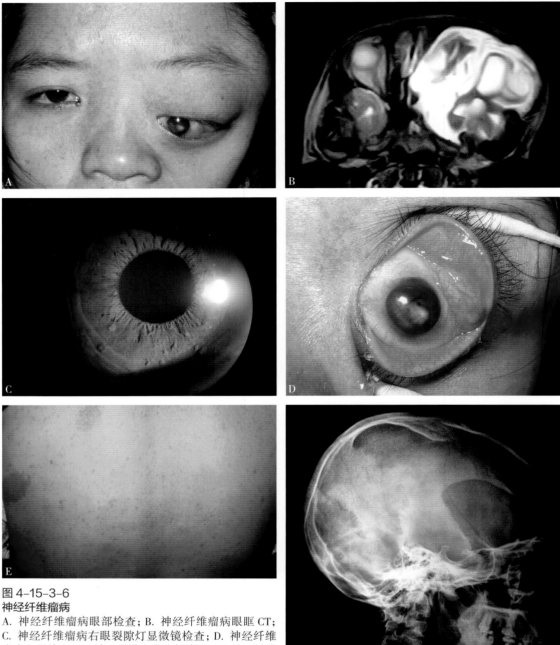

图 4-15-3-6
神经纤维瘤病
A. 神经纤维瘤病眼部检查；B. 神经纤维瘤病眼眶 CT；
C. 神经纤维瘤病右眼裂隙灯显微镜检查；D. 神经纤维
瘤病左眼检查；E. 神经纤维瘤病背部检查；F. 神经纤维
瘤病颅骨 X 线检查。

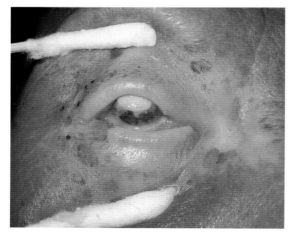

图 4-15-3-7
眼眶转移性肿瘤

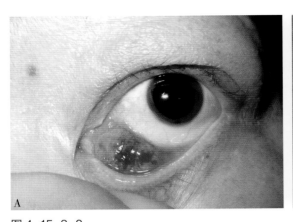

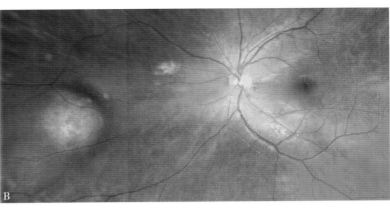

图 4-15-3-8
眼眶转移性肿瘤
A. 眼眶转移性肿瘤眼部检查；B. 眼眶转移性肿瘤眼底检查。

如图 4-15-3-8 所示，患者，男性，39 岁，左眼胀痛 3 个月，患肺癌半年。眼科检查见左眼下睑质韧肿块，触痛，表面充血，后面边界不清，角膜透明（图 4-15-3-8 A）；眼底照相检查见左眼鼻侧脉络膜实性类球形肿物，色素脱失（图 4-15-3-8 B）。

【鉴别诊断】

眼眶绿色瘤：多双眼发病，贫血貌，血液和骨髓检查诊断白血病。

（李传宝）

第四节 先天性眼眶异常

一、先天性小眼球

先天性小眼球（congenital microphthalmia）是一种先天发育异常性眼科疾病，主要表现为眼球前后径小于正常范围，睑裂窄，眼眶小，眼球深陷于眼眶内。最严重的类型是先天性无眼球。

如图 4-15-4-1 所示，患儿，女性，7 岁，自生后左眼眼窝凹陷。眼部检查见左眼睑裂小，眼窝凹陷，无眼球结构（图 4-15-4-1 A）；眼眶 CT 检查见左眼眶容积小，眼球位置为实性较高密度影，较正常眼球体积明显缩小，视神经和眼外肌形态存在（图 4-15-4-1 B）；眼眶 CT 三维重建检查见左眼眼眶较对侧明显缩小（图 4-15-4-1 C）。

（李传宝）

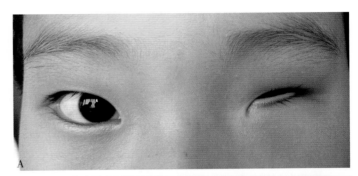

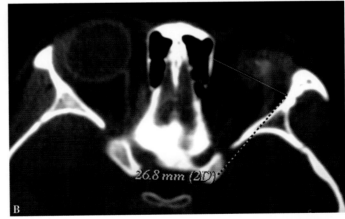

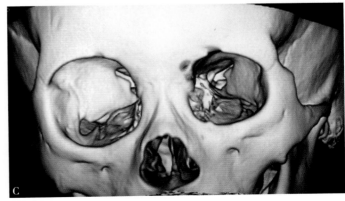

图 4-15-4-1
先天性小眼球
A. 先天性小眼球眼部检查；B. 先天性小眼球眼眶 CT；C. 先天性小眼球眼眶 CT 三维重建。

二、克鲁宗综合征

克鲁宗综合征（Crouzon syndrome，CS），又称颅面骨发育不全，是一种颅缝过早闭合的常染色体显性遗传病。由于颅骨冠状缝过早闭合，从而导致颅腔狭小、眼眶浅和眼球突出、鹰钩鼻、上颌骨发育不良和下颌相对前突等各种颅面异常，亦可合并其他器官功能障碍或畸形，如颅内高压、失明等，参见第一篇图 1-2-16-1。

（李传宝）

第十六章　眼外伤

眼外伤是指机械、物理和化学等因素直接作用于眼部，引起眼的结构和功能的损害。

第一节　眼球钝挫伤

眼球钝挫伤（blunt trauma）是指机械性钝性外力引起的外伤，可造成眼球或眼附属器的损伤，引起眼内多种结构和组织的病变，如虹膜根部离断、前房或玻璃体积血、晶状体脱位、脉络膜破裂、黄斑裂孔、巩膜破裂等。有的外伤眼后段损伤严重，但眼前段损伤轻微，对此应做全面评估。

一、角膜挫伤

角膜受钝挫伤后可发生角膜上皮损伤或角膜水肿。

如图 4-16-1-1 所示，患儿，男性，13 岁，左眼被土块砸伤后疼痛、畏光、流泪 2 小时。裂隙灯显微镜检查见角膜上皮见大面积划痕，表面粗糙，部分上皮脱落。

如图 4-16-1-2 所示，患者，男性，32 岁，右眼碰伤后畏光、疼痛 2 天。裂隙灯显微镜检查见中央角膜上皮大片脱失，周围角膜水肿（图 4-16-1-2 A）；荧光素染色后裂隙灯显微镜检查见角膜上皮脱失区域荧光素着色（图 4-16-1-2 B）。

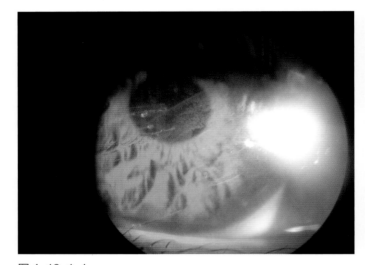

图 4-16-1-1
角膜上皮擦伤

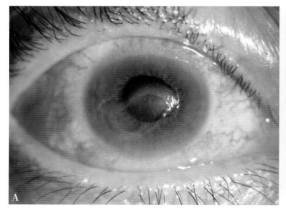

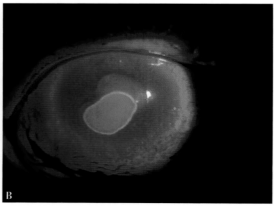

图 4-16-1-2
角膜上皮擦伤

【鉴别诊断】

角膜异物：角膜异物会出现异物感、疼痛、畏光、流泪，裂隙灯显微镜检查可查到角膜异物。

二、虹膜睫状体损伤

（一）虹膜损伤

虹膜附着于眼球壁，其后与睫状体相连，中央区形成瞳孔，虹膜血运丰富，内含括约肌和开大肌，损伤后会导致出血、瞳孔大小或形态的改变。虹膜受钝挫伤后可发生瞳孔缘撕裂伤或虹膜根部离断。

如图 4-16-1-3 所示，患者，男性，23 岁，左眼被拳头击伤 2 天。裂隙灯显微镜检查见瞳孔区血性混浊及渗出膜，瞳孔不规则散大约 5mm，上、下方瞳孔缘见虹膜放射状撕裂。

如图 4-16-1-4 所示，患者，男性，35 岁，右眼车祸伤后视物不清 1 天。裂隙灯显微镜检查见左眼 7 点到 12 点方位虹膜根部离断，瞳孔呈 "D" 字形，7 点到 10 点方位可见晶状体边缘的反光。

如图 4-16-1-5 所示，患者，男性，29 岁，左眼碰伤后视物不清 2 天。裂隙灯显微镜检查见左眼 12 点到 5 点位置虹膜根部离断并反转暴露虹膜的背面，瞳孔扩大。

如图 4-16-1-6 所示，患者，男性，31 岁，右眼羽毛球击伤后视物不清 1 天。裂隙灯显微镜检查见右眼 7 点到 9 点位置虹膜根部离断，瞳孔扩大呈 "D" 字形。

如图 4-16-1-7 所示，患者，男性，19 岁，右眼拳击伤后视物不清 3 天。裂隙灯显微镜检查见右眼 9 点到 3 点位置虹膜根部离断，瞳孔扩大，晶状体混浊向后脱位，前部玻璃体积血。

如图 4-16-1-8 所示，患者，男性，30 岁，右眼碰伤后视物不清 1 周。裂隙灯显微镜检查见右眼 8 点到 10 点位置虹膜根部离断，瞳孔扩大呈 "D" 字形，前房底部见积血块。

如图 4-16-1-9 所示，患者，男性，47 岁，左眼撞伤后视物不清 3 周。裂隙灯显微镜检查见左眼 7 点到 11 点位置虹膜根部离断并扭转，瞳孔呈 "D" 字形，8-9 点角膜缘裂伤已缝合。

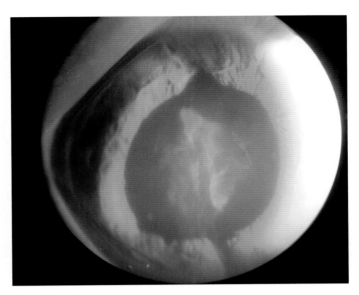

图 4-16-1-3
虹膜损伤

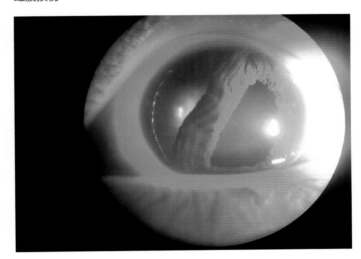

图 4-16-1-4
虹膜根部离断

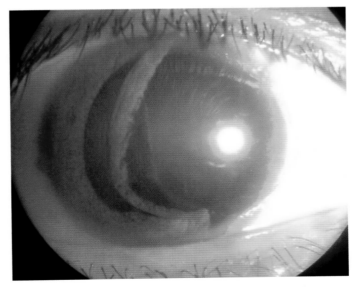

图 4-16-1-5
虹膜根部离断

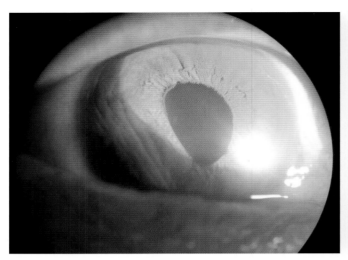

图 4-16-1-6
虹膜根部离断

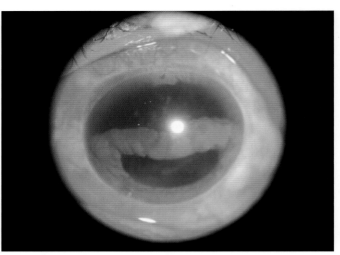

图 4-16-1-7
虹膜根部离断

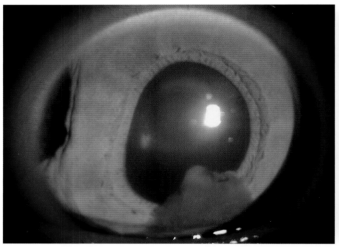

图 4-16-1-8
虹膜根部离断

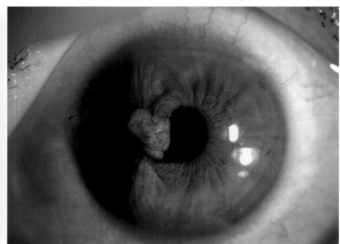

图 4-16-1-9
虹膜根部离断

【鉴别诊断】

虹膜缺损：单纯性虹膜缺损表现为区域性周边虹膜缺损，形态不一，不伴有其他眼部结构的异常。伴有下方脉络膜缺损的虹膜缺损，虹膜缺损位于下方，瞳孔呈梨形。外伤性虹膜根部离断有明确的外伤史，离断边缘与虹膜缺损的表现等可作为鉴别依据。

（二）前房积血

眼球钝挫伤导致的前房积血分为三级，Ⅰ级为积血量小于 1/3，Ⅱ级为积血量在 1/3～2/3 之间，Ⅲ级为积血量大于 2/3。外伤性前房积血可继发青光眼。

如图 4-16-1-10 所示，患者，男性，35 岁，左眼碰撞伤后视物不清 2 天。裂隙灯显微镜检查见左眼下方前房血性混浊。

如图 4-16-1-11 所示，患者，女性，27 岁，右眼拳击伤后视物不清 1 天。裂隙灯显微镜检查见右眼前房血性混浊，下方积血沉积形成液平面。

如图 4-16-1-12 所示，患者，男性，30 岁，右眼撞伤后视物不清 2 天。眼部检查见右眼球结膜充血，前房底部少量积血。

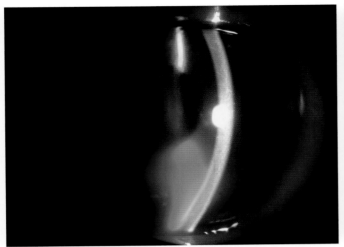

图 4-16-1-10
前房积血

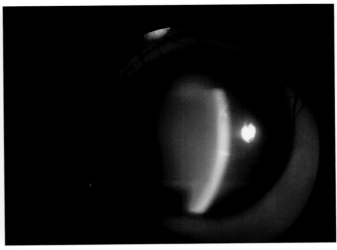

图 4-16-1-11
前房积血

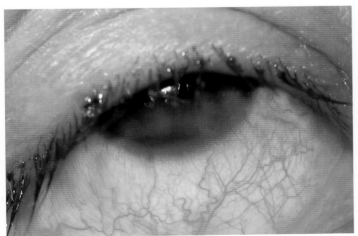

图 4-16-1-12
前房积血

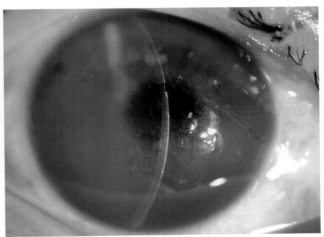

图 4-16-1-13
前房积血

如图 4-16-1-13 所示，患者，女性，27 岁，左眼羽毛球击伤后视物不清 1 天。裂隙灯显微镜检查见右眼角膜上皮片状缺损，瞳孔大小正常，前房血性混浊，前房底部积血形成液平面。

如图 4-16-1-14 所示，患者，男性，28 岁，右眼拳击伤后视物不清 3 天。裂隙灯显微镜有背景光辅助下检查见结膜充血水肿，角膜透明，瞳孔不圆扩大直径约 4mm，下方前房积血，积血液平约 1/3 前房深度，达下方瞳孔缘（图 4-16-1-14 A）；裂隙灯显微镜无背景光辅助下检查见前房下方 1/3 积血（图 4-16-1-14 B）。

如图 4-16-1-15 所示，患者，男性，33 岁，左眼木块崩伤后视物不清 4 天。裂隙灯显微镜弥散光照法检查见下方前房积血遮盖 3/4 瞳孔，积血约占 3/5 前房高度。

如图 4-16-1-16 所示，患者，男性，31 岁，右眼鞭炮崩伤后视物不见 1 天。裂隙灯显微镜弥散光检查见结膜混合充血水肿，前房积血充满前房（图 4-16-1-16 A）；裂隙灯显微镜裂隙光检查见角膜水肿，积血紧贴角膜充满前房（图 4-16-1-16 B）。

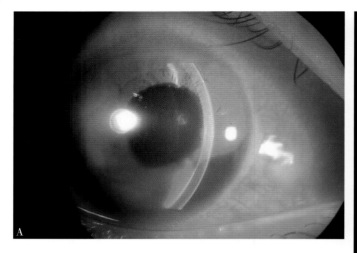

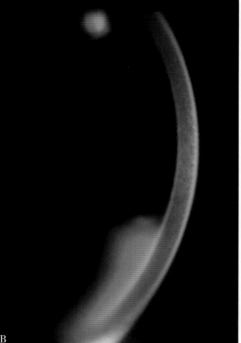

图 4-16-1-14
前房积血（Ⅰ级）
A. 前房积血有背景光下裂隙灯显微镜检查；
B. 前房积血无背景光下裂隙灯显微镜检查。

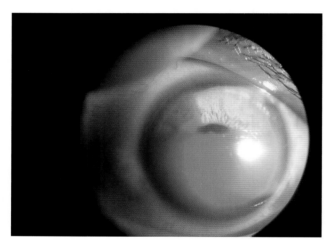

图 4-16-1-15
前房积血（Ⅱ级）

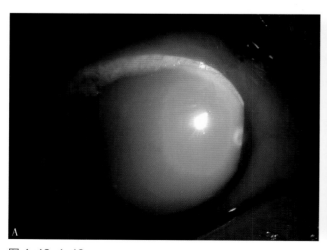

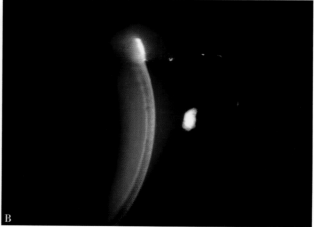

图 4-16-1-16
前房积血（Ⅲ级）
A. 裂隙灯显微镜弥散光照明法检查；B. 裂隙灯显微镜裂隙光照明法检查。

如图 4-16-1-17 所示，患者，男性，40 岁，右眼被碰伤后视物不清 5 天。裂隙灯显微镜弥散光检查见角膜透明，瞳孔大小正常，前房中部见一不规则凝血块悬浮于鼻侧虹膜前，遮盖部分瞳孔，房水基本透明无血色（图 4-16-1-17 A）；裂隙灯显微镜裂隙光检查见积血块位于前房中间未接触到角膜（图 4-16-1-17 B）。

如图 4-16-1-18 所示，患者，男性，26 岁，右眼木块崩伤后视物不清 6 天。裂隙灯显微镜检查见瞳孔散大不圆，前房积血位于中央区晶状体表面，瞳孔区有渗出和玻璃体。

如图 4-16-1-19 所示，患者，男性，26 岁，右眼碰撞伤后视物不清 6 天。裂隙灯显微镜检查见瞳孔中等散大不圆，前房底部见积血块，前房房水清亮。

如图 4-16-1-20 所示，患者，女性，45 岁，右眼拳击伤后视物模糊 10 天，裂隙灯显微镜检查见下方前房内凝血块，呈山丘状，瞳孔中等散大，房水清亮。

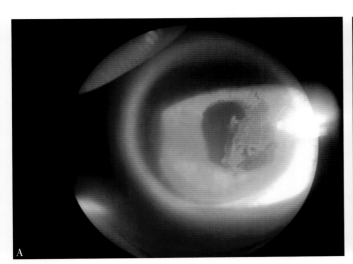
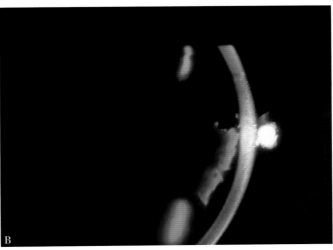

图 4-16-1-17
前房积血
A. 裂隙灯显微镜弥散光照明法检查；B. 裂隙灯显微镜裂隙光照明法检查。

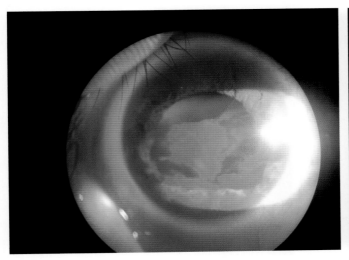
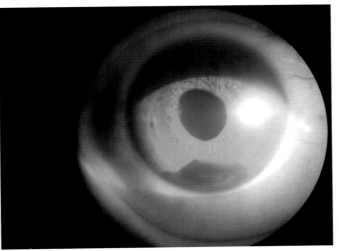

图 4-16-1-18
前房积血

图 4-16-1-19
前房积血

三、晶状体挫伤

晶状体由周围的悬韧带将其固定于眼球中央，当受到钝力作用时，悬韧带可断裂，导致其部分或全部脱位，可脱入前房、瞳孔区或玻璃体内。

如图 4-16-1-21 所示，患者，男性，52 岁，左眼撞伤后视物不清 2 天。裂隙灯显微镜弥散光检查见左眼角膜横形裂伤口，晶状体脱位进入前房，瞳孔散大（图 4-16-1-21 A）；裂隙灯显微镜透照法检查见脱位进入前房的晶状体边缘环形反光（图 4-16-1-21 B）。

如图 4-16-1-22 所示，患者，男性，33 岁，左眼碰伤后视物不清 1 天。裂隙灯显微镜检查见晶状体轻度混浊完全脱入前房内，瞳孔散大。

如图 4-16-1-23 所示，患者，女性，58 岁，左眼胀痛、视力下降伴恶心、呕吐 1 天，为急性闭角型青光眼发作的表现，经前房穿刺放水，降眼压药物治疗后，病情缓解，左眼视力 0.1，眼压 15mmHg，既往 5 年前有左眼被碰伤的病史。裂隙灯显微镜透照法检查见前房深浅不一，晶状体向鼻侧移位，颞侧脱位范围约为时钟的 2 个钟点，可见"月牙状"红光反射。

如图 4-16-1-24 所示，患者，男性，50 岁，右眼被木头击伤后视物不清 3 天。裂隙灯显微镜检查见右眼瞳孔散大，晶状体震颤、中央晶状体皮质呈放射状混浊，下方瞳孔缘玻璃体和色素嵌顿。

【鉴别诊断】

（1）马方综合征（Marfan syndrome）：一种常染色体显性遗传的结缔组织病，常累及骨、眼和心血管，智力发育不受影响，晶状体向上方或鼻上方移位，呈不同程度混浊。

（2）并发性白内障：有青光眼、葡萄膜炎等眼科疾病史，晶状体呈不同程度混浊，核性多见。

四、玻璃体积血

由虹膜、睫状体、视网膜或脉络膜的血管损伤引起。少量出血，可自行吸收，若出血量大，则难以吸收。

如图 4-16-1-25 所示，患者，男性，50 岁，左眼碰伤后视物不清 11 天。眼底照相检查见左眼后部玻璃体腔暗红色积血。

如图 4-16-1-26 所示，患者，男性，39 岁，右眼车祸撞伤后视物不清 3 天。眼底照相检查见右眼下方玻璃体红色积血，黄斑区视网膜内出血，黄斑区脉络膜裂伤。

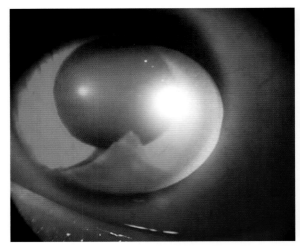

图 4-16-1-20
前房积血

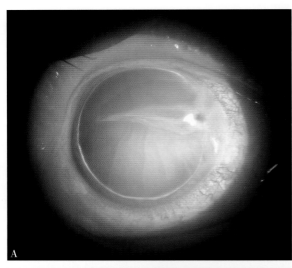

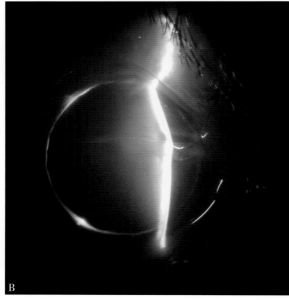

图 4-16-1-21
晶状体脱位
A. 晶状体脱位裂隙灯弥散光检查；B. 晶状体脱位裂隙灯透照法检查。

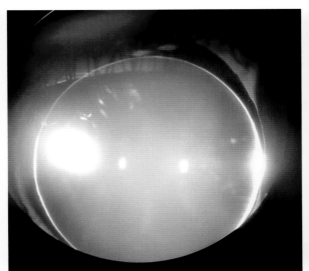

图 4-16-1-22
晶状体全脱位

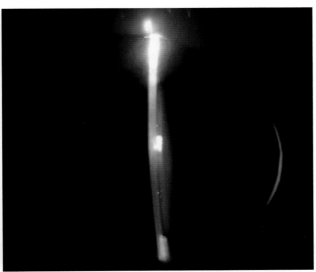

图 4-16-1-23
晶状体不全脱位

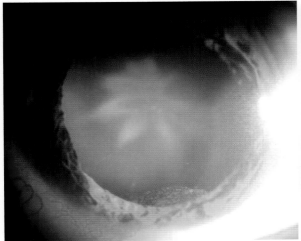

图 4-16-1-24
晶状体不全脱位

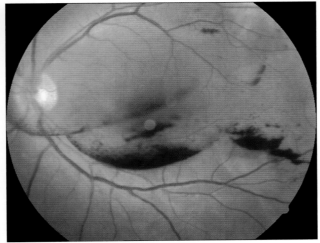

图 4-16-1-25
外伤性玻璃体积血

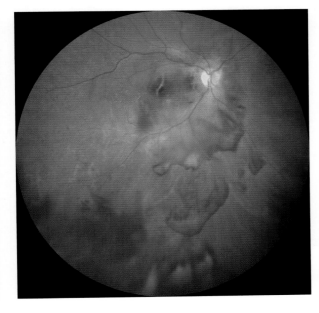

图 4-16-1-26
外伤性玻璃体积血

五、脉络膜裂伤

多位于后极部或视盘周围，呈弧形，凹面朝向视盘，累及黄斑者视力损伤不可逆。

如图 4-16-1-27 所示，患者，男性，52 岁，车祸伤后左眼视物不清 2 天。眼底照相检查见左眼黄斑颞侧有两处弧形灰白色改变，分别长约 4DD（视盘直径，optic disc diameter，DD）和 1/2DD，凹面朝向视盘，为脉络膜裂伤后透见巩膜的颜色（图 4-16-1-27 A）；眼底荧光血管造影检查见黄斑区脉络膜裂伤处弧形高荧光，视盘颞上方出血遮蔽荧光（图 4-16-1-27 B）。

如图 4-16-1-28 所示，患者，男性，31 岁，车祸伤后左眼视物不清 2 天。眼底照相检查见左眼后极部视网膜前和视网膜下出血（图 4-16-1-28 A）；3 个月后积血吸收，眼底照相检查见左眼黄斑上方斜形灰白色脉络膜裂伤，视网膜表面增殖膜（图 4-16-1-28 B）。

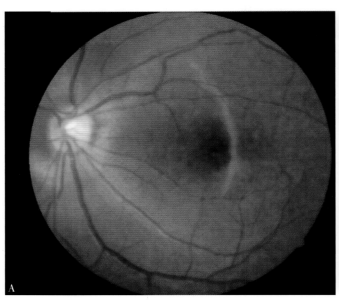
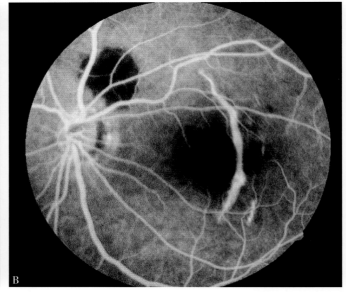

图 4-16-1-27
脉络膜裂伤
A. 脉络膜裂伤眼底照相；B. 脉络膜裂伤眼底荧光血管造影。

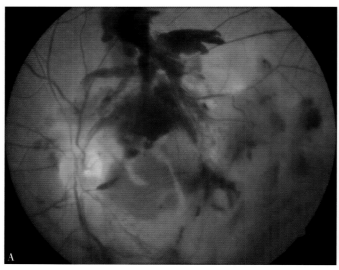
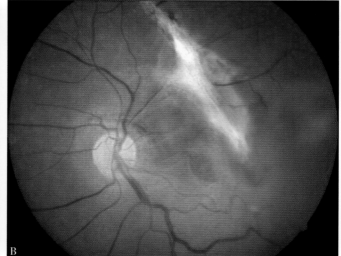

图 4-16-1-28
脉络膜裂伤
A. 脉络膜裂伤眼底照相；B. 脉络膜裂伤伤后 3 个月眼底照相。

如图 4-16-1-29 所示，患者，男性，41 岁，右眼碰伤后视物不清 2 天。眼底照相检查见右眼后极部视网膜下出血，视网膜下黄白色色素脱失（图 4-16-1-29 A）；2 个月后积血吸收，眼底照相检查见右眼黄斑与视盘之间半圆形脉络膜裂伤，累及黄斑中心凹（图 4-16-1-29 B）。

如图 4-16-1-30 所示，患者，男性，29 岁，右眼拳击伤后视物不清 2 个月。眼底照相检查见右眼视盘鼻侧和上方弧形脉络膜裂伤并向颞侧延伸跨过黄斑上方。

如图 4-16-1-31 所示，患者，男性，45 岁，拳击伤后左眼视物不清 1 天。眼底照相检查见左眼黄斑上方一黄白色弧形色素减少区域，长约 3DD，凹面朝向视盘（图 4-16-1-31 A）；眼底荧光血管造影检查见脉络膜裂伤处呈现弧形高荧光（图 4-16-1-31 B）。

外伤致脉络膜裂伤后眼底检查可透过脉络膜伤口观察到巩膜的颜色，脉络膜裂伤多为凹面朝向视盘的弧形裂伤，但依据受伤时的力量方向和大小，脉络膜裂伤的形态各异，累及黄斑视力严重下降，偏离黄斑则视力可不受影响。

六、视网膜震荡及挫伤

视网膜震荡是眼球钝挫伤后视网膜后极部产生轻度灰白色混浊，一般无视网膜出血，视力损伤轻微。损伤后数天之内水肿吸收，眼底恢复正常。

如图 4-16-1-32 所示，患者，男性，12 岁，右眼拳击伤后视物不清 1 天。眼底照相检查见右眼黄斑区、视盘周围视网膜灰白色混浊。

视网膜挫伤是因眼球遭受挫伤引起视网膜水肿、渗出及出血等改变。

如图 4-16-1-33 所示，患者，男性，41 岁，左眼碰伤后视物不清 3 天。眼底照相检查见左眼后极部视网膜水肿，黄斑区视网膜内出血，黄斑颞侧视网膜椭圆形出血。

七、视网膜裂孔与脱离

钝挫伤所致视网膜裂孔多位于黄斑及后极部，因外伤力量传导至此以及局部网膜组织挫伤和玻璃体牵拉所致，有时可引起视网膜脱离。

如图 4-16-1-34 所示，患者，男性，36 岁，右眼撞伤后视力下降 3 天。眼底照相见右眼黄斑区见类圆形裂孔，约 1/4PD，裂孔周围视网膜出血。

如图 4-16-1-35 所示，患者，男性，31 岁，摔伤后左眼视物不见 3 周。眼底照相见左眼视网膜青灰色隆起。

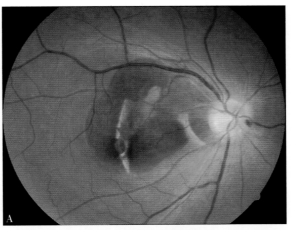
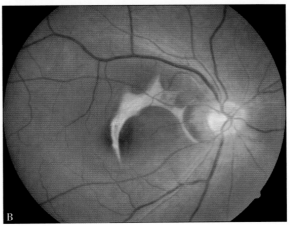

图 4-16-1-29
脉络膜裂伤
A. 脉络膜裂伤眼底照相；B. 脉络膜裂伤伤后 2 个月眼底照相。

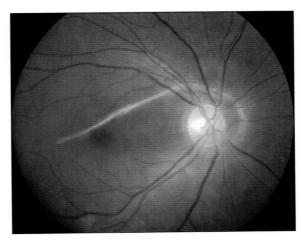

图 4-16-1-30
脉络膜裂伤

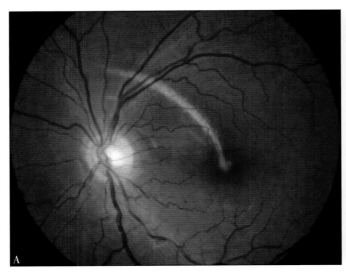
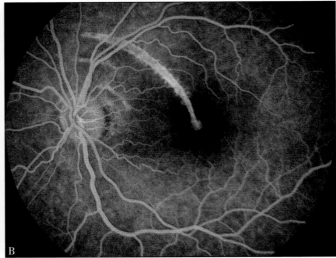

图 4-16-1-31
脉络膜裂伤
A. 脉络膜裂伤眼底照相；B. 脉络膜裂伤眼底荧光血管造影。

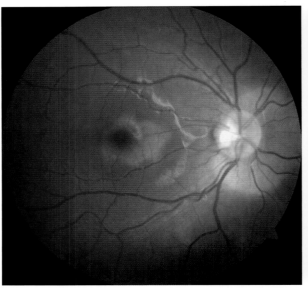
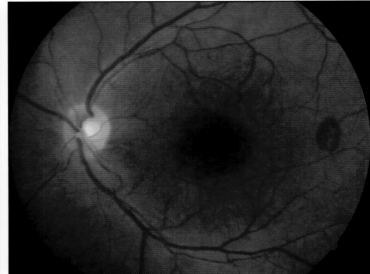

图 4-16-1-32
视网膜震荡

图 4-16-1-33
视网膜挫伤

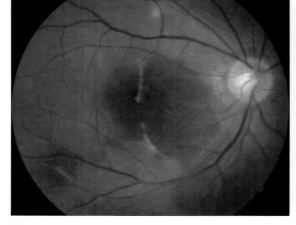
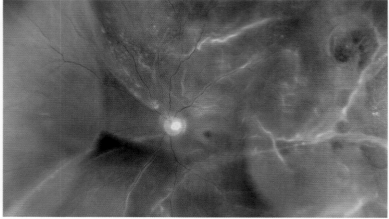

图 4-16-1-34
外伤性黄斑裂孔

图 4-16-1-35
外伤性视网膜脱离

八、眼球破裂伤

钝力所致的眼球壁全层的损伤，钝力撞击瞬间眼内压突然增加，从内向外的损伤，从眼球壁最薄弱处破裂，可以在或不在受力点破裂，常位于角巩膜缘，也可在直肌下。

如图 4-16-1-36 所示，患者，男性，33 岁，左眼被胶带弹伤后视物不清 2 小时。眼部检查见 8 点到 10 点位置角巩膜缘后 3mm 巩膜破裂，伤口处有色素和玻璃体脱出嵌顿，前房积血。

（李传宝　高秀华　黄燕琳）

第二节　眼球穿孔伤

眼球穿孔伤（perforating injury of eyeball）俗称眼球穿通伤，是指由锐器的刺入、切割所造成的眼球壁全层裂开，为从外向内的机械力所致，伴或不伴有眼内损伤或组织脱出，以刀、剪、针等刺伤常见。

一、角膜穿通伤

角膜穿通伤是指伤口在角膜内的外伤，伤口小可自行闭合，伤口大伴眼内组织脱出，严重影响视力。

如图 4-16-2-1 所示，患儿，男性，10 岁，右眼被螺丝刀刺伤 2 小时。裂隙灯显微镜弥散光照明法检查显示右眼 8 点位置周边角膜全层伤口，伤口处虹膜嵌顿，5 点到 9 点位置虹膜根部离断，前房积血。

如图 4-16-2-2 所示，患者，女性，26 岁，左眼针刺伤后视物不清 3 天。裂隙灯显微镜检查见角膜中央偏下方全层穿通伤口，伤口闭合好，晶状体混浊。

如图 4-16-2-3 所示，患者，男性，31 岁，左眼玻璃镜片扎伤后视物不清 1 天。裂隙灯显微镜检查见角膜中央区折线形穿通伤口，前房消失，瞳孔大、变形，晶状体混浊。

如图 4-16-2-4 所示，患者，男性，37 岁，左眼钢丝扎伤后视物不清 3 周。裂隙灯显微镜检查见下方角膜竖形穿通伤口，虹膜有伤口，虹膜嵌顿于角膜伤口。

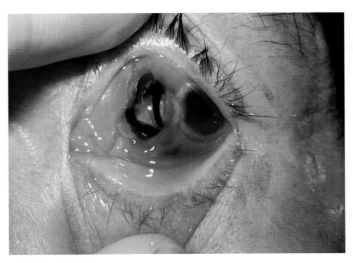

图 4-16-1-36
眼球破裂伤

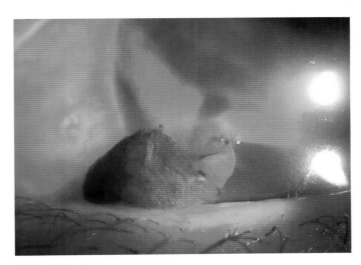

图 4-16-2-1
角膜穿通伤

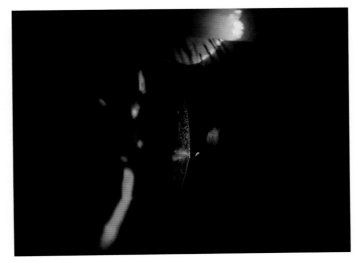

图 4-16-2-2
角膜穿通伤

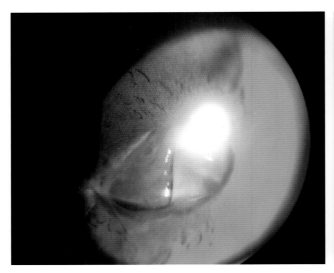

图 4-16-2-3
角膜穿通伤

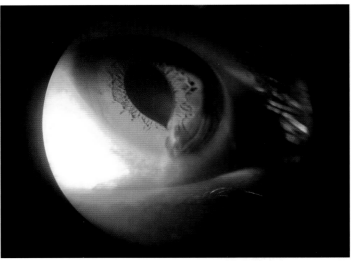

图 4-16-2-4
角膜穿通伤

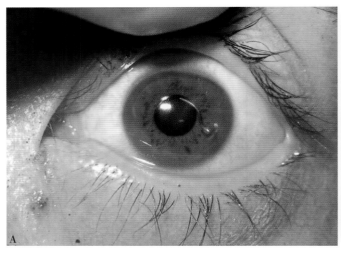

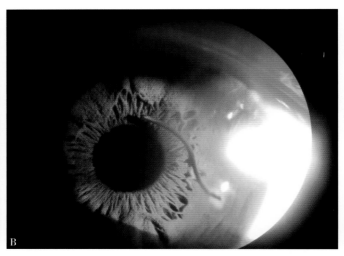

图 4-16-2-5
角膜穿通伤
A. 角膜穿通伤眼部检查；B. 角膜穿通伤裂隙灯显微镜检查。

如图 4-16-2-5 所示，患者，男性，28 岁，左眼铁条扎伤后视物不清 1 天。眼部检查见 4 点位置角膜中周部穿通伤口，铁条一端位于角膜伤口中，其余部分位于前房中，瞳孔大小正常（图 4-16-2-5 A）；裂隙灯显微镜检查见角膜穿通伤口周围角膜水肿（图 4-16-2-5 B）。

如图 4-16-2-6 所示，患者，男性，40 岁，右眼剪刀划伤缝合术后 2 个月。裂隙灯显微镜检查显示右眼颞下方角膜斜形规则伤口，长约 10mm，缝线排列整齐，针距 3～4mm，边距 1～2mm，伤口对合良好。

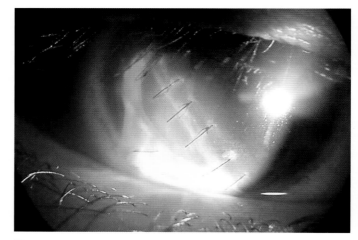

图 4-16-2-6
角膜穿通伤缝合术后

如图 4-16-2-7 所示，患者，女性，40 岁，右眼被剪刀刺伤后视物不清 1 天，角膜穿通伤缝合术后第 1 天，右眼颞下方角膜伤口呈折线形，缝线松紧不一，角膜凹凸不平（图 4-16-2-7 A）；术后第 3 天，晶状体混浊加重，前囊膜破裂，皮质溢出于前房内（图 4-16-2-7 B）；角膜伤口重新缝合并行白内障术后第 1 天，伤口对合良好，角膜弧度自然（图 4-16-2-7 C）；角膜伤口缝合术后 3 个月，缝线已拆除，裂隙灯显微镜检查见角膜弧形自然（图 4-16-2-7 D），患眼视力 0.6。

如图 4-16-2-8 所示，患者，男性，39 岁，左眼铁丝弹伤后视物不清 5 小时。裂隙灯显微镜检查见左眼下方角膜穿通伤，虹膜脱出嵌顿于伤口，前房积血。

【鉴别诊断】

（1）角膜板层裂伤：伤口未累及角膜全层，无眼内组织脱出，伤口处合并或不合并异物残留。

（2）眼球破裂伤：钝力所致的眼球壁全层的损伤，钝力撞击瞬间眼内压突然增加，从内向外损伤，从眼球壁最薄弱处破裂，可以在或不在受力点破裂，常位于角膜缘，也可在直肌下。

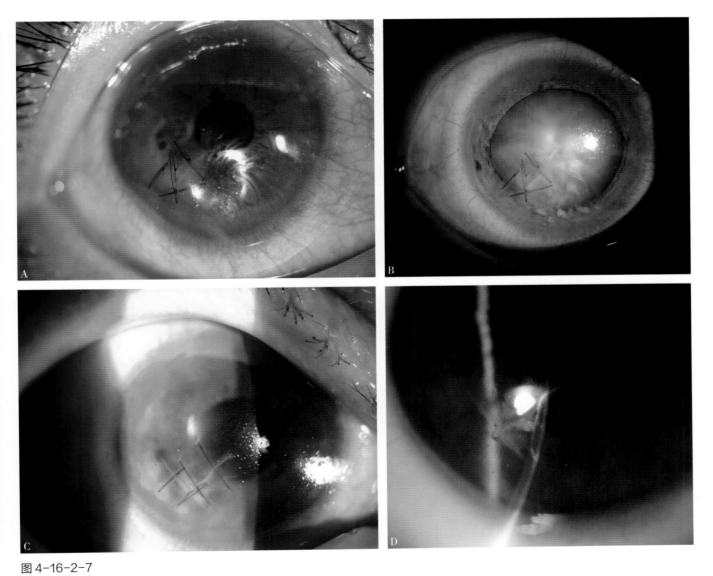

图 4-16-2-7
角膜穿通伤缝合术后
A. 角膜穿通伤缝合术后第 1 天裂隙灯显微镜检查；B. 术后第 3 天裂隙灯显微镜检查；C. 角膜穿通伤口重新缝合术后第 1 天裂隙灯显微镜检查；D. 术后 3 个月裂隙灯显微镜检查。

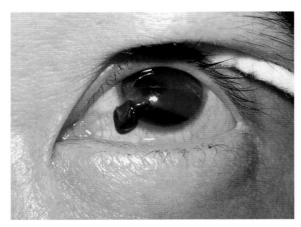

图 4-16-2-8
角膜穿通伤

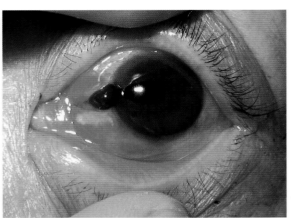

图 4-16-2-9
角巩膜穿通伤

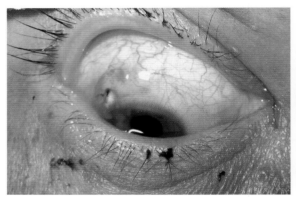

图 4-16-2-10
巩膜穿通伤

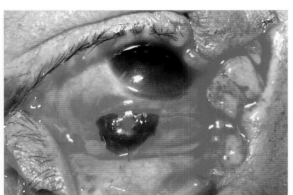

图 4-16-2-11
巩膜穿通伤

二、角巩膜穿通伤

伤口累及角膜和巩膜，多伴有葡萄膜、晶状体和玻璃体的损伤，常有眼内出血，影响视力。

如图 4-16-2-9 所示，患者，男性，31 岁，左眼铁丝扎伤后眼痛、视物不清 3 小时。眼部检查见左眼鼻侧角膜缘 3mm 伤口，虹膜脱出并嵌顿于伤口处，瞳孔呈横椭圆形，约 5mm×2.5mm。

三、巩膜穿通伤

巩膜穿通伤伤口较小时，损害小；伤口较大时，常伴有脉络膜、玻璃体和视网膜的损伤，严重影响视力。

如图 4-16-2-10 所示，患者，男性，27 岁，左眼铁丝扎伤后眼痛、视物不清 3 小时。眼部检查见左眼 10 点位置巩膜缘破裂，伤口处有色素和玻璃体脱出嵌顿，瞳孔中等散大。

如图 4-16-2-11 所示，患者，男性，27 岁，右眼玻璃扎伤后眼痛、视物不见 3 小时。眼部检查见右眼眼睑多处裂伤，前房积血，下方巩膜穿通伤，色素膜脱出嵌顿。

如图 4-16-2-12 所示，患者，男性，32 岁，左眼钢丝扎伤后眼痛、视物模糊 2 天。眼部检查见左眼颞侧球结膜充血、水肿，球结膜下出血，伤口自然闭合（图 4-16-2-12 A）；后极部眼底照相检查见视网膜前出血（图 4-16-2-12 B）；颞侧眼底照相检查见眼球壁穿通伤口，巩膜穿通伤，脉络膜穿通伤，视网膜见一较大不规则裂孔，颞侧和上方视网膜下出血，下方和两侧视网膜边缘翻卷，周围视网膜水肿（图 4-16-2-12 C）；视网膜裂孔周围激光光凝治疗后 1 个月眼底照相检查见视网膜裂孔，周围出血基本吸收，视网膜水肿消退（图 4-16-2-12 D）。

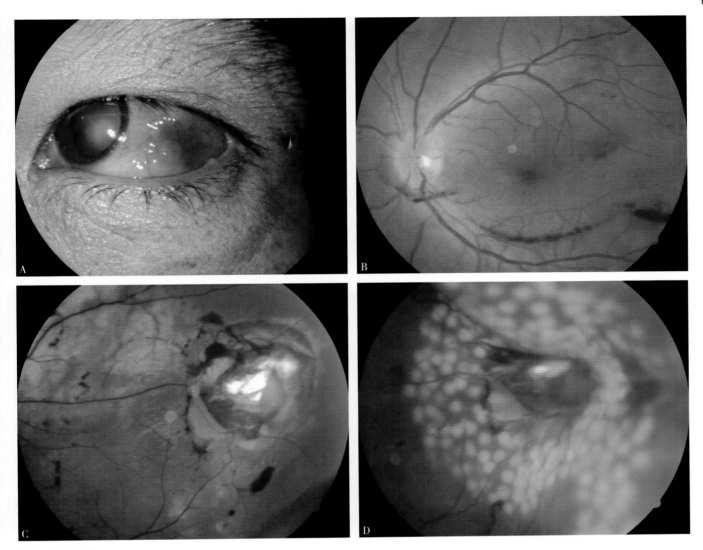

图 4-16-2-12
巩膜穿通伤
A. 左眼巩膜穿通伤眼部检查；B. 左眼巩膜穿通伤后极部眼底照相；C. 左眼巩膜穿通伤颞侧眼底照相；D. 左眼巩膜穿通伤激光治疗后颞侧眼底照相。

　　如图 4-16-2-13 所示，患者，女性，13 岁，左眼铅笔刀划后眼痛 3 小时。眼部检查左眼下睑全层裂伤累及睑缘，角膜透明，瞳孔大小正常，5 点位置结膜、巩膜裂伤（图 4-16-2-13 A）；裂隙灯显微镜检查见 5 点位置的结膜、巩膜裂伤，伤口整齐呈线性，玻璃体脱出嵌顿（图 4-16-2-13 B）。

四、眼球贯通伤

　　眼球贯通伤是指致伤物贯通眼球，有入口及出口的开放性损伤，伤道可在连接出、入口直线上，产生贯通伤的条件是致伤物比较锐利，并具有巨大的冲击力。

　　如图 4-16-2-14 所示，患者，男性，17 岁，左眼被玻璃瓶爆炸炸伤后失明 5 小时。眼眶 CT 检查见一异物贯穿左眼球并深入到球后（图 4-16-2-14 A）；术中取出一巨大玻璃异物，长约 43mm（图 4-16-2-14 B）。

　　如图 4-16-2-15 所示，患者，男性，37 岁，右眼铁钉扎伤后视物不清 1 天，铁钉异物由颞上球壁刺入眼球，自鼻下方球壁穿出，出口在视盘鼻下方，下方视网膜前出血（图 4-16-2-15 A）；手术取出异物后眼底照相检查见右眼鼻下方视网膜穿通伤口周围激光斑反应良好，视网膜平伏（图 4-16-2-15 B）。

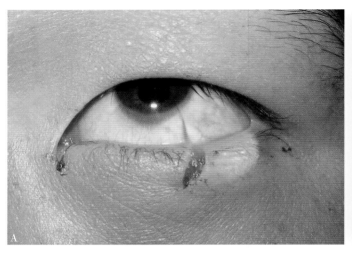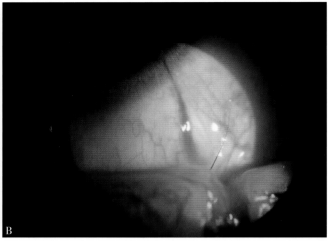

图 4-16-2-13
巩膜穿通伤
A. 巩膜穿通伤眼部检查；B. 巩膜穿通伤裂隙灯显微镜检查。

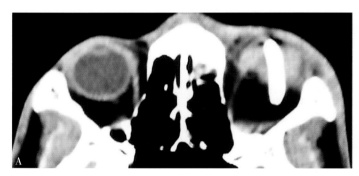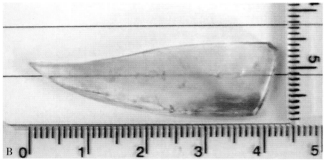

图 4-16-2-14
眼球贯通伤
A. 眼球贯通伤眼部 CT；B. 眼球贯通伤取出的异物。

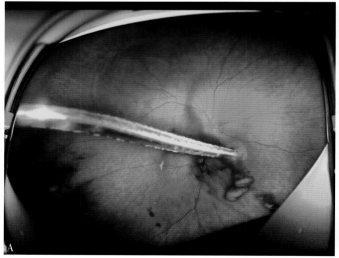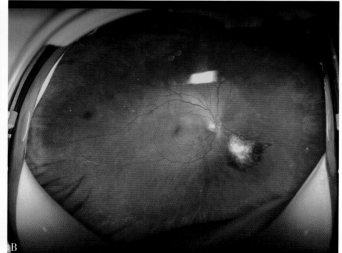

图 4-16-2-15
眼球贯通伤
A. 眼球贯通伤眼底照相；B. 眼球贯通伤异物取出后眼底照相。

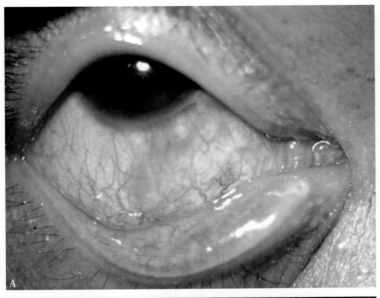

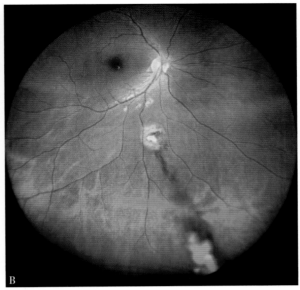

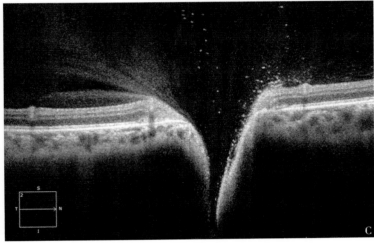

图 4-16-2-16
眼球贯通伤
A. 眼球贯通伤眼部检查；
B. 眼球贯通伤眼底照相；
C. 眼球贯通伤视网膜伤口处 OCT。

如图 4-16-2-16 所示，患者，男性，35 岁，右眼焊片崩伤后眼红 7 天，眼部检查见右眼鼻下方球结膜充血，少许出血，角膜缘后 7mm 处巩膜，呈黑色，为贯通伤的入口（图 4-16-2-16 A）；眼底照相检查见视盘下方 2P D 处见 1 视网膜裂孔，为贯通伤的出口，裂孔处视网膜下见 1 片状黑色异物，嵌顿于巩膜内，周围网膜浅脱离，下方视网膜前积血，积血的轨迹即为伤道，一端连于视网膜裂孔，另一端连于前部巩膜伤口（图 4-16-2-16 B）；视网膜伤口 OCT 检查见眼球壁连续性中断，伤口宽度为 1 015μm，深达眼球壁全层（图 4-16-2-16 C）。

（高秀华　万小波　付　鹏　李传宝）

第三节　眼异物伤

眼球不同部位和性质的异物会产生不同的刺激症状和视力损害。

一、眼球外异物

（一）结膜异物

睑结膜异物多为粉尘进入所致，大多数可随结膜囊分泌物自行排出，但与结膜黏附较紧者，可引起眼红、异物感，有时摩擦角膜，造成角膜上皮划伤，翻开眼睑，可见异物多在睑板下沟处，一般对视力无影响。

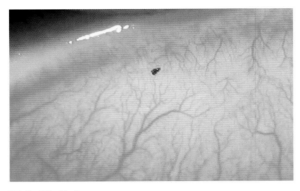

图 4-16-3-1
结膜异物

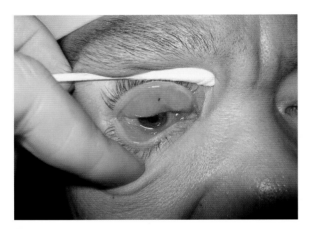

图 4-16-3-2
结膜异物

如图 4-16-3-1 所示，患者，女性，25 岁，左眼异物感 3 小时。裂隙灯显微镜检查见左眼上睑结膜一铁屑附着，位于睑板下沟处。

如图 4-16-3-2 所示，患者，男性，43 岁，右眼异物感 3 天。右眼上睑结膜一铁质黑色异物，镶嵌于结膜内。

（二）角膜异物

角膜异物刺激症状重，如铁屑会产生锈环，可导致细菌感染，植物性异物容易引起真菌感染，瞳孔区的角膜异物，容易引起视力损害。

如图 4-16-3-3 所示，患者，男性，40 岁，左眼铁屑崩入后异物感 3 天。眼部检查见左眼 3 点位置中周部角膜见一铁屑，周围有黄色的锈环（图 4-16-3-3 A）；裂隙灯显微镜弥散光检查见铁屑嵌顿在角膜内，周围黄色锈染，其外淡黄色环形锈迹，再向外为角膜组织黄白色水肿（图 4-16-3-3 B）；裂隙灯显微镜裂隙光检查见铁屑嵌顿在角膜内，全层角膜组织炎性水肿（图 4-16-3-3 C）。

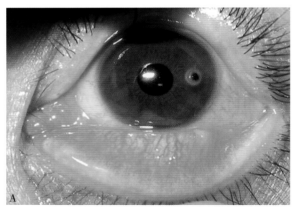

图 4-16-3-3
角膜异物
A. 角膜异物眼部检查；
B. 角膜异物裂隙灯显微镜弥散光检查；
C. 角膜异物裂隙灯显微镜裂隙光检查。

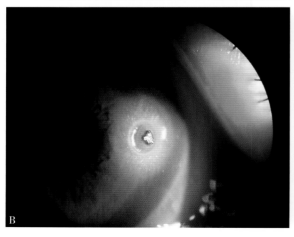

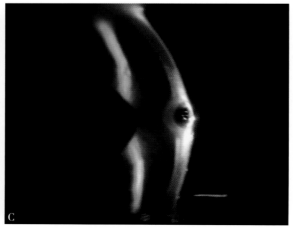

如图 4-16-3-4 所示，患者，男性，28 岁，右眼电焊时异物崩伤后异物感 2 天。裂隙灯显微镜检查见右眼中央偏鼻下方角膜一铁质异物，深达基质浅层，周围角膜组织灰白色水肿（图 4-16-3-4 A）；异物取出术后，异物床为一半球形凹陷，周围组织水肿（图 4-16-3-4 B）。

如图 4-16-3-5 所示，患者，男性，29 岁，右眼异物感 5 天。裂隙灯显微镜检查见 7 点位置角膜缘铁锈异物，周围有锈环，近角膜缘位置大量新生血管长入。

如图 4-16-3-6 所示，患者，男性，22 岁，右眼异物感 2 天。裂隙灯显微镜检查见 3 点和 9 点位置角膜缘处褐色异物。

如图 4-16-3-7 所示，患者，男性，35 岁，爆炸伤后双眼异物感 3 小时。眼部检查见角膜、结膜大量灰白色异物，大小不等。

如图 4-16-3-8 所示，患者，男性，30 岁，左眼铁丝扎伤后 2 小时。眼部检查见铁丝自上方角膜缘刺入角膜层间，潜行至颞侧，潜行区域角膜灰白色水肿。

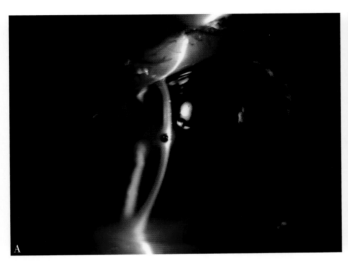
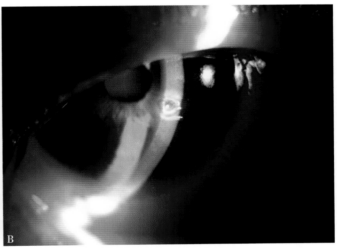

图 4-16-3-4
角膜异物
A. 角膜异物裂隙灯显微镜检查；B. 异物取出后裂隙灯显微镜检查。

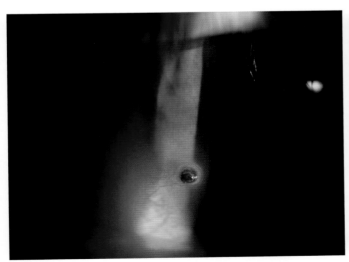
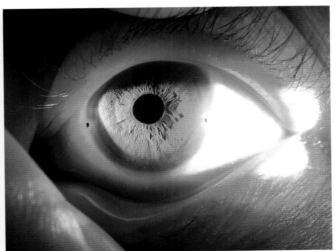

图 4-16-3-5
角膜异物

图 4-16-3-6
角膜异物

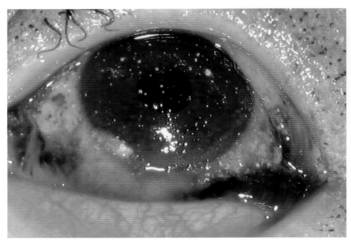

图 4-16-3-7
角膜异物

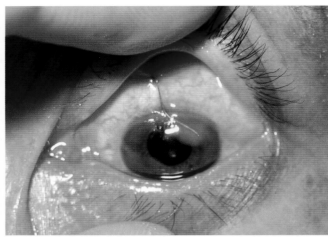

图 4-16-3-8
角膜异物

（三）眶内异物

如图 4-16-3-9 所示，患者，男性，14 岁，左眼玻璃瓶炸伤后失明 1 天。眼眶 CT 检查见左眼球后内直肌与视神经之间有一高密度影，伤及视神经。

二、眼球内异物

眼球内异物伤严重危害视力，除穿通伤之外，还有异物材质本身对眼睛的损害。

（一）前房异物

异物通过伤口，进入前房，非磁性异物，游离于虹膜表面，若为磁性异物，则异物周围可有渗出的机化膜包裹。

如图 4-16-3-10 所示，患儿，男性，11 岁，碗碎片崩伤后右眼视物不清 3 个月。裂隙灯显微镜检查见 4 点位置中周部角膜灰白色混浊，虹膜前粘连，瞳孔不圆，晶状体皮质吸收，3～4 点位置周边前房见一不规则瓷器异物。

如图 4-16-3-11 所示，患者，男性，64 岁，右眼金属碎屑崩伤后视物不清 1 天，裂隙灯显微镜检查见右眼鼻上角膜可见一全层伤口已闭合，前房深度可，上方瞳孔缘处可见一黄白色异物，位于虹膜表面（图 4-16-3-11 A）；眼眶 CT 检查见右眼前房内一高密度影（图 4-16-3-11 B）。

（二）虹膜异物

如图 4-16-3-12 所示，患者，男性，48 岁，左眼被木材崩伤后视物不清 4 天。裂隙灯显微镜检查见左眼结膜混合充血，11 点位置虹膜内黄白色异物（图 4-16-3-12 A）；裂隙灯显微镜检查见鼻上方角膜全层伤口已闭合，呈线状伤痕，前房深度可（图 4-16-3-12 B）；因异物在虹膜实质内，黄色渗出膜将其包裹，虹膜组织被部分切除才得以将异物完整取出，虹膜异物取出术后裂隙灯显微镜检查见局部虹膜萎缩（图 4-16-3-12 C）。

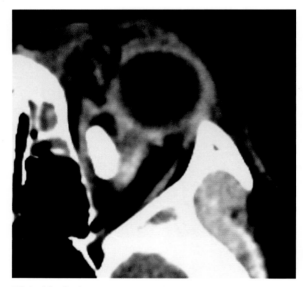

图 4-16-3-9
眶内异物

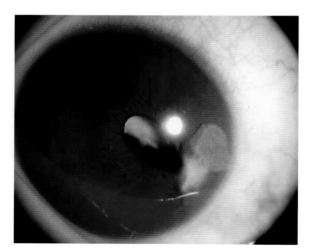

图 4-16-3-10
前房异物

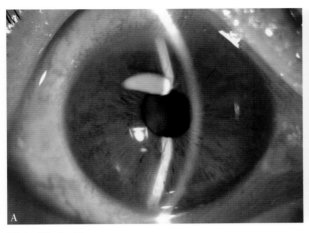
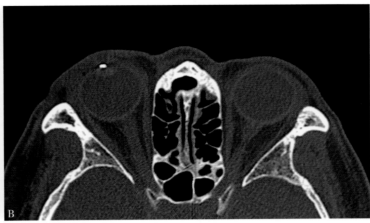

图 4-16-3-11
前房异物
A. 前房异物裂隙灯显微镜检查；B. 前房异物眼眶 CT。

（三）晶状体异物

晶状体异物比较隐匿，临床上多因晶状体混浊后，视力下降就诊，发现有角膜和虹膜伤口后，需要仔细检查并详细询问病史。

如图 4-16-3-13 所示，患者，男性，45 岁，右眼被铁屑崩伤 2 年，视力下降半年。裂隙灯显微镜检查见右眼 1 点位置周边角膜见弧线形白斑，相应虹膜可见一穿通伤口，晶状体混浊，内有点状黄白色混浊（图 4-16-3-13 A）；眼眶 CT 检查见晶状体内点状高密度异物影（图 4-16-3-13 B）。

如图 4-16-3-14 所示，患者，男性，60 岁，右眼崩伤后视物不清 3 天。裂隙灯显微镜检查见 10 点周边角膜见一全层伤口，长约 3mm，伤口闭合，晶状体皮质灰白色楔形混浊（图 4-16-3-14 A）；裂隙灯显微镜检查局部见角膜线性穿通伤口和虹膜穿通伤口（图 4-16-3-14 B）；眼眶 CT 检查见右眼晶状体位置一点状高密度异物影（图 4-16-3-14 C）。

（四）铁锈征

铁异物进入眼内，其铁离子迅速氧化与扩散，激发 Haber-Weiss 反应，形成强有力的氧化剂，如羟自由基、超氧自由基和过氧化氢，引起脂质过氧化以及酶失活，造成严重的结构与功能损害。

如图 4-16-3-15 所示，患者，男性，49 岁，左眼铁屑崩伤后视物不清 3 个月。裂隙灯显微镜检查见左眼结膜充血，4 点球结膜下黑色异物，瞳孔直径约 8mm，晶状体混浊，晶状体前囊下棕褐色铁锈沉着（图 4-16-3-15 A）；眼眶 CT 检查见左侧眼环内点状高密度影（图 4-16-3-15 B）。

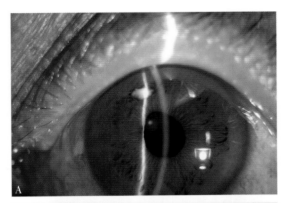
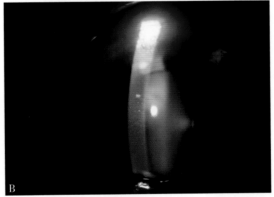
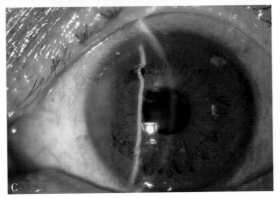

图 4-16-3-12
虹膜异物
A. 虹膜异物裂隙灯显微镜检查虹膜；
A. 虹膜异物裂隙灯显微镜检查角膜；
C. 虹膜异物取出术后裂隙灯显微镜检查虹膜。

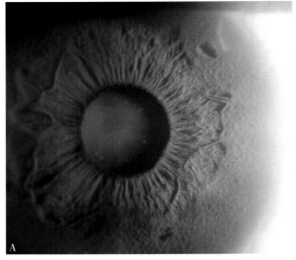
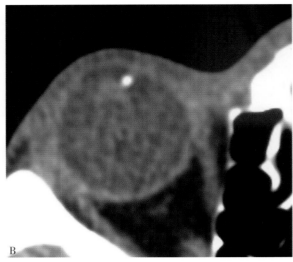

图 4-16-3-13
晶状体异物
A. 晶状体异物裂隙灯显微镜检查；B. 晶状体异物眼眶 CT。

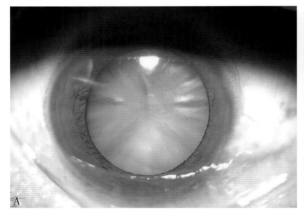
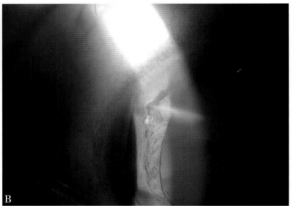

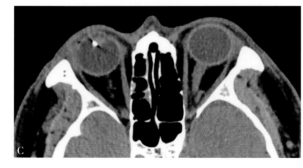

图 4-16-3-14
晶状体异物
A. 裂隙灯显微镜弥散光照明法检查；
B. 裂隙灯显微镜斜照法检查；
C. 眼眶 CT。

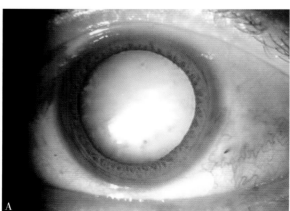
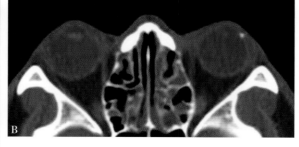

图 4-16-3-15
铁锈征
A. 铁锈征裂隙灯显微镜检查；B. 铁锈征眼眶 CT。

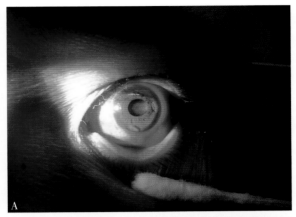

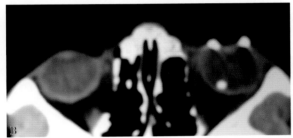

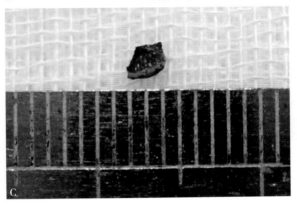

图 4-16-3-16
玻璃体异物
A. 玻璃体异物眼部检查；B. 玻璃体异物眼眶 CT；C. 玻璃体异物。

（五）玻璃体、视网膜异物

如图 4-16-3-16 所示，患者，男性，56 岁，左眼铁屑崩伤后视物不清 2 周。眼部检查见 3 点位置角膜及相应虹膜穿通伤口，下方前房内见晶状体碎屑，晶状体混浊（图 4-16-3-16 A）；眼眶 CT 检查见左眼后部玻璃体内高密度影（图 4-16-3-16 B）；异物取出后见铁屑异物不规则，边缘尖锐（图 4-16-3-16 C）。

如图 4-16-3-17 所示，患者，男性，58 岁，右眼铁屑崩伤后视物不清 4 个月。眼底照相检查见右眼鼻侧视网膜血管闭塞，视盘鼻下方视网膜表面见一三角形褐色铁质异物，其后视网膜存在瘢痕。

（李传宝　高秀华）

第四节　眼附属器外伤

一、眼睑外伤

如图 4-16-4-1 所示，患者，男性，36 岁，右眼车祸伤后流血 2 小时。眼部检查见右眼上、下眼睑多处不规则撕裂伤，相应结膜裂伤。

二、泪小管断裂

如图 4-16-4-2 所示，患者，女性，20 岁，左眼碰伤后疼痛 5 小时。泪道冲洗见左眼内眦部眼睑皮肤斜形裂伤，冲洗针头自下泪点进针，从伤口穿出，提示下泪小管断裂。

三、眼眶壁骨折

如图 4-16-4-3 所示，患者，男性，39 岁，车祸伤约半小时。眼眶螺旋 CT 显示左眼眶壁骨折，眶外壁部分骨质缺损。

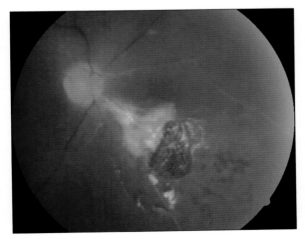

图 4-16-3-17
视网膜异物

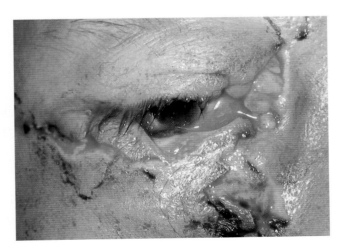

图 4-16-4-1
眼睑裂伤

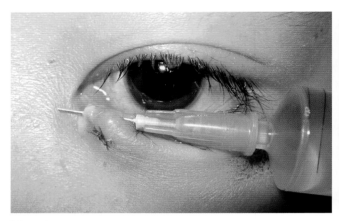

图 4-16-4-2
泪小管断裂

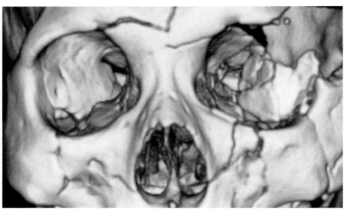

图 4-16-4-3
眼眶壁骨折

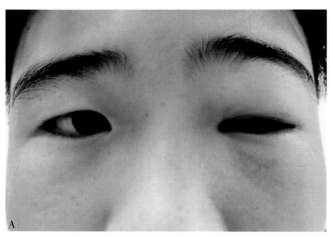

图 4-16-4-4
眼眶内壁骨折
A. 眼眶内壁骨折眼部检查；B. 眼眶内壁骨折眼眶 CT。

如图 4-16-4-4 所示，患者，男性，19 岁，左眼拳击伤后肿痛 1 天。眼部检查见左眼上睑轻微肿胀，下方眼睑少许皮下淤血，触诊有"握雪感"（图 4-16-4-4 A）；眼眶 CT 见左眼眶内壁骨质不连续，内侧壁凹陷，眶前部软组织内呈现圆弧形气体密度影（图 4-16-4-4 B）。

第五节 酸碱化学伤

眼部化学伤主要是由强酸（硫酸、硝酸、盐酸等）、强碱（石灰、稀氨溶液、氢氧化钠等）的溶液、粉尘或气体等接触眼部而发生。多发生于化工厂、施工场所和实验室。眼化学伤的严重与否与化学物质的种类、浓度、剂量、作用方式、受伤部位、接触时间、接触面积、化学物质的温度、压力、治疗是否合理及时等有关。

一、酸烧伤

酸烧伤发生后，酸向眼内渗入较慢，组织坏死一般限于酸接触面，眼内组织如晶状体的损伤较少见。

如图 4-16-5-1 所示，患者，男性，53 岁，左眼被硝酸烧伤后 1 年。眼部检查见左眼睑畸形，皮肤见不同程度的瘢痕，上、下睑缘大部分缺损，睫毛大部分缺失，结膜囊变窄，广泛睑球粘连，角膜结膜化。

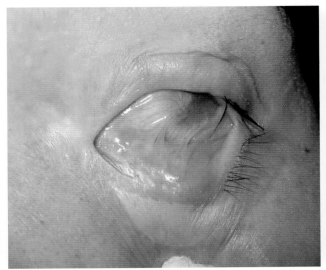

图 4-16-5-1
酸烧伤

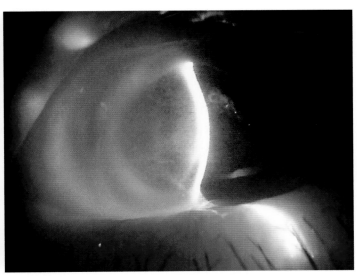

图 4-16-5-2
酸烧伤

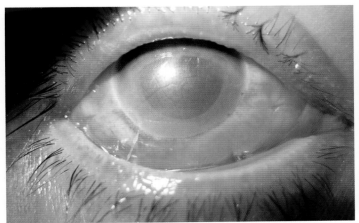

图 4-16-5-3
碱烧伤

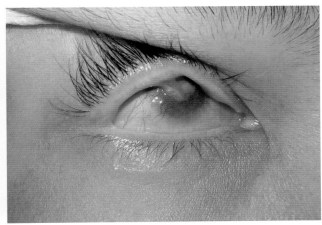

图 4-16-5-4
碱烧伤

　　如图 4-16-5-2 所示，患者，男性，32 岁，左眼被电瓶内液体烧伤后视物不见 2 天。裂隙灯显微镜检查见角膜上皮大片缺失，角膜弥漫灰白色混浊，结膜囊内黄白色分泌物，结膜充血。

二、碱烧伤

　　碱液能溶解脂肪和蛋白质，具有较强的穿透力，与组织接触后能很快渗透组织深层和眼内，即使碱性物质未接触的周围组织，也可引起病变，造成广泛而较深的组织坏死。因此，碱性烧伤比酸性烧伤更加严重。

　　如图 4-16-5-3 所示，患者，男性，45 岁，右眼石灰烧伤后异物感 3 天。眼部检查见球结膜充血、水肿，结膜囊见黏液性分泌物，角膜上皮大面积脱落，基质水肿，前房深度可，瞳孔散大，直径约 6mm。

　　如图 4-16-5-4 所示，患者，男性，31 岁，右眼石灰烧伤后异物感、视物不见 1 年。眼部检查见右眼球结膜充血、水肿，上睑与角膜睑球粘连，角膜结膜化，大量新生血管长入。

第六节 其他类型眼外伤

一、眼部热烧伤

如图 4-16-6-1 所示，患者，男性，28 岁，右眼被铝水烫伤后视物不见 5 年。眼部检查见右眼下睑结膜与下方角膜缘球结膜广泛粘连，角膜结膜化，大量新生血管长入。

如图 4-16-6-2 所示，患者，男性，31 岁，右眼烟花烧伤后视物不见 2 年。眼部检查见右眼上睑结膜与角膜粘连，角膜瘢痕化，大量新生血管长入。

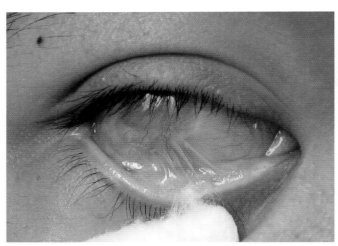

图 4-16-6-1
热烧伤

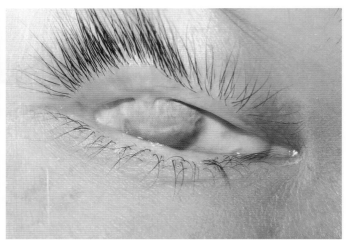

图 4-16-6-2
热烧伤

二、电光性眼炎

电光性眼炎多发生于电焊、雪地及水面反光、紫外线灯管照射后引起的紫外线损伤。紫外线对组织有光化学作用，使蛋白质凝固变性，角膜上皮坏死脱落，一般在照射后 6~8 小时发作，有强烈的异物感、刺痛、畏光、流泪，结膜混合充血，角膜上皮点状脱落，荧光素钠染色呈点状着色。

如图 4-16-6-3 所示，患者，女性，30 岁，使用电焊工作后双眼疼痛、异物感 5 小时。眼部检查见双眼结膜混合充血（图 4-16-6-3 A）；裂隙灯显微镜检查见角膜上皮弥漫性缺损（图 4-16-6-3 B）；荧光素染色后裂隙灯显微镜检查见相应部位角膜着色（图 4-16-6-3 C）。

三、视网膜激光损伤

红色、蓝色激光笔、工业激光发射的激光若正面照射到眼球会产生视网膜黄斑部的损伤，严重者可形成黄斑裂孔。

如图 4-16-6-4 所示，患者，男性，33 岁，右眼被激光笔照射后视物模糊 1 天。眼底照相检查见右眼黄斑中心凹处见水平排列的三处白点状色素脱失病灶（图 4-16-6-4 A）；黄斑 OCT 检查见黄斑中心凹有三处外层网膜连续性中断，累及椭圆体带、嵌合体带、外界膜，中断处组织层次不清晰（图 4-16-6-4 B）。

四、电击性白内障

电击性白内障（electric cataract）是由于电流传导进入眼部晶状体后，其热量迅速增加，晶状体蛋白变性，继而发生混浊，起初为水泡，以后逐渐变为灰白色线条样混浊，位置多发生在囊下。

如图 4-16-6-5 所示，患者，男性，32 岁，左眼视物模糊 7 年，曾触电 2 次，左眼视力 0.3。裂隙灯显微镜检查见左眼角膜透明，前房深度正常，晶状体中央前后囊下皮质不均匀混浊，呈"花瓣样"外观。

（高秀华 李传宝）

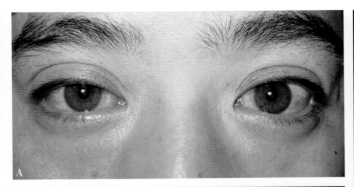

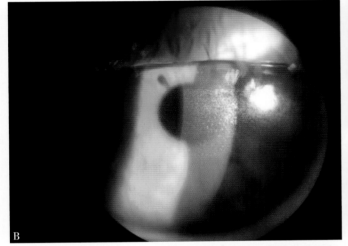

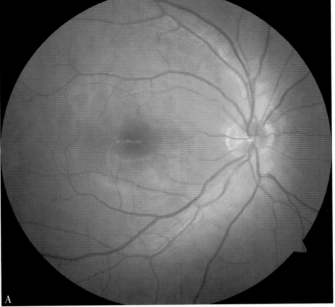

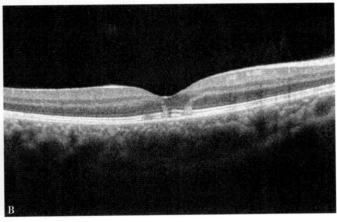

图 4-16-6-4
黄斑光损伤
A. 黄斑光损伤眼底照相；B. 黄斑光损伤黄斑 OCT。

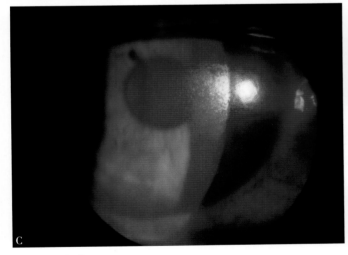

图 4-16-6-3
电光性眼炎
A. 电光性眼炎眼部检查；B. 电光性眼炎裂隙灯显微镜检查；C. 电光性眼炎荧光素染色后裂隙灯显微镜检查。

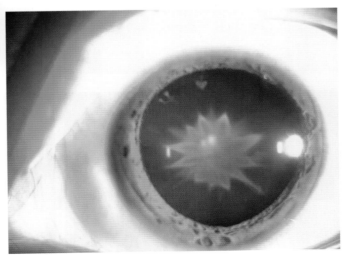

图 4-16-6-5
电击性白内障

第十七章　全身疾病的眼部表现

眼与全身疾病关系密切，许多全身疾病或全身用药会引起眼部异常，或出现眼部特征性改变，如血管性疾病、代谢性疾病、免疫性疾病等可引起眼部损害，许多眼部体征可以反映全身疾病，如高血压性视网膜病变、糖尿病性视网膜病变等。根据眼部特征性表现可以帮助确诊全身疾病并可评估全身疾病的严重程度。

第一节　高血压性视网膜病变

一、原发性高血压性视网膜病变

原发性高血压性视网膜病变（hypertensive retinopathy）是由原发性高血压引起的视网膜病理性改变，包括视网膜血管变细、血管壁增厚，严重时出现视网膜渗出、出血和棉绒斑、黄斑水肿等导致视觉障碍。

如图 4-17-1-1 所示，患者，男性，57 岁，双眼视物不清 2 个月，高血压病史 12 年，就诊时血压 180/95mmHg，右眼眼底照相检查见视网膜动脉普遍变细呈"铜丝样"，动脉管壁反光增强，下方视网膜动静脉交叉压迫（图 4-17-1-1 A）；左眼眼底照相检查见视网膜动脉变细呈"铜丝样"，动脉管壁反光增强，颞上方视网膜动静脉第一次交叉处见静脉遮蔽和斜坡（图 4-17-1-1 B）。

如图 4-17-1-2 所示，患者，男性，31 岁，双眼视力下降 2 天，既往高血压病史 6 年，未规律用药控制血压，就诊时血压 193/99mmHg。右眼眼底检查见视盘水肿，后极部视网膜大量片状暗红色出血，黄斑区星芒样黄白色硬性渗出，视盘鼻侧棉絮斑，视网膜静脉管径正常，动脉难以查见（图 4-17-1-2 A）；左眼眼底检查见视盘充血水肿，视网膜大量片状暗红色出血，较多黄白色棉絮斑，黄斑区黄白色硬性渗出，黄斑水肿，视网膜静脉管径正常，动脉难以查见（图 4-17-1-2 B）。

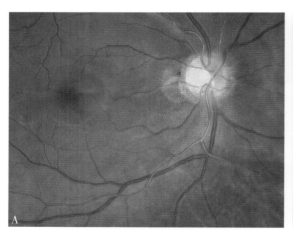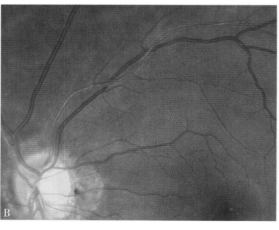

图 4-17-1-1
高血压性视网膜病变
A. 高血压性视网膜病变右眼眼底照相；
B. 高血压性视网膜病变左眼眼底照相。

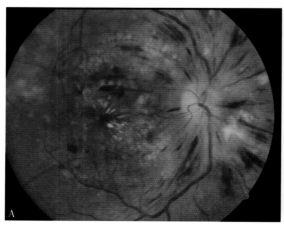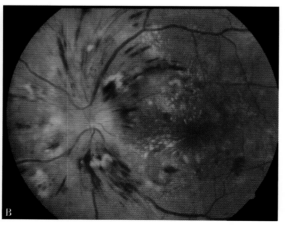

图 4-17-1-2
高血压性视网膜病变
A. 高血压性视网膜病变右眼眼底照相；
B. 高血压性视网膜病变左眼眼底照相。

如图 4-17-1-3 所示，患者，男性，42 岁，双眼视力下降 1 周，既往高血压病史 10 年。右眼眼底照相检查见视盘水肿，视网膜动脉明显缩窄，视网膜大量出血，黄斑区星芒样黄白色硬性渗出（图 4-17-1-3 A）；左眼眼底检查见视盘充血水肿，视网膜大量片状暗红色出血，颞上和颞下视网膜棉絮斑，黄斑区见硬性渗出较右眼少，黄斑水肿，视网膜动脉细呈"铜丝状"（图 4-17-1-3 B）。

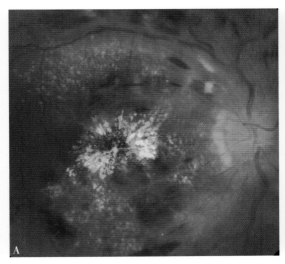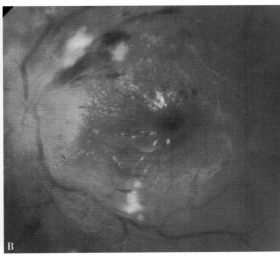

图 4-17-1-3
高血压性视网膜病变
A. 高血压性视网膜病变右眼眼底照相；
B. 高血压性视网膜病变左眼眼底照相。

【鉴别诊断】

（1）视网膜中央静脉阻塞：多单眼发病，视网膜静脉迂曲扩张明显，视网膜可见典型的火焰状出血，可伴有黄斑区水肿。

（2）糖尿病视网膜病变：患者有糖尿病病史，眼底检查可发现微血管瘤、出血渗出灶，眼底荧光血管造影检查可帮助鉴别。

二、妊娠高血压综合征视网膜病变

孕妇患有高血压可出现高血压所致全身症状，妊娠高血压综合征（以下简称"妊高征"）患者出现高血压所致视网膜改变可引起视力下降。

如图 4-17-1-4 所示，患者，女性，29 岁，双眼视物不清 3 天，就诊时血压 197/116mmHg，妊娠 7 个月。右眼眼底检查见视盘水肿，视网膜动脉纤细，后极部视网膜大量出血，存在少许棉絮斑，黄斑区大量硬性渗出，黄斑上方视网膜灰白色水肿（图 4-17-1-4 A）；左眼眼底检查见视盘水肿，视网膜动脉纤细，后极部视网膜大量出血，黄斑区大量硬性渗出，存在大片棉絮斑（图 4-17-1-4 B）。

如图 4-17-1-5 所示，患者，女性，34 岁，右眼视物不清 6 天，就诊时血压 187/106mmHg。右眼眼底检查见右眼视网膜广泛大片水肿，下方视网膜渗出性脱离。

妊高征是一类特殊的高血压病，患病期间部分患者会出现视网膜病变导致的视力下降，妊高征视网膜病变发病急，进展较快，部分病例会留有永久性病变和视觉障碍。

三、肾性高血压性视网膜病变

慢性肾小球肾炎 50% 以上有眼底改变，表现为高血压性视网膜病变和贫血性视网膜病变。

如图 4-17-1-6 所示，患者，女性，62 岁，双眼视物不清 1 个月，患慢性肾小球肾炎 6 年，就诊时血压 183/93mmHg。右眼眼底检查见视网膜动脉细，后极部视网膜水肿，视网膜散在点片状出血，黄斑区大量黄白色硬性渗出呈放射状分布（图 4-17-1-6 A）；左眼眼底检查见视盘上方视网膜水肿，视网膜动脉细，视网膜散在片状出血，黄斑区大量硬性渗出（图 4-17-1-6 B）。

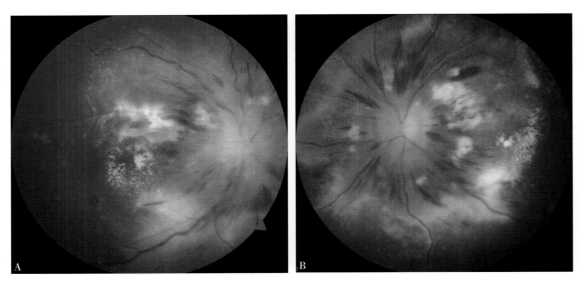

图 4-17-1-4
妊高征视网膜病变
A. 妊高征视网膜病变右眼眼底照相；B. 妊高征视网膜病变左眼眼底照相。

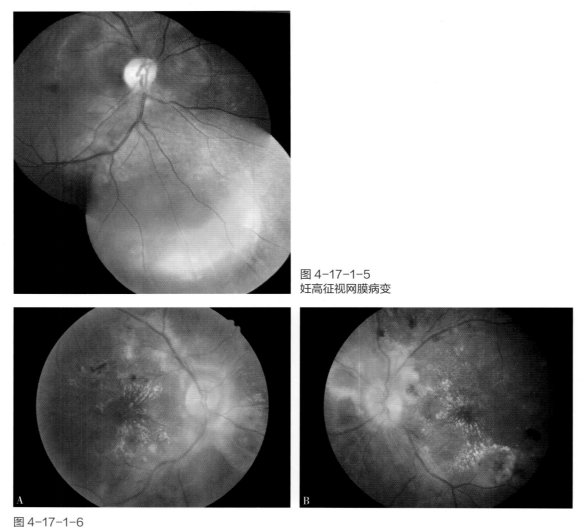

图 4-17-1-5
妊高征视网膜病变

图 4-17-1-6
肾性高血压性视网膜病变
A. 肾性高血压性视网膜病变右眼眼底照相；B. 肾性高血压性视网膜病变左眼眼底照相。

（张玉洁　李传宝　张　伟）

第二节 糖尿病眼部表现

糖尿病是一组多病因引起的以慢性高血糖为特征的代谢性疾病，是由于胰岛素分泌和/或作用缺陷所引起。糖尿病引起的眼部并发症很多，包括糖尿病性视网膜病变（diabetic retinopathy）、白内障、晶状体屈光度变化、虹膜睫状体炎、虹膜红变和新生血管性青光眼等。

糖尿病性视网膜病变是糖尿病最常见的微血管并发症之一，也是临床最常见的视网膜血管性疾病。其基础的病理生理过程是高血糖导致的各种异常代谢产物的堆积，导致视网膜血管周细胞和血管内皮细胞损伤和丢失，出现微血管闭塞、血视网膜屏障破坏，导致视网膜渗出和水肿，严重影响视力；继而局部缺血缺氧，异常新生血管形成，新生血管的渗出和出血，引起牵拉性视网膜脱离，最终导致失明。糖尿病视网膜病变严重程度应结合检眼镜检查、眼底广角照相检查、OCT检查、眼底荧光血管造影和眼部B超检查等综合评估。糖尿病患者视力减退的常见原因包括代谢性白内障、玻璃体出血、糖尿病黄斑水肿、牵拉性视网膜脱离或糖尿病视神经病变。

如图4-17-2-1所示，患者，男性，46岁，糖尿病病史7年。右眼视物不清3个月。眼底照相检查见右眼视网膜散在点状出血。

如图4-17-2-2所示，患者，女性，51岁，糖尿病病史8年。左眼视物不清1个月。眼底照相检查见左眼视网膜散在点状出血，颞上散在黄白色的硬性渗出。

如图4-17-2-3所示，患者，女性，41岁，糖尿病病史10年。右眼视物不清1个月。眼底照相检查见右眼视网膜散在点状出血，鼻上方散在灰白色软性渗出。

如图4-17-2-4所示，患者，男性，38岁，糖尿病病史7年。左眼视物不清半年。眼底照相检查视网膜散在出血和激光斑，颞上静脉串珠样改变。

如图4-17-2-5所示，患者，女性，55岁，糖尿病病史10年。双眼视力下降2周。眼底荧光血管造影检查见视网膜内微循环异常分支，毛细血管扩张，动静脉侧支循环，视网膜无灌注区和视网膜新生血管。

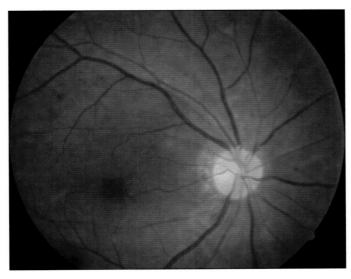

图 4-17-2-1
糖尿病视网膜病变

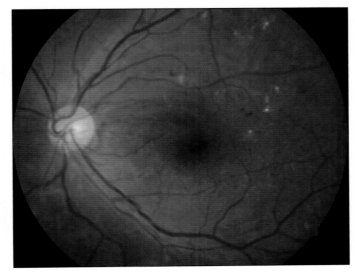

图 4-17-2-2
糖尿病视网膜病变

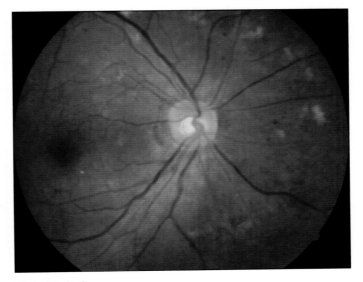

图 4-17-2-3
糖尿病视网膜病变

　　如图 4-17-2-6 所示，患者，女性，60 岁，糖尿病病史 12 年。左眼视物不清 2 周。眼底照相检查见左眼下方视网膜前片状出血（图 4-17-2-6 A）；眼底荧光血管造影检查左眼视网膜散在微血管瘤，颞侧视网膜内微循环异常，黄斑颞侧视网膜大片无灌注区（图 4-17-2-6 B）。

　　如图 4-17-2-7 所示，患者，女性，60 岁，糖尿病病史 13 年。眼底照相检查见左眼颞下方视网膜散在出血和激光斑，视网膜静脉旁见一新生血管团呈"花瓣样"（图 4-17-2-7 A）；眼底荧光血管造影检查见新生血管周围荧光渗漏（图 4-17-2-7 B），视网膜新生血管不具备正常血管的结构和功能。

　　如图 4-17-2-8 所示，患者，男性，47 岁，糖尿病病史 16 年。左眼视力下降 1 个月。眼底照相检查见左眼视盘及周围视网膜大量新生血管，视网膜散在出血渗出和视网膜内微循环异常。

　　如图 4-17-2-9 所示，患者，男性，49 岁，糖尿病病史 14 年。左眼视物不清半年。眼底照相检查见左眼视盘及周围视网膜表面花瓣样新生血管团，视网膜散在出血、渗出，下方视网膜分支血管呈白线样改变，静脉明显迂曲扩张，管径不均匀（图 4-17-2-9 A）；眼底血管造影晚期可见视盘周围新生血管渗漏，视盘周围视网膜大片无灌注区，累及黄斑区（图 4-17-2-9 B）。

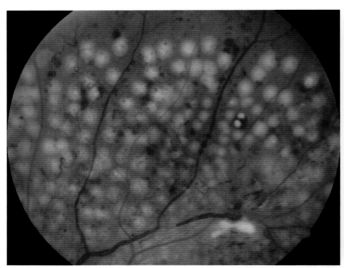

图 4-17-2-4
糖尿病视网膜病变

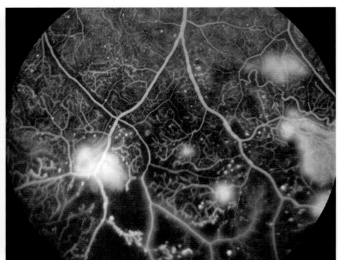

图 4-17-2-5
糖尿病视网膜病变

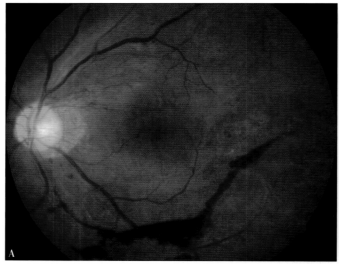

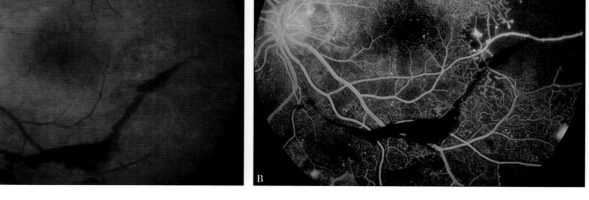

图 4-17-2-6
糖尿病视网膜病变
A. 糖尿病视网膜病变左眼眼底照相；B. 糖尿病视网膜病变左眼眼底血管造影。

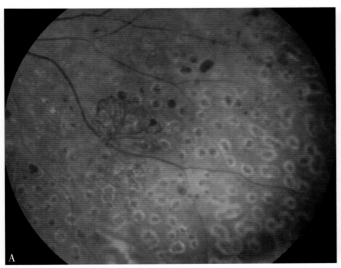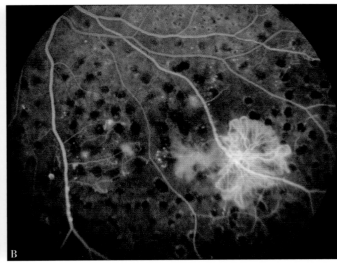

图 4-17-2-7
糖尿病视网膜病变
A. 糖尿病视网膜病变眼底照相；B. 糖尿病视网膜病变眼底血管造影。

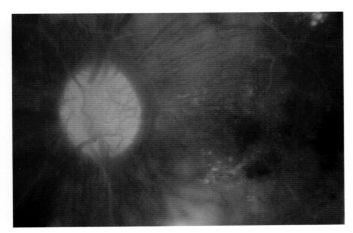

图 4-17-2-8
糖尿病视网膜病变

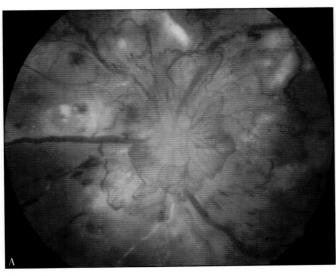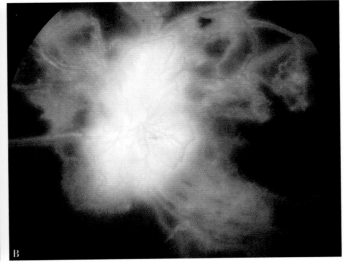

图 4-17-2-9
糖尿病视网膜病变
A. 糖尿病视网膜病变眼底照相；B. 糖尿病视网膜病变眼底血管造影。

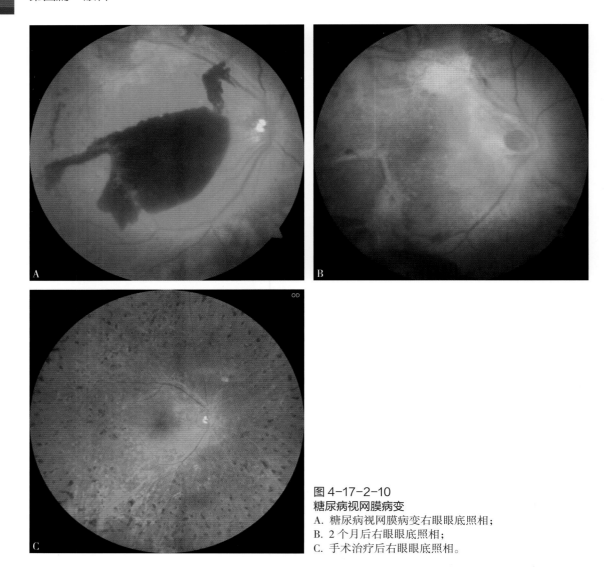

图 4-17-2-10
糖尿病视网膜病变
A. 糖尿病视网膜病变右眼眼底照相；
B. 2 个月后右眼眼底照相；
C. 手术治疗后右眼眼底照相。

如图 4-17-2-10 所示，患者，女性，49 岁，糖尿病病史 11 年。右眼视物不清 2 周，右眼视力 0.01。眼底照相检查见右眼后极部视网膜前出血，下方视网膜散在激光斑，上方视网膜前大片白色增殖膜（图 4-17-2-10 A）；2 个月后右眼黄斑区出血吸收，视网膜前增殖加重（图 4-17-2-10 B）；右眼手术后 1 个月，眼底照相检查见右眼视网膜出血吸收，视网膜散在激光斑，右眼视力 0.5（图 4-17-2-10 C）。

如图 4-17-2-11 所示，患者，男性，66 岁，左眼视物不清 3 个月。2 型糖尿病病史 17 年，眼底照相检查见左眼视网膜大量新生血管膜，视网膜牵拉脱离。

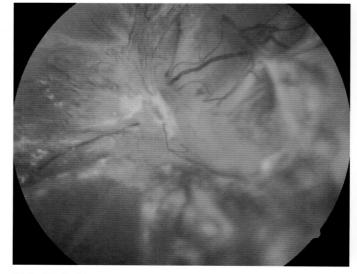

图 4-17-2-11
糖尿病视网膜病变

如图 4-17-2-12 所示，患者，男性，37 岁，右眼视物不清 3 个月。2 型糖尿病病史 7 年，眼底照相检查见右眼玻璃体积血，视盘周围视网膜大片新生血管膜，上方视网膜牵拉脱离。

如图 4-17-2-13 所示，患者，女性，51 岁，左眼视物不清 3 个月。2 型糖尿病病史 7 年，眼底照相检查见左眼玻璃体积血，视网膜散在出血和激光斑，视盘周围视网膜大片新生血管膜，鼻侧视网膜牵拉脱离。

如图 4-17-2-14 所示，患者，男性，51 岁，糖尿病病史 14 年。左眼视物不清 2 个月。眼底照相检查见左眼下方玻璃体积血，视网膜散在出血，颞上视网膜血管迂曲，视网膜静脉呈串珠样改变（图 4-17-2-14 A）；眼底血管造影检查见上方视网膜大片无灌注区，多发微血管瘤，视网膜内微循环异常，静脉串珠样改变（图 4-17-2-14 B）。

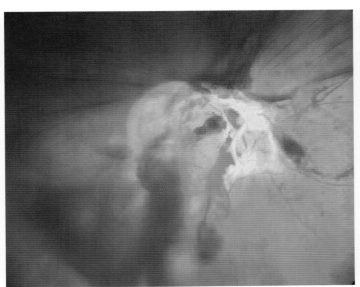

图 4-17-2-12
糖尿病视网膜病变

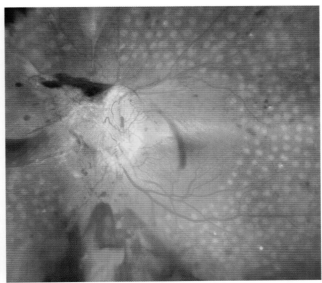

图 4-17-2-13
糖尿病视网膜病变

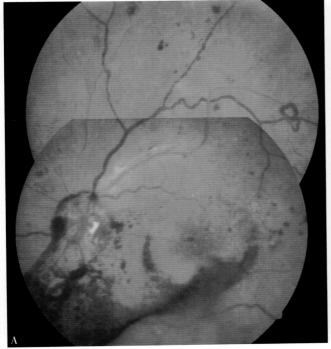

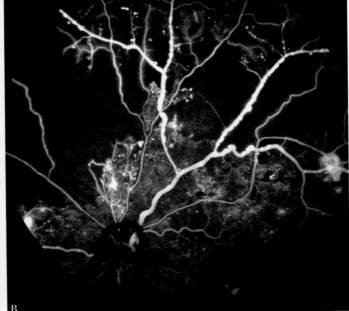

图 4-17-2-14
糖尿病视网膜病变
A. 糖尿病视网膜病变眼底照相；B. 糖尿病视网膜病变眼底血管造影。

如图 4-17-2-15 所示，患者，女性，41 岁，右眼视物不清 2 个月。糖尿病病史 7 年，眼底照相检查见右眼视网膜散在出血和激光斑，黄斑区视网膜前出血。

如图 4-17-2-16 所示，患者，男性，39 岁，右眼视物不清 2 个月。糖尿病病史 8 年，眼底血管造影检查见右眼上方视网膜大片无灌注区，视网膜静脉串珠样改变。视网膜静脉串珠样改变是视网膜对缺血的过度反应。

如图 4-17-2-17 所示，患者，男性，32 岁，左眼视物不清半年。眼底照相检查见左眼视网膜散在出血渗出，上方视网膜大片新生血管，颞上视网膜微循环异常，颞上视网膜静脉迂曲呈螺旋状改变（图 4-17-2-17 A）；激光治疗后 5 个月复查，左眼视网膜出血吸收，新生血管消退，颞上视网膜静脉形态恢复，颞上视网膜微循环恢复正常（图 4-17-2-17 B）。

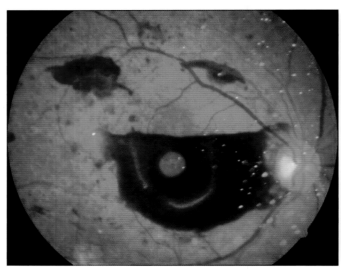

图 4-17-2-15
糖尿病视网膜病变

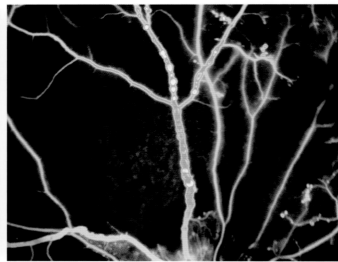

图 4-17-2-16
糖尿病视网膜病变

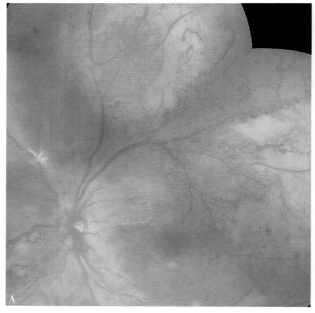

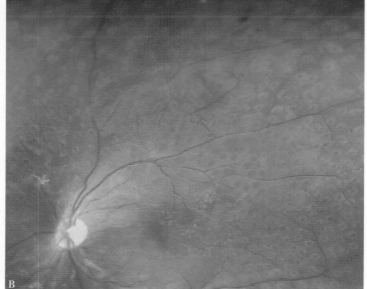

图 4-17-2-17
糖尿病视网膜病变
A. 糖尿病视网膜病变左眼眼底照相；B. 治疗 5 个月后左眼眼底照相。

【鉴别诊断】

（1）视网膜中央静脉阻塞：多为单眼，突然发病，根据阻塞程度不同，可呈现不同程度的视网膜静脉迂曲扩张和视网膜浅层火焰状出血，主要分布在视盘周围、后极部及黄斑区。而糖尿病视网膜病变多为双侧发病，有一个缓慢发病的过程。其静脉迂曲较轻，呈串珠状改变为主，视网膜出血表现多样，如点状、斑状、片状出血，有较多量的微血管瘤，晚期可出现新生血管。

（2）高血压视网膜病变：主要发生在慢性高血压晚期或急进性高血压，舒张压超过130mmHg的患者。患者视网膜动脉出现缩窄，有动静脉交叉压迫征，视网膜出现散在的或多发性片状出血灶，并有浅层团状或棉絮状软性渗出，严重时可出现视盘水肿，但很少出现微血管瘤。

（李传宝　张玉洁）

第三节　血液病的眼底改变

白血病、再生障碍性贫血等血液疾病因血液状态的改变可导致视网膜出血，引起视力下降。

如图4-17-3-1所示，患者，男性，23岁，右眼视力下降1个月。患再生障碍性贫血病史6年。右眼眼底照相检查见右眼多个大小不等的片状视网膜浅层出血，黄斑区视网膜前片状出血（图4-17-3-1 A）；左眼后极部视网膜散在3处片状出血（图4-17-3-1 B）。

如图4-17-3-2所示，患者，男性，13岁，左眼视力下降、眼前黑影遮挡1周，右眼眼底照相检查见视盘周围多处鲜红色片状出血（图4-17-3-2 A）；左眼眼底照相检查见后极部视网膜前和视网膜内片状出血，下方玻璃体积血（图4-17-3-2 B）。血常规检查为白细胞计数1.68×10^9/L，红细胞计数1.89×10^{12}/L，血红蛋白56g/L，血小板3×10^9/L。骨髓穿刺提示重症再生障碍性贫血。

如图4-17-3-3所示，患者，男性，32岁，患再生障碍性贫血病史20年，左眼视物模糊1周，右眼视力1.0，左眼视力0.5。血常规检查：白细胞2.56×10^9/L，红细胞1.03×10^{12}/L，血小板15×10^9/L。右眼眼底照相检查见视网膜大量小片状出血，出血中心多有白点（图4-17-3-3 A）；左眼眼底照相检查见视网膜大量小片状出血，出血中心多有白点，黄斑区水肿（图4-17-3-3 B）。

如图4-17-3-4所示，患者，男性，26岁，右眼视物模糊1周，右眼眼底照相检查见右眼黄斑区片状出血，出血内有一灰白色渗出，下方见一片状出血，后极部视网膜散在灰白色渗出。

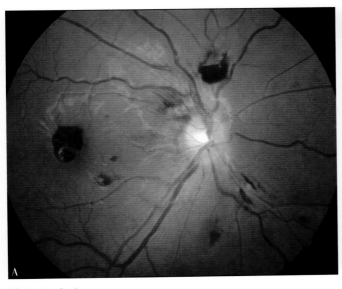
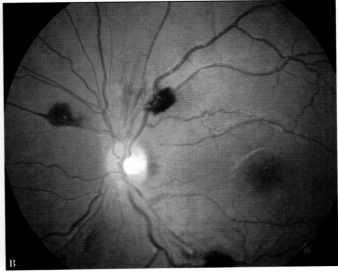

图4-17-3-1
贫血致视网膜出血
A. 右眼眼底照相；B. 左眼眼底照相。

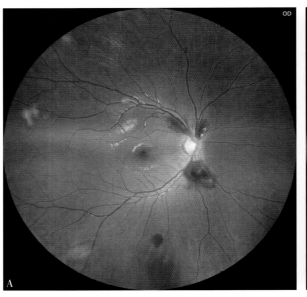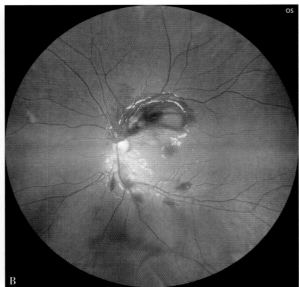

图 4-17-3-2
贫血致视网膜出血
A. 右眼眼底照相；B. 左眼眼底照相。

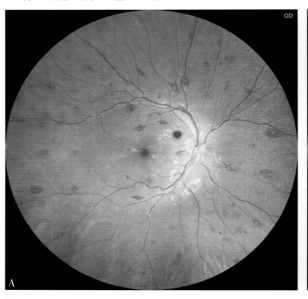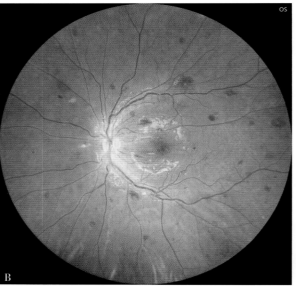

图 4-17-3-3
贫血致视网膜出血
A. 右眼眼底照相；B. 左眼眼底照相。

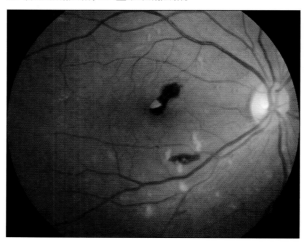

图 4-17-3-4
白血病致视网膜出血

（张玉洁　李传宝）

第四节　远达性视网膜病变

胸部外伤或长骨骨折后导致视网膜前微动脉阻塞，引起的视力下降称为远达性视网膜病变。

如图4-17-4-1所示，患者，男性，31岁，双眼视物不清17天。17天前曾有胸部挤压伤。右眼眼底照相检查见后极部视网膜多发不连续的棉绒斑和少量点状出血（图4-17-4-1A）；左眼眼底照相检查见多发灰白色的棉绒斑和较多点状出血（图4-17-4-1B）。

（李传宝）

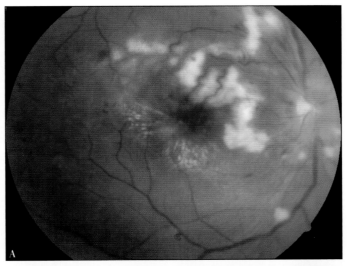

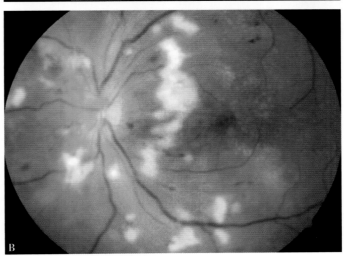

图4-17-4-1
远达性视网膜病变
A. 右眼眼底照相；B. 左眼眼底照相。

第五节　颈内动脉海绵窦瘘眼部表现

颈内动脉海绵窦瘘是指海绵窦段的颈内动脉本身或其在海绵窦内的分支破裂，与海绵窦之间形成异常的动静脉沟通，最常见的症状是搏动性突眼和球结膜充血、水肿。

如图4-17-5-1所示，患者，男性，47岁，车祸伤后眼球突出1周。双眼检查见左眼球突出，眼球运动受限，下方球结膜充血水肿（图4-17-5-1A）；左眼眼部检查见左眼下方球结膜充血水肿，巩膜表面静脉暗红色并迂曲扩张，从角膜缘达到穹隆部，放射状排列（图4-17-5-1B）；眶前区闻及血流杂音，颅脑血管DSA检查显示左侧颈内动脉海绵窦瘘（图4-17-5-1C）。眼眶CT检查可以与眼眶肿瘤进行鉴别。

颈内动脉从海绵窦中穿过，一旦发生异常交通，症状和体征多表现在眼部。根据眼球突出、巩膜表面静脉高度迂曲扩张、眶前区闻及血流杂音，尤其是颅脑血管DSA检查可以明确颈内动脉海绵窦瘘的存在。

（李传宝）

第六节　眼缺血综合征

眼缺血综合征是由慢性严重的颈动脉阻塞或狭窄所致脑和眼的供血不足而产生一系列脑和眼的临床综合征。

如图4-17-6-1所示，患者，男性，61岁，右眼视力下降3个月。颈动脉彩超：右侧颈内动脉完全闭塞。3次空腹血糖检查均小于6mmol/L。右眼眼底照相检查见视盘周围新生血管，视网膜动脉纤细，静脉串珠样改变，下方视网膜前出血。

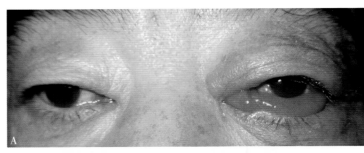

图 4-17-5-1
颈内动脉海绵窦瘘
A. 双眼检查图；
B. 左眼检查图；
C. 颅脑 DSA 检查。

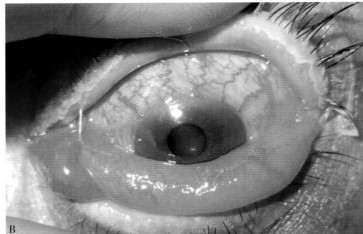

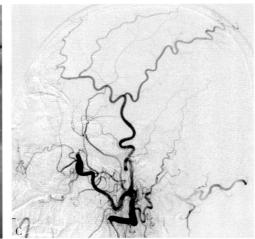

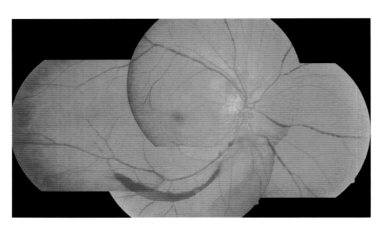

图 4-17-6-1
眼缺血综合征

（李传宝）

第七节 结核病眼部表现

眼睑、眼眶、泪器、结膜、角膜、巩膜、葡萄膜、视网膜及视神经等眼部组织均可直接或间接受到结核杆菌的感染。

如图 4-17-7-1 所示，患者，男性，23 岁，左眼视物模糊 1 个月，结核相关检验提示结核分枝杆菌感染。眼底照相检查见左眼鼻上视网膜渗出，视网膜静脉迂曲、扩张，呈腊肠样改变（图 4-17-7-1A）；激光治疗后半年复查，左眼鼻上视网膜渗出消退，视网膜静脉管径较正常略细，静脉周围有纤维鞘（图 4-17-7-1B）。

【鉴别诊断】

视网膜分支静脉阻塞：可发生视网膜分支静脉迂曲扩张，静脉周围会出现或多或少的火焰状出血。

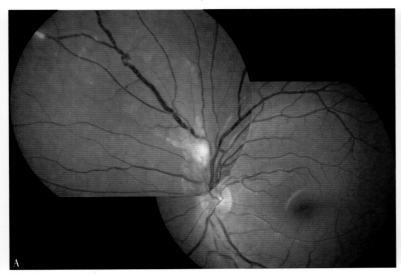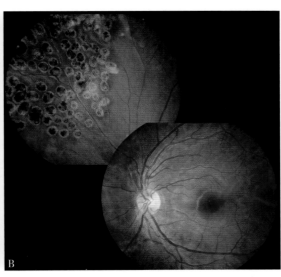

图 4-17-7-1
结核性视网膜血管炎
A. 结核性视网膜血管炎眼底照相；B. 结核性视网膜血管炎治疗后眼底照相。

（李传宝）

第八节　系统性红斑狼疮相关眼病

　　系统性红斑狼疮（systemic lupus erythematosus，SLE）是一种累及多系统、多器官并有多种自身抗体出现的自身免疫性疾病。由于体内有大量致病性自身抗体和免疫复合物而造成组织损伤，临床上可出现各个系统和脏器损伤的表现，如眼、皮肤、关节，浆膜、心脏、肾脏，中枢神经系统、血液系统等，眼底可引起 Purtscher 样视网膜血管病变或视网膜血管炎。

　　如图 4-17-8-1 所示，患者，女性，31 岁，产后双眼视力下降 2 个月，加重 5 天。系统性红斑狼疮病史半年。右眼眼底照相检查见视盘色淡，后极部视网膜水肿，大片不连续的灰白色棉絮斑，视网膜散在出血，黄斑区片状出血（图 4-17-8-1 A）；左眼眼底照相检查见左眼后极部视网膜水肿，视网膜散在点片状出血，后极部和下方出血较多，后极部视网膜多片不连续的灰白色棉絮斑（图 4-17-8-1 B）；右眼眼底血管造影检查见视网膜动脉细，血管充盈迟缓，视网膜主干血管外未见充盈，全视网膜均为无灌注区（图 4-17-8-1 C）；左眼眼底血管造影检查见视网膜动脉细，血管充盈迟缓，多支视网膜主干血管至晚期仍未充盈，视网膜主干血管外未见充盈，除颞下方外视网膜均为无灌注区（图 4-17-8-1 D）；全视网膜激光光凝治疗后 3 周右眼眼底照相检查见视盘色淡，后极部视网膜水肿消退，视网膜出血减少（图 4-17-8-1 E）；左眼眼底照相检查见后极部视网膜水肿缓解，视网膜出血无明显变化，视盘和下方视网膜前出血（图 4-17-8-1 F）。

　　如图 4-17-8-2 所示，患者，女性，29 岁，双眼视力下降 2 个月，患系统性红斑狼疮病史 3 年。右眼眼底照相见视网膜动脉闭塞呈白线状，上方视网膜静脉扩张，视网膜散在出血渗出，下方视网膜前舟样出血（图 4-17-8-2 A）；左眼眼底照相见视网膜动脉细，视网膜散在出血渗出，黄斑区黄白色渗出（图 4-17-8-2 B）；右眼眼底血管造影检查见下方和视盘鼻侧小片新生血管荧光渗漏，血管周围荧光渗漏，颞上视网膜大片无灌注区（图 4-17-8-2 C）；左眼眼底血管造影检查见视网膜内微循环异常，视网膜血管周围荧光渗漏，未见无灌注区（图 4-17-8-2 D）。

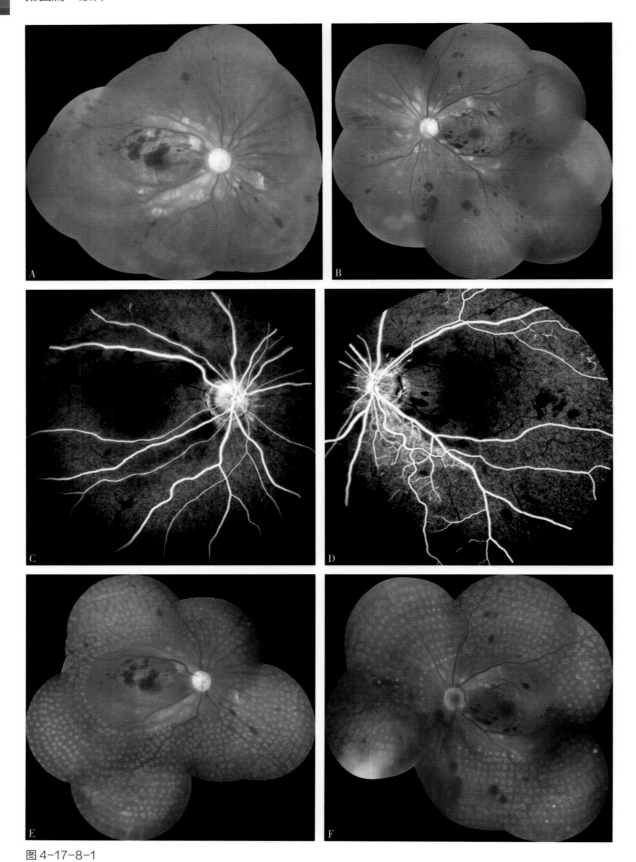

图 4-17-8-1
Purtscher 视网膜血管病变
A. 右眼眼底照相；B. 左眼眼底照相；C. 右眼眼底血管造影；D. 左眼眼底血管造影；E. 右眼治疗后眼底照相；F. 左眼治疗后眼底照相。

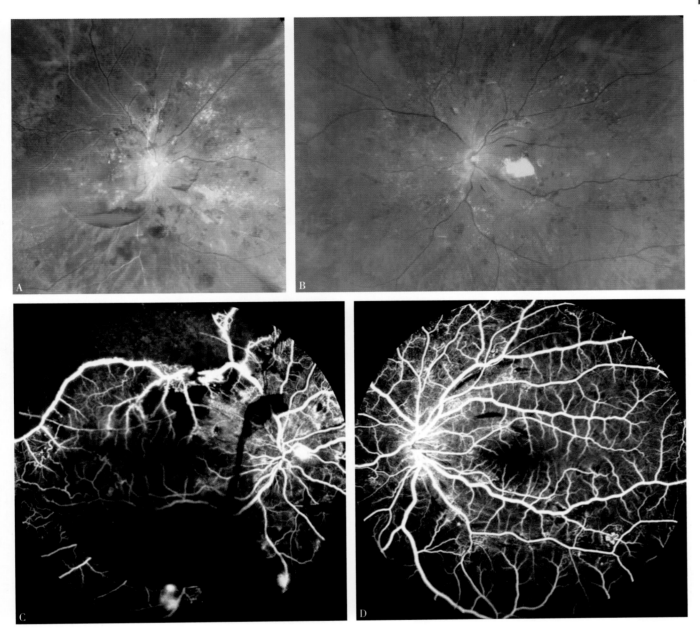

图 4-17-8-2
视网膜血管炎
A. 右眼眼底照相；B. 左眼眼底照相；C. 右眼眼底血管造影；D. 左眼眼底血管造影。

（张玉洁　靳　睿　李传宝）

第九节　肝豆状核变性眼部表现

肝豆状核变性是常染色体隐性遗传病，是一种遗传性铜代谢障碍所致的肝硬化和以基底节为主的脑部变性疾病。临床上表现为进行性加重的锥体外系症状、肝硬化、精神症状、肾功能损害及角膜色素环（K-F 环）。

如图 4-17-9-1 所示，患者，男性，19 岁，肝豆状核变性病史。眼部检查见周边角膜环形淡黄色色素沉着（图 4-17-9-1 A）；裂隙灯显微镜检查见角膜内表面黄绿色色素沉着，越近周边颜色越深，近中央部位颜色呈淡黄绿色（图 4-17-9-1 B）。

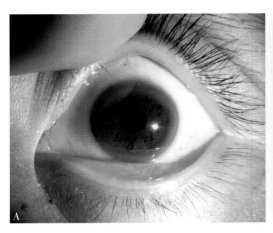 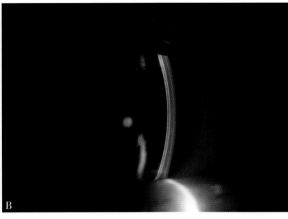

图 4-17-9-1
K-F 环
A. K-F 环眼部检查；
B. K-F 环裂隙灯显微镜检查。

（李传宝）

第十节　性传播疾病眼部表现

梅毒、艾滋病等性传播疾病可导致视网膜的特征性病变。

如图 4-17-10-1 所示，患者，男性，24 岁，左眼视力下降 2 周。梅毒抗体阳性。眼底照相检查图见左眼后极部视网膜椒盐样灰白色水肿，边界清晰（图 4-17-10-1 A）；OCT 检查见外层视网膜小球形突起（图 4-17-10-1 B）。

如图 4-17-10-2 所示，患者，男性，37 岁，患视网膜色素变性 20 年。右眼视力下降 2 周，右眼视力：0.02。眼底照相检查见右眼视盘充血水肿，后极部视网膜大量黄白色硬性渗出和少量出血，黄斑区视网膜血管霜样树枝状改变，鼻侧视网膜大量黄白色硬性渗出，视网膜血管纤细，视网膜大量色素沉着。患病后血液检查 HIV 抗体阳性，CD4$^+$T 淋巴细胞计数 36 个 /mm^3。

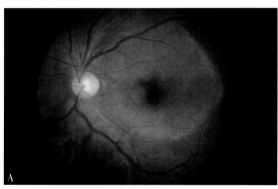

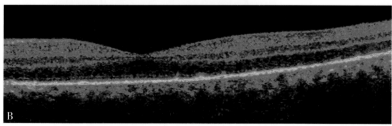

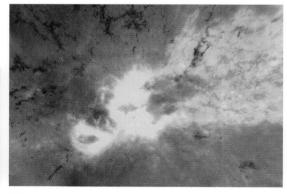

图 4-17-10-1
梅毒性视网膜炎
A. 梅毒性视网膜炎眼底照相；B. 梅毒性视网膜炎 OCT。

图 4-17-10-2
艾滋病相关视神经视网膜炎

（张玉洁　靳　睿）

第十一节　白化病眼部表现

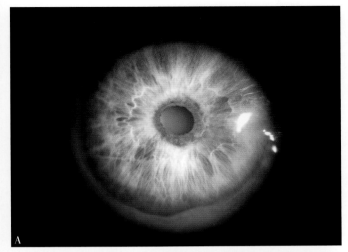

白化病（albinism）是一组由黑色素合成相关基因突变导致的黑色素代谢障碍，以眼、皮肤和毛发黑色素缺乏为特征的遗传性疾病，为常染色体隐性遗传。根据色素缺失的部位及有无其他异常可分为三个类型，即：眼、皮肤和毛发均有色素缺乏的眼皮肤白化病；仅有眼色素缺乏的眼白化病；既有眼皮肤白化病表现又伴有其他系统疾病的白化病相关综合征。

如图4-17-11-1所示，患者，女性，47岁，左眼突发闪光感伴黑影1天，自幼皮肤、毛发发白。裂隙灯显微镜弥散光检查见虹膜色素稀少，虹膜纹理支架清晰（图4-17-11-1 A）；裂隙灯显微镜透照法检查见虹膜半透明，虹膜纹理、支架、血管均可透见（图4-17-11-1 B）；眼底照相检查见左眼视网膜、脉络膜色素稀少，脉络膜血管清晰可见，后极部视网膜前出血，颞上周边视网膜见一马蹄形裂孔，其外侧色素沉着（图4-17-11-1 C）。

如图4-17-11-2所示，患者，女性，63岁，右眼碰伤后发亮1周。眼底检查见视盘颞侧小片出血，视网膜、脉络膜色素减少，脉络膜血管清晰透见，下方视网膜前见棕黑色的白内障。

图 4-17-11-1
白化病眼部表现
A. 白化病裂隙灯显微镜弥散光检查；
B. 白化病裂隙灯显微镜透照法检查；
C. 白化病眼底照相。

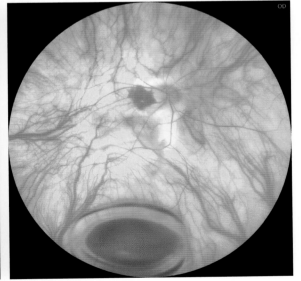

图 4-17-11-2
白化病患者白内障脱位

（李传宝　张玉洁）

481

第 五 篇

耳鼻咽喉

第五篇　耳鼻咽喉

第一章　耳科学

第一节　耳郭先天性疾病及畸形

耳郭是五官之一，形态凹凸不平，具有多个精细的表面标志，包括：耳轮、耳轮上脚和下脚、对耳轮、耳屏、对耳屏、三角窝、舟状窝、耳甲腔、耳垂等。耳郭的病变包括形态、大小、位置等改变，只有对其正常的胚胎发育有较为深入的认识，才能理解形态多样的病理形态变化。

对于耳郭胚胎发育的研究和实验已有百余年的历史，但其确切的发病机制仍未明确。耳郭组织发育来源于第一、二鳃弓及其附近组织，鳃弓发育顺序为头侧向尾侧发育，第一鳃弓出现约为胚胎 22 天，第二鳃弓出现约为胚胎 24 天。Moldenhauer 可能是第一位注意到此区域存在的小丘（hillock）结构的学者，他通过对发育 6 ~ 7 天的鸡胚胎的研究，观测到第一鳃弓和第二鳃弓各存在 2 个小丘。His 首次研究了 12 ~ 30mm 大小的人类胚胎，观测到了第一鳃弓和第二鳃弓各存在 3 个小丘，并进一步提出了可能的发育机制：小丘 1 形成耳屏，小丘 2 和 3 形成耳轮脚和耳轮，小丘 4 和 5 形成对耳轮，小丘 6 形成对耳屏和耳垂（图 5-1-1-1）。Streeter 系统描述了耳郭发育的细节，第一鳃弓和第二鳃弓的形成是在胚胎大小约为 10mm 时；胚胎大小约为 14mm（约为 41 天）时，发育较为良好；完全清晰可见时是胚胎 16 ~ 18mm（为 43 ~ 45 天）。各个小丘发育顺序上存在一定差异：小丘 4 和小丘 5 首先出现，其后为小丘 1，接着出现小丘 6，小丘 6 很快分裂为小丘 6 和 6'，最后出现的为小丘 2 和小丘 3。不同结构来源的小丘存在发育程度的差异：第二鳃弓来源小丘的发育比第一鳃弓来源小丘的发育更为突出。构成小丘的不同胚层之间也存在发育程度的差异：通过显微镜可以清晰地观测到各个小丘由边界清楚的间充质与紧密覆盖其表面的外胚层构成，但间充质的生长速度比外胚层明显增快。随着胚胎的发育，除了形成耳屏的小丘 1 和形成对耳屏的小丘 6'，其余小丘之间的界限难以区分。在胚胎三个月时，间充质演变为软骨组织，具有了耳轮、对耳轮、耳舟和三角窝等结构。

随后很多学者围绕 6 个小丘进行了大量研究，对各个小丘形成的耳郭结构还存在一定争议。Wood-Jones 和

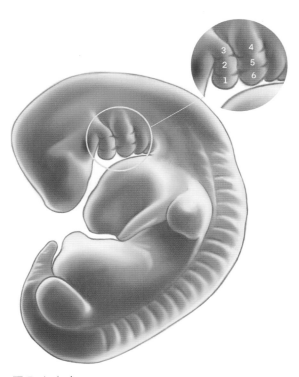

图 5-1-1-1
第一、二鳃弓各小丘模式图

I-Chun 认为耳郭主要由第二鳃弓结构形成，第一鳃弓来源小丘仅形成耳屏，其主要理由为耳屏及外耳道前方的区域为三叉神经支配，而剩余的较大部分耳郭为耳大神经支配；他们在临床上也观测到仅有耳屏缺失合并外耳道闭缩而其他耳郭结构正常的病例。基于扫描电镜的观测，Midera 同意 Wood-Jones 和 I-Chun 的观点，但认为对耳轮主要由小丘 3 形成。目前较为一致的观点是，除了小丘 1 和小丘 6 以外，其余各个小丘必须相互融合以关闭鳃裂，否则将会导致畸形发生。

耳郭畸形可以为单独的一个疾病，主要包括：小耳畸形、副耳、耳前瘘管、耳屏畸形、耳垂裂、招风耳、隐耳、杯状耳、大耳畸形、问号耳、猿耳、贝壳耳、多耳等。耳郭畸形也可以作为综合征的一个症状，主要包括特雷彻·柯林斯综合征（Treacher Collins syndrome）（OMIM 154500）和戈尔登哈尔综合征（Goldenhar syndrome）（OMIM 164210）。耳郭其他病变包括耳郭黑痣、耳郭血管瘤、耳郭瘢痕疙瘩等。

小耳畸形（microtia）是头面部最主要的先天性缺陷之一，发病率仅次于唇腭裂。畸形常累及耳郭、外耳道与中耳，因而常影响患者外貌与听力。可单独发生，亦可伴发其他脏器畸形。小耳畸形分为 3 度；亦可分为轻度、中度及重度畸形。有关分度，目前全球尚未完全达成一致意见。一般认为：Ⅰ度：耳郭略小于正常耳郭，耳郭表面重要标志性结构能够辨认；Ⅱ度：最为典型，耳郭大小是正常耳郭的 1/2 ~ 2/3，表面重要解剖结构多数不能辨认；Ⅲ度：耳郭重度畸形，完全无法辨认耳郭表面结构，只存留皮肤、软骨形成的组织团块。但有人认为此种分法的Ⅰ度临床意义较小。

耳郭畸形分为形态畸形和结构畸形两大类，耳郭结构畸形可引起严重的听力缺陷和容貌损害，在全球范围内已开展深入研究。但对于耳郭形态畸形，由于耳郭受累程度相对较轻，目前仍重视不够。关于耳郭畸形的分类分型分度，经过多年的争议，目前已基本达成共识。

一、小耳畸形Ⅰ度

小耳畸形Ⅰ度见图 5-1-1-2 ~ 图 5-1-1-9。

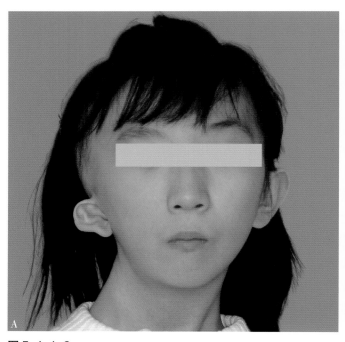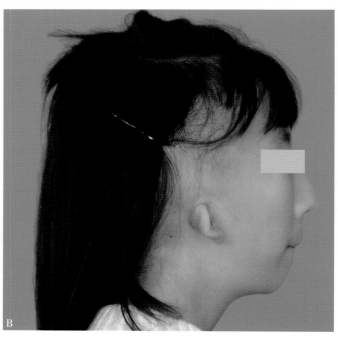

图 5-1-1-2
右侧小耳畸形Ⅰ度
A. 正面；B. 右侧面。
右侧残耳比左侧（正常）耳郭减小，位置低。

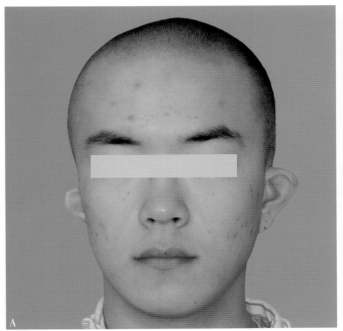
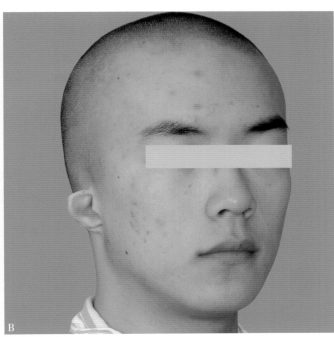

图 5-1-1-3
右侧小耳畸形Ⅰ度
A. 正面；B. 右斜面。
各种耳郭表面结构存在，右侧耳郭减小，位置低。

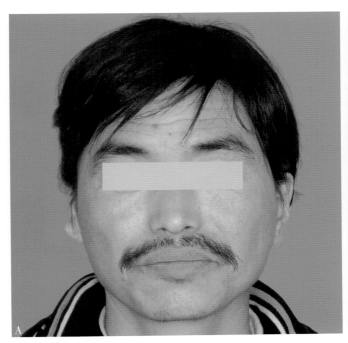
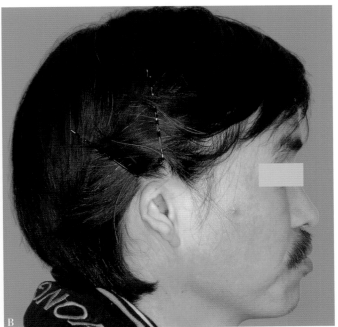

图 5-1-1-4
右侧小耳畸形Ⅰ度
A. 正面；B. 右侧面。
右侧耳郭较对侧减小，耳舟和三角窝不清晰。

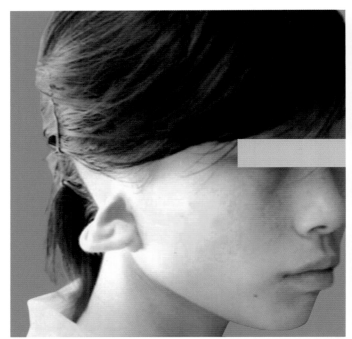

图 5-1-1-5
右侧小耳畸形Ⅰ度
残耳呈横行外观。

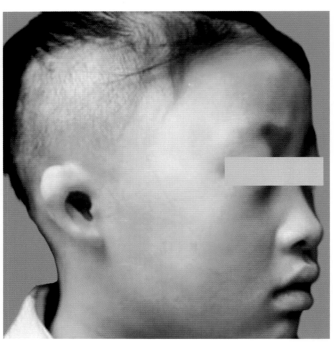

图 5-1-1-6
右侧小耳畸形Ⅰ度
耳轮、对耳轮和三角窝不清晰。

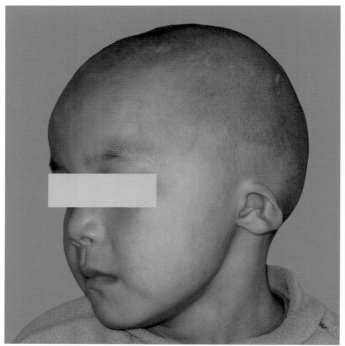

图 5-1-1-7
左侧小耳畸形Ⅰ度
耳郭较正常小，耳轮、对耳轮、三角窝等结构不清晰。

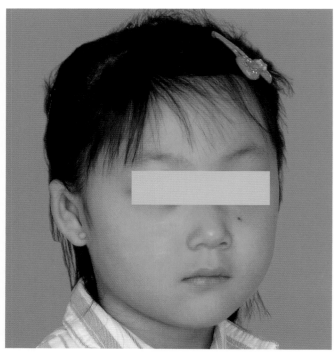

图 5-1-1-8
右侧小耳畸形Ⅰ度
耳郭上半部结构不清晰，耳前伴有副耳。

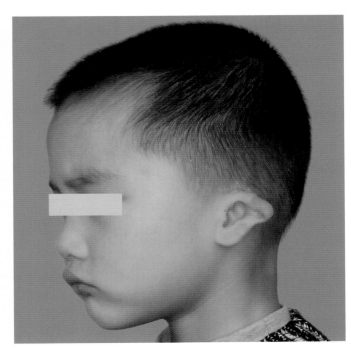

图 5-1-1-9
左侧小耳畸形Ⅰ度
耳轮扭曲，耳舟不清晰。

（潘 博 李禹琦 余 力 杨 震）

二、小耳畸形Ⅱ度

小耳畸形Ⅱ度见图 5-1-1-10 ~ 图 5-1-1-14。

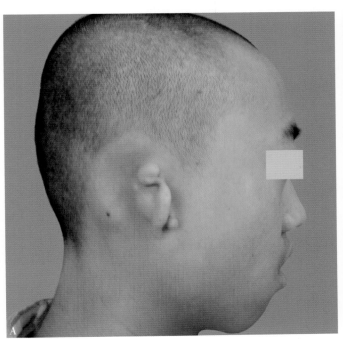
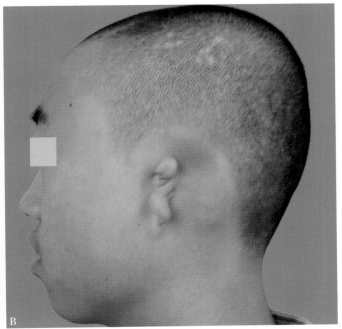

图 5-1-1-10
双侧小耳畸形Ⅱ度
A. 右侧；B. 左侧。
右残耳前伴有副耳。

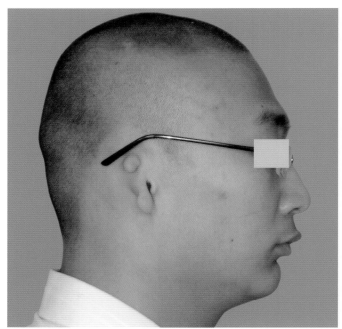

图 5-1-1-11
右侧小耳畸形Ⅱ度
残耳前有狭窄外耳道。

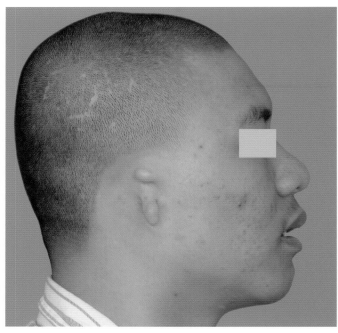

图 5-1-1-12
右侧小耳畸形Ⅱ度
右侧残耳上部由皮肤和软骨构成，下部由皮肤构成。

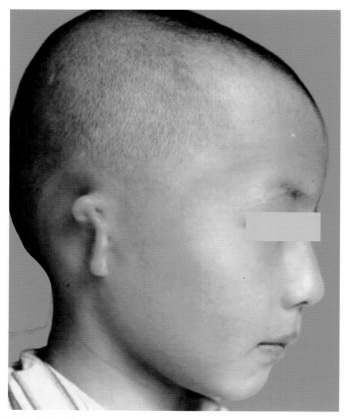

图 5-1-1-13
右侧小耳畸形Ⅱ度
右侧残耳呈腊肠状。

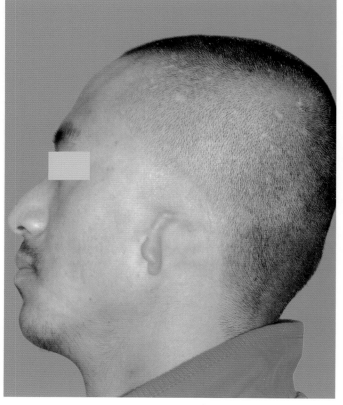

图 5-1-1-14
左侧小耳畸形Ⅱ度
左侧残耳主要由皮肤构成。

（潘　博）

三、小耳畸形Ⅲ度

小耳畸形Ⅲ度见图 5-1-1-15 ~ 图 5-1-1-20。

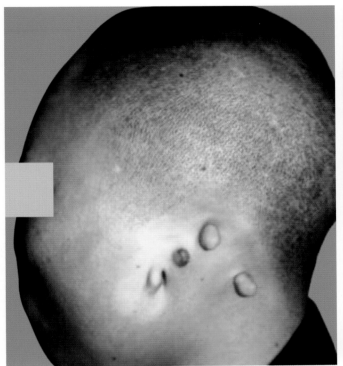

图 5-1-1-15
左侧小耳畸形Ⅲ度
残耳为多个乳头状突起。

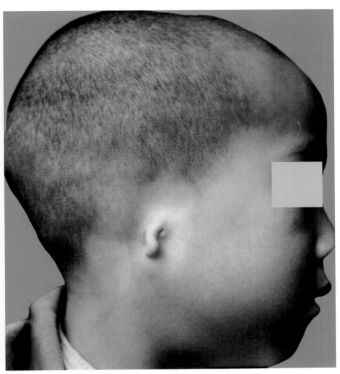

图 5-1-1-16
右侧小耳畸形Ⅲ度
残耳为 1 个皮赘。

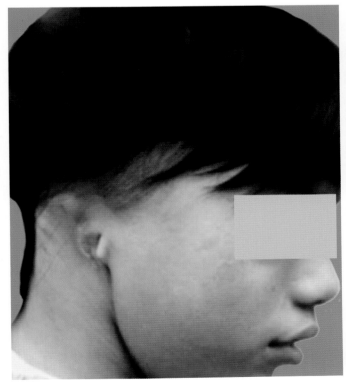

图 5-1-1-17
右侧小耳畸形Ⅲ度
残耳为 2 个皮赘。

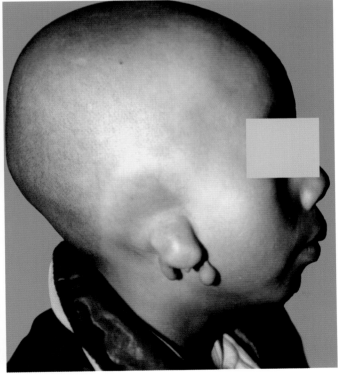

图 5-1-1-18
右侧小耳畸形Ⅲ度
残耳为皮肤和软骨形成的多个突起。

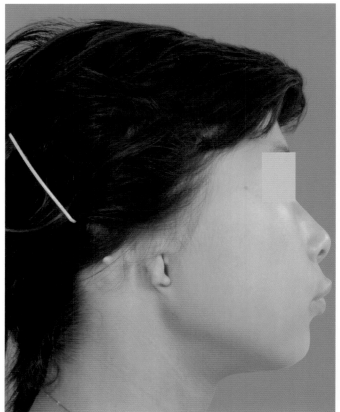

图 5-1-1-19
右侧小耳畸形Ⅲ度
残耳为小皮赘，前方遗留狭窄外耳道。

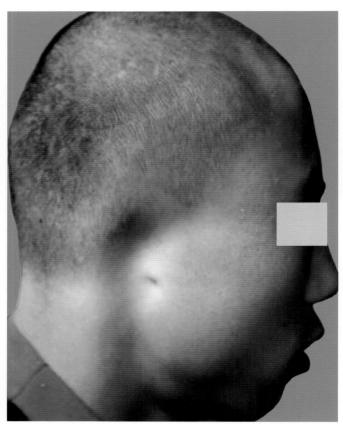

图 5-1-1-20
右侧无耳
无耳（将无耳列为Ⅲ度畸形）。

（潘 博）

四、杯状耳

杯状耳（cup ear）主要特点是耳郭上部耳轮和耳舟向前下方卷曲，如杯状。由于耳郭上部呈帘幕状垂落，致耳郭高度降低，又称为垂耳（lop ear）。杯状耳主要因耳郭周缘的长度不足，发生紧缩所致，故亦称环缩耳（constricted ear）。畸形轻者仅表现为局部耳轮较宽，向前下方呈锐角弯曲。中度杯状耳畸形者，耳轮缘弯向耳甲腔，对耳轮及其后脚发育不良或不存在。最严重者耳郭卷缩几乎成为管状（图 5-1-1-21 ~ 图 5-1-1-27）。

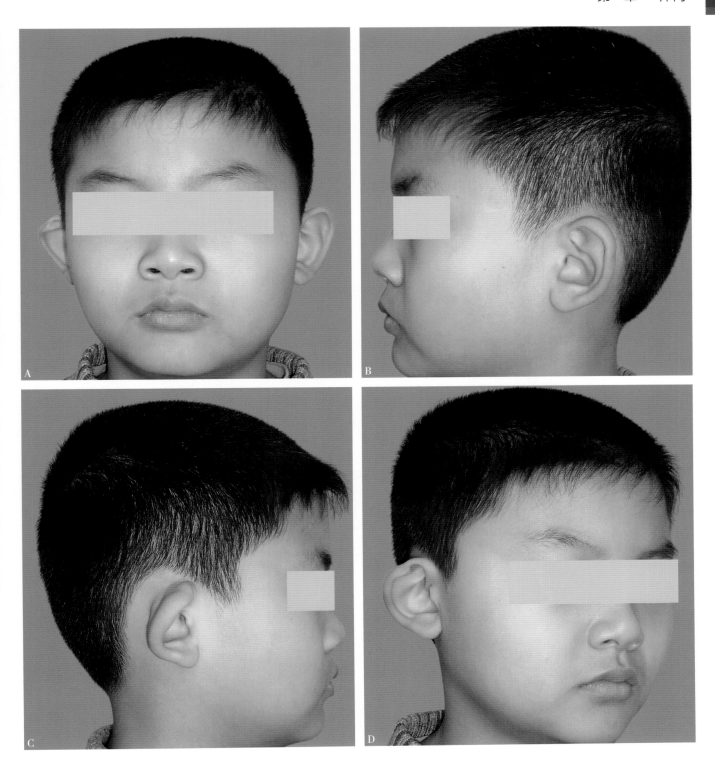

图 5-1-1-21
右侧杯状耳
A. 右侧杯状耳；B. 左侧正常耳郭；C. 右侧面；D. 右斜面。
右侧杯状耳，耳郭高度降低，上部呈幕帘状垂落，局部耳轮较宽，对耳轮后脚不明显。

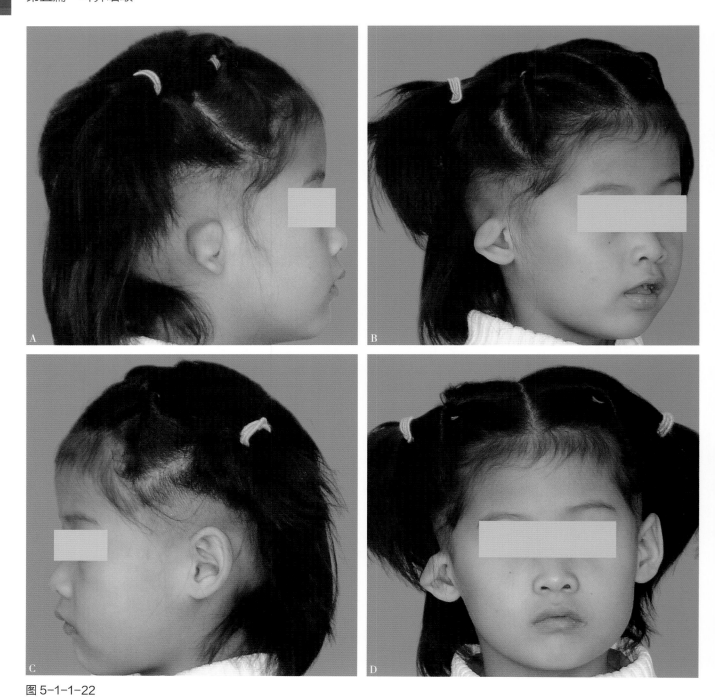

图 5-1-1-22
右侧杯状耳
A. 右侧位；B. 右前斜；C. 左侧耳正常；D. 正面观。
右侧中度杯状耳，耳郭形似杯状，耳郭上部向前下方卷曲，耳轮缘弯向耳甲腔，耳舟、对耳轮及其前后脚消失。

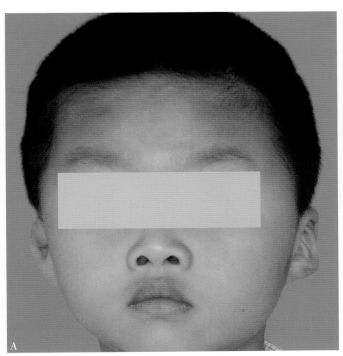
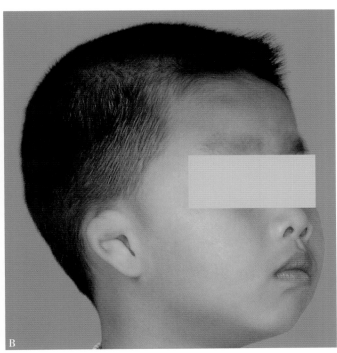

图 5-1-1-23
右侧杯状耳
A. 正面；B. 右斜面。
右侧重度杯状耳。

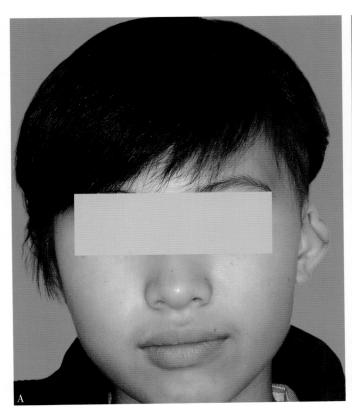
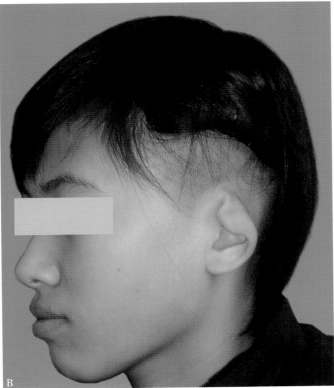

图 5-1-1-24
左侧杯状耳
A. 正面；B. 左侧面。
左侧中度杯状耳，右侧正常。

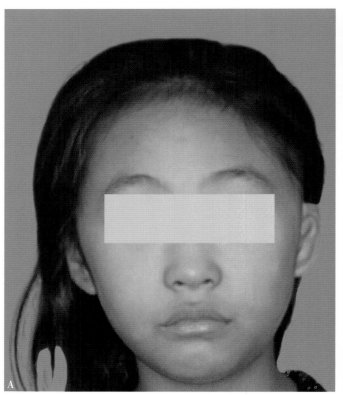

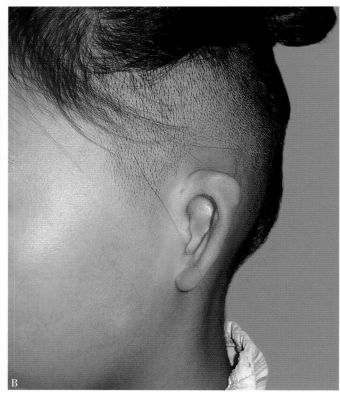

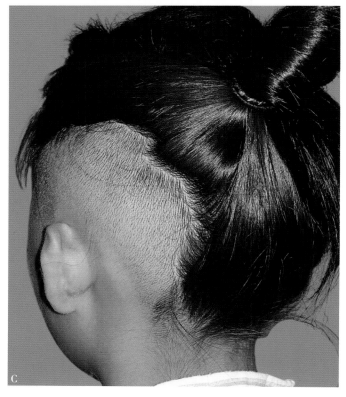

图 5-1-1-25
左侧杯状耳
A. 正面；B. 侧面；C. 后面。
左侧重度杯状耳，耳郭明显较小、周缘长度不足，明显紧缩，耳轮、耳舟、对耳轮等结构消失。

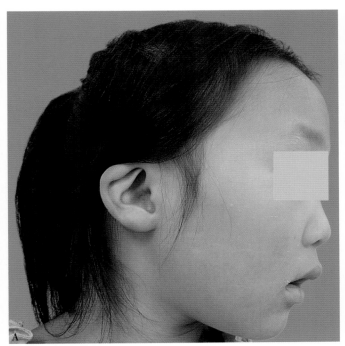
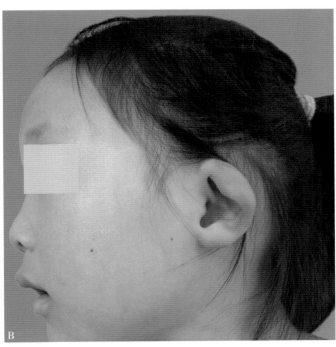

图 5-1-1-26
双侧杯状耳
A. 右侧面；B. 左侧面。
双侧杯状耳，右侧轻度，耳郭向前下方卷曲，耳轮较宽。左侧中度杯状耳，耳郭上部耳轮和耳舟向前下方卷曲，对耳轮和后脚不明显。

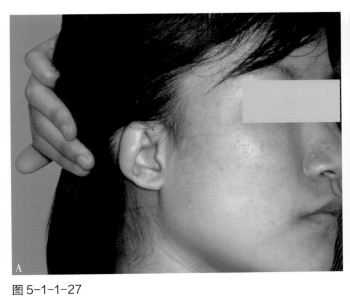
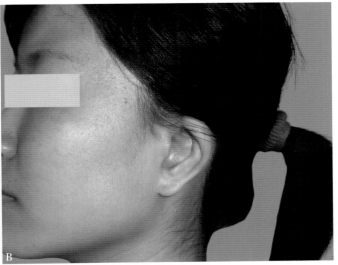

图 5-1-1-27
双侧杯状耳
A. 右前斜；B. 左侧面。
双侧杯状耳，右侧中度杯状耳，左侧轻度杯状耳。

（潘　博）

五、贝壳耳

贝壳耳（shell ear）耳轮没有正常的卷曲形态或很不明显，对耳轮及其后脚发育不良，耳郭失去由耳轮、耳舟、对耳轮等构成的凸凹回转外形，呈现平整的弧面薄壳，状如贝壳（图 5-1-1-28）。

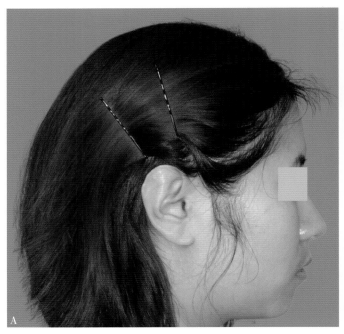 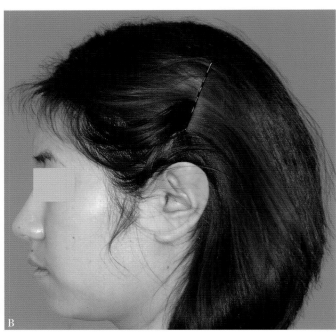

图 5-1-1-28
双侧贝壳耳
A. 右侧；B. 左侧。

（潘　博）

六、问号耳

问号耳（question mark ear）畸形主要特点为耳郭中下部的耳轮和耳垂之间出现裂隙，耳郭分为上下两部分，耳轮延续性中断，耳舟部分缺失。耳郭上部分往往呈现招风耳特征，甚至折向颊部。耳垂可以减小，严重者完全消失。Cosman 首先使用了"question mark ear"描述这种耳郭畸形，因此问号耳也被称为科斯曼耳（Cosman ear）（图 5-1-1-29 ～ 图 5-1-1-35）。

从胚胎学角度考虑，问号耳畸形主要涉及第二鳃弓的第 5 和第 6 小丘融合不全。问号耳可以作为一种单独的畸形，也可以作为综合征的一个表现，最主要的综合征为耳 - 髁状突综合征（auriculo-condylar syndrome，ACS）（OMIM 602483）。ACS 主要表现为问号耳和下颌骨的髁状突发育不良。

（潘　博）

七、多耳畸形

多耳畸形（polyotia）是先天性外耳畸形中较为罕见的一种类型。多耳畸形主要表现为耳屏区域出现复杂的增生异常，增生物具有一定的耳郭形态结构，甚至接近后方耳郭大小。后方耳郭在大小和形态上可以表现为正常，也可以存在一定的畸形。后方耳郭和前方的增生物有时呈镜像外观，因此多耳畸形也称为镜像耳（mirror ear）。耳屏区域呈圆隆外观、较小的耳前的赘生物通常不被视为多耳畸形（图 5-1-1-36 ～ 图 5-1-1-38）。

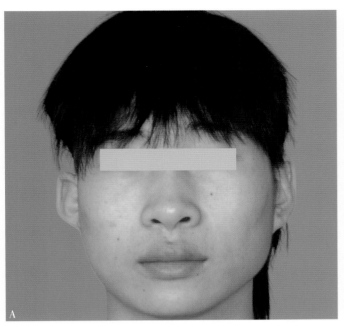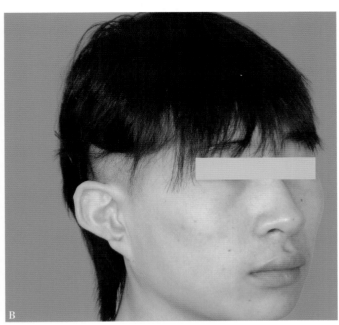

图 5-1-1-29

右侧问号耳

A. 正面观；B. 右前斜面观。

右侧问号耳，耳郭较对侧减小，耳郭中下部呈切迹外观。

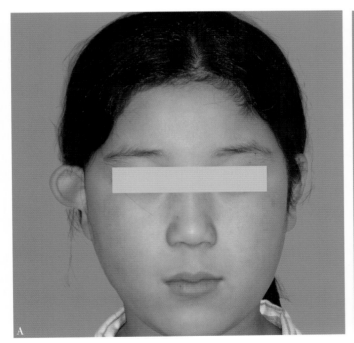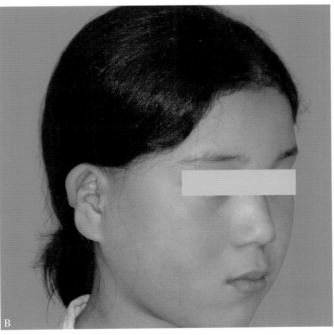

图 5-1-1-30

右侧问号耳

A. 正面观；B. 右前斜面观。

右侧问号耳，耳郭大小和对侧差异不大，耳轮延续性中断，耳郭上部向前方倾斜。

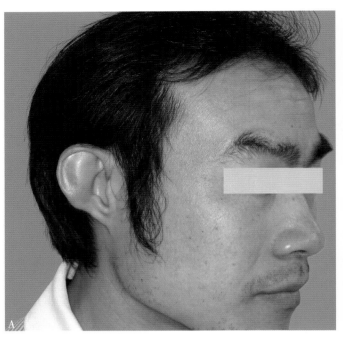
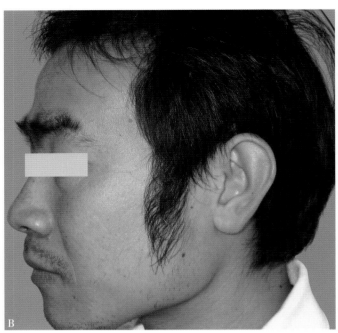

图 5-1-1-31
右侧问号耳
A. 右前斜面观；B. 左侧面观。
右侧问号耳，右侧耳郭中下部组织缺失，左侧耳郭正常。

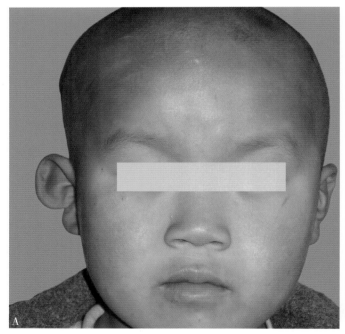
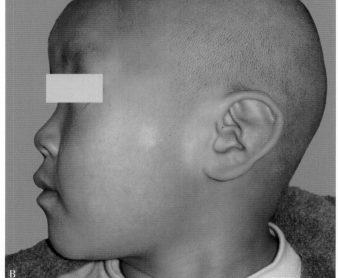

图 5-1-1-32
双侧问号耳
A. 正面观；B. 左前斜面观。
双侧问号耳，右侧较为严重，左侧耳舟不明显，耳轮脚扭曲。

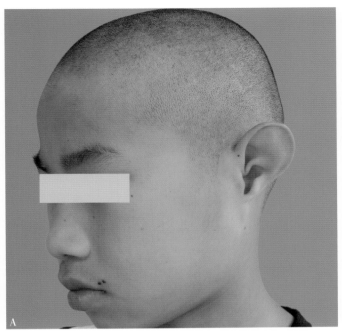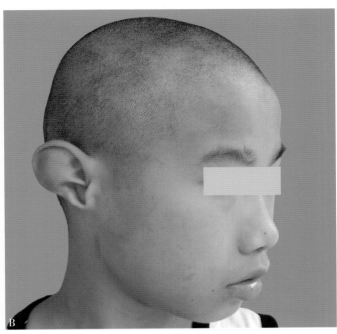

图 5-1-1-33
双侧问号耳
A. 左前斜面观；B. 右前斜面观。
双侧问号耳，耳郭中下部组织结构缺失，耳郭上部的横径增大，耳舟、三角窝结构消失。右侧畸形特点与左侧基本一致。

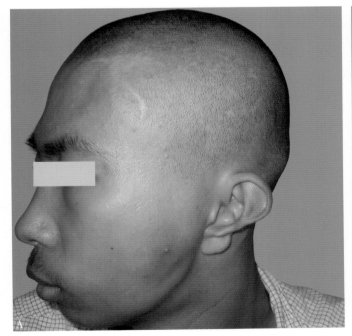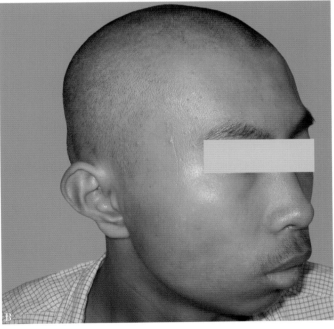

图 5-1-1-34
双侧问号耳
A. 左前斜面观；B. 右前斜面观。
双侧问号耳，左侧耳郭中下部组织缺失，存在部分耳垂。右侧耳郭中下部为切迹外观。

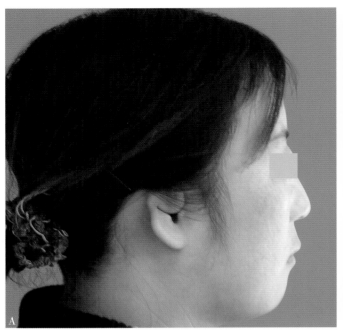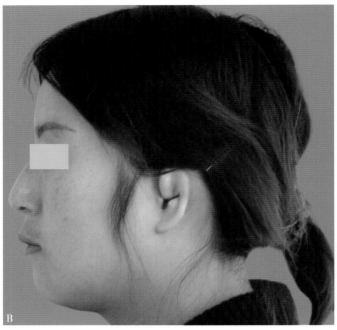

图 5-1-1-35
双侧问号耳
A. 右侧面观；B. 左侧面观。
双侧问号耳，耳郭中上部明显折向颊部，左侧呈现同对侧同样畸形。

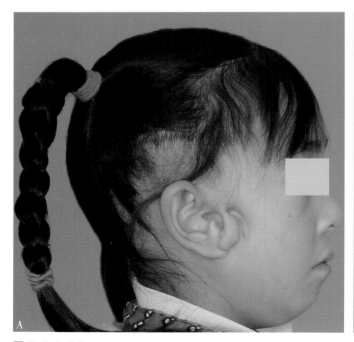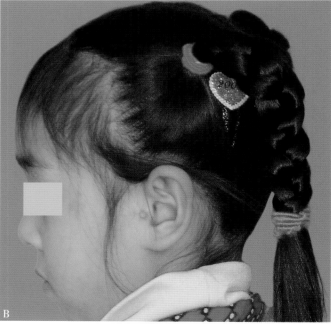

图 5-1-1-36
多耳畸形
A. 右侧面观；B. 左侧面观。
右侧多耳畸形，后方耳郭基本正常，前方耳郭仅有皮肤和软骨构成的薄片状结构及明显凹陷畸形。左侧耳郭正常，耳前伴副耳。

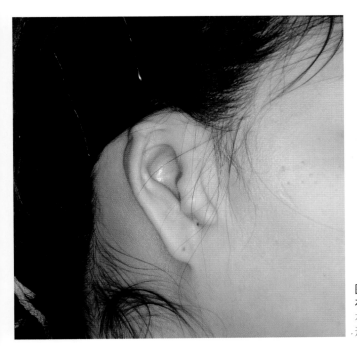

图 5-1-1-37
右侧多耳畸形
右侧多耳畸形前部和后部呈"复制"外观；后部耳郭上部发育畸形，三角窝和耳轮脚结构不清晰。

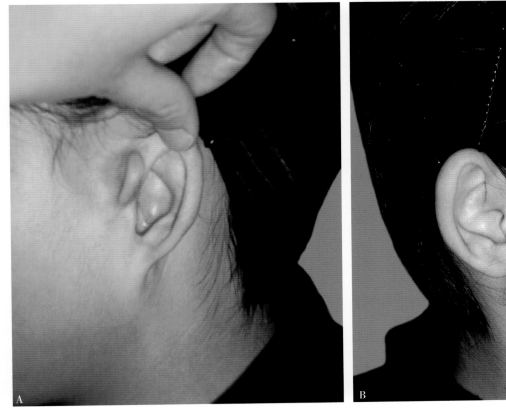

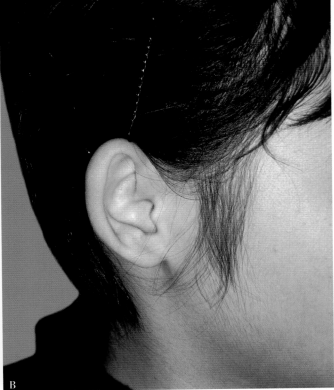

图 5-1-1-38
多耳畸形
A. 左侧面观；B. 右侧面观。
左侧多耳畸形前部的耳屏结构不清晰，后部耳郭上部呈环缩耳畸形。右侧耳郭呈招风耳畸形，耳屏结构清晰骨发育不良，颞下颌关节消失。

（潘 博）

八、招风耳

招风耳（prominent ear）正常耳郭的耳甲后壁与颅侧壁垂直，耳舟与耳甲后壁构成的舟甲角约为90°。招风耳主要由于舟甲角过大所致，甚至接近180°，三角窝和舟状窝形态不清晰甚至消失。耳郭上端与颅侧壁距离超过2cm，耳郭整体与颅侧壁夹角超过30°，耳郭呈现显著向外侧耸立突出之状，以上部为明显，故也称为外耳横突畸形（图5-1-1-39～图5-1-1-40）。

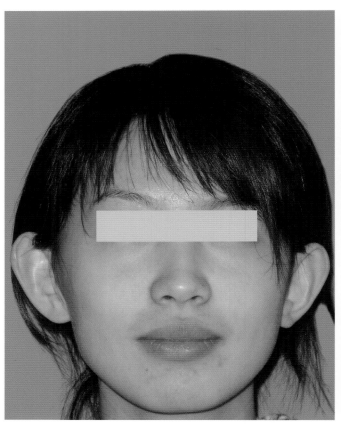

图 5-1-1-39
双侧招风耳

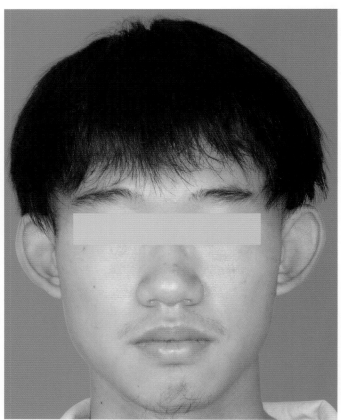

图 5-1-1-40
双侧招风耳

（潘 博）

九、耳垂裂

耳垂裂（ear lobe cleft）是耳垂部常见的先天性畸形，耳垂部位出现裂隙，耳垂被分为两部分或多个部分（图5-1-1-41～图5-1-1-43）。

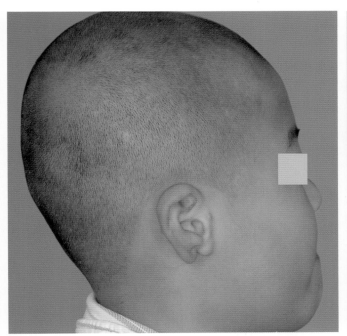

图 5-1-1-41
右侧耳垂裂

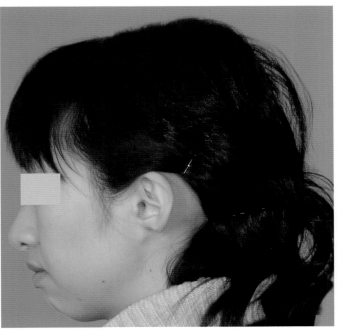

图 5-1-1-42
左侧耳垂裂

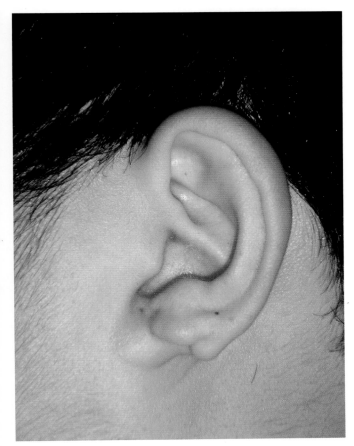

图 5-1-1-43
耳垂为三叶型

（潘　博）

十、耳前瘘管

耳前瘘管（preauricular fislula）是常见的耳部先天性畸形，可单侧亦可双侧，是胚胎时期第一鳃沟的遗迹。常位于耳轮脚前，屏间切迹，少数开口于耳郭、耳垂等部位。可表现为皮肤的小凹，也可为单分支或多分支的上皮性盲端。管腔内壁为复层鳞状上皮，含有毛囊、汗腺、皮脂腺等结构。由于皮屑及皮脂腺分泌物堆积，易形成皮脂腺囊肿，感染后可导致脓肿（图5-1-1-44、图5-1-1-45）。

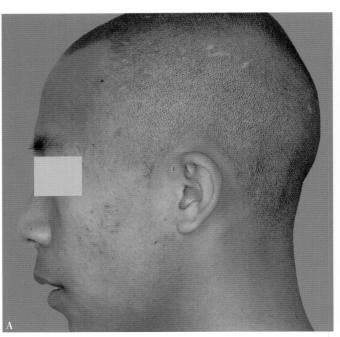
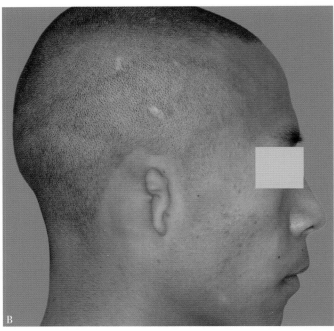

图 5-1-1-44
耳前瘘管并小耳畸形
A. 左耳郭上端耳前瘘管；B. 右侧Ⅱ度小耳畸形。

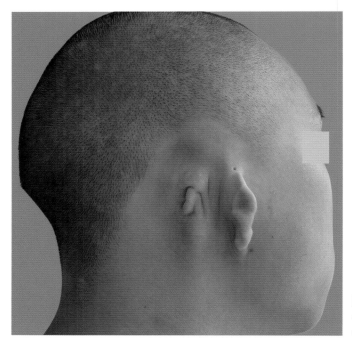

图 5-1-1-45
小耳畸形并瘘管
小耳畸形合并瘘管。瘘管位于残耳上端，为皮肤的小凹。

（潘 博）

十一、副耳

副耳（accessory auricle）见图 5-1-1-46 ~ 图 5-1-1-55。

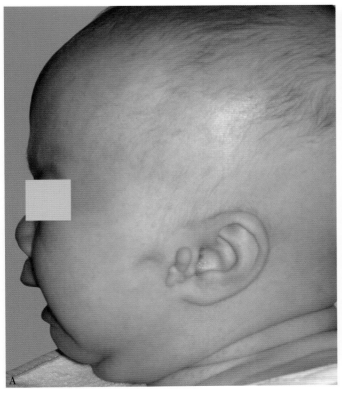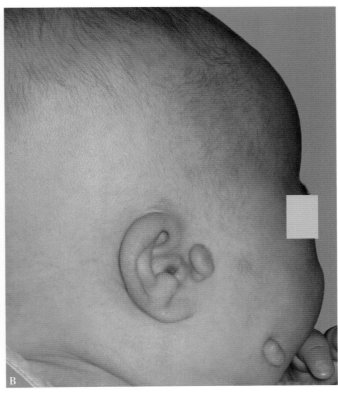

图 5-1-1-46
双侧副耳
A. 左侧副耳；B. 右侧副耳。
双侧副耳，左侧为耳前多个皮肤突起。右侧副耳位于耳前和颊部。

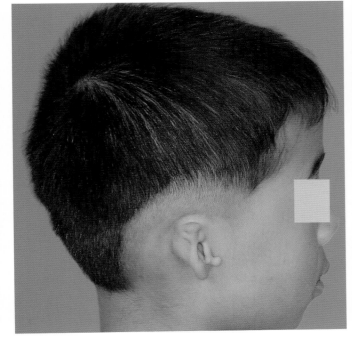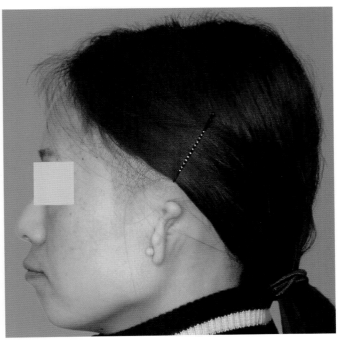

图 5-1-1-47
副耳伴 I 度小耳畸形

图 5-1-1-48
副耳伴 II 度小耳畸形

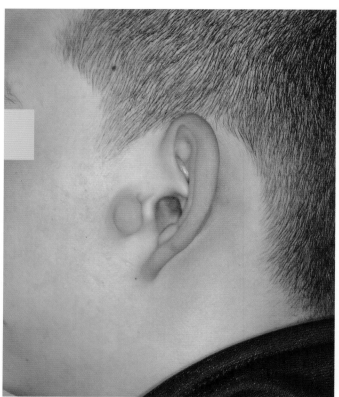

图 5-1-1-49
副耳位于耳屏前

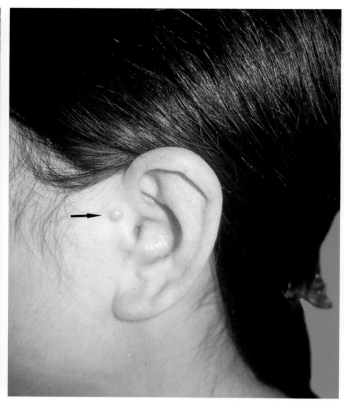

图 5-1-1-50
副耳为耳前小皮赘

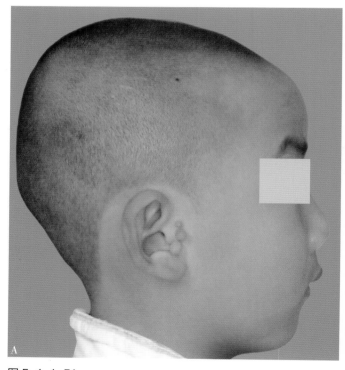

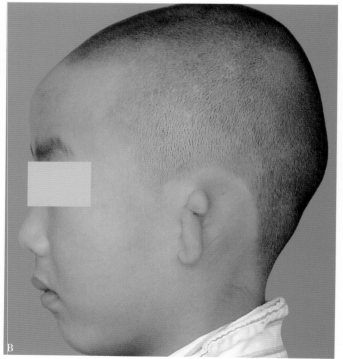

图 5-1-1-51
副耳并小耳畸形
A. 右侧副耳为多个突起；B. 左侧为小耳畸形。

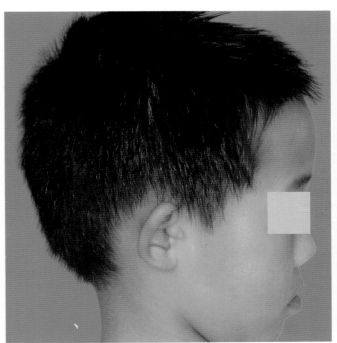

图 5-1-1-52
副耳为柱状皮肤突起

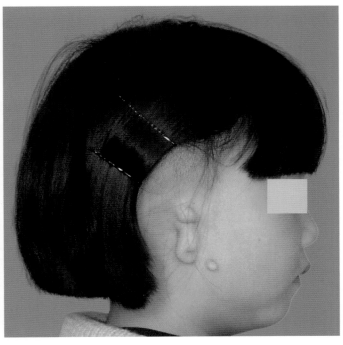

图 5-1-1-53
副耳位于小耳畸形前

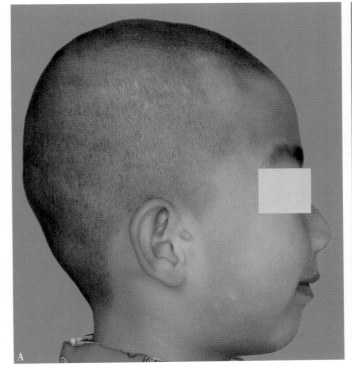

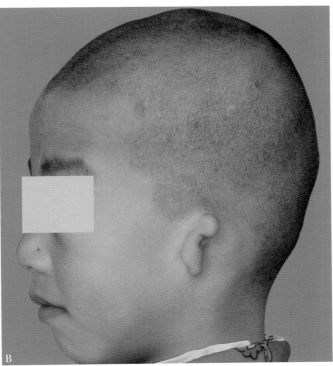

图 5-1-1-54
副耳并小耳畸形
A. 右侧副耳；B. 左侧Ⅱ度小耳畸形。

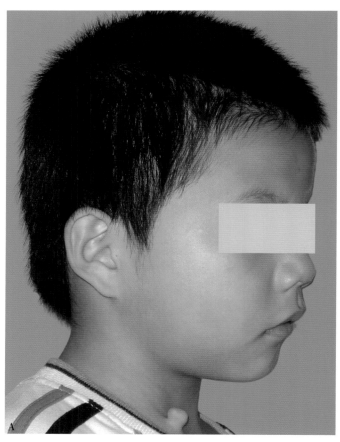
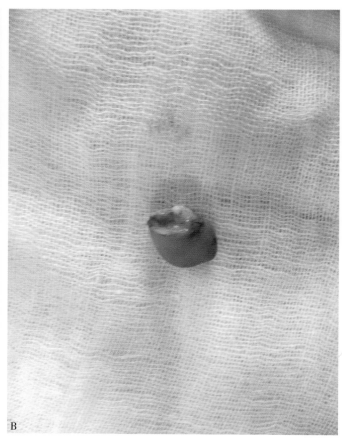

图 5-1-1-55
副耳位于颈部
A. 副耳位于颈部；B. 切除的副耳为皮肤和软骨。

（潘　博）

十二、猿耳

猿耳（macacus ear）指耳郭的耳舟部分的耳轮后脚后方又出现一个耳轮脚（图 5-1-1-56、图 5-1-1-57）。

十三、隐耳

隐耳（cryptotia）又称袋状耳，可为单侧或双侧，表现为耳郭软骨上端隐入颞骨头皮的皮下，上方的颅耳沟变浅或消失。埋入部分可用手指提起拉出，但松开后回复到原位，因此戴眼镜时甚感不便，沐浴时水流易注入外耳道。此外，常合并对耳轮及其后脚皱襞角度过锐，上部耳轮呈锐角卷折，耳舟发育不良等畸形，以致耳郭上半部分宽度不足（图 5-1-1-58 ～ 图 5-1-1-61）。

如图 5-1-1-58 所示，右侧耳郭软骨上端隐入颞骨头皮的皮下，上方的颅耳沟变浅，上部耳轮呈锐角卷折，耳舟发育不良等畸形，以致耳郭上半部分宽度不足。左侧同右侧畸形特点一致。

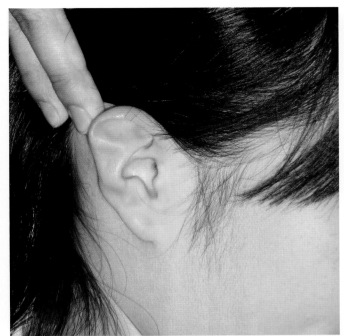

图 5-1-1-56
猿耳
典型的猿耳，右侧耳舟出现第三耳轮脚。

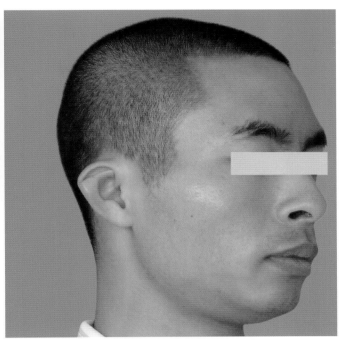

图 5-1-1-57
变异型的猿耳
右侧耳轮后脚被水平状的耳轮脚代替。

（潘　博）

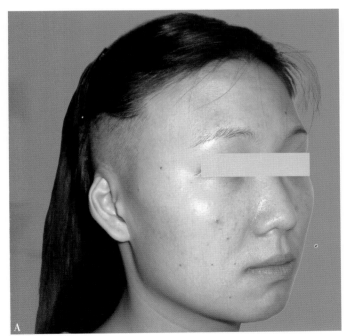

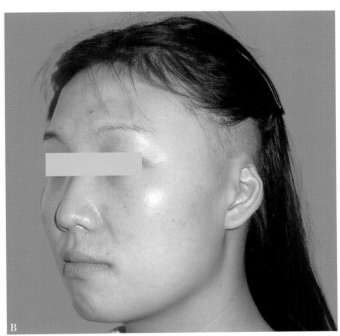

图 5-1-1-58
双侧隐耳
A. 隐耳（右前斜面观）；B. 隐耳（左前斜面观）。

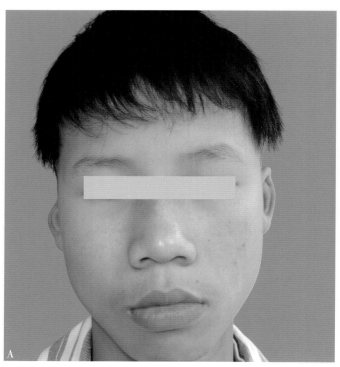

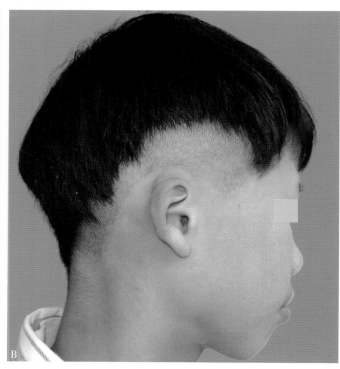

图 5-1-1-59
右侧隐耳畸形
A. 右侧隐耳畸形；B. 右侧面观。

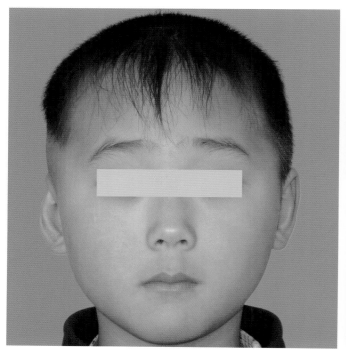

图 5-1-1-60
右侧隐耳畸形正面观

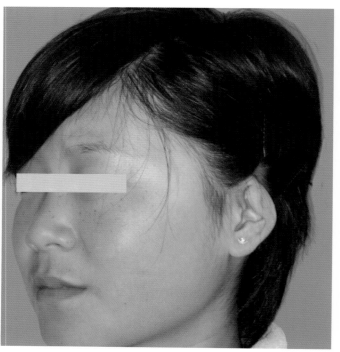

图 5-1-1-61
左侧隐耳畸形

（潘　博）

第二节 小耳畸形伴其他

一、双侧小耳伴并趾畸形

双侧小耳伴并趾畸形（bilateral microtia with toe deformity）见图 5-1-2-1。

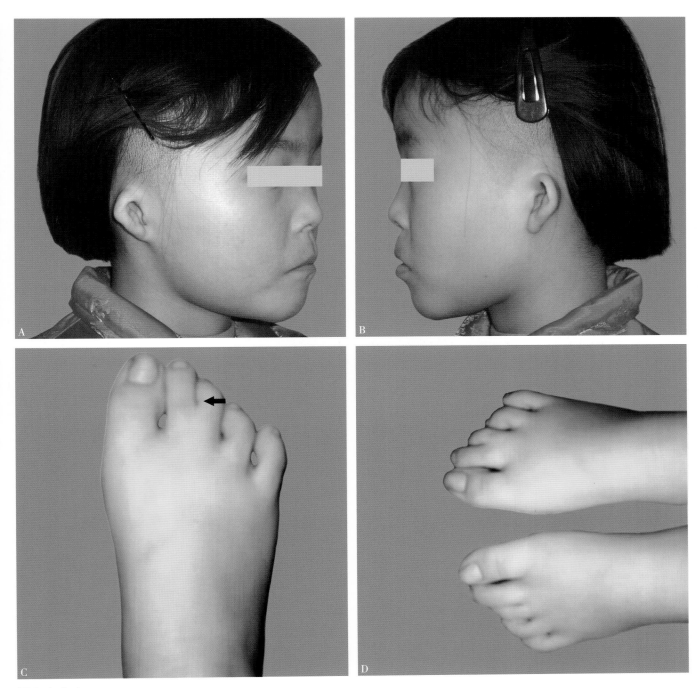

图 5-1-2-1
双侧小耳伴并趾
A. 右侧小耳；B. 左侧小耳；C. 右足第 2、3 趾并趾；D. 双足。
双侧Ⅰ度小耳畸形，伴右足第 2、3 趾并趾畸形。

二、双侧小耳伴左侧唇裂畸形

双侧小耳伴左侧唇裂畸形（bilateral microtia with left cleft lip deformity）见图 5-1-2-2。

三、右侧小耳伴口裂增大

右侧小耳伴口裂增大（microtia of the right with enlarged oral fissure）见图 5-1-2-3。

四、三胞胎双侧小耳畸形

三胞胎双侧小耳畸形（triplets with bilateral microtia）见图 5-1-2-4。

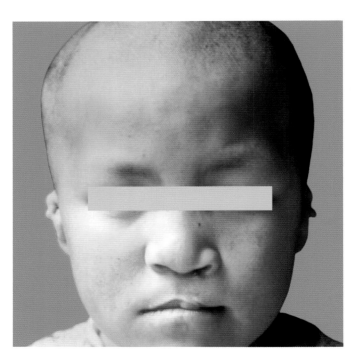

图 5-1-2-2
双侧小耳伴左侧唇裂畸形
双侧 I 度小耳畸形伴左侧唇裂畸形。

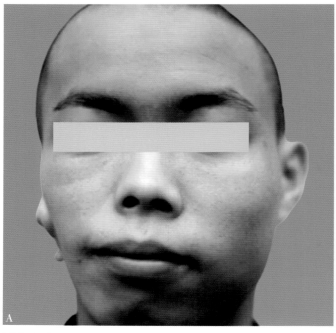

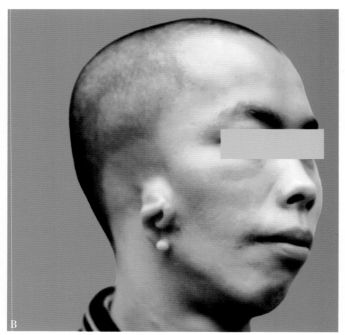

图 5-1-2-3
右侧小耳伴口裂增大
A. 正面观；B. 右侧斜面观。
右侧 III 度小耳畸形伴口裂增大，右侧残耳为皮肤和软骨形成的突起。

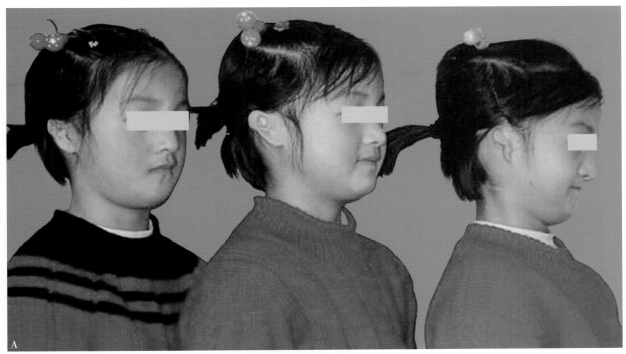

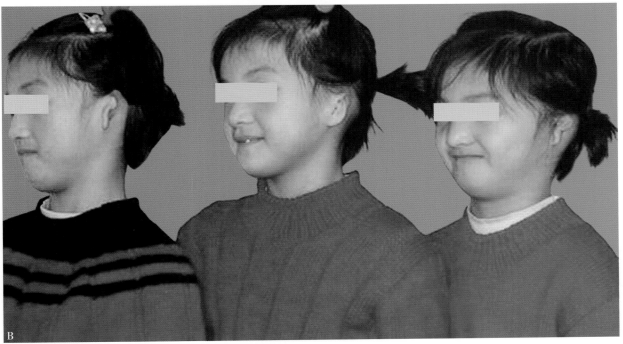

图 5-1-2-4
三胞胎双侧小耳畸形
A. 右侧面观；B. 左侧斜面观。
三胞胎同为双侧Ⅱ度小耳畸形。

五、三胞胎一人单侧小耳畸形

三胞胎一人单侧小耳畸形（triplet with one unilateral microtia）见图 5-1-2-5。

六、双胞胎一人单侧小耳畸形

双胞胎一人单侧小耳畸形（twin with one unilateral microtia）见图 5-1-2-6。

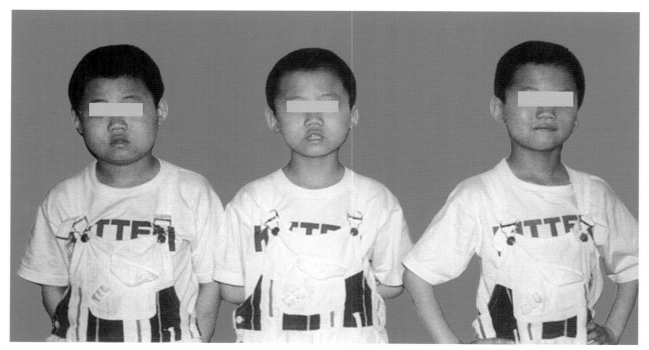

图 5-1-2-5
三胞胎一人单侧小耳畸形
三胞胎最右侧一人为Ⅱ度小耳畸形。

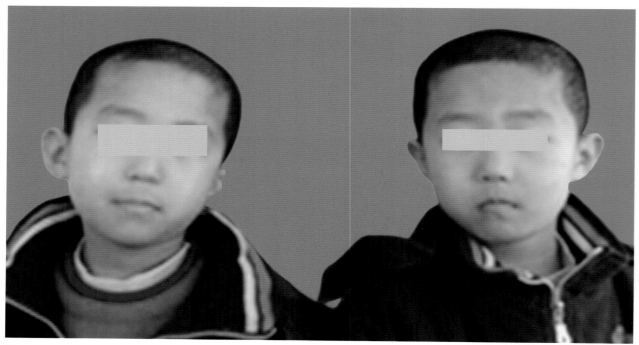

图 5-1-2-6
双胞胎一人单侧小耳畸形
双胞胎左侧一人为左耳小耳畸形。

七、第一，二鳃弓综合征

第一，二鳃弓综合征（first and second branchial arch syndrome）又称一侧颜面短小综合征（hemifacial microsomia syndrome）、戈尔登哈尔综合征（Goldenhar syndrome）、眼 – 耳 – 椎骨畸形综合征，是一种在胚胎早期以眼、耳、颜面和脊柱发育异常为主的多基因遗传性先天缺陷。可伴有其他器官或系统，如心脏、肾、神经系统等异常。临床表现具有高度多样性。畸形主要局限于颜面的下 2/3 部位，表现为耳郭、上颌骨、颧骨、下颌骨、面肌、咬肌、舌等发育不全。耳郭可有轻度的形体较小至重度的耳郭组织缺失。上颌骨和颧骨各部分均可发育不良。下颌骨水平支发育较差时，颏部退缩并向患侧偏斜。属于面肌和咬肌和腭帆任何肌组的肌肉，都可能因神经支配不全而有轻度瘫痪和萎缩。患侧的舌肌力量薄弱。因上述骨骼和肌肉的缺陷，导致颜面整体发育不足，呈显著短小。参见第六篇第十章第十节。

（一）左半侧颜面短小

如图 5-1-2-7 所示，本例左半侧颜面短小（hemifacial microsomia of the left）患者表现左半侧面部发育不良，左半侧颜面短小，左耳郭呈Ⅱ度小耳畸形。颧骨和下颌骨发育不良，左侧颧弓缺失，下颌骨短小、薄弱。

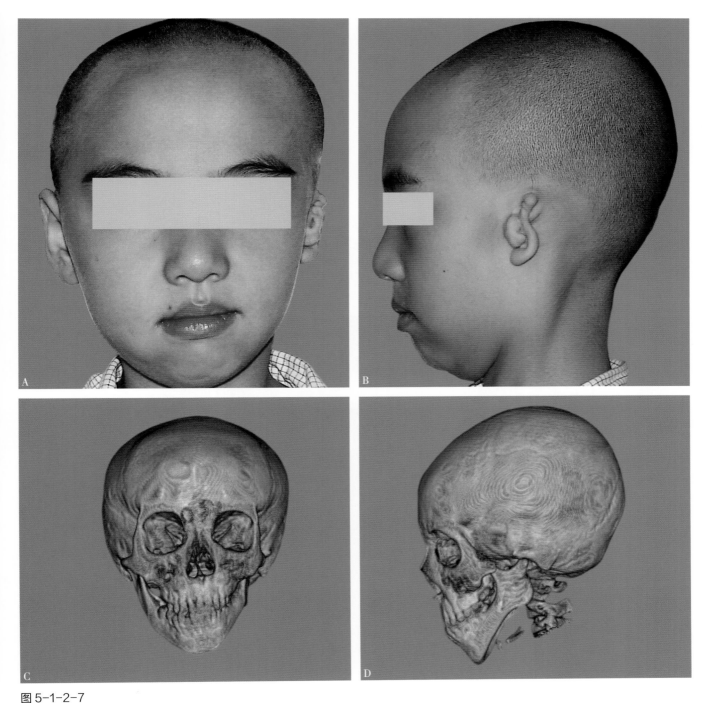

图 5-1-2-7
左半侧颜面短小
A. 左半侧颜面短小；B. 左耳郭Ⅱ度小耳畸形；C. 颧骨和下颌骨发育不良；D. 左侧颧弓缺失、下颌骨短小。

（二）右半侧颜面短小

　　右半侧颜面短小（hemifacial microsomia of the right）见图 5-1-2-8、图 5-1-2-9。

（三）右半侧发育不良

　　右半侧发育不良（dysplasia of the right side）见图 5-1-2-10、图 5-1-2-11。

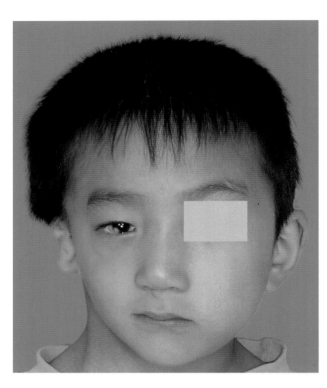

图 5-1-2-8
右半侧颜面短小、小耳畸形
右半侧颜面短小、小耳畸形 Ⅱ 度。

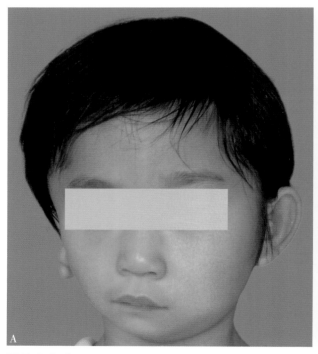

图 5-1-2-9
右半侧颜面短小
A. 右半侧颜面短小；B. 右侧小耳畸形 Ⅲ 度。

如图 5-1-2-10 所示，患者右半侧颜面发育不良，右侧小耳畸形Ⅲ度，为皮肤和软骨构成的突起，舌和悬雍垂偏向左侧，右侧下肢较对侧短小，脊柱和臀沟偏斜。

如图 5-1-2-11 所示，患者右半侧颜面发育不良，右侧残耳明显低于对侧正常耳位置，残耳呈腊肠状。右侧拇指发育不良。

（潘　博）

八、右侧小耳畸形上端囊肿

右侧小耳畸形上端囊肿（cyst at upper end of right microtia）见图 5-1-2-12。

（潘　博）

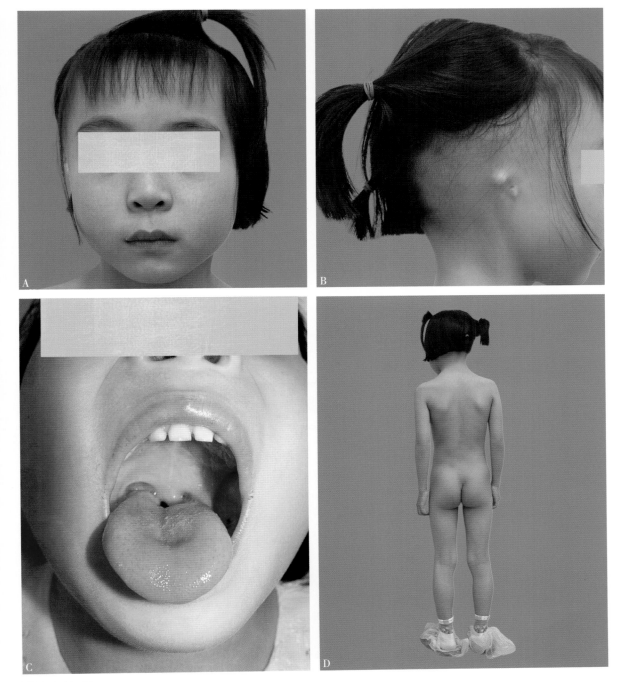

图 5-1-2-10
右半侧发育不良
A. 右半侧颜面发育不良；B. 小耳为皮肤和软骨构成的突起；C. 舌和悬雍垂偏向左侧；D. 右侧下肢较对侧短小，脊柱和臀沟偏斜。

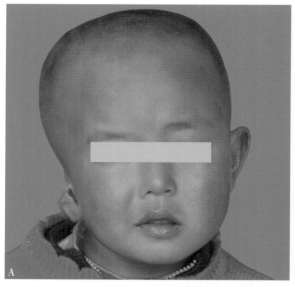

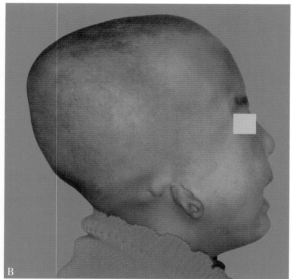

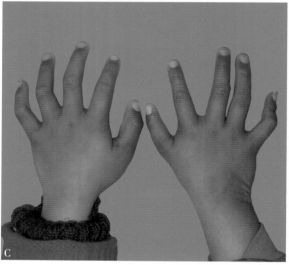

图 5-1-2-11
右半侧发育不良
A. 右半侧颜面发育不良；B. 右侧残耳；C. 右侧拇指发育不良。

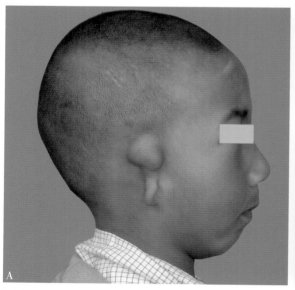

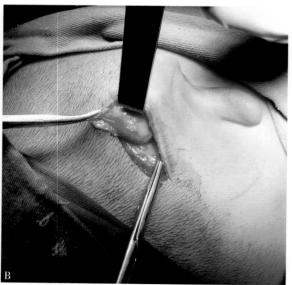

图 5-1-2-12
右侧小耳畸形上端囊肿
A. 右侧残耳上端肿物；B. 术中。
右侧小耳畸形Ⅲ度，残耳上端膨隆，手术证实为囊肿。

第三节 耳科疾病

耳分为外耳、中耳、内耳。相应地，耳科常见疾病也分为三部分。外耳疾病有先天性耳前瘘管、外耳道耵聍栓塞、急慢性外耳道炎及外耳道胆脂瘤等；中耳疾病有急性中耳炎、慢性化脓性中耳炎、分泌性中耳炎、中耳胆脂瘤等；内耳疾病有感音神经性耳聋、良性阵发性位置性眩晕及梅尼埃病等。相对少见的耳科疾病还有外耳道癌、中耳癌、鼓室副神经节瘤及听神经瘤等肿瘤疾病。耳科常见症状有耳闷、耳痒、耳痛、听力下降、耳鸣、眩晕、耳流脓等。

一、先天性耳前瘘管

先天性耳前瘘管（congenital preauricular fislula）见图 5-1-3-1。患儿，男性，7 岁，发现左耳前有白色分泌物 1 个月。查体见 A 图为患者右耳，耳轮脚前可见一小凹；B 图为左耳，耳轮脚前同样可见一小凹，挤压有白色分泌物。

【鉴别诊断】

先天性鳃裂瘘管等，位置差别大，较易鉴别。

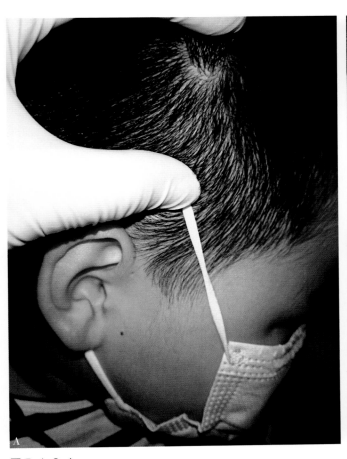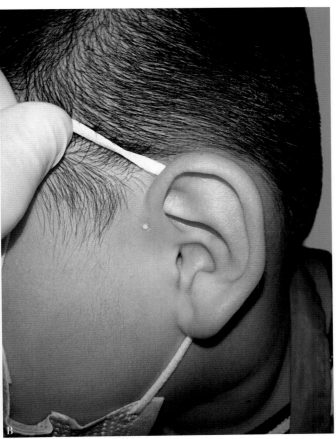

图 5-1-3-1
先天性耳前瘘管
A. 右耳轮脚前小凹；B. 左耳轮脚前小凹，挤压有白色分泌物。

（梅红林）

二、外耳道胆脂瘤

外耳道胆脂瘤（ear canal cholesteatoma）见图 5-1-3-2，患者，女性，50 岁，左耳听力下降 6 个月，伴耳痛 3 个月。检查见右侧正常耳，左侧耳内大量灰白色块状物。CT 提示左外耳软组织占位病变。

【鉴别诊断】

（1）耵聍栓塞：耳内褐色物，触之较硬，易取出。

（2）外耳道恶性肿瘤：挖耳后有出血，部分有耳痛。病理检查可鉴别。

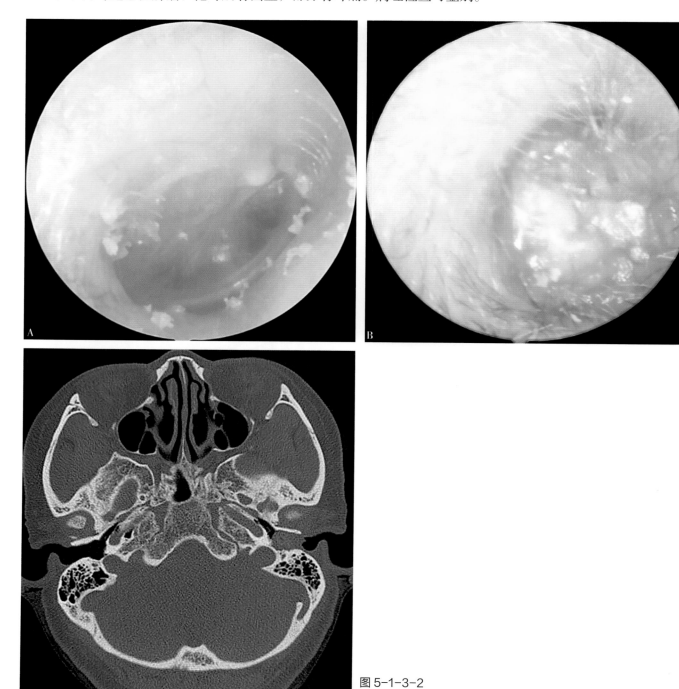

图 5-1-3-2
外耳道胆脂瘤
A. 右侧正常耳；B. 左侧耳内大量灰白色块状物；C. CT 提示左外耳软组织占位。

（梅红林）

三、急性中耳炎

急性中耳炎（acute otitis media）见图 5-1-3-3、图 5-1-3-4。

如图 5-1-3-3 所示，患儿，女性，6 岁，右耳痛 1 天。检查可见右侧耳鼓膜明显充血，正常鼓膜形态色泽消失。

如图 5-1-3-4 所示，患者，男性，30 岁，感冒后左耳痛伴听力下降及耳闷胀感。检查见左耳鼓膜充血，略膨隆，鼓膜紧张部色黄，并见鼓室内积液。

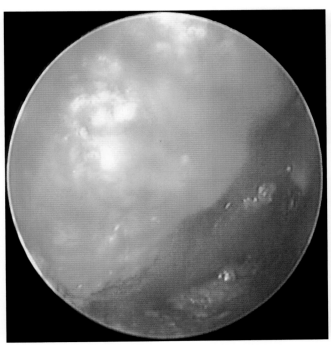 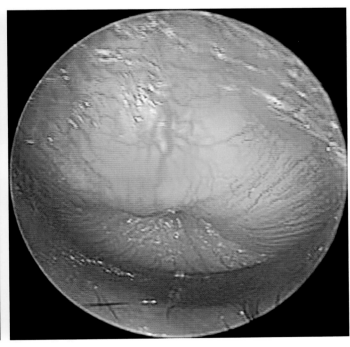

图 5-1-3-3
急性中耳炎

图 5-1-3-4
急性中耳炎

【鉴别诊断】

（1）化脓性中耳炎：有听力下降伴耳流脓病史。检查可见鼓膜穿孔，鼓室积脓。

（2）大疱性鼓膜炎：同样是疼痛，但鼓膜表面可见疱疹突起。

（梅红林　王宗贵）

四、大疱性鼓膜炎

大疱性鼓膜炎（bullous myringitis）见图 5-1-3-5。患者，女性，56 岁，左耳痛 3 天。检查见左侧耳鼓膜下部疱状突起，右侧耳鼓膜正常。

【鉴别诊断】

（1）急性中耳炎：多见于婴幼儿及儿童。检查可见鼓膜充血。

（2）化脓性中耳炎：有听力下降伴耳流脓病史。检查可见鼓膜穿孔，鼓室积脓。

（梅红林）

五、慢性化脓性中耳炎

慢性化脓性中耳炎（chronic suppurative otitis media）见图 5-1-3-6。患者，女性，67 岁，双耳反复流脓伴听力下降 20 年。检查双侧耳鼓膜可见紧张部大穿孔，鼓室无脓液。CT 提示双侧乳突气化差，骨质增生硬化。

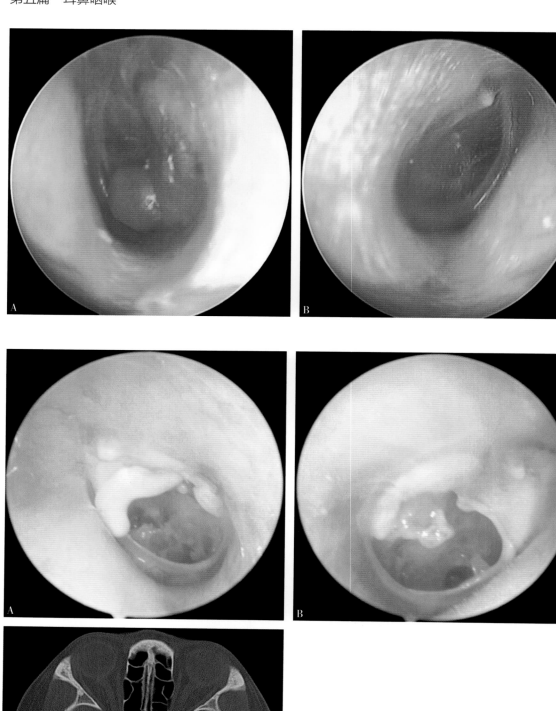

图 5-1-3-5
大疱性鼓膜炎
A. 左侧耳鼓膜下部疱状突起；B. 右侧耳鼓膜正常。

图 5-1-3-6
慢性化脓性中耳炎
A、B. 双侧耳鼓膜紧张部大穿孔，鼓室无脓液；C. CT 检查。

【鉴别诊断】

胆脂瘤型中耳炎：常发生于鼓膜边缘穿孔或松弛部穿孔、松弛部内陷袋。透过穿孔或内陷袋可见屑状脱落物。往往有恶臭。CT 检查可见骨质破坏。

（梅红林）

六、分泌性中耳炎

分泌性中耳炎（secretory otitis media）见图 5-1-3-7。患者，女性，20 岁，左耳闷伴听力下降 1 个月。检查见左侧耳鼓膜完整、呈琥珀色、内陷。CT 提示左侧鼓膜内陷，鼓室软组织影。

【鉴别诊断】

（1）化脓性中耳炎：有听力下降伴耳流脓病史。检查可见鼓膜穿孔，鼓室积脓。

（2）粘连性中耳炎：分泌性中耳炎的终末期。病史更长。鼓膜与鼓室内壁或听骨链粘连。

（梅红林）

七、真菌性外耳道炎

真菌性外耳道炎（otitis extrena mycotica）见图 5-1-3-8。患者，男性，27 岁，左耳痒及耳闷胀感 3 天。左侧外耳道深部前上壁可见丝状增生及脓性分泌物。

（王宗贵）

八、外耳道癌

外耳道癌（carcinoma of the external auditory canal）见图 5-1-3-9、图 5-1-3-10。

如图 5-1-3-9 所示，患者，男性，70 岁，发现左耳耵聍多伴耳闷半年。检查见左侧外耳道深部可见暗紫色肿物，鼓膜未窥及。CT 提示左侧外耳道深部少许软组织影，涉及鼓膜表面，伴外耳道局部骨质稍吸收。MRI 提示左外耳道软组织轻度强化。术后病理示鳞癌。

如图 5-1-3-10 所示，患者，男性，59 岁，外耳道肿物半年。检查见外耳道菜花样肿物，完全堵塞外耳道，肿物破溃，伴脓性渗出，边界不清，向外侵袭严重。

【鉴别诊断】

（1）外耳道胆脂瘤：上皮包裹增生所形成的囊状团块。膨胀性生长，破坏外耳道，较大可侵及中耳。病理可鉴别。

（2）外耳道耵聍栓塞：往往较易取出，影像上无骨质破坏。

（梅红林　刘宏伟　李　剑）

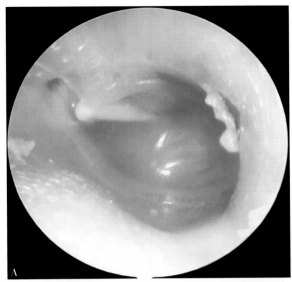

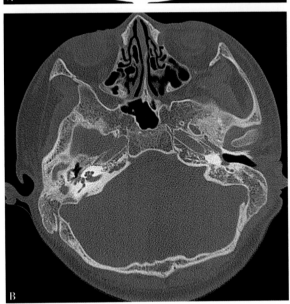

图 5-1-3-7
分泌性中耳炎
A. 左耳检查图；B. CT。

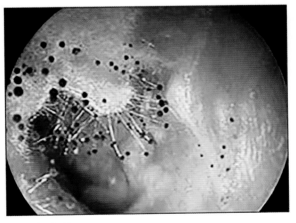

图 5-1-3-8
真菌性外耳道炎

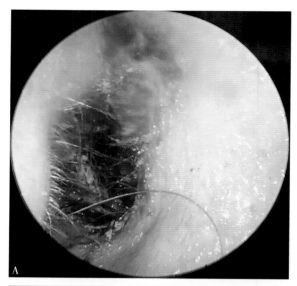

图 5-1-3-9
外耳道癌
A. 左耳检查所见；B. CT；C. MRI。

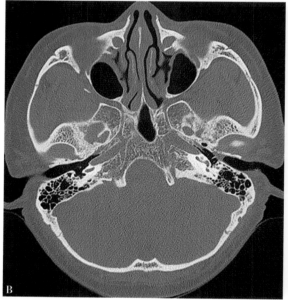

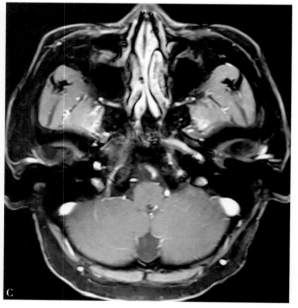

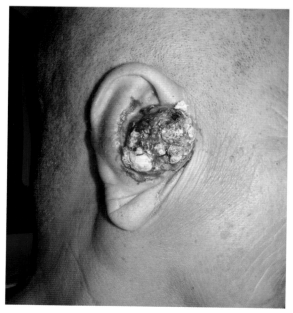

图 5-1-3-10
外耳道癌

九、鼓室副神经节瘤

鼓室副神经节瘤（tympanic paraganglioma）见图 5-1-3-11。

如图 5-1-3-11 所示，患者，女性，40 岁，右耳波动性耳鸣 4 个月。检查见右侧鼓室底部可见红色肿物，有搏动。CT 提示右侧鼓室肿物，骨质未见异常。MRI 提示右侧鼓室软组织结节伴强化。

【鉴别诊断】

（1）中耳胆脂瘤：常发生于鼓膜边缘穿孔或松弛部穿孔、松弛部内陷袋。透过穿孔或内陷袋可见屑状脱落物。往往有恶臭。CT 检查可见骨质破坏。

（2）中耳胆固醇肉芽肿：有耳闷耳鸣。鼓膜检查为淡蓝色。

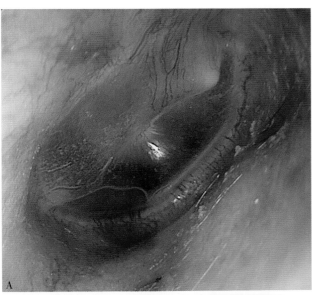

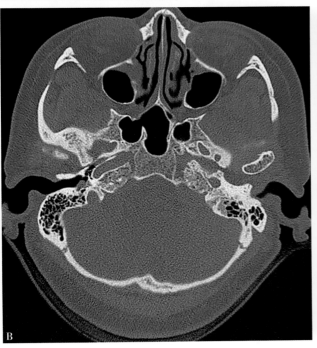

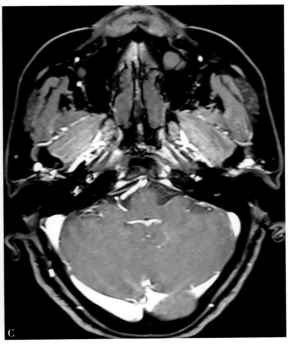

图 5-1-3-11
鼓室副神经节瘤
A. 右耳检查所见；B. CT；C. MRI。

（梅红林）

十、脂溢性角化病

脂溢性角化病（seborrheic keratosis）见图 5-1-3-12。患者，男性，72 岁，发现右耳黑色疣状突起 10 余年。检查见右耳三角窝卵圆形疣状突起，呈黑褐色，肿物表皮角化过度、呈疣状生长。

【鉴别诊断】

（1）日光角化病：又称老年角化病，系一种癌前期皮肤病，暴露部位多见，常见于老年人。开始为针头至黄豆大斑片，圆形或不规则形，表面痂黄而干燥，不易剥去，强行剥除可出血，可溃破形成溃疡，有发展成鳞癌的可能，病理可鉴别。

（2）色素性基底细胞癌：初为小结节，有蜡样色泽，边缘隆起，内卷，卷心菜样，中央可破溃，常有毛细血管扩张，病理可鉴别。

（杨　超）

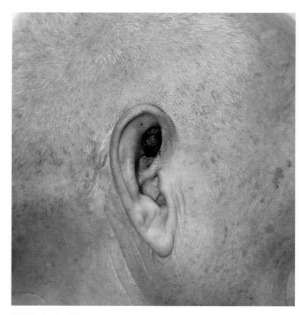

图 5-1-3-12
脂溢性角化病

十一、耳血管瘤

耳血管瘤（hemangioma of auricle）见图 5-1-3-13、图 5-1-3-14。

如图 5-1-3-13 所示，患者，男性，57 岁，右耳肿物 1 年。检查见右耳郭不规则肿物，表面凹凸不平，边界不清。皮肤无破溃。

如图 5-1-3-14 所示，患儿，男性，检查见左耳郭形态比右耳明显增大，边界及表面结构不清。

【鉴别诊断】

基底细胞癌：肿物多有破溃，侵袭性生长，边界不清。

（刘宏伟　李　剑　潘　博）

十二、耳郭瘢痕疙瘩

耳郭瘢痕疙瘩（auricle keloid）是继发于皮肤损伤，以瘢痕疙瘩组织中成纤维细胞异常增殖、细胞外基质（尤其是胶原）大量沉积为特征的疾病，多由于外伤后局部感染引起，常见女性打耳洞后损伤到软骨、后期愈合不良，造成组织增生，甚至发红、发痒。

如图 5-1-3-15 所示，患者，女性，29 岁，耳部赘生物 3 个月余，曾多次打耳洞。检查见患者右耳郭软组织异常增生扩张，颜色发红，质地偏硬，呈不规则形的瘢痕疙瘩。

如图 5-1-3-16 所示，患者检查见右耳轮和耳垂交界处瘢痕疙瘩。

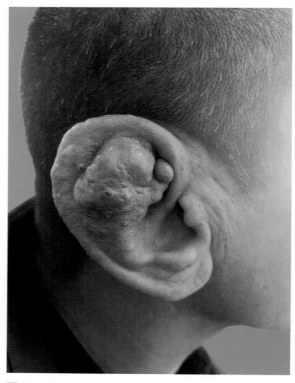

图 5-1-3-13
耳血管瘤

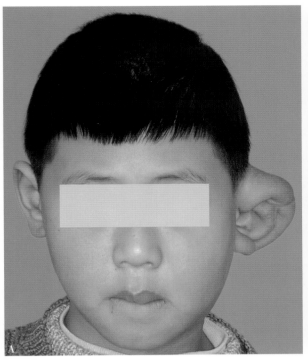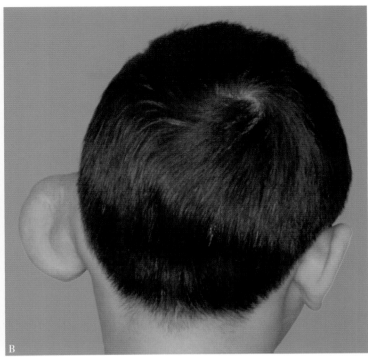

图 5-1-3-14
耳血管瘤
A. 正面观；B. 背面观。

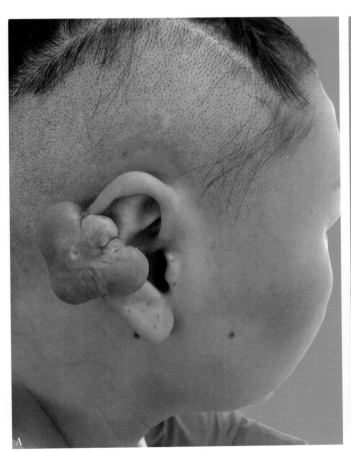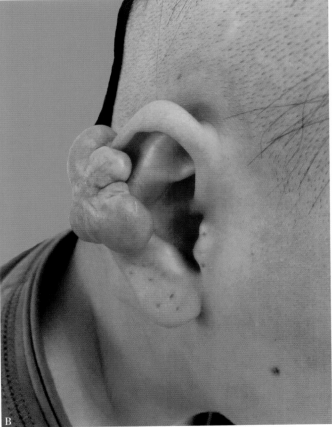

图 5-1-3-15
耳郭瘢痕疙瘩
A. 右侧面观；B. 右斜面观。

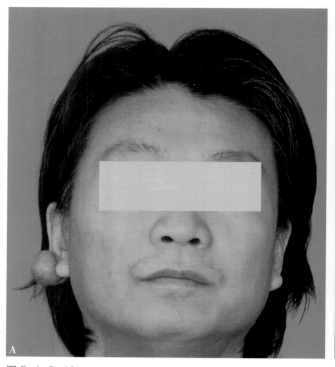
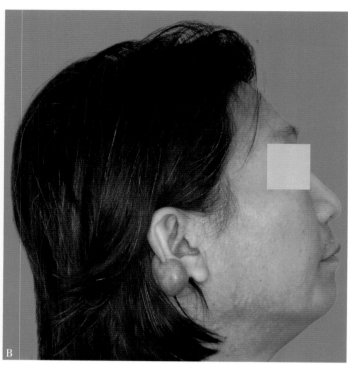

图 5-1-3-16
耳郭瘢痕疙瘩
A. 正面观；B. 右侧面观。

【鉴别诊断】

外耳道骨疣：外耳道骨壁的骨质局限性过度增生形成外耳道结节状隆起性骨疣，且呈双侧及多发性，病理学检查可明确诊断。

（覃　泱　潘　博）

十三、耳部痛风石

耳部痛风石（auricular tophus）见图 5-1-3-17、图 5-1-3-18。

如图 5-1-3-17 所示，患者，男性，53 岁，反复关节肿痛及血尿酸增高 9 年，检查见患者耳郭多发大、小米粒样痛风石。

如图 5-1-3-18 所示，患者，男性，68 岁，反复关节肿痛及血尿酸增高 20 余年。检查见患者耳郭有突出皮面的绿豆粒大小多发白色痛风石。

【鉴别诊断】

类风湿结节：类风湿结节常发生于关节粗隆如鹰嘴下方、膝关节及跟腱附近等易受摩擦或压迫的部位，大多见于类风湿关节炎活动期以及血清类风湿因子阳性者。

（覃　泱）

十四、耳郭黑痣

耳郭黑痣（auricular nevus）见图 5-1-3-19、图 5-1-3-20。

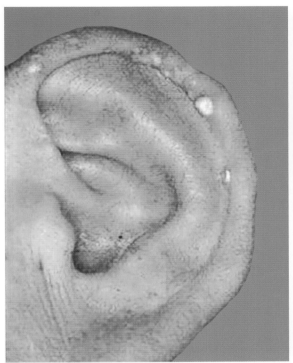

图 5-1-3-17
耳郭痛风石

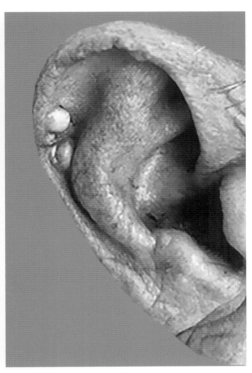

图 5-1-3-18
耳部痛风石

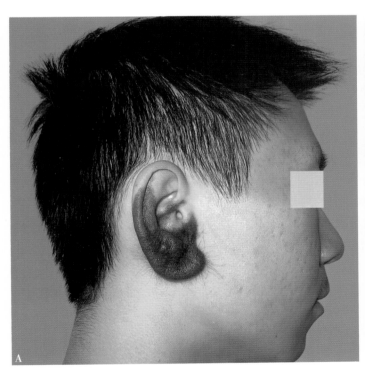

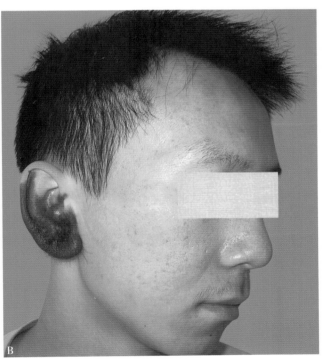

图 5-1-3-19
耳郭黑痣
A. 右侧面观；B. 右前斜面观。
黑痣累及右侧耳郭下 2/3。

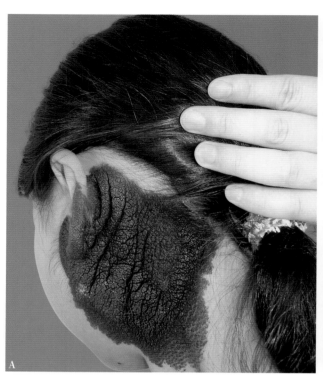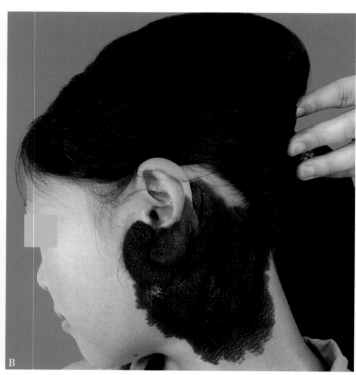

图 5-1-3-20
耳郭黑痣
A. 左前斜面观；B. 左侧面观。
黑痣累及左侧耳郭下 1/3 及面、颈部。

（潘　博）

第二章　鼻科学

第一节　鼻息肉

鼻息肉（nasal polyps）见图 5-2-1-1 ~ 图 5-2-1-3。

如图 5-2-1-1 所示，患者，男性，43 岁，双侧鼻塞伴流涕 10 年余。检查见患者呈蛙鼻形态，外鼻增宽，向外膨隆，鼻背饱满，双侧前鼻孔可见灰白色，质软，表面光滑似荔枝状半透明新生物堵塞，表面少许脓性分泌物。副鼻窦 CT 示：全组副鼻窦、鼻腔、鼻咽腔高低混杂密度影；鼻中隔局限性偏曲。

如图 5-2-1-2 所示，患者，男性，50 岁，左侧鼻塞流涕半年。检查左侧鼻腔内可见荔枝肉样新生物。CT 提示左侧上颌窦、鼻腔内软组织影。诊断为慢性鼻窦炎伴息肉（chronic rhinosinusitis with nasal polyps）。

如图 5-2-1-3 所示，患者，男性，27 岁，右侧持续性鼻塞伴流涕 1 年。右侧中鼻道可见半透明光滑类圆形荔枝样新生物。

【鉴别诊断】

（1）内翻性乳头状瘤：表面粗糙不平，色灰白或淡红。主要症状为单侧进行性鼻塞，流脓涕或血涕。病理可鉴别。

（2）鼻腔鼻窦恶性肿瘤：症状有鼻塞，鼻出血。可有面部或眼部受压迫后的症状。影像上有骨质破坏。病理检查可鉴别。

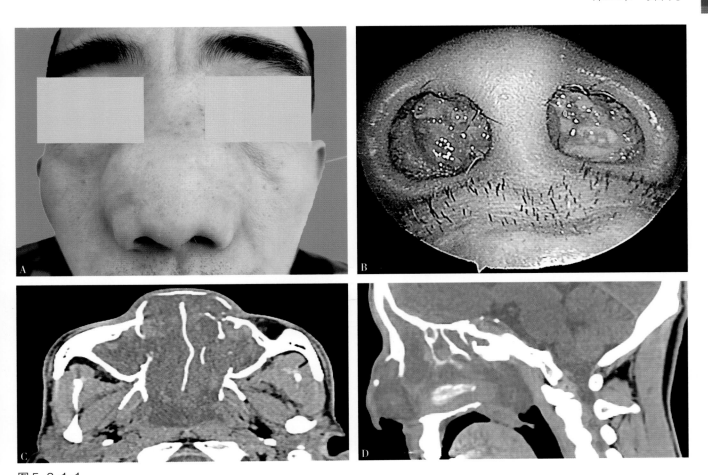

图 5-2-1-1
鼻息肉
A. 蛙鼻；B. 双侧前鼻孔；C. 副鼻窦 CT；D. 副鼻窦 CT。

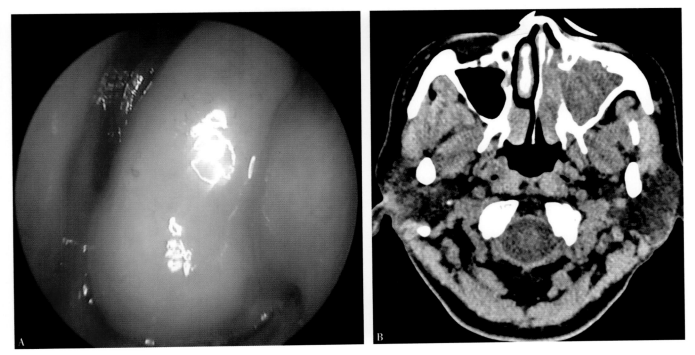

图 5-2-1-2
慢性鼻窦炎伴息肉
A. 鼻腔检查；B. CT。

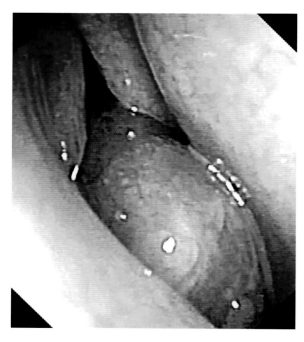

图 5-2-1-3
鼻息肉

（何光耀　梅红林　王宗贵）

第二节　腺样体肥大

腺样体肥大（adenoid hypertrophy）见图 5-2-2-1。

如图 5-2-2-1 所示，患者，女性，3 岁，夜间打鼾伴张口呼吸半年余。检查鼻咽部可见增生肥大的腺样体，堵塞后鼻孔。鼻咽侧位片提示鼻咽部腺样体肥大。

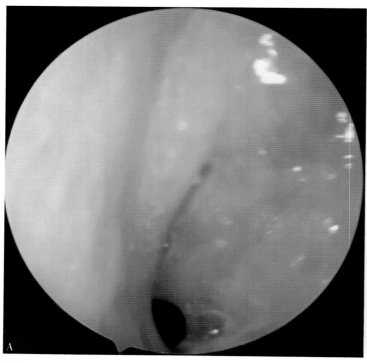
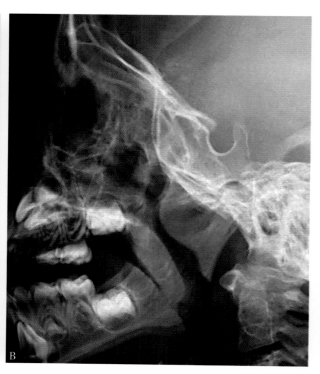

图 5-2-2-1
腺样体肥大
A. 鼻咽部所见；B. 鼻咽侧位片。

【鉴别诊断】

（1）鼻咽癌：儿童罕见。常发生于咽隐窝。

（2）后鼻孔息肉：多发生于青少年。单侧进行性鼻塞。鼻腔镜可见息肉样物位于后鼻孔或鼻咽部。

（梅红林）

第三节　鼻翼间皮瘤

鼻翼间皮瘤（nose mesothelioma）见图 5-2-3-1。患者，男性，52 岁，左侧鼻翼肿物逐渐增大 10 个月。检查见左侧鼻翼，鼻前庭，上唇较大外生型肿物，表面污秽不平，伴渗出及结痂。左侧前鼻孔完全堵塞，依靠置管通气。CT 见左侧鼻翼均质性肿物，边界尚清晰。周围组织无明显受侵。

【鉴别诊断】

皮肤鳞状细胞癌：恶性程度高，生长较快，一般向外部侵袭较重。

（刘宏伟　李　剑）

第四节　鼻尖血管瘤

鼻尖血管瘤（肉芽肿型）（granulomatous hemangioma of nasal tip）见图 5-2-4-1，患者，女性，25 岁，鼻尖肿物逐渐增大 1 年。检查见外鼻皮肤正常，无疼痛，鼻尖明显

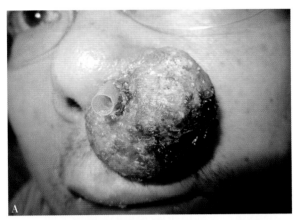

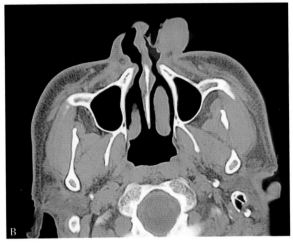

图 5-2-3-1
鼻翼间皮瘤
A. 鼻翼间皮瘤外观；B. CT。

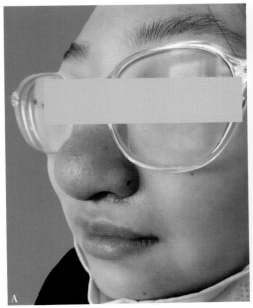

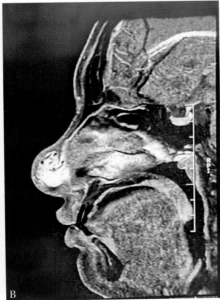

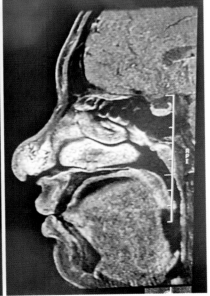

图 5-2-4-1
鼻尖血管瘤（肉芽肿型）
A. 鼻外观；B. MRI。

增大，呈球形，双侧前鼻孔，鼻腔受压减小。MRI 表现鼻尖软组织层内边界清楚的高信号影。

【鉴别诊断】

鼻疖：为感染性疾病，外鼻皮肤红肿，触痛明显。

（刘宏伟　李　剑）

第五节　多发性神经纤维瘤

多发性神经纤维瘤（multiple neurofibroma）见图 5-2-5-1，患者青年女性，全身多发性神经纤维瘤，瘤体大小不等，鼻部增生肥大变形，尤左侧显著，阻塞左鼻孔。

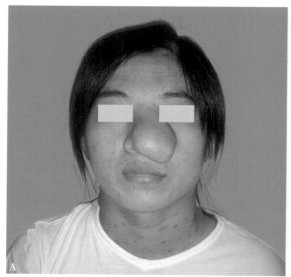
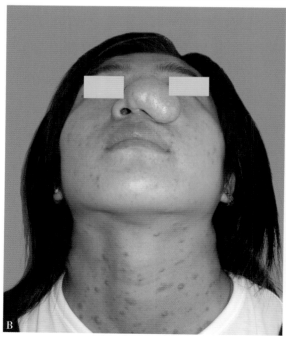
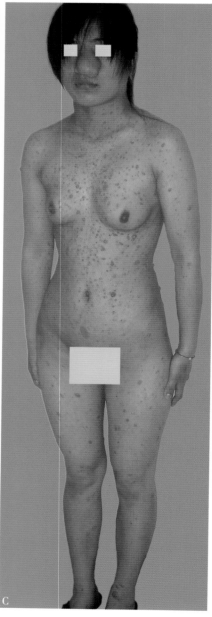

图 5-2-5-1
多发性神经纤维瘤
A. 鼻外观；
B. 左鼻孔堵塞；
C. 全身瘤体大小不等。

（郭小平　于仁义）

第六节 鼻基底细胞癌

鼻基底细胞癌（basal cell carcinoma of nasus externus）见图 5-2-6-1 ~ 图 5-2-6-3。

如图 5-2-6-1 所示，患者，女性，63 岁，外鼻肿物 6 年余。检查外鼻可见一肿物，右侧鼻翼、鼻尖，大小约 4cm×1cm×3cm，颜色呈棕褐色，肿物粗糙表面有痂皮附着，质地较硬，与周围皮肤分界明显，无出血、溃疡，无触痛感。副鼻窦 CT 示：右侧鼻翼、鼻尖见结节样稍高密度影，边界不清，累及右侧鼻翼皮肤及皮下脂肪层，密度尚均匀，大小约 3.3cm×0.9cm×3.2cm，增强可见中度强化。

如图 5-2-6-2 所示，患者，男性，61 岁，鼻尖肿物破溃不愈 7 个月，检查见鼻背肉芽型肿物伴破溃，边界不清。

如图 5-2-6-3 所示，患者，男性，52 岁，检查见鼻尖及右侧鼻翼肉芽增生型肿物，破溃，边界欠清楚。

【鉴别诊断】

（1）鳞状细胞癌：早期常呈小疣状物或皮肤浅表溃疡，逐渐发展成难以愈合的、以红色肉芽作基底的溃疡，边缘不整齐，触之易出血，有较明显的疼痛，发展快，常向耳前、下颌下淋巴结转移。对于外鼻的溃疡，病理可明确诊断。

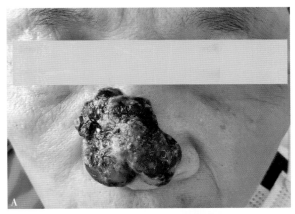
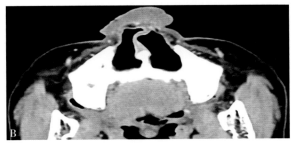
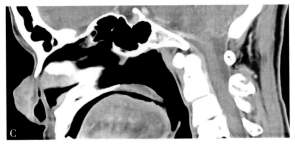

图 5-2-6-1
鼻基底细胞癌
A. 鼻外观；B. 副鼻窦 CT；C. 副鼻窦 CT。

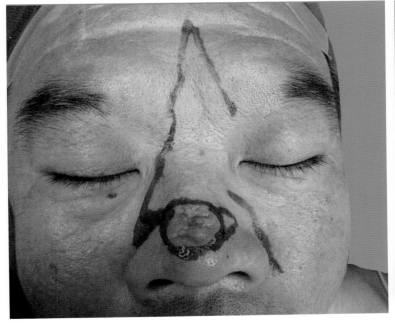

图 5-2-6-2
鼻基底细胞癌

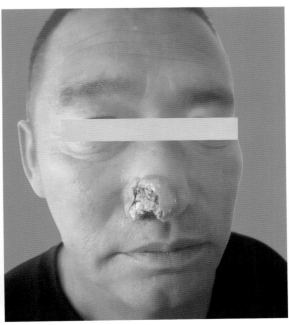

图 5-2-6-3
鼻基底细胞癌

（2）恶性黑色素瘤：外鼻恶性黑色素瘤较罕见，皮肤或黏膜的黑色素痣在短期内变大、变硬、颜色变深，多数为外突结节状，棕黑色，表面破溃潮湿或覆以痂皮，痒或有痛感，可向周围结构侵犯，破坏正常组织。

（何光耀　刘宏伟　李　剑）

第七节　鼻腔鼻窦恶性肿瘤

鼻腔鼻窦恶性肿瘤（sino-nasal malignant tumor）见图 5-2-7-1、图 5-2-7-2。

如图 5-2-7-1 所示，患者，女性，63 岁，右眼视力下降 1 个月余。检查右侧鼻腔内可见新生物，表面附着坏死样物。CT 提示右侧前组筛窦、眶内侧、鼻腔软组织肿块占位伴骨质吸收破坏。MRI 提示占位病变明显强化。术后病理示纤维母细胞肉瘤。

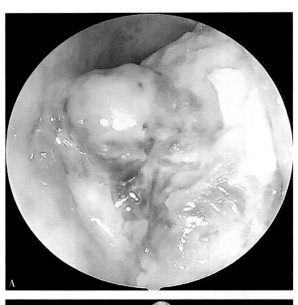

图 5-2-7-1
鼻腔鼻窦恶性肿瘤
A. 右侧鼻腔内新生物；B. CT；C. MRI。

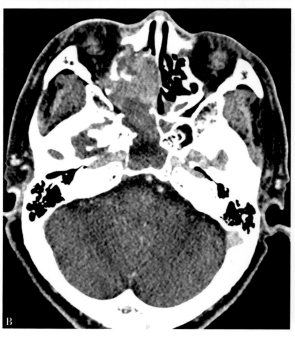

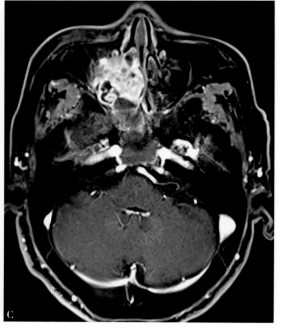

如图 5-2-7-2 所示，患者，男性，65 岁，进行性左侧鼻塞，涕中带血伴头痛。检查左侧鼻腔可见粉色不平分叶状新生物，表面糜烂且血管增生扩张。

【鉴别诊断】

（1）内翻性乳头状瘤：表面粗糙不平。色灰白或淡红。主要症状为单侧进行性鼻塞。流脓涕或血涕。病理可鉴别。

（2）出血坏死性息肉：患者可有鼻塞，涕血。检查可见红色新生物，表面有血迹。影像上可有骨质破坏。需病理鉴别。

（梅红林　王宗贵）

第八节　鼻咽癌

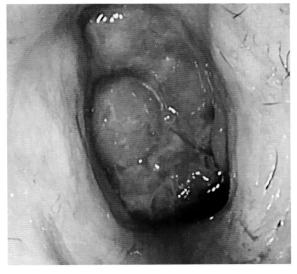

图 5-2-7-2
鼻腔恶性肿瘤

一、鼻咽癌

鼻咽癌（nasopharyngeal carcinoma）见图 5-2-8-1、图 5-2-8-2。

如图 5-2-8-1 所示，患者，女性，46 岁，右耳鸣 1 个月。检查右侧鼻咽部咽隐窝可见新生物，左侧鼻咽部光滑。CT 提示右鼻咽侧壁、咽隐窝区增生强化灶，稍涉及右侧咽旁、咽后区。

如图 5-2-8-2 所示，患者，女性，38 岁，痰中带血伴头痛 2 个月。检查鼻咽顶可见不平新生物，表面血管异常扩张。

【鉴别诊断】

（1）鼻咽部淋巴组织增生：儿童多见，如腺样体肥大。成人较少。位于鼻咽近中线附近，表面光滑。可堵塞后鼻孔引起打鼾。

（2）鼻咽纤维血管瘤：发生在鼻咽部最常见的良性肿瘤。好发于 20 岁左右青年男性。检查可见鼻咽部暗红色肿块。

（梅红林　王宗贵）

二、鼻咽癌颈部淋巴结转移

鼻咽癌颈部淋巴结转移（cervical lymph nodes metastasis of nasopharyngeal carcinoma）见图 5-2-8-3，患者，女性，65 岁，鼻塞 1 年余，双侧颈部肿物无痛性增大 8 个月余。检查见患者双侧颈部可扪及肿大淋巴结，质硬，无压痛，边界尚清，活动度差，表面皮肤无破损。病理活检：（鼻咽部肿物）未分化型非角化性癌。颈部软组织 MRI 提示双侧颈部淋巴结转移。

【鉴别诊断】

恶性淋巴瘤：起源于鼻咽及颈部的非霍奇金淋巴瘤，在鼻咽和颈部也可发现肿物，但发病常较年轻，少见头痛及脑神经麻痹，而常伴发热、肝脾大等全身症状和体征。病理活检可确诊。

（康　敏）

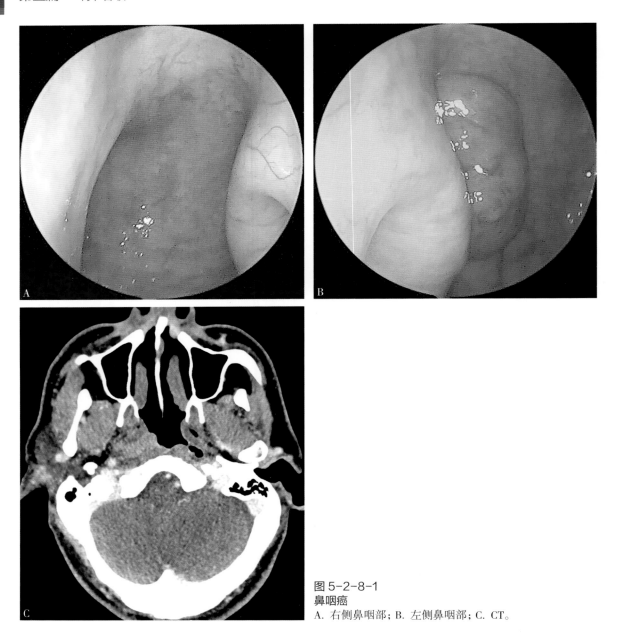

图 5-2-8-1
鼻咽癌
A. 右侧鼻咽部；B. 左侧鼻咽部；C. CT。

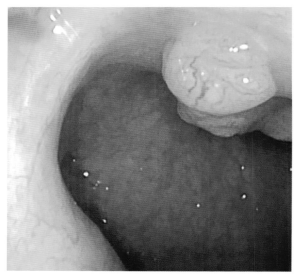

图 5-2-8-2
鼻咽癌

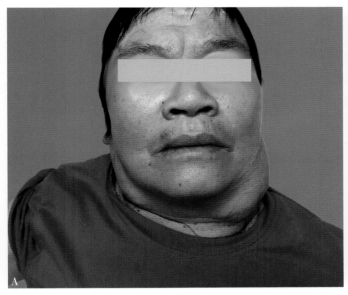

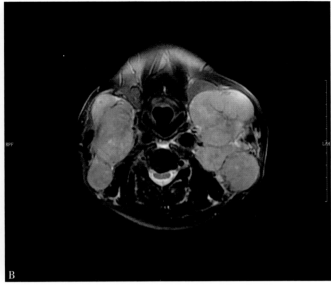

图 5-2-8-3

鼻咽癌颈部淋巴结转移

A. 颈部外观；B. 颈部软组织 MRI。

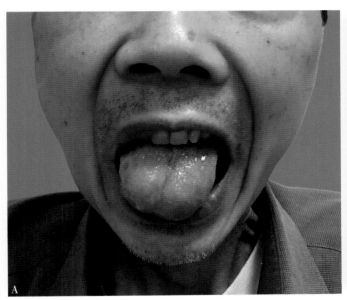

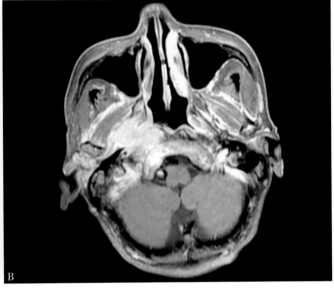

图 5-2-8-4

鼻咽癌侵犯舌下神经管

A. 患者伸舌右偏；B. MRI。

三、鼻咽癌侵犯舌下神经管

鼻咽癌侵犯舌下神经管（hypoglossal nerve invasion of nasopharyngeal carcinoma）见图 5-2-8-4，患者，男性，57 岁，头痛 1 年，吞咽困难 4 个月余。检查见患者伸舌右偏，病理活检提示：（鼻咽）未分化型非角化性癌。MRI 提示右侧舌下神经管受侵犯。

【鉴别诊断】

舌下神经损伤：单纯神经麻痹可见舌尖偏向患侧，病侧舌肌萎缩，MRI 可明确病变范围。

（康　敏）

第九节　鼻内翻性乳头状瘤

鼻内翻性乳头状瘤（inverted papilloma）见图 5-2-9-1，患者，男性，48 岁，左侧持续性鼻塞 1 年。检查见左侧鼻腔堵满半透明分叶状新生物。结合影像及病理诊断为鼻内翻性乳头状瘤。

（王宗贵）

第十节　鼻咽纤维血管瘤

鼻咽纤维血管瘤（angiofibroma of nasopharynx）见图 5-2-10-1，患者，男性，37 岁，左侧鼻塞伴反复左侧鼻出血 1 年。检查左侧鼻腔后端可见暗红色分叶状新生物。结合影像及病理诊断为鼻咽纤维血管瘤。

（王宗贵）

第十一节　鞍鼻

因鼻梁向内塌陷凹而形成的马鞍状鼻形。

一、鞍鼻

鞍鼻（saddle nose）见图 5-2-11-1，患者，女性，25 岁。鼻子根部低于常人，鼻梁平塌，鼻尖和鼻孔上翘，面中部缺乏个性特征。无功能障碍。

（余　力）

二、复发性多软骨炎导致鞍鼻

复发性多软骨炎病变累及鼻部，导致鞍鼻，见图 5-2-11-2，患儿，男性，7 岁，呼吸困难行气管切开不能拔管 1 年。检查可见眼眶间距异常增大，鼻根部明显塌陷，形成鞍鼻畸形。根据病史、局部查体及免疫学等检查，诊断为复发性多软骨炎。复发性多软骨炎（relapsing polychondritis，RP）是一种少见的自身免疫性疾病，表现为软骨组织复发性退化性炎症，可累及耳、鼻、喉气管、眼、心脏瓣膜等多器官。

【鉴别诊断】

复发性多软骨炎引起的头颈部软骨病变需与梅毒、软骨软化症、先天性发育畸形等相鉴别。必要时行免疫学及组织活检病理学检查等有助于鉴别。

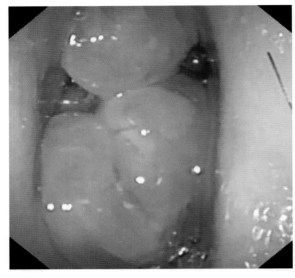

图 5-2-9-1
鼻内翻性乳头状瘤

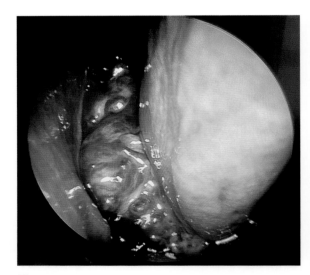

图 5-2-10-1
鼻咽纤维血管瘤

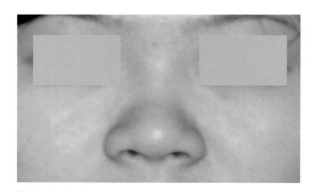

图 5-2-11-1
鞍鼻

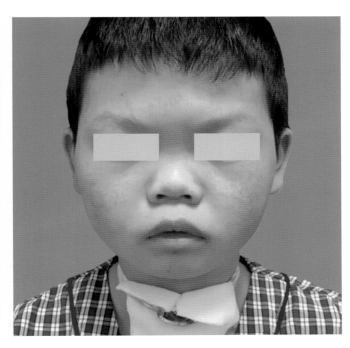

图 5-2-11-2
复发性多软骨炎导致鞍鼻

（赵大庆）

第十二节 鹰鼻畸形

鹰鼻畸形（eagle nose deformity）又称鹰钩鼻（aquiline nose）、罗马鼻（hawk nose，Roman nose）。

如图 5-2-12-1 所示，患者鼻尖过长，下垂。鼻梁部的角度突起，鼻宽而长，鼻梁不直，鼻尖垂向下方包括整个鼻部较大的畸形。

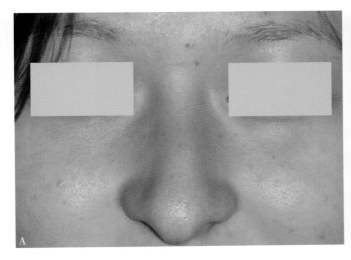

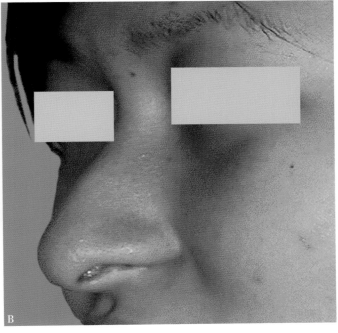

图 5-2-12-1
鹰鼻畸形
A. 正面观；B. 斜面观。

（余 力）

第十三节 歪鼻畸形

歪鼻畸形（wry nose deformity）又称鼻偏斜（nose deviation），多因后天因素如外伤等致使鼻脊偏斜于面部中线，或曲折形状的鼻畸形。可分为先天性发育不良或外伤等。

如图 5-2-13-1 所示，先天性歪鼻伴驼峰鼻畸形，鼻脊偏斜于面部中线，鼻梁向左侧偏斜。

如图 5-2-13-2 所示，患者先天性歪鼻，鼻脊偏斜于面部中线，鼻梁向右侧偏斜。

如图 5-2-13-3 所示，患者先天性歪鼻，鼻脊偏斜于面部中线，鼻梁向右侧偏斜。

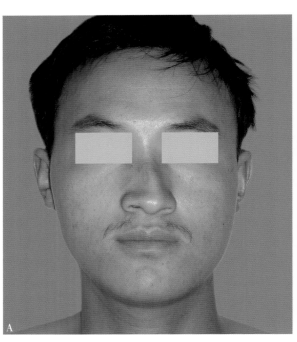
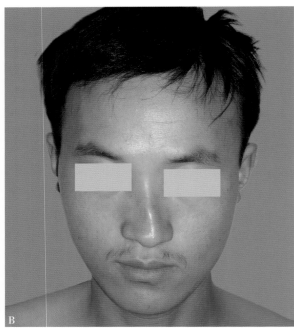

图 5-2-13-1
先天性歪鼻伴
驼峰鼻畸形
A. 正面观；
B. 低头下视。

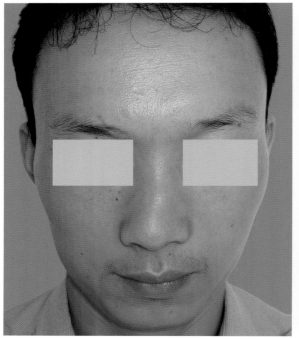
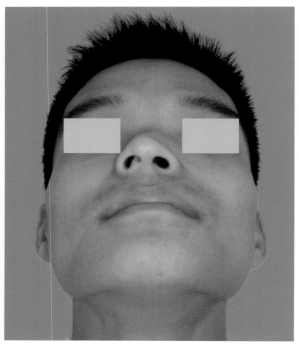

图 5-2-13-2
先天性歪鼻

图 5-2-13-3
先天性歪鼻

（郭小平 于仁义）

第十四节　面裂畸形

面裂畸形（facial cleft deformity）又称先天性面裂（congenital facial fissure），因胚胎期面部形成的几个突起的融合受到障碍，导致发育停滞、失常，而使面部某些特定部位遗有的裂隙。法国学者泰西耶（Tessier）将面裂畸形分为 0～XIV 型（图 5-2-14-1～图 5-2-14-2）。

如图 5-2-14-1 所示，面裂畸形，鼻梁扁平，鼻中隔及鼻小柱缺失，鼻孔完全分离。

如图 5-2-14-2 所示，患儿为面正中裂（median facial cleft），临床主要表现为颅面部畸形，额部发迹较低，呈"V"形，额部不规则膨出；眶距过宽，眦距过远；鼻正中裂，鼻梁扁平，唇裂，腭裂等。

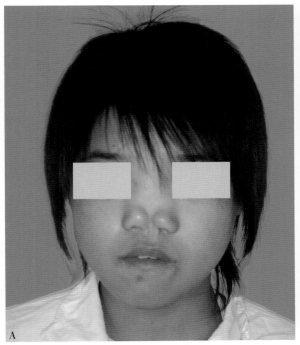

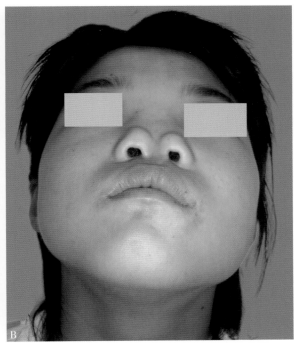

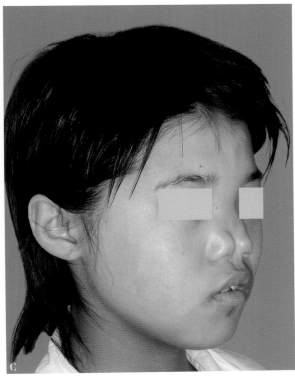

图 5-2-14-1
面裂畸形
A. 正面观；B. 后仰；C. 右前斜面观。

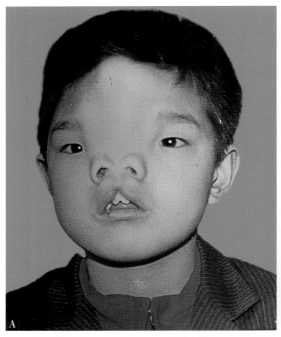

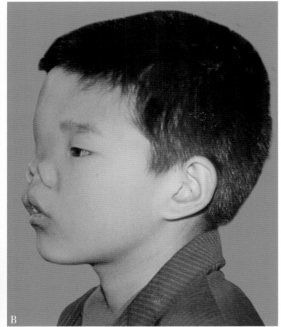

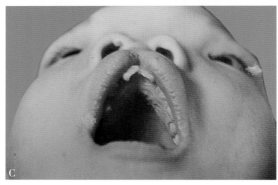

图 5-2-14-2
面正中裂
A. 正面观；B. 左侧面观；C. 张口头后仰。

　　如图 5-2-14-3 所示，患儿为面正中裂，临床主要表现为颅面部畸形，额部不规则膨出；两眼畸形，眶距过宽，眦距过远，视力障碍；鼻正中裂，唇裂，腭裂等。

　　如图 5-2-14-4 所示，先天性面裂，左右眼上下不平行，右眼明显偏低，右眼内眦角下移；右鼻翼缺损，右侧鼻孔外露。

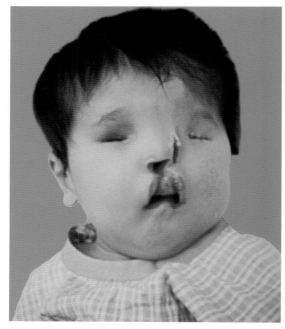

图 5-2-14-3
面正中裂

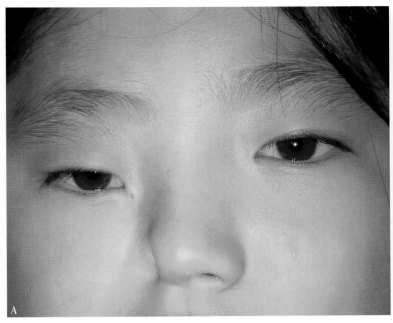

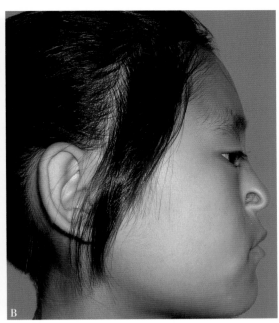

图 5-2-14-4　面裂畸形
A. 正面；B. 右侧面。

（郭小平　于仁义　蔡春泉　舒剑波）

第十五节　先天性鼻畸形

先天性鼻畸形（congenital nasal malformation）见图 5-2-15-1 ～图 5-2-15-4。

如图 5-2-15-1 所示，患者先天性鼻畸形，鼻向右偏斜，左侧鼻背鼻翼鼻腔缺如，左眼内眦角下移。

如图 5-2-15-2 所示，患者先天性鼻畸形，鼻背皮肤鼻软骨鼻中隔缺损，右鼻孔畸形，上门齿缺如。

如图 5-2-15-3 所示，患者先天性鼻畸形，歪鼻，左右鼻翼及鼻孔高低、大小不一。

如图 5-2-15-4 所示，患者先天性鼻畸形，歪鼻，右鼻翼及鼻孔较小。

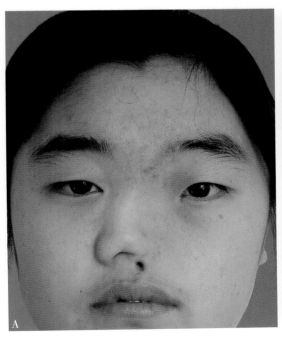

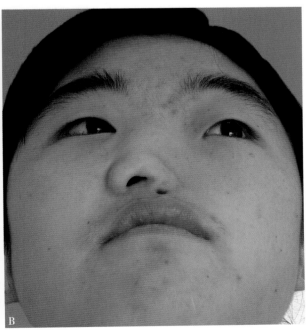

图 5-2-15-1
先天性鼻畸形
A. 正面；B. 头后仰。

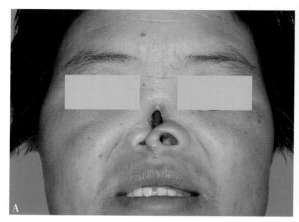

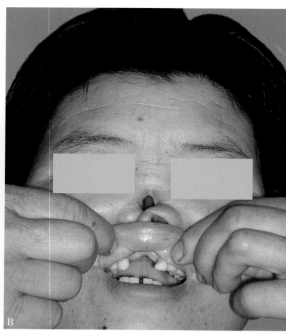

图 5-2-15-2
先天性鼻畸形
A. 正面；
B. 正面提翻上唇。

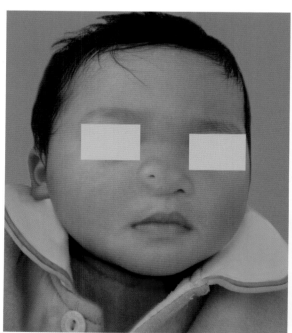

图 5-2-15-3
先天性鼻畸形

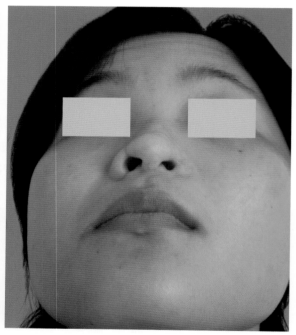

图 5-2-15-4
先天性鼻畸形

（于仁义　郭小平）

第十六节　后天性鼻畸形

后天性鼻畸形（acquired nasal deformity）见图 5-2-16-1 ～ 图 5-2-16-6。

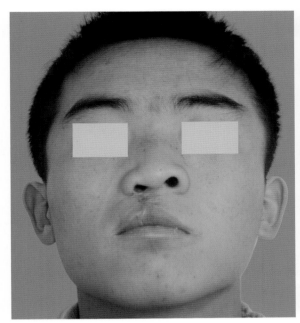

图 5-2-16-1
唇裂术后鼻唇畸形

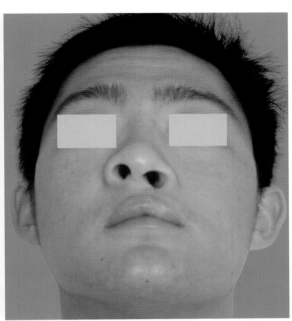

图 5-2-16-2
唇裂术后鼻唇畸形

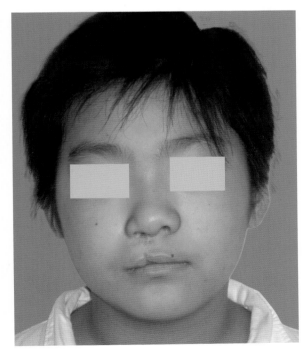

图 5-2-16-3
唇裂术后鼻唇畸形

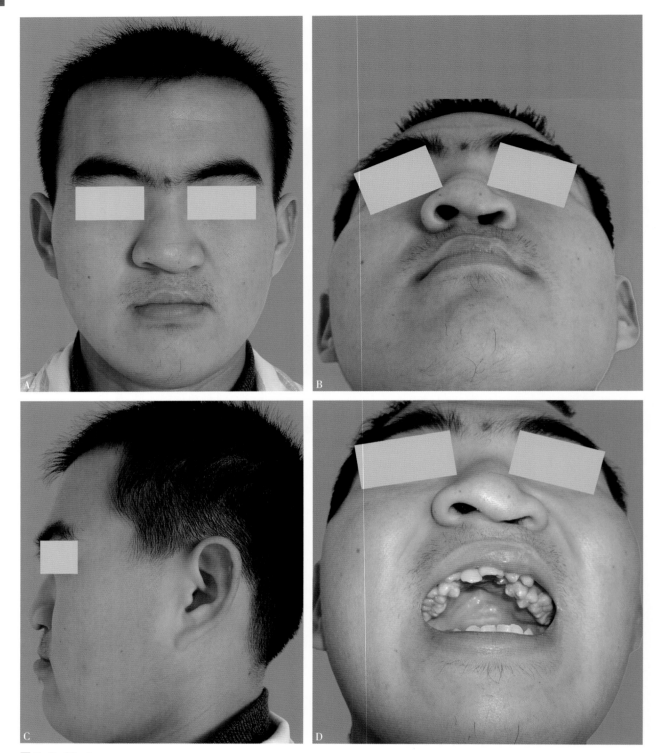

图 5-2-16-4
唇腭裂术后鼻唇畸形
A. 正位；B. 头后仰；C. 侧面；D. 张嘴后仰。
唇腭裂术后鼻唇畸形，上唇瘢痕唇红不齐，鼻小柱及左鼻翼塌陷，鼻梁及鼻头低平，上牙槽齿不齐，有口鼻瘘。

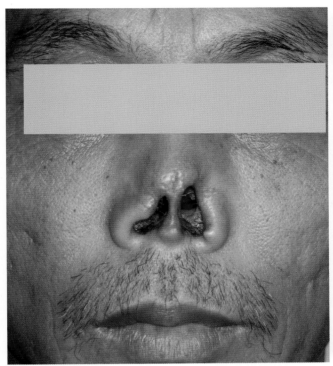

图 5-2-16-5
鼠咬鼻畸形
患者儿时因鼠咬伤、感染等导致鼻尖、鼻翼、鼻小柱等部位缺损畸形。

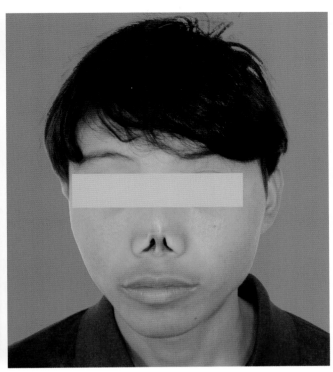

图 5-2-16-6
鼠咬鼻畸形
患者儿时因鼠咬伤、感染等导致鼻尖、鼻翼、鼻小柱等部位缺损畸形。

（于仁义 郭小平）

第十七节 外伤性鼻骨骨折

外伤性鼻骨骨折（traumatic nasal fracture）见图 5-2-17-1，患者，男性，39 岁，鼻部碰伤伴鼻出血 1 小时。鼻部左右不对称，鼻梁向右偏曲，右侧鼻背部局部肿胀，表面皮肤无异常，局部按压有骨摩擦感，伴明显压痛。根据鼻部外伤病史、局部体征及鼻骨影像学检查可明确诊断。鼻为面部最高点，易受到外力所伤。骨质薄而宽，且缺乏周围骨质的支撑，比较脆弱，易发生骨折。

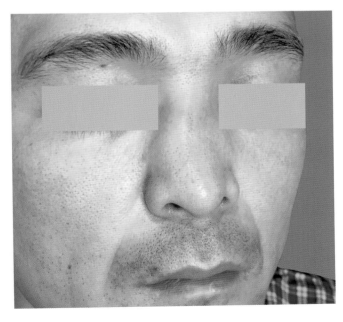

图 5-2-17-1
外伤性鼻骨骨折

（赵大庆）

第三章　咽喉科学

咽喉头颈科常见病有急慢性咽炎、急慢性喉炎、急慢性扁桃体炎、声带息肉、声带小结、声带囊肿、声带白斑、会厌囊肿、声带麻痹、喉乳头状瘤及喉部恶性肿瘤等。其他相对少见的疾病还有扁桃体癌、咽旁间隙肿瘤、先天性鳃裂瘘、甲状腺异位等。常见症状体征有咽喉部不适、异物感、声嘶及呼吸困难等。

第一节　声带息肉

声带息肉（polyps of vocal cord）好发于一侧或双侧声带游离缘中 1/3 交界处，为半透明、白色或粉红色表面光滑的肿物，是常见的引起声音嘶哑的疾病之一。多见于职业用声或用声过度的人，也可以继发于上呼吸道感染，部分可发生于一次强烈发声之后。最主要的临床症状为声嘶。

如图 5-3-1-1 所示，患者，男性，43 岁，声嘶半年。图中所见右侧声带前中 1/3 处息肉样新生物。右侧声带慢性充血。左侧声带光滑。

如图 5-3-1-2 所示，患者，男性，38 岁，持续性声音嘶哑 6 个月。检查左侧声带前中 1/3 处可见类圆形淡粉色光滑新生物。

【鉴别诊断】

（1）声带小结：双侧声带前、中 1/3 交界处对称性结节状隆起。

（2）任克氏水肿（Reinke's edema）：多有吸烟及过度用声史。声嘶进行性加重。查体见声带弥漫性水肿，典型者呈鱼腹样。

（3）声带囊肿：可呈黄色或淡黄色半椭圆形新生物，通常来说，由于对声带黏膜波的影响更大，相同大小的声带囊肿与声带息肉相比，声音质量会更差。

（王宗贵　梅红林）

第二节　声带囊肿

声带囊肿（vocal cord cyst）即声带黏膜下囊肿，是声带的一种良性疾病，多由各种刺激引起黏膜下黏液腺管阻塞而造成黏液潴留形成。

如图 5-3-2-1 所示，患者，女性，49 岁，持续性声音嘶哑 3 个月。喉镜检查可见左侧声带前中部一半椭圆形黄

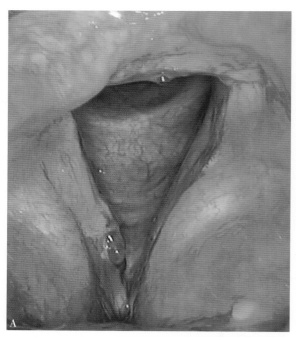
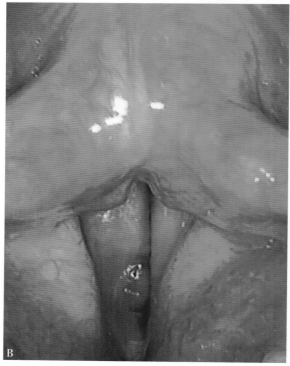

图 5-3-1-1
声带息肉
A. 声带开放状态；B. 声带闭合状态。

色隆起，频闪喉镜中可见囊肿处黏膜波欠佳。

【鉴别诊断】

（1）声带小结：又称歌唱者小结或教师小结，发生于儿童者称喊叫小结，是一种特殊类型的慢性喉炎，由炎性病变形成。最主要的临床症状为声嘶。喉镜下可见双侧声带前中 1/3 交界处对称性结节状隆起。早期可见声带游离缘前中 1/3 交界处，于发声时有分泌物附着，晚期则逐渐呈灰白色小隆起，表面光滑，有坚实感，对称性分布。

（2）声带息肉：发生于声带固有层浅层的良性增生性病变，也是一种特殊类型的慢性喉炎。最主要的临床症状为声嘶。喉镜检查可见：声带边缘前中 1/3 交界处有表面光滑、柔软、半透明的新生物，白色或粉红色，表面光滑，可有蒂，也可广基，带蒂的息肉可随呼吸气流上下活动，有时隐伏于声门下腔，检查时易忽略。

（王宗贵）

第三节　声带白斑

声带白斑（vocal leukoplakia）为声带黏膜上皮角化增生和过度角化所发生的白色斑块疾病，比较常见，多见于中年男性，与吸烟、嗜酒、喉慢性炎症及维生素 A、维生素 B 缺乏等因素有关（图 5-3-3-1、图 5-3-3-2）。

如图 5-3-3-1 所示，患者，男性，59 岁，咽部异物感伴声音嘶哑 6 个月。检查左侧声带前中部可见白色斑片状物。

如图 5-3-3-2 所示，患者，男性，44 岁，声嘶 1 年。检查见双侧声带前中部白斑样新生物。双侧声带慢性充血，右侧肥厚。

【鉴别诊断】

（1）声带囊肿：主要临床症状为声音嘶哑，电子喉镜下声带表面或边缘可见黄白色隆起，透过声带的黏膜可见其内黄白色的囊液，而对于较深在的声带囊肿及巨大声带囊肿，病理检查有助于鉴别。

（2）声带癌：和声带白斑相比较，更为不平，典型的声带癌表现为菜花样新生物，可伴有溃烂，声音嘶哑程度也比白斑严重。

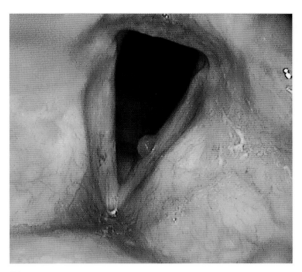
图 5-3-1-2
左侧声带息肉

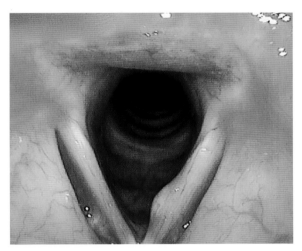
图 5-3-2-1
声带囊肿

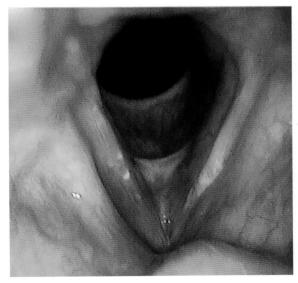
图 5-3-3-1
声带白斑

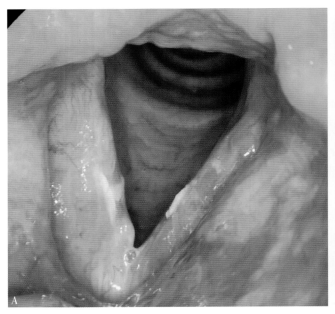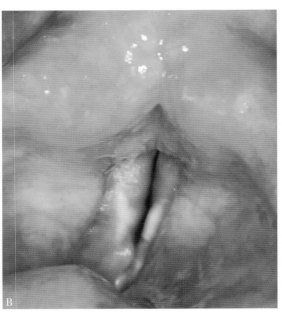

图 5-3-3-2
声带白斑
A. 声带白斑；B. 声带白斑。

（王宗贵 梅红林）

第四节 声带小结

声带小结（vocal nodule）见图 5-3-4-1，患者，男性，42 岁，声嘶 3 个月。图中所见双侧声带前中 1/3 处可见增生小结节。声门闭合不全。

【鉴别诊断】

（1）慢性肥厚性喉炎：持续声嘶。部分患者有咽喉反流症状。双侧声带慢性充血肥厚，无新生物。

（2）声带息肉：声带游离缘可见表面光滑、半透明、带蒂的水滴状新生物。

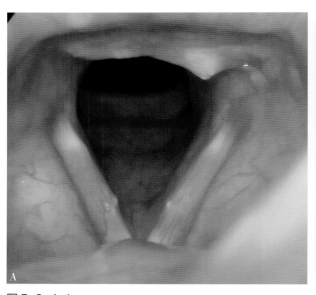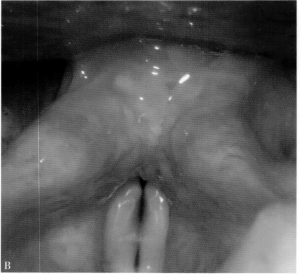

图 5-3-4-1
声带小结
A. 声带小结；B. 声带小结。

（梅红林）

第五节　声带癌

声带癌（vocal cord cancer）是喉癌中最常见的类型，多分化良好，但呈浸润性生长，即使肿瘤表面形态规则也是如此。

如图 5-3-5-1 所示，患者，男性，67 岁，声音嘶哑进行性加重伴痰中带血 1 年。检查右侧声带全长可见不平菜花样新生物。

【鉴别诊断】

（1）声带息肉：表面光滑，常比较局限。

（2）萎缩性喉炎：声门区的广泛性黏膜干燥萎缩，常附有干痂，一般无新生物突出。

（王宗贵）

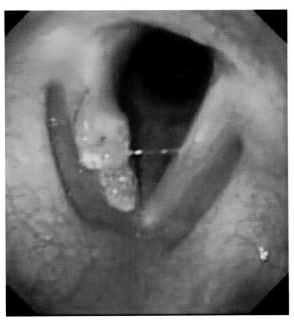

图 5-3-5-1
声带癌

第六节　萎缩性喉炎

萎缩性喉炎（atrophic laryngitis）见图 5-3-6-1，患者，男性，47 岁，持续性声音嘶哑伴咽干、咽异物感 1 个月。检查可见双侧声带、室带、披裂及后联合干燥，黏膜萎缩，附较多干痂。

【鉴别诊断】

喉癌：相比于萎缩性喉炎的黏膜弥漫性干燥和萎缩，喉癌的病变主要以不平的菜花样新生物为主，且早期病变范围较为局限，病理活检可明确鉴别诊断。

（王宗贵）

第七节　喉癌

喉癌（laryngeal carcinoma）见图 5-3-7-1、图 5-3-7-2。

如图 5-3-7-1 所示，患者，男性，56 岁，声嘶 3 个月。检查见右侧声带、室带新生物，表面粗糙。左侧声带、室带光滑。CT 提示右侧声带、室带软组织增生，表面不平，增强扫描可见轻中度强化。

如图 5-3-7-2 所示，患者，男性，67 岁，喉癌垂直半喉术后 7 个月，颈部肿物 1 个月。检查见左颈原切口旁肿物，质硬，固定，边界不清，周围组织受侵，表面皮肤红肿、破溃。

【鉴别诊断】

（1）喉乳头状瘤：进行性声嘶。严重可有喘鸣及呼吸

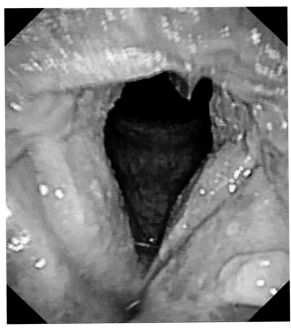

图 5-3-6-1
萎缩性喉炎

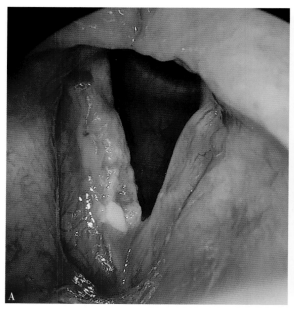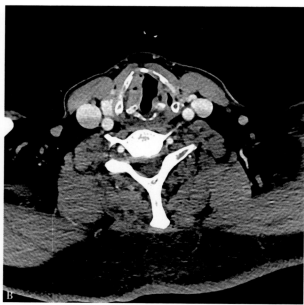

图 5-3-7-1
喉癌
A. 声带检查；B. CT。

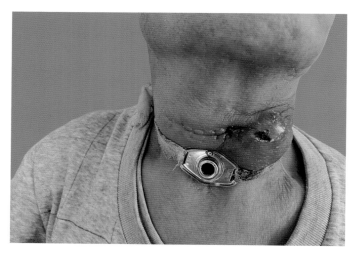

图 5-3-7-2
喉癌术后复发

困难。检查可见喉部有乳头状新生物。病理可鉴别。

（2）喉淀粉样瘤：声嘶。检查可见声带、喉室或声门下暗红色肿块，表面光滑，质地较硬。病理检查可鉴别。

（梅红林　刘宏伟　李　剑）

第八节　喉结核

喉结核（laryngophthisis）见图 5-3-8-1，患者，女性，40 岁，咽痛 1 个月。无肺结核病史。检查见会厌、双披裂、双室带广泛溃疡样变。一般药物治疗无效，经病理活检诊断为喉结核。

【鉴别诊断】

急性喉炎：多见于小儿。咽喉痛，声嘶咳嗽。检查见喉部为充血肿胀改变。

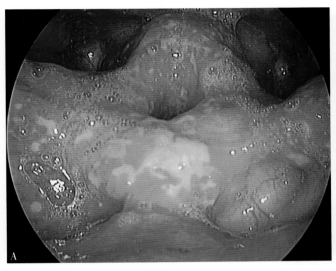
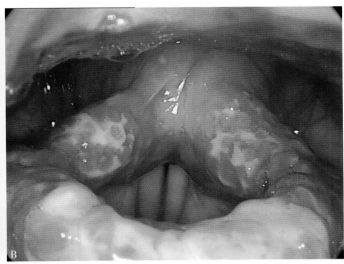

图 5-3-8-1
喉结核
A. 喉检查；B. 喉检查。

（梅红林）

第九节　急性会厌炎

急性会厌炎（acute epiglottitis）见图 5-3-9-1，患者，男性，23 岁，咽痛 2 天。检查见舌根淋巴组织增生，会厌舌面充血肿胀。声门区结构正常。

【鉴别诊断】

（1）急性咽炎：可有咽痛异物感等症状，会厌等无肿胀。

（2）急性喉炎：小儿多见，发病在喉部，有声嘶咳嗽，会厌无肿胀。

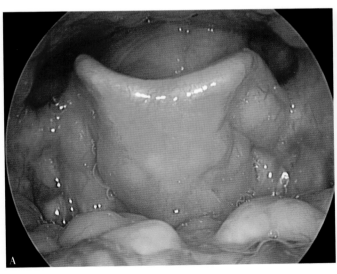
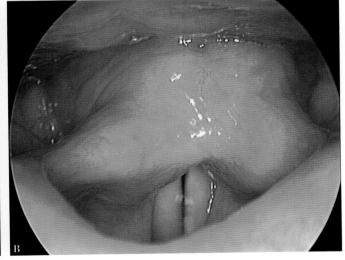

图 5-3-9-1
急性会厌炎
A. 会厌检查；B. 会厌检查。

（梅红林）

第十节　扁桃体癌

扁桃体癌（tonsillar carcinoma）见图 5-3-10-1，患者，男性，67 岁，发现左扁桃体肿大 1 个月。检查见左侧扁桃体肿大，表面粗糙附少许伪膜。增强 CT 示左侧扁桃体软组织肿块，稍涉及左侧咽旁间隙及软腭，增强中等强化，边界不清。

【鉴别诊断】

扁桃体肥大：单纯扁桃体肥大表面相对光整，无伪膜等污秽物覆盖。

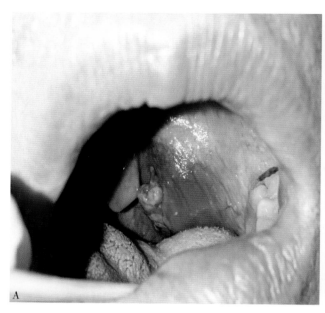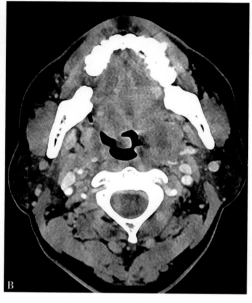

图 5-3-10-1
扁桃体癌
A. 左扁桃体癌；
B. 增强 CT。

（梅红林）

第十一节　气道异物

气道异物（airway foreign bodies）在临床上一般指气道外入性异物。根据发生部位分为鼻腔异物、喉异物和气管、支气管异物。临床表现分为完全性阻塞和不完全阻塞。完全性阻塞表现为呼吸极度困难、辅助呼吸肌剧烈活动、矛盾呼吸运动、三凹征；不完全阻塞表现为呼吸困难、恐惧感、窒息感。

如图 5-3-11-1 所示，患者，男性，62 岁，突发呼吸困难 1 分钟。检查见喉部气道被异物完全堵塞，不能讲话和咳嗽、呼吸极度困难、辅助呼吸肌剧烈运动、三凹征、发绀，经喉镜、取物钳取出 5cm×4cm×1cm 面包块。

【鉴别诊断】

（1）支气管哮喘：常有喘息发作史，有喘鸣性呼气性呼吸困难，重者端坐呼吸，经药物治疗后症状大多在短时期内即可缓解。

（2）支气管炎及肺炎：支气管异物极易误诊为支气管炎及肺炎，后两者常有上呼吸道感染及发热等症状，肺炎时肺部常有啰音，而无明显的单侧呼吸音降低。

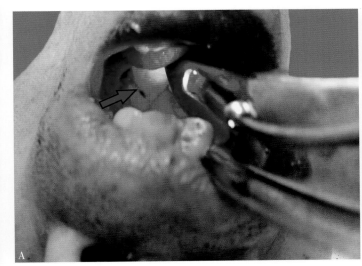

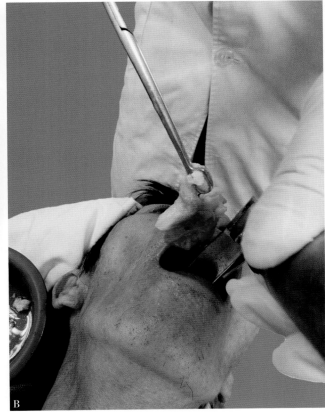

图 5-3-11-1
气道异物
A. 面包块堵塞喉部；B. 经喉部取出面包块。

（张作鹏）

第 六 篇

口腔颌面部及唾液腺

第六篇　口腔颌面部及唾液腺

口腔颌面部及唾液腺包括口腔颌面部器官（牙、牙槽突、唇、颊、舌、腭、咽等），面部软组织、颌面诸骨（上颌骨、下颌骨、颧骨等）、颞下颌关节、唾液腺、面部畸形等。

第一章　唇部疾病

唇部是指口腔入口处上下两片可以活动的肌肉性器官组织，包括皮肤、皮下、肌层、黏膜下、黏膜四层。常发生脉管畸形、炎症、肿瘤等病变。

第一节　血管畸形

因血管先天性形态发育异常造成的以血管异常扩张为特征的一种血管畸形。基本特征是内皮细胞正常，不会自然消退，且多为缓慢进行性扩张增大。一般分为低流量型（毛细血管、静脉、淋巴或混合型）和高流量型（动静脉畸形）两种亚型。

一、唇血管瘤

唇血管瘤（lip hemangioma）是一种来源于血管内皮细胞的肿瘤性疾病，多表现为皮肤或皮下隆起，好发于婴幼儿及 30 ~ 50 岁成年人，大部分血管瘤可治愈，恶性者预后不佳。

如图 6-1-1-1 所示，患儿，男性，出生 10 个月，因下唇肿物就诊。查体见患儿右下唇红黏膜与皮肤交界处一花生大小血管瘤，高出皮肤，质软。

【鉴别诊断】

（1）淋巴管畸形：属先天性淋巴管发育畸形，形成大小不等的薄壁囊腔，腔内充满淋巴液。

（2）唇癌：主要为鳞癌，常发生于下唇中外 1/3 间的唇红缘部黏膜。早期为疱疹状结痂的肿块或局部黏膜增厚，随后出现火山口状溃疡或菜花状肿块。

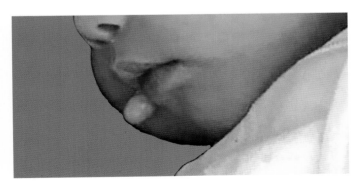

图 6-1-1-1
唇血管瘤

（顾　敏　王佩佩）

二、毛细血管型血管瘤

毛细血管型血管瘤（capillary hemangioma）是由大量交织、扩张的毛细血管组成。表现为鲜红或紫红色斑块。与皮肤表面平齐或稍隆起，边界清楚，形状不规则，大小不等。以手指压迫肿瘤时，颜色退去；压力解除后，颜色恢复。

如图 6-1-1-2 所示，患儿，男性，7 个月，先天性右侧下颌皮肤表面紫红色斑块，逐渐增大。查体见患儿右侧下颌皮肤表面紫红色斑块，高出皮肤，似杨梅状，边界清楚，形状不规则，大小不等，指压试验阳性。

【鉴别诊断】

（1）海绵状血管瘤：肿瘤由扩大的血管腔和衬有内皮细胞的血窦组成，血窦大小不一，如海绵状结构，窦腔内充满静脉血。表现为无自觉症状、生长缓慢的柔软肿块，边界不清，无压痛，有时可扪到静脉石，可被压缩，体位移动试验阳性。

（2）蔓状血管瘤：主要由扩张的动脉与静脉吻合而成。肿瘤高起呈念珠状，扪之有搏动感与震颤感，听诊有吹风样杂音。

（朱国雄）

三、唇血管畸形

唇血管畸形（vascular malformation）见图 6-1-1-3，患者，男性，65 岁，左上唇暗红色肿物缓慢增大三年。查体左上唇唇红部可扪及一 4cm×2cm 暗红色肿物，质软，界限明确，周围无浸润。唇红血供丰富，发生静脉畸形后，由于位置较浅，颜色表现为蓝色或紫色，可被压缩，有时可扪及静脉石。

（王陈飞）

第二节 唇癌

唇癌（lip cancer）是发生于唇部的恶性肿瘤。常发生于红唇（黏膜）与皮肤交界处，多为鳞癌。多发生于下唇，常发生于下唇中外 1/3 间的唇红缘部黏膜，唇癌生长较慢，一般无自觉症状，其后肿瘤逐渐向周围皮肤及黏膜扩散，同时向深部肌组织浸润。

如图 6-1-2-1 所示，患者，女性，68 岁，双侧下唇外生性肿物渐进性增大半年。查体见下唇外生型肿物，表面结痂，质地偏韧，边界不清。病理诊断唇鳞状细胞癌（squamous cell carcinoma of the lip）。

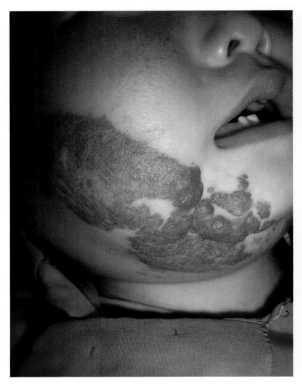

图 6-1-1-2
毛细血管型血管瘤

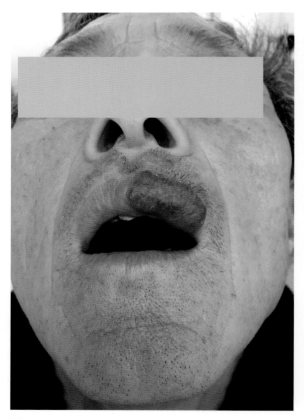

图 6-1-1-3
唇血管畸形

如图 6-1-2-2 所示，患者，男性，56 岁，右侧口角、上下唇肿物增长半年。查体见右侧口角及上下唇巨大菜花样增生物，约 7cm×6cm×3cm 大小，肿瘤周围组织浸润，深面至口角内侧黏膜 3cm。

如图 6-1-2-3 所示，患者，男性，55 岁，下唇溃烂伴疼痛一年余。查体下唇中外 1/3 处唇红部黏膜见一癌性溃疡面，局部黏膜增厚隆起。

【鉴别诊断】

（1）唇炎：病程反复，时轻时重，多为唇黏膜表面病变，无基底浸润，无外生肿物。

（2）盘状红斑狼疮：呈持久性盘状红色斑片，多为圆形、类圆形或不规则形，大小为数毫米甚至 10mm 以上，边界清楚。

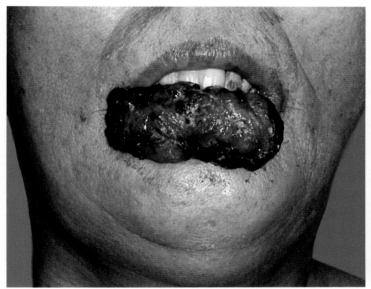

图 6-1-2-1
唇鳞状细胞癌

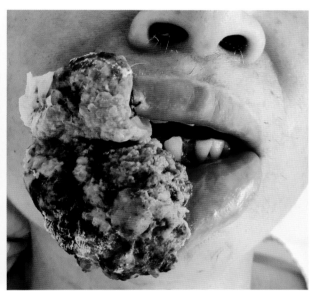

图 6-1-2-2
唇癌

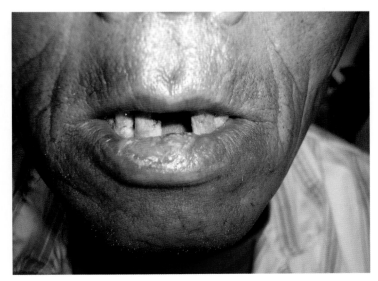

图 6-1-2-3
唇癌

（刘剑楠 王旭东 王陈飞 朱国雄）

第二章 舌部疾病

舌位于口腔底的肌性器官。由纵、横和垂直三种不同方向的骨骼肌交织而成，表面被覆黏膜，有协助咀嚼、吞咽、感受味觉和发音等功能。多发生发育畸形及肿瘤病变。

第一节 舌系带过短

舌系带过短（ankyloglossum）见图 6-2-1-1、图 6-2-1-2。

如图 6-2-1-1 所示，患儿，男性，4 岁，出生后即被发现伸舌受限，部分音节发音不清晰。查体见患儿伸舌受限，舌尖不能上抬，伸出舌尖呈"M"形。治疗方法为舌系带松解手术。

如图 6-2-1-2 所示，患儿，男性，4 岁，家长诉患儿说话略有不清。查体见患儿舌系带短缩，舌尖上抬受限，呈"W"形。

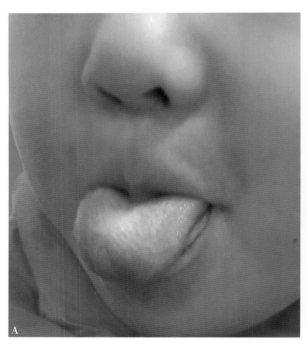
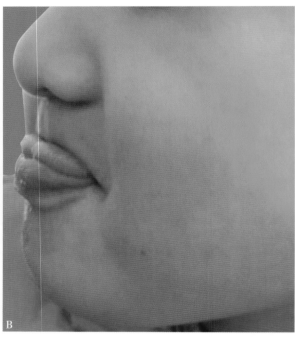

图 6-2-1-1
舌系带过短
A. 伸舌正面图；
B. 伸舌侧面图。

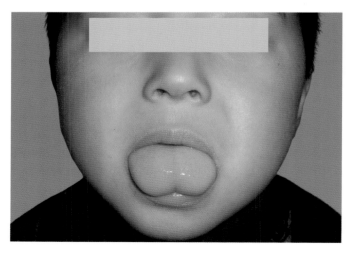

图 6-2-1-2
舌系带过短

（王合锋　谈万业）

第二节　脉管畸形

一、静脉畸形

　　静脉畸形（venous malformation）好发于颊、颈、眼睑、唇、舌或口底部。位置深浅不一，若位置较深，则皮肤或黏膜颜色正常；位置较浅则呈现蓝色或紫色。边界不太清楚，扪之柔软，可以被压缩，有时可扪及静脉石。当头低位时，病损区则充血膨大；恢复正常位置后，肿胀亦随之缩小，恢复原状（图6-2-2-1～图6-2-2-3）。

　　如图6-2-2-1所示，患者，男性，30岁，右舌肿物半个月余。查体见舌背一卵圆形透明蓝紫色囊性肿物，边界不清，扪之柔软，可被压缩。

　　如图6-2-2-2所示，患者，女性，50岁，右舌缘肿物缓慢增大3年。查体见右舌缘病损为蓝紫色，边界不清，质地柔软，可被压缩。

　　如图6-2-2-3所示，患者，男性，60岁，舌肿物两年。查体左舌缘可见一1cm紫色肿物，边界不清，扪之柔软。

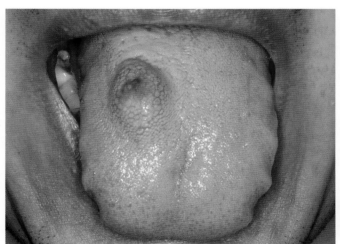

图 6-2-2-1
右侧舌背中部静脉畸形

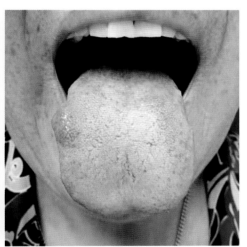

图 6-2-2-2
右侧舌缘静脉畸形

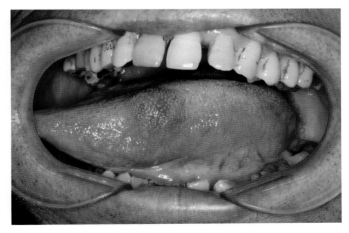

图 6-2-2-3
左侧舌缘静脉畸形

【鉴别诊断】

（1）黏液囊肿：囊肿常位于黏膜下，表面仅覆盖一薄层黏膜，故呈浅蓝色、半透明的小疱，状似水泡，质地柔软而有弹性，穿刺可得蛋清样透明黏稠液体，黏液囊肿常因咬破而有消长史。

（2）舌异物：有饮食后刺痛史，一般表面有出血点或血迹残留，数日后转为化脓性感染。

（袁　华　刘剑楠　王旭东　王陈飞）

二、毛细管型淋巴管瘤

毛细管型淋巴管瘤（lymphangioma-hemangioma）是由原始淋巴管发育增生形成的肿物，是一种先天性发育畸形，属于错构瘤性质，是肿瘤和畸形之间的交界性病变。故本病多见于儿童，一般不自行消退，但病程缓慢。好发于面、颈等处。临床以小疣状透明颗粒为主要特征。

如图 6-2-2-4 所示，患者，女性，33 岁。查体见舌体红肿肥大，表面紫红色小疱状突起，口腔黏膜的微囊型淋巴管畸形与微静脉畸形同时存在，以致局部组织肿胀变形，出现黄、红色小疱状突起。

【鉴别诊断】

（1）淋巴管瘤大囊型：传统分类中称为囊肿型或囊性水瘤。主要发生于颈部锁骨上区，一般为多房性囊腔，彼此间隔，内有透明、淡黄色水样液体。病损大小不一，表面皮肤色泽正常，扪诊柔软，有波动感。体位试验阴性，透光试验阳性。

（2）海绵状淋巴管瘤：多见于儿童，好发于头颈及下肢。病变界限不清，表面皮肤正常，或呈淡红色，柔软，一般无压缩性，体位试验阴性，穿刺可抽出淡黄色透明液体。

（朱国雄）

三、微囊型淋巴管瘤

微囊型淋巴管瘤（microcystic lymphangioma）由衬有内皮细胞的淋巴管扩张而成。淋巴管极度扩张弯曲，构成多房性囊腔，颇似海绵状。淋巴管内充满淋巴液。在皮肤或薄膜上呈现孤立的或多发性散在的小圆形囊性结节状或点状病损，无色、柔软，一般无压缩性，病损边界不清（图 6-2-2-5）。

如图 6-2-2-5 所示，患儿，男性，6 岁，口内长一肿物 1 个月余。查体见患者左侧舌根处淋巴管瘤，呈红色乳头状突起。

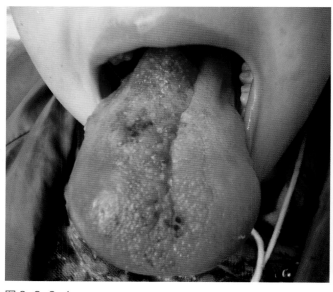

图 6-2-2-4
毛细管型淋巴管瘤

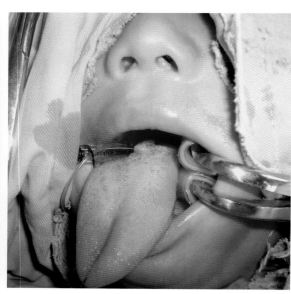

图 6-2-2-5
微囊型淋巴管瘤

【鉴别诊断】

（1）淋巴管大囊型：传统分类中称为囊肿型或囊性水瘤。主要发生于颈部锁骨上区，一般为多房性囊腔，彼此间隔，内有透明、淡黄色水样液体。病损大小不一，表面皮肤色泽正常，扪诊柔软，有波动感。体位试验阴性，透光试验阳性。

（2）舌癌：肿瘤多发生于舌缘，可有局部白斑病史或慢性刺激因素。常为溃疡型或浸润型，生长快，疼痛明显，浸润性强。

（谈万业）

第三节 乳头状瘤

乳头状瘤（papilloma）为上皮来源的肿瘤，其病理特征为上皮组织高度增生，鳞状上皮向外过度生长形成乳头，乳头呈圆形或椭圆形上皮团块，中心有疏松而富有脉管的结缔组织。乳头状瘤常发生在鼻腔、外耳道、咽部、食管、乳腺等组织器官，多为良性肿瘤。

如图 6-2-3-1 所示，患者，男性，52 岁，自觉口内长一肿物 3 个月余。查体见患者右侧软腭区一乳头状瘤，表面呈砂粒状、淡红色，质较软，自觉口内有异物感，无疼痛。

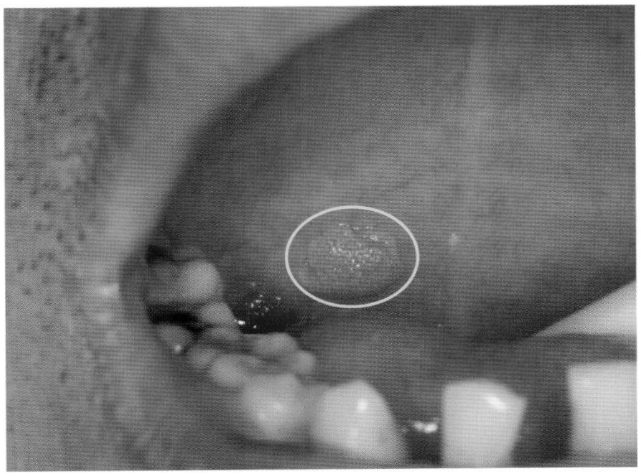

图 6-2-3-1
乳头状瘤

【鉴别诊断】

（1）软腭癌：早期肿瘤病变为红色，边界不明显，晚期癌中心有溃疡，边缘隆起，或为外生性生长，引起软腭穿孔或溃破。

（2）卡波西肉瘤：HIV 感染者的常见肿瘤，常见于腭部，肿瘤呈深红或紫红色结节或斑块，指压不褪色，周围可有黄褐色瘀斑。

（顾 敏 王佩佩）

第四节 舌癌

舌癌（tongue cancer）是口腔颌面部常见的恶性肿瘤，男性多于女性，多数为鳞状细胞癌，特别是在舌前 2/3 的部位，腺癌比较少见，多位于舌根部；舌根部有时亦可发生淋巴上皮癌及未分化癌。

如图 6-2-4-1 所示，患者，男性，48 岁，左舌无痛性肿物渐进性增长 3 个月。查体见外生型肿物，表面糜烂，附有白色假膜，触摸后有渗血。患者疼痛明显。局部可有义齿等刺激因素。

如图 6-2-4-2 所示，患者，男性，56 岁，左舌腹肿物 3 个月余。查体见患者右舌腹菜花样肿物。检查可见舌体运动受限，病损界限不清，压痛明显。

如图 6-2-4-3 所示，患者，男性，48 岁，舌背中部溃烂半年余。查体见患者舌背中部一癌性溃疡面，溃疡深大，边缘隆起，基底覆盖黄色假膜，生长快，浸润性强，疼痛明显，伴有进食及吞咽困难。患者门诊病理活检提示为舌癌。

如图 6-2-4-4 所示，患者，男性，67 岁，左舌肿物增大半年。查体见左舌缘近口底处可及一 3cm×2cm 肿物，溃疡型，边缘浸润，无明显压痛。舌活动可，无舌体麻木症状。

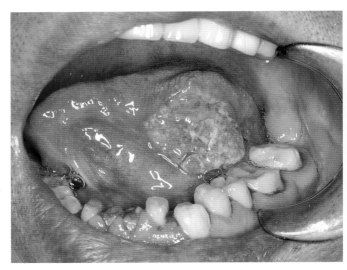

图 6-2-4-1
左侧舌缘及舌腹舌癌

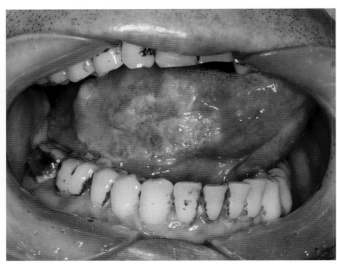

图 6-2-4-2
右侧舌腹舌癌

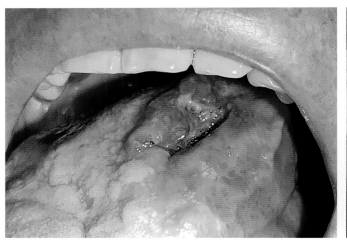

图 6-2-4-3
舌背中部舌癌

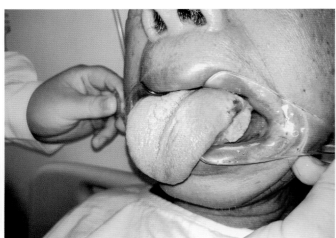

图 6-2-4-4
左侧舌缘舌癌

【鉴别诊断】

（1）创伤性溃疡：多见于老年人，好发于舌侧缘后方，常有对应部位的刺激物。溃疡较深，表面有灰白色假膜，基底不硬。去除刺激物可自行愈合。

（2）结核性溃疡：多发生于舌背，溃疡表浅，紫红色，边缘不整，呈鼠噬状、口小底大的潜行性损害，基底无浸润。患者常有结核病史。

（3）舌乳头状瘤：质软有蒂，表明呈结节状、乳头状。患者无明显自觉症状。

（顾　敏　刘剑楠　王旭东　王佩佩　王陈飞）

第三章　颊部疾病

第一节　颊系带附着异常

颊系带附着异常（abnormal adhesion of buccal frenum）原因可能与乳牙残根反复炎症刺激、瘢痕增生粘连有关。

如图 6-3-1-1 所示，患者，男性，19 岁，自诉牙齿缝隙较大。查体见患者右上颊系带较对侧颊系带粗大明显，位置附着异常，靠近右上侧切牙远中龈缘部。

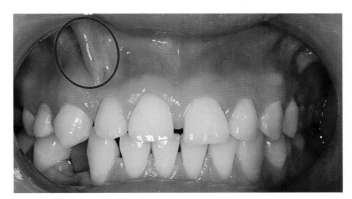

图 6-3-1-1
颊系带附着异常

【鉴别诊断】

（1）舌系带过短：舌系带过短或其附着点前移，表现为舌不能自由前伸，伸舌时舌尖部呈"W"形。此种情况可使舌腭音或卷舌发音障碍。

（2）唇系带附着异常：在前面唇沟内，上下中切牙间，由唇部至牙龈有呈扇形或带状的黏膜皱襞，称为唇系带，一般上唇系带较明显，上唇系带附着异常导致中切牙之间间隙增宽临床上较常见。

（顾　敏　王佩佩）

第二节　表皮样囊肿

表皮样囊肿（epidermoid cyst）又称角质囊肿、漏斗部囊肿、表皮包涵囊肿，是最常见的皮肤囊肿之一，好发于青年、儿童。通常无自觉症状，囊壁破裂或继发感染时常伴红肿、疼痛。治疗以手术切除为主。

如图 6-3-2-1 所示，患者，男性，50 岁，左颊部一肿物 2 个月余。查体见患者左颊部一表皮样隆起。病损为界限清楚的结节，生长缓慢，呈圆形，触诊坚韧有弹性，似面团样感。

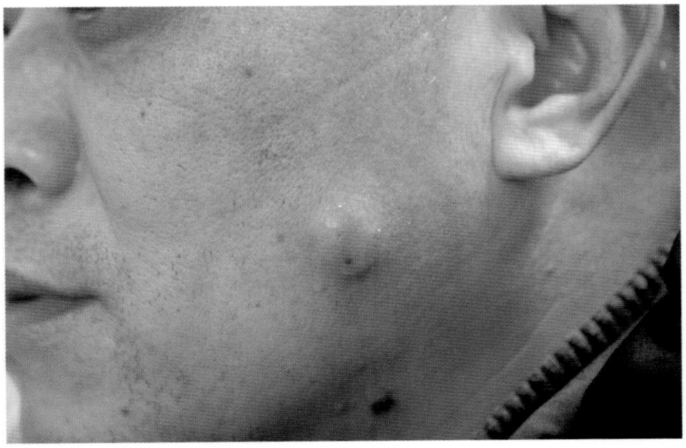

图 6-3-2-1
表皮样囊肿

【鉴别诊断】

（1）皮脂腺囊肿：中医称"粉瘤"，主要由皮脂腺排泄管堵塞所致，囊壁与皮肤紧密相连，中央可有一"色素点"，囊内为白色凝乳状皮脂腺分泌物。

（2）甲状舌管囊肿：可发生于颈正中线，自舌盲孔至胸骨切迹间的任何部位，但以舌骨上下部最常见，可随吞咽而移动。

（顾　敏　王佩佩）

第三节　静脉畸形

静脉畸形（venous malformation）好发于颊、颈、眼睑、唇、舌或口底部。呈现蓝色或紫色。边界不太清楚，扪之柔软，可以被压缩，有时可扪到静脉石。一般无自觉症状。如继续发展、长大时，可引起颜面、唇、舌等畸形及功能障碍。若发生感染，则可引起疼痛、肿胀、表面皮肤或黏膜溃疡，并有出血的危险。

如图6-3-3-1所示，患儿，男性，1岁，左侧颊部青紫色肿胀数个月。查体见左颊部皮肤青紫色，边界不清，扪之柔软，面部不对称。

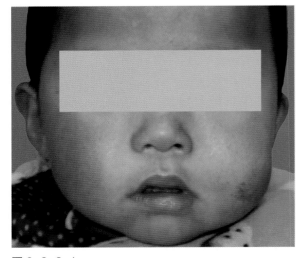

图6-3-3-1
静脉畸形

【鉴别诊断】

（1）微静脉畸形：即葡萄酒色斑。多发于颜面部皮肤，常沿三叉神经分布区分布，呈鲜红或紫红色，界清，与皮肤表面平齐，指压实验阳性。

（2）淋巴管瘤大囊型：传统分类中称为囊肿型或囊性水瘤。主要发生于颈部锁骨上区，一般为多房性囊腔，彼此间隔，内有透明、淡黄色水样液体。病损大小不一，表面皮肤色泽正常，扪诊柔软，有波动感。体位试验阴性，透光试验阳性。

（谈万业）

第四节　颊癌

颊癌（buccal carcinoma）也是常见的口腔癌之一，在口腔癌中居第二或第三位。多为分化中等的鳞状细胞癌，少数为腺癌及恶性多形性腺瘤。颊黏膜癌的区域，按UICC的规定应在上下颊沟之间，翼下颌韧带之前，并包括唇内侧黏膜。

如图6-3-4-1所示，患者，男性，64岁，左颊部肿物1个月余。查体见患者左颊部黏膜，磨牙后区菜花样肿物。

如图6-3-4-2所示，患者，男性，50岁，左侧颊部溃疡2个月余。查体见左侧颊部溃疡型肿物，基底较硬，边界不清。

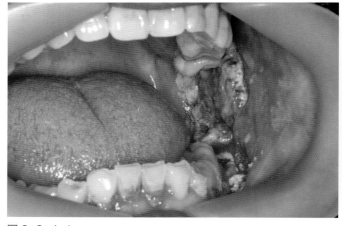

图6-3-4-1
左侧颊部

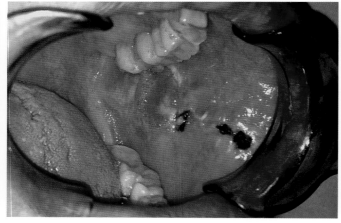

图6-3-4-2
左侧颊部

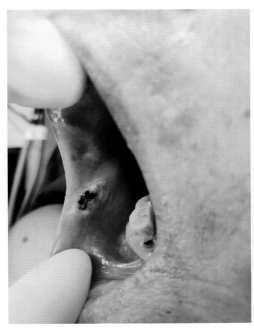

图 6-3-4-3
右侧口角内侧

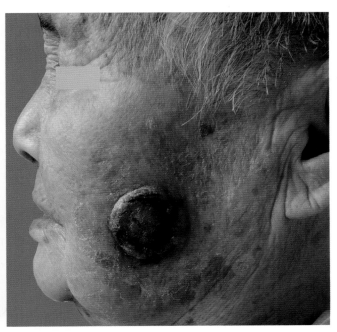

图 6-3-4-4
颊部皮肤

如图 6-3-4-3 所示，患者，女性，62 岁，右颊黏膜破溃不愈 2 个月。查体见右颊黏膜口角内侧 1cm 处可及一 5cm×1cm 溃疡性肿物，质地中等，边缘较硬，活动差。

如图 6-3-4-4 所示，患者，女性，71 岁，左脸皮肤肿物数个月。查体见患者左颊皮肤圆形结节状肿物，肿物表面呈溃疡状，周围脱屑样病损。

【鉴别诊断】

（1）日光性角化病（solar keratosis）：又称老年角化病，多见于中年以上男性。主要发生于曝光部位，皮损为褐色角化性斑片，表面覆以不易剥离的黑褐色鳞屑。常单发，慢性病程。若皮损迅速扩大呈疣状或结节状，甚至破溃，则提示有鳞癌的可能。

（2）慢性肉芽肿性炎：是一种特殊的慢性炎症，以肉芽肿形成为特点，肉芽肿是由巨噬细胞局部增生构成的境界清楚的结节状病灶。

（3）颊黏膜创伤性溃疡：创伤性溃疡有可寻找的创伤因素，并且一般可自愈。常为溃疡典型表现，呈边缘红肿、中心色黄、凹陷，疼痛明显，但病损界限清楚。

（谈万业　刘剑楠　王旭东　王陈飞　袁　华）

第四章　口腔黏膜疾病

口腔黏膜病是口腔内除了牙病以外的所有疾病，多达 70 多种。常见的有扁平苔藓、口腔溃疡、白塞综合征、舌病、唇病、口干、口臭、牙龈炎、咽喉炎等。

第一节　口腔黏膜感染性疾病

一、原发性疱疹性龈口炎

原发性疱疹性龈口炎（primary herpetic gingivostomatitis）在一般情况下，疱可持续 24 小时，随后破裂、糜烂、结痂。病程约 10 天，但继发感染常延缓愈合，愈合后不留瘢痕。

如图 6-4-1-1 所示，患儿，女性，8 岁，发现口腔黏膜破溃 3 天，口腔破溃前有发热病史。查体见患儿上下唇唇红部糜烂，黄色痂皮覆盖，双侧舌缘见多处散在糜烂面，附着龈和龈缘红肿。

【鉴别诊断】

（1）疱疹型复发性阿弗他溃疡：为散在分布的单个小溃疡，数量较多，好发生于口腔内角化程度较差的黏膜，不引起牙龈红肿，有口腔溃疡复发史，无发疱史；儿童少见，无皮肤损害。

（2）三叉神经带状疱疹：沿三叉神经的分支排列成带状，不超过中线，水疱较大，疱疹聚集成簇，疱破溃后形成较大糜烂面。疼痛剧烈。

（3）疱疹性咽峡炎：前驱期症状和全身反应较轻，病损分布于口腔后部，如软腭、悬雍垂、扁桃体等处，为聚集成簇的小水疱，不久破溃形成糜烂或溃疡，牙龈不受损害，病程大约 7 天。

（许隽永）

二、带状疱疹

带状疱疹（herpes zoster）是由水痘 - 带状疱疹病毒（varicella-zoster virus，VZV）所引起的，以沿单侧周围神经分布的簇集性小水疱为特征，常伴有明显的神经痛（图 6-4-1-2）。

如图 6-4-1-2 所示，患者，男性，58 岁，发现上腭破溃 3 天，疼痛较明显。查体见患者左侧上腭黏膜见大面积水疱及糜烂面，充血明显，腭中线右侧黏膜未见异常。

【鉴别诊断】

原发性疱疹性龈口炎：口腔黏膜的任何部位和口唇周围可出现成簇的小水疱，随后口腔黏膜形成糜烂或浅溃疡，口周皮肤结痂。

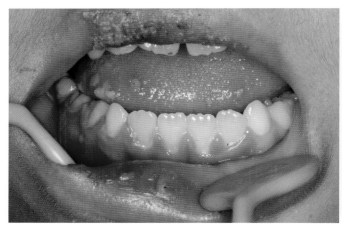

图 6-4-1-1
原发性疱疹性龈口炎

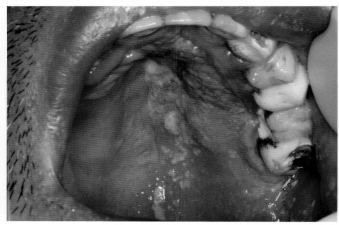

图 6-4-1-2
带状疱疹

（许隽永）

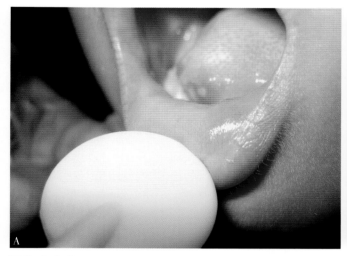
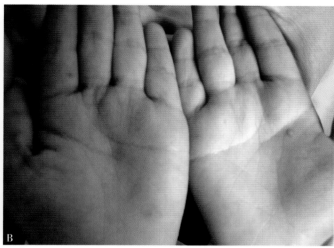

图 6-4-1-3

手足口病

A. 口腔表现；B. 手部表现。

三、手足口病

手足口病（hand-feet-mouth disease）是一种儿童传染病，又称发疹性水疱性口腔炎。该病以手、足和口腔黏膜疱疹或破溃后形成溃疡为主要临床特征。其病原为多种肠道病毒（图 6-4-1-3）。

如图 6-4-1-3 所示，患儿，女性，7 岁，发现口腔反复起疱 5 天，伴手部皮疹。之前有低热病史，食欲减退。查体见患儿舌尖部黏膜溃疡、糜烂，周围黏膜充血红肿。手掌部皮肤出现数个丘疹，周围有红晕。

【鉴别诊断】

（1）水痘：以发热、成批出现周身性、向心性分布的红色斑丘疹、疱疹为特征，口腔病损少见。

（2）原发性疱疹性龈口炎：口腔黏膜和口唇周围可出现成簇的小水疱，随后形成糜烂或浅溃疡，口周皮肤结痂。无手足部皮疹。

（许隽永）

第二节 口腔黏膜变态反应性疾病

多形红斑（erythema multiforme）又称多形性红斑、多形性渗出性红斑，是黏膜皮肤的一种急性渗出性炎症性疾病。发病急，具有自限性和复发性。黏膜和皮肤可以同时发病，或单独发病，病损表现为多种形式，如红斑、丘疹、糜烂及结节等。

如图 6-4-2-1 所示，患者，女性，54 岁，发现唇部、口腔黏膜破溃 8 天，伴皮肤红斑。查体患者下唇的唇红部见一处糜烂面，黑紫色血痂覆盖，舌背部、双颊黏膜多处糜烂面。手背皮肤可见多处虹膜状红斑。

【鉴别诊断】

（1）天疱疮：本病为慢性病程，皮肤、黏膜以水疱损害为特征，疱破后留下鲜红色糜烂面，尼氏征阳性。病理主要表现为上皮内疱和棘层松解。而多形红斑无棘层松解。

（2）史 - 约综合征与中毒性表皮坏死松解症：由药物所诱发，其临床特征为水疱、表皮剥脱和多部位黏膜炎，伴有系统功能紊乱。发病突然，进展迅速，病死率高。

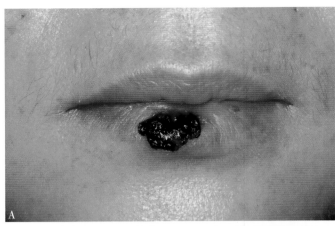
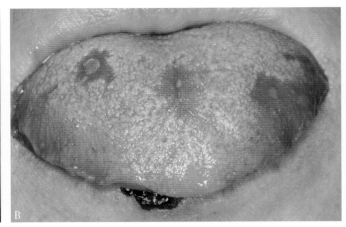
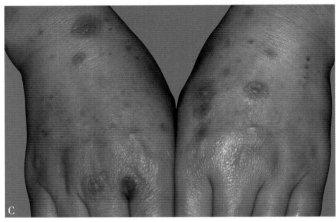

图 6-4-2-1
多形红斑
A. 唇部；B. 舌部；C. 手背部。

（许隽永）

第三节　口腔黏膜溃疡类疾病

一、复发性阿弗他溃疡

复发性阿弗他溃疡（recurrent aphthous ulcer，RAU）又称复发性阿弗他口炎（recurrent aphthous stomatitis）、复发性口腔溃疡（recurrent oral ulcer，ROU），是最常见的口腔黏膜溃疡类疾病。

如图 6-4-3-1 所示，患者，男性，42 岁，舌右侧缘溃疡 1 周。查体患者舌右侧缘一椭圆形溃疡面，约 8mm，表面覆盖灰黄色假膜，中央凹陷，边界清楚，周围黏膜红而微肿，具有周期性、复发性、自限性的特征。

如图 6-4-3-2 所示，患者，男性，50 岁，口腔溃疡 2 个月，有复发性口腔溃疡病史 4 年。查体患者左舌缘、咽右后壁黏膜各有一处直径超过 1cm 的溃疡面，触痛明显，质软。

【鉴别诊断】

（1）舌癌：肿瘤多发生于舌缘，可有局部白斑病史或慢性刺激因素。常为溃疡型或浸润型，生长快，疼痛明显，浸润性强。

（2）单纯疱疹：好发于婴幼儿，早期以成簇的小水疱为主要表现，疱破后会融合成较大的糜烂面或不规则的溃疡。

（3）结核性溃疡：无复发史，长期不愈合，溃疡边缘呈鼠噬状，基底部可见桑葚样肉芽组织。可伴有午后低热等全身症状。确诊取决于组织病理学检查。

（4）创伤性溃疡：溃疡深浅不一，形状不规则，与刺激因素契合。去除刺激因素后溃疡方可愈合。

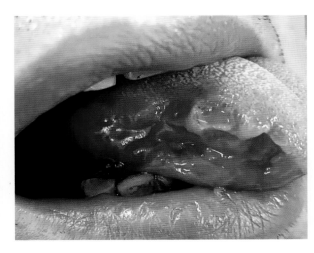

图 6-4-3-1
轻型复发性阿弗他溃疡

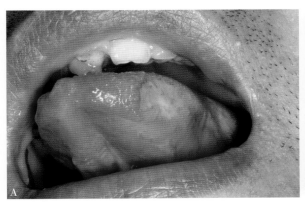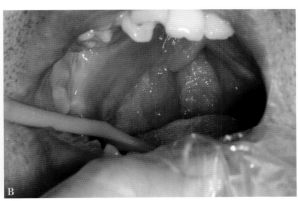

图 6-4-3-2
重型复发性阿弗他溃疡
A. 左侧舌缘；B. 腭部。

（顾　敏　王佩佩　许隽永）

二、创伤性血疱和创伤性溃疡

创伤性血疱（traumatic mucosal hematoma）和创伤性溃疡（traumatic ulceration）是由物理性、机械性或化学性刺激引起的病因明确的黏膜损害。

如图 6-4-3-3 所示，患者，女性，32 岁，左颊部血疱 3 天，患者 3 天前进食时不慎咬伤左颊部黏膜，后发现血疱迅速扩大。查体见患者左颊部黏膜见一直径为 3 ~ 4cm 大小血疱，呈紫黑色，疱壁薄。实验室检查：血常规、凝血功能均未见异常。

如图 6-4-3-4 所示，患者，女性，74 岁，发现左舌破溃 1 个月，用药后无好转。查体见患者口内 37、38 残根，边缘锐利，对应左舌缘处黏膜见一处溃疡面，边缘轻度隆起，色泽灰白，质地中等，触痛不明显。

【鉴别诊断】

（1）血小板减少性紫癜：血疱好发于摩擦较多的部位，疱壁较厚，可反复发生。无明显的急食史。此外，牙龈自发性出血是本病的早期表现。血常规检查血小板计数极低，凝血功能降低。

（2）腺周口疮：腺周口疮的溃疡深大，常伴发小溃疡，有口腔溃疡反复发作史，有自限性，口内无机械性刺激因素存在。

（3）结核性溃疡：结核性溃疡边缘呈鼠噬状，基底呈粟粒状小结节，有红色肉芽组织。伴低热、盗汗、淋巴结肿大等全身症状。无理化刺激因素存在。

（4）癌性溃疡：溃疡深大、底部有菜花状突起，边缘隆起翻卷，扪诊有基底硬结。组织病理见细胞癌变。

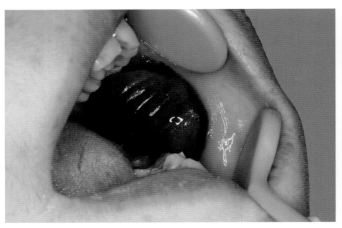

图 6-4-3-3
创伤性血疱

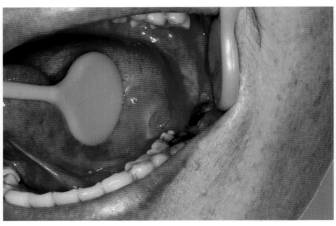

图 6-4-3-4
创伤性溃疡

（许隽永）

三、口腔黏膜溃疡 – 再生障碍性贫血

口腔黏膜溃疡 – 再生障碍性贫血（oral mucosal ulcer-aplastic anemia）见图 6-4-3-5，患者，男性，76 岁，右颊溃疡 45 天，疼痛明显，使用"西瓜霜喷剂"无明显好转，有糖尿病病史。查体见患者右颊黏膜见一处直径约 1cm 大小的溃疡面，触痛明显，质软。全血细胞减少，经血液科多种检查，诊断为再生障碍性贫血。

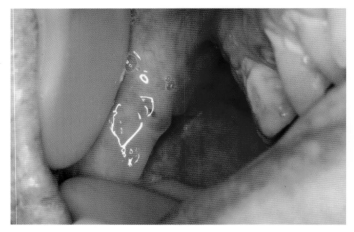

图 6-4-3-5
口腔黏膜溃疡 – 再生障碍性贫血

【鉴别诊断】

癌性溃疡：界限不清，局部有浸润，质硬，基底菜花状，无复发史及自限性。组织病理见细胞癌变。

（许隽永）

第四节 口腔黏膜大疱类疾病

一、天疱疮

天疱疮（pemphigus）是一种严重的、慢性的黏膜 – 皮肤自身免疫大疱性疾病。

如图 6-4-4-1 所示，患者，女性，30 岁，口腔黏膜反复起疱 6 个月。查体见患者双颊黏膜、双侧舌缘舌腹黏膜见大面积充血糜烂面，周围残余疱壁。尼氏征阳性。实验室检查：抗桥粒芯蛋白 1 抗体 54.8U/mL↑，抗桥粒芯蛋白 3 抗体 169.5U/mL↑。组织病理检查：上皮内疱。

【鉴别诊断】

（1）黏膜类天疱疮：60 岁以上老年人多见，口腔黏膜损害好发于牙龈，皮肤损害少见。口腔损害以牙龈弥散性红斑水疱、糜烂为主；尼氏征阴性。组织病理学：无棘层松解，为上皮下疱。

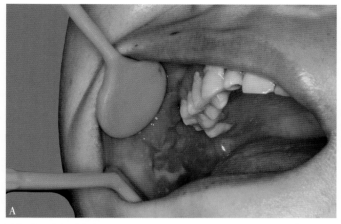
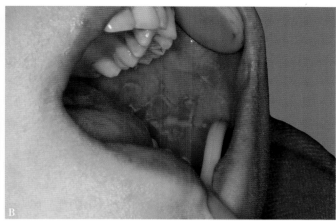
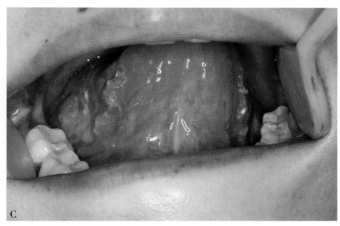

图 6-4-4-1
天疱疮
A. 右侧颊部；B. 左侧颊部；C. 右侧舌缘。

（2）多形红斑：为急性炎症性疾病，口腔黏膜可出现水疱，疱破后糜烂，糜烂面渗出多、周围黏膜充血，炎症反应明显。唇部常出现黑色厚血痂。皮损表现为特征性的靶形红斑，多见于四肢。

（许隽永）

二、黏膜类天疱疮

黏膜类天疱疮（pemphigoid）是一类以黏膜（皮肤）张力性水疱和糜烂为特征的自身免疫性疾病，口腔黏膜好发于牙龈。组织病理学为上皮下疱，免疫荧光检查以基底膜带下 IgG 和 / 或免疫球蛋白 C3 线状沉积为特点。

如图 6-4-4-2 所示，患者，女性，57 岁，牙龈反复破溃 1 年，刷牙时出血明显。查体见患者上下牙龈广泛糜烂，渗出多，边缘残余少量疱壁。尼氏征阴性。实验室检查：抗 BP180 抗体 12.9U/mL ↑。组织病理学检查：上皮下疱。

【鉴别诊断】

（1）寻常型天疱疮：水疱疱壁薄而易破，尼氏征、揭皮试验、探针试验阳性；常有皮损。组织病理有棘层松解、上皮内疱。免疫荧光可见棘细胞间有 IgG（或伴有 C3）的网状沉积。ELISA 检测可见抗 Dsg3 和 / 或抗 Dsg1 抗体增高。40～60 岁多见。

（2）大疱性类天疱疮：好发于胸腹部和四肢近端及手、足部。典型皮损为在外观正常的皮肤或红斑的基础上出现张力性水疱。

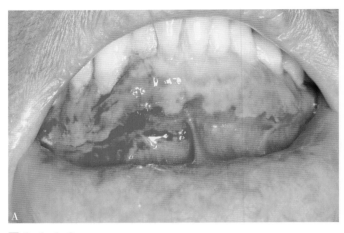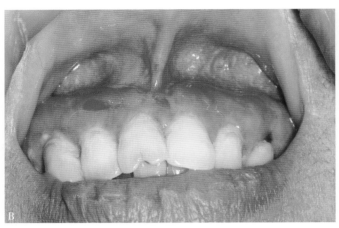

图 6-4-4-2

黏膜类天疱疮

A. 下牙龈；B. 上牙龈。

（许隽永）

三、副肿瘤性天疱疮

副肿瘤性天疱疮（paraneoplastic pemphigus，PNP）是一种与肿瘤相关的致死性自身免疫性发疱性疾病。临床表现为严重的黏膜（特别是口腔黏膜）损害和多形性的皮肤损害。

如图 6-4-4-3 所示，患者，女性，34 岁，发现口腔反复破溃 4 个月，疼痛较明显，影响进食。查体见颊黏膜、舌背黏膜、左舌缘黏膜见大面积糜烂面，上下唇唇红部、舌背部可见白色斑纹。实验室检查：桥粒芯蛋白 3 抗体 144.5U/mL ↑。组织病理：镜下见表皮下裂隙，棘层轻度增厚，基底细胞液化变性，表皮下淋巴细胞浸润。B 超发现盆腹腔巨大肿块。腹部肿块病理诊断：弥漫性小 B 细胞淋巴瘤。

【鉴别诊断】

（1）寻常型天疱疮：组织病理有棘层松解、上皮内疱。直接免疫荧光和间接免疫荧光可见棘细胞间有 IgG（或伴有 C3）的网状沉积。一般不同时伴有恶性肿瘤。

（2）多形红斑：以靶形或虹膜状红斑为典型皮损的急性炎症性皮肤黏膜病。病损易出血，在唇部常形成较厚的黑紫色血痂。皮损常对称分布于手背、足背、前臂等。有自限性，预后较好。

（许隽永）

第五节　口腔斑纹类疾病

一、口腔扁平苔藓

口腔扁平苔藓（oral lichen planus，OLP）是一种常见口腔黏膜慢性炎症性疾病，患病率为 0.5% ~ 2%，是口腔黏膜病中仅次于复发性阿弗他溃疡的常见疾病。

如图 6-4-5-1 所示，患者，男性，59 岁，自觉左侧颊部黏膜不适伴有烧灼感半年。查体见患者左颊部黏膜红白相间的糜烂面。

如图 6-4-5-2 所示，患者，男性，52 岁，自述进食时感刺激性疼痛。查体见患者右颊黏膜珠光白色条纹，柔软但有粗糙感，线纹间与病损周围黏膜充血糜烂。

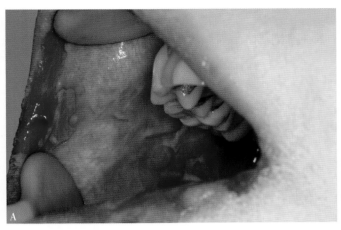

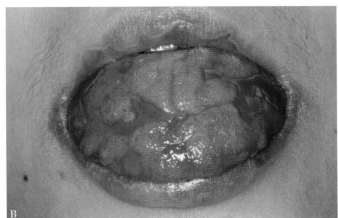

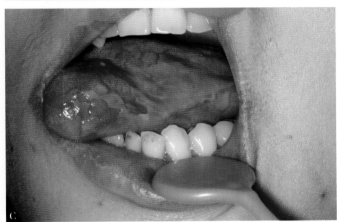

图 6-4-4-3
副肿瘤性天疱疮
A. 颊部；B. 舌背；C. 左舌缘。

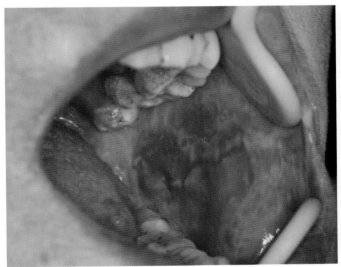

图 6-4-5-1
左颊部

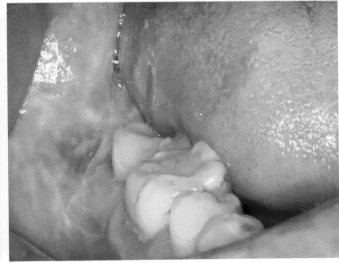

图 6-4-5-2
右颊部

【鉴别诊断】

（1）白色水肿：双侧颊黏膜呈半透明苍白色，状似手指在水中浸泡过度后的皮肤，触诊柔软，无压痛，一般不需治疗。

（2）盘状红斑狼疮：黏膜损害的特征为中央萎缩，外围为白色放射状条纹，不规则但界限清楚。发生在唇部的损害超出唇红缘。

（3）口腔红斑：一种口腔黏膜癌前损害，界清、柔软，为血红色光亮的"天鹅绒"样斑块。

（谈万业　许隽永）

二、口腔白斑病

口腔白斑病（oral leukoplakia，OLK）是发生于口腔黏膜上以白色为主的损害，不能擦去，也不能以临床和组织病理学的方法诊断为其他可定义的损害，属于癌前病变或潜在恶性疾患范畴，不包括吸烟、局部摩擦等局部因素去除后可以消退的单纯性过度角化病。

如图 6-4-5-3 所示，患者，男性，45 岁，左颊黏膜白色斑块 3 个月余。查体见患者左颊黏膜白色斑块，有长年吸烟史，根据临床表现和病理检查综合判断为口腔白斑，属于癌前损害。

如图 6-4-5-4 所示，患者，男性，63 岁，下唇黏膜白色病损 2 年余，有长期吸烟史。查体见患者下唇稍高出黏膜面的白色斑块，呈均质型，局部黏膜增厚，有粗糙感。属于癌前病变。根据临床表现和病理检查方可确诊。

【鉴别诊断】

（1）白色水肿：双侧颊黏膜呈半透明苍白色，状似手指在水中浸泡过度后的皮肤，触诊柔软，无压痛，一般不需治疗。

（2）扁平苔藓：可累及口腔黏膜，常表现为双颊黏膜白色网状细纹，也可出现糜烂、溃疡、大疱，伴有烧灼感。

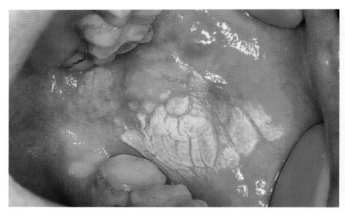

图 6-4-5-3
左颊部白斑

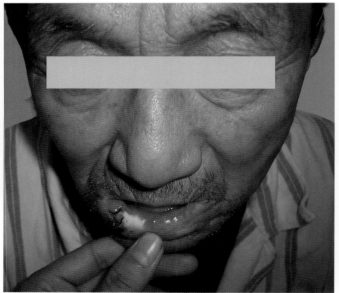

图 6-4-5-4
下唇白斑

（许隽永　朱国雄）

三、口腔红斑病

口腔红斑病（oral erythroplakia）又称增殖性红斑（erythroplasia of Queyrat）、红色增殖性病变（erythroplastic lesion）等，是指口腔黏膜上鲜红色斑片，似天鹅绒样，边界清晰，在临床和病理上不能诊断为其他疾病者。

如图 6-4-5-5 所示，患者，男性，67 岁，发现上腭破溃 1 年。查体见患者上腭大面积红斑及糜烂面，充血，渗出。组织病理提示腭部黏膜上皮萎缩，炎症、溃疡，中重度异常增生。

【鉴别诊断】

（1）糜烂型扁平苔藓：病损往往左右对称，在充血糜烂区周围有白色条纹病损，充血糜烂病损经常发生变化。病理检查：上皮细胞不全角化，基底细胞液化变性，固有层内有淋巴细胞带状浸润。

（2）颗粒型白斑：白色损害呈颗粒状突起。病理检查：上皮增生，粒层明显，棘层增厚，上皮钉突增大，有时可见到上皮异常增生。

（许隽永）

四、盘状红斑狼疮

盘状红斑狼疮（discoid lupus erythematosus，DLE）是一种慢性皮肤 – 黏膜结缔组织疾病，病损特点为持久性红斑，中央萎缩凹下呈盘状。

如图 6-4-5-6 所示，患者，女性，56 岁，发现下唇反复破溃 1 年。查体见患者下唇大面积糜烂，渗出多、结血痂，周缘伴有白纹，上唇唇红及唇周皮肤可见白色斑纹，周边暗红色。

【鉴别诊断】

（1）系统性红斑狼疮：主要口腔病损包括红色斑片和黏膜溃疡。诊断需结合临床诊断标准和免疫学标准。

（2）慢性唇炎：慢性糜烂型唇炎同样好发于下唇，有时也有白色纹，但不呈放射状排列，病损不超出唇红缘。

（3）扁平苔藓：口腔黏膜损害为呈不规则形状的白色条纹或斑块，唇红部病损不会超过唇红缘。皮肤损害为浅紫色多角形扁平丘疹。

（许隽永）

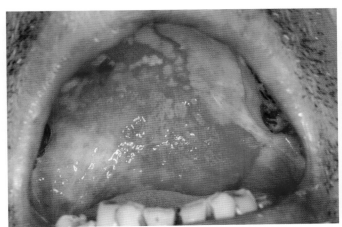

图 6-4-5-5
口腔红斑病

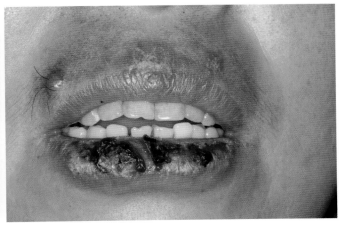

图 6-4-5-6
盘状红斑狼疮

五、口腔黏膜下纤维性变

口腔黏膜下纤维性变（oral submucous fibrosis, OSF）是一种慢性进行性具有癌变倾向的口腔黏膜疾病，主要病理变化包括上皮组织萎缩、黏膜固有层、黏膜下层胶原纤维堆积、变性和血管闭塞、减少，临床上常表现为口干、灼痛、进刺激性食物疼痛。

如图 6-4-5-7 所示，患者，男性，25 岁，舌部进食疼痛不适 1 个月，有咀嚼槟榔史半年。查体见患者双颊黏膜、双侧舌腹口底、腭部呈苍白色，可扪及纤维条索，软腭缩短，腭垂变小，口腔黏膜无明显充血糜烂。

【鉴别诊断】

（1）口腔白斑病：是指发生在口腔黏膜上的白色或灰白色角化性病变的斑块状损害，扪诊无纤维条索感。一般无疼痛不适，且不伴有张口受限等症状。

（2）口腔扁平苔藓：黏膜质地柔软，病损区可见珠光白色条纹，可伴有充血、糜烂，常伴刺激性疼痛，但不会出现张口受限等症状。

（许隽永）

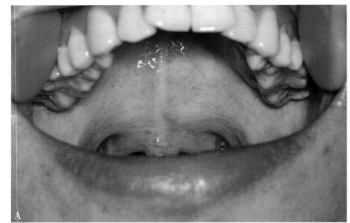
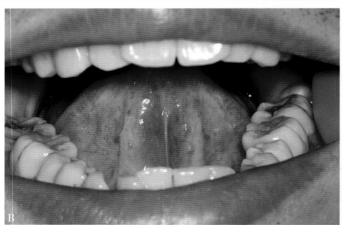

图 6-4-5-7
口腔黏膜下纤维性变
A. 腭部；B. 舌腹。

第六节 唇舌疾病

一、慢性唇炎

慢性唇炎（chronic cheilitis）是不能归入各种有特殊病理变化或病因的唇炎，病程迁延，反复发作。

如图 6-4-6-1 所示，患者，女性，19 岁，自觉唇部干燥数年，否认全身性疾病。查体见患者双侧口角和下唇干燥、皲裂，表面有黄白色的脱屑，若继发感染会出现局部肿胀、疼痛等表现，病程迁延，反复发作。

【鉴别诊断】

（1）干燥综合征（sicca syndrome, SS）：又称舍格伦综合征（Sjögren syndrome），是主要累及外分泌腺体的慢性炎症性自身免疫病。临床除有唾液腺和泪腺受损功能下降而出现口干、眼干外，尚有其他外分泌腺及腺体外其他器官的受累而出

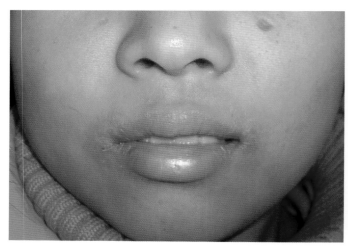

图 6-4-6-1
慢性唇炎

现多系统损害的症状。

（2）过敏性唇炎：有药物过敏史及用药史。

（谈万业）

二、肉芽肿性唇炎

肉芽肿性唇炎（cheilitis granulomatosa）见图 6-4-6-2、图 6-4-6-3。

如图 6-4-6-2 所示，患者，女性，68 岁，发现下唇肿胀 2 个月，无明显疼痛瘙痒感。查体见患者下唇左侧肿胀明显，肿胀区唇红黏膜颜色正常，局部柔软，压之无凹陷性水肿。

如图 6-4-6-3 所示，患者，男性，28 岁，上唇无痛性肿胀 1 个月余。查体见患者上唇无痛弥漫性肿胀，肿胀局部柔软，有垫褥感，水肿压之无凹陷性，唇红黏膜正常色，唇肿至平常的 2~3 倍，形成巨唇。

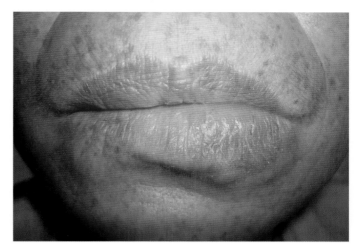

图 6-4-6-2
下唇肉芽肿性唇炎

【鉴别诊断】

（1）牙源性感染：常有明显的病灶牙感染史，局部红肿、发热、触痛，病情发展可形成脓液，抗生素治疗有效。

（2）唇血管神经性水肿：属于变态反应，发病迅速，肿胀可在数小时或 1~2 日消退，不留痕迹。

（3）克罗恩病：可发生弥漫性唇部肿胀，但伴有结节，其主要症状为节段性局限性肠炎、肠梗阻及瘘管形成、消化道功能紊乱、关节炎、脊椎炎、结节性红斑等口腔外其他表现。

（许隽永　朱国雄）

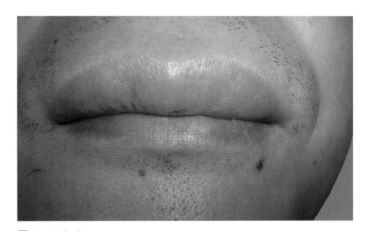

图 6-4-6-3
上唇肉芽肿性唇炎

三、梅克松 - 罗森塔尔综合征

梅克松 - 罗森塔尔综合征（Melkersson-Rosenthal syndrome，MRS）简称梅 - 罗综合征，又称复发性唇面肿胀面瘫综合征。

如图 6-4-6-4 所示，患者，男性，33 岁，上下唇反复肿胀不适 1 年余。查体见患者上下唇及唇周皮肤肥厚肿胀，形成巨唇，唇部黏膜潮红，上下唇闭合不全，流涎，鼻唇沟变浅。梅 - 罗综合征以复发性口面部肿胀、面瘫、裂舌三联征为临床特征。梅 - 罗综合征的三联征同时出现比较少见，多表现为不完全的单症状型和不全型。

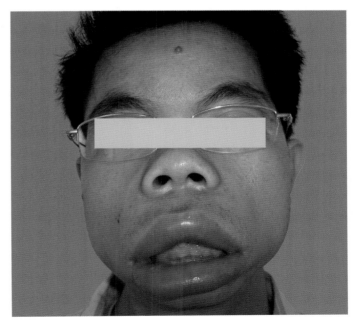

图 6-4-6-4
梅 - 罗综合征

【鉴别诊断】

（1）口腔颌面部多间隙感染：指 2 个以上间隙感染，多是由 1 个间隙感染其他间隙所致，以牙源性最为常见。受累间隙相应部位出现明显炎症反应，脓肿形成后，浅间隙可出现波动感，深间隙出现凹陷性水肿或明显的压痛点，全身中毒症状一般较为明显。

（2）肉芽肿性唇炎：上下唇均可发病，但上唇较多。一般先从唇的一侧开始，唇红黏膜正常色。肿胀局部柔软，有垫褥感，肿胀以无痛、无瘙痒、压之无凹陷性水肿为特征。

（朱国雄）

四、地图舌

地图舌（geographic glossitis）又称地图样舌，是一种浅表性非感染性的舌部疾病。

如图 6-4-6-5 所示，患儿，男性，8 岁，发现舌苔反复剥脱半年，位置不断变化，无明显疼痛。查体见患者舌背可见多处丝状乳头萎缩伴剥脱样损害，周边丝状乳头增厚、呈黄白色弧线状分布，与正常黏膜分界清晰。

【鉴别诊断】

（1）舌部扁平苔藓：舌部扁平苔藓以白色斑块或条纹损害为主，位置较固定，无游走性特征。

（2）红斑型念珠菌病：急性红斑型念珠菌病在舌背可有斑片状乳头萎缩，周边舌苔较厚。慢性红斑型念珠菌病，常发生于老年无牙患者全口义齿覆盖的黏膜区。患者有口干症状。病损区涂片可见念珠菌菌丝。

（许隽永）

五、沟纹舌

沟纹舌（fissured tongue）表现为舌背一条或长或短的中心深沟和多条不规则的副沟。

如图 6-4-6-6 所示，患者，男性，25 岁，发现舌背沟纹 10 年，进食刺激性食物不适。查体见患者舌背见多处不同形态、不同方向、不同深浅长短的沟纹，沟底黏膜完整，舌的色泽、质地正常。

【鉴别诊断】

舌开裂性创伤：常有创伤史，疼痛明显，舌黏膜连续性中断，有出血。

（许隽永）

六、舌淀粉样变

舌淀粉样变（amyloidosis lingual）是淀粉样物质沉积的早期表现，淀粉样变病是一种少见的蛋白代谢紊乱引起的全身多脏器受累的综合征，其特点为淀粉样蛋白质在组织中沉积。

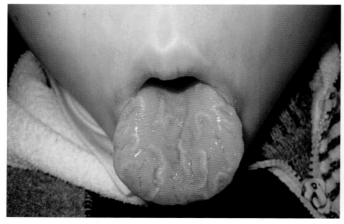

图 6-4-6-5
地图舌

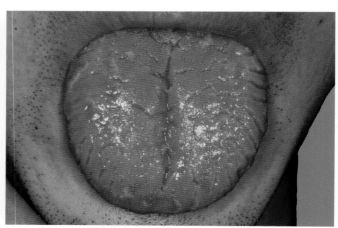

图 6-4-6-6
沟纹舌

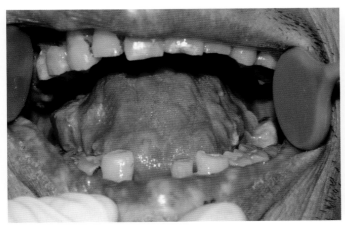

图 6-4-6-7
舌淀粉样变

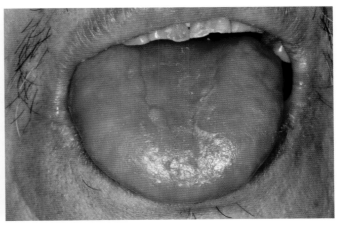

图 6-4-6-8
萎缩性舌炎

如图 6-4-6-7 所示，患者，男性，76 岁，发现舌部僵硬 1 年，吞咽困难。有贫血病史。查体见患者舌体肿大变硬，见广泛结节状突起，舌体活动受限，双颊、上下唇黏膜可见多处微黄色结节。病理检查：刚果红染色呈橙红色。

【鉴别诊断】

根据病史、临床表现、辅助检查（血液检查、尿液检查、骨髓检查、影像学检查），结合组织病理学检查，与舌部脉管瘤、多发性神经纤维瘤等鉴别诊断。

（许隽永）

七、萎缩性舌炎

萎缩性舌炎（atrophic glossitis）是指舌黏膜的萎缩性改变。由多种全身性疾病引起。除黏膜表面的舌乳头萎缩消失外，舌上皮全层以至舌肌都萎缩变薄，全舌色泽红，光滑如镜面，也可呈现苍白，故又称光滑舌或镜面舌。

如图 6-4-6-8 所示，患者，男性，41 岁，舌部疼痛不适 2 个月，伴有乏力、头晕等症状。查体见患者舌背丝状乳头和菌状乳头萎缩，光滑色红，无舌苔。

【鉴别诊断】

根据血常规检查、血清铁浓度、总铁结合力、维生素 B_{12}、自身抗体检查、念珠菌检测等有助于明确病因和进行针对性治疗。

（许隽永）

第七节 性传播疾病的口腔表征和艾滋病

一、梅毒黏膜斑

梅毒黏膜斑（mucous patches）是二期梅毒最常见的口腔损害。

如图 6-4-7-1 所示，患者，男性，51 岁，发现口内黏膜异常突起数个月。查体见患者双侧软腭灰白色光亮微隆起斑块，稍高出黏膜表面，快速血浆反应素试验（RPR）阳性。

【鉴别诊断】

（1）卡波西肉瘤：HIV 感染者的常见肿瘤，常见腭部，肿瘤呈深红或紫红色结节或斑块，指压不褪色，周围可有黄褐色瘀斑。快速血浆反应素试验阴性。

（2）口腔白斑：口腔白斑病是指发生在口腔黏膜上的白色或灰白色角化性病变的斑块状损害，不能以临床或组织病理学方法诊断为其他任何疾病者。快速血浆反应素试验阴性。

（顾　敏　王佩佩）

二、尖锐湿疣

尖锐湿疣（condyloma acuminatum，CA）是由人乳头瘤病毒（human papillomavirus，HPV）感染所致的皮肤黏膜良性赘生物。

如图 6-4-7-2 所示，患者，男性，46 岁，发现舌部增生物 1 周。患者有外生殖器尖锐湿疣病史，有口交史。查体见右侧舌背近舌缘处见一处菜花样赘生物，色乳白，无明显溃疡、糜烂。实验室检查：HPV6 阳性。

【鉴别诊断】

（1）局灶性上皮增生：好发于唇颊、牙龈黏膜，表现为数个软而界限清楚、无蒂的结节状突起，多由 HPV13 或 HPV32 引起。

（2）乳头状瘤：为外突的带蒂的肿块，外观如同乳头状或菜花状，边界清楚，大多为孤立的单个病损，常见于 HPV6 或 HPV11 感染。组织学可见棘细胞增生成乳头状，表层过度角化。

（3）乳头状增生：患者常有不良修复体和口腔卫生不良。病损表现为多个乳头状增生。最常发生于腭部和义齿边缘的龈颊沟内。

（许隽永）

三、急性假膜型念珠菌性口炎 – 艾滋病

急性假膜型念珠菌性口炎 – 艾滋病（acute pseudomembranous tomatitis-HIV）见图 6-4-7-3，患者，女性，61 岁，发现口腔多处发白 2 个月，自觉有"口干、烧灼感"，轻微疼痛，影响进食。查体见患者上腭黏膜可见乳白色绒状假膜，黏膜充血发红。实验室检查：HIV 抗体阳性。

【鉴别诊断】

（1）球菌性口炎：该病黏膜充血水肿明显，有成片的灰黄色假膜，表面光滑致密，区域淋巴结肿大，可伴有全身反应。

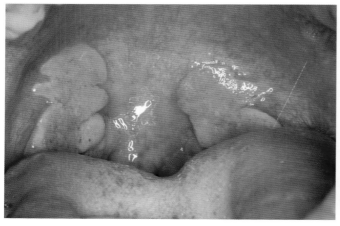

图 6-4-7-1
梅毒黏膜斑

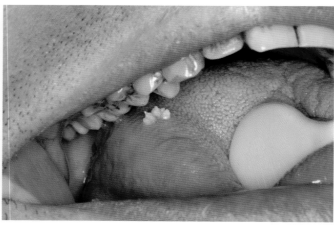

图 6-4-7-2
尖锐湿疣

（2）扁平苔藓：口腔黏膜损害为呈不规则形状的珠光白色条纹或斑块，可伴有充血、糜烂，常伴有粗糙和刺激性疼痛，病损大多左右对称。

（许隽永）

四、疱疹型复发性阿弗他溃疡 – 艾滋病

疱疹样型复发性阿弗他溃疡 – 艾滋病（herpetiform ulcers-HIV）见图 6-4-7-4，患者，男性，70 岁，患者口腔溃疡 8 天，疼痛明显，既往有复发性口腔溃疡病史，近 1 年发作频繁，伴有发热、盗汗、体重下降，不伴有生殖器溃疡及眼部损害。查体见患者舌背及舌腹黏膜见散在十余处直径 1～3mm 大小不等溃疡面，表面覆盖黄白色假膜，周围充血明显。实验室检查：HIV 抗体阳性。

【鉴别诊断】

（1）疱疹性口炎：好发于幼儿及儿童，急性发作，可发生在口腔黏膜任何部位，包括牙龈，常伴有口周皮肤的损害。

（2）白塞综合征：除复发性口腔溃疡外，常伴有复发性生殖器溃疡、眼部损害、皮肤损害、关节损害等其他系统症状。

（许隽永）

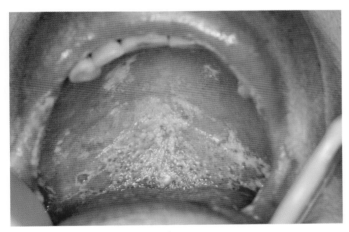

图 6-4-7-3
急性假膜型念珠菌性口炎（HIV 患者）

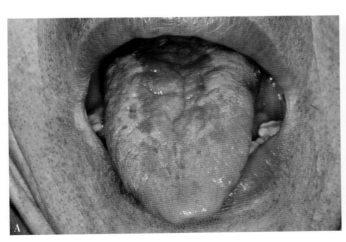
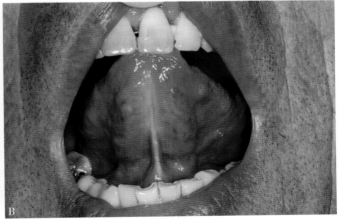

图 6-4-7-4
疱疹型复发性阿弗他溃疡（HIV）
A. 舌背；B. 舌腹。

第八节 黑素沉着异常

一、黏膜黑斑

黏膜黑斑（melanotic macule）是指与种族性、系统性疾病、外源性物质所致的口腔黏膜色素沉着无关的黑素沉着斑。口腔黑斑又称为局灶性黑变症，是由局部黑色素沉积并可能伴有黑色素细胞数目轻度增多而引起的黏膜颜色改变。

如图 6-4-8-1 所示，患者，男性，37 岁，发现口内黑色病变数个月。查体见患者左侧颊部、腭部大面积的黏膜黑斑。

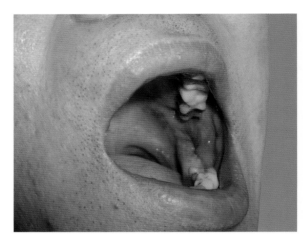

图 6-4-8-1
口腔黏膜黑斑

【鉴别诊断】

（1）白斑：指发生在口腔黏膜上的白色或灰白色角化性病变的斑块状损害，不能以临床或组织病理学方法诊断为其他任何疾病者。

（2）铋中毒：长期接受铋剂的患者最常见的临床表现为口腔黏膜色素沉着和口腔炎。黏膜的色素沉着一般呈蓝黑色，以牙龈最常见，特别是牙龈缘和齿间乳头。

（谈万业）

二、色素沉着息肉综合征

色素沉着息肉综合征（pigmentation polyposis syndrome）又称波伊茨 – 耶格综合征（Peutz-Jeghers syndrome）、家族性黏膜皮肤色素沉着胃肠道息肉病（familial mucocutaneous melanin pigmentation gastrointestinal polyposis）；黑斑息肉综合征（polyp and spot syndrome）等，为一种常染色体显性遗传性疾病。其特征为口腔黏膜、口周皮肤等部位黑素斑，胃肠道多发性息肉，并有家族遗传性。

如图 6-4-8-2 所示，患者，男性，67 岁，发现口腔黏膜黑斑十年，有家族遗传史。自述黑斑数量逐渐增多，无明显疼痛不适。自述 1 年前行肠镜检查时发现多发性肠息肉，已手术切除。查体见患者唇黏膜、颊黏膜见多处黑色、褐色斑块，散在或群集分布。

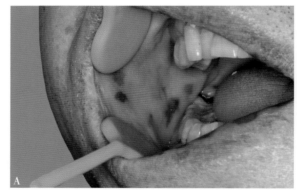

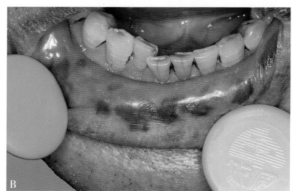

图 6-4-8-2
色素沉着息肉综合征
A. 颊部；B. 下唇。

【鉴别诊断】

（1）黏膜黑斑：一般无消化道症状和家族史，不能归入其他类似疾病。消化道内镜有助于鉴别诊断。

（2）原发性慢性肾上腺皮质功能减退症：色素沉着为全身性，暴露和受摩擦部位更明显，伴乏力、食欲减退、血糖降低等症状。基础促肾上腺皮质激素测定有助于诊断。

（3）色素痣：可发生在腭、牙龈、颊及唇，稍高出黏膜表面，以黏膜内痣多见。

（许隽永）

第五章　唾液腺疾病

唾液腺又称涎腺，包括大唾液腺和小唾液腺两种。大唾液腺有 3 对，即腮腺、下颌下腺和舌下腺，各有导管开口于口腔。小唾液腺广泛分布于唇、舌、颊、腭、磨牙后垫等部位的黏膜固有层和黏膜下层内。发生于大小唾液腺的各类疾病统称为唾液腺疾病。

第一节　唾液腺炎

唾液腺炎主要是唾液腺结石及化脓菌、病毒、结核杆菌等感染所致。临床表现为唾液腺红肿、胀痛，可伴有全身发热。化脓性感染者唾液腺导管口红肿，挤压可排出脓液。病毒性感染者导管口唾液清亮。唾液腺淋巴结炎者其导管口一般正常。

一、急性化脓性腮腺炎

急性化脓性腮腺炎（acute pyogenic parotitis，suppurative parotitis）是慢性腮腺炎基础上的急性发作或系邻近组织急性炎症的扩散。

如图 6-5-1-1 所示，患者，男性，43 岁，右侧耳垂周围红肿疼痛一天。查体见患者右侧腮腺明显肿胀，皮肤发红，触痛明显，穿刺有脓液。

【鉴别诊断】

（1）腮腺良性肥大：多见于中老年人，多双侧发病，腺体呈弥漫性肿大，触诊柔软并均匀一致，无肿块及压痛。

（2）流行性腮腺炎：多见于儿童或少年，多有接触史，常双侧同时发病，表现为腮腺区弥漫性肿胀，导管口分泌正常，可伴发热。

（谈万业）

二、流行性腮腺炎合并下颌下腺炎

流行性腮腺炎合并下颌下腺炎见图 6-5-1-2，患者，男性，14 岁，右侧颊部肿胀三天。查体见患者右侧腮腺和下颌下腺弥漫性肿大，导管口分泌正常，伴发热。

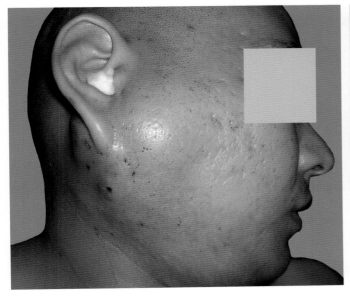

图 6-5-1-1
急性化脓性腮腺炎

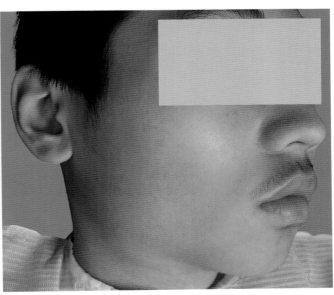

图 6-5-1-2
流行性腮腺炎合并下颌下腺炎

【鉴别诊断】

（1）腮腺良性肥大：多见于中老年人，多双侧发病，腺体呈弥漫性肿大，触诊柔软并均匀一致，无肿块及压痛。

（2）慢性复发性腮腺炎：也称慢性化脓性腮腺炎，表现为腮腺区反复肿胀、不适，局部无明显压痛，导管口可有胶冻样液体溢出，腮腺造影可确诊。

（谈万业）

三、涎石症

涎石症（sialolithiasis）又称唾液腺结石病，是在腺体或导管内发生钙化性团块而引起的一系列病变。85%左右发生于下颌下腺，其次是腮腺，偶见于上唇及颊部的小唾液腺，舌下腺很少见。

如图6-5-1-3所示，患者，男性，59岁，右颈部反复肿胀1年余。查体见患者右颌下区类圆形肿物，检查腺体呈硬结性肿块。询问病史常有进食后肿胀、疼痛。

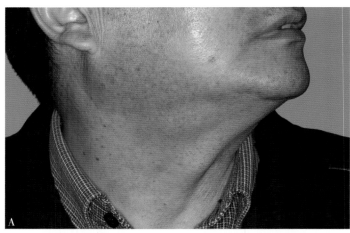

图6-5-1-3
涎石症
A. 面部；B. CT冠状面；C. 下颌骨三维重建。

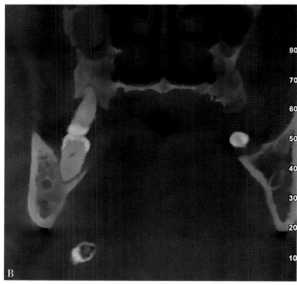

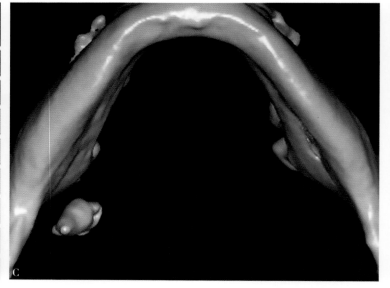

如图6-5-1-4所示，患者，男性，52岁，右颌下肿痛不适两天，进食后加重。查体右颌下可扪及一4cm×3cm×3cm肿块，质地中等，有压痛，活动度差，口内同侧口底区组织水肿，双手双合诊可扪及一1cm大小的结石状组织。

【鉴别诊断】

（1）舌下腺肿瘤：绝大多数舌下腺肿瘤无导管阻塞症状，且 X 线检查无阳性结石。

（2）下颌下间隙感染：患者常有牙痛史并可查及病因，下颌下区肿胀呈硬性浸润，皮肤潮红并可出现凹陷性水肿。

（3）颌下腺肿瘤：位于颌下腺内，具有界限清楚特点，一般无疼痛症状，与饮食无关。

（袁 华 王陈飞）

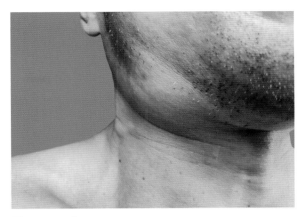

图 6-5-1-4
下颌下腺导管结石

第二节 唾液腺囊肿

一、舌前腺囊肿

舌前腺囊肿（anterior lingual gland cyst）常发生于舌尖腹侧，表面仅覆盖一薄层黏膜，故呈半透明、浅蓝色的小疱，状似水泡。大多为黄豆至樱桃大小、质地软而有弹性。囊肿很容易被咬伤而破裂，流出蛋清样透明黏稠液体，囊肿消失。破裂处愈合后，被黏液充满，再次形成囊肿。

如图 6-5-2-1 所示，患儿，男性，9 岁，舌尖腹侧一外生性囊肿数日。查体见患儿舌尖腹侧一隆起，时大时小，质软，表面光滑，界限清楚。

【鉴别诊断】

（1）舌下腺囊肿：囊肿位于口底一侧黏膜下，呈淡蓝色肿物，囊壁薄，质地柔软。

（2）舌癌：肿瘤多发生于舌缘，可有局部白斑病史或慢性刺激因素。常为溃疡型或浸润型，生长快，疼痛明显，浸润性强。

（顾 敏 王佩佩）

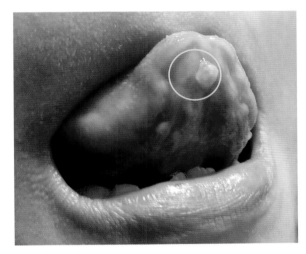

图 6-5-2-1
舌前腺囊肿

二、舌下腺囊肿

舌下腺囊肿（sublingual gland cyst）最常见于青少年，临床上可分为三种类型：单纯型、口外型、哑铃型。囊肿呈浅紫蓝色，扪之柔软有波动感。囊肿常位于口底的一侧，有时可扩展至对侧，较大的囊肿可将舌抬起，状似"重舌"。

如图 6-5-2-2 所示，患者，女性，31 岁，左侧舌下区一半透明肿物 5 个月余。查体见患者左侧舌下区一黏膜下淡蓝色肿物，壁薄质软，反复出现。

如图 6-5-2-3 所示，患者，男性，23 岁，右侧口底无痛性肿物 3 个月余。查体见病损位于右侧口底，质软，表面黏膜可有蓝紫色改变，自行破溃后可流出蛋清样拉丝状液体。

如图 6-5-2-4 所示，患儿，8 岁，左舌下肿物 3 个月。

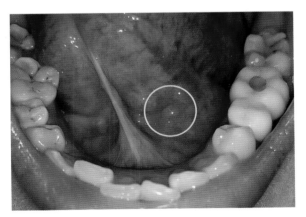

图 6-5-2-2
左侧舌下

查体见左舌下一囊性隆起物，囊壁菲薄紧贴口底黏膜，内容物为蛋清样黏稠液体。

【鉴别诊断】

（1）皮样囊肿：皮损为直径1～4cm的皮下结节，其表面皮肤可活动，但基底常粘连固定，质较软，有波动或面团样感。口底皮样囊肿位于口底正中，为圆形或椭圆形，质地柔软有面团感，表面囊壁较厚，内容为半固体状皮脂分泌物。

（2）舌癌：肿瘤多发生于舌缘，可有局部白斑病史或慢性刺激因素。常为溃疡型或浸润型，生长快，疼痛明显，浸润性强。

（3）淋巴管畸形：穿刺可抽出淡黄色淋巴液，无拉丝状。

（4）颌下区囊性水瘤：一般好发于婴幼儿，穿刺内容物稀薄，无黏液，淡黄清亮。

（顾 敏 王佩佩 曹 健 王旭东 王陈飞）

三、黏液囊肿

黏液囊肿（mucous cyst）见图6-5-2-5，患者，男性，28岁，左下唇内侧黏液囊肿。查体见患者左下唇内侧黏膜一肿物，呈圆球状隆起，半透明，表面光滑，有波动感，内含透明黏稠液体，有时可自行消退。

【鉴别诊断】

（1）单纯疱疹：多侵犯皮肤黏膜交界处，皮疹为局限性成簇小水疱，病毒长期潜伏和反复发作为其临床特征。

（2）天疱疮：天疱疮是一种慢性、复发性、严重的棘层松解大疱性疾病，在正常皮肤或黏膜上出现松弛性水疱，尼氏征阳性。

（顾 敏 王佩佩）

第三节 唾液腺肿瘤

唾液腺肿瘤（Salivary gland tumor）是唾液腺最常见的疾病，其中绝大多数系上皮源性肿瘤，间叶组织来源的肿瘤较少见。唾液腺上皮源性肿瘤的病理类型十分复杂，不同类型的肿瘤在临床表现、影像学表现、治疗和预后等方面均不相同。

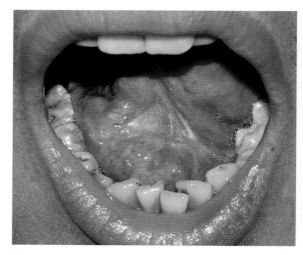

图6-5-2-3
右侧口底

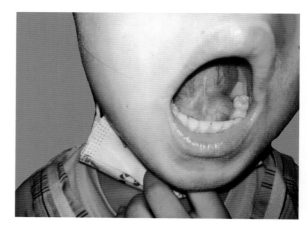

图6-5-2-4
左侧舌下

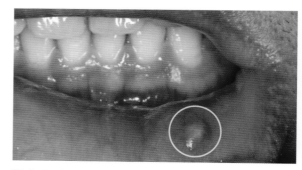

图6-5-2-5
黏液囊肿

一、多形性腺瘤

多形性腺瘤（pleomorphic adenoma）又称混合瘤（mixed tumor），是唾液腺肿瘤中最常见者。多形性腺瘤由肿瘤性上皮组织和黏液样或软骨样间质所组成，根据其成分比例，可分为细胞丰富型及间质丰富型。

如图 6-5-3-1 所示，患者，男性，61 岁，发现右侧颌下区肿胀半年。查体见患者右腮腺区实性肿物，表面皮肤正常，病理示多形性腺瘤，又称为混合瘤，肿瘤内除上皮成分外，还常有黏液、软骨样组织等。

如图 6-5-3-2 所示，患者，女性，32 岁，右侧颈侧肿物逐渐增大 1 年。查体见右侧咽旁间隙至颌下及右耳后巨大团块肿物，质地略硬，表面尚光滑，边界清，活动度差。表面皮肤正常。CT 见右侧咽旁间隙略低密度肿物，内无强化，边界清楚，膨胀生长，右侧颈内静脉受压未显示。

如图 6-5-3-3 所示，患者，男性，58 岁，发现腭部肿物半年。查体见患者右腭部肿物，边界清楚，表面光滑，病理示多形性腺瘤，又称为混合瘤，肿瘤内除上皮成分外，还常有黏液、软骨样组织等。

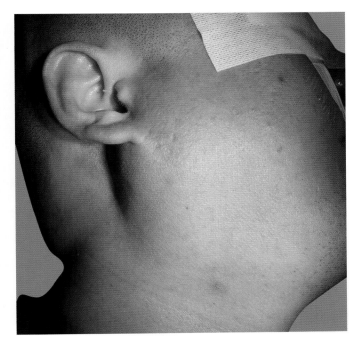

图 6-5-3-1
多形性腺瘤 – 右侧颌下

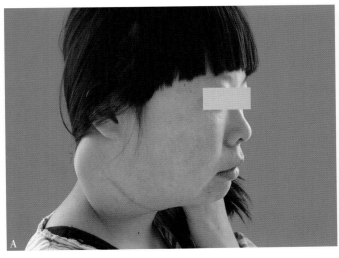

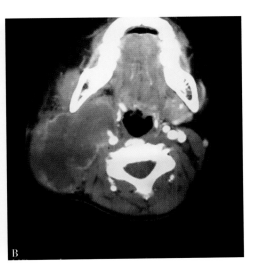

图 6-5-3-2
咽旁间隙多形性腺瘤
A. 右侧面观；B. CT。

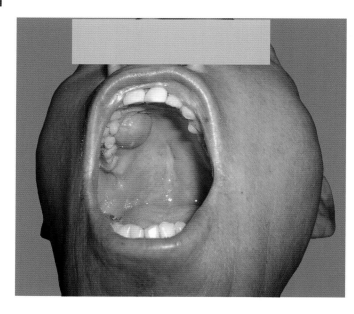

图 6-5-3-3
多形性腺瘤（腭部）

【鉴别诊断】

（1）慢性复发性腮腺炎：也称慢性化脓性腮腺炎，表现为腮腺区反复肿胀、不适，局部无明显压痛，导管口可有胶冻样液体溢出，腮腺造影可确诊。

（2）腮腺良性肥大：多见于中老年人，多双侧发病，腺体呈弥漫性肿大，触诊柔软并均匀一致，无肿块及压痛。

（3）腺样囊性癌：肿瘤生长较快，侵润性生长，CT 可见明显强化。

（4）淋巴瘤：一般为多发淋巴结肿大，患者可有发热、消瘦等症状，血常规检查有异常。

（谈万业　刘宏伟　李　剑）

二、基底细胞腺瘤

基底细胞腺瘤（basal cell adenoma）为涎腺上皮性良性肿瘤。基底细胞腺瘤的组织来源是闰管细胞或储备细胞。基底细胞腺瘤占涎腺肿瘤的 2% 左右，好发于大涎腺中的腮腺，小涎腺以上唇最多见。多见于男性患者，以 50～60 岁发病最多。肿瘤生长缓慢，病程较长，无自觉症状，往往以无痛性肿块就诊（图 6-5-3-4）。

如图 6-5-3-4 所示，患者，女性，33 岁，左侧耳垂下中肿物半年余。图片术前照见患者左侧耳垂下肿物，术中照显示肿物和面神经分支，肿物剖面示肿物呈实性，病理示基底细胞腺瘤。

【鉴别诊断】

（1）腮腺良性肥大：多见于中老年人，多双侧发病，腺体呈弥漫性肿大，触诊柔软并均匀一致，无肿块及压痛。

（2）多形性腺瘤：又称为混合瘤，肿瘤内除上皮成分外，还常有黏液、软骨样组织等。

（谈万业）

三、腺淋巴瘤

腺淋巴瘤（adenolymphoma）发生与淋巴结有关。在胚胎发育时期，腮腺和腮腺内的淋巴组织同时发育，此时淋巴组织只是聚集成团的淋巴细胞，尚未形成淋巴结的包膜，因此腺体组织可以迷走到淋巴组织中。形成淋巴结包膜以后，腺体组织包裹在淋巴结中。

如图 6-5-3-5 所示，患者，男性，40 岁，左侧耳垂下区肿物半年余。查体见左耳垂下肿物，术中照显示肿物呈囊实性，包膜完整，病理示腺淋巴瘤。

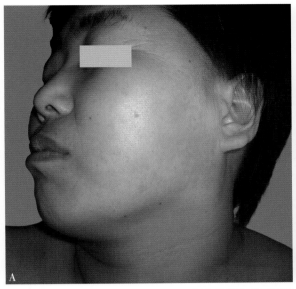

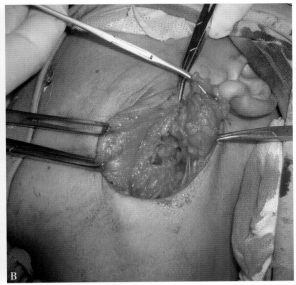

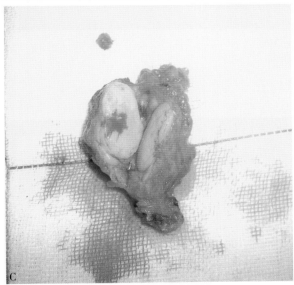

图 6-5-3-4
基底细胞腺瘤
A. 术前（左侧耳垂下）；B. 术中；C. 肿物剖面。

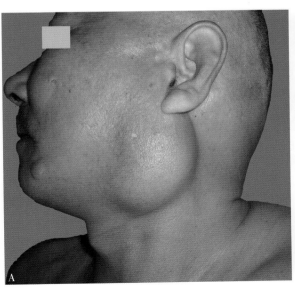

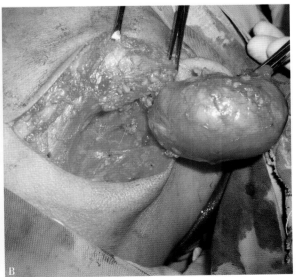

图 6-5-3-5
腺淋巴瘤
A. 术前（左侧耳垂下）；B. 术中。

【鉴别诊断】

（1）神经纤维瘤：可单发于颈部或全身多发，多无自觉症状，肿物多活动，质地中等。

（2）多形性腺瘤：又称为混合瘤，肿瘤内除上皮成分外，还常有黏液、软骨样组织等。

（谈万业）

四、腺泡细胞癌

腺泡细胞癌（acinic cell carcinoma）是指部分细胞有浆液性腺泡细胞分化的涎腺上皮性恶性肿瘤。属于涎腺低度恶性肿瘤。

如图 6-5-3-6 所示，患者，女性，67 岁，左侧腮腺区肿瘤术后复发。查体见患者左侧耳屏前一较大肿物，病理示腺泡细胞癌。

【鉴别诊断】

（1）腮腺良性肥大：多见于中老年人，多双侧发病，腺体呈弥漫性肿大，触诊柔软并均匀一致，无肿块及压痛。

（2）多形性腺瘤：又称为混合瘤，肿瘤内除上皮成分外，还常有黏液、软骨样组织等。

（谈万业）

五、腮腺鳞状细胞癌

腮腺鳞状细胞癌（parotid gland carcinoma）为鳞状上皮来源的恶性肿瘤。好发在鳞状上皮被覆的部分，如皮肤、口腔、唇、食管、喉等处。分化好的鳞癌可见角化珠，细胞间可见细胞间桥；分化差的鳞癌无角化现象。较少发生于腮腺。

如图 6-5-3-7 所示，患者，女性，33 岁，右侧耳垂下中肿物半年余。查体见患者右侧腮腺区一肿物，活动性差，术后病理示鳞状细胞癌。

【鉴别诊断】

（1）神经纤维瘤：可单发于颈部或全身多发，多无自觉症状，肿物多活动，质地中等。

（2）多形性腺瘤：又称为混合瘤，肿瘤内除上皮成分外，还常有黏液、软骨样组织等。

（谈万业）

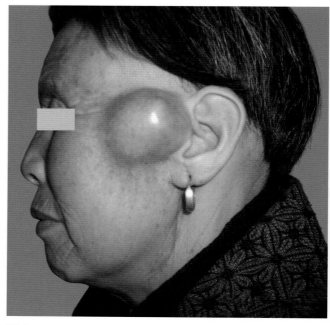

图 6-5-3-6
腺泡细胞癌

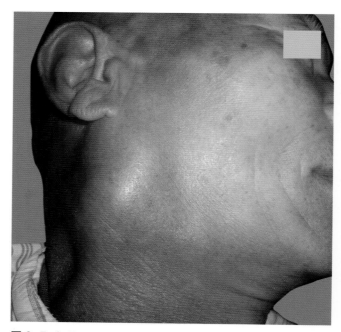

图 6-5-3-7
腮腺鳞状细胞癌

第六章　牙周及牙龈病

发生于牙周组织的各种病理情况，主要包括牙龈病和牙周炎两大类。

第一节　牙龈病

牙龈病是指局限于牙龈未侵犯深部牙周组织、以炎症为主的一组疾病。

一、妊娠性龈炎

妊娠性龈炎（pregnancy gingivitis）指妇女在妊娠期间，由于女性激素水平升高，原有的牙龈慢性炎症加重，使牙龈肿胀或形成龈瘤样的改变，分娩后病损可自行减轻或消退。

如图 6-6-1-1 所示，患者，女性，27 岁，妊娠期间下前牙区龈乳头红肿一周余。查体见患者在妊娠期间，牙龈慢性炎症加重，龈缘和龈乳头呈鲜红色、松软、光亮、肿胀、肥大，有龈袋形成，探诊易出血，以前牙区为主要区域。

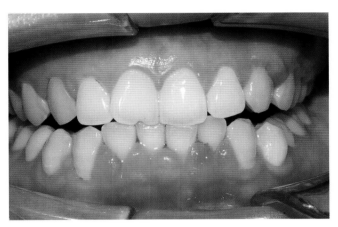

图 6-6-1-1
妊娠性龈炎

【鉴别诊断】

（1）妊娠期龈瘤：指怀孕的第 2 ~ 3 个月左右，性激素水平增加，加重牙龈慢性炎症，严重者就会出现牙龈瘤样增生物，触之易出血。

（2）急性龈乳头炎：龈乳头受到机械或化学的刺激等，产生急性炎症，局限于个别牙龈乳头，表现为个别龈乳头发红肿胀、明显的探触痛。

（李　华）

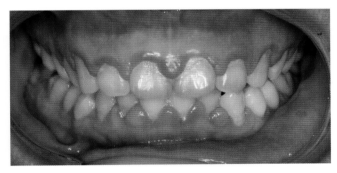

图 6-6-1-2
药物性牙龈增生（前牙区牙龈）

二、药物性牙龈增生

药物性牙龈增生（drug-induced gingival hyperplasia）是指长期服用某些药物而引起牙龈的纤维性增生和体积增大。

如图 6-6-1-2 所示，患者，女性，45 岁，自述牙龈肿大刷牙出血数个月，服用高血压药物中。查体见患者由于全身应用某些高血压药物引起上下前牙区龈乳头增生肥大，表面呈小球状，质地坚实，略有弹性。牙面软垢沉积，存在刺激因素，局部有龈炎表现。

如图 6-6-1-3 所示，患者，女性，61 岁，自述牙龈肿大不适一年余，服用高血压药物中。查体见患者下颌牙龈增生明显，表面呈小球状，质地坚实，牙面有软垢沉积，伴有牙齿移位。

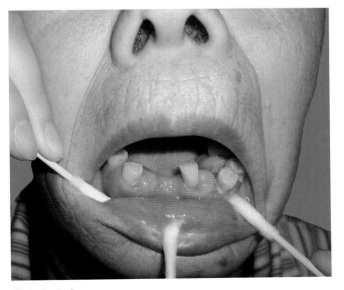

图 6-6-1-3
药物性牙龈增生（下颌牙龈）

【鉴别诊断】

（1）妊娠性龈炎：指妇女在妊娠期间，牙龈慢性炎症加重，牙龈肿胀或形成龈瘤样的改变，分娩后病损可自行减轻或消退。以前牙区为主要区域。

（2）遗传性牙龈纤维瘤病：全口牙龈广泛的、渐进的增生，常覆盖牙面 2/3 以上，牙龈粉红，质地坚韧，无明显刺激因素，有明显的遗传倾向，多有家族史，多见于儿童。

（顾　敏　王佩佩　谈万业）

三、牙龈脓肿

牙龈脓肿（parulis）见图 6-6-1-4，患者，男性，23 岁，左下后牙一脓包 3 天余。查体见患者左下第二磨牙颊侧牙龈脓肿，牙龈脓肿仅局限于龈乳头及龈缘，呈局限性肿胀，无牙周炎病史，无牙周袋，X 线片示无牙槽骨吸收。

【鉴别诊断】

（1）牙周脓肿：牙周组织的局限性化脓性炎症，有牙周炎病史，有牙周袋，X 线片示有牙槽骨吸收。

（2）牙槽脓肿：感染来源于牙髓病或根尖周病，脓肿范围较弥漫，中心位于龈颊沟附近，X 线片示根尖可有牙槽骨破坏。

（顾　敏　王佩佩）

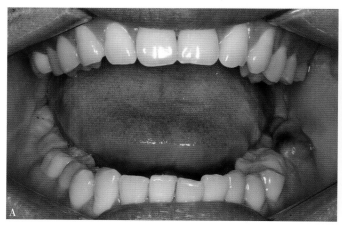
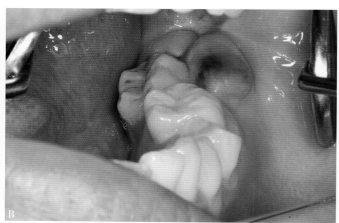

图 6-6-1-4
牙龈脓肿
A. 全口观；B. 局部观。

四、上皮珠

上皮珠（epithelial peal）见图 6-6-1-5，患儿，男性，出生 2 个月，哺乳时发现患儿上牙龈颗粒状物。查体见患儿上牙龈区域数颗黄白色米粒大小颗粒物，俗称"马牙"或"板牙"，医学上称为上皮珠。一般可以自行脱落。

【鉴别诊断】

（1）鹅口疮：又称雪口病，是由于白念珠菌感染造成的黏膜损害，通常在牙龈周围形成，有斑片状白色假膜附着，剥去白色黏膜后，基底部充血明显。涂片检查可见真菌孢子以及菌丝。

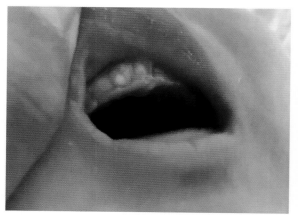

图 6-6-1-5
上皮珠

（2）白斑：指发生在口腔黏膜上的白色或灰白色角化性病变的斑块状损害，不能以临床或组织病理学方法诊断为其他任何疾病者。

（顾 敏 王佩佩）

五、牙龈瘤

牙龈瘤（epulis）是一个以形态及部位命名的诊断学名词，是来源于牙周膜及牙龈结缔组织的炎性增生物或类肿瘤性病变。牙龈瘤在女性妊娠期可能迅速增大，较大的肿块可以遮盖一部分牙及牙槽突，表面可见牙压痕，易被咬伤而发生溃疡、伴发感染。

如图 6-6-1-6 所示，患者，男性，41 岁，左上前牙区牙龈肿物缓慢生长一年。查体见左上尖牙龈乳头处息肉状带蒂增生。

如图 6-6-1-7 所示，患者，男性，32 岁，下牙龈肿物缓慢增大一年。查体见左下 32、33 号牙对应颊侧牙龈见一光滑、椭圆形肿物约 2cm×1cm×1cm 大小，界限清楚，固定不活动。

如图 6-6-1-8 所示，患者，女性，28 岁，妊娠期间左下后牙颊侧一牙龈肿物两周。查体见患者在妊娠期间，性激素水平增加，加重牙龈慢性炎症，在左下后牙区颊侧牙龈出现一牙龈瘤样增生物，触之易出血。

【鉴别诊断】

（1）牙龈癌：多为鳞状细胞癌，以溃疡型多见，常有压痛、边界不清等侵袭性表现。生长较慢，早期向牙槽突及颌骨浸润，使骨质破坏，引起牙松动和疼痛。

（2）遗传性牙龈纤维瘤病：全口牙龈广泛的、渐进的增生，常覆盖牙面 2/3 以上，牙龈粉红，质地坚韧，无明显刺激因素，有明显的遗传倾向，多有家族史，多见于儿童。

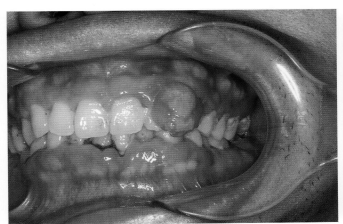

图 6-6-1-6
左上前牙牙龈瘤

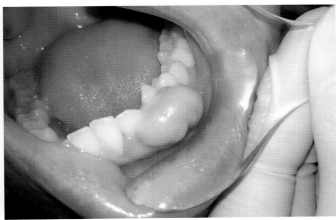

图 6-6-1-7
下前牙牙龈瘤

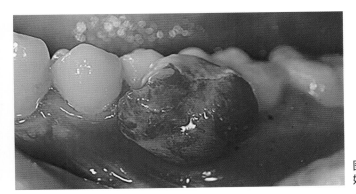

图 6-6-1-8
妊娠性龈瘤

（李 华 王陈飞）

六、牙龈癌

牙龈癌（gingival carcinoma）在口腔鳞癌构成比中居第二或三位。如将上牙龈与下牙龈分开计算，则下牙龈癌居第三位，上牙龈癌居第五位。下牙龈癌较上牙龈癌为多见。

如图 6-6-1-9 所示，患者，男性，69 岁，左上牙龈溃烂疼痛 2 个月余。查体见患者左上后牙区溃疡型肿物，检查质硬、边界不清，X 线见左上颌骨、上颌窦底壁及腭板骨质连续性破坏。

如图 6-6-1-10 所示，患者，男性，75 岁，右下牙龈破溃不愈 3 个月。查体见右下第二第三磨牙颊舌侧牙龈菜花状增生，局部糜烂，界限欠清，周围组织有浸润。

如图 6-6-1-11 所示，患者，男性，53 岁，右上后牙区牙龈肿物 1 年余。查体见患者右上后牙区牙龈癌致牙龈溃烂，向牙槽突及颌骨浸润，向后发展到磨牙后区及咽部，骨质破坏引起牙松动和疼痛。患者门诊病理活检结果提示为牙龈癌。

【鉴别诊断】

（1）上颌窦癌：早期不易发现，晚期可能出现鼻塞、鼻出血及一侧鼻分泌物增多等症状。

（2）牙龈瘤：牙龈瘤是牙龈上局限生长的炎性反应性瘤样增生物，非真性肿瘤，多见于龈乳头部，最常见为前磨牙区，切除后易复发。

（3）牙龈创伤性溃疡：创伤性溃疡有可寻找的创伤因素，并且一般可自愈。常为溃疡典型表现，呈边缘红肿、中心色黄、凹陷，疼痛明显，但病损界限清楚，不会侵犯骨质。

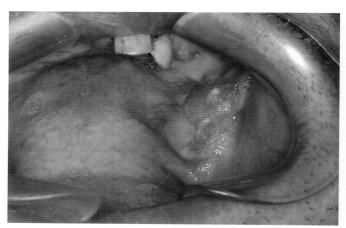

图 6-6-1-9
左侧上颌牙龈癌

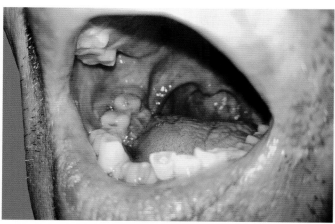

图 6-6-1-10
右下磨牙颊侧牙龈癌

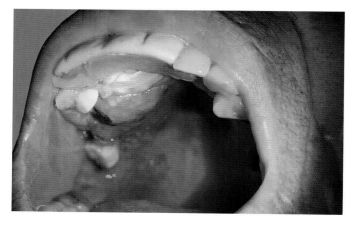

图 6-6-1-11
右上颌牙龈癌

（袁　华　王陈飞　顾　敏　王佩佩）

第二节　牙菌斑与牙结石

一、牙菌斑

牙菌斑（dental plaque）是口腔中不能被水冲去或漱掉的细菌性斑块，是由基质包裹的互相黏附、或黏附于牙面、牙间或修复体表面的软而未矿化的细菌性群体。

如图 6-6-2-1 所示，患者，男性，13 岁，正畸治疗过程中行口腔健康教育。查体见患者固定矫治过程中，全口涂布牙菌斑显示剂前正面照。肉眼很难观察到牙菌斑，通常用菌斑指示剂可以很好地显示。

【鉴别诊断】

（1）色素沉着：色素在临床中肉眼可见，根据着色的原因不同可以表现为褐色或黑色等。

（2）牙结石（dental calculus）：牙结石是沉积在牙齿表面已经钙化的牙菌斑及软垢，肉眼可见。

（顾　敏　王佩佩）

二、牙结石

牙结石（dental calculus）是沉积在牙面或修复体上的已钙化的或正在钙化的菌斑及沉积物，由唾液或龈沟中的矿物盐逐渐沉积而成。

如图 6-6-2-2 A 所示，患者，男性，45 岁，自觉口腔异味数个月。查体见患者下前牙舌侧牙颈部牙结石沉积，呈现出黄棕色、黑色；图 6-6-2-2 B 为患者经龈上洁治后下牙局部表现。

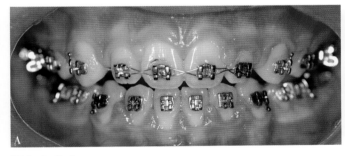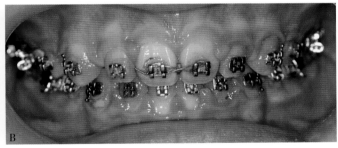

图 6-6-2-1
牙菌斑
A. 全口涂布牙菌斑显示剂前；B. 全口涂布牙菌斑显示剂后。

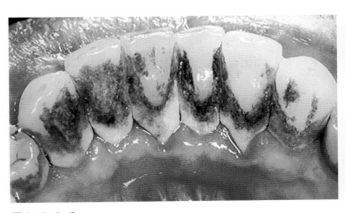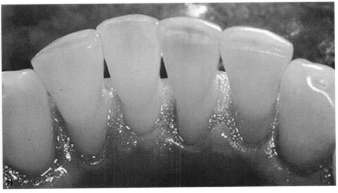

图 6-6-2-2
牙结石
A. 龈上洁治前；B. 龈上洁治后。

【鉴别诊断】

（1）软垢：软垢由食物碎屑和细菌组成，为疏松附着在牙或修复体表面的软而黏的沉积物，肉眼可见，呈白色，浅黄色或浅灰色，易在刷牙漱口时去除。

（2）牙菌斑：牙菌斑是由基质包裹的互相黏附、或黏附于牙面、或修复体表面的软而未矿化的细菌性群体，为不能被水冲去或漱掉的一种细菌性生物膜。

（顾　敏　王佩佩）

第三节　牙周疾病

慢性牙周炎（chronic periodontitis，CP）是一种以牙菌斑为始动因子，多种因素共同作用的发生在牙周支持组织的慢性炎症性疾病。

如图 6-6-3-1 所示，患者，男性，47 岁，自述刷牙出血数年，伴有咬合无力。查体见患者全口牙龈鲜红色，质地松软，表面光亮，探诊出血，可探及深牙周袋，有附着丧失，X 线片示有牙槽骨吸收，为慢性牙周炎典型表现。

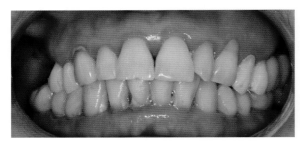

图 6-6-3-1
慢性牙周炎

【鉴别诊断】

（1）牙龈炎：炎症局限于牙龈，可有假性牙周袋，无附着丧失，无牙槽骨吸收。

（2）侵袭性牙周炎：疾病进展迅速，牙周组织破坏程度与菌斑及局部刺激量不一致，具有家族聚集性，患者一般没有明显的全身疾病，年龄在 30 岁以下。

（顾　敏　王佩佩）

第七章　牙齿与牙列

第一节　龋病

龋病（dental caries）是一种由口腔中多种因素复合作用所导致的牙齿硬组织进行性病损，表现为无机质的脱矿和有机质的分解。随着病程的发展，出现色泽变化到形成实质性病损的演变过程。其特点是发病率高，分布广，是口腔主要的常见病，也是人类最普遍的疾病之一，世界卫生组织已将其与癌肿和心血管疾病并列为人类三大重点防治疾病。

一、窝沟龋

窝沟龋（pit and fissure caries）见图 6-7-1-1，患者，女性，24 岁，咨询矫正口内检查发现。查体见患者下颌双侧后牙咬合面、颊沟龋损，临床检查可卡住探针尖端，探及粗糙感。

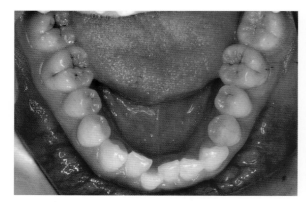

图 6-7-1-1
窝沟龋

【鉴别诊断】

（1）色素沉着：色素在临床中肉眼可见，根据着色的原因不同可以表现为褐色或黑色等。

（2）平滑面龋：龋坏多见于邻接面接触点下方、颊舌面近龈缘牙颈部。

（顾　敏　王佩佩）

二、中龋

中龋（intermediate caries）是指发生于牙本质浅层的龋，除了颜色变化外，大多有对冷热酸甜敏感症状。

如图 6-7-1-2 所示，患者，女性，14 岁，两年正畸治疗结束检查发现。查体见患者正畸结束后右上侧切牙唇侧龋损，腐质较软，达牙本质浅层，牙龈轻度肿胀，探诊后出血，软垢沉积较多，未能探及牙周袋。

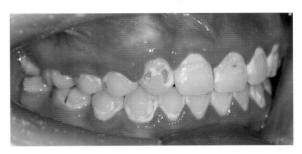

图 6-7-1-2
中龋

【鉴别诊断】

（1）深龋：深龋龋坏达牙本质深层，冷热刺激进入龋洞内引起酸痛。

（2）浅龋：浅龋龋坏仅累及牙釉质，一般无明显感受。

（顾　敏　王佩佩）

三、深龋

深龋（deep caries）是指龋损已发展到牙本质深层，此时刺激症状明显，检查时常可见较深的龋洞。

如图 6-7-1-3 所示，患者，女性，13 岁，咨询矫正口内检查发现。查体见患者左上尖牙唇侧大面积龋损，腐质较多，质软，黑褐色，达牙本质深层。

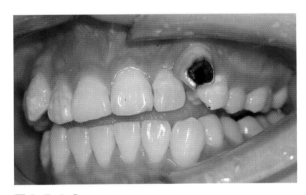

图 6-7-1-3
深龋

【鉴别诊断】

（1）浅龋：浅龋龋坏仅累及牙釉质，一般无明显感受。

（2）中龋：中龋龋坏达牙本质浅层，冷刺激入洞不引起明显疼痛。

（顾　敏　王佩佩）

四、急性龋

急性龋（acute caries）见图 6-7-1-4，患儿，男性，6 岁，患儿家长诉全口蛀牙三个月余。查体见患儿为替牙列，上颌全部牙龋坏或龋坏已充填或继发龋，龋损进展快，龋坏组织湿软，容易用挖匙剔除。

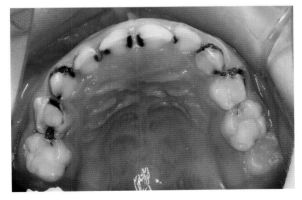

图 6-7-1-4
急性龋

【鉴别诊断】

（1）慢性龋：又称干性龋，进展缓慢，龋坏组织较干硬。

（2）猖獗龋：又称猛性龋，为急性龋的一种类型，进

605

展快速，不易患龋的下前牙也龋坏，常见于放射性龋，舍格伦综合征、严重全身疾病患者。

（顾　敏　王佩佩）

五、猖獗龋

猖獗龋（rampant caries）俗称猛性龋，是急性龋的一种类型，病变进展很快，多数牙在短期内同时患龋，常见于颌面及颈部接受放射治疗的患者。

如图 6-7-1-5 所示，患者，女性，43 岁，下颌牙齿逐渐变黑脱落数年。查体见患者下牙列全部为残根，无正常牙齿；自述反复口干、眼干 10 年。猖獗龋是干燥综合征的特征之一。临床上当患者出现与饮食结构、生活习惯、年龄等不相符的猖獗龋致牙齿脱落时，应考虑干燥综合征可能，行抗核抗体谱检查可协助诊断。

【鉴别诊断】

（1）牙本质敏感症：指当进食酸甜、冷热食物以及刷牙、咬硬物时牙齿酸痛症状，用探针在牙面滑动可找到过敏区，但牙齿无龋洞。

（2）慢性牙髓炎：不定期自发痛、激发痛及食物嵌塞痛，且疼痛有延续性，有轻度叩痛。

（马　艳）

六、奶瓶龋

奶瓶龋（nursing bottle caries）见图 6-7-1-6。

如图 6-7-1-6 所示，患儿，男性，4 岁，患儿家长诉患儿上前牙凹坑状。查体见患儿数颗上颌乳牙唇面牙颈部龋坏，而下颌切牙却无龋坏，病因是长期使用奶瓶喂养，属于特殊类型的低龄儿童龋。

【鉴别诊断】

（1）环状龋：龋坏沿乳前牙唇面、邻面迅速发展围绕牙颈部，环绕牙冠。常见病因为局部食物滞留及自洁作用较差。

（2）猖獗龋：又称猛性龋，为急性龋的一种类型，进展快速，不易患龋的下前牙也龋坏，常见于放射性龋，舍格伦综合征、严重全身疾病患者。

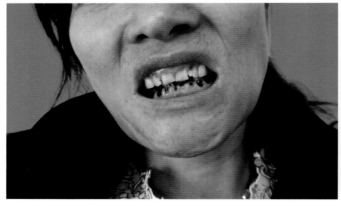

图 6-7-1-5
猖獗龋

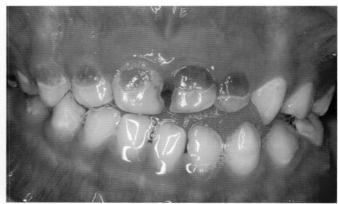

图 6-7-1-6
奶瓶龋

（顾　敏　王佩佩）

第二节　牙结构异常和着色牙

一、氟牙症

氟牙症（dental fluorosis），又称氟斑牙或斑釉（mottled enamel），具有地区性分布特点，为慢性氟中毒早期最常见且突出的症状（图6-7-2-1）。

如图6-7-2-1所示，患者，女性，31岁，前牙不美观求治，有高氟地区生活史。查体见患者全口牙面有散在云雾状斑块，牙齿的牙釉质上斑块存在从白垩色到褐色的不同程度着色，严重处可伴有釉质缺损，具有典型的地区性分布特点。

【鉴别诊断】

（1）牙釉质发育不全：深层牙本质外露成黄色，边界明确，与釉质生长线相平行，伴釉质缺损。

（2）四环素牙：四环素沉积于牙引起牙釉质发育不全，称四环素牙。牙齿呈黄色，在阳光照射下则呈现明亮的黄色荧光。只在牙齿发育期给药才能显现出来。

（顾　敏　王佩佩）

二、四环素牙

1950年，国外有报道四环素族药物引起牙着色称为四环素牙（tetracycline stained teeth）（图6-7-2-2）。

如图6-7-2-2所示，患者，女性，42岁，自诉牙齿色泽不佳，有服用四环素族药物史。查体见患者全口牙面呈不同程度黄褐色，前牙较后牙明显。一般在6~7岁后再给药，则不致引起牙变色。

【鉴别诊断】

（1）牙釉质发育不全：深层牙本质外露呈黄色，边界明确，与釉质生长线相平行，伴釉质缺损。

（2）氟牙症：散在云雾状局限性斑块，有高氟区生活史。

（顾　敏　王佩佩）

第三节　牙形态异常

一、畸形中央尖

畸形中央尖（abnormal central cusp）多见于下颌前磨牙，尤以第二前磨牙最多见，偶见于上颌前磨牙，常为对称发生（图6-7-3-1）。

如图6-7-3-1所示，患者，女性，17岁，面部肿胀一天余。查体见患者左上第二前磨牙畸形中央尖折断，中央

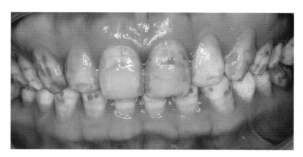

图6-7-2-1
氟牙症

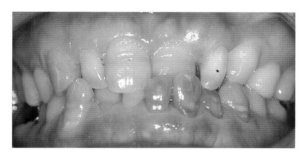

图6-7-2-2
四环素牙

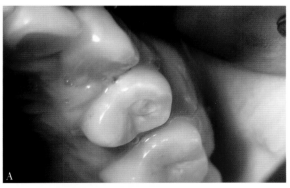

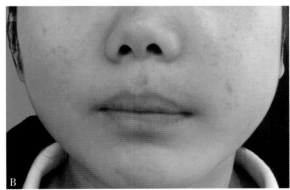

图6-7-3-1
畸形中央尖
A. 畸形中央尖折断；B. 继发口腔颌面部间隙感染。

尖内有牙髓伸入，折断后导致牙髓炎和根尖周炎，炎症扩散导致颌面部间隙感染。

【鉴别诊断】

（1）畸形舌侧尖：舌隆突呈圆锥形突起，有时突起成一牙尖，又称指状舌尖。

（2）牙中牙：牙内陷最严重的一种，牙齿呈圆锥状，且较其固有形态稍大，X线片示一颗牙包于牙中。

（李　华）

二、畸形舌侧尖

畸形舌侧尖（talon cusp），除舌侧窝内陷外，舌隆突呈圆锥形突起，有时突起成一牙尖。

如图6-7-3-2所示，患者，女性，16岁，自觉前牙形态异常前来咨询。查体见患者左上侧切牙牙体形态异常，腭侧可见类似一舌尖样突起。

【鉴别诊断】

（1）上颌乳侧切牙：牙冠宽度明显小于高度，切缘近中斜向远中，近中切角呈为一小圆角，远中切角圆钝，舌窝浅，颈嵴明显，邻面近似三角形，单根，根尖略偏向唇侧。

（2）不良修复体术后：曾行冠修复术，拆除全冠后牙体呈全冠预备形。

（顾　敏　王佩佩）

三、过小牙

个别牙若偏离了解剖上正常值的范围，且与牙列中其他牙明显不相称，称为过小牙（microdontia）或过大牙（macrodontia）。

如图6-7-3-3所示，患者，女性，24岁，自诉左上前牙两侧有缝隙。查体见患者左上侧切牙体积较同名牙显著过小，与邻牙之间有间隙，但钙化正常，牙过小影响美观。

【鉴别诊断】

（1）上颌乳侧切牙：牙冠宽度明显小于高度，切缘近中斜向远中，近中切角呈为一小圆角，远中切角圆钝，舌窝浅，颈嵴明显，邻面近似三角形，单根，根尖略偏向唇侧。

（2）不良修复体术后：曾行冠修复术，拆除全冠后牙体呈全冠预备形。

（顾　敏　王佩佩）

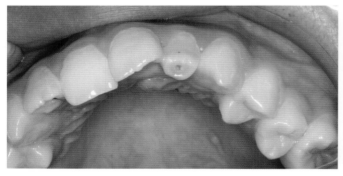

图6-7-3-2
畸形舌侧尖

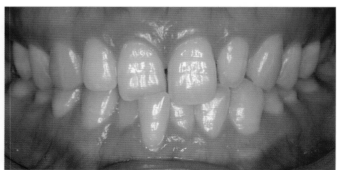

图6-7-3-3
过小牙

第四节　牙数目异常

一、额外牙

额外牙（supernumerary tooth）又称多生牙，为正常牙数之外多生的牙。

如图 6-7-4-1 所示，患儿，男性，8 岁，患儿家长诉乳牙脱落后仅萌出 1 颗恒牙。查体见患儿为替牙列，乳前牙脱落，上前牙区见一不规则锥形牙齿萌出。曲面断层片示右上中切牙牙颈部一枚埋伏的形态不规则牙齿及左上中切牙殆方已萌出多生牙一枚。

如图 6-7-4-2 所示，患儿，男性，9 岁，家长发现上前牙缝隙增大 1 个月余。查体见 11、21 间存在明显缝隙，CBCT 拍片发现上前牙区倒置多生牙一枚。

如图 6-7-4-3 所示，患者，男性，13 岁，咨询矫正拍曲面断层片发现。曲面断层片显示双侧下颌前磨牙区五枚多生牙胚影像，双侧位置基本对称，其恒牙未有缺失。

如图 6-7-4-4 所示，患者，男性，20 岁，自觉下颌牙列拥挤。查体见患者为恒牙列，恒牙未有缺失，双侧下颌第二前磨牙与第一磨牙间舌侧不规则形态牙齿两枚，其形态与乳牙不同，为多生牙。

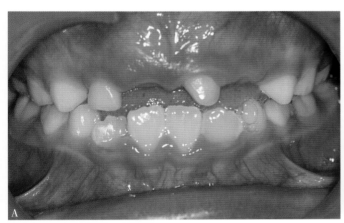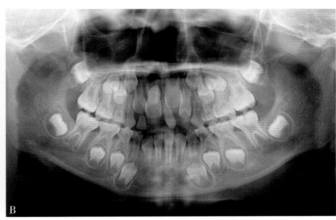

图 6-7-4-1
上颌萌出多生牙
A. 口内像；B. 曲面断层片。

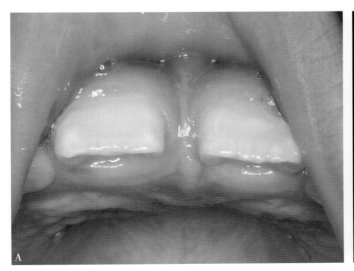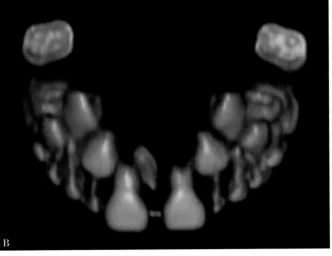

图 6-7-4-2
上颌埋伏多生牙
A. 口内像；B. CBCT 图像。

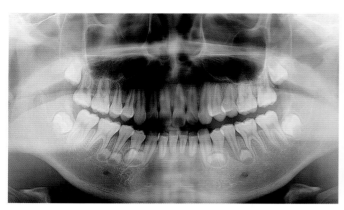

图 6-7-4-3
下颌埋伏多生牙

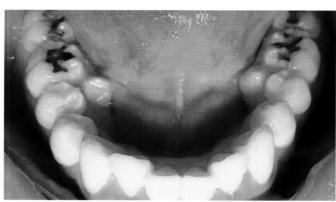

图 6-7-4-4
下颌舌侧多生牙

【鉴别诊断】

（1）乳牙滞留：指乳牙未及时脱落但恒牙未萌出或恒牙未萌出但乳牙保留在恒牙列中。

（2）融合牙：牙冠区域釉质或牙本质发生融合，共同牙根。

（3）恒牙埋伏阻生：口内恒牙未萌出，拍片示恒牙位于骨内。

（4）牙瘤：牙瘤为牙源性肿瘤，生长于颌骨内，瘤体内可含有不同发育阶段的各种牙胚组织或牙，数目不等，形态不规则，周围有纤维被膜。

（5）正常恒牙胚影像：注意结合口内恒牙萌出情况和 X 线片牙胚数目进行鉴别。

（顾　敏　王佩佩　袁　华　刘　博）

二、先天性缺牙

先天性缺牙（congenital absent teeth）属于牙齿数目异常，指全口牙列部分或全部缺失，无拔牙史和牙齿脱落，影像检查中未见相应的缺失恒牙牙胚。

如图 6-7-4-5 所示，患者，男性，20 岁，自觉乳牙松动前来就诊。查体见患者为恒牙列，口内左下第二乳磨牙滞留，曲面断层片示第二乳磨牙近中根吸收，根方未见对应恒牙胚。

【鉴别诊断】

（1）多生牙：患者左下龋坏牙齿形态近似第二乳磨牙，曲面断层片示其近中根已吸收。

（2）牙列拥挤：患者左下后牙区牙弓长度足以容纳正常第二前磨牙，曲面断层片示未见左下第二前磨牙牙胚影。

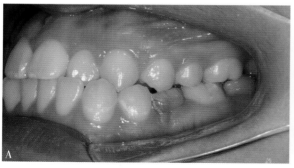

图 6-7-4-5
乳牙滞留伴先天性缺牙
A. 口内像；B. 曲面断层片。

（顾　敏　王佩佩）

第五节　牙萌出异常

一、牙齿扭转

牙齿扭转（tooth torsion）见图 6-7-5-1。

如图 6-7-5-1 所示，患者，男性，13 岁，咨询矫正口腔检查发现。查体见患者为恒牙列，口内像可见右上第二前磨牙形态同对侧同名牙，但颊舌两侧形态扭转。

【鉴别诊断】

（1）不良修复体：无修复治疗史，牙体组织正常无磨损。

（2）锥形牙：过小牙是指小于正常牙的牙齿，过小牙的形态常呈圆锥形，又称锥形牙（cone shaped tooth）。

（顾　敏　王佩佩）

二、乳牙下沉

乳牙下沉（submerged deciduous teeth）见图 6-7-5-2。

如图 6-7-5-2 所示，患者，男性，19 岁，咨询矫正口腔检查发现。查体见患者左下第二乳磨牙滞留口内，咬合面低于邻牙，患牙检查时无病理性松动度，叩诊声音清脆。

【鉴别诊断】

（1）牙齿形态异常：该低于邻牙咬合面的牙齿形态同下颌第二乳磨牙，对侧同名牙已正常萌替。

（2）嵌入性牙脱位：患者无创伤史，周围牙龈无撕裂，渗血。

（顾　敏　王佩佩）

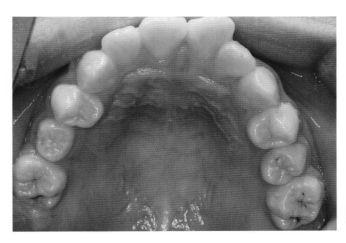

图 6-7-5-1
前磨牙扭转

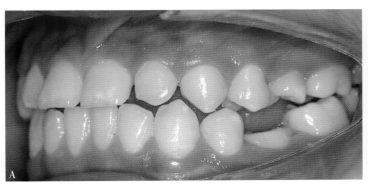
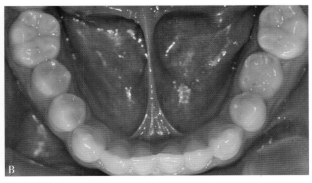

图 6-7-5-2
乳牙下沉
A. 颊面观；B. 咬合面观。

三、阻生牙

阻生牙（impacted teeth）是指由于邻牙、骨或软组织的阻碍而只能部分萌出或完全不能萌出，且以后也不能萌出的牙。引起牙阻生的成因，主要原因是随着人类的进化，颌骨的退化与牙量的退化不一致，导致骨量相对小于牙量，颌骨缺乏足够的空间容纳全部恒牙。临床常见为阻生智齿（impacted wisdom tooth）。

如图 6-7-5-3 所示，患者，女性，56 岁，咨询矫正口腔检查发现。曲面断层片示双侧第三磨牙在颌骨内位置不当，不能萌出到正常咬合位置，根据阻生牙的位置和朝向，诊断为左下第三磨牙（智齿）倒置骨埋伏阻生，右下第三磨牙（智齿）水平骨埋伏阻生。

如图 6-7-5-4 所示，患者，男性，15 岁，发现左上颌缺牙 1 个月余。查体口内未见 23 号牙萌出，CBCT片显示 23 埋伏阻生。

【鉴别诊断】

（1）牙瘤：牙瘤常见于青年人，生长缓慢，早期无自觉症状。往往因牙瘤所在部位发生骨质膨胀，或牙瘤压迫神经产生疼痛才被发现，牙瘤患者常有缺牙现象。影像上常见有很多大小形状不同、类似发育不全牙。

（2）多生牙：又称额外牙，指超出正常牙列数目之外的牙齿，是一种常见的牙齿数目异常。

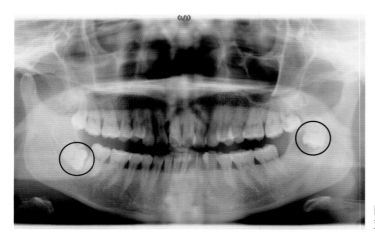

图 6-7-5-3
双侧阻生智齿

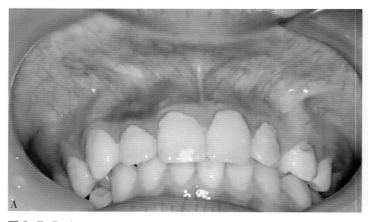
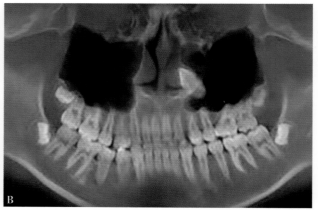

图 6-7-5-4
左上尖牙阻生
A. 口内像；B. CBCT 影像。

（顾　敏　王佩佩　刘　博）

第六节　牙急慢性损伤

一、简单冠折

简单冠折（uncomplicated crown fracture）见图 6-7-6-1，患者，男性，21 岁，右上中切牙因外伤导致冠折 3 天。查体见右上中切牙远中切端 1/3 缺损，未及牙髓。在保护好牙髓的情况下，行前牙区美学修复术。

【鉴别诊断】

（1）根折：有创伤史，牙齿有不同程度的疼痛及松动，X 线片检查是诊断根折的重要依据。

（2）冠根折：有创伤史，多有牙髓暴露及明显咬合痛，X 线检查和透照法可辅助诊断。

（顾　敏　王佩佩）

二、复杂冠折

复杂冠折（complicated crown fracture）见图 6-7-6-2，患者，男性，13 岁，因外伤牙齿折断半小时。查体见患者右下中切牙冠折，可见一粉色露髓点。

【鉴别诊断】

（1）根折：有创伤史，牙齿有不同程度的疼痛及松动，X 线片检查是诊断根折的重要依据。

（2）冠根折：有创伤史，多有牙髓暴露及明显咬合痛，X 线检查和透照法可辅助诊断。

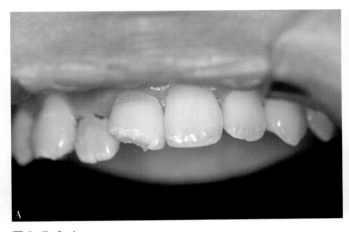
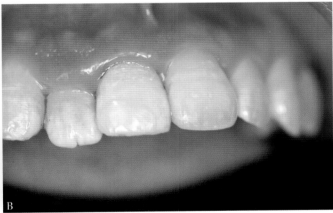

图 6-7-6-1
上前牙简单冠折
A. 右上中切牙冠折；B. 美学树脂修复术后。

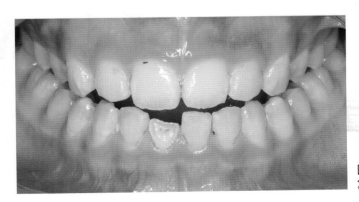

图 6-7-6-2
复杂冠折

（李　华）

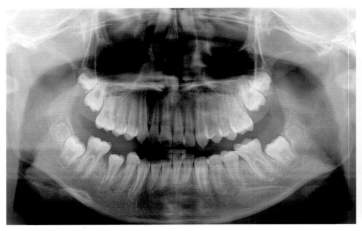

图 6-7-6-3
根折

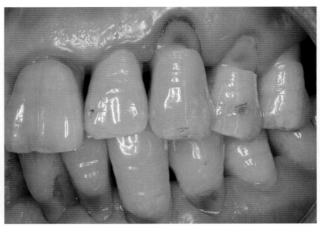

图 6-7-6-4
楔状缺损

三、根折

根折（root fracture）见图 6-7-6-3，患儿，男性，11 岁，外伤后牙松动两天。曲面断层片见患者右上中切牙牙根上 1/3 一横向折裂线，左上中切牙切 1/3 缺损。

【鉴别诊断】

（1）冠折：折断线位于牙冠。

（2）牙震荡：牙周膜的轻度损伤，通常不伴牙体组织的缺损。

（顾　敏　王佩佩）

四、楔状缺损

楔状缺损（wedge-shaped defect）是一种非龋性牙颈部慢性损伤，是指发生在牙齿唇、颊面颈部的慢性硬组织缺损。

如图 6-7-6-4 所示，患者，男性，55 岁，左侧多数牙冷热刺激一过性敏感多年。查体见患者左侧多数牙牙颈部牙体缺损，缺损呈楔形，牙本质暴露，冷热刺激引起一过性敏感。

【鉴别诊断】

（1）急性牙髓炎：典型表现为自发痛、夜间痛、阵发痛、牵涉痛，疼痛往往不能定位。

（2）牙外伤：有外伤史，冠部牙体缺损常发生在牙尖或切端。

（顾　敏　王佩佩）

第七节　牙髓根尖周病

一、慢性牙髓炎

慢性牙髓炎（chronic pulpitis）是临床上最为常见的一型牙髓炎，有时临床症状很不典型，容易误诊而延误治疗。

如图 6-7-7-1 所示，患者，男性，22 岁，右下第一磨牙内肿物。查体见患者右下第一磨牙炎性牙髓组织增生，呈息肉状，经穿髓孔突出，牙髓息肉充满龋洞。

【鉴别诊断】

（1）牙龈息肉：多是牙龈乳头向龋洞增生所致。若息肉蒂部在患牙邻面龋洞龈壁外侧的龈乳头位置即可证实判断。

（2）牙周膜息肉：发生于多根牙的龋损发展过程中，髓腔穿通，髓室底遭到破坏，外界刺激使根分叉处的牙周膜反应性增生，肉芽组织经过髓室底穿孔处进入髓腔。

（李　华）

二、牙髓坏死

牙髓坏死（pulp necrosis）常由各型牙髓炎发展而来，也可因外伤打击，正畸矫治所施加的过度创伤力，修复治疗进行牙体预备时的过度手术切割产热，以及使用某些修复材料所致的化学刺激或微渗漏引起。

如图6-7-7-2所示，患者，男性，21岁，左上中切牙外伤半年，牙冠变色求治。查体见患者左上中切牙牙齿变色呈暗黄色或灰色，无光泽，无疼痛症状，冷、热诊、电诊均无反应，牙体组织完整。

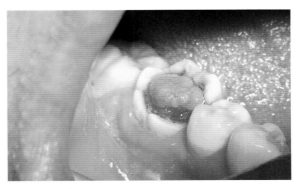

图 6-7-7-1
慢性增生性牙髓炎

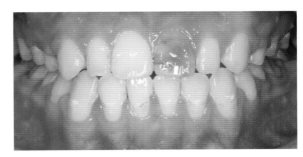

图 6-7-7-2
牙髓坏死

【鉴别诊断】

（1）急性牙髓炎：典型表现为自发痛、夜间痛、阵发痛、牵涉痛，疼痛往往不能定位。

（2）牙齿外源性着色：进入口腔的外来色素或口腔中细菌产生的色素在牙面沉积导致的牙齿着色。

（顾　敏　王佩佩）

三、慢性根尖周炎

慢性根尖周炎（chronic apical periodontitis，CAP）是指因根管内长期存在感染及病原刺激物而导致的根尖周围组织慢性炎症反应，表现为炎症性肉芽组织的形成和牙槽骨的破坏。

如图6-7-7-3所示，患者，男性，46岁，右上后牙区牙龈反复肿包破裂。查体见患者右上第二前磨牙前庭沟处一牙龈窦道，有反复肿胀史。曲面断层片示右上第一磨牙近中根尖处不规则透射影。

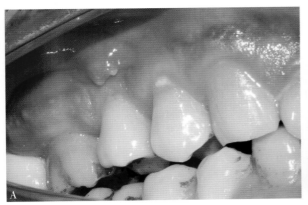
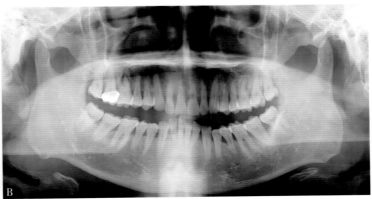

图 6-7-7-3
慢性根尖周炎
A. 口内像；B. 曲面断层片。

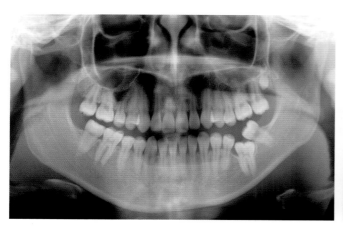

图 6-7-7-4
根骨粘连

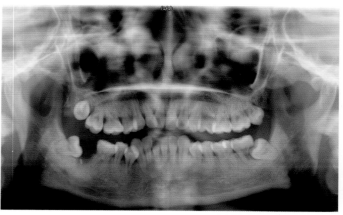

图 6-7-7-5
牙根外吸收

【鉴别诊断】

（1）根尖周囊肿（periapical cyst）：通常无自觉症状，囊肿增大使颌骨壁变薄、隆起，扪诊有乒乓球样感。牙髓无活力，X 线片示根尖周边界清楚透射区，周围有骨白线。

（2）根尖周肉芽肿（periapical granuloma）：患者一般无自觉症状，牙髓无活力，X 线片可见根尖周边界清晰的圆形或椭圆形稀疏区。根尖肉芽肿可维持较长时间相对稳定。

（李　华）

四、根骨粘连

根骨粘连（ankylosed teeth）见图 6-7-7-4，患者，男性，22 岁，曲面断层片见患者左下第一磨牙根尖区无牙周膜间隙，牙槽骨与牙骨质（或牙本质）发生粘连，导致牙齿无法正常萌出到咬合平面。

【鉴别诊断】

（1）根折：X 线片可见根折线，牙周膜影像不连续。

（2）成牙骨质细胞瘤：由不规则形或圆形团块的牙骨质样组织组成，与牙根相融合，常使牙根吸收。

（顾　敏　王佩佩）

五、牙根外吸收

牙根外吸收（external resorption）见图 6-7-7-5，患者，男性，26 岁，曲面断层片见左下第三磨牙（智齿）近中阻生压迫左下第二磨牙远中牙根造成牙根外吸收。

【鉴别诊断】

（1）根面龋：龋坏组织位于牙根表面，造成牙体缺损。

（2）牙根内吸收：X 线片示牙根影像尚存，根管影像不均匀增宽。

（顾　敏　王佩佩）

第八章　颞下颌关节疾病

颞下颌关节是颌面部具有转动（rotation）和滑动（gliding movement）运动功能的左右联动关节，是人体解剖和运动都最复杂的关节之一，主要功能是参与咀嚼、言语、吞咽和表情等。

第一节 髁突特异性吸收

髁突特异性吸收（idiopathic condylar resorption，ICR）是指不明原因引起的髁突吸收、髁突高度降低、牙颌面形态发生变化的骨吸收性疾病，多发于 15～35 岁的骨性Ⅱ类错颌畸形，伴有前牙开𬌗、高𬌗平面角及下颌平面角、下颌后缩的女性患者。

如图 6-8-1-1 所示，患者，女性，21 岁，下颌后缩伴前牙开合 8 年余。查体见患者下颌后缩，下颌平面角高陡，前牙开𬌗，口内咬合不稳定，习惯性下颌前伸咬合。颞下颌关节 MRI 影像显示双侧髁突体积变小，骨皮质变薄或消失，髁突及下颌支骨髓腔信号降低，双侧关节盘不可复性前移。

【鉴别诊断】

（1）颞下颌关节骨关节病：影像学检查可见关节骨质增生或吸收，骨皮质硬化，骨赘形成或囊性变等髁突改变，一般无下颌支高度降低及其导致的前牙开合等临床表现。

（2）髁突发育不足：表现为髁突体积和形态减小，而非髁突骨质吸收引起的升值高度降低。

（3）髁突肿瘤：一般为单侧，影像学检查可见新生物影像，骨质增生或溶骨性破坏。

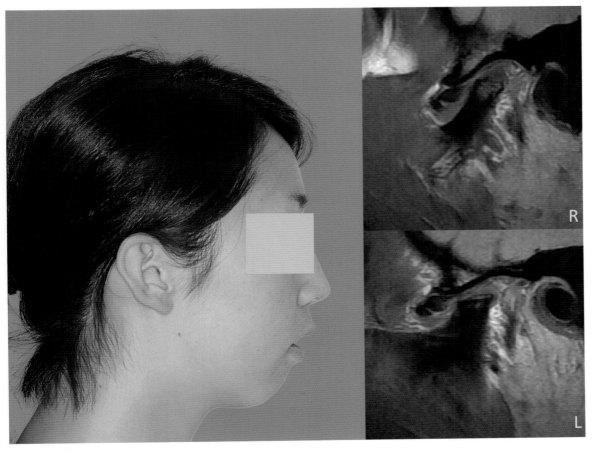

图 6-8-1-1
髁突特异性吸收

（毛丽霞　崔　娅）

第二节　颞下颌关节强直

　　颞下颌关节强直（ankylosis of temporomandibular jiont）是指因器质性病变导致长期开口困难或完全不能开口者。可分为关节内强直和关节外强直（图 6-8-2-1）。

　　如图 6-8-2-1 所示，患者，男性，42 岁，张口受限伴疼痛 2 年余。查体见患者下颌左偏，重度张口受限，检查常有颞下颌关节区压痛。CBCT 见髁状突影像不清，颞下颌关节区连续骨性结构。

【鉴别诊断】

　　颌骨骨折：颌面部骨折常有明确病因，影像可辅助鉴别诊断。

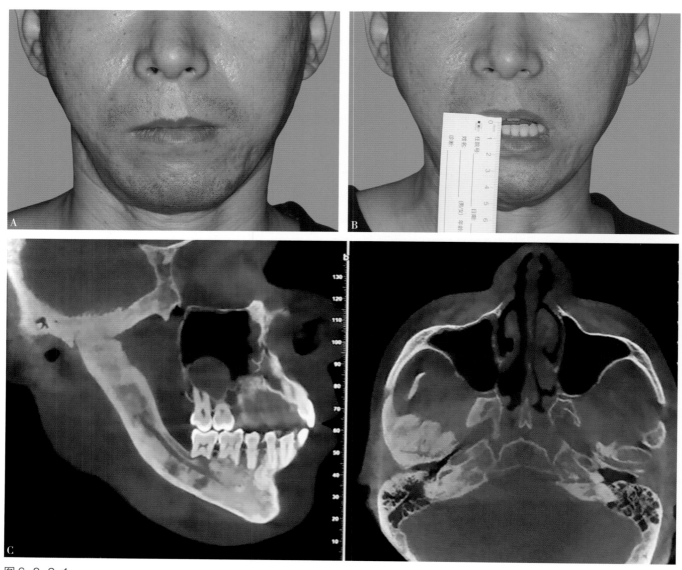

图 6-8-2-1
颞下颌关节强直
A. 正面照（下颌左偏）；B. 正面开口照（张口受限）；C. CBCT 影像。

（袁　华）

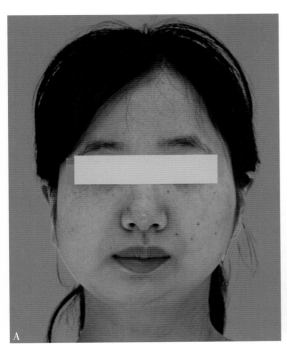

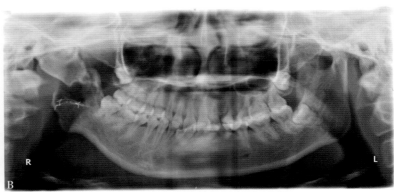

图 6-8-3-1
颞下颌关节强直继发颌骨畸形
A. 正面照；B. 曲面断层片。

第三节　颞下颌关节强直继发颌骨畸形

颞下颌关节强直继发颌骨畸形（dentofacial deformity secondary to temporomandibular joint ankylosis）是儿童时期发生的关节强直所导致的张口受限以及不同程度的颌面部畸形，尤其是下颌骨的发育障碍，导致面部畸形（图 6-8-3-1）。

如图 6-8-3-1 所示，患者，女性，22 岁，进行性开口困难 10 余年。查体见患者面部两侧不对称，颏部偏向患侧，患侧面部较对侧丰满；面下 1/3 短小，下颌后缩；关节成形术后 X 线片可见患侧髁突与关节结节融合，患侧升支高度明显降低，颏部偏向患侧。

【鉴别诊断】

（1）关节内强直：常伴化脓性炎症史、损伤史等，无明显颌间瘢痕，儿童期发病常合并严重的面下部发育畸形、咬合关系错乱。X 线示关节间隙消失，关节部融合呈骨球状，但纤维性强直的关节间隙存在但模糊。

（2）关节外强直：常伴口腔溃疡、上下颌骨骨折史、烧伤以及放射治疗史，有颌间瘢痕，面下部发育畸形较轻，咬合关系轻度错乱。X 线示关节部正常，上颌与下颌支间间隙可以变窄，密度增高。

（毛丽霞　崔　娅）

第九章　口腔颌面部肿瘤

口腔颌面部肿瘤可分为颌面部囊肿、良性肿瘤和瘤样病变以及恶性肿瘤。

第一节　颌面部囊肿

口腔颌面部囊肿可分为颌骨囊肿（jaw cyst）及软组织囊肿。颌骨囊肿是指在颌骨内出现一含有液体的囊性肿物，逐步增大、颌骨膨胀破坏，据其发病原因可分为牙源性及非牙源性两大类。

一、含牙囊肿

含牙囊肿（dentigerous cyst）见图 6-9-1-1。

如图 6-9-1-1 所示，患者，男性，38 岁，行牙周检查时拍片发现。影像学检查示患者上颌前牙根尖区椭圆形透射区，边缘清晰整齐，囊腔内含有一牙冠，为多生牙。

【鉴别诊断】

（1）鼻腭管囊肿：囊肿增大后多向口内突出，肿胀部位位于腭中线的前部。X 线检查可见上颌骨中线呈圆形、卵圆形或心形透射区。

（2）根尖囊肿：由于根尖肉芽肿、慢性炎症的刺激，引起牙周膜内的上皮参残余增生。增生的上皮团中央发生变性与液化，周围组织液不断渗出，逐渐形成囊肿。

（顾　敏　王佩佩）

二、鼻腭囊肿

鼻腭囊肿（nasopalatine cyst）见图 6-9-1-2，患者，男性，39 岁，上前牙区疼痛一周余。查体见患者上中切牙腭侧黏膜鼓胀，呈蓝紫色，触诊常可及骨质膨胀或波动感。X 线见鼻腭管处大面积低密度影像，周缘骨白线包绕。

【鉴别诊断】

牙源性颌骨囊肿：颌骨囊肿常不能通过临床表现明确区分，影像学信息可辅助诊断，常需病理检查明确诊断。

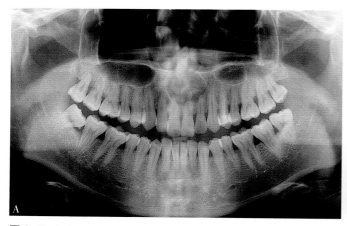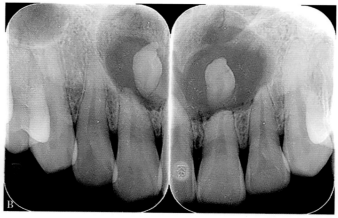

图 6-9-1-1
含牙囊肿
A. 曲面断层片；B. 根尖片。

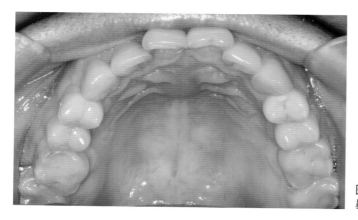

图 6-9-1-2
鼻腭囊肿

（袁　华）

三、上颌骨囊肿

上颌骨囊肿（maxillary bone cyst）见图 6-9-1-3，患者，男性，57 岁，自觉上前牙出逐渐膨大 2 个月余。查体见患者上颌前庭沟饱满，扪诊有乒乓球样压弹感。曲面断层片示上颌骨大面积阴影，边界清楚。

【鉴别诊断】

（1）含牙囊肿：又称滤泡囊肿，发生于牙冠或牙根形成之后，在缩余釉上皮与牙冠面之间出现液体渗出而形成含牙囊肿。

（2）根尖囊肿：由于根尖肉芽肿、慢性炎症的刺激，引起牙周膜内的上皮参残余增生。增生的上皮团中央发生变性与液化，周围组织液不断渗出，逐渐形成囊肿。

（谈万业）

四、下颌骨囊肿

下颌骨囊肿（mandibular cyst）见图 6-9-1-4，患儿，男性，7 岁，咨询矫正口腔检查发现。颌骨进行性无痛性肿大，进展缓慢，扪诊有乒乓球样压弹感。曲面断层片见患儿右侧下颌骨升支卵圆形密度减低区，边界清楚，边缘光滑锐利。

【鉴别诊断】

（1）含牙囊肿：又称滤泡囊肿，发生于牙冠或牙根形成之后，在缩余釉上皮与牙冠面之间出现液体渗出而形成含牙囊肿。

（2）根尖囊肿：由于根尖肉芽肿、慢性炎症的刺激，引起牙周膜内的上皮参残余增生。增生的上皮团中央发生变性与液化，周围组织液不断渗出，逐渐形成囊肿。

（顾　敏　王佩佩）

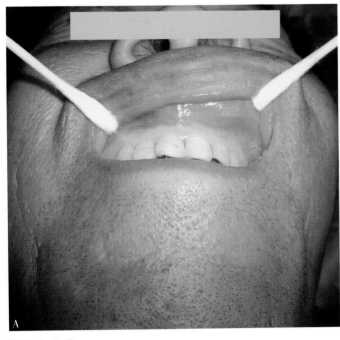
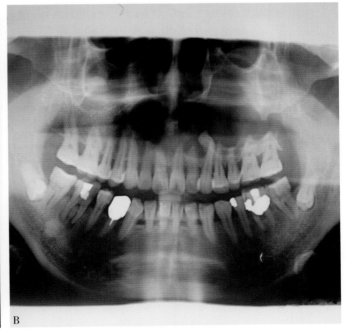

图 6-9-1-3
上颌骨囊肿
A. 口内像；B. 曲面断层片。

五、皮脂腺囊肿

皮脂腺囊肿（sebaceous cyst）见图 6-9-1-5，患者，男性，45 岁。查体见右颌下蚕豆大小肿物，囊肿位于皮内，向皮肤突出，与皮肤紧密粘连，囊肿中央可见一小色素点。内容物为白色凝乳状皮脂腺分泌物。

【鉴别诊断】

表皮样囊肿：囊肿表面的皮肤光滑，囊肿与皮肤无粘连，触诊时囊肿坚韧有弹性，似面团感。

（王陈飞）

六、甲状舌管囊肿

甲状舌管囊肿（thyroglossal cyst）是指在胚胎早期甲状腺发育过程中甲状舌管退化不全、不消失而在颈部遗留形成的先天性囊肿。甲状舌管囊肿的发生与性别无显著关系，男女均可发生，可发生于任何年龄，但以 30 岁以下青少年为多见。

如图 6-9-1-6 所示，患儿，女性，10 岁，发现颈部肿物两周。查体见患儿颈前偏左的囊性肿物，肿物随吞咽上下活动，触诊质软、周界清楚，与表面皮肤及周围组织无粘连。

【鉴别诊断】

（1）舌异位甲状腺：舌异位甲状腺又称舌甲状腺，舌甲状腺常位于舌根部或舌盲孔的咽部，呈瘤状突起。患者常有言语不清，呈典型的"含橄榄"语音。

（2）鳃裂囊肿：多为第二鳃裂囊肿，表面光滑，质地软，可有波动感，生长缓慢，患者常无自觉症状。

（谈万业）

七、鳃裂囊肿

鳃裂囊肿（branchial cleft cyst）属于鳃裂畸形，是先天性疾病，由各对鳃裂未完全退化的组织发育而成。

如图 6-9-1-7 所示，患者，男性，34 岁，发现右颌下肿物 3 个月余。查体见舌骨水平，胸锁乳突肌上 1/3 前缘附近圆形质软肿物，触诊囊肿表面光滑，质地软，有波动感。MRI 可见右颌下区囊性肿物。

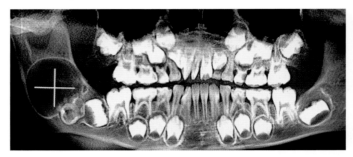

图 6-9-1-4
下颌骨囊肿

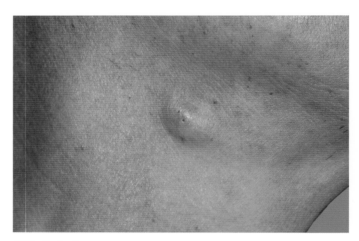

图 6-9-1-5
皮脂腺囊肿

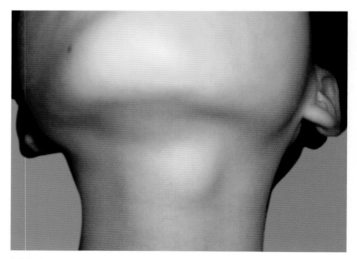

图 6-9-1-6
甲状舌管囊肿

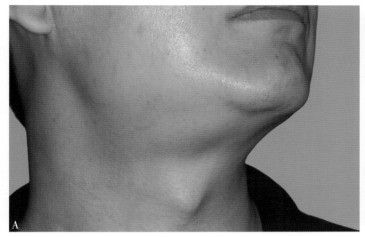

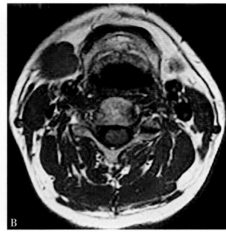

图 6-9-1-7
鳃裂囊肿
A. 面相；
B. MRI。

【鉴别诊断】

甲状舌管囊肿：常发生于颈正中线，质软、界清，与表面皮肤及周围组织无粘连。其随吞咽运动有一定移动，穿刺检查有时可抽出透明、微浑浊的黄色稀薄或黏稠性液体。

（袁　华）

第二节　牙源性肿瘤

一、成釉细胞瘤

成釉细胞瘤（ameloblastoma）是常见的牙源性上皮性良性肿瘤之一，生长缓慢，但有局部侵袭性，如切除不彻底，复发率很高，但基本无转移倾向。

如图 6-9-2-1 所示，患者，男性，右下后牙区疼痛不适 5 个月余。查体见患者口内右下后牙区颊侧骨质膨隆，X 线见右下颌角处多房状囊肿样阴影，囊壁边缘不整齐，呈半月形切迹。47 号牙远中根吸收。肿物向颊舌向膨隆。

【鉴别诊断】

牙源性角化囊性瘤：囊肿在 X 线片上为一清晰圆形或卵圆形的透明阴影，边缘整齐，周围常呈一明显白色骨质反应线，有时边缘可不整齐，牙源性角化囊性瘤和成釉细胞瘤有时很难区别，需借助病理检查方能最后确诊。

（袁　华）

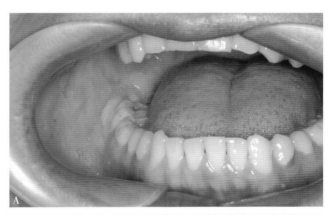

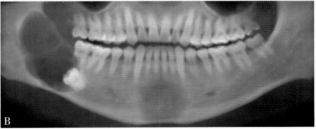

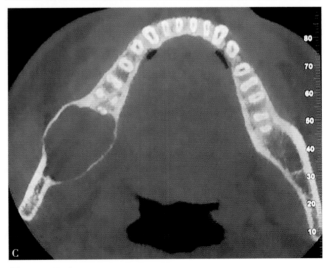

图 6-9-2-1
成釉细胞瘤
A. 口内像；B. 曲面断层；C. CT 影像。

623

二、牙瘤

牙瘤（odontoma）生长于颌骨内，由一个或多数牙胚组织异常发育增生而形成。其中可含有不同发育阶段的各种牙胚组织，直至成形的牙数目不等，可能有数个至数十个。

如图 6-9-2-2 所示，患者，男性，16 岁，左上前牙未萌 4 年。查体见患者左上恒牙迟萌，X 线见左上前牙区骨质膨胀，有很多大小形状不同、类似发育不全牙的影像。在影像与正常骨组织之前有一条清晰的阴影，为牙瘤的被膜。

【鉴别诊断】

牙骨质瘤：牙骨质瘤来源于牙胚的牙囊或牙周膜，常见于青年人，女性较多。肿瘤紧贴于牙根部，可以单发或多发，硬度与骨质相似。肿瘤生长缓慢，一般无自觉症状，如肿瘤增大时，可发生牙槽突膨胀。X 线片显示根尖周围存在不透光阴影。

（袁　华）

三、牙骨质瘤

牙骨质瘤（cementoma）来源于牙胚的牙囊或牙周膜，发生的原因有人认为与内分泌和局部炎症刺激有关。肿瘤由成片状的牙骨质或呈圆形的牙骨质小体所组成，具有明显不规则的、强嗜碱性的生长。

如图 6-9-2-3 所示，患者，女性，46 岁，摄片发现左下颌骨肿物 1 周。患者常无自觉症状，在其他口腔问题就诊时摄片发现。X 线见 36 号牙远中牙根根尖一高密度影像，密度与密质骨相近，周缘有清晰的低密度影。

【鉴别诊断】

牙瘤：CT 上可见局限的大小形状不同、类似发育不全牙的影像。在影像与正常骨组织之前有一条清晰阴影，为牙瘤的被膜。

（袁　华）

四、牙源性黏液瘤

牙源性黏液瘤（odontogenic myxoma）主要发生在颌骨，软组织极少见。其组织来源可能为牙胚的牙乳头、牙囊或牙周膜，亦有观点认为其属牙源性纤维瘤的黏液样变。

如图 6-9-2-4 所示，患者，女性，22 岁，左颌面部肿胀 3 个月余。查体见患者口内左下颌骨颊侧膨隆。X 线见左下颌骨磨牙区骨质膨胀，骨质破坏呈多房性低密度透射影。

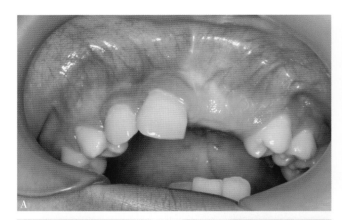
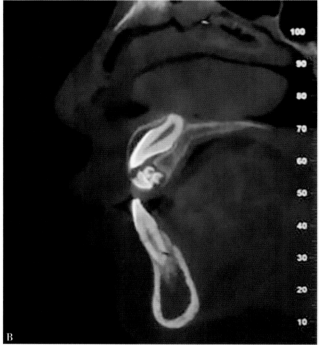

图 6-9-2-2
牙瘤
A. 口内像；B. CBCT。

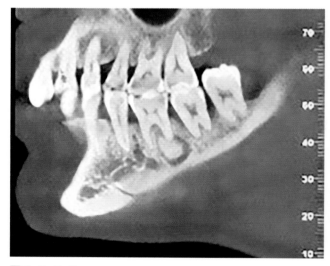

图 6-9-2-3
牙骨质瘤

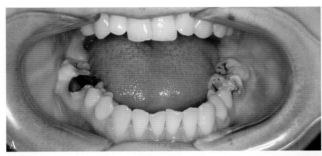
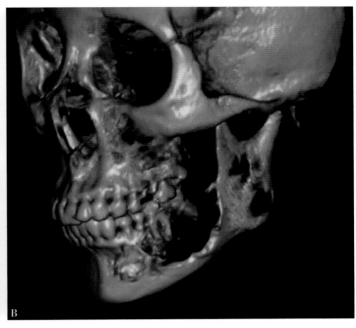
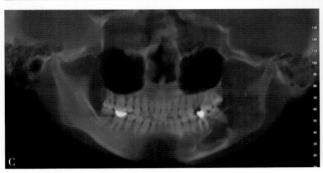

图 6-9-2-4
牙源性黏液瘤
A. 口内像；B. 三维重建；C. CBCT。

【鉴别诊断】

　　成釉细胞瘤：典型成釉细胞瘤的 X 线表现为早期呈蜂房状，以后形成多房性囊肿样阴影，单房比较少。成釉细胞瘤因为多房性及有一定程度局部浸润性，故周围囊壁边缘常不整齐、呈半月形切迹。

（袁　华）

第三节　非牙源性肿瘤及瘤样病变

一、骨化性纤维瘤

　　骨化性纤维瘤（ossifying fibroma）是较为常见的颌骨良性肿瘤，边界清楚。组织学上，肿瘤由富含细胞的纤维组织和表现多样的矿化组织构成。根据肿瘤中所含纤维成分和骨质成分比例的多寡，可分别命名为骨化性纤维瘤及纤维骨瘤。

　　如图 6-9-3-1 所示，患者，男性，14 岁，发现右上颌肿物 2 个月余。查体见患者颜面不对称，口内检查见右上颌骨颊向膨隆，X 线见右上颌骨局限性膨胀，病变向四周发展，但界限清楚，骨密度减低，病变内见不等量、不规则的钙化阴影。

【鉴别诊断】

　　骨纤维异常增殖症：骨纤维异常增殖症为发育畸形，发病年龄较早，病期较长，常为多发性，X 线片上表现为颌骨广泛性或局限性沿骨长轴方向发展，呈不同程度的弥散性膨胀，病变与正常骨之间无明显界限。两者常需组织病理学诊断。

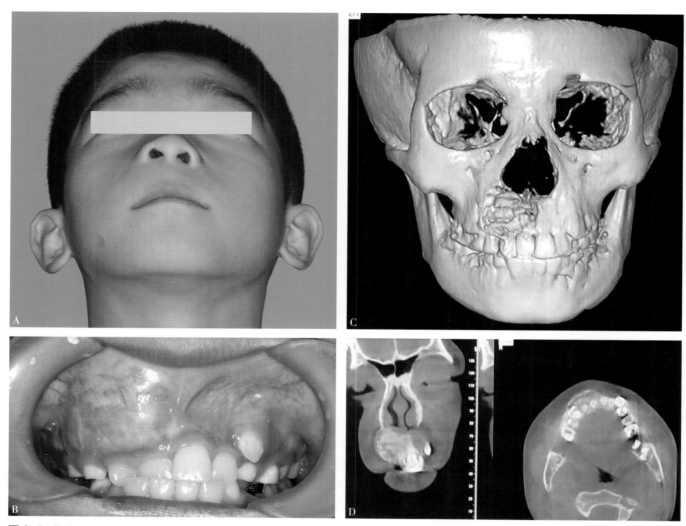

图 6-9-3-1
骨化性纤维瘤
A. 头后仰正面观；B. 口内像；C. 三维重建；D. CBCT。

（袁　华）

二、骨瘤

骨瘤（osteoma）为中医病名，是以肿块坚硬如石，紧贴于骨，推之不移为主要表现的肿瘤性疾病。骨瘤为良性骨肿瘤，好发于青少年。发生于下颌骨髁状突的骨瘤称为髁突骨瘤（condylar process osteoblastoma）。

如图 6-9-3-2 所示，患者，女性，28 岁。查体见患者双侧下颌骨不对称，左侧颌骨膨胀，表面可见因既往骨瘤切除术 + 植皮所遗留瘢痕。

如图 6-9-3-3 所示，患者，女性，38 岁，张口受限伴疼痛 6 个月余。查体见患者中度张口受限、下颌偏斜伴张口运动异常，CT 见髁状突骨性增生。

【鉴别诊断】

（1）骨纤维异常增殖症：非真性肿瘤，是骨内有化生为骨质能力的纤维组织异常增生，并取代正常骨质为特性的一种发育畸形。多见于 20 岁以下的年轻人，以上颌骨多见。

（2）成釉细胞瘤：多发生于青壮年，以下颌体和下颌角部为常见，易复发，具有高度局部侵袭性，属临界瘤。生长缓慢，初期无自觉症状，逐渐发展可使颌骨膨大，造成面部畸形。

（3）颞下颌关节紊乱病：临床表现如关节痛、关节杂音或弹响、张口受限等常相似，髁突骨瘤常有关节区

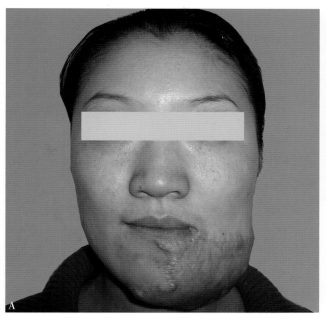 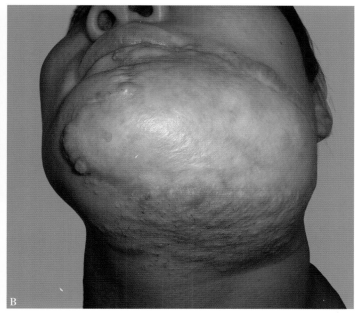

图 6-9-3-2
下颌骨骨瘤
A. 正面观；B. 局部。

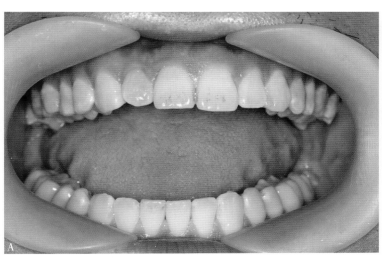 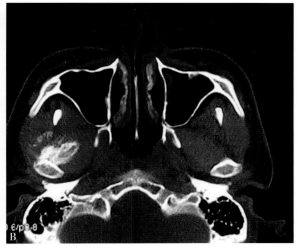

图 6-9-3-3
髁突骨瘤
A. 张口受限；B. CT。

膨隆、下颌偏斜，健侧呈反殆或对刃咬合，部分患者可存在患侧关节疼痛、弹响或杂音等关节功能紊乱症状。

（朱国雄　袁　华）

三、原发性滑膜骨软骨瘤病

原发性滑膜骨软骨瘤病（synovial chondromatosis），是一种少见的良性关节病，是由滑膜软骨化生而引起的一种关节病。

如图 6-9-3-4 所示，患者，女性，43 岁，咬合无力伴张口受限 4 年余。查体见前牙区轻度开口，张口受限。CT 见右颞下颌关节囊内见甚多颗粒状软骨样影像。

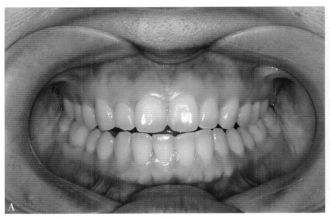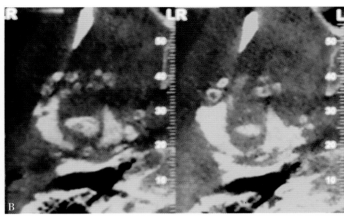

图 6-9-3-4
原发性滑膜骨软骨瘤病
A. 咬合紊乱；B. CBCT 影像。

【鉴别诊断】

颞下颌关节紊乱病：临床表现如关节痛，关节杂音或弹响、张口受限等常相似。某些患滑膜软骨瘤病的患者可存在患侧关节局部反复发生的轻度肿胀及轻中度开口受限，常于疲劳后发生，并可伴发热；此外，患侧咬合不紧亦较常见。

（袁　华）

四、神经纤维瘤

神经纤维瘤病（neurofibromatosis，NF）为常染色体显性遗传病，是由于基因缺陷使神经嵴细胞发育异常导致的多系统损害。根据临床表现和基因定位分为神经纤维瘤病Ⅰ型（NFⅠ）和Ⅱ型（NFⅡ）。

如图 6-9-3-5 所示，患儿，男性，5 岁，先天性左侧面部斑块伴局部肿物。查体见左下颌皮肤牛奶咖啡色斑块，界清，不规则，局部肿胀，质软，但不能压缩，皮肤松弛呈悬垂状下垂。

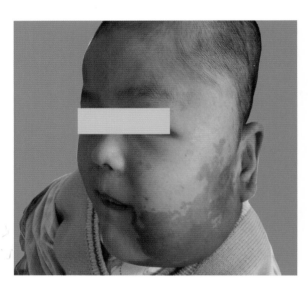

图 6-9-3-5
神经纤维瘤

【鉴别诊断】

（1）结节性硬化症（TSC）：又称 Bourneville 病，是一种常染色体显性遗传的神经皮肤综合征，也有散发病例。临床特征是面部皮脂腺瘤、癫痫发作和智能减退。

（2）骨纤维异常增殖症：非真性肿瘤，是骨内有化生为骨质能力的纤维组织异常增生，并取代正常骨质为特性的一种发育畸形。多见于 20 岁以下的年轻人，以上颌骨多见。

（朱国雄）

五、骨纤维异常增殖症

骨纤维异常增殖症（fibrous dysplasia of bone）是一种病因不明、缓慢进展的自限性良性骨纤维组织疾病。正常骨组织被吸收，而代之以均质梭形细胞的纤维组织和发育不良的网状骨骨小梁，可能系网状骨未成熟期骨成熟停滞或构成骨的间质分化不良所致。

如图 6-9-3-6 所示，患者，女性，26 岁，左侧颧面部膨隆 6 个月余。查体见患者左侧颧面部外突畸形，按压质硬，不可移动，无明显压痛。影像学检查对本病诊断有特殊意义。

【鉴别诊断】

骨化纤维瘤：临床呈缓慢生长，为孤立的损害，侵犯下颌骨多于上颌骨。X线呈轮廓清晰而膨大透明的外观，其中心部呈斑点状或不透明。镜下，以纤维骨的纤维成分为主。

（谈万业）

六、黑色素痣

黑色素痣（melanocytic nevus）是由一群良性的黑色素细胞聚集在表皮与真皮的交界处所产生的。

如图6-9-3-7所示，患者，女性，67岁，面部黑痣数年。查体见患者左侧颧面部一约1cm大小黑色素痣，突出皮肤表面，表面无破溃，痣周有疱疹样病损。

【鉴别诊断】

（1）细胞性蓝痣：好发于臀尾骶腰部，呈淡蓝色结节，表面光滑而不规则。镜下可见树枝状突的深黑色细胞大棱形细胞并集合成细胞岛，有核分裂相或坏死区时应考虑到有恶变的可能。

（2）基底细胞癌：多见于老年人面部较突出的部位。开始是一个皮肤色到暗褐色浸润的小结节，较典型者为蜡样、半透明状结节，有高起卷曲的边缘。基于它有较大的破坏性，又称侵袭性溃疡。

（谈万业）

七、脉管畸形——囊性淋巴管瘤

囊性淋巴管瘤（cystic lymphangioma）又称囊状水瘤，是由原始淋巴管发育增生形成的肿物，是一种先天性发育畸形，属于错构瘤性质，是肿瘤和畸形之间交界性病变。

如图6-9-3-8所示，患儿，男性，7岁，左侧颈部无痛性肿胀1个月余。查体见患儿左颈部锁骨上区肿物，表面皮肤正常，柔软，无压缩性，体位试验阴性，穿刺可抽出淡黄色透明液体。

【鉴别诊断】

（1）鳃裂囊肿：多为第二鳃裂囊肿，表面光滑，质地软，可有波动感，生长缓慢，患者常无自觉症状。

（2）颈动脉体瘤：表现为颈上部、胸锁乳突肌前缘的实性肿物，可有搏动感，DSA造影可确诊。

（谈万业）

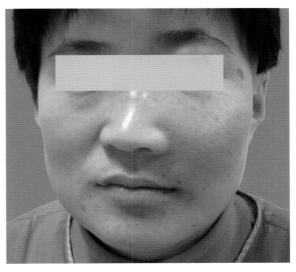

图6-9-3-6
骨纤维异常增殖症

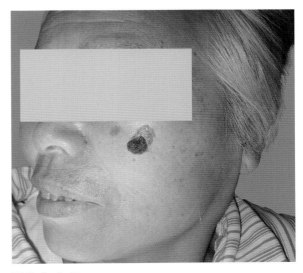

图6-9-3-7
黑色素痣

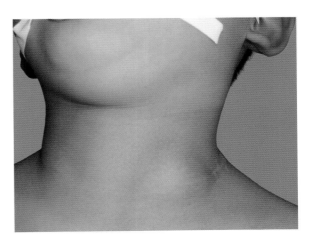

图6-9-3-8
囊性淋巴管瘤

八、多形性淋巴瘤

多形性淋巴瘤（pleomorphic lymphoma）是由多种形态的瘤性转化 T 细胞混合而成，皮肤多形 T 细胞淋巴瘤大都为继发，但少数也可原发。初发体征主要为皮肤结节或斑块，亦可同时累及淋巴结，晚期可累及淋巴结、肝、脾、骨髓等，该病病程短，发展快，多在 2 年内死亡。

如图 6-9-3-9 所示，患者，女性，65 岁，左侧面部缓慢肿大数年。查体见患者左侧腮腺区肿大，界清，质地中等，活动度可，病理检查可明确诊断。

【鉴别诊断】

（1）慢性复发性腮腺炎：也称慢性化脓性腮腺炎，表现为腮腺区反复肿胀、不适，局部无明显压痛，导管口可有胶冻样液体溢出，腮腺造影可确诊。

（2）腮腺良性肥大：多见于中老年人，多双侧发病，腺体呈弥漫性肿大，触诊柔软并均匀一致，无肿块及压痛。

（朱国雄）

九、脂肪瘤

脂肪瘤（lipoma）是一种常见的软组织良性肿瘤，由成熟脂肪细胞构成，可发生于身体任何有脂肪的部位。

如图 6-9-3-10 所示，患者，男性，59 岁，左侧耳后一肿物 2 个月。查体见患者左耳后一软性肿物，无明显触痛，病理示脂肪瘤。

【鉴别诊断】

（1）神经纤维瘤：可单发于颈部或全身多发，多无自觉症状，肿物多活动，质地中等。

（2）慢性复发性腮腺炎：也称慢性化脓性腮腺炎，表现为腮腺区反复肿胀、不适，局部无明显压痛，导管口可有胶冻样液体溢出，腮腺造影可确诊。

（谈万业）

十、钙化上皮瘤

钙化上皮瘤（calcifying epithelioma）见图 6-9-3-11，患者，男性，32 岁。查体见左面部皮下肿物，扁丘状，质地硬，形状不规则，边界清楚，与皮肤无粘连。

【鉴别诊断】

皮脂腺囊肿：球形或椭圆形与皮肤粘连，肿物中央可见色素点。

（王陈飞）

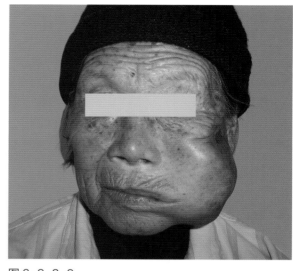
图 6-9-3-9
多形性淋巴瘤

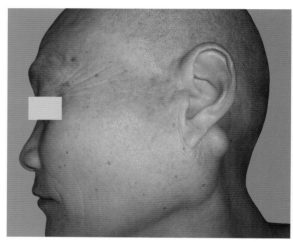
图 6-9-3-10
脂肪瘤

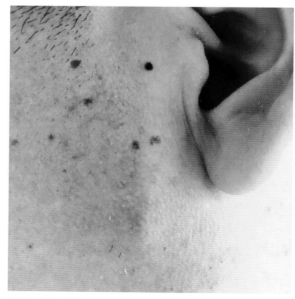
图 6-9-3-11
钙化上皮瘤

第四节 癌

一、颌面部皮肤癌

颌面部皮肤癌（epidermal cancer）见图 6-9-4-1，患者，男性，85 岁，左面部肿物逐渐增大半年。查体见左面部 6cm×5cm×3cm 增生物，突出于皮肤，皮下组织局部浸润，边缘较硬。鳞状细胞癌一般转移至耳前、下颌下、颈深上淋巴结。

（王陈飞）

二、腭鳞状细胞癌

腭鳞状细胞癌（squamous cell carcinoma of the palate）见图 6-9-4-2、图 6-9-4-3。

如图 6-9-4-2 所示，患者，男性，53 岁，腭部肿物渐进增大 5 个月余。查体见硬腭外生型肿物，表面呈"菜花"状，向深部侵犯腭部骨组织，形成洞穿性缺损。

如图 6-9-4-3 所示，患者，男性，58 岁，腭部溃破不愈 2 个月。查体见右侧软硬腭交界处向后可及一直径约 5cm 圆盘状溃疡面，质地中等，边界清楚，边缘组织稍硬。

【鉴别诊断】

乳头状瘤：质软有蒂，表明呈结节状、乳头状。患者无明显自觉症状。

（刘剑楠 王旭东 王陈飞）

三、中央性颌骨癌

中央性颌骨癌（central carcinoma of the jaws）主要发生自牙胚成釉上皮的剩余细胞。这些上皮细胞可残存于牙周膜、囊肿衬里以及来自成釉细胞瘤恶变。在组织类型上可以是鳞癌也可以是腺性上皮癌，且以后者多见。

如图 6-9-4-4 所示，患者，男性，59 岁，左颌面部反复肿胀 2 个月。查体见患者左上后牙区骨质膨隆。CT 见 25 号牙至左上颌结节处溶骨性破坏，边界不清，呈"虫蚀状"改变，硬腭及上颌窦壁均不连续。

【鉴别诊断】

（1）成釉细胞瘤：有轻度侵袭性的成釉细胞瘤早期也无自觉症状，逐步增大后可向颊舌向膨隆，一般不侵犯神经、牙龈。

（2）上颌窦炎：上颌窦炎症常有头疼，眶下区按压痛，流脓涕等症状，影像学常表现为上颌窦黏膜增厚，但不侵犯骨质。

（袁 华）

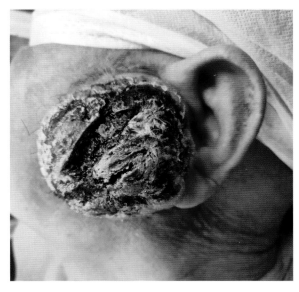

图 6-9-4-1
颌面部皮肤癌

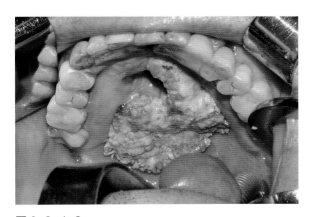

图 6-9-4-2
外生型腭鳞状细胞癌

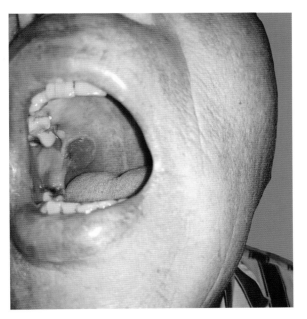

图 6-9-4-3
溃疡型腭鳞状细胞癌

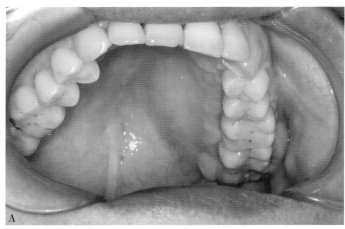

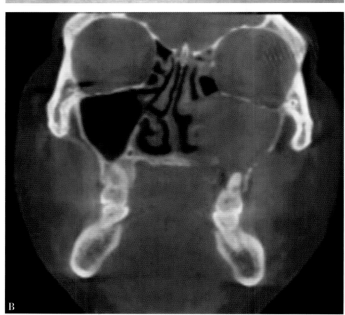

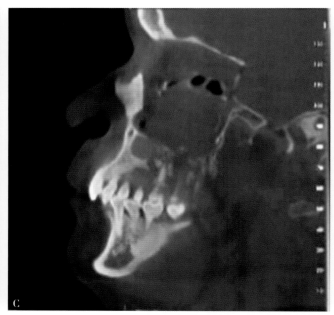

图 6-9-4-4
中央性颌骨癌
A. 内像；B. CBCT 冠状面；C. CBCT 矢状面。

四、腺样囊性癌

腺样囊性癌（adenoid cystic carcinoma）又称圆柱瘤或圆柱瘤型腺癌。腺样囊性癌占涎腺肿瘤的 5%～10%，在涎腺恶性肿瘤中占 24%。好发于涎腺，以发生在腭腺者常见（图 6-9-4-5）。

如图 6-9-4-5 所示，患者，女性，43 岁，左侧面部及口内肿大 1 年余。查体见患者左侧颧面部肿胀畸形。口内左上颌硬腭区一外生型肿物，黏膜完整。CT 示左上颌窦占位性病变，周围骨质破坏。

【鉴别诊断】

基底细胞腺瘤：好发于大涎腺中的腮腺，小涎腺以上唇最多见，多见于男性患者，以 50～60 岁发病最多，肿瘤生长缓慢，病程较长，无自觉症状，界限清楚，与周围组织无粘连，质地较软，涎腺造影 X 线表现为良性肿瘤的占位性病变。

（谈万业）

五、口咽癌

口咽癌（oropharyngeal carcinoma）是发生于软腭、腭扁桃体、舌根、会厌周围及咽壁等部位的恶性肿瘤（图 6-9-4-6）。

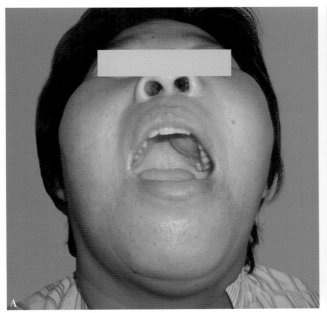
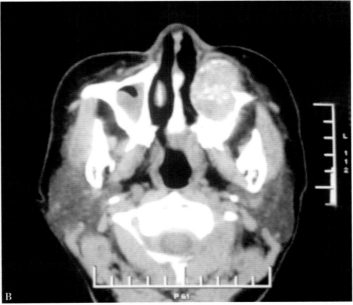

图 6-9-4-5
腺样囊性癌
A. 正面像；B. CT。

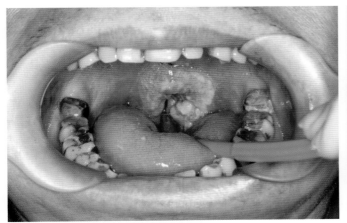

图 6-9-4-6
口咽癌

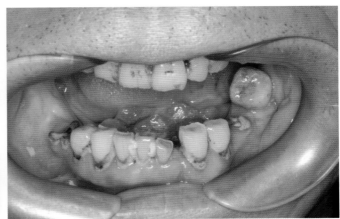

图 6-9-4-7
下前牙口底癌

　　如图 6-9-4-6 所示，患者，男性，67 岁，腭部肿物伴进食疼痛 1 个月余。查体见软腭正中菜花样肿物，前至软腭后缘，后至扁桃体，检查可见张口受限，吞咽、言语时疼痛等。

【鉴别诊断】
　　炎性肉芽肿：主要是由巨噬细胞增生形成境界清楚的结节状病灶。

（袁　华）

六、口底癌

　　口底癌（carcinoma of mouth floor）占口腔及唇癌发病率的第六位。口底癌指原发于口底黏膜的癌，与来自舌下腺的癌应有所区别。早期常发生于舌系带的一侧或中线两侧，多为中度分化的鳞状细胞癌。
　　如图 6-9-4-7 所示，患者，男性，67 岁，口底肿物 1 年余。查体见下前牙舌侧口底黏膜增生样肿物，检查可发生口涎增多、舌体运动受限及张口受限。

如图 6-9-4-8 所示，患者，男性，80 岁，口底破溃不愈伴疼痛 3 个月。查体见右侧口底区溃疡形肿物大小约 3cm×2cm，近中边界超过中线，肿物质地中等偏硬，周围组织浸润结节。

【鉴别诊断】

炎性肉芽肿：主要是由巨噬细胞增生形成境界清楚的结节状病灶。

（袁　华　王陈飞）

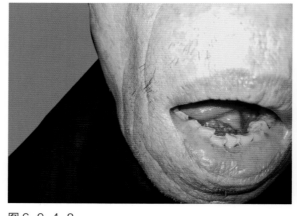

图 6-9-4-8
右侧口底癌

第五节　骨源性肉瘤

口腔颌面部骨源性肉瘤（osteogenic sarcoma）是骨间质来源的恶性肿瘤，可发生于任何颌面骨，但以上下颌骨为最常见。

一、下颌骨肉瘤

下颌骨肉瘤（mandibular sarcoma）见图 6-9-5-1，患者，女性，67 岁，右下颌肿胀伴疼痛 2 个月余。查体见右下颌升支区、右下颌下区组织膨隆。口内见右下颌骨颊舌向膨隆，牙龈红肿。CBCT 见右下颌骨密度增高伴周围斑片状骨密度样影。

【鉴别诊断】

颌骨骨髓炎：通常有炎症病史及病灶存在，X 线除骨质破坏有死骨外常有骨膜反应性增生，需与骨肉瘤鉴别。

（袁　华）

二、下颌骨纤维肉瘤

下颌骨纤维肉瘤（mandibularfibrosarcoma）见图 6-9-5-2，患者，男性，62 岁，右颈部肿物逐渐增大 3 个月。查体见右侧下颌骨区不规则肿块，质地硬，活动度差，表面皮肤受侵发红及破溃。CT 见右侧下颌骨区不均质肿物，肿物中央密度减低，表面皮肤受累，动脉受压变细，静脉未显示。

【鉴别诊断】

下颌骨造釉细胞瘤：生长缓慢，多伴有牙齿松动。不累及皮肤。

（刘宏伟　李　剑）

三、软骨肉瘤

软骨肉瘤（chondrosarcoma）是常见的恶性骨肿瘤之一，发生于髓腔者为中心型，发生于骨膜者为骨膜型，另有少数可发生于软组织。

如图 6-9-5-3 所示，患者，男性，45 岁，下牙龈肿物逐渐增大 3 个月余。查体见患者下颌牙龈菜花状肿物，病理检查提示为软骨肉瘤。

【鉴别诊断】

（1）软骨瘤：软骨瘤内常有散在沙砾钙化点，但较软骨肉瘤少而小，骨皮质多保持完整，无肿瘤性软组织肿块。

（2）牙龈瘤：牙龈瘤是牙龈上局限生长的炎性反应性瘤样增生物，非真性肿瘤，多见于龈乳头部，最常见为前磨牙区，切除后易复发。

（谈万业）

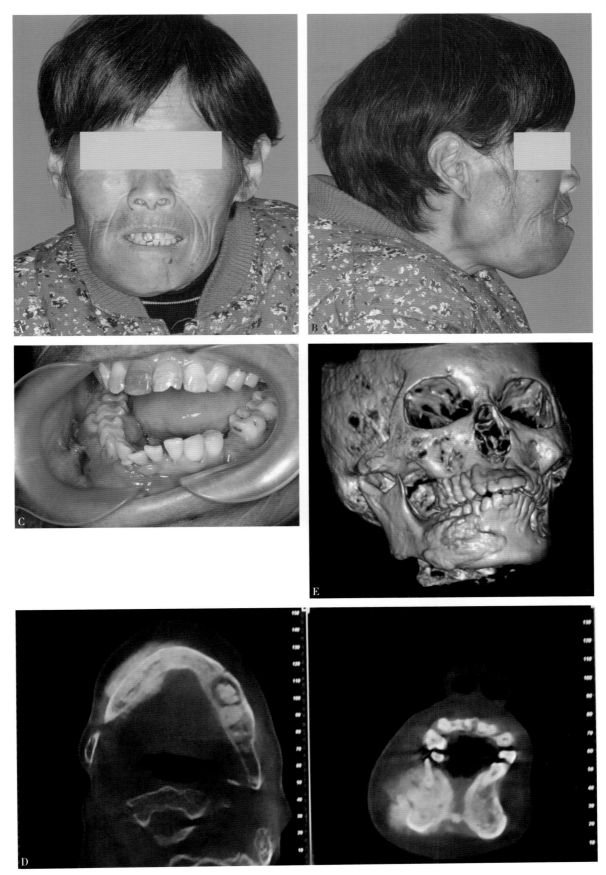

图 6-9-5-1
下颌骨肉瘤
A. 正面观；B. 侧面观；C. 口内；D. CBCT；E. 三维重建。

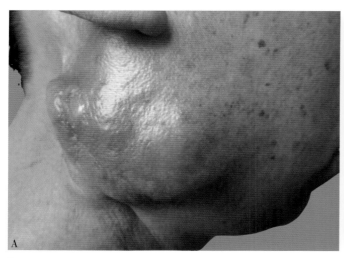
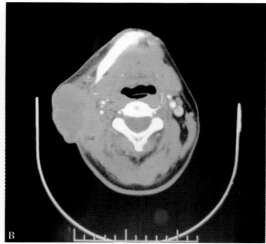

图 6-9-5-2
下颌骨纤维肉瘤
A. 面部；B. CT。

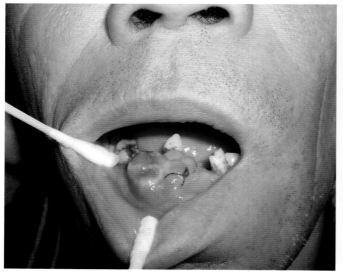

图 6-9-5-3
软骨肉瘤

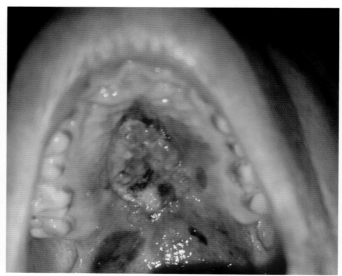

图 6-9-6-1
恶性黑色素瘤

第六节　恶性黑色素瘤

恶性黑色素瘤（malignant melanoma）是由皮肤和其他器官黑素细胞产生的肿瘤。皮肤黑色素瘤表现为色素性皮损在数月或数年中发生明显改变。虽其发病率低，但其恶性度高，转移发生早，病死率高，因此早期诊断、早期治疗很重要。

如图 6-9-6-1 所示，患者，女性，64 岁，硬腭溃疡型肿物逐渐增大 1 年。查体见硬腭中线处溃疡型肿物，色黑，表面凹凸不平，边界欠清。

【鉴别诊断】

鳞状细胞癌：生长较快，多有外侵及转移，一般需做病理检查鉴别。

（刘宏伟　李　剑）

第十章 发育异常

由患者个体内的遗传（基因）系统存在异常引起的颌骨生长发育异常所引起的面部软组织、颌骨体积、形态，以及上下颌骨之间及其与颅面其他骨骼之间的关系异常和随之伴发的殆关系及口颌系统功能异常，外观则表现为颌面形态异常。

第一节 唇裂

唇裂是口腔颌面部常见的先天性畸形，发生率约为 1∶1 000。正常的胎儿，在第五周以后开始由一些胚胎突起逐渐互相融合形成面部，如未能正常发育便可发生畸形，其中包括唇裂。

一、单侧唇裂

单侧唇裂（unilateral cleft lip）是先天性口腔颌面部发育畸形，又称兔唇。

如图 6-10-1-1 所示，患儿系单侧Ⅰ度唇裂，裂隙只限于单侧红唇部。

如图 6-10-1-2 所示，患儿系单侧Ⅱ度唇裂，裂隙由单侧红唇至部分上唇，但未裂至鼻底，鼻底部分皮肤完整。

如图 6-10-1-3 所示，患儿系单侧Ⅲ度唇裂，单侧整个上唇至鼻底完全裂开。

如图 6-10-1-4 所示，患儿，男性，5 月龄，出生即被发现右侧上唇闭合不全。查体见右侧上唇自唇红到鼻底完全裂开，裂隙宽约 1cm，右侧鼻底较对侧明显增宽，鼻小柱向左侧偏斜，伴右侧上牙槽突裂及完全性腭裂。

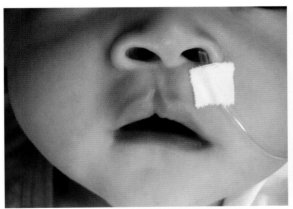

图 6-10-1-1
单侧Ⅰ度唇裂

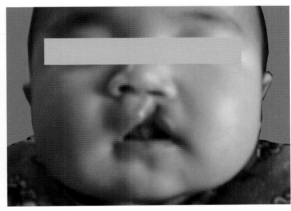

图 6-10-1-2
单侧Ⅱ度唇裂

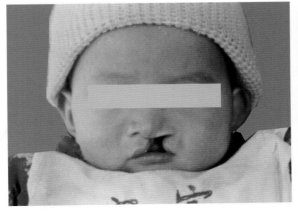

图 6-10-1-3
单侧Ⅲ度唇裂

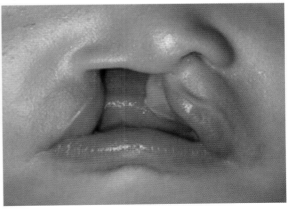

图 6-10-1-4
单侧Ⅲ度唇裂

【鉴别诊断】

（1）隐形唇裂：皮肤和黏膜无裂开，但其下方的肌层未能联合，导致患侧出现浅沟状凹陷即唇峰分离等畸形。

（2）面裂（facial cleft）：上颌突与下颌突未联合或部分联合将发生横面裂，裂隙可自口角至耳屏前。较轻微者可为大口畸形；如联合过多则形成小口畸形。上颌突与侧鼻突未联合将形成斜面裂，裂隙自上唇沿着鼻翼基部至眼睑下缘。

（朱国雄　曹　健　王旭东）

二、双侧唇裂

双侧唇裂（bilateral cleft lip）见图 6-10-1-5、图 6-10-1-6。

如图 6-10-1-5 所示，患儿为双侧Ⅱ度唇裂，即双侧裂隙由红唇至部分上唇，但未裂至鼻底，鼻底部分皮肤完整。双侧Ⅰ度唇裂：双侧裂隙只限于红唇部。

如图 6-10-1-6 所示，患儿为双侧Ⅲ度唇裂，即双侧上唇至鼻底完全裂开，两侧鼻翼和鼻尖均平塌，鼻孔宽大，鼻中隔前端的前唇及前颌部向上前方翘起。

【鉴别诊断】

（1）隐形唇裂：皮肤和黏膜无裂开，但其下方的肌层未能联合，导致患侧出现浅沟状凹陷即唇峰分离等畸形。

（2）面裂（facial cleft）：上颌突与下颌突未联合或部分联合将发生横面裂，裂隙可自口角至耳屏前。较轻微者可为大口畸形；如联合过多则形成小口畸形。上颌突与侧鼻突未联合将形成斜面裂，裂隙自上唇沿着鼻翼基部至眼睑下缘。

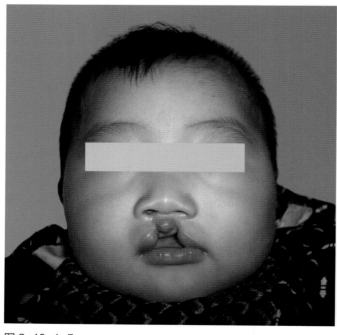

图 6-10-1-5
双侧Ⅱ度唇裂

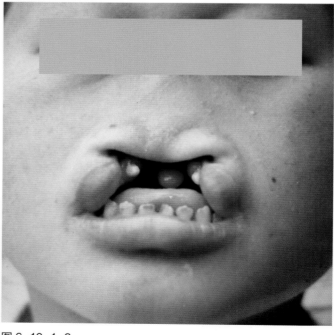

图 6-10-1-6
双侧Ⅲ度唇裂

（朱国雄）

三、双侧混合性唇裂

双侧混合性唇裂（bilateral mixed cleft lip）见图 6-10-1-7，患儿，男性，3 岁，双侧上唇裂开 3 年。查体见患儿右侧完全性唇裂（Ⅲ度），左侧不完全性唇裂（Ⅱ度），询问病史常有口鼻瘘等症状。

（袁　华）

四、单侧唇裂继发唇畸形

单侧唇裂继发唇畸形（secondary lip deformity of bilateral cleft lip）见图 6-10-1-8。

如图 6-10-1-8 所示，患者，男性，24 岁，单侧唇裂术后继发唇畸形 22 年。查体见右上唇至同侧鼻基底处陈旧手术瘢痕，唇弓畸形及唇红凹陷。上唇过紧，上、下唇对合不齐、右侧鼻翼塌陷，鼻小柱偏斜，双侧鼻孔不等大。

【鉴别诊断】

（1）外伤后唇畸形：出生后唇部无畸形，有外伤史，无合并其他畸形，详询病史可鉴别。

（2）鼻小柱畸形：多系先天性畸形，出生后即存在，常见有鼻小柱过短、内陷、下垂、偏斜等，询问病史可鉴别，无唇裂修复史。

（于仁义）

五、双侧唇裂继发唇畸形

双侧唇裂继发唇畸形（secondary lip deformity of bilateral cleft lip）见图 6-10-1-9，患者，男性，21 岁，双侧唇裂术后继发唇畸形 19 年。查体见人中处陈旧手术瘢痕，上唇中央唇红形态畸形，唇红缘不齐、唇弓畸形及唇红凹陷。上唇过紧，上、下唇对合不齐。

【鉴别诊断】

（1）外伤后唇畸形：出生后唇部无畸形，有外伤史，无合并其他畸形，详询病史可鉴别。

（2）鼻小柱畸形：多系先天性畸形，出生后即存在，常见有鼻小柱过短、内陷、下垂、偏斜等，询问病史可鉴别，无唇裂修复史。

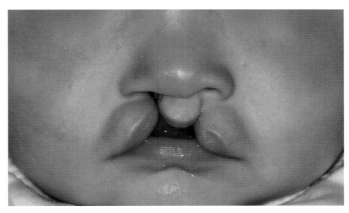

图 6-10-1-7
双侧混合性唇裂

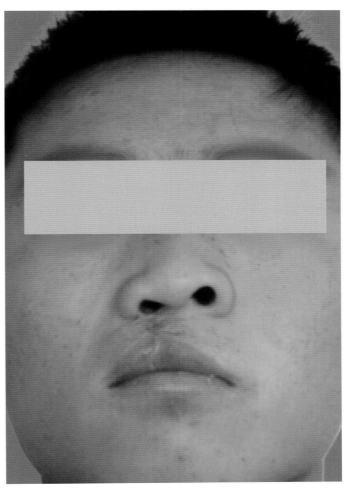

图 6-10-1-8
单侧唇裂继发唇畸形

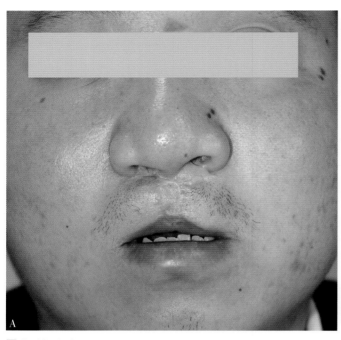

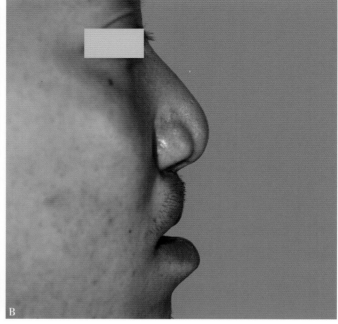

图 6-10-1-9
双侧唇裂继发唇畸形
A. 正面观；B. 侧面观。

（杨　超）

六、单侧唇裂继发鼻畸形

单侧唇裂继发鼻畸形（secondary nasal deformity of unilateral cleft lip）见图 6-10-1-10，患者，男性，19 岁，左侧唇裂术后继发鼻畸形 17 年。查体见陈旧唇裂术后瘢痕、鼻尖低平、鼻小柱缩短、左侧鼻翼塌陷、鼻翼外侧脚外展、鼻孔横直、唇红凹陷等。唇裂继发畸形是指唇裂修复术后，遗留或逐渐显现新的外形欠缺。分为唇畸形、鼻畸形和上颌骨畸形。

【鉴别诊断】

（1）鼻小柱畸形：多系先天性畸形，出生后即存在，常见有鼻小柱过短、内陷、下垂、偏斜等，询问病史可鉴别，无唇裂修复史。

（2）外伤后唇畸形：出生后唇部无畸形，有外伤史，无合并其他畸形，详询病史可鉴别。

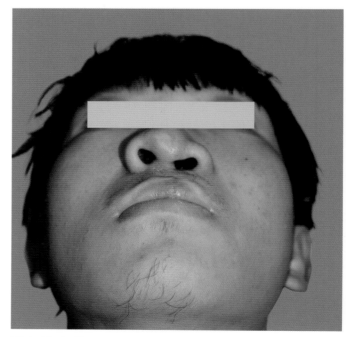

图 6-10-1-10
单侧唇裂继发鼻畸形

（杨　超）

第二节 面横裂与面斜裂

一、面横裂

面横裂（transverse facial cleft）见图6-10-2-1、图6-10-2-2。

如图6-10-2-1所示，患儿，女性，4月龄，出生即被发现双侧口角不对称。查体见左侧口角至颊部呈水平裂开，有流涎症状，影响患儿吸吮。

如图6-10-2-2所示，患儿，男性，7岁，出生即被发现双侧口角不对称。查体见患儿右侧口角水平裂开，大口畸形等。

【鉴别诊断】

根据患者病史及体征，一般无须与其他疾病鉴别。面横裂可为双侧裂，表现为巨口症。除口角颊部畸形外，还可伴有第一鳃弓的发育畸形，如颜面部一侧发育不良、耳前瘘管以及附耳畸形等。

（曹　健　王旭东　谈万业）

二、面斜裂

面斜裂（oblique facial cleft）见图6-10-2-3，患儿，男性，7岁，先天性单侧面斜裂。查体见左侧面部斜形裂隙，由上唇裂至同侧内眦，裂隙侧的面部有明显凹陷。

【鉴别诊断】

（1）面横裂：先天性面裂畸形的一种，其发生原因是胚胎发育时期，上颌突与下颌突未联合或部分联合将发生横面裂，裂隙可自口角至耳屏前。

（2）单侧Ⅲ度唇裂：唇裂又称兔唇，以上唇部裂开为主要特征，可造成唇部吮吸、发音等功能障碍。单侧Ⅲ度唇裂为单侧整个上唇至鼻底完全裂开。

（朱国雄）

第三节 腭裂

腭裂较为常见，可单独发生，也可并发唇裂。腭裂不仅有软组织畸形，大部分腭裂患者还可伴有不同程度的骨组织缺损和畸形，在吮吸、进食及语言等生理功能障碍方面远比唇裂严重。

一、腭隐裂

腭隐裂（submucous cleft palate）见图6-10-3-1，患儿，女性，4岁，语音不清2年余。查体见患儿腭部正中黏膜下裂开，黏膜色淡蓝，询问病史常有口鼻瘘、鼻音过重等症状。

（袁　华）

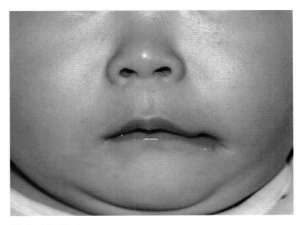

图6-10-2-1
面横裂

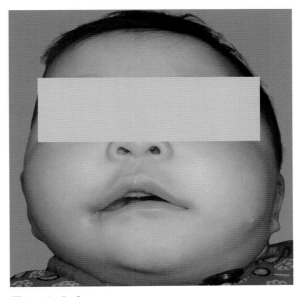

图6-10-2-2
面横裂

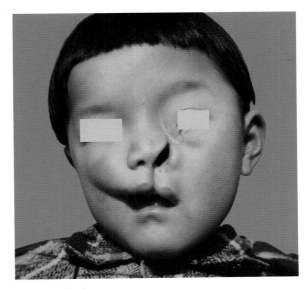

图6-10-2-3
面斜裂

二、单侧不完全性腭裂

单侧不完全性腭裂（unilateral incomplete cleft palate）见图 6-10-3-2，患者，男性，29 岁，先天性口腔颌面部发育畸形——腭裂。查体见患者单侧不完全性腭裂，仅软腭及部分硬腭裂开。

【鉴别诊断】

（1）软腭裂：仅软腭裂开，有时只限于腭垂，不分左右。

（2）双侧完全性腭裂：常与双侧唇裂同时发生，裂隙在前颌骨部分，各向两侧斜裂，直达牙槽突。鼻中隔、前颌突及前唇部分孤立于中央。

（谈万业）

三、单侧完全性腭裂

单侧完全性腭裂（unilateral complete cleft palate）见图 6-10-3-3，患者，女性，26 岁，先天性口腔颌面部发育畸形（腭裂）。查体见患者左侧完全性腭裂，右侧裂隙缘与鼻中隔相连，与唇裂同时伴发，唇裂已行修复。

【鉴别诊断】

（1）软腭裂：仅软腭裂开，有时只限于腭垂，不分左右。

（2）双侧完全性腭裂：常与双侧唇裂同时发生，裂隙在前颌骨部分，各向两侧斜裂，直达牙槽突；鼻中隔、前颌突及前唇部分孤立于中央。

（谈万业）

四、双侧完全性腭裂

双侧完全性腭裂（bilateral complete cleft palate）见图 6-10-3-4、图 6-10-3-5。

如图 6-10-3-4 所示，患儿，男性，4 岁，先天性口腔颌面部发育畸形（腭裂）。查体见患儿双侧完全性腭裂，鼻中隔孤立于中央，与唇裂同时伴发，唇裂已行修复。

如图 6-10-3-5 所示，患儿，男性，1 岁 6 个月，出生即被发现上腭部裂开。查体见上腭自悬雍垂向前裂开至硬腭中部，裂隙较宽，犁骨可见。双侧上颌牙槽突完整。

【鉴别诊断】

（1）软腭裂：仅软腭裂开，有时只限于腭垂，不分左右。

（2）单侧完全性腭裂：腭裂仅发生在患侧，健侧裂隙缘与鼻中隔相连。

（谈万业 曹 健 王旭东）

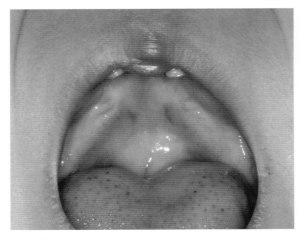

图 6-10-3-1
腭隐裂

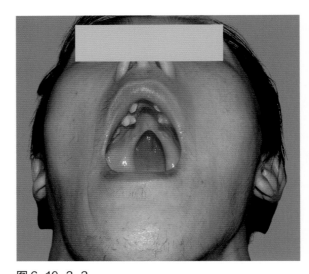

图 6-10-3-2
单侧不完全性腭裂

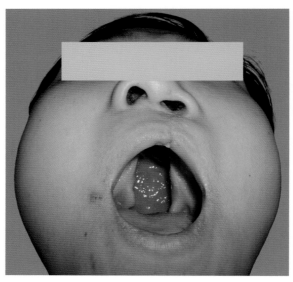

图 6-10-3-3
单侧完全性腭裂

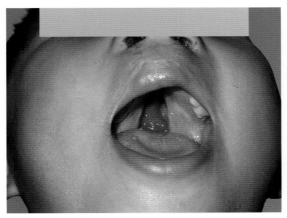

图 6-10-3-4
双侧完全性腭裂

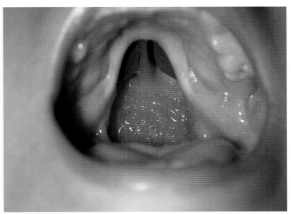

图 6-10-3-5
双侧完全性腭裂口内照

五、腭咽闭合不全

腭咽闭合不全（velopharyngeal incompetence）：腭咽闭合是正常人发音时的必备条件之一，是指当发非鼻辅音时，软腭与咽壁形成闭合，将口咽腔和鼻咽腔隔开，获得正常的语音，其闭合平面相当于硬腭延长线的水平。腭咽闭合不全是指各种原因引起的，发音时软腭与咽壁不能形成闭合，遗留下不同大小、形状的各种间隙，造成发音时口、鼻咽腔相通，不能获得正常的语音（图 6-10-3-6）。

如图 6-10-3-6 所示，患儿，女性，6 岁，语音不清 3 年余。查体见软腭、悬雍垂开裂，鼻腔与咽腔通路过大。

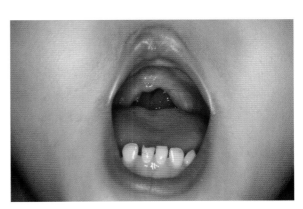

图 6-10-3-6
腭咽闭合不全

【鉴别诊断】

（1）软腭裂：仅软腭裂开，有时只限于腭垂，不分左右。

（2）单侧完全性腭裂：腭裂仅发生在患侧，健侧裂隙缘与鼻中隔相连。

（袁　华）

六、腭瘘

腭瘘（palatal fistula）是腭裂患者在手术后，在口鼻腔间存在不正常的相通。腭瘘是原发腭裂修复术后相对常见的并发症。腭瘘可致患者语音功能障碍、鼻腔口腔卫生不良、听力障碍和心理疾患等。

如图 6-10-3-7 所示，患儿，男性，4 岁，腭裂修复术后出现的瘘口。查体见患儿术后软硬腭交界处存在一口鼻腔相通的瘘口。

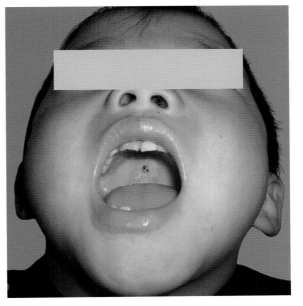

图 6-10-3-7
腭瘘

【鉴别诊断】

（1）软腭裂：仅软腭裂开，有时只限于腭垂，不分左右。

（2）单侧完全性腭裂：腭裂仅发生在患侧，健侧裂隙缘与鼻中隔相连。

（谈万业）

第四节　牙槽嵴裂

牙槽嵴裂（alveolar ridge cleft）又称牙槽裂，最常发生的部位在侧切牙与尖牙之间，其次在中切牙与侧切牙之间，少数也可发生在中切牙之间或伴发腭裂。可单侧发生，也可双侧同时发生（图6-10-4-1~图6-10-4-3）。

如图6-10-4-1所示，患者，男性，14岁，出生即被发现右侧上颌牙槽突裂隙，伴右侧唇裂。查体见右侧上颌牙槽突裂，右侧上颌侧切牙未萌出，口鼻腔经裂隙相通。

如图6-10-4-2所示，患者，女性，23岁，右上前牙牙龈处缺损数年。查体见患者右上侧切牙处牙槽嵴裂隙，可见口鼻瘘口。

如图6-10-4-3所示，患儿，男性，8岁。查体见上颌前颌骨部分孤立于中央，与双侧牙槽突未融合，唇裂及腭裂已行修复术。

【鉴别诊断】

（1）牙龈瘘管：牙龈瘘管常见原因是根尖周炎或根尖脓肿，脓液从根尖周围向黏膜排出，牙龈表面形成瘘管开口。

（2）骨开窗：牙槽嵴顶完整，但下方根面覆盖的牙槽骨缺损。

（3）牙槽突骨折：一般有外伤史，多见上颌前部，摇动损伤区域某一牙时，可见邻近数牙及骨折片随之移动。

（4）外伤性牙槽骨缺损：有明确外伤史，局部可见黏膜瘢痕。

（曹　健　王旭东　谈万业　顾　敏　王佩佩）

第五节　唇腭裂继发牙颌面畸形

唇腭裂继发牙颌面畸形（dentofacial deformity secondary to cleft lip and palate）见图6-10-5-1。

如图6-10-5-1所示，患者，男性，18岁，唇腭裂术后继发面部畸形伴牙列不齐。查体见患者右侧唇裂术后瘢

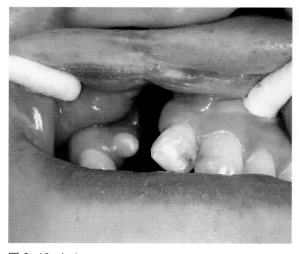

图6-10-4-1
右上颌牙槽突裂

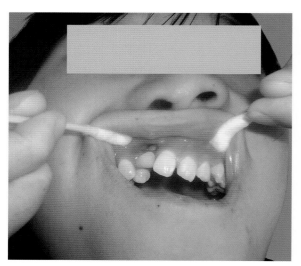

图6-10-4-2
右上侧切牙牙槽突裂

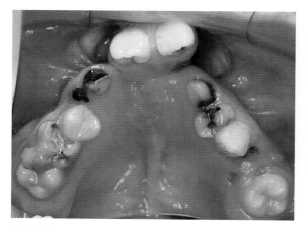

图6-10-4-3
双侧上颌槽嵴裂

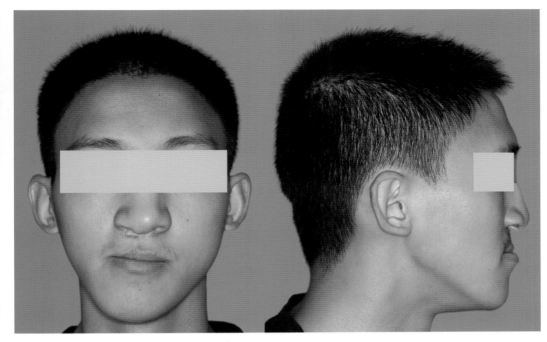

图 6-10-5-1
唇腭裂继发牙颌面畸形

痕，面部左右不对称，唇休息位无露齿，面下 1/3 过长；侧面观凹面型，面中 1/3 凹陷，下颌前突。

【鉴别诊断】

（1）唇正中裂：可表现为上唇或下唇正中部裂开，裂隙程度轻重不一。

（2）口角裂：为面裂的一种，属 Tessier7 号裂。由于胚胎时期的上、下颌突或两侧发育障碍所致的部分或全部未融合所致。可为单侧或双侧，以男性单侧裂较多见。轻者只限于口角裂，如裂隙超过颊部嚼肌前缘者称面横裂。

（3）面斜裂：为胚胎时期侧鼻突和上颌突上部未融合所致。如上颌突外侧鼻突与球状突未融合则形成鼻翼上唇裂的少见畸形，为上颌骨骨性裂的一种，常呈斜位，裂隙自上唇经人中外侧至鼻底，或经鼻翼外侧至骨性眶底中点。眼睑也有裂隙，内眦韧带发育差，附着点下移，裂隙向上可累及上睑及眉的内 1/3 并延至前额，一侧或两侧上颌窦可缺失。眼睑下方仅有少量骨做支架。皮肤、肌肉和骨性裂的程度不一，多伴有唇裂。

（毛丽霞 崔 娅）

第六节 颌骨外生骨疣

颌骨外生骨疣（jaw exostosis）见图 6-10-6-1，患者，女性，32 岁，右下后牙区舌侧发现一硬质突起数年。查体见下颌骨右侧前磨牙及磨牙舌侧牙槽骨隆突，呈单一块状隆起，肿块表面黏膜色泽正常光滑，质硬无明显压痛。CBCT 见下颌骨右侧前磨牙及磨牙区舌侧局部密质骨隆起，其中松质骨骨小梁正常。

【鉴别诊断】

（1）骨纤维异常增殖症：是一种病因不明、进展缓慢的自限性良性骨纤维组织疾病。正常骨组织被吸收，而代之以均质梭形细胞的纤维组织和发育不良的网状骨小梁。

（2）骨化纤维瘤：临床呈缓慢生长，为孤立的损害，侵犯下颌骨多于上颌骨，X 线下呈轮廓清晰而膨大透明的外观，其中心部呈斑点状或不透明。

（李 华）

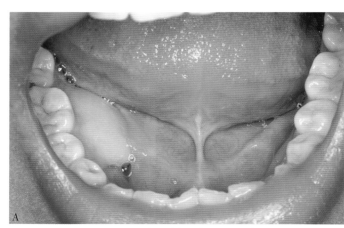

图 6-10-6-1
颌骨外生骨疣
A. 口内；B. CBCT。

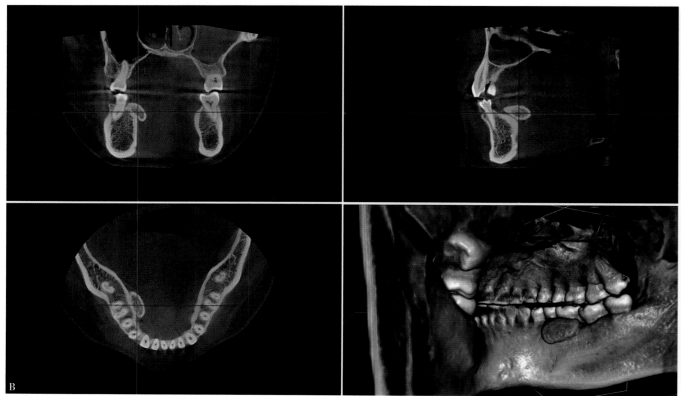

第七节　颅骨锁骨发育不良

颅骨锁骨发育不良（cleidocranial dysplasia，CCD）见图 6-10-7-1，患者，女性，20 岁。查体见头大脸小、前额及枕骨突出，地包天面型，肩部下垂伴胸部狭窄。曲面断层片显示乳牙滞留，恒牙迟萌，未萌出的牙胚中伴有多个多生牙。

【鉴别诊断】

（1）致密性骨发育不全：有颅板和颅底致密硬化，骨盆骨化不全少见，且以下颌骨发育不良和下颌角消失及指/趾末端发育不全为其典型特点。CCD 有颅骨、锁骨及骨盆骨骨化不全，但骨密度正常，而前者全身骨骼普遍性致密不同于本病。

（2）软骨发育不全：是一种全身对称性软骨发育障碍，为常染色体显性遗传，其特点是短肢型侏儒、颅骨增大和"三叉戟"手。

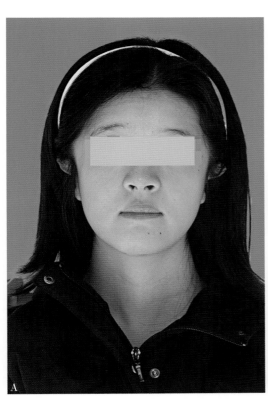
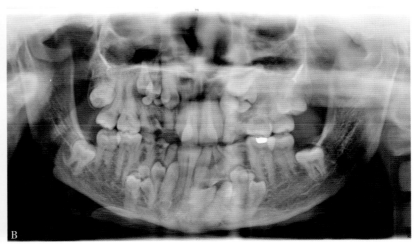

图 6-10-7-1
颅锁发育不全综合征
A. 正面观；B. X 线片。

（3）克汀病：甲状腺功能减退的一种类型，虽也表现为短头型颅骨发育不良，颅缝及囟门闭合延迟，并见缝间骨，但无锁骨、耻坐骨缺损及骨化中心延迟等。血清甲状腺素和促甲状腺素测定有助二者鉴别。

（毛丽霞　崔　娅）

第八节　下颌骨颜面发育不全

下颌骨颜面发育不全（mandibulofacial dysostosis）又称特雷彻·柯林斯综合征（Treacher Collins syndrome），是一种罕见的常染色体显性遗传的颅面部畸形，由 TCOF1（5q32-33.1）基因突变引起。表现为颅面骨（尤其颧骨、下颌骨）发育不全、双眼外眦下移、巨口、面部瘘管和外耳畸形等，形成特征性的鱼面样面容。

如图 6-10-8-1 所示，患者，男性，16 岁，出生后即伴有眼部和颌面部畸形。查体见患者临床表现为反先天愚型样眼裂下斜、下眼睑呈"V"形缺损、颧弓发育不良、小下颌、两侧鬓毛明显。

如图 6-10-8-2 所示，患者，男性，查体见患者眉毛向下倾斜，外眦向下移位，下睑外侧睑缺损，颧颊部低平，双侧小耳畸形，残耳前发际呈舌状向颊部扩展。

【鉴别诊断】

（1）第一，二鳃弓综合征：单侧颜面发育不全，临床表现为单侧外耳畸形，常伴有同侧下颌骨短小，左右面部发育不对称等症状。

（2）21- 三体综合征：染色体异常而导致的一类疾病，表现有系列躯体及精神问题。具有特殊面容，如面部偏平，眼距宽，颈短，舌长、伸出口外，并伴有不同程度智力障碍。

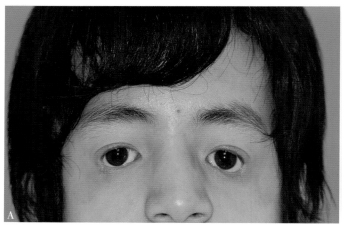
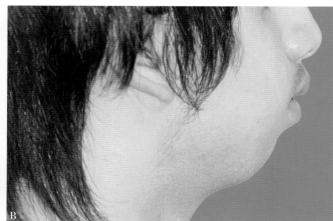

图 6-10-8-1
下颌骨颜面发育不全
A. 正面观；B. 侧面观。

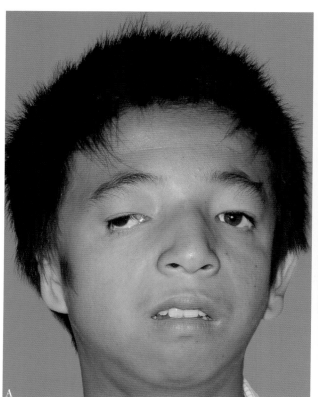
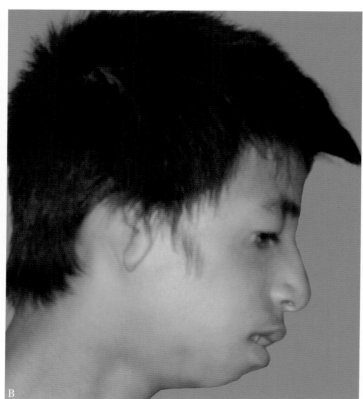

图 6-10-8-2
下颌骨颜面发育不全
A. 正面观；B. 侧面观。

（毛丽霞　崔　娅　潘　博）

第九节 进行性单侧面萎缩症

进行性单侧面萎缩症（progressive facial hemiatrophy）见图 6-10-9-1，患者，女性，19 岁，右侧面部进行性萎缩 10 余年。查体见患者右侧面部皮肤、皮下组织、肌肉出现萎缩，右侧皮肤颜色较深，右侧眶下、颊部明显凹陷，上颌发育不良，咬合平面向患侧倾斜，两侧口角不对称伴口角偏斜，CT 可见右侧颧上颌复合体、牙槽及牙齿发育不足伴右上颌牙齿缺失，上颌骨向右侧偏斜。

【鉴别诊断】

（1）先天性面部发育不良：出生时就有症状，且牙齿小，发育不良。

（2）继发性局限性硬皮病：虽有皮肤变硬，萎缩，但呈实质性水肿。表现为水肿、变性、纤维化、胶原纤维硬化，真皮内有不同程度的血管硬化和阻塞，但两种疾病可同时发生。

（3）第一，二鳃弓综合征：以半侧面部多种组织结构发育不良为特点的先天性疾病，主要表现为颅面骨、耳郭及面部软组织发育不良。

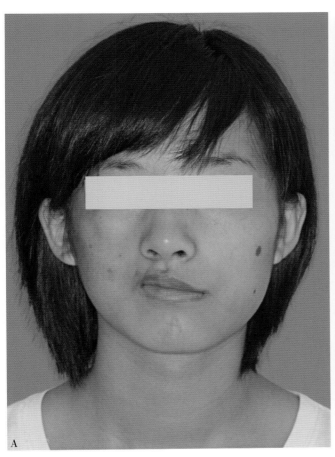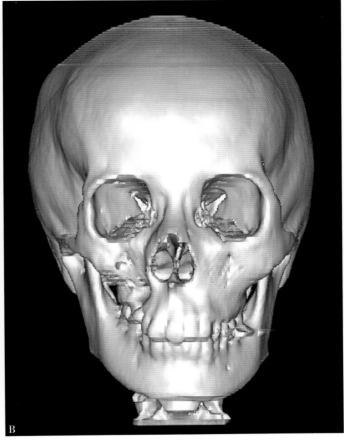

图 6-10-9-1
进行性单侧面萎缩症
A. 正面观；B. 三维 CT。

（毛丽霞　崔　娅）

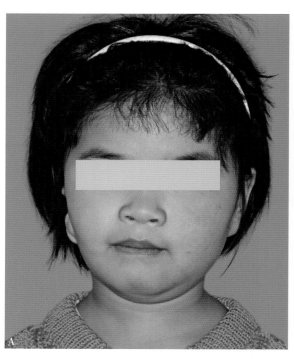

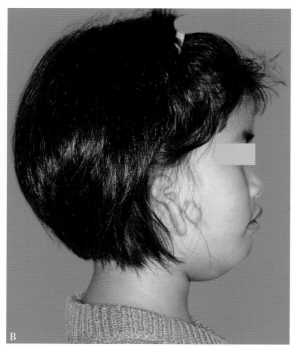

图 6-10-10-1
第一，二鳃弓综合征
A. 正面观；
B. 侧面观。

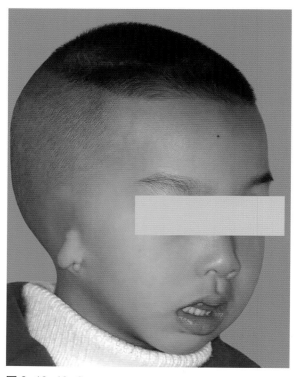

图 6-10-10-2
第一，二鳃弓综合征

第十节　第一，二鳃弓综合征

第一，二鳃弓综合征（first and second branchial arch syndrome），又称一侧颜面短小综合征（hemifacial microsomia syndrome）、戈尔登哈尔综合征，为先天发育性疾病。参见第五篇第一章第二节。

如图 6-10-10-1 所示，患儿，女性，6 岁，出生后双侧面部持续地不对称发育，右侧面部短小。查体见患儿右侧外耳畸形，左右面部发育不对称，患侧下颌骨短小，颏点右偏，侧面观可见下颌后缩。

如图 6-10-10-2 所示，患儿，男性，5 岁，家长诉先天颜面畸形。查体见患儿半侧颜面短小畸形，耳部畸形。

【鉴别诊断】

（1）下颌骨颜面发育不全：有明显遗传性，双侧病变并具有下睑内侧睫毛缺如、下颌骨舌前切迹缺如的典型特点。

（2）创伤所致小颌畸形：有创伤史，并且小颌畸形的发育不全仅限于下颌骨，不伴有面瘫、耳异常或颊部软组织发育不良。

（3）皮埃尔 – 罗班综合征：是以新生婴儿先天性小颌畸形、舌后垂、腭裂以及呼吸道阻塞为特征的综合征。

（毛丽霞 崔 娅 顾 敏 朱 敏）

第十一章　创伤及感染

第一节　口腔颌面部感染

口腔、颜面及颌骨周围组织化脓性炎症的总称。间隙感染的弥散期称为蜂窝织炎，化脓局限期称为脓肿。

一、急性智齿冠周炎

急性智齿冠周炎（acute pericoronitis of wisdom tooth）是指第三磨牙（又称智齿）牙冠周围的软组织炎症。常发生于18～25岁的青年，是常见口腔疾病之一。主要症状为牙冠周围软组织肿胀疼痛。如炎症影响咀嚼肌，可引起不同程度的张口受限，如波及咽侧则出现吞咽疼痛，导致患者咀嚼、进食及吞咽困难。病情重者尚可有周身不适、头痛、体温上升、食欲减退等全身症状。

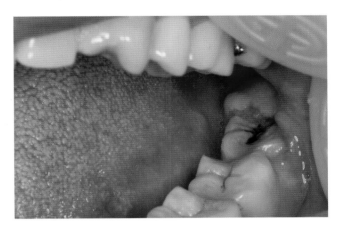

图 6-11-1-1
急性智齿冠周炎

如图 6-11-1-1 所示，患者，女性，35 岁，左下智齿牙龈肿痛 3 天余。查体见患者左下第三磨牙（智齿）萌出不全，远中龈瓣覆盖，食物残渣滞留，牙冠周围软组织肿胀疼痛。

【鉴别诊断】

（1）龋病：牙体组织龋坏到牙本质深层或侵犯牙髓时，常引起疼痛。

（2）三叉神经痛：有"扳机点"，表现为短暂的电击样剧烈疼痛。

（顾　敏　王佩佩）

二、口腔颌面部间隙感染

口腔颌面部间隙感染（fascial space infection of oral and maxillofacial region），感染是指由各种生物性因子在宿主体内繁殖及侵袭，在生物因子与宿主相互作用下，导致机体产生以防御为主的一系列全身及局部组织反应的疾患。正常颌面部各层组织之间存在潜在的筋膜间隙，当感染侵入这些间隙时，化脓性炎症使疏松结缔组织溶解液化，炎症产物充满其中，此时才出现明显的间隙。感染可局限于一个间隙内，也可循阻力薄弱的组织扩散，形成弥散性的多个间隙感染（图 6-11-1-2）。

如图 6-11-1-2 所示，患者，男性，53 岁，左面颊部肿痛不适一周。查体见患者左面颊部肿胀明显，重度张口受限，触诊可及因炎症激惹肌肉所致局部坚硬包块。

【鉴别诊断】

面部肿瘤：询问病史可了解明确间隙感染病因，颌面部间隙感染常起自病源牙，穿刺检查亦可辅助诊断。

（袁　华）

三、化脓性颌骨骨髓炎

化脓性颌骨骨髓炎（pyogenic osteomyelitis of jaws）多发生于青壮年，一般以 16～30 岁发病率最高。男性多于女性，约为 2：1。化脓性颌骨骨髓炎占各类型颌骨骨髓炎的 90% 以上。主要发生于下颌骨。但婴幼儿化脓性颌骨骨髓炎则以上颌骨最为多见。

如图 6-11-1-3 所示，患者，女性，22 岁，左下后牙区肿胀 1 年余。查体见患者左腮腺咬肌区肿胀明显，检查可及局部组织坚硬，轻微压痛，无波动感，张口受限明显。X 线见左下颌骨溶骨性破坏，骨小梁排列紊乱与死骨形成。

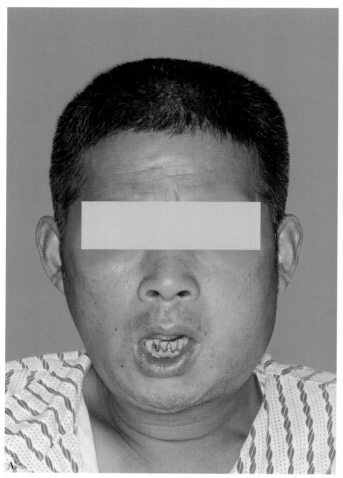

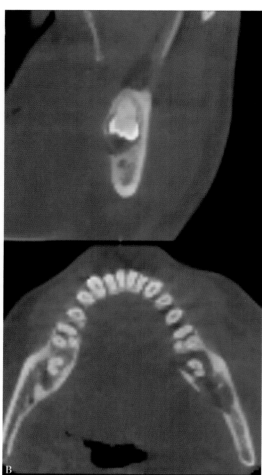

图 6-11-1-2
口腔颌面部间隙感染
A. 面部；B. CBCT。

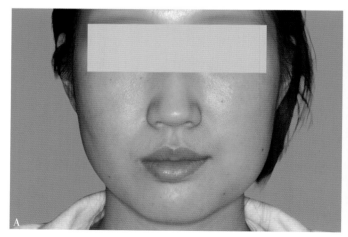

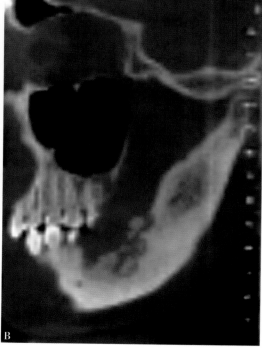

图 6-11-1-3
化脓性颌骨骨髓炎
A. 面部；B. CBCT。

【鉴别诊断】

中央性颌骨癌：两者都可能出现下唇麻木，但骨髓炎多有炎症病史，且X线除骨质破坏外，尚有增生性修复的表现如骨膜增生等。若临床、X线不能完全鉴别时，应于手术时冰冻活检，以排除中央性颌骨癌。

（袁 华）

第二节　颌面部创伤

口腔颌面部在外力的作用下极易导致口腔及面部软、硬组织的损伤，又由于在这些部位血管丰富、神经密集，所以受伤后不但疼痛明显，而且容易发生继发性感染，及颌骨骨折。

一、颌面部烧伤

颌面部烧伤（maxillofacial burn），颌面部血运丰富，二度烧伤后只要采取适当的处理方法，多数能在2～3周内痊愈。三度烧伤则需要经过焦痂清除和创面植皮阶段，加之眼睑、耳郭、口、鼻周围烧伤处理的困难较多，因此创面早期处理的好坏对将来容貌、功能的恢复有密切关系。

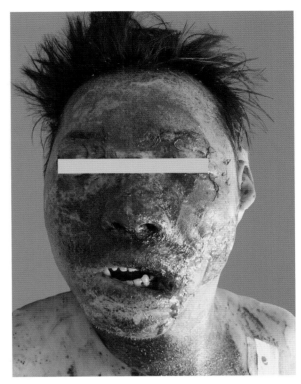

图6-11-2-1
颌面部烧伤

如图6-11-2-1所示，患者，男性，29岁，因意外致颌面部烧伤。查体见患者颌面部Ⅲ度烧伤，各部位受伤严重程度不同，部分区域可达皮下、肌层，全身反应强烈，造成面部畸形和功能障碍。

【鉴别诊断】

（1）面部爆炸伤：指由火药作为动力发射或引爆的投射物（如爆炸弹片、枪弹等）所致的损伤，在战伤中最多见。目前，火器伤中以破片伤为主，主要是由于广泛使用爆炸性武器所致。

（2）面部挫伤：多由于钝器直接撞击或摔跌所致。属闭合性损伤，皮肤完整无损，但皮下组织深层受损，组织内溢血形成淤斑或皮下血肿；也可累及肌肉、颞下颌关节及牙齿、颌骨的损伤。

（朱国雄）

二、下颌骨骨折

下颌骨位居面部下1/3，位置突出，易受到打击致伤。下颌骨骨质坚实，但存在几个解剖薄弱区域，在直接或间接暴力的打击下，容易在这些部位发生下颌骨骨折（mandibular fracture）。由于下颌骨是颌面部唯一能动的大骨，且参与颞下颌关节的构成，因此伤后对咀嚼功能影响较大。

如图6-11-2-2所示，患者，男性，38岁，醉酒倒地致颌面部外伤3日。查体见患者咬合紊乱、张口受限，左下颌骨明显移位，折裂处牙龈撕裂、水肿。

【鉴别诊断】

颌面部骨折：常有明确病史，X线检查可辅助诊断。

（袁 华）

三、颌面部多发骨折

凡涉及面中部骨折在内的两部分及两部分以上的骨折，致使面部三维支架发生改变者，都可以认为是颌面部多发骨折（multiple maxillofacial fractures）。颌面部多发骨折破坏范围广，解剖标志丧失多，手术困难，术后常伴发面部畸形和功能障碍。

如图 6-11-2-3 所示，患者，男性，33 岁，因外伤致颌面部多发骨折。查体见术前患者双侧面部不对称，可见外伤瘢痕，右眼球下陷，伴有复视；右侧颧骨颧弓、上颌骨、鼻骨多发性骨折；术前三维 CT 示骨折线。

【鉴别诊断】

病理性骨折：指因骨髓炎、骨结核、骨肿瘤等骨骼本身病变引起的骨折。骨的原发性或转移性肿瘤是病理性骨折最常见的原因，特别是溶骨性的原发或转移性骨肿瘤。

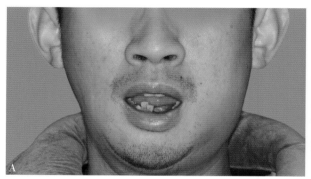
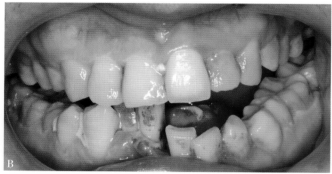

图 6-11-2-2
下颌骨骨折
A. 正面观；B. 口内像。

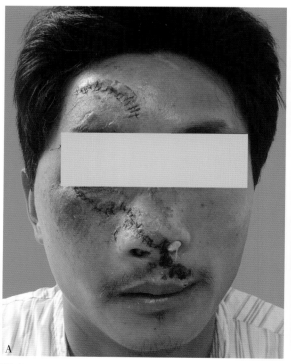
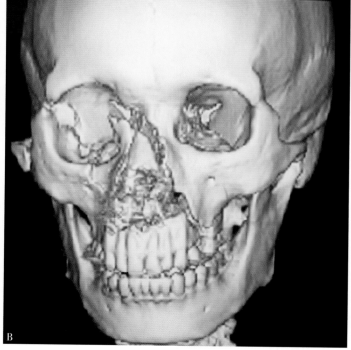

图 6-11-2-3
颌面部多发骨折
A. 术前正面观；B. 三维 CT。

（谈万业）

第十二章　错𬌗畸形

第一节　牙量骨量不调

一、牙列拥挤

牙量相对大于骨量，主要表现为牙列拥挤（crowding arch length deficiency）。牙列拥挤是最常见的错𬌗畸形，它可单独存在，也可以伴随其他错𬌗畸形，前者被称为单纯拥挤，后者被称为复杂拥挤。

如图 6-12-1-1 所示，患者，14 岁。查体见上下颌牙列拥挤，右侧磨牙中性关系，左侧磨牙远中关系。

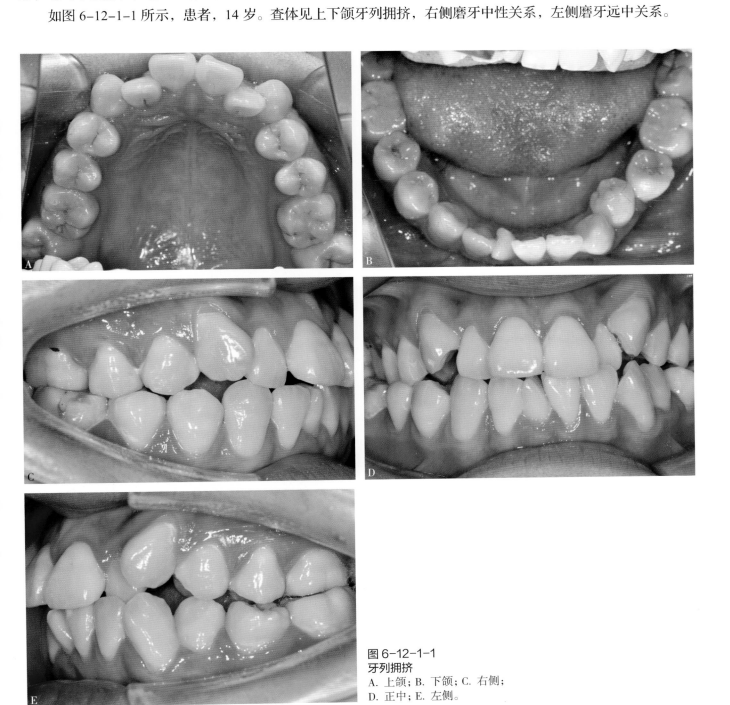

图 6-12-1-1
牙列拥挤
A. 上颌；B. 下颌；C. 右侧；
D. 正中；E. 左侧。

（步　捷）

二、牙列间隙

牙量相对小于骨量，主要症状表现为牙列间隙（spacing arch length deficiency）。牙列间隙可以单独存在，也可伴随牙齿缺失或一些遗传综合征存在。

如图 6-12-1-2 所示，患者，25 岁。查体见上下前牙散在间隙，前牙深覆𬌗，双侧磨牙中性关系。

（步 捷）

第二节 矢状向不调

一、双颌前突

双颌前突（bimaxillary protrusion）指上下颌前牙均前突，可同时伴有上下颌骨前突。上下颌骨正常，仅上下颌前牙前突的双颌前突称为双牙弓前突（bimaxillary dentoalveolar protrusion），以强调其为单纯牙性错𬌗而非骨性错𬌗。双颌前突往往咬合功能基本正常，但前牙前突造成唇突，对侧貌美观影响较大。

如图 6-12-2-1 所示，患儿，12 岁。查体见上下前牙唇倾，双牙弓前突，双侧磨牙中性关系。

（步 捷）

二、前牙反𬌗

前牙反𬌗（anterior crossbite）可分为个别前牙反𬌗及多数前牙反𬌗，多数前牙反𬌗指三个以上的上颌前牙与对颌牙呈反𬌗关系。前牙反𬌗是较常见的一种错𬌗畸形，流行病学调查结果显示乳牙期、替牙期和恒牙期的患病率分别为 14.94%、9.65% 和 14.98%。前牙反𬌗对口腔功能、颜面美观和心理健康有较严重的影响。

如图 6-12-2-2 所示，患者，16 岁。查体见前牙反𬌗，右侧磨牙远中关系，左侧磨牙近中关系。

（步 捷）

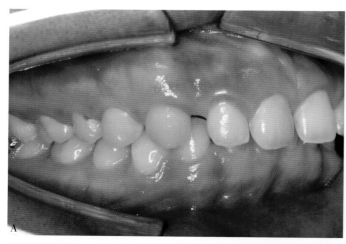
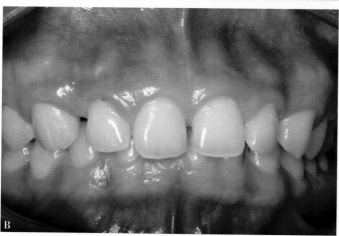
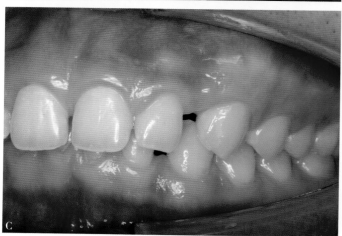

图 6-12-1-2
牙列间隙
A. 右侧；B. 正中；C. 左侧。

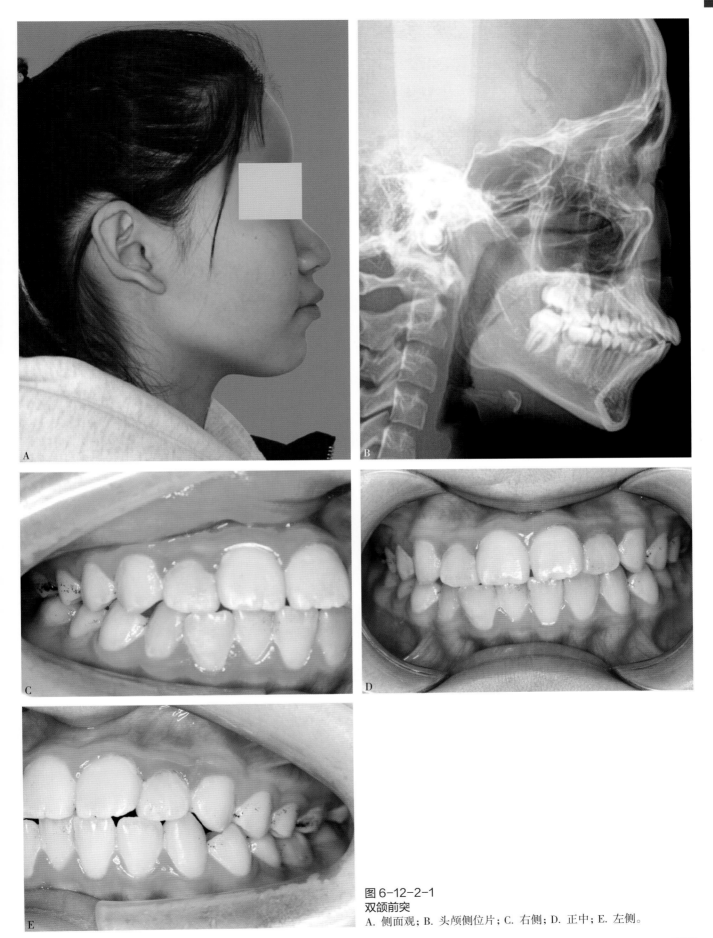

图 6-12-2-1
双颌前突
A. 侧面观；B. 头颅侧位片；C. 右侧；D. 正中；E. 左侧。

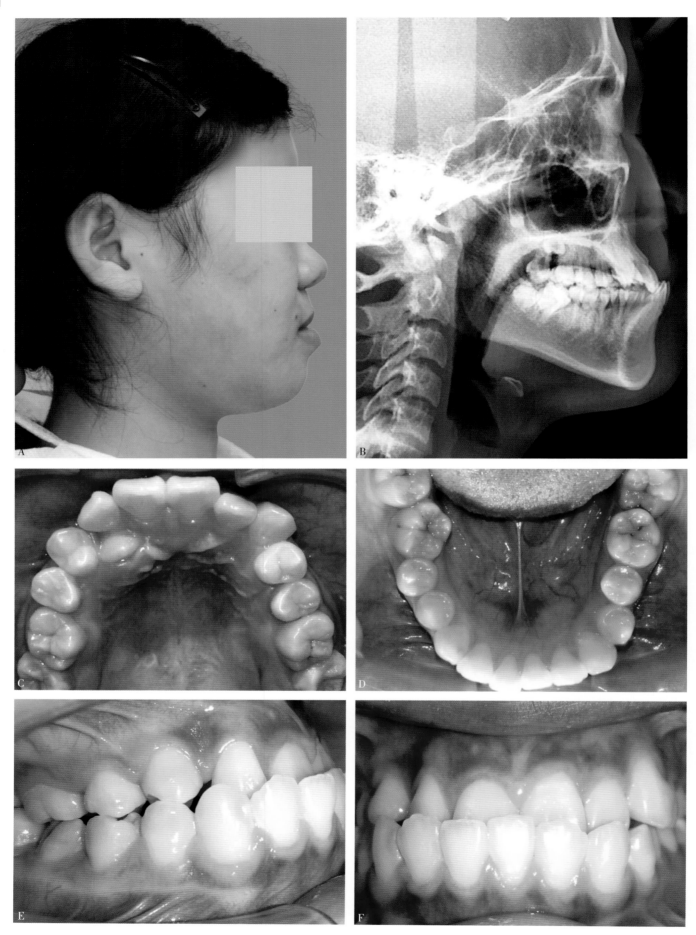

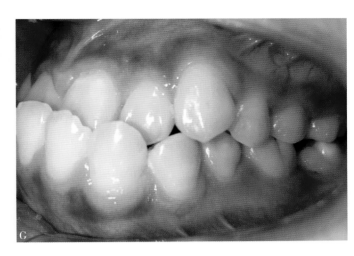

图 6-12-2-2
前牙反𬌗
A. 侧面观；B. 头颅侧位片；C. 上颌；D. 下颌；E. 右侧；
F. 正中；G. 左侧。

三、前牙深覆盖

前牙深覆盖（anterior deep overjet），覆盖是指上下颌前牙切端间的水平距离。前牙深覆盖即覆盖过大，是一种常见的错𬌗畸形，表现为上下颌（牙弓）矢状关系不调，其患病率仅次于牙列拥挤，磨牙关系多为远中𬌗，常伴有前牙深覆盖。

如图 6-12-2-3 所示，患儿，12 岁。查体见上下牙列拥挤，上前牙唇倾，前牙深覆盖，双侧磨牙远中关系。

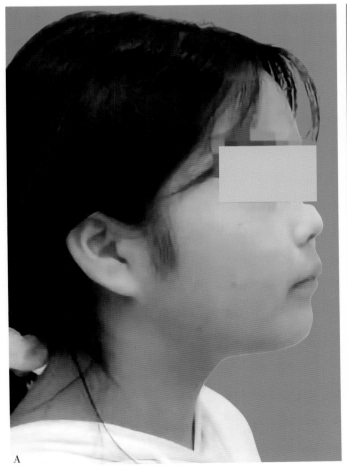

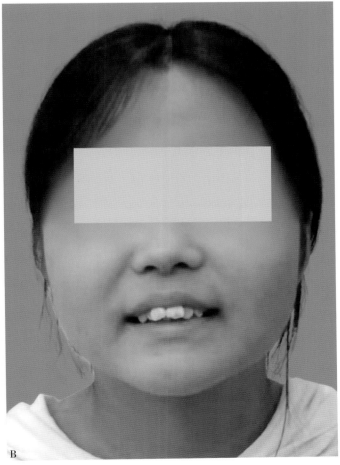

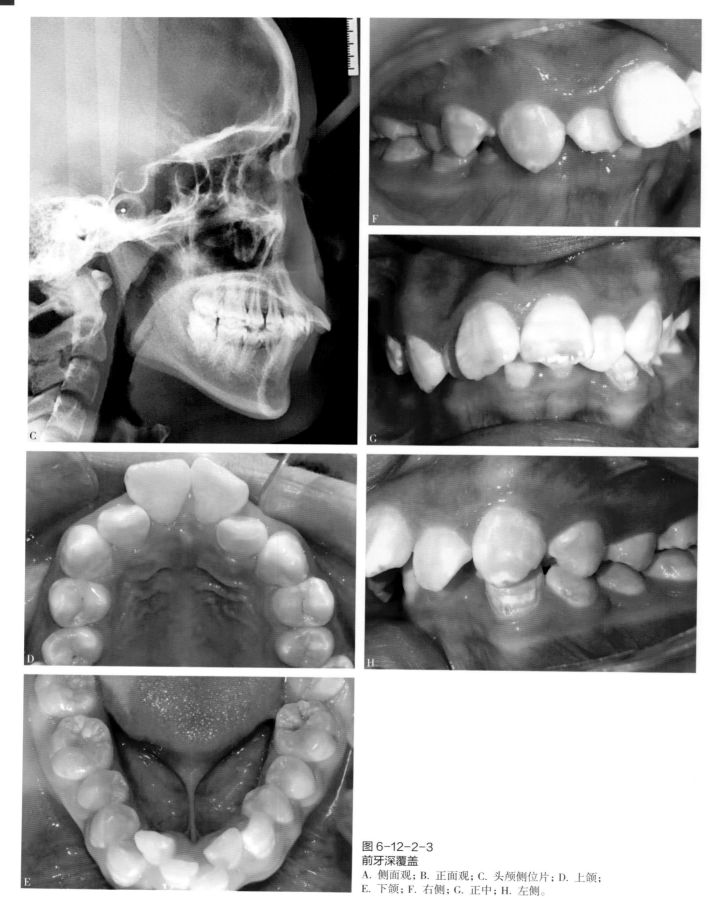

图 6-12-2-3
前牙深覆盖
A. 侧面观；B. 正面观；C. 头颅侧位片；D. 上颌；
E. 下颌；F. 右侧；G. 正中；H. 左侧。

（步　捷）

第三节 宽度不调

一、后牙反殆

后牙反殆（posterior crossbite）可见于乳牙列、替牙列和恒牙列，常因上牙弓狭窄或上颌后牙舌侧倾斜造成，也有小部分患者是由于下牙弓过宽或下颌后牙颊侧倾斜引起的，可发生在单侧，也可发生在双侧。

如图 6-12-3-1 所示，患者，14 岁。查体见上牙弓狭窄，后牙反殆。

（步 捷）

二、后牙锁殆

后牙锁殆（posterior scissors bite）根据上下颌后牙颊舌向位置关系，分为正锁殆和反锁殆，其中正锁殆较为常见。正锁殆主要表现为上颌后牙的舌尖及其舌斜面咬合于下颌后牙颊尖及其颊斜面的颊侧，相应上下颌后牙殆面无接触；反锁殆主要表现为上颌后牙的颊尖及其颊斜面咬合于下颌后牙舌尖及其舌斜面的舌侧，相应上下颌后牙殆面无接触。

如图 6-12-3-2 所示，患者，27 岁。查体见 17 号牙颊倾，17 号与 47 号牙咬合面无接触，正锁殆。

（步 捷）

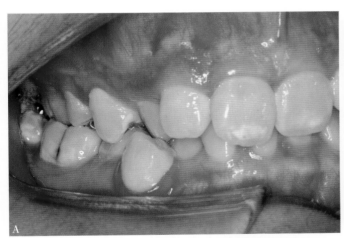
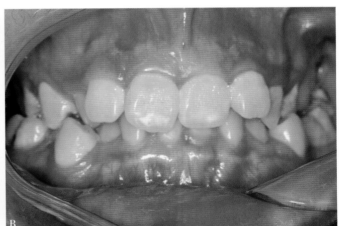
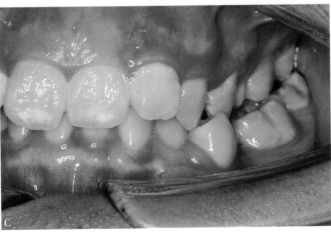

图 6-12-3-1
后牙反殆
A. 右侧；B. 正中；C. 左侧。

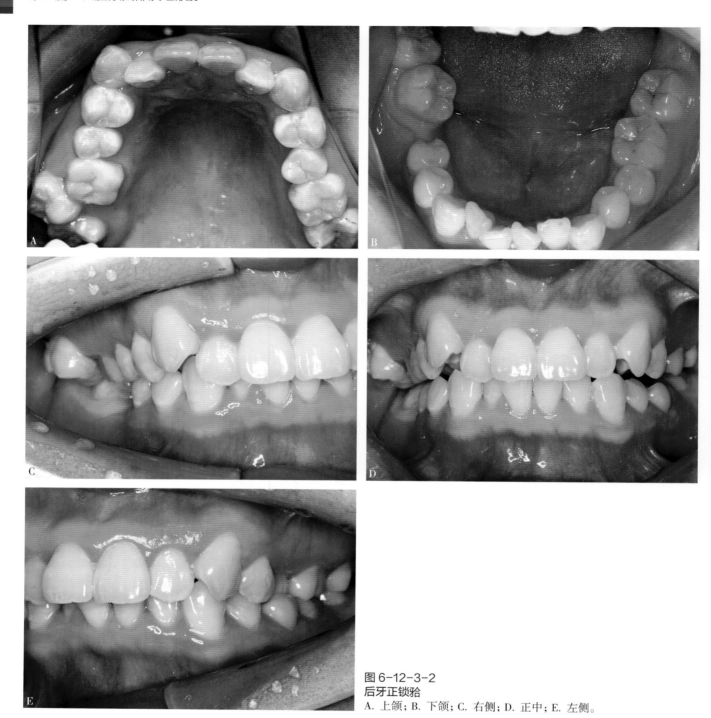

图 6-12-3-2
后牙正锁𬌗
A. 上颌；B. 下颌；C. 右侧；D. 正中；E. 左侧。

第四节 高度不调

一、深覆𬌗

深覆𬌗（deep overbite）是上下颌牙弓和 / 或上下颌骨垂直向发育异常所致的错𬌗畸形，即前牙区牙及牙槽高度发育相对或绝对过度，和 / 或后牙区牙及牙槽高度发育相对或绝对不足，根据其形成机制可分为牙性深覆𬌗和骨性深覆𬌗。临床上表现为上颌前牙牙冠覆盖下颌前牙牙冠唇面 1/3 以上；或下颌前牙切缘咬合于上颌前牙牙冠舌面切 1/3 以上。

如图 6-12-4-1 所示，患者，21 岁。查体见上前牙舌倾，前牙深覆𬌗。

（步 捷）

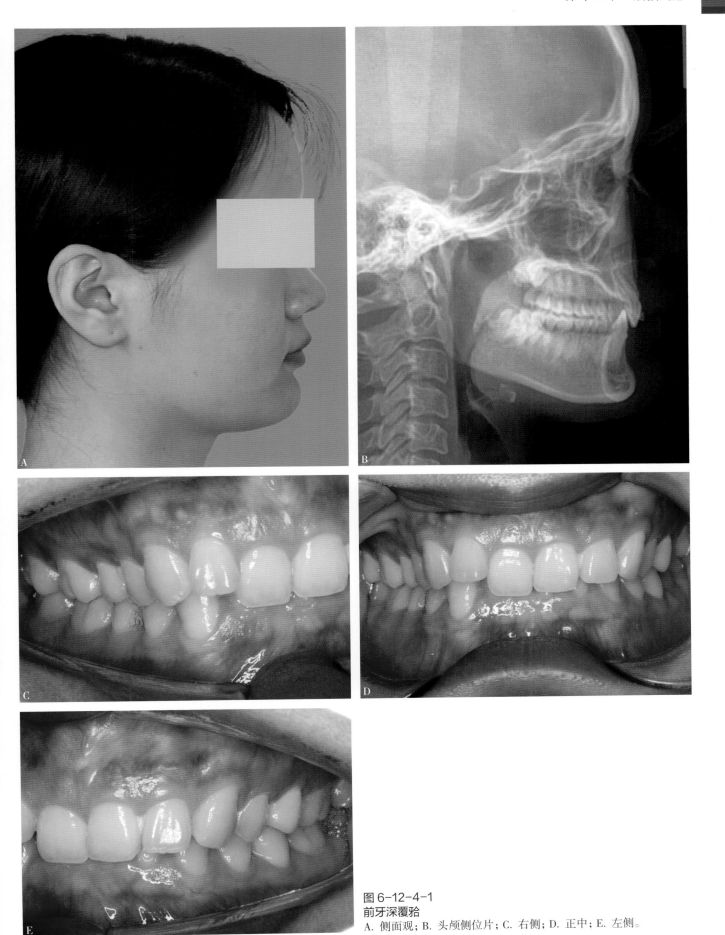

图 6-12-4-1
前牙深覆𬌗
A. 侧面观；B. 头颅侧位片；C. 右侧；D. 正中；E. 左侧。

二、开𬌗

开𬌗（open bite）是指上下颌牙弓及颌骨在垂直方向上的发育异常，其临床表现是上下颌部分牙在牙尖交错位及下颌功能运动时在垂直方向上无接触。开𬌗的形成机制为前牙段牙、牙槽或颌骨高度发育不足，和 / 或后牙段牙、牙槽或颌骨高度发育过度。

如图 6-12-4-2 所示，患者，13 岁。查体见前牙开𬌗，右侧磨牙近中关系，左侧磨牙中性关系。

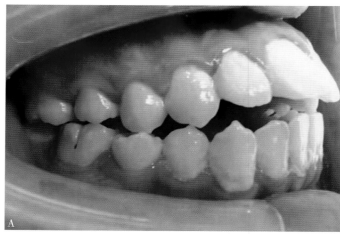
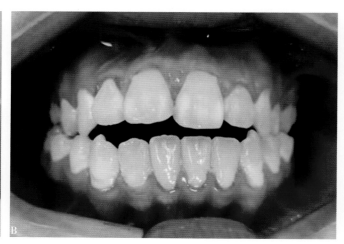
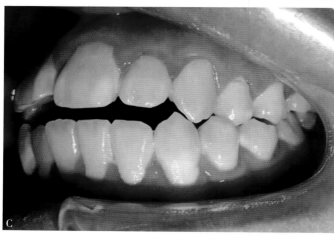

图 6-12-4-2
前牙开𬌗
A. 右侧；B. 正中；C. 左侧。

（步 捷）

第五节 骨性错𬌗

骨性错𬌗（skeletal malocclusion）是由于颅面复合体中骨骼的形态、大小、比例和生长异常所致。例如由于下颌骨发育不足导致的安氏 Ⅱ 类错𬌗畸形，由于上颌骨发育不足或下颌骨发育过度导致的安氏 Ⅲ 类错𬌗畸形，由于上下颌骨在垂直方向上发育异常导致的开𬌗。

如图 6-12-5-1 所示，患者，女性，24 岁。查体见上颌发育不足，下颌前突，双侧磨牙近中关系，诊断为骨性安氏 Ⅲ 类错𬌗。

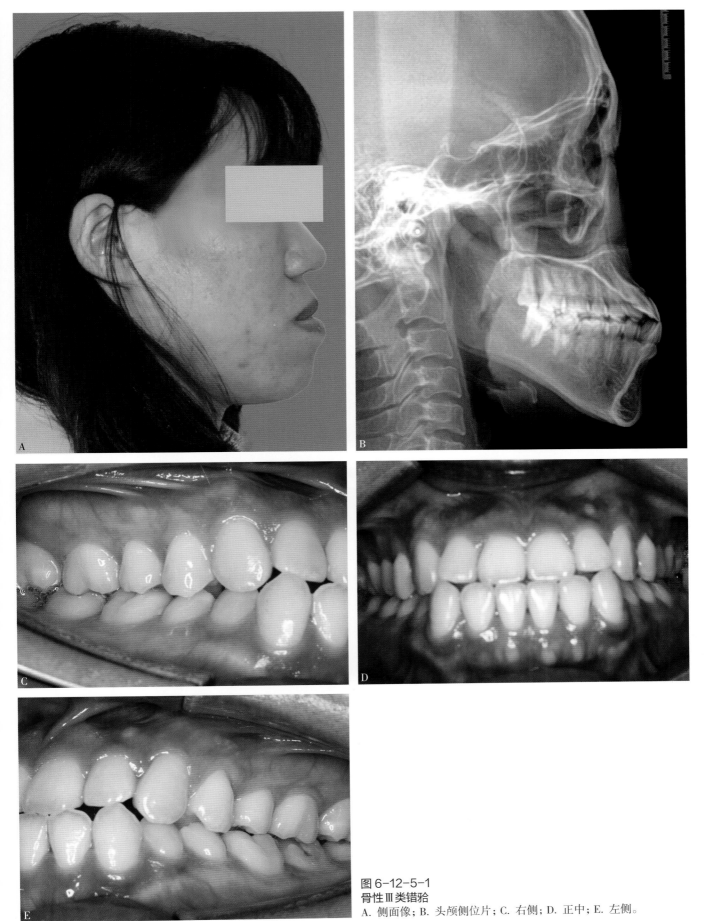

图 6-12-5-1
骨性Ⅲ类错𬌗
A. 侧面像；B. 头颅侧位片；C. 右侧；D. 正中；E. 左侧。

如图 6-12-5-2 所示，患者，女性，23 岁。查体见下颌骨后缩，右侧磨牙远中关系，左侧磨牙中性关系，侧貌及侧位片显示下颌骨后缩，诊断为骨性安氏Ⅱ类错𬌗。

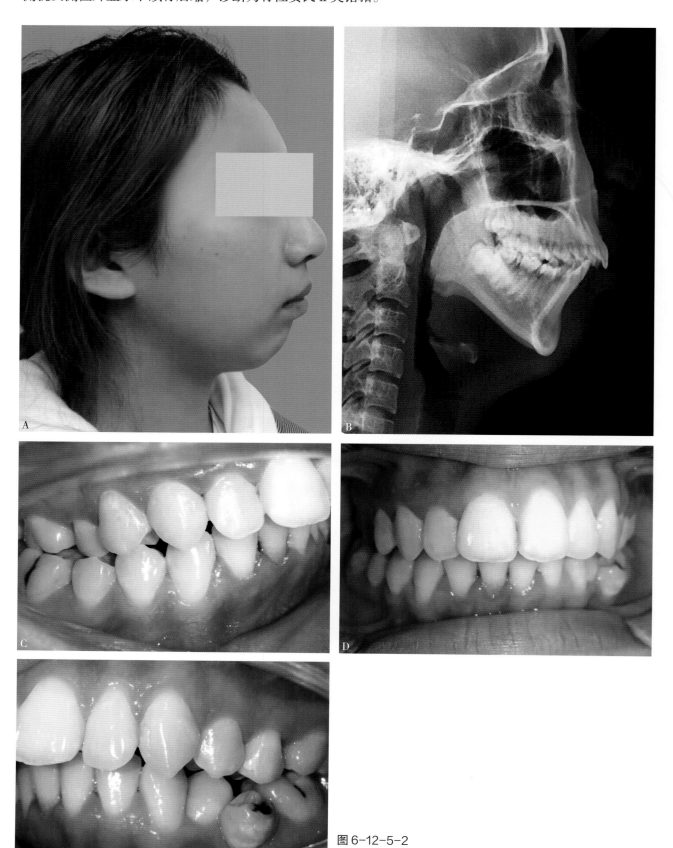

图 6-12-5-2
骨性Ⅱ类错𬌗
A. 侧面像；B. 头颅侧位片；C. 右侧；D. 正中；E. 左侧。

　　如图 6-12-5-3 所示，患者，女性，22 岁，咬合"地包天"10 年。查体见为下颌前突，前牙反合，侧貌呈凹面型。颌面部 CT 可见下颌前突，除形态异常外，颌骨内无新生物。诊断为骨性安氏Ⅲ类错拾。

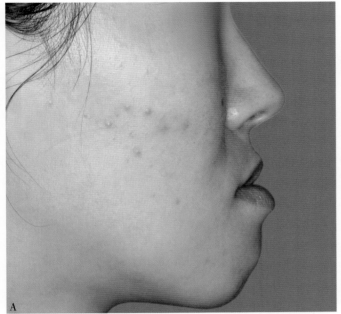
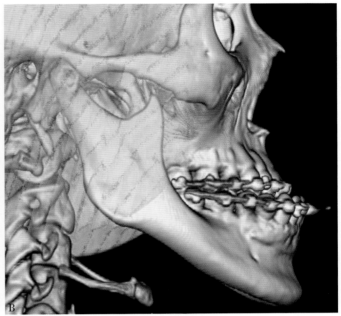
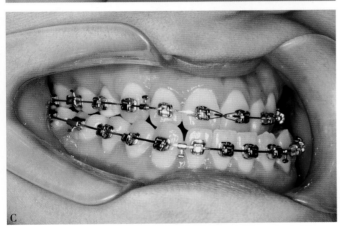

图 6-12-5-3
骨性Ⅲ类错拾
A. 侧面像；B. CT 三维重建；C. 口内像。

（步 捷 曹 健 王旭东）

颈 部

第七篇　颈部

颈部是呼吸道、消化道、颈部大血管和颅、脊髓神经分布的重要部位，头部和身体多处的淋巴在此汇集，淋巴结数最多，还有甲状腺和甲状旁腺等。

第一章　颈部外形、血管

第一节　斜颈

先天性肌性斜颈（congenital muscular torticollis，CMT）见图 7-1-1-1 ~ 图 7-1-1-3。

如图 7-1-1-1 所示，患儿，女性，12 岁，自幼颈部歪斜。患儿头向右歪，下颌偏向左侧，双眼、双耳不在同一水平线，右胸锁乳突肌挛缩。

如图 7-1-1-2 所示，患者，女性，8 岁，自幼颈部歪斜。

如图 7-1-1-3 所示，患儿，男性，1 岁 1 个月，发现颈部左侧肿块伴颈部左偏半年，查体见左侧颈部右偏度受限，左侧胸锁乳突肌中下段可见一硬性包块，无触痛，超声可见肿块位于左侧胸锁乳突肌内，右侧胸锁乳突肌未见异常。

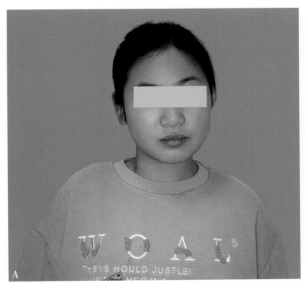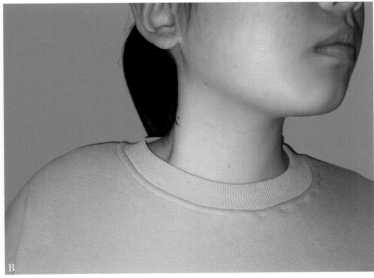

图 7-1-1-1
先天性肌性斜颈
A. 先天性肌性斜颈（正面观）；B. 先天性肌性斜颈（右前斜面观）。

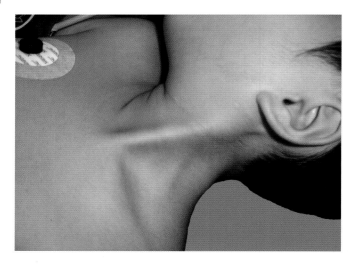

图 7-1-1-2
先天性肌性斜颈

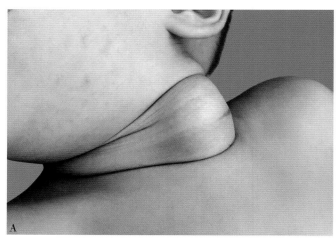

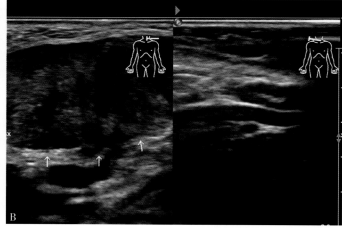

图 7-1-1-3
先天性肌性斜颈
A. 左侧胸锁乳突肌肿块；B. 左侧肌性斜颈超声。

先天性肌性斜颈的直接原因是胸锁乳突肌的纤维化引起挛缩和变短，但引起肌纤维化的真正原因尚未清楚。畸形可在生后即存在，也可在生后 2~3 周出现。病初头部运动略受限，一般无明显斜颈现象，触诊可发现硬而无疼痛的梭形肿物，与胸锁乳突肌的方向一致，在 2~4 周内逐渐增大，然后开始退缩，在 2~6 个月内逐渐消失，部分患者不遗留斜颈。亦有患者肌肉逐渐纤维化、挛缩硬化，形成颈旁硬的束状条物，头部因挛缩肌肉的牵拉而发生斜颈畸形，肌肉短缩一侧的面部亦可变形。若不及时纠正，面部变形加重，最后颅骨发育不对称，颈椎甚至上胸椎出现脊柱侧弯畸形等。

【鉴别诊断】

（1）颈部淋巴结炎：急性发病，有时因为局部疼痛可出现颈部偏斜表现，局部可触及局部肿大淋巴结，一般胸锁乳突肌触诊清晰，肿块与胸锁乳突肌分界清楚，超声可进一步协助鉴别。

（2）骨性或眼源性斜颈：颈椎椎骨畸形多系先天性椎骨融合畸形所致，可根据 X 线平片进行鉴别，眼部疾患多为斜视或眼球活动障碍原因引起，眼科检查可发现异常，以上两种原因引起的斜颈颈部胸锁乳突肌检查均无异常。

（李天友　雷学峰　李　蕾）

第二节 蹼颈

蹼颈（webbed neck）又称颈蹼（congenitial webbed neek）。一种少见的先天性颈部畸形。颈短而宽，在颈的两侧乳突至肩峰呈蹼状连接。蹼颈可影响颈的左右旋转。蹼多由两层皮肤和一层纤维结缔组织构成。颈后发际线宽而低，部分蹼颈上可生长头发，以蹼的后面为多。

1930 年，Ullrich 首先发现了类似特纳综合征的病例；1938 年，Turner 报道一种主要发生于女性的综合征，包括蹼颈、发育幼稚和肘外翻，称之为 Turner 综合征。其后发现这些患者多伴卵巢先天性缺如或发育不全，Turner 综合征的患者只有 45 条染色体，即 44 条常染色体和一条性染色体（45，XO）。缺乏一条性染色体不仅使性腺发育不全，并可引致其他畸形。有些女性患者呈典型的侏儒状，智力一般正常，但常低于其同胞。可有蹼肘、蹼膝、内眦赘皮、下颌畸形、唇腭裂、指甲异常、主动脉缩窄、原发性高血压、身材一般矮小，肩宽，肘外翻，肘蹼，膝蹼，指甲发育不全，四肢畸形、四肢淋巴水肿、月经延迟等。男性患者存在 46 对染色体、性染色体 XY 均存在。

一、蹼颈

蹼颈（webbed neck）见图 7-1-2-1～图 7-1-2-3。

如图 7-1-2-1 所示，患者，女性，21 岁，颈两侧与肩连成一片，呈蹼状，颈短而宽，颈后发际线过低，颈部 X 线示颈椎融合。

如图 7-1-2-2 所示，患者，男性，颈两侧与肩连在一起呈蹼状，颈短而宽，耳垂与肩相连，颈后发际线过低，颈肩功能受限。

如图 7-1-2-3 所示，患儿，男性，10 岁，颈粗短、蹼状 10 年，颈部活动无受限。图片见患儿颈粗短，两侧皮肤松弛，从耳后乳突部开始达肩部呈翼状。

（秦泗河　周玉江　蔡春泉　舒剑波）

二、特纳综合征

特纳综合征（Turner syndrome）见图 7-1-2-4、图 7-1-2-5，参见第十五篇第一章第十二节。

如图 7-1-2-4 所示，患儿，女性，出生 4 天，查体可见后发际低，颈短及背部异常等。特纳综合征又称先天性卵巢发育不全，是 Turner 在 1938 年首先提出的，这是唯一已知的性染色体单体病，表型特征有：身材矮小，颈蹼及指/趾背部浮肿，为胎儿期淋巴水肿的残迹。后发际低、盾状胸、肘外翻、卵巢发育不全、原发性闭经，性器官幼稚型。

如图 7-1-2-5 所示，患儿，女性，出生 10 小时，头面部发育畸形，染色体核型为（45，XO），诊断为特纳综合征。图片见患儿下颌小且后缩，口角下旋呈鲨鱼样嘴。唇、腭部分裂开，颈两侧由乳突至肩峰可见两片纵行的蹼状皮膜。

【鉴别诊断】

（1）努南综合征（Noonan syndrome）：曾被命名为男性特纳综合征，男女均可发病，努南综合征是一种可因身材矮小就诊的、累及身体多个系统的、相对常见的常染色体显性遗传病，与 RAS 信号通路异常有关，可通过染色体核型鉴别。

（2）Bonnevie-Ullrich 综合征：为常染色体显性遗传病，其主要异常可能是结缔组织受累，表现为原发性性腺发育不良，特征性的婴儿期淋巴管扩张性水肿是与 Turner 综合征鉴别的体征之一。

（蔡春泉　舒剑波）

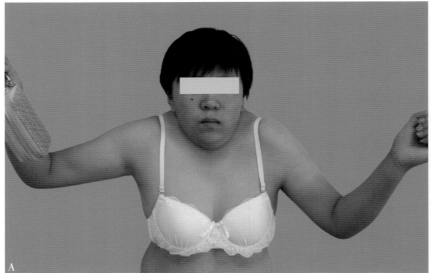

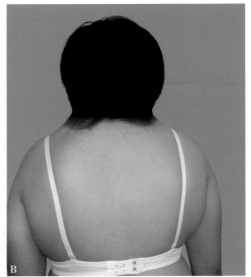

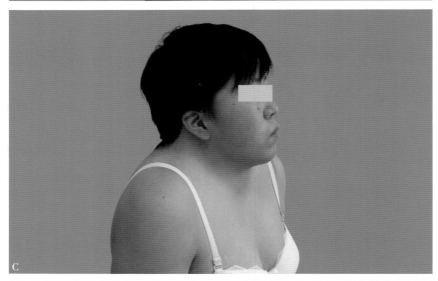

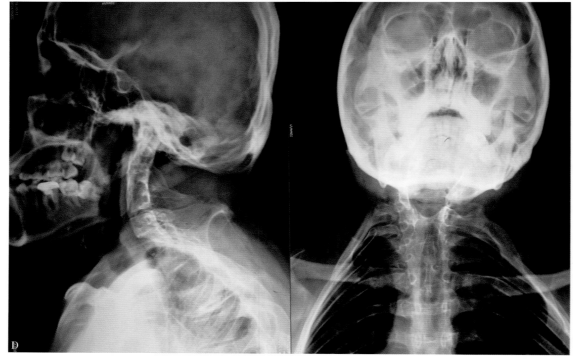

图 7-1-2-1
先天性蹼颈
A. 正面观；
B. 背面观；
C. 右前斜面观；
D. 颈部 X 线。

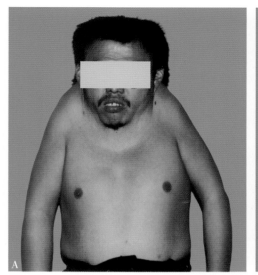
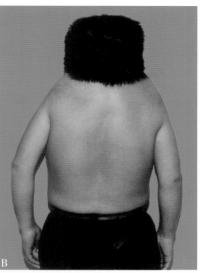
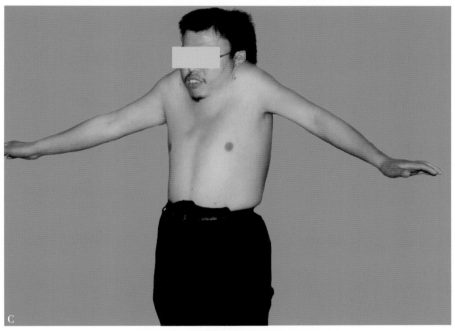
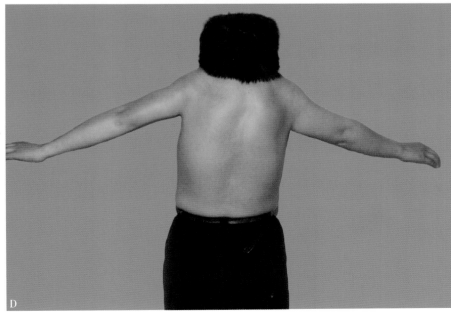

图 7-1-2-2
先天性蹼颈
A. 正面照；
B. 背面照；
C. 颈肩功能受限；
D. 颈肩功能受限。

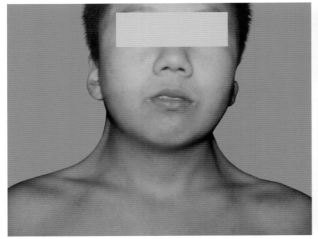

图 7-1-2-3
先天性蹼颈

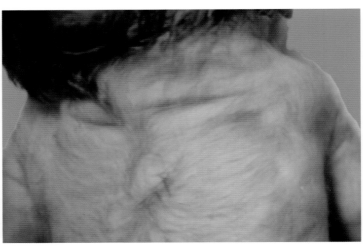

图 7-1-2-4
特纳综合征

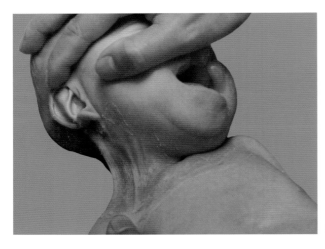

图 7-1-2-5
特纳综合征

第三节 颈部血管

一、颈静脉怒张

颈静脉怒张（jugular vein engorgement）见图 7-1-3-1。

如图 7-1-3-1 所示，正常人平卧去枕时颈静脉是充盈的，但在坐位或半卧位（即上身与床面或水平面呈 45°角）时，颈静脉塌陷或不显露。在坐位或半坐位时，如颈静脉明显充盈、怒张或搏动，称颈静脉怒张。根据颈静脉充盈、搏动的水平，可以间接地推测中央静脉压的水平。估计中央静脉压可靠的参考点是胸骨角，无论患者的体位是半坐位或坐位，胸骨角均在右心房中心之上约 5cm。

根据颈静脉搏动点测量颈静脉压的方法是：患者取半坐位或坐位，首先辨认出颈静脉搏动的最高点，然后用一把厘米尺测量此点到胸骨角之间的垂直距离。若是看不清充盈的颈静脉，可先找出颈静脉开始显出塌陷的那一点，再注意观察其附近有无颈静脉搏动。然后测量此点到胸骨角的垂直距离，可作两侧对比。如 >4cm，则估计其中央静脉压大于 9cmH$_2$O，即静脉压升高。多见于右心衰竭、缩窄性心包炎、心包积液、上腔静脉阻塞综合征等。在输液过程中若发现颈静脉怒张，提示输液过量，应考虑有引起急性心力衰竭的可能性。

（李 洋 王 鹏 宋国建 杨志寅）

二、颈动脉狭窄

颈动脉狭窄（carotid artery stenosis）病因多为动脉硬化，其次为多发性大动脉炎。好发部位为颈总动脉分叉处，其次为颈总动脉起始段。重度颈动脉狭窄患者，即便采用有效的药物治疗控制，2年内脑缺血事件发生率也高达26%以上；而60%以上的脑梗是由于颈动脉狭窄造成，严重的脑梗可导致患者残疾甚至死亡。

如图7-1-3-2所示，患者，男性，73岁，反复头晕5年，加重1个月。图中所见为颈动脉彩超提示左侧颈内动脉近段后壁可见低回声斑块，大小为1.19cm×0.34cm，致管腔变细，最狭窄处残余管径0.15cm，原始管径0.75cm，诊断为左侧颈内动脉近段中段狭窄（50%～69%）。触诊左侧颈动脉搏动减弱，可闻及血管杂音，无偏瘫、失语、肢体感觉异常。

如图7-1-3-3所示，患者，男性，72岁，因"头晕不适2年"入院，既往有脑梗死病史。颈动脉CTA图示颈动脉动脉粥样硬化改变，右侧颈动脉重度狭窄并斑块形成。

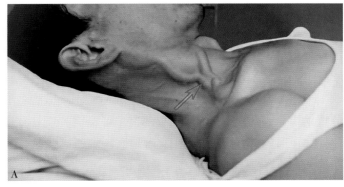

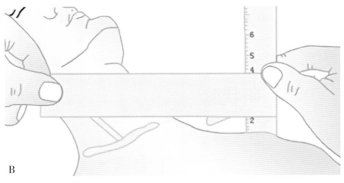

图7-1-3-1
颈静脉怒张
A. 颈静脉明显充盈；B. 根据颈静脉搏动点测颈静脉压。

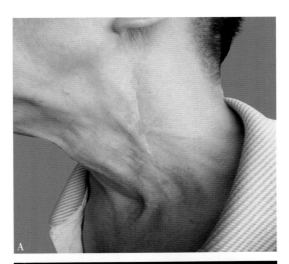

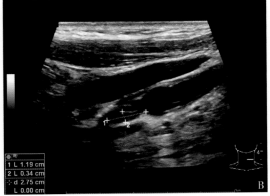

图7-1-3-2
颈动脉狭窄
A. 颈部外观；B. 颈部血管彩超。

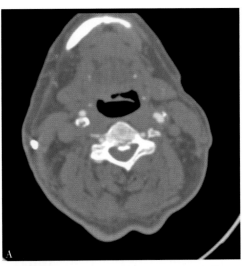

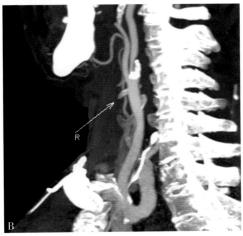

图7-1-3-3
颈动脉狭窄
A. 颈动脉CTA
断层图像；
B. 颈动脉CTA
三维图像。

【鉴别诊断】

（1）颈动脉瘤：颈部搏动性包块，质软光滑，边缘较清晰，可闻及血管杂音，不可移动，无压痛、震颤。颈部彩超可鉴别。

（2）颈动脉夹层：首发症状常为头痛，典型患者有部分特纳综合征表现。血管彩超或 CTA 可鉴别。

（3）颈椎增生或狭窄：因为颈椎疾病跟动脉狭窄也可以导致患者出现头晕、脑供血不足的症状，颈动脉 CTA 或颈椎 MRI 有助于鉴别。

（黄小进 鉴 涛）

第二章 甲状腺

第一节 甲状腺肿

一般将甲状腺肿大（goiter）分为三度，① Ⅰ度：不能看到甲状腺肿大，吞咽时可看出或能触及（相当于本人拇指末节大小）者。② Ⅱ度：能触及且能看到甲状腺肿大，但在胸锁乳突肌以内者。③ Ⅲ度：颈部明显变形，甲状腺肿大超过胸锁乳突肌或使颈部变形者。

一、结节性甲状腺肿

结节性甲状腺肿（nodular goiter，NG）见图 7-2-1-1、图 7-2-1-2。

如图 7-2-1-1 所示，患者，女性，78 岁，发现颈前无痛性肿物 40 年余。图中见颈前囊实性肿物，直径约 7cm，位于甲状腺右叶，随吞咽上下移动，气管受肿块压迫向左侧移位。X 线片示：甲状腺肿物推压气管向左侧弯曲。术中见甲状腺右叶囊实性肿物，边界清，血供丰富。病理示：结节性甲状腺肿伴钙化。

如图 7-2-1-2 所示，患者，男性，23 岁。图中正面见颈部增粗，甲状腺弥漫性不对称性肿大，表面欠光滑，形态不规则，呈小叶状或结节状。超声考虑甲状腺性甲状腺肿。侧面见甲状腺肿大超过胸锁乳头肌边缘。相关检查提示甲状腺功能亢进。

如图 7-2-1-3 所示，患者，女性，62 岁，颈前肿物 10 余年，逐渐增大 1 年。患者略有夜间呼吸费力，无声音嘶哑及进食困难。图中见颈前巨大肿物，上至下颌骨，下达胸骨上。活动度尚可，质地略硬。CT 见颈部等密度肿物，内有斑块钙化影，肿物边界尚清，气管受压狭窄。

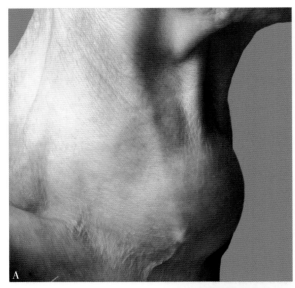
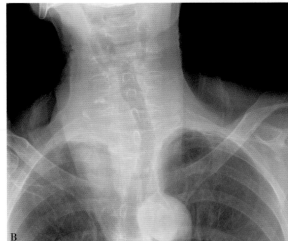
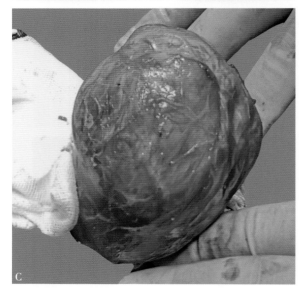

图 7-2-1-1
结节性甲状腺肿
A. 斜面照；B. X 线片；C. 大体标本。

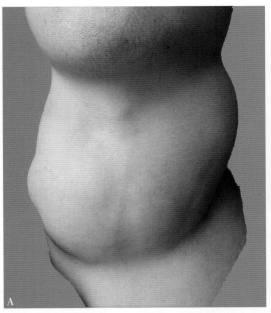
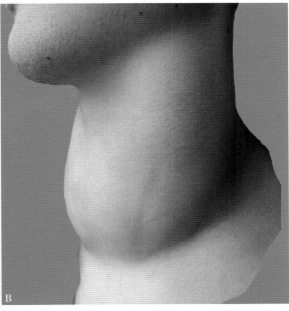

图 7-2-1-2
结节性甲状腺肿
A. 颈部正面；
B. 颈部侧面。

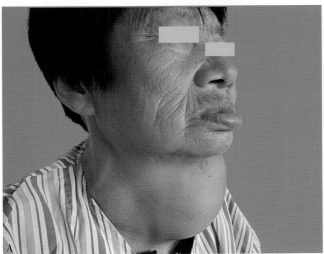
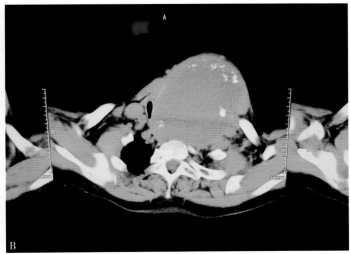

图 7-2-1-3
巨大结节性甲状腺肿
A. 结节性甲状腺肿；B. 颈部 CT。

【鉴别诊断】

（1）原发性甲状腺功能亢进症：甲状腺弥漫性对称性增大，质韧，听诊可闻及血管杂音。多伴突眼症，甲状腺功能异常等。

（2）甲状腺癌：早期无明显症状体征，随病情进展可出现甲状腺增大、质硬，活动度差。可伴有声音嘶哑。甲状腺彩超及细针穿刺活检可协助诊断。

（3）甲状舌管囊肿：颈前正中半圆形隆起肿块，边界清，质韧或软而有弹性，与皮肤无粘连，可随着吞咽上下移动，有些患者伸舌时可在囊肿上方摸到硬硬的条索状物体，穿刺抽吸多见黄色清亮液体。

（霍景山　肖文金　刘宏伟　李　剑）

二、格雷夫斯病

格雷夫斯病（Graves disease，GD）见图 7-2-1-4、图 7-2-1-5。格雷夫斯病是一种自身免疫性甲状腺疾病，也称毒性弥漫性甲状腺肿，其主要的临床特征是弥漫性对称性甲状腺肿大以及功能亢进、眼球突出、胫前黏液性水肿和高代谢状态等。

如图 7-2-1-4 所示，患者，女性，16 岁，心悸、手抖 4 个月。甲状腺 Ⅱ 度肿大。甲功提示 T$_3$、T$_4$ 升高，TSH 降低，TRAb 阳性，吸碘试验提示吸碘率高，甲状腺彩超提示甲状腺弥漫性肿大。

如图 7-2-1-5 所示，患儿，女性，10 岁，发现颈部肿大 2 个月。诊断：格雷夫斯病。图中见患儿颈部甲状腺弥漫性肿大，未超过胸锁乳突肌外缘，为 Ⅱ 度甲状腺肿，甲功提示 T$_3$、T$_4$、FT$_3$、FT$_4$ 升高，TSH 降低，TRAb 阳性。

【鉴别诊断】

（1）毒性多结节性甲状腺肿大：甲状腺彩超可见多个结节。

（2）甲状腺自主高功能腺瘤：同位素扫描表现为"热结节"。

（3）亚急性甲状腺炎：约半数有近期上呼吸道感染史。该病有非特异性炎症的临床表现，如发热、不适、肌痛，以及甲状腺局部的疼痛与触痛。吸碘率表现为分离现象。

（任路平　赵　航　罗　雷　娄　燕）

三、胸骨后甲状腺肿

胸骨后甲状腺肿（substernal goiter）见图 7-2-1-6。

如图 7-2-1-6 所示，患者，女性，59 岁，颈部肿物 3 年，偶有呼吸费力 1 个月。无声音嘶哑及进食困难。图中见颈部正中肿物，质地韧，边界清，随吞咽活动。CT 见肿物大部位于胸骨后，边界清楚，周围组织受压明显，气管狭窄。

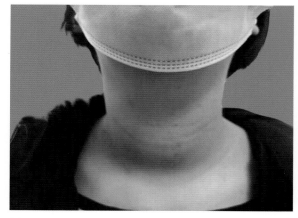

图 7-2-1-4
格雷夫斯病

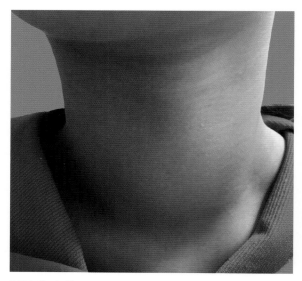

图 7-2-1-5
格雷夫斯病

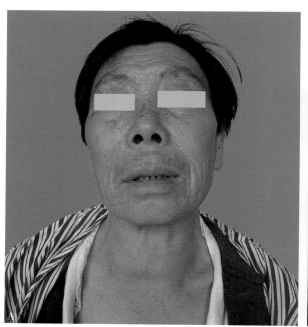

图 7-2-1-6
胸骨后甲状腺肿
A. 胸骨后甲状腺肿；B. 胸骨后甲状腺肿 CT。

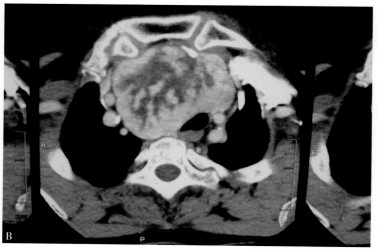

【鉴别诊断】

甲状腺癌：病史较短，多有外侵，如喉返神经，气管，食管等，并引起相应症状。CT 可见肿物明显强化，侵及周围组织。

（刘宏伟 李 剑）

四、异位甲状腺肿

异位甲状腺肿（ectopic goiter）见图 7-2-1-7，患者，女性，22 岁，咽部异物感 1 个月。检查见舌根部光滑肿物。增强 CT 显示舌根增强肿块占位，而颈部甲状腺区域未见腺体。

【鉴别诊断】

（1）咽炎：咽部充血及淋巴组织增生，无肿物。

（2）会厌囊肿：会厌上可见囊肿样物。肿物位置及性质不同。

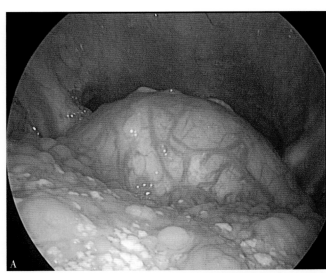
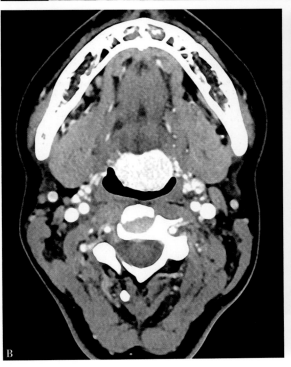
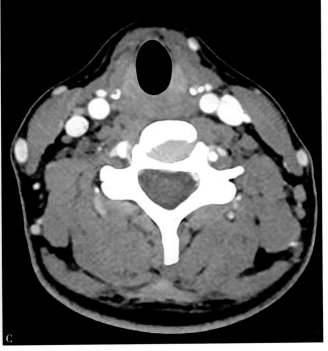

图 7-2-1-7
异位甲状腺肿
A. 舌根部光滑肿物；B. 增强 CT；C. 增强 CT。

（梅红林）

第二节　甲状舌管囊肿

甲状舌管囊肿（thyroglossal cyst）见图 7-2-2-1、图 7-2-2-2。

如图 7-2-2-1 所示，患儿，女性，2 岁，发现颈部肿物 1 周，无其他不适。查体见箭头所示位置颈部正中皮肤隆起，无红肿，皮下深部可触及一肿物，边界清楚，随伸舌上下活动，基底部固定；超声检查可见颈部上方正中皮下深部囊性肿物，与舌骨关系密切。

如图 7-2-2-2 所示，患儿，5 岁，颈部肿物三年。图中见颈前部正中线舌骨平面扪及一 2cm×1cm×1cm 肿物，深部粘连，可随吞咽上下活动。

【鉴别诊断】
（1）鳃源性囊肿：多位于颈部两侧，胸锁乳突肌前缘，不随伸舌上下活动。
（2）皮样囊肿：多位于皮下浅层，与表皮关系密切，不随伸舌上下活动。
（3）异位甲状腺：肿物多为实性，不随伸舌上下活动，有时需借助超声、同位素扫描等检查协助鉴别。

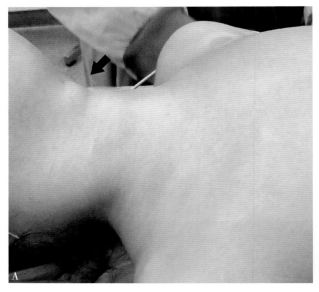
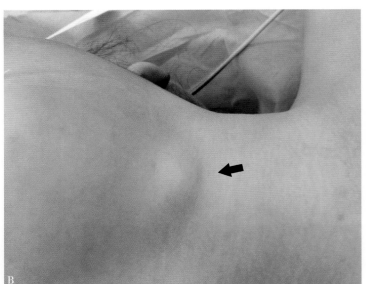
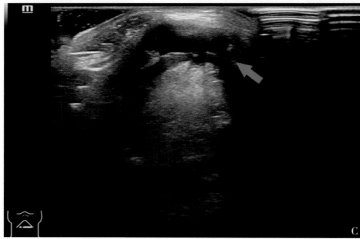

图 7-2-2-1
甲状舌管囊肿
A. 甲状舌管囊肿侧面观；B. 甲状舌管囊肿正面观；C. 甲状舌管囊肿超声。

（李　蕾　王陈飞）

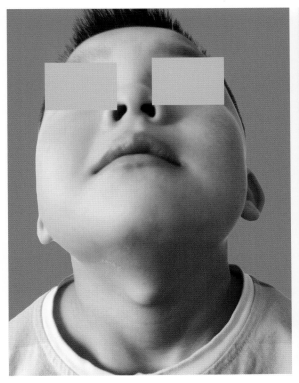

图 7-2-2-2
甲状舌管囊肿

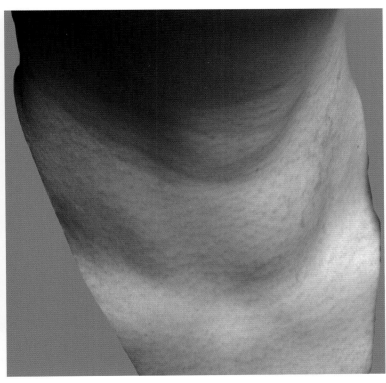

图 7-2-3-1
甲状腺腺瘤

第三节　甲状腺腺瘤

甲状腺腺瘤（thyroid adenoma）见图 7-2-3-1，患者，女性，38 岁，发现颈前肿物 3 天。图中见甲状腺Ⅱ度肿大，左叶上极可扪及约 2.0cm 大小的肿物，质硬，随吞咽上下移动，无压痛。甲状腺表面无震颤，听诊未闻及血管杂音。术后病理示滤泡性甲状腺腺瘤。

【鉴别诊断】

（1）结节甲状腺肿：甲状腺肿大程度不一，多不对称。结节数目及大小不等，常为多发性结节，结节质软或稍硬，光滑，无触痛。病情进展缓慢，多数患者无症状。

（2）甲状腺癌：早期无明显症状体征，随病情进展可出现甲状腺增大、质硬，活动度差。可伴有声音嘶哑。甲状腺彩超及细针穿刺活检可协助诊断。

（3）甲状舌管囊肿：颈前正中半圆形隆起肿块，边界清，质韧或软而有弹性，与皮肤无粘连，可随着吞咽上下移动，有些患者伸舌时可在囊肿上方摸到质硬的条索状物体，穿刺抽吸多见黄色清亮液体。

（霍景山）

第四节　甲状腺功能亢进症

原发性甲状腺功能亢进症（primary hyperthyroidism）见图 7-2-4-1，患者，男性，49 岁，颈前弥漫性肿大伴多汗、消瘦 13 年余。图中见甲状腺呈Ⅲ度，双侧弥漫性肿大，质韧，无压痛，边缘清，表面光滑无结节，可随吞咽上下活动。听诊闻及明显血管杂音。突眼征（＋），双手平举时震颤（＋）。

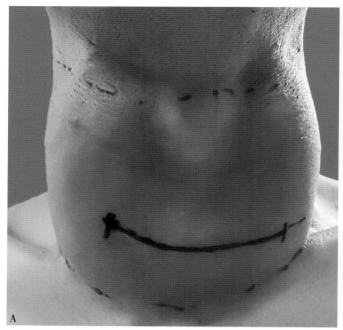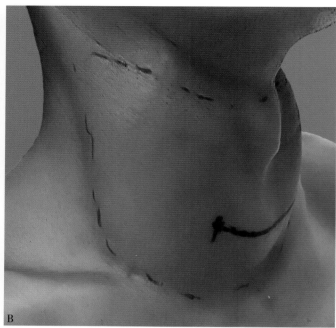

图 7-2-4-1
原发性甲状腺功能亢进症
A. 正面观；B. 斜面观。

【鉴别诊断】

（1）继发性甲状腺功能亢进：症状与原发性甲状腺功能亢进基本相似，相对较轻。颈部可扪及单个或多个结节，较正常甲状腺坚硬，一般无突眼症，手部震颤少见，神经过敏轻，可有甲状腺指端病，局部压迫症状多见，如声嘶，呼吸道受压，疲乏无力较重，心脏损害较突出。

（2）自主性高功能甲状腺腺瘤：多先有缓慢增大的无症状颈部结节，数年后出现甲亢症状。症状较轻微，多表现为心动过速、乏力、消瘦或腹泻，睑裂增宽和凝视征；无突眼及格雷夫斯病的皮肤病变。可扪及甲状腺光滑椭圆形结节，边界清，质韧，随吞咽上下移动，听诊无血管杂音。

（霍景山）

第五节　甲状腺癌

甲状腺癌（thyroid carcinoma）是发生于甲状腺组织的恶性肿瘤。病理学上分为乳头状腺癌、滤泡状腺癌、未分化癌和髓样癌四类。除髓样癌外，均起源于滤泡上皮细胞。近年来，甲状腺癌发病率有逐渐增高趋势，多为分化型甲状腺癌（乳头状癌和滤泡状癌）。患者无明显症状，而微小癌颈部体征多不明显，多数病例是体检时甲状腺超声检查发现，细针穿刺细胞学检查可确诊。最常见的甲状腺癌为甲状腺乳头状癌，分化高，恶性程度低，手术预后好。

如图 7-2-5-1 所示，患者，女性，66 岁，发现颈前肿物 20 年。图中所见为左侧甲状腺Ⅲ度肿大，被肿物占据，直径 6.0cm，质硬固定，表面不光滑，无触痛，周围边界尚清晰，随吞咽上下活动。

如图 7-2-5-2 所示，患者，女性，68 岁，发现颈前肿大 1 个月。图中见甲状腺呈双侧弥漫性肿大Ⅲ度，尤以右侧明显，甲状腺下极深入胸骨后（CT 图片显示，甲状腺肿瘤达胸骨后，推压气管变窄并偏向左侧），质韧，无压痛，边缘欠清，表面呈结节状，可随吞咽上下活动，颈动脉搏动增强。病理诊断：甲状腺组织中见中等大小淋巴细胞样瘤细胞浸润并弥漫成片形成瘤块，瘤细胞以中心母细胞、免疫母细胞为主，核分裂易见。免疫组化：瘤细胞 LCA（++）、CD20（++）、CD79α（++）、kappa（++）、Lambda（-）、CD3（-），

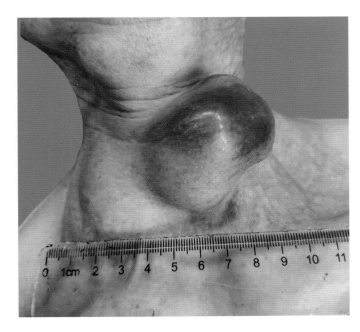

图 7-2-5-1
甲状腺癌

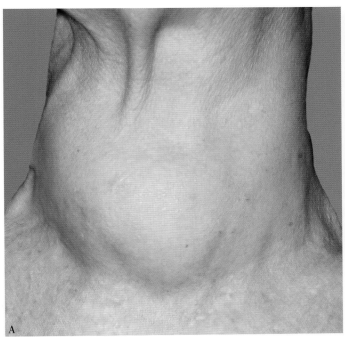

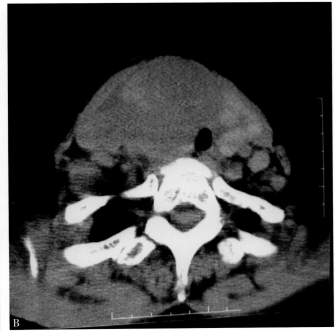

图 7-2-5-2
甲状腺癌
A. 斜面照；B. 甲状腺 CT。

CD45R0（－）、Ki-67 阳性细胞占 70%。肿瘤形态学和免疫表型，符合甲状腺结外弥漫性大 B 细胞淋巴瘤。

　　如图 7-2-5-3 所示，患者，女性，30 岁，发现甲状腺结节 2 周。患者颈前可触及包块，质地坚硬，边界不清。甲状腺超声检查提示右侧甲状腺上极低回声实性结节，形态不规则，边界不清。颈部淋巴结超声提示中央区淋巴结异常，考虑为甲状腺癌淋巴结转移。术中见甲状腺右叶上极实质性包块，剖面呈灰白色，周围淋巴结明显肿大。术后病理诊断为右侧甲状腺乳头状癌伴淋巴结转移。

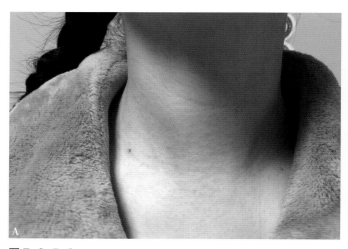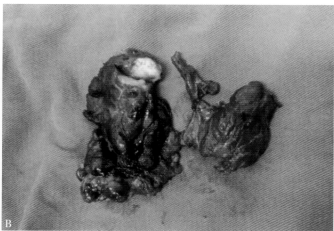

图 7-2-5-3
甲状腺癌
A. 颈前面观；B. 甲状腺癌大体标本。

【鉴别诊断】

（1）甲状腺腺瘤：多数为单发，质地韧，生长缓慢，一般呈圆或椭圆形，质地大都比周围甲状腺组织稍硬，无压痛。甲状腺显像分别为"温结节""热结节""冷结节"。

（2）结节性甲状腺肿：病史较长，逐渐长大，或在体检时偶然发现。结节是腺体在增生和代偿过程中发展而成的，大多数呈多结节性甲状腺肿，少数为单个结节。大部分结节为胶性，其中有因发生出血、坏死而形成囊肿；久病者部分区域内可有较多纤维化，或者钙化，甚至骨化。

（3）原发性甲状腺功能亢进症：甲状腺弥漫性对称性增大，质韧，听诊可闻及血管杂音。多伴突眼症。除甲亢症状及体征外，甲状腺功能异常，甲状腺彩超可协助诊断。

（孙达欣 霍景山 叶 晖）

第六节 甲状腺疾病的相关体征

一、突眼

引起突眼（exophthalmos）的内分泌疾病主要为格雷夫斯病、多结节性毒性甲状腺肿、甲状腺自主高功能腺瘤、垂体促甲状腺激素分泌性腺瘤等。

如图 7-2-6-1 所示，患者，女性，48 岁，心悸、怕热半年余。图中所见为眼球向外突出。合并心悸、怕热、出汗、情绪易怒，大便次数增多等临床表现，甲状腺功能检查提示甲亢，促甲状腺激素受体抗体（TRAb）阳性。

如图 7-2-6-2 所示，患者，女性，45 岁，甲状腺功能亢进突眼。眼球突出半年余，伴有结膜水肿，眼睑肿胀，睑裂增宽。

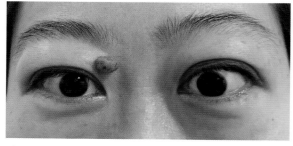

图 7-2-6-1
格雷夫斯病

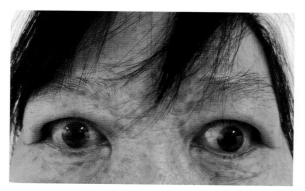

图 7-2-6-2
甲状腺功能亢进突眼

【鉴别诊断】

（1）多结节性毒性甲状腺肿和甲状腺自主高功能腺瘤：诊断主要依靠放射性核素扫描和甲状腺彩超。

（2）垂体促甲状腺激素分泌性腺瘤：是一种少见的垂体瘤，主要表现为甲状腺功能亢进和肿瘤的占位效应两方面的症状。

（任路平　赵　航）

二、胫前黏液性水肿

胫前黏液性水肿（pretibial myxedema）引起胫前黏液性水肿的内分泌系统疾病主要是甲状腺功能异常，包括甲亢和甲减。

如图 7-2-6-3 所示，患者，男性，28 岁，心悸伴体重下降 2 年。双下肢暗红色皮损，皮肤粗糙，胫前呈黏液性水肿。甲状腺功能检查提示甲状腺功能亢进。

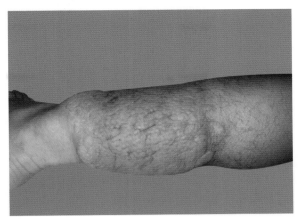

图 7-2-6-3
甲状腺功能亢进胫前黏液性水肿

【鉴别诊断】

甲状腺功能减退：患者全身疲乏、怕冷、体重增加、嗜睡、记忆力减退，可合并心包积液，甲状腺功能检查提示甲状腺功能减退。

（任路平　赵　航）

第三章　甲状旁腺

第一节　原发性甲状旁腺功能亢进症

甲状旁腺功能亢进症是仅次于甲状腺疾病和糖尿病的第三大常见内分泌系统疾病，根据国外报道，原发性甲状旁腺功能亢进（primary hyperparathyroidism，PHPT）患病率高达 1/1 000～1/500，PHPT 是由于甲状旁腺组织原发异常致甲状旁腺激素（parathyroid hormone，PTH）分泌过多，导致高钙血症、肾钙重吸收和尿磷排泄增加，肾结石、肾钙质沉着症和以皮质骨为主的骨吸收增加等的一组临床症候群。

原发性甲状旁腺功能亢进（primary hyperparathyroidism，PHPT）见图 7-3-1-1、图 7-3-1-2。

如图 7-3-1-1 所示，患者，女性，39 岁，因恶心、呕吐 72 小时就诊。既往有肾结石病史，近 1 个月有多饮多尿，未予特殊治疗。否认有家族性内分泌肿瘤和钙代谢紊乱病史。实验室检查示血清钙：3.19mmol/L；血清磷：0.75mmol/L；24h 尿钙：9.84mmol；PTH：217.6pg/mL；25-OH

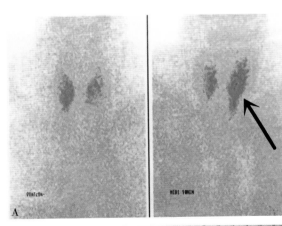

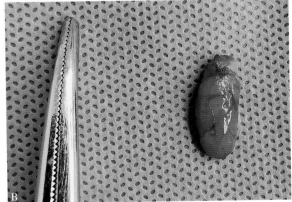

图 7-3-1-1
原发性甲状旁腺功能亢进
A. 术前 MIBI 显像；B. 左下甲状旁腺腺瘤大体标本。

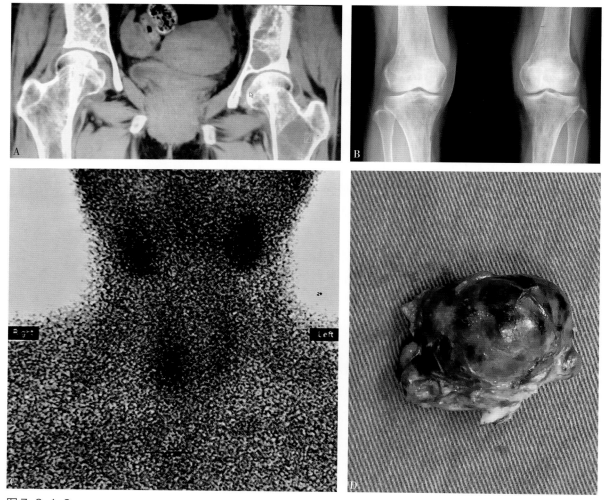

图 7-3-1-2
原发性甲状旁腺功能亢进
A. 髂关节 X 线片；B. 膝关节 X 线片；C. 同位素显像图；D. 甲状旁腺腺瘤大体标本。

维生素 D：13.2ng/mL；基因检测：*CDC73*，钙敏感受体，MEN1 均为阴性。

术前 MIBI 显像：甲状腺左叶下极部位甲状旁腺增大并功能亢进。彩超检查见：左侧甲状腺下极下后方可见一大小约 13mm×6mm 的异常低回声区，形状呈椭圆形，边界尚清，内部回声不均。CDFI：低回声区内可见稍丰富血流信号。甲状腺左右叶形态及大小正常，包膜光整，其内回声尚均匀，内未见明显局限性肿块回声。双侧颈部大血管旁未见明显异常肿大淋巴结。术后病理诊断甲状旁腺腺瘤。

如图 7-3-1-2 所示，患者，女性，36 岁，全身疼痛半年，呕吐 2 周。患者颈前可触及包块，甲状腺旁腺超声检查提示：右侧甲状旁腺囊实性占位，边界清楚，形状规则，以实性为主。同位素显像：99mTc-MIBI 示踪剂 120 分钟后甲状腺右叶下极区域显像剂浓聚灶显像较前显著；髂关节及膝关节 X 线片呈明显骨质疏松改变；泌尿系超声提示尿路结石。实验室检查：甲状旁腺激素及血钙明显升高，血磷明显降低。术后病理诊断为甲状旁腺腺瘤。

【鉴别诊断】

（1）继发性甲状旁腺功能亢进症（secondary hyperparathyroidism，SHPT）：是指甲状旁腺受到低血钙刺激而分泌过量的 PTH 以提高血钙的一种慢性代偿性临床综合征，常见的原因为慢性肾功能不全。鉴别要点：继发性甲状旁腺功能亢进症患者多有肾功能不全，有腹膜透析或血液透析史，通常为甲状旁腺多个腺体增生，

PTH 明显升高，血钙水平为低或正常，血磷水平升高。

（2）三发性甲状旁腺功能亢进症（tertiary hyperparathyroidism），是在继发性甲状旁腺功能亢进症的基础上，腺体受到持久、强烈的刺激，增生组织部分转换为具有自主分泌功能的腺瘤，本病主要见于肾功能衰竭肾移植术后患者。

（许　楠　叶　晖）

第二节　继发性甲状旁腺功能亢进症

肾功能不全长期血液透析者可致重度继发性甲状旁腺功能亢进症，由此引发全身骨头中的钙大量流失，钙无法沉积到骨骼上，引起骨质脱钙、骨骼变脆、身高缩短、骨骼畸形或骨折等骨骼变化（skeletal change）等一系列体征。

继发性甲状旁腺亢进症的骨骼病变为破骨细胞或成骨细胞增多，骨质溶解吸收，出现不同程度骨质脱钙、全身性骨质疏松。严重时旧骨被吸收，新骨形成的加速和钙化不良组成了膨大的囊肿样改变，也可引起皮下、肌肉及软组织等钙盐沉积，形成异位钙化。甚至产生剧烈的疼痛或瘙痒，钙可沉积在患者身体各个部位。若沉积在血管壁上，就会出现血管钙化；若钙沉积在皮下组织中，则皮肤瘙痒，甚至黑色坏死；若沉积到软组织上，比如沉积到下颌面部，则下颌变长，嘴巴合不拢，表现"狮面征"等。其主要体征有以下几种。

一、狮面征

狮面征（lion face syndrome）又称狮面综合征（lion face syndrome）、骨性狮面征（leontiasis ossea），是面颌骨过度增生引起的特殊面容。引起狮面征的常见疾病包括骨纤维发育不良，畸形性骨炎，继发性甲状旁腺功能亢进等疾病。

如图 7-3-2-1 所示，患者，女性，35 岁，肾功能不全血液透析 8 年，骨痛 2 年。

二、松鼠面征

松鼠面征（squirrel facial sign）和狮面征的共同特征是面部骨骼出现不同程度的增生，如上颌骨、颧骨、犁骨、筛骨及下颌骨，表现为正常面部轮廓变形，皮肤黝黑灰暗，上颌骨、下颌骨膨出，牙齿松开，鼻梁塌陷，鼻翼增宽、鼻孔上翻，眼间距增宽，甚或下颌变长，嘴巴合不拢等，有学者将此称之为松鼠面征。

如图 7-3-2-2 所示，患者，男性，40 岁，肾功能不全血液透析 10 年，全身骨痛 3 年。

【鉴别诊断】

（1）骨纤维发育不良：先天性疾病，多见于儿童，骨骼局部过度生长，面颅骨增厚肥大，并向颅内或颅外局限性膨隆。

（2）面颅骨区域肿瘤：面颅骨局限性膨隆性疾病，如眼眶部、上颌骨区域等。

（鲁　瑶　许　楠）

三、口腔变化

口腔变化（oral changes）见于尿毒症血液透析多年的继发性甲状旁腺功能亢进症患者，由于不同程度的骨质脱钙，大部分患者可出现全身性骨质疏松，上颌骨、下颌骨

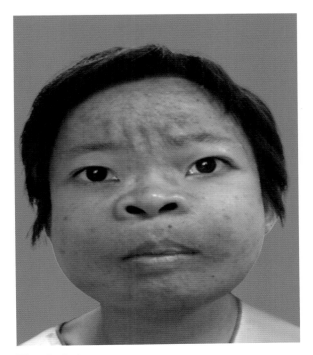

图 7-3-2-1
狮面征（继发性甲状旁腺功能亢进症所致）

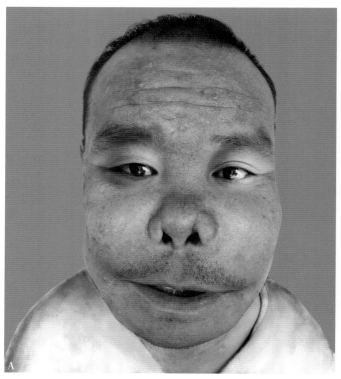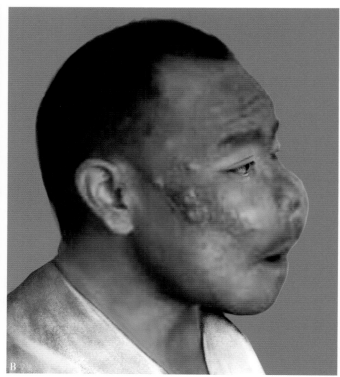

图 7-3-2-2
松鼠面征（继发性甲状旁腺功能亢进症所致）
A. 正面观；B. 侧面观。

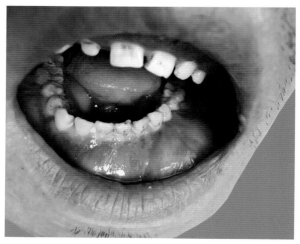

图 7-3-2-3
口腔变化

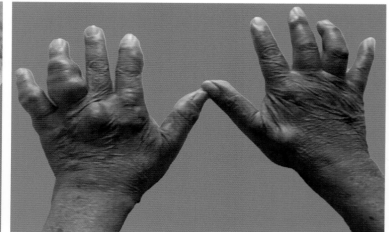

图 7-3-2-4
左手环指膨胀性骨破坏

膨出，牙齿松动及颜色变化等。

如图 7-3-2-3 所示，患者，男性，40 岁，尿毒症血液透析 10 年。上颌骨、下颌骨膨出，牙齿松开及颜色变化等。

（鲁　瑶　许　楠）

四、手指、关节畸形

手指、关节畸形（deformity of fingers and joints）如图 7-3-2-4 所示，患者，女性，42 岁，肾功能不全维持血透 5 年。左手环指第 2、3 关节膨大，弯曲活动受限，局部压痛。

（鲁　瑶）

五、胸廓塌陷畸形

胸廓塌陷畸形（thoracic collapse deformity）见图7-3-2-5～图7-3-2-7。

如图7-3-2-5所示，患者，男性，40岁，肾功能不全维持血透7年。胸廓塌陷、手指末节膨大、脊柱后凸、身高缩短。

如图7-3-2-6及图7-3-2-7所示，两例患者胸部骨骼变化有：骨质脱钙、骨骼变脆、身高缩短、骨骼畸形等。

（许 楠）

六、重度骨质疏松

重度骨质疏松（severe osteoporosis）见图7-3-2-8、图7-3-2-9。

如图7-3-2-8所示，患者，男性，43岁，肾功能不全血透7年，继发性甲状旁腺功能亢进症，甲状旁腺切除术中见胸骨后异位，骨皮质变薄、脱钙，骨小梁结构破坏，骨质软似皮革。

如图7-3-2-9为正常胸骨切面骨质，与图7-3-2-8相比，两者有明显不同。

（许 楠）

七、股骨骨质破坏

股骨骨质破坏（destruction of femoral bone）见图7-3-2-10，患者，男性，28岁，肾功能不全血透4年，骨痛伴右臀部肿大1年。右侧臀部局部明显膨大，质硬，伴有压痛及活动受限。X线示右侧股骨骨质破坏，股骨颈破坏吸收，股骨头坏死，皮下、肌肉及软组织广泛钙化斑。

（许 楠）

八、颈右侧肿物

颈右侧肿物（mass on right side of neck）见图7-3-2-11，患者，女性，58岁，肾功能不全血液透析12年，右颈根部肿物2年。图7-3-2-11A示：右颈根部局部隆起，质地软，有波动感，轻压痛。图7-3-2-11B及图7-3-2-11C颈部X线提示颈部及锁骨上皮下组织钙化斑块。图7-3-2-11D术中切开见豆浆样及豆腐渣样内容物，病理示钙盐沉积。

【鉴别诊断】

骨恶性肿瘤：年轻人多见，好发于长管状骨的下端，尤其股骨下端和胫骨上端。生长速度较

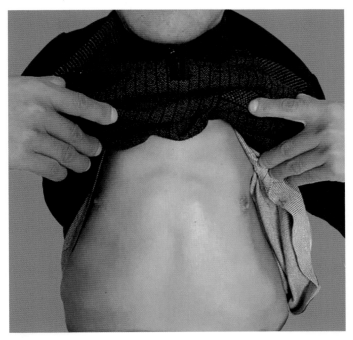
图7-3-2-5
胸廓塌陷畸形

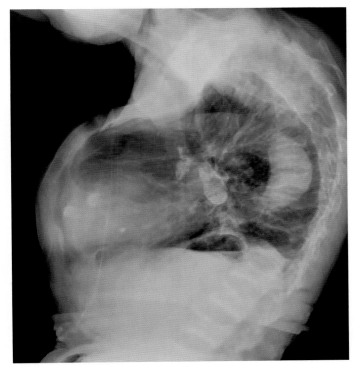
图7-3-2-6
胸廓影像

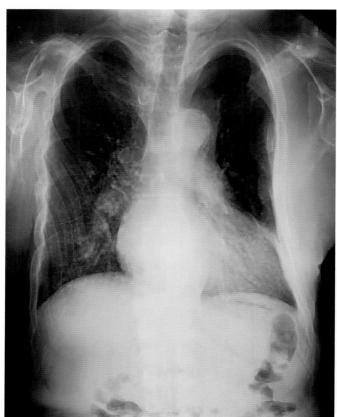

图 7-3-2-7
胸部影像

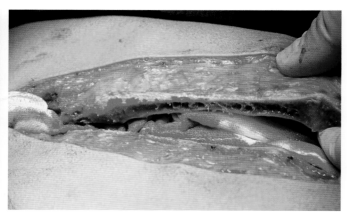

图 7-3-2-8
胸骨严重骨质疏松（继发性甲状旁腺功能亢进症）

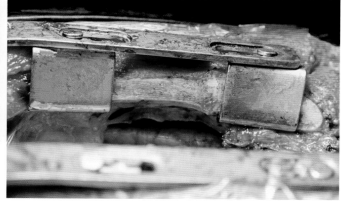

图 7-3-2-9
正常胸骨切面骨质

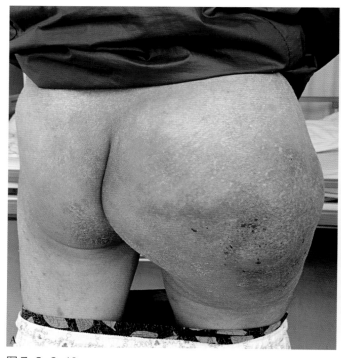

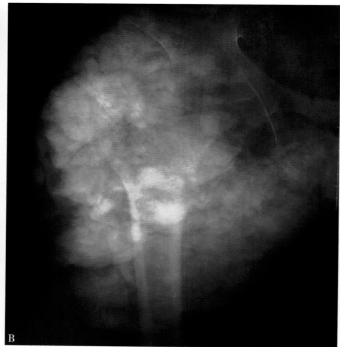

图 7-3-2-10
股骨骨质破坏
A. 右臀部肿大；B. 右侧股骨 X 线。

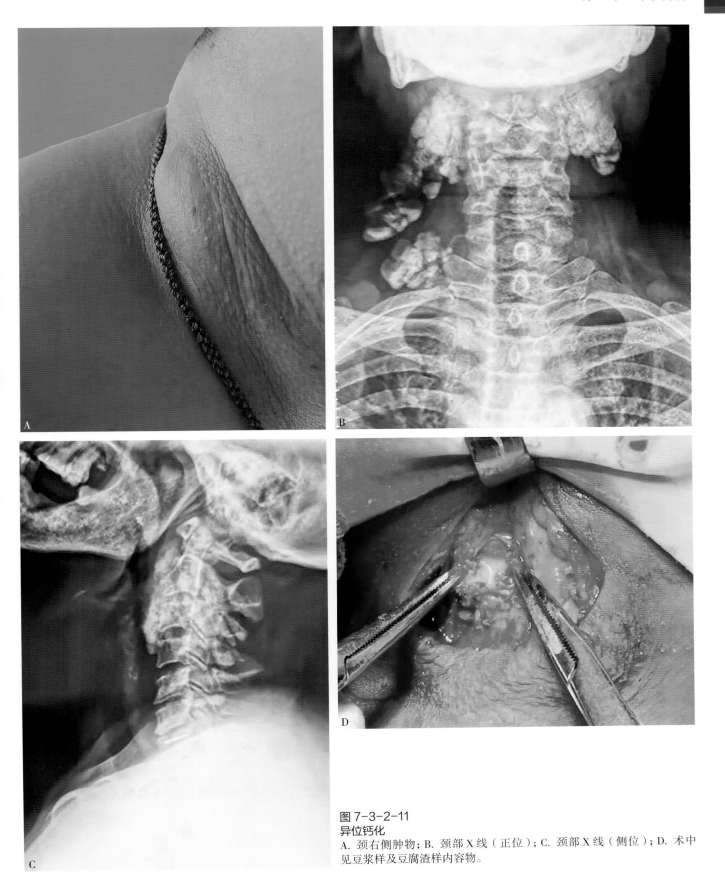

图 7-3-2-11
异位钙化
A. 颈右侧肿物；B. 颈部 X 线（正位）；C. 颈部 X 线（侧位）；D. 术中见豆浆样及豆腐渣样内容物。

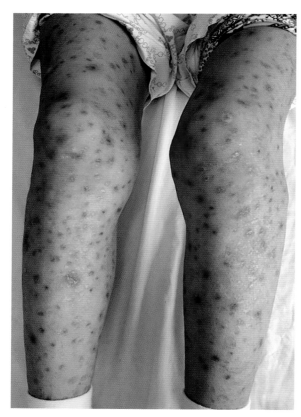

图 7-3-2-12
皮肤损伤（斑块、溃疡、结痂）

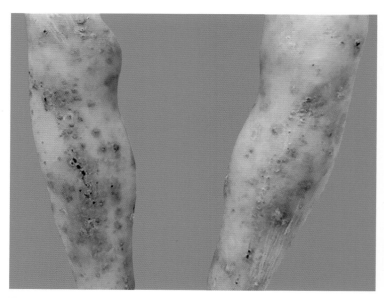

图 7-3-2-13
皮肤损伤（斑块、溃疡、结痂）

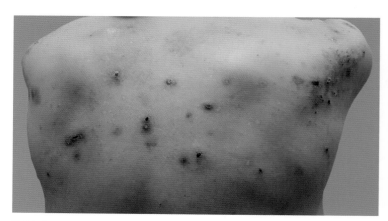

图 7-3-2-14
皮肤损伤（斑块、溃疡、结痂）

快，呈现持续性和侵蚀性生长，与周围软组织没有明确的界限，可伴有远处转移，例如肺转移。

（许楠鲁瑶）

九、皮肤改变

皮肤改变（skin change）主要表现为钙化防御（calciphylaxis），它是肾功能不全患者矿物质和骨代谢异常的严重并发症，其典型临床表现为皮下血管钙化导致的皮肤损伤改变，包括斑块、溃疡、结痂，并伴疼痛及瘙痒。

如图 7-3-2-12 ~ 图 7-3-2-14 所示，为三例肾功能不全继发性甲状旁腺功能亢进症的患者，皮肤出现散在溃疡，斑块及结痂。因剧烈瘙痒，搔抓后易引起局部感染，严重者可致败血症。

【鉴别诊断】

皮肤湿疹：红斑，水疱或丘疱疹聚成斑块，瘙痒明显，通常发生于手背及手指背侧，也可出现于四肢、足背、肩背部或臀部等处，冬季容易复发。

（许　楠）

第三节　假性甲状旁腺功能减退症

假性甲状旁腺功能减退症（pseudohypoparathyroidism）见图7-3-2-15，患者，女性，12岁，发现身高增长缓慢4年。患者掌骨缩短，体态矮胖，智力发育迟缓，伴有指端麻木，间断出现手足搐搦。实验室检查提示低钙高磷、PTH升高，影像学检查示颅内钙化。引起手指（或跖骨）缩短的内分泌疾病主要有假性甲状旁腺功能减退症及假-假性甲状旁腺功能减退症。

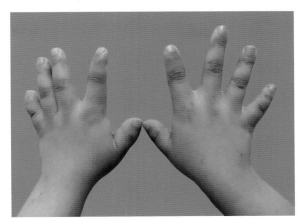

图7-3-2-15
假性甲状旁腺功能减退症（掌骨缩短）

【鉴别诊断】

假-假性甲状旁腺功能减退症：典型体征为身材矮小、肥胖、圆脸、掌趾骨短粗、指/趾头短宽和牙发育不良；血尿钙磷正常，PTH水平不高。

（任路平　赵　航）

第四章　其他

第一节　多发性对称性脂肪瘤病

多发性对称性脂肪瘤病（multiple symmetric lipomatosis）是一种罕见的脂肪代谢性疾病，也称为马德隆病（Madelung disease，MD）、良性对称性脂肪瘤病（benign symmetric lipomatosis，BSL）。1846年，Brodie最早报道了该病，1898年，Launois和Bensaude对65例该病患者进行了更为详细的研究，因此也称为Launois-Bensaude综合征。以无包膜、对称性的脂肪堆积和无痛性弥漫性生长为特征，主要堆积于颈部、枕部、肩部、背部等，亦有堆积于双乳、阴囊、舌头、眼内等部位之报道。类似肿瘤病变，常致颈部畸形、活动受限，呈"牛颈"。其病因和发病机制尚未明确，与长期酗酒、褐色脂肪细胞增殖和分化紊乱、线粒体基因突变等原因有关，多发生于男性。

目前临床上多采用Enzi氏分型，将其分为三型：

多发性对称性脂肪瘤病Ⅰ型：主要发生于男性，病变脂肪组织主要堆积在颈项部，上背、肩部、上臂等。

多发性对称性脂肪瘤病Ⅱ型：男女发病率相近，脂肪组织多堆积在躯干上部和四肢，包括上背部、上臂、臀部、大腿内侧，呈肥胖体征。

多发性对称性脂肪瘤病Ⅲ型：为先天性躯干周围脂肪堆积的儿童。

依据该病特征性表现和有关检查，诊断一般不难。但因该病罕见，极易误诊和漏诊。目前较为有效的治疗方法是手术切除堆积的脂肪，改善患者的外观畸形和功能障碍，禁止大量饮酒，避免复发。

如图7-4-1-1所示，患者，男性，62岁，有40年饮酒史。起初20年每日饮用50度以上的白酒500～1 000g。发现颈部多个不规则肿物逐渐增大，无明显不适。颈前后部及两耳后下方可见明显团块样肿物，两耳后下方呈对称性分布。肿物边界不清，质软，活动性差，无压痛。超声及CT提示颈项部大量脂肪堆积团块。诊断为多发性对称性脂肪瘤病。减少饮酒，观察20余年，肿物未再增大，亦无特殊不适。

如图7-4-1-2所示，患者，男性，56岁。发现下颌、颈部、胸前及胸腹部肿物5年，进行性无痛性增大1年。吸烟、饮酒史30余年，每天饮白酒（46度左右）1 000mL左右。图中见下颌、颈项及胸腹部皮肤完整、

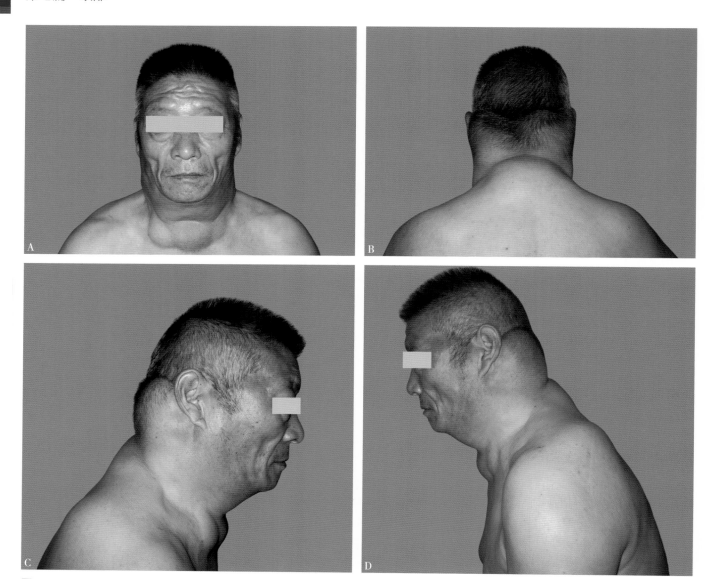

图 7-4-1-1
多发性对称性脂肪瘤病
A. 颈前正面照；B. 颈背部；C. 颈部右侧面；D. 颈部左侧面。

无红肿，可见多发性软组织肿块，边界清，活动度可，无明显压痛，下颌部肿物大小约 6cm×8cm，颈部和胸前肿物融合，大小约 12cm×16cm，颈项部肿物约 20cm×28cm。颈部 CT 示：肩背部及胸腹部多发性软组织肿块。图 7-4-1-2 E 所示为手术切除的颈项部、肩部等病变的脂肪组织，约 5kg。

　　如图 7-4-1-3 所示，患者，男性，65 岁，嗜酒 40 多年，每日饮高度酒 500mL 多。5 年前颈前、后背出现异常包块，无其他异常表现。三年前患者曾因"喉癌"手术治疗。图片见患者颈部、颌下、胸骨上凹、双肩胛、项部、背部及全身多处有大小不等的包块，边界清楚，无压痛。相关检查及手术切除均证实为脂肪组织及脂肪瘤。

　　如图 7-4-1-4 所示，患者，男性，56 岁，发现颈部肿物 6 年。长期大量饮酒。图显示：颈项部明显粗大，双侧颈部对称性分布的无痛性脂肪团块，边界不清，质软，活动性差。颈部强化 CT 提示颈项部大量脂肪堆积。压迫气管食管等周围组织。

　　如图 7-4-1-5 所示，患者，男性，53 岁，长期大量饮酒，颈部周围肿物逐渐增大 3 年。图中见颈项部多发巨块型肿物，绕颈一周，基本对称生长。CT 见颈项部脂肪层多发低密度肿块影，压迫周围组织。

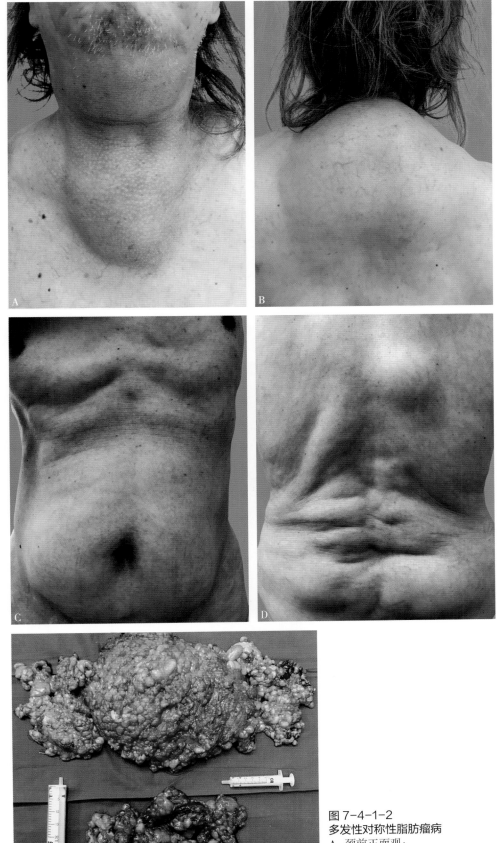

图 7-4-1-2
多发性对称性脂肪瘤病
A. 颈前正面观；
B. 颈后观；
C. 胸腹部；
D. 背部；
E. 手术切除的大体标本。

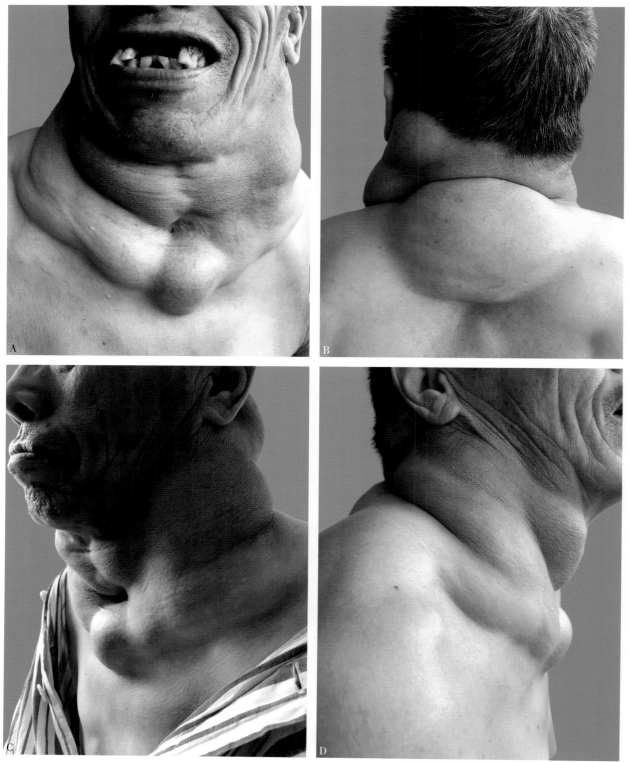

图 7-4-1-3
多发性对称性脂肪瘤病
A. 颈前正面观；B. 颈后观；C. 左前斜面观；D. 右前斜面观。

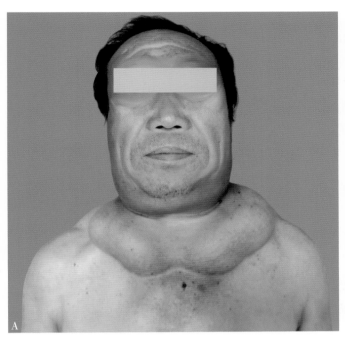 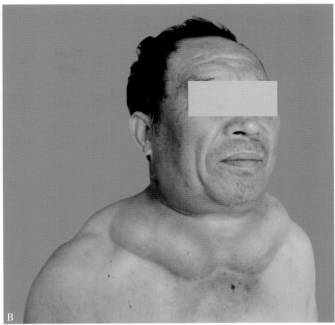

图 7-4-1-4
多发性对称性脂肪瘤病
A. 正面观；B. 右前斜面观。

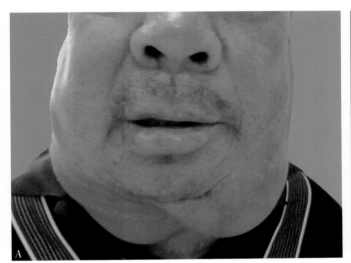 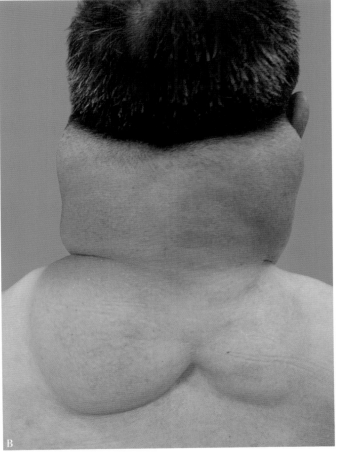

图 7-4-1-5
多发性对称性脂肪瘤病
A. 颈前正面观；B. 颈后观。

【鉴别诊断】

（1）甲状腺肿大：肿块随吞咽上下活动，超声或CT等影像学检查可见腺体样结构，或腺体内有团块状回声。

（2）脂肪瘤或脂肪肉瘤：脂肪瘤行超声检查可见明显包膜，脂肪肉瘤超声下呈混合回声，病理检查可协助明确诊断。

（鲁　瑶　刘晓萌　刘宏伟　李　剑　李传宝　杨志寅）

第二节　淋巴管

一、淋巴管瘤

淋巴管瘤（lymphangioma）见图7-4-2-1、图7-4-2-2。

如图7-4-2-1所示，患儿，男性，出生2天。产前超声即发现颈部巨大囊性病变，产后查体可见右颈根部巨大肿物，皮肤无红肿及破溃，CT检查可见左颈根部巨大囊性肿物，累及颈深部椎体前方，切除标本可见多房囊性肿物，内有淡黄色透明液体。

如图7-4-2-2所示，患儿，女性，出生10天。生后发现颈部左侧包块10天。图中见颈部左侧巨大囊性包块，边界清，无触痛。

【鉴别诊断】

（1）皮下毛细血管瘤：有些位于皮下的血管瘤临床表现及查体与淋巴管瘤相似，但因性质及组成成分不同，借助超声等检查可鉴别。

（2）囊性畸胎瘤：包块为囊实性，有多个胚层组织发育形成，CT检查可鉴别。

（李　蕾　罗雷　娄燕　徐华）

二、颈部淋巴管畸形

颈部淋巴管畸形（neck lymphatic malformation）见图7-4-2-3，患儿，男性，出生1天，出生后发现颈部右侧巨大囊性包块1天。图中所见为颈部右侧巨大囊性肿物，瘤体表面光滑，张力不高，囊内常有纤维隔膜形成多个副囊，囊腔之间常有交通。囊腔内为清亮淡黄色淋巴液。如囊内出血或伴感染，囊肿可突然增大，张力增高，出现对周围组织器官的压迫症状。

【鉴别诊断】

（1）海绵状淋巴管瘤：瘤体较大，可局限性或弥漫性生长，常伴功能障碍，侵犯口腔、舌及咽部可引起饮食、

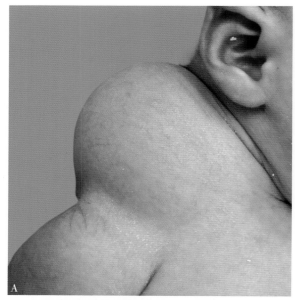
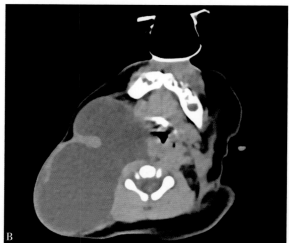
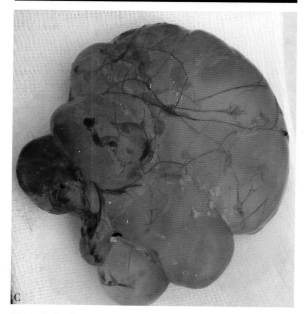

图7-4-2-1
颈部右侧淋巴管瘤
A. 颈部右侧淋巴管瘤；B. 颈部右侧淋巴管瘤CT；C. 颈部右侧淋巴管瘤标本。

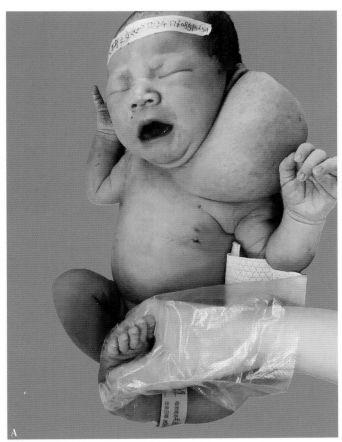
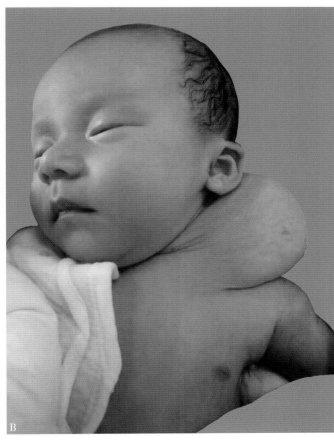

图 7-4-2-2
颈部左侧淋巴管瘤
A. 颈部左侧淋巴管瘤；B. 颈部左侧淋巴管瘤。

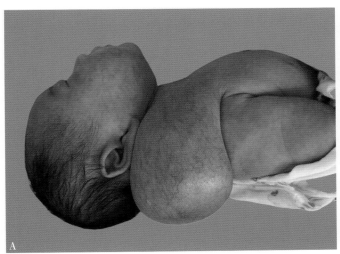
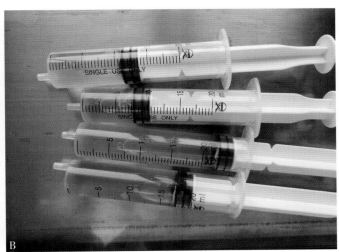

图 7-4-2-3
颈部淋巴管畸形
A. 颈部淋巴管畸形；B. 瘤内液体。

发音甚至呼吸困难。

（2）梨状窝囊肿：是第三和第四鳃裂及复合体的残留导致。颈部无痛性、囊性肿块，伴有进行性增大，甚至压迫气道。

（王大佳）

三、颈部囊状淋巴管瘤

颈部囊状淋巴管瘤（cystic lymphangioma of neck）见图 7-4-2-4。

如图 7-4-2-4 所示，患者，男性，71 岁，发现颈部包块 2 年。颈前以颏下区域为主可见直径约 15cm×6cm 大小的囊实性包块，表面皮肤无异常，边界欠清楚，移动度差，表面欠光滑，无压痛。

如图 7-4-2-5 所示，患儿，男性，3 个月，出生后即发现左颈部囊性包块。左颈部巨大包块，核磁共振结果提示左颈部囊性占位，边界清晰。手术完整切除肿块，病理检查提示为囊状淋巴管瘤。

【鉴别诊断】颈部囊状淋巴管瘤需与淋巴结炎、淋巴瘤、淋巴结转移肿瘤及鳃裂囊肿等病变相鉴别。病理学检查等有助于鉴别。

（赵大庆　王合锋）

第三节　颈部感染

一、颈部脓肿

颈部脓肿（neck abscess）见图 7-4-3-1，患者，女性，38 岁，发现颈部右侧肿物 3 个月余，增大伴红肿疼痛 1 周。图中见右侧下颌角处明显肿胀，范围 10cm×8cm，皮肤稍红，皮温高，质硬，压痛明显，表面光滑，活动度欠佳。颈部 CT 见左下颌角处胸锁乳突肌深部见一囊实性肿物，与周围组织分界欠清。增强扫描可见周边强化。手术证实为脓肿。

【鉴别诊断】

（1）腮腺混合瘤：肿瘤表现为耳下区的韧实肿块，呈结节状，边界清楚，中等硬度，与周围组织不粘连，有移动性，无压痛。若肿瘤突然增长迅速加快，移动性减少甚至固定；疼痛或同侧面瘫等情况并在颈侧区有淋巴结转移。多为肿瘤恶变。

（2）颈部囊状水瘤：为先天性疾病，90% 患者 2 岁前出现颈部肿物，成人少见。多位于颈后三角区，囊肿质柔软，多房，囊壁甚薄，囊内为清亮液体，透光试验（+）。

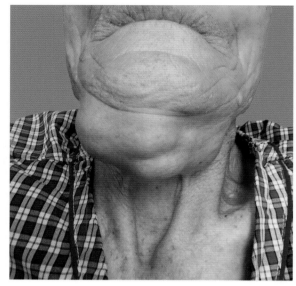

图 7-4-2-4
颈部囊状淋巴管瘤

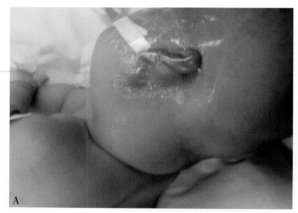

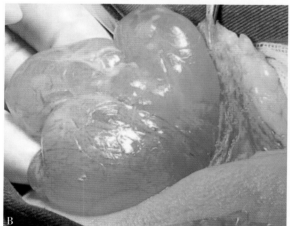

图 7-4-2-5
颈部囊状淋巴管瘤
A. 颈部左侧肿物；B. 术中囊状肿物。

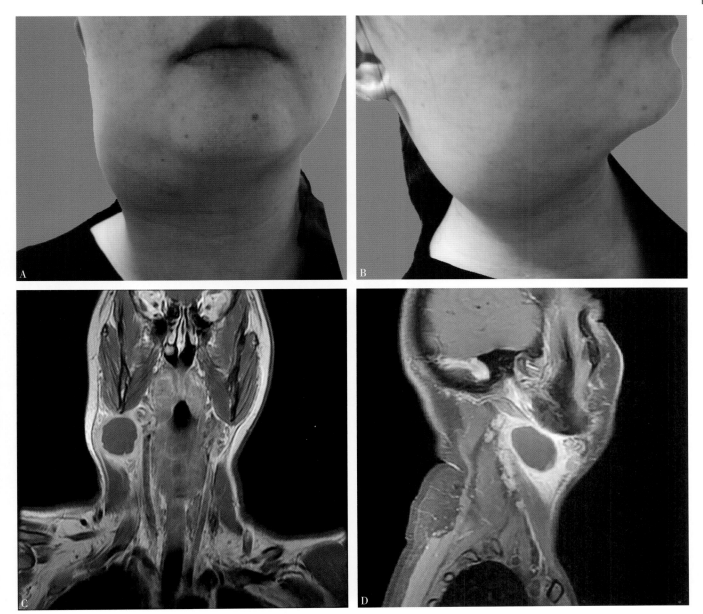

图 7-4-3-1
颈部脓肿
A. 正面观；B. 斜面观；C. 颈部 CT（正面）；D. 颈部 CT（侧面）。

大小不一，较大者可占据整个颈侧部，继发感染或囊内出血时，囊肿迅速增大并可伴局部疼痛。

（霍景山）

二、颈部化脓性淋巴结炎

颈部化脓性淋巴结炎（suppurative lymphadenitis of neck）见图 7-4-3-2，患儿，女性，3 岁，发热伴颈部肿胀 5 天，查体可见颈部稍偏左侧皮肤红肿明显，皮温增高，局部触痛，波动感明显，超声检查可见局部淋巴结肿大，回声不均匀，散在低回声区。

【鉴别诊断】

（1）甲状舌管囊肿或瘘继发感染：发病前多有局部肿物及瘘管病史，感染位置多位于颈部正中，一般全身感染中毒症状较轻。

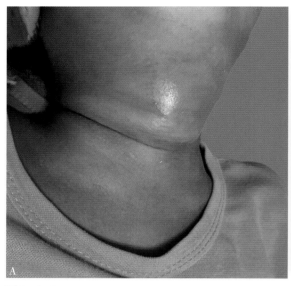 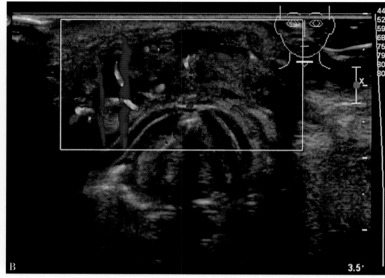

图 7-4-3-2
颈部化脓性淋巴结炎
A. 颈部化脓性淋巴结炎外观；B. 颈部化脓性淋巴结炎超声。

（2）化脓性甲状腺炎：化脓性甲状腺炎在小儿中较为少见，感染位置较深，有时需要超声检查帮助鉴别。

（3）川崎病及传染性单核细胞增多症：发热症状较明显，颈部淋巴结肿大为非化脓性表现。

（李　蕾）

第四节　其他

一、颈部转移癌

颈部转移癌（cervical metastatic carcinoma）见图 7-4-4-1，患者，男性，68 岁，右肺癌术后 3 年，颈部右侧肿物 2 个月。图中见右颈部类圆形肿物，质地略硬，边界欠清，活动度差，表面皮肤正常。CT 见右颈部不均质肿物，与周围组织界限不清，颈内静脉似有累及。

【鉴别诊断】

淋巴瘤：颈部多发淋巴结肿大，肿物呈串珠样或融合成团块状。患者可有发热、消瘦等全身症状。CT 可见多发淋巴结肿大，界限较清楚。

（刘宏伟　李　剑）

二、喉癌右颈部转移淋巴结

喉癌右颈部转移淋巴结（metastatic lymph nodes in the right neck of laryngeal carcinoma）见图 7-4-4-2，患者，男性，55 岁，主诉声音嘶哑伴右颈部包块半年。右颈部区可见直径约 3cm×2cm 大小实性包块，表面皮肤无异常，质地较硬，边界欠清楚，活动度差，表面欠光滑，无压痛。根据病史、局部查体及局部穿刺活检诊断为颈部淋巴结鳞状细胞转移癌。喉癌颈部淋巴结转移癌多分布于颈内静脉区淋巴结，表现为沿胸锁乳突肌周围淋巴结肿大。

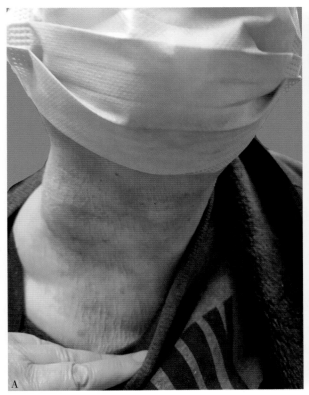
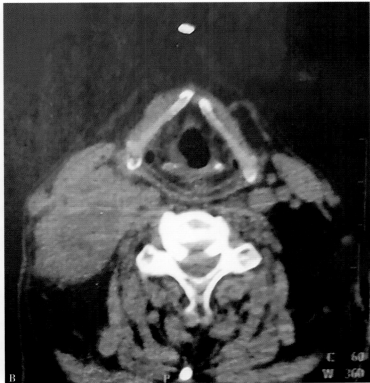

图 7-4-4-1
颈部转移癌
A. 颈部右侧肿物；B. 颈部 CT。

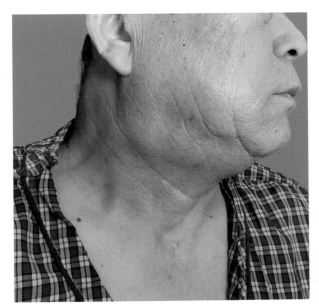

图 7-4-4-2
喉癌右颈部转移淋巴结

【鉴别诊断】

　　颈部淋巴结转移癌需与细菌、结核等引起的炎症性淋巴结肿大、淋巴瘤等肿瘤性肿大、淋巴细胞反应性增生肿大及组织细胞性增生肿大等病变相鉴别。必要时行细胞学穿刺病理学检查等有助于鉴别。

（赵大庆）

三、鳃裂囊肿

鳃裂囊肿（branchial cleft cyst）见图 7-4-4-3、图 7-4-4-4。

如图 7-4-4-3 所示，患儿，女性，5 岁，发现颈部包块 3 年。右颈前三角区可见直径约 5cm×3cm 大小囊性包块，表面皮肤无异常，边界清楚，活动度可，无压痛。根据发病部位、查体囊性包块及术后病理诊断为鳃裂囊肿。

如图 7-4-4-4 所示，患者，男性，22 岁，左颈上部肿物 1 个月。体检：左颈上部胸锁乳突肌上 1/3 前缘可及一 4cm×3cm×3cm 大小肿物，活动度一般，无压痛，质地中等偏软。

【鉴别诊断】

鳃裂囊肿应与局部囊实性肿瘤鉴别，如甲状舌管囊肿、淋巴管瘤、腮腺囊肿、神经鞘瘤、颈淋巴结核、血管瘤、皮样囊肿、脂肪瘤等。必要时行细胞学穿刺病理学检查有助于鉴别。

（赵大庆　王陈飞）

四、鳃瘘

鳃瘘（parotid fistula）见图 7-4-4-5，患儿，男性，12 岁，发现颈部右侧皮肤瘘口 10 余年，瘘口间断流出无色透明黏液状液体，量不多，无其他不适。查体如图 7-4-4-5 A 所示，右颈部胸锁乳突肌中下段前缘可见一皮肤瘘口，可见透明黏液流出；瘘管造影如图 7-4-4-5 B 经瘘口注入造影剂可见瘘管向上走行至咽侧壁，末端膨大成一盲端；手术切除标本如图 7-4-4-5 C，瘘管较长，深部末端可见膨大。

【鉴别诊断】

（1）甲状舌管囊肿或瘘：多位于颈部正中，瘘管多经舌骨中部最深可走行至舌盲孔。

（2）皮样囊肿：多位于皮下浅层，与表皮关系密切，不随伸舌上下活动。

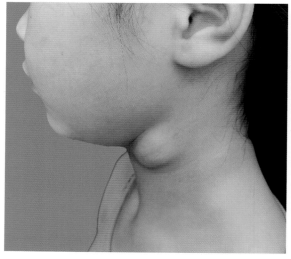

图 7-4-4-3
右颈前鳃裂囊肿

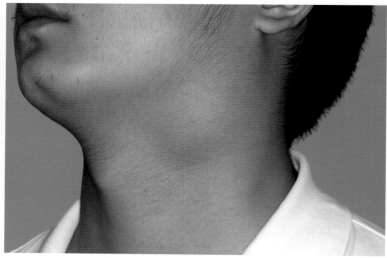

图 7-4-4-4
左颈前鳃裂囊肿

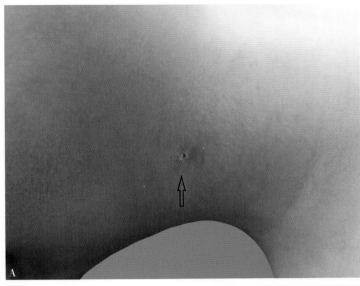

图 7-4-4-5
鳃瘘
A. 颈部右侧鳃源性瘘管；
B. 颈部右侧鳃源性瘘管造影；
C. 鳃瘘管标本。

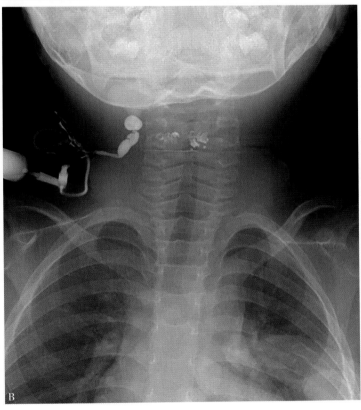

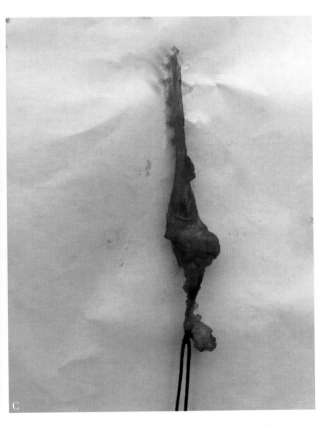

（李 蕾）

五、阿诺德 - 基亚里畸形

阿诺德 - 基亚里畸形（Arnold-Chiari malformation，ACM）又称阿 - 基二氏畸形、小脑扁桃体下疝畸形。

如图 7-4-4-6 所示，患儿，男性，出生 20 天，生后即发现枕颈部肿物。查体见患儿枕颈部肿物突出体表。MRI 平扫示延髓、小脑及第四脑室疝入上颈段（脊膜）膨出之中。1883 年，Cleland 最先描述了"脑干和第四脑室下移进入颈椎管"的疾病，1891 年由奥地利病理学家 Hans Chiari 详细分类。该病以下疝的小脑扁桃体嵌入颈椎管及枕骨大孔中，延髓、颈髓、第四脑室被迫受压及颅内压力增高为特点，常合并脊髓空洞症及颅颈交界区的其他畸形，临床症状根据受压部位不同而表现多样。

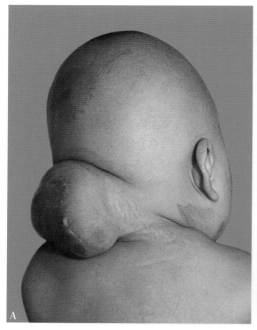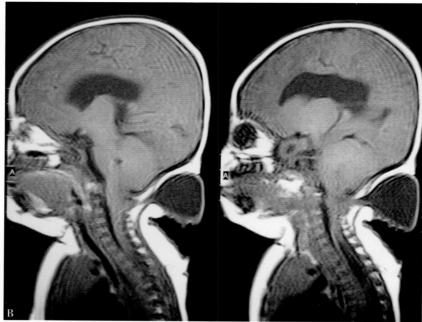

图 7-4-4-6
阿诺德 – 基亚里畸形
A. 外观照；B. MRI。

【鉴别诊断】

（1）颈椎病：又称颈椎综合征，主要是因为刺激或压迫了邻近的神经根、脊髓、椎动脉及颈部交感神经等组织，引起一系列症状和体征。

（2）椎管内肿瘤：第二型由于延髓下部、小脑蚓部以及小脑扁桃体向下疝进颈段椎管内而酷似椎管内肿瘤。但与椎管内肿瘤不同的是：斜坡后缘受压，向前凹仅限于枕骶部而不累及蝶骶部。小脑下部、延髓及第四脑室低位是阿诺德 – 基亚里畸形第二型的特征性 MRI 表现。

（蔡春泉　舒剑波）

六、梨状窝瘘

梨状窝瘘（pyriform fistula）见图 7-4-4-7，患儿，男性，12 岁，颈部肿痛伴发热 1 周，查体左侧甲状腺区肿胀，局部触痛明显，波动感不明显，MRI 及 CT 检查可见左颈部甲状腺后方及周围炎性包块，包块内可见小含气腔，食管造影见起自左侧梨状窝的瘘管向下延伸，喉镜检查可见披裂后偏左大量脓性分泌物，按压颈部包块可见披裂后脓液溢出。

【鉴别诊断】

（1）甲状腺肿物：肿物多位于甲状腺实质内，边界清楚，超声等影像学检查可协助鉴别。

（2）颈部化脓性淋巴结炎：病变位置较浅，表面皮肤红肿明显，多可触及波动感，超声检查可协助鉴别。

（李　蕾）

七、硬纤维瘤

硬纤维瘤（desmoid tumor）又称侵袭性纤维瘤（aggressive fibromatosis，AF），介于成纤维瘤与纤维肉瘤之间，属交界型肿瘤，系发生于深部肌腱结缔组织的克隆性纤维母细胞增生性肿瘤，病变累及骨骼肌腱膜和筋膜，具有进行性浸润特征。

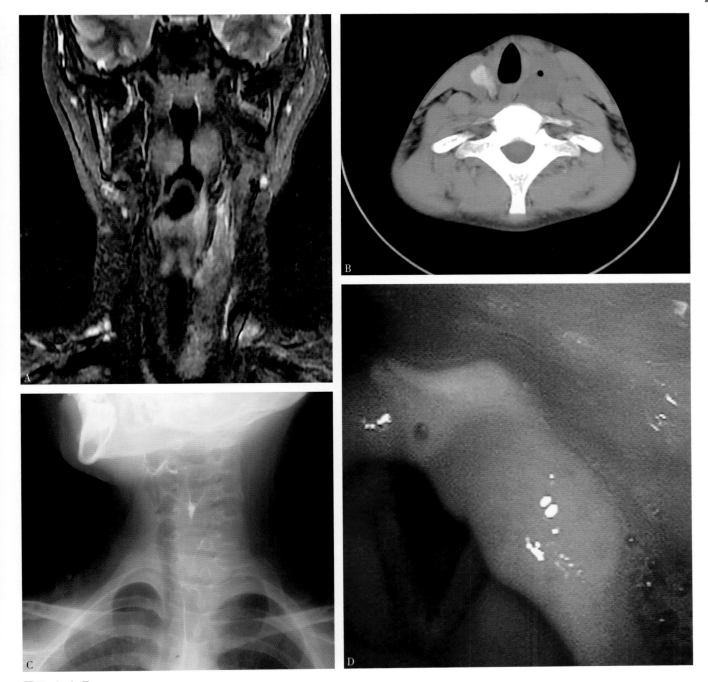

图 7-4-4-7
梨状窝瘘
A. 梨状窝瘘 MRI 冠状面；B. 梨状窝瘘 CT 横断面；C. 梨状窝瘘造影；D. 梨状窝瘘喉镜。

如图 7-4-4-8 所示，患者，男性，35 岁，颈背部肿瘤复发 3 年，进行性增大半年。既往 30 年曾因背部纤维瘤行四次手术治疗。查体颈背部体表见突出体表巨大肿块，右颈部、右背部肿瘤大小约 50cm×50cm，左肩背部肿瘤大小 50cm×60cm，质韧、活动度差、无明显压痛。影像学检查见双侧颈部皮下、左侧胸背部皮下、部分竖脊肌多发异常软组织信号。手术大体标本可见肿瘤质韧，白色纤维样分化组织，周围边界不清，侵袭性生长。病理诊断为硬纤维瘤。

【鉴别诊断】

（1）纤维肉瘤：纤维来源软组织恶性肿瘤，肢体好发，大腿多见，肿瘤进行性生长，组织成鱼肉样，常伴有肿瘤中心性坏死，MRI 可见肿瘤混杂信号，周围伴反应带。

（2）未分化多形性肉瘤：间叶组织来源软组织恶性肿瘤，肿瘤呈去分化状态，灰白色鱼肉样，常伴坏死，影像学见混杂信号，常发病于肢体，大腿多见。

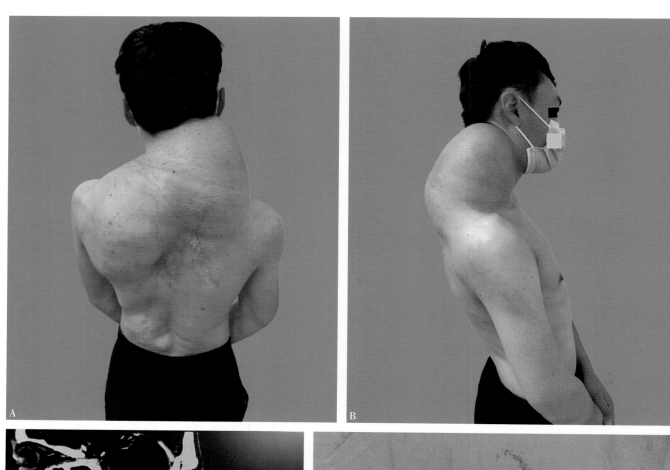

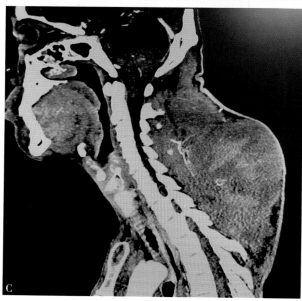
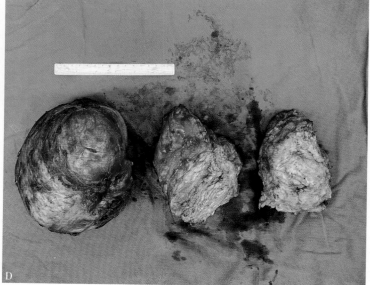

图 7-4-4-8
颈背部硬纤维瘤
A. 背面观；B. 右侧面观；C. 磁共振成像；D. 肿瘤大体标本。

（岳　斌　任肿旻）

第 八 篇

胸 部

第八篇　胸部

第一章　胸壁、胸廓

第一节　胸壁

一、胸大肌缺损并指综合征

胸大肌缺损并指综合征（pectoralis major defect and finger syndrome）又称波伦综合征（Poland syndrome）。是一组以胸大肌胸骨端缺失为基本表现的上肢和躯干先天性畸形的综合征。男性多见，一般为单侧。轻者仅为胸大肌的胸骨头部缺损和第 3～4 指并指畸形。严重者除整块胸大肌外，还涉及其下的胸小肌、前锯肌、肋间肌，甚至其邻近的部分背阔肌、腹外斜肌，乃至前胸部的部分肋骨、肋软骨。有的还表现为胸部反常呼吸、肺疝出、肩胛骨高位、患部皮肤和皮下脂肪发育不良，以及乳头高位，或女性乳房发育小或无乳房。手部畸形则为不同类型的并指、短指、缺指、2～4 指中节指骨缺损、尺骨桡骨融合等。亦可伴有其他畸形。目前发病原因尚不清楚，参见第八篇第二章第四节。

图 8-1-1-1 所示，患儿，男性，7 岁，发现右侧胸部发育不良 5 年余，查体见两侧胸壁不对称，右侧胸大肌缺如，右侧胸壁平坦，皮肤菲薄，右侧乳头、乳晕较左侧小，两乳头不在同一水平等。

二、上腔静脉阻塞综合征

上腔静脉阻塞综合征（superior vena cava obstruction syndrome）是因上腔静脉被附近肿大的淋巴结压迫、被原发性右上肺癌侵犯或腔静脉内癌栓阻塞等原因，所导致的上腔静脉回流障碍及高压。表现为头面部和上半身淤血水肿，颈部肿胀，颈静脉扩张。患者常主诉领口进行性变紧，胸上部附属静脉扩张。

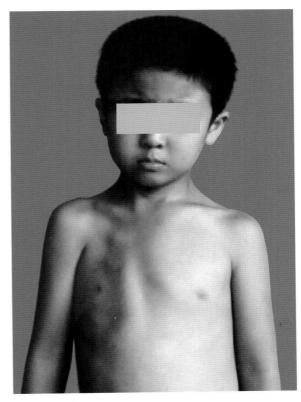

图 8-1-1-1
胸大肌缺损并指综合征

图 8-1-1-2 所示，肺癌患者，查体见患者头面部及颈部膨胀和水肿，颈静脉扩张。胸上部静脉扩张。

三、巴德-基亚里综合征

巴德-基亚里综合征（Budd-Chiari syndrome）又称布-加综合征。系肝静脉或其开口以上的下腔静脉阻塞所引起的以门静脉高压或门静脉和下腔静脉高压为特征的临床症候群，参见第九篇第十三章第一节。如图 8-1-1-3 所示，患者，男性，查体见胸、腹壁静脉曲张。

四、囊性淋巴管瘤

囊性淋巴管瘤（cystic lymphangioma）见图 8-1-1-4，患儿，女性，出生 12 天，产前发现右侧腋下包块 4 个月余。查体右侧胸壁可见囊性包块，局部无红肿、表皮无破溃等，CT 示右侧腋下低密度肿块影，边界尚清，未见明显强化。

【鉴别诊断】

（1）血管瘤：新生儿血管瘤好发于头颈区，多生长在皮下组织内，有时侵入肌肉，表面皮肤色泽正常或呈暗蓝色。

（2）脂肪瘤：局部为质软实质性包块，活动度可，边界清。

五、胸壁瘢痕疙瘩

胸壁瘢痕疙瘩（chest wall keloid）见图 8-1-1-5，患者，女性，42 岁，乳腺癌根治术后瘢痕异常增生 3 个月。横贯胸壁平乳头处横行瘢痕，表面呈紫红色，发亮，质硬如软骨，无弹性，呈瘤状增生，突出基底界限。

【鉴别诊断】

瘢痕增生：瘢痕增殖变化局限在受伤范围内，可有自行回缩、出现挛缩畸形。

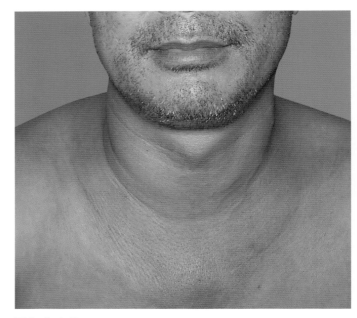

图 8-1-1-2
肺癌伴上腔静脉阻塞综合征

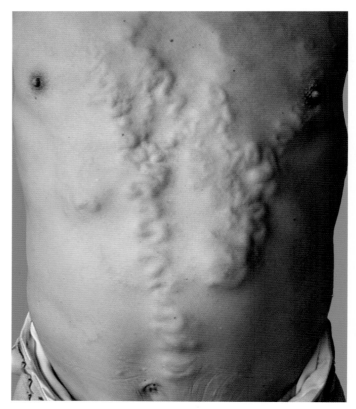

图 8-1-1-3
巴德-基亚里综合征的胸、腹壁静脉曲张

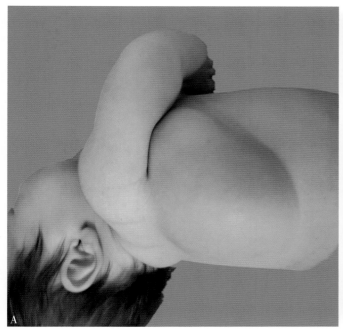
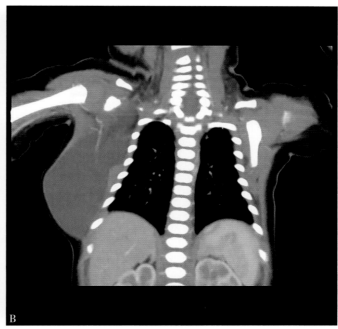

图 8-1-1-4
囊性淋巴管瘤
A. 平卧右侧观；B. 胸部 CT。

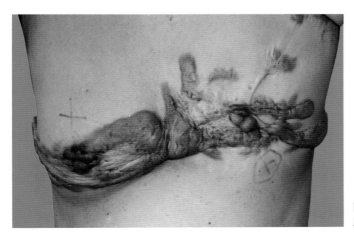

图 8-1-1-5
胸壁瘢痕疙瘩

（蔡春泉　舒剑波　周崇高　杨　超　杨志寅）

第二节　胸廓

一、鸡胸

　　鸡胸（pectus carinatum）胸骨向前隆起，形如鸡胸的先天胸廓畸形表现。按解剖形状与手术治疗方式分为三型，即船形胸、球形鸽胸和单侧鸡胸。引起鸡胸的疾病包括：佝偻病，先天性鸡胸畸形，继发于胸腔内疾病如先天性心脏病、慢性脓胸等。

　　如图 8-1-2-1 所示，患儿，男性，8 岁。1 岁内曾诊断为佝偻病，间断服用维生素 D 治疗。查体见胸骨明显前突，类似于鸡的胸部。

【鉴别诊断】

　　（1）先天发育异常：先天性鸡胸常有遗传性，且无其他病史或体征。

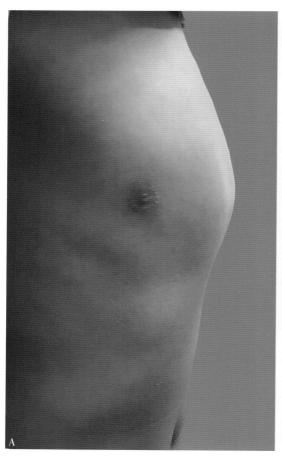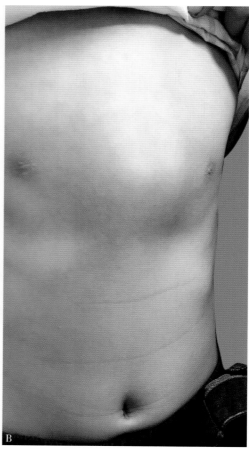

图 8-1-2-1
鸡胸
A. 侧位照；B. 正位照。

（2）先天性心脏病：部分较严重的先天性心脏病患儿可出现鸡胸畸形。经临床体检、胸片、超声检查等可以确诊。

（杨作成）

二、漏斗胸

漏斗胸（funnel chest）是胸骨连同肋骨向内后凹陷，形如漏斗状的胸廓畸形。以胸骨下段和剑突处凹陷多见，多为先天性。漏斗胸又分为对称性漏斗胸和非对称性漏斗胸。而临床上的漏斗胸，胸廓都稍有不对称性之处，绝对对称性的漏斗胸则很少见。

（一）对称性漏斗胸

如图 8-1-2-2 所示，患者，男性，16 岁，发现胸廓凹陷 10 年余。可见胸廓中间明显凹陷，凹陷最低点位于胸廓正中，可容纳一个拳头。胸廓外观看似对称性凹陷，而 CT 显示胸廓仍有不对称之处。

如图 8-1-2-3 所示，患儿，男性，4 岁，发现胸廓凹陷 3 年余。可见胸廓中间明显凹陷。

【鉴别诊断】

漏斗胸一般不易和其他疾病混淆，但需注意合并其他疾病，如先天性心脏病。

（二）非对称性漏斗胸

如图 8-1-2-4 所示，患儿，男性，11 岁，发现胸廓凹陷 10 年余。患者胸骨凹陷，凹陷最低点偏向右侧，右侧前胸壁明显高于左侧，呈非对称性。

如图 8-1-2-5 所示，患儿，男性，7 岁，发现胸廓凹陷近 7 年。患者胸骨凹陷，凹陷最低点偏向左侧。

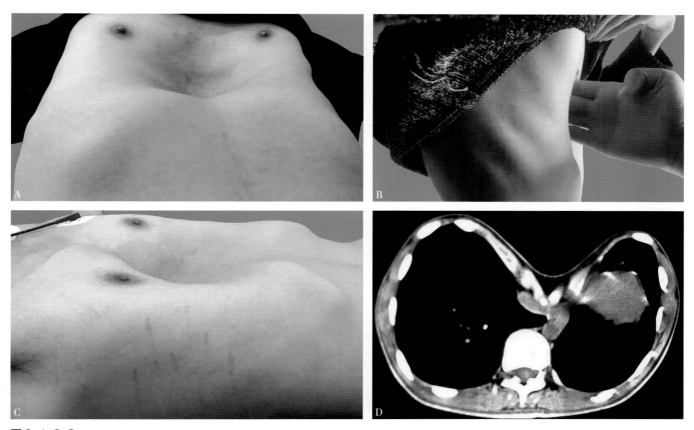

图 8-1-2-2
对称性漏斗胸
A. 对称性漏斗胸正面观；B. 对称性漏斗胸侧面观；C. 对称性漏斗胸侧面观；D. 对称性漏斗胸胸部 CT。

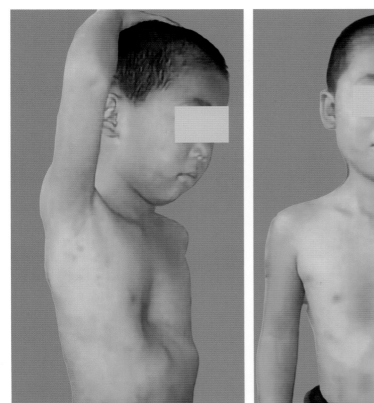
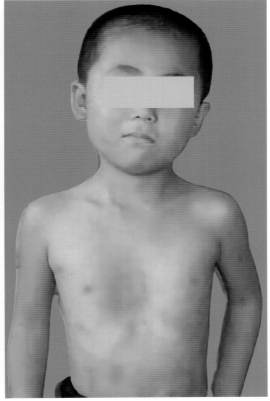

图 8-1-2-3
对称性漏斗胸

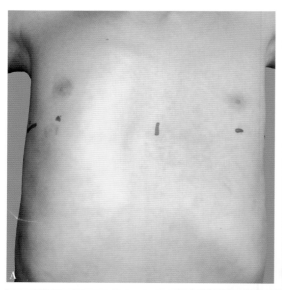
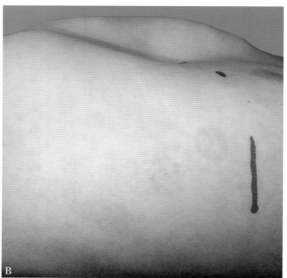
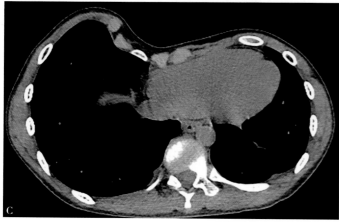

图 8-1-2-4
非对称性漏斗胸
A. 正面观；B. 侧面观；C. 胸部 CT。

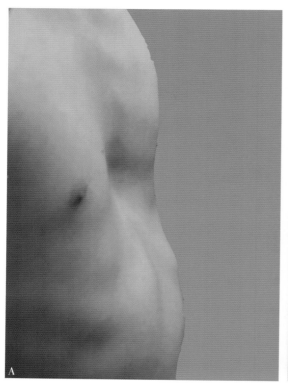
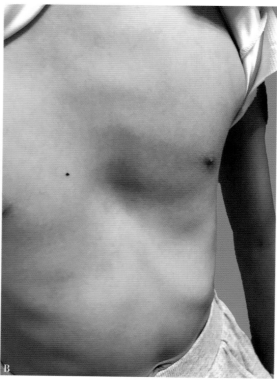

图 8-1-2-5
非对称性漏斗胸
A. 侧位照，B. 正位照。

【鉴别诊断】

（1）鸡胸：即胸骨向前凸起，两侧肋软骨向下凹陷的畸形。

（2）胸壁结核：指胸壁软组织、肋骨、肋软骨或胸骨因结核感染所形成的脓肿或慢性窦道。多继发于肺结核、纵隔淋巴结核、或胸膜结核，极少直接由肋骨或胸骨原发性骨髓炎而形成。

（3）波伦综合征：是一种少见的先天性畸形，主要以一侧胸大肌缺如或发育不良为特征，同时可合并同侧短指及并指畸形，多发生于右侧。

（史文松　赵晓刚　庄　岩　杨作成）

三、桶状胸

桶状胸（barrel chest）是胸廓前后径增加，甚至与左右径几乎相等，或超过左右径，呈圆筒状的胸廓畸形。肋骨的斜度变小，与脊柱的夹角常大于45°，肋间隙增宽且饱满，腹上角增大。多见于肺气肿患者。

如图8-1-2-6所示，患者，男性，61岁，反复性咳、痰、喘20余年，诊断为慢性支气管炎、阻塞性肺气肿、肺源性心病。查体见患者肋骨的斜度变小，肋间隙增宽且饱满，胸廓呈桶状畸形等。

如图8-1-2-7所示，患者，男性，48岁，反复性咳、痰、喘近20年，诊断为慢性支气管炎、阻塞性肺气肿、肺源性心病。查体见患者肋骨的斜度变小，肋间隙增宽且饱满，胸廓呈桶状畸形等。

（李传宝　杨志寅）

四、脊柱后凸

脊柱后凸（kyphosis）又称"驼背"，患者站立，检查者从其背面或侧面观察其体态，可见其胸椎段脊柱明显后凸，腰椎前凸增加，多伴胸部畸形（图8-1-2-8）及腹部前凸，为脊柱后凸畸形。本征多见于佝偻病、脊柱结核、脊柱骨软骨炎、椎体压缩性骨折、强直性脊柱炎、老年性脊柱后凸畸形、畸形性骨炎、青年性继发性骨骺炎，以及脊柱恶性肿瘤合并病理骨折等。

（魏本磊　杨志寅）

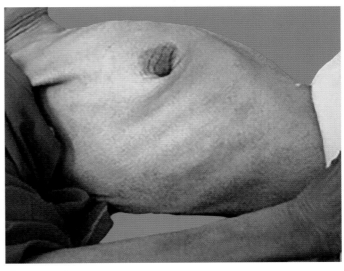

图 8-1-2-6
桶状胸

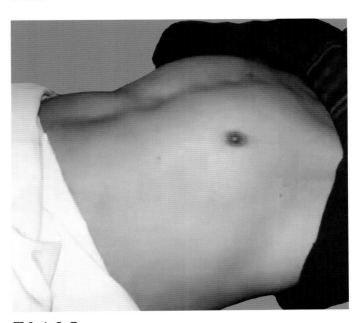

图 8-1-2-7
桶状胸

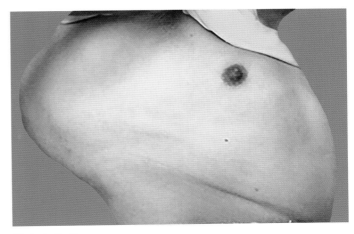

图 8-1-2-8
脊柱后凸伴胸廓畸形

第二章　乳腺

第一节　乳腺分型、分区及检查顺序

正常成年男性及儿童乳房一般不明显，乳头大约位于锁骨中线第4肋间隙。正常女性乳房在青春期逐渐增大，呈半球形，乳头逐渐长大呈圆柱形。乳房的上界位于第2或第3肋骨，下界是第6或第7肋骨，内界起自胸骨缘，外界止于腋前线。

检查乳房时患者坐位或卧位，衣服应脱至腰部，以充分暴露胸部，并有良好的光线。先视诊，再触诊，并按规定的程序逐步进行。检查乳房后还应注意检查引流乳房淋巴网相关淋巴结。检查的内容主要是注意乳房的对称性，皮肤有无红肿、溃疡、色素沉着、凹陷、瘘管和瘢痕等；并注意乳房组织的硬度、弹性、有无压痛及包块等。如有包块，要注意数目、大小、外形、界限、硬度、压痛、移动性、与周围组织的关系。检查乳头及乳晕，并以三指并拢（示指，中指，环指）轻压乳晕周围。如有乳头溢液，应注意其性质，如颜色、性状等；注意乳房凹陷或酒窝征在单臂上举时更加明显。检查腋窝、锁骨上窝及颈部的淋巴结是否肿大或有无其他异常。此处常为恶性肿瘤扩展和转移的部位。乳腺检查的步骤为：①被检查者最好取坐位，先将两臂下垂，然后双臂高举超过头部或双手叉腰再进行检查。②触诊先由正常乳房开始，检查者的手指和手掌平放在乳房上，应用指腹轻施压力，以旋转或来回滑动进行触诊。检查动作要轻柔，切忌用手指抓捏乳腺。③检查顺序：左侧乳房自外上→外下→内下→内上各个象限，顺时针方向进行。右侧则按逆时针方向进行，即自外上→外下→内下→内上各个象限。注意不要遗漏乳腺近腋窝的尾状叶。

一、乳房检查顺序

乳房检查顺序（breast examination sequence）见图 8-2-1-1。

二、乳房分型

乳房分型（breast typing）见图 8-2-1-2。

如图 8-2-1-2 所示，女性乳房一般分为六种类型：扁平形（flatform）、碗圆形（bowl-like form）、半球形（hemisherical form）、圆锥形（conic form）、下斜形（tited form）、下垂形（pendulous form）。

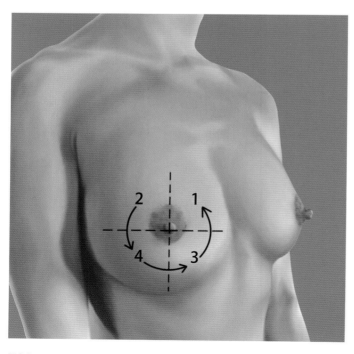

图 8-2-1-1
乳房分区及检查顺序
1= 内上象限；2= 外上象限；3= 内下象限；4= 外下象限。

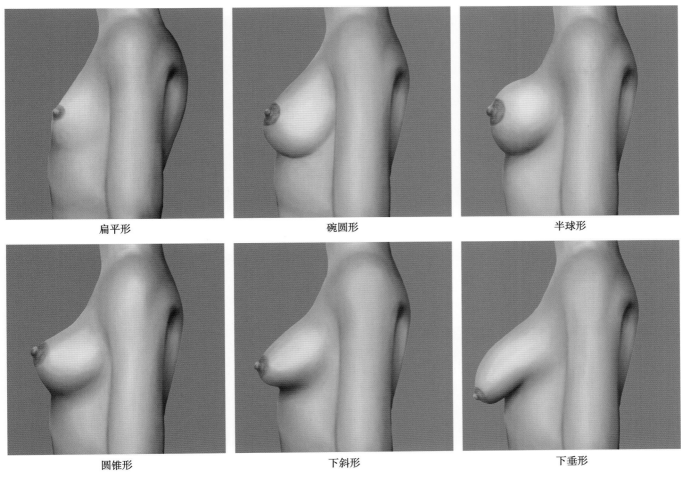

扁平形	碗圆形	半球形
圆锥形	下斜形	下垂形

图 8-2-1-2
乳房分型

（杨　震　李禹琦　徐　浩　杨志寅）

第二节　乳腺疾病的常见体征

一、乳头溢液

乳头溢液（nipple discharge）是乳腺常见的症状之一，多见于经产妇。乳头溢液的表现形式可为自行溢出或因局部不适而用手挤压乳头时致使液体流出。其性质有乳汁样、清水样、脓性、浆液性或血性等，其中导管内乳头状瘤（intraductal papilloma）最常见的是血性溢液（bloody discharge），见图 8-2-2-1～图 8-2-2-5。

乳头溢液的发生原因一般有三种：①生理性：在生理情况下如月经，发育或更年期乳腺导管上皮受到内分泌活动的影响，可以出现少量透明或乳白色乳头溢液现象，特别是年轻妇女；通常是双侧同时出现。②全身性疾病，特别是某些内分泌疾病：如脑垂体肿瘤引起高泌乳素血症的乳头溢液（溢乳 - 闭经综合征），常为双侧多导管的乳头溢液，其色泽和性状犹如脱脂乳汁。少数情况下某些药物也可引起。③引起乳头溢液最常见的乳腺疾病：乳腺急性炎症、乳腺导管扩张、乳腺增生性病变、乳腺导管内乳头状瘤、导管内乳头状癌、乳腺癌。炎症肿瘤引起的血性溢液常为单侧，自行溢出或挤压而出，溢液呈鲜红、淡红、浅褐色或咖啡色，多为导管内乳头状瘤引起，亦可见于乳头状癌或炎症。值得注意的是，乳腺导管内乳头状瘤近年来有年轻化倾向。

仔细观察、辨识乳头溢液的性状，对于寻找溢液的原因意义重大。若出现了乳头溢液，无论是何种方式、何种性状的溢液，均应引起重视，因为非哺乳期的乳头溢液绝大多数是各种乳房疾病的表现。由于恶性病变更易引起血性溢液，故对于血性溢液患者更应警惕恶性病变的可能。

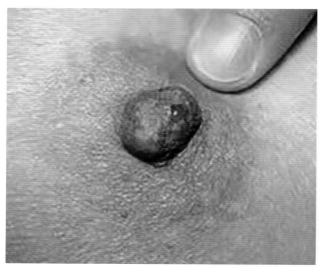

图 8-2-2-1
血性溢液（淡红色）

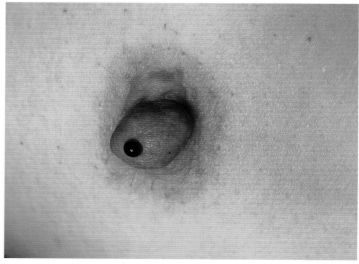

图 8-2-2-2
血性溢液（咖啡色）

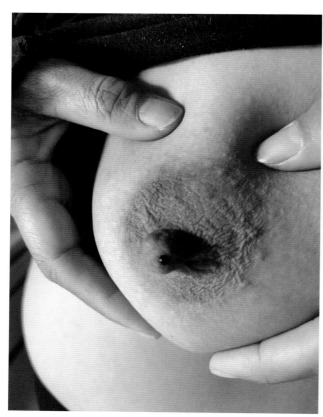

图 8-2-2-3
血性溢液

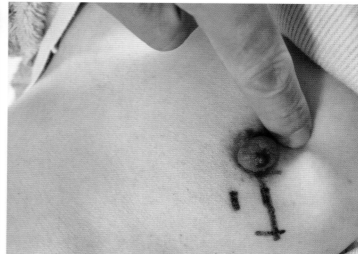

图 8-2-2-4
血性溢液

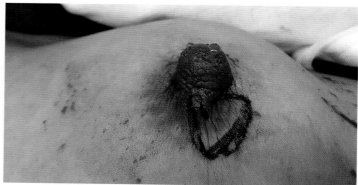

图 8-2-2-5
乳头溢液

如图 8-2-2-1 所示，患者，女性，54 岁，右乳头溢液 1 周余。体检：挤压右侧乳头，可见乳头中央一孔有液体溢出，淡红色，量中等，无异味。考虑为导管内病变。

如图 8-2-2-2 所示，患者，女性，48 岁，右乳头溢液 3 天余。体检：挤压右侧乳头，可见乳头中央偏外侧一孔有咖啡色液体溢出，量多，无异味。考虑为导管内病变。

如图 8-2-2-3 所示，患者，女性，44 岁，体检乳腺彩超发现双乳多发肿物、左侧乳头溢液 2 周。图中见右侧乳头血性溢液，按压乳晕周围后乳头血性溢液增多。

如图 8-2-2-4 所示，患者，女性，26 岁，右侧乳头咖啡色溢液 1 个月。图中见右侧乳头血性溢液，局部按压后可见乳头有血性溢液流出。

如图 8-2-2-5 所示，患者，女性，42 岁，黄色透明溢液 1 年。图中见乳头某一乳管出口呈现浅黄色透明溢液，超声提示导管内乳头状瘤。术后病理证实为乳腺导管内乳头状瘤。

【鉴别诊断】

血性乳头溢液多见于乳管内乳头状瘤，也可见于乳腺癌；乳头状瘤多可触及的不规则肿物需要警惕乳头状癌；超声检查可以鉴别。

（汪 成 杨青峰 郑新宇）

二、乳房肿块

乳房肿块（breast lump）见图 8-2-2-6、图 8-2-2-7。

如图 8-2-2-6 所示，患者，女性，81 岁，右乳无痛性肿块 8 个月。图中见右乳内上象限隆起，触诊可及 6cm 大小肿块，质硬，边界不清，活动度差，无触痛。右侧腋窝可触及肿大质硬的淋巴结。诊断为乳腺癌。

如图 8-2-2-7 所示，患者，女性，56 岁，右乳外上方无痛性肿物 2 个月。图示右乳外上象限肿物，稍微凸出皮肤表面，触诊肿物质硬，边界不清，活动度差，无触痛。腋窝可触及肿大淋巴结。

【鉴别诊断】

（1）乳腺纤维腺瘤：好发于 15～25 岁年轻女性，肿物多呈圆形或椭圆形，质韧，边界清，活

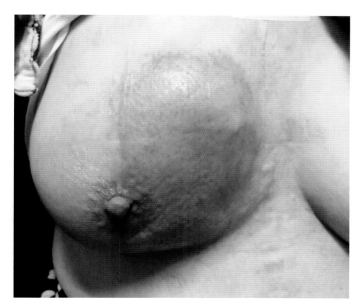

图 8-2-2-6
乳腺肿块

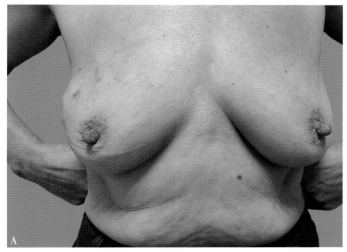

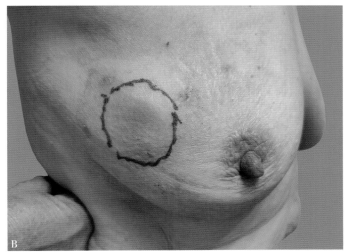

图 8-2-2-7
乳腺肿块
A、B. 乳腺肿块。

动度好。40 岁以上的妇女需要警惕恶性肿瘤的可能。

（2）乳腺囊性增生病：肿块大小与质地可随月经周期变化而变化，多伴有乳房不适或疼痛。

（3）非哺乳期乳腺炎：乳房肿块多有触痛，界限不清，多伴有红肿热痛。

（杨青峰　霍景山）

三、酒窝征

酒窝征（skin dimpling）是乳腺恶性肿瘤的一种特征性表现之一，由于肿瘤浸润性生长，累及乳房悬韧带（cooper 韧带），该韧带是腺叶和皮肤之间的结缔组织束；其缩短造成表面的乳房皮肤凹陷，形成所谓的酒窝征。

如图 8-2-2-8 所示，患者，女性，50 岁，右侧皮肤凹陷及右乳包块 1 周。图中示右乳外下侧皮肤明显凹陷，乳头稍内陷同时向外下偏斜，右上肢上举更明显；皮肤凹陷部位可扪及质硬包块，活动度差。

如图 8-2-2-9 所示，患者，女性，55 岁，右乳肿物 5 个月，图中见右侧乳房表面皮肤凹陷，手臂上举时更明显，乳腺癌累及 Cooper 韧带使其缩短而致肿瘤表面皮肤凹陷，即"酒窝征"。

【鉴别诊断】

乳房肿物切除术后，有时也可形成乳房表面皮肤凹陷。仔细询问手术史，可帮助诊断。

（邓英蕾　毛大华　杨青峰）

四、橘皮征

有些生物学行为较差，生长较快、病情进展迅速的乳腺癌，可出现皮肤表浅静脉怒张，肿瘤局部皮温较高；如肿瘤接近皮肤表面时皮肤可发红；如癌细胞阻塞皮下淋巴管，即可出现皮肤水肿，出现"橘皮样变"，临床上称之为橘皮征（signe de peaud'orange）。发生橘皮征或"橘皮样变"的水肿皮肤不仅可以增厚，皮肤的弹性也呈明显下降，橘皮征是 T4 肿瘤的征象，表明病程已进入局部晚期或中晚期。"橘皮样变"皮肤早期可呈现苍白色，但在大量癌细胞进入皮下淋巴管网并迅速扩散的情况下，皮肤可为红色或暗红色，类似急性乳腺炎的皮肤表现。

如图 8-2-2-10 所示，患者，女性，43 岁，

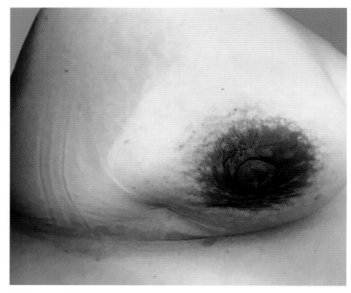

图 8-2-2-8
酒窝征

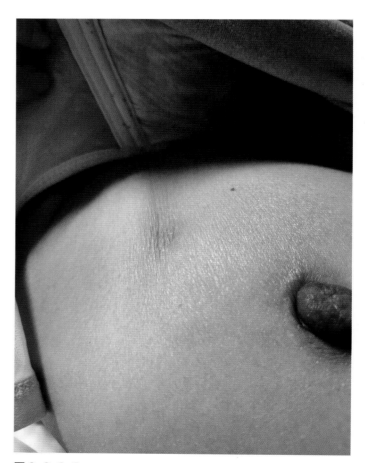

图 8-2-2-9
酒窝征

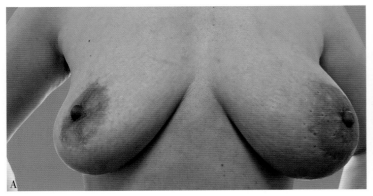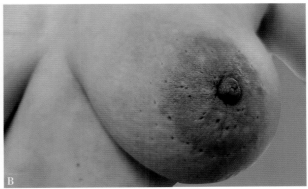

图 8-2-2-10
橘皮征
A. 双侧乳房；B. 左乳。

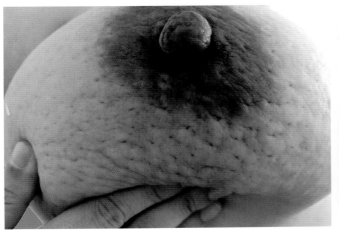

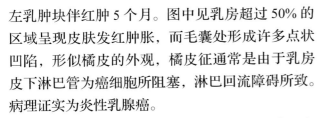

图 8-2-2-11
橘皮征

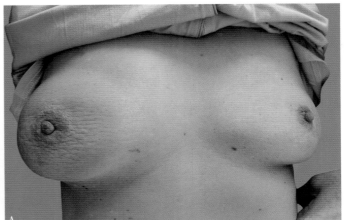

左乳肿块伴红肿 5 个月。图中见乳房超过 50% 的区域呈现皮肤发红肿胀，而毛囊处形成许多点状凹陷，形似橘皮的外观，橘皮征通常是由于乳房皮下淋巴管为癌细胞所阻塞，淋巴回流障碍所致。病理证实为炎性乳腺癌。

如图 8-2-2-11 所示，患者，女性，55 岁，左乳癌术后 3 年，右乳肿物 6 个月，图中见右侧乳房由于皮下淋巴管被癌细胞堵塞，淋巴回流障碍，出现真皮水肿，皮肤呈"橘皮样"外观。

如图 8-2-2-12 所示，患者，女性，64 岁，右乳肿物 20 天，图中见右侧乳房皮肤水肿，呈"橘皮样"改变。

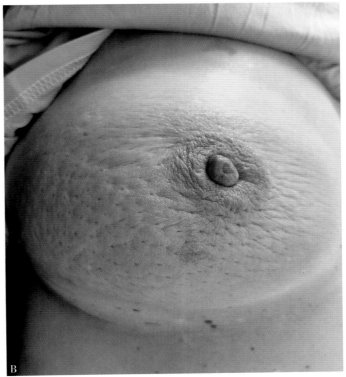

【鉴别诊断】

乳房皮肤淋巴管炎，需要病理鉴别。

（郑新宇　杨青峰）

图 8-2-2-12
橘皮征
A. 双侧乳房；B. 右乳。

五、乳头内陷

乳头内陷（nipple retraction）系乳头不能凸出于乳晕平面而是向内凹陷入皮肤表面之下，称为乳头内陷（crater nipple）。乳头内陷分为先天性和继发性两种。根据乳头凹陷的程度，临床上可将乳头内陷分为三型：Ⅰ型，为部分乳头凹陷，乳头颈部存在，能轻易被挤出，挤出后乳头大小与常人相似；Ⅱ型，乳头完全凹陷于乳晕之中，但可用手挤出乳头，乳头较正常小，多半无乳头颈部；Ⅲ型，为乳头完全埋在乳晕下方，无法挤出凹陷乳头。

（一）先天性乳头内陷

先天性乳头内陷（congenital inverted nipple）一般是由于乳腺导管短缩、部分组织纤维化挛缩、乳头平滑肌发育不良等因素造成。先天性乳头内陷不仅影响乳房外形美观，也由于凹陷乳头内易积存污垢而继发感染；是非哺乳期乳腺炎最常见的病因之一。另外，严重的乳头内陷使婴儿难以吸吮乳汁而影响乳房哺乳功能。

如图8-2-2-13所示，患者，女性，58岁，自幼年便出现乳头凹陷，如图所示双乳未及明显肿块，双乳头完全凹陷于乳晕之中且无法挤出。

如图8-2-2-14所示，患者，女性，45岁，幼时发现乳头凹陷，如图所示乳头部分凹陷，乳头颈存在，乳头大小同常人。

如图8-2-2-15所示，患者，女性，26岁，发现双侧乳头凹陷10余年，图见双侧乳房对称，乳头完全陷入乳晕下，无法使内陷乳头挤出，双侧乳房皮肤完好，无橘皮样改变，局部无红肿、溃烂，乳房各象限未及肿块。右侧乳头皮肤少许糜烂，渗液。

如图8-2-2-16所示，患者，女性，26岁，出生时即有双侧乳头内陷，青春期乳房发育后乳头内陷情况更为明显，不能手法牵出。

【鉴别诊断】

继发性乳头内陷：常为单侧，后天性或短期内出现，继发于乳癌、炎症、外伤瘢痕及巨乳的乳房下垂等。除乳头内陷外，往往伴有相关疾病的症状及体征。

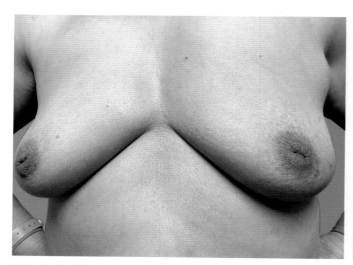

图8-2-2-13
重度先天性乳头内陷

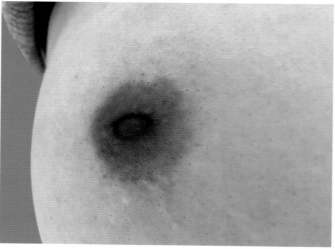

图8-2-2-14
轻度先天性乳头内陷

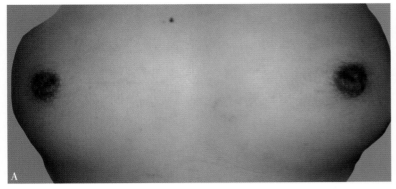

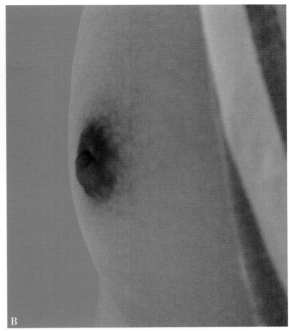

图 8-2-2-15
乳头内陷
A. 重度先天性乳头内陷；B. 乳头内陷（侧面）。

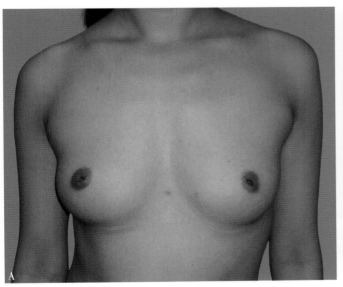

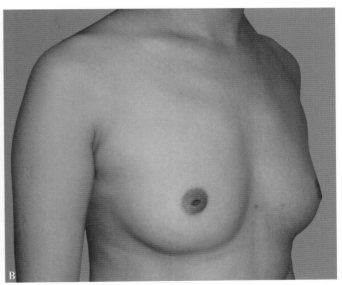

图 8-2-2-16
重度先天性乳头内陷
A. 正面观；B. 侧面观。

（汪 成 霍景山 穆大力）

（二）继发性乳头内陷

　　继发性乳头内陷（secondary inverted nipple）亦称后天性乳头内陷，多见于单侧，系乳头受乳腺内病变组织牵拉或挤压引起。多见于慢性炎症、恶性肿瘤等疾病，肿瘤可侵犯乳房的导管、韧带、筋膜等，使受侵的导管、韧带、筋膜收缩所致。当肿瘤侵及乳头或乳晕下区时，造成乳腺的纤维组织和导管系统缩短，牵拉乳头，使其偏向、凹陷，甚至完全缩入乳晕后方。乳头回缩可能出现在早期乳腺癌，也是晚期体征之一，主要取决于肿瘤的生长部位。当肿瘤在乳头下或附近时，早期即可出现；若肿瘤位于乳腺深部组织中，距乳头较远时，出现这一体征通常已是晚期。值得临床注意的是，少部分继发性乳头凹陷是由于慢性炎症（特别是浆细胞乳腺炎）、乳晕区的手术后改变及局部外伤等情况引起。体检结合病史可鉴别诊断，乳头可用手指牵出、非固定，多为良性病变引起的；而乳头凹陷固定、不能牵出则多见于恶性肿瘤。

如图 8-2-2-17 所示，患者，女性，42 岁，右乳头凹陷 3 个月余。肿块位于乳头后方深部，侵及乳头后方的纤维组织及导管系统，乳头颈消失，乳头不能牵出。

如图 8-2-2-18 所示，患者，女性，40 岁，右乳肿块 6 个月余。肿块位于乳头右乳头外下方，侵及乳头乳晕旁纤维组织及导管系统，致乳头向右外下侧倾斜，乳头颈尚未消失。

如图 8-2-2-19 所示，患者，女性，45 岁，左乳肿块 1 年余。肿块（箭头所指）位于左乳头内下方，质地中等，边界清晰，活动性佳。乳头向内侧倾斜，乳头颈部分消失，乳头可以牵出，考虑是肿块侵及乳头乳晕旁纤维组织及导管系统。

如图 8-2-2-20 所示，患者，女性，35 岁，双侧乳房奥美定注射术后 2 年。图中见右侧乳头内陷，乳头陷入乳晕内，左侧乳头正常。

【鉴别诊断】

（1）乳腺癌性乳头内陷：邻近乳头或乳晕的乳腺癌因侵入乳管使之缩短，可把乳头牵向癌肿一侧，进而可使乳头扁平、回缩、凹陷，通常可触及包块。

（2）先天性乳头凹陷：多为双侧乳房。

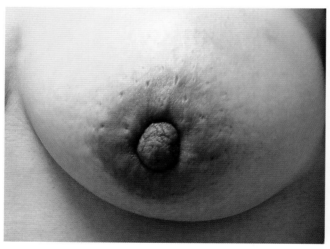

图 8-2-2-17
继发性乳头内陷

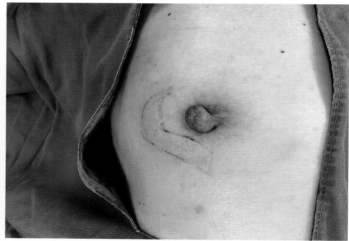

图 8-2-2-18
继发性乳头内陷

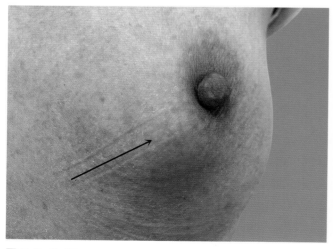

图 8-2-2-19
继发性乳头内陷

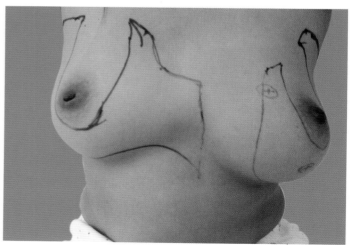

图 8-2-2-20
右侧乳头内陷

（汪　成　杨青峰）

六、乳房局部凹陷

乳房局部凹陷（breast dimpling）是乳房肿块的一种表现形式，通常是由于乳腺癌肿固定于胸壁或严重侵及乳房悬韧带所致，是酒窝征的进一步表现及严重类型。

如图 8-2-2-21 所示，患者，女性，52 岁，右乳肿块 3 年。图中见肿瘤侵及皮肤，胸壁呈现局部凹陷。术后证实为乳腺浸润性癌，为局部晚期乳腺癌。分子分型为 HER2 阳性型乳腺癌。

（郑新宇）

七、腋窝淋巴结肿大

腋窝淋巴结肿大（swollen lymph nodes）见图 8-2-2-22。

如图 8-2-2-22 所示，患者，女性，52 岁，右侧腋窝肿物 1 个月。图中见推动后右侧腋窝肿大淋巴结。乳腺癌淋巴转移最初多见于腋窝。转移淋巴结质硬、无痛、可推动。

【鉴别诊断】

与淋巴瘤鉴别：除了有腋窝淋巴肿大，通常还会有颈部、锁骨上和腹股沟等处淋巴结进行性肿大。

（杨青峰）

第三节 乳腺良性疾病

一、导管内乳头状瘤

导管内乳头状瘤（intraductal papilloma）是原发于乳腺导管上皮的良性肿瘤，多发生于大乳管近壶腹部，多见于经产妇。发生于较大导管的乳头状瘤常出现乳头溢液，可为血性、浆液性液体，反过来说，乳头溢液是导管内乳头状瘤最常见的首发症状。肿瘤小时，多无法触及；少数患者在乳晕周围可触及数毫米的结节，通常光滑、活动；按压可出现乳头溢液。治疗通常为手术切除病变的导管系统。

如图 8-2-3-1 所示，患者，女性，52 岁，以"发现右乳溢液 3 个月"为主诉入院，症状持续存在。查体按压右侧乳晕，乳头可溢出少量血性液体。彩超提示右乳头外侧扩张导管，内径约 4.5mm，内见大小约 5.1mm×3.3mm 不均质回声

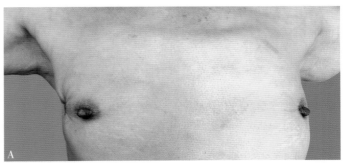
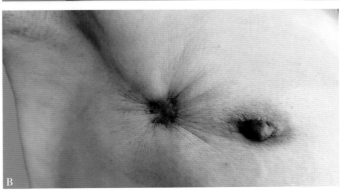

图 8-2-2-21
乳房局部凹陷
A. 正面观；B. 侧面观。

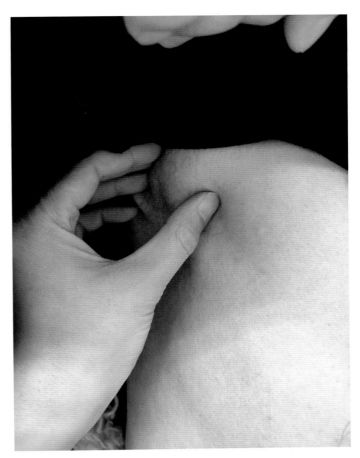

图 8-2-2-22
腋窝淋巴结肿大

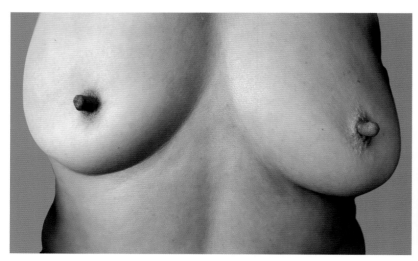

图 8-2-3-1
导管内乳头状瘤

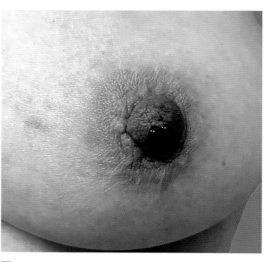

图 8-2-3-2
导管内乳头状瘤

区，形态欠规则，边界欠清晰，内未见明显血流信号。乳腺 MRI 提示右乳头后方见扩张导管影，其内局部见 T₂WI 高信号影，大小约 7mm，肿块类圆形，边缘清晰光整，轻度强化，TIC（时间信号曲线）曲线呈流入型。

【鉴别诊断】

（1）导管内乳头状癌：导管内乳头状癌的溢液以血性溢液多见。通常可触及，乳晕区肿块一般大于 1cm，不规则，界限不清，质韧或硬，活动度差，可伴有同侧腋窝淋巴结肿大。

（2）乳腺导管扩张症：乳腺导管扩张症常伴有先天性乳头凹陷，溢液多为双侧多孔，溢液可呈水样、乳汁样、浆液性、脓血性或血性。二者均可见乳晕下肿块，乳腺导管扩张症的肿块常较大，形态不规则，可与皮肤粘连，常有红肿疼痛的乳腺炎症征象。

（3）乳腺囊性增生病：多数为浆液性溢液。乳腺 B 超有助于明确诊断。

（4）大导管或壶腹部炎症：多为脓血性，同时有明显的炎症病史。

如图 8-2-3-2 所示，患者，女性，45 岁，左侧乳头溢液 2 个月。左侧乳头溢出血性液体，时有时无，呈间歇性。乳房内可触及小包块，挤压液体可排出。乳管内占位体积较小，密度淡，X 线平片未发现。乳腺 MRI 可见左乳中央区及外侧部分区域有明显强化，沿导管分布。

（孙　涛　郑新宇　邓英蕾　毛大华）

二、纤维腺瘤

WHO 将纤维腺瘤（fibroadenoma）简单定义为"呈现结缔组织和上皮增生证据的独立良性肿瘤"；是最常见的良性肿瘤。单侧乳腺纤维腺瘤多见于 15～25 岁女性。大于 5cm 以上的纤维腺瘤，称为巨大纤维腺瘤；需与叶状肿瘤鉴别。

如图 8-2-3-3 所示，患者，女性，32 岁，左乳肿物 2 个月。表现为质韧、光滑、界清、可移动的包块，图中所见肿瘤界限清楚，完整包膜；病理提示纤维腺瘤。

如图 8-2-3-4 所示，患者，女性，19 岁，左乳包块半年，近 2 个月迅速增大。双侧乳房明显不对称，左乳房外侧可见明显皮肤隆起，病程短，乳房包块在短时期内增大，边界清楚，活动性好。乳房磁共振检查可见圆形包块，有完整包膜，无边缘毛刺样征象。

【鉴别诊断】

（1）乳房肉瘤：分界不清，患者有贫血，一般情况差，相关影像学检查可见病灶边界模糊不清，与周围组

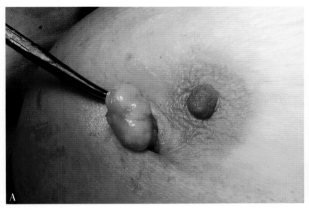

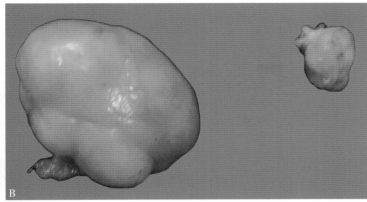

图 8-2-3-3
纤维腺瘤
A. 纤维腺瘤；B. 大体标本。

织结构模糊不清。

（2）导管内乳头状瘤：一般体积较小，生长缓慢，常伴乳头溢液。

（3）叶状肿瘤：年龄偏大，约 40 岁以上者占 61%；肿瘤表面凹凸不平，因组织内出血短期内迅速增大。

（4）局部晚期乳腺癌：病史较短，肿块质地较硬，边界不清，多有皮肤浸润，常伴乳头内陷及皮肤"橘皮"样改变，可伴有腋窝淋巴结肿大。

（郑新宇　邓英蕾　毛大华）

三、乳腺炎症性疾病

乳腺炎症性疾病（inflammatory disease of the breast）是育龄女性最常见的乳腺疾病之一。根据发病时期不同可分为哺乳期乳腺炎与非哺乳期乳腺炎。二者发病机制可能存在巨大差异。

（一）哺乳期乳腺炎

哺乳期乳腺炎（lactation mastitis）顾名思义，发生于哺乳期，初产妇多于经产妇，多因乳头皲裂、乳汁淤积继发细菌感染引起。病原菌多为金黄色葡萄球菌，通过乳管或皮肤破损侵入乳腺小叶，在淤积的乳汁中大量繁殖，破坏乳腺组织，形成多房性脓肿。急性化脓性乳腺炎的治疗原则主要在于尽早疏通乳管，排出淤积的乳汁。出现脓肿时建议采用超声引导下粗针穿刺抽吸脓汁，尽量避免脓肿切开引流，造成局部迁延不愈，产生瘢痕，影响乳腺外观。伴高热时可应用抗生素及对症治疗。

如图 8-2-3-5 所示，患者，女性，28 岁，哺乳期右乳红肿伴疼痛 6 天。图中见右侧乳房，右侧皮肤红肿，伴有压痛。彩超提示哺乳期乳腺改变，可见乳汁淤积。血常规提示 C 反应蛋白、中性粒细胞及白细胞增高。

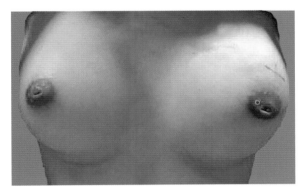

图 8-2-3-4
巨大纤维腺瘤

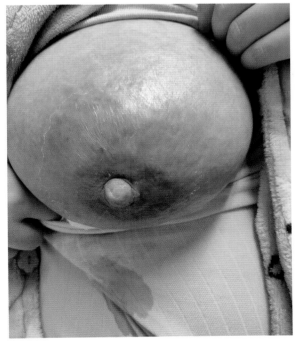

图 8-2-3-5
急性乳腺炎

如图 8-2-3-6 所示，患者，女性，25 岁，哺乳后 3 个月发现右侧乳房红肿半个月余。图中所见右侧乳房内侧表面皮肤红肿，下方可触及一包块，伴有压痛。乳腺超声提示右乳不规则液性暗区。血常规显示 C 反应蛋白、中性粒细胞及白细胞均增高。

如图 8-2-3-7 所示，患者，女性，28 岁，产后 25 天，左乳红肿、胀痛伴发热 3 日，乳腺超声提示局部皮肤增厚，左乳约 45mm×35mm×29mm 不均质回声区，形态不规则，边界不清晰。其内形成脓肿，可见变性物质造成的散在分布的强回声。同时伴有同侧腋窝淋巴结肿大。

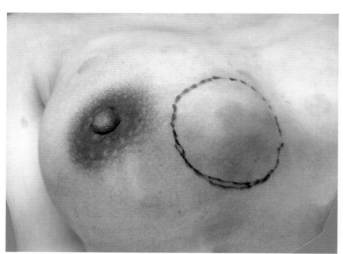

图 8-2-3-6
急性化脓性乳腺炎

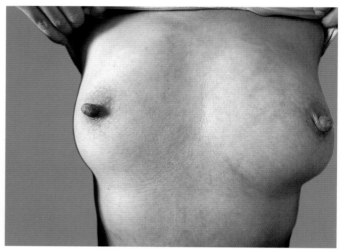

图 8-2-3-7
急性化脓性乳腺炎

【鉴别诊断】

（1）非哺乳期乳腺炎：发生于非哺乳期，乳房可突然出现肿块，表面有红肿，伴有疼痛，常有乳头内陷；反复发作，迁延不愈。

（2）炎性乳癌：急性乳腺炎多发生在乳腺某一区段，而炎性乳癌累及大部分乳房，皮肤可呈橘皮样外观；炎性乳癌乳房内可触及巨大肿块，相对乳腺炎，局部压痛及全身中毒症状均较轻。

（孙　涛）

（二）非哺乳期乳腺炎

非哺乳期乳腺炎（non-lactational mastitis）是一组发生于女性非哺乳期病原学不明的非特异性炎症；某时期可伴发急性或慢性细菌感染。可以是单纯局部病变，也可以是全身疾病的乳腺局部表现；病程及病理类型多样，反复发作，迁延不愈；该病可呈自限性。国际分类无共识，国内通常粗略分为浆细胞性乳腺炎（plasma cell mastitis）及肉芽肿性乳腺炎（granulomatous mastitis，GM）。

1. 浆细胞性乳腺炎导管周围乳腺炎　又称导管周围乳腺炎（periductal mastitis，PDM），是乳管或管窦扩张变形引起的一种非哺乳期非特异性炎症，部分病例呈现浆细胞浸润；有学者认为该病变的成因是乳腺导管扩张，故又称其为乳腺导管扩张症（mammary duct ectasia）。PDM 好发于 30～40 岁经产、非哺乳期妇女及绝经后老年妇女。浆细胞性乳腺炎的临床特点：①发生于非哺乳期；②多伴有乳头发育不良或乳头畸形（乳头凹陷、乳头分裂、乳头扁平等）；③破溃瘘管反复发作，迁延不愈；④乳房外观易毁形，临床容易误诊误治。

PDM 的临床表现呈现不典型和多样化，可无任何临床症状，常见的临床表现有：①乳房肿块：临床最为多见。在出现管壁纤维化和慢性炎性细胞浸润时，乳腺可扪及一个或几个坚硬的大小不等的圆形肿块。肿块多位于乳房中央区。肿块多呈扁平结节状，结节部较硬而结节的间隔部较软。肿块多伴慢性炎症性改变。部分病例有时呈急性炎症改变，乳房肿、痛、红，并有脓肿形成，一般病程较长，炎症可反复发作，非伴有细菌感染抗生素治疗无效。②乳头溢液：乳头溢液多为水样、血清样、棕色液或乳脂样液，或为稠脓样分泌物，血性液少见。③乳头内陷：少数病例由于管壁纤维组织收缩而使乳头及其周围皮肤下陷或乳头偏斜，多发生在有乳晕下肿块者。常常误诊为乳腺癌。④非周期性的乳房疼痛。

PDM 极易误诊，尤其是无皮肤改变者更易误诊。该病并非癌前病变；临床上最重要的意义在于与乳腺癌鉴别，如果初起的病灶离乳头较远，或位置较深，这种慢性炎症的肿块，会引起皮肤粘连，与乳腺癌不易鉴别。如果为多发瘘管，脓水不断，可误诊为乳腺结核。乳腺炎的确诊有赖于肿块穿刺活检，中西医结合治疗有效。

如图 8-2-3-8 所示，患者，女性，47 岁，右乳乳头周围红肿 3 个月，无明显诱因，伴疼痛，逐渐加重，局部红肿亦逐渐加重，伴表面浅黄色渗液。乳腺增强 MRI 提示双乳内见多发环状强化病变，T_2WI 呈高信号，右乳显著，部分融合边界不清。

如图 8-2-3-9 所示，患者，女性，32 岁，左乳肿物伴红肿 2 周。图中见左侧乳房包块，表皮红肿，左侧乳头内陷。停哺乳 3 年。

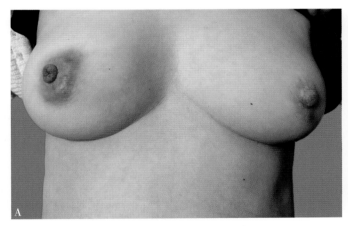
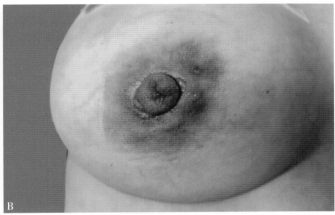

图 8-2-3-8
导管周围乳腺炎
A. 双侧乳房；B. 右乳。

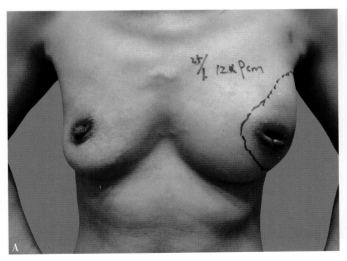
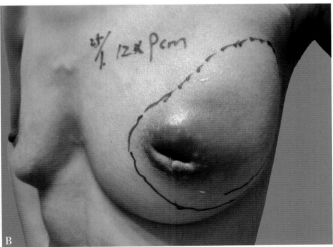

图 8-2-3-9
导管周围乳腺炎
A. 双侧乳房；B. 左乳。

如图 8-2-3-10 所示，患者，女性，37 岁，右乳包块半个月，皮肤发红、肿痛 1 周。右侧乳房红肿；体检可扪及明显包块，包块边界不清，与胸壁无粘连。局部表现剧烈、急骤，但全身炎症反应较轻，不发热。血白细胞明显增高。乳腺MRI 可见右乳皮肤明显较对侧增厚，乳房大部分腺体呈明显强化，由明显的大小不等的脓肿形成。

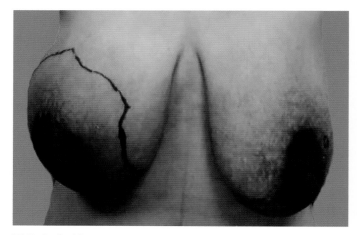

图 8-2-3-10
非哺乳期乳腺炎

【鉴别诊断】

（1）肉芽肿性乳腺炎：多发生于 30 岁左右的经产女性。多为单侧发病，是以乳腺内肉芽肿性改变为特征的一类慢性炎症。可因自身免疫病或慢性的炎症性刺激所引起，导致肉芽组织形成，可伴有大小不等的微脓肿。

（2）乳腺癌：乳腺癌肿块多位于乳腺外上、内上象限，肿物呈由小变大的发展过程。晚期可与皮肤粘连，出现橘皮样变。PDM 的包块多位于乳晕下，包块可由肿大变为缩小，可反复发作，早期即与皮肤粘连，并出现乳头凹陷。

（3）乳腺结核：乳腺结核可表现为质硬、边界不清的结节性肿块，病程较长，常形成经久不愈的瘘管，从瘘管中流出干酪样坏死物。浆细胞性乳腺炎在脓肿形成后亦可溃破形成瘘管，从瘘管中流出脓性物。

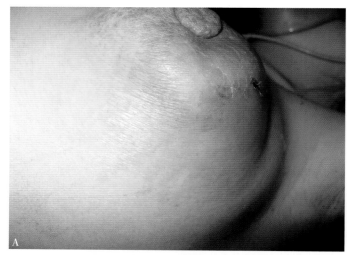

如图 8-2-3-11 所示，患者，女性，31 岁，左乳反复胀痛 1 个月。图中见左乳肿大，皮肤潮红，无橘皮样改变，左侧乳头稍凹陷。左乳房外上、下象限可扪及一大小约 5cm×4cm 包块，轻度压痛，质稍硬，表面尚光滑，边界清，活动可，与皮肤及胸大肌无粘连，挤压乳腺未见乳头溢液，肿物上方可有波动感。图 8-2-3-11 B 为乳腺肿块穿刺抽出脓性液。

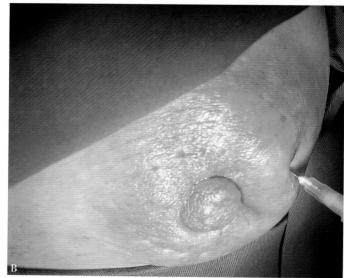

图 8-2-3-11
导管周围乳腺炎伴乳腺脓肿
A. 导管周围乳腺炎伴乳腺脓肿；B. 穿刺抽脓液。

【鉴别诊断】

炎性乳癌：恶性程度高、进展快的一种特殊类乳腺癌型。年轻、妊娠期、哺乳期女性多见，极少数可发生于男性。其与急性乳腺炎在初期比较难鉴别，均有乳房红肿、热痛等炎症表现；皮肤改变广泛，往往累及整个乳房，其颜色为暗红或紫红色，皮肤水肿呈"橘皮样"外观；腋窝淋巴结大而硬，与皮肤及周围组织粘连，用手推之不活动。肿块穿刺活检可明确诊断。

2. 肉芽肿性乳腺炎　是一种局限于乳腺小叶的肉芽肿性炎性病变。有时与 PM 鉴别困难，多发生于 30 岁左右的经产女性。多为单侧发病，是以乳腺内肉芽肿性改变为特征的一类慢性炎症。可因自身免疫病或慢性的炎症性刺激所引起，导致肉芽组织形成，可伴有大小不等的微脓肿。可表现为形态不规则的、与周围组织分界不清的乳房肿块，伴有或不伴有腋下淋巴结肿大。彩超可见低回声肿块、皮下多发脓肿以及导管扩张。乳腺钼靶可表现为结节状不规则影，需与乳腺癌鉴别。

如图 8-2-3-12 所示，患者，女性，45 岁，左乳局部红肿 2 个月；左乳无明显诱因胀痛，伴乳头回缩，乳房外上象限可触及约蛋黄大小包块，边界不清，活动度差，表面皮肤局部红肿。乳腺彩超提示左乳外上象限约 41mm×33mm×18mm 不均质回声区，形态不规则，边界不清晰，内见较丰富血流信号。其旁见扩张导管断面。左侧腋下淋巴结略增大。

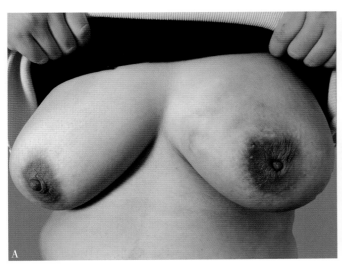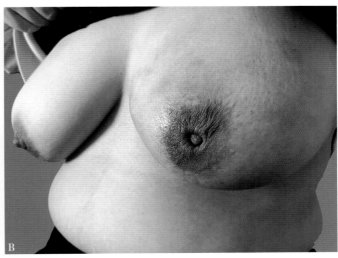

图 8-2-3-12
肉芽肿性乳腺炎
A. 双侧乳房；B. 左乳。

【鉴别诊断】

（1）浆细胞性乳腺炎：肿物一般始发于乳头周围，逐渐向外周扩散。而肉芽肿性乳腺炎多由外周向中央聚集。浆细胞性乳腺炎病理改变以大导管扩张，分泌物潴留为基础，一般不会涉及小叶内小导管，其病变内肉芽肿多为脂性或异物性，化脓性少见。而肉芽肿性乳腺炎常有小叶内小导管扩张，以终末导管小叶单位为中心的化脓性肉芽肿为特征性病变。

（2）乳晕下脓肿：多发生于未婚女性，多有吸烟史。常形成输乳管瘘，病变较少向外周扩散。可有异物性肉芽肿，但缺乏以小叶为中心的化脓性肉芽肿改变。病理可鉴别。

（孙　涛　杨青峰　邓英蕾　毛大华　霍景山）

第四节　乳腺其他疾病及发育异常

一、副乳腺

副乳腺（accessory breast），多乳房畸形的一种，是指在正常两个乳房以外的多余乳腺组织，属于胚胎发育期退化不全的残余物；一般对人体健康无影响。副乳腺畸形的发生率为 1%～2%，胚胎发育期间，人体腹侧两旁自腋窝至腹股沟线上有 6～8 对局部隆起的乳腺始基，绝大多数仅胸前的一对乳腺始基继续发育，形成乳头芽，至胚胎 3 个月时，形成乳腺管，其余的乳腺始基一般于胚胎第 9 周后逐渐消退。如退化不全，甚至继续发育，则在出生以后形成多余的乳房。副乳腺最常见的部位是腋窝部，极个别的妇女也可能延身体相当于原"乳线"部位生长。

副乳腺都比正常的乳房小。有的副乳腺，乳头、乳晕、腺体均存在，部分患者同时有乳头形成伴有其下方的腺体组织，称为完全性副乳腺；若仅有乳头而无乳腺实质者，称为副乳头；有的只有腺体，而无乳头，局部形成包块；有的并无乳头突起，仅有两侧对称的局限性凹陷或细小区域的皮肤色素沉着。完全性副乳腺同样受到女性内分泌影响，在月经期、妊娠期和哺乳期出现局部增大、肿胀和疼痛，甚至可以出现乳汁的分泌。副乳房也可以发生各类乳腺良性疾病或恶性肿瘤。副乳腺的手术指征包括：①伴发良恶性肿瘤；②伴有乳腺囊性增生症，特别是症状重影响日常生活者；③乳房腺体积较大，影响美观者。

多乳头畸形占总人口的 1%～5%，常沿乳头垂直线分布，可为单侧，也可为双侧。在妊娠和哺乳期比较明显。

如图 8-2-4-1 所示，患者，女性，38 岁。患者自幼时便于腋下发现副乳房，如箭头所指，该患者副乳房，乳头、乳晕、腺体均存在，该副乳房在月经期、妊娠期和哺乳期均出现局部增大、肿胀，偶伴疼痛。

如图 8-2-4-2 所示，患者，女性，28 岁，青春期出现双侧腋窝局部膨出，并随双侧乳房发育增大，月经期有胀大、疼痛等不适症状。

如图 8-2-4-3 所示，患者，女性，34 岁，右腋下肿物 4 年余。图中见右腋下膨出性改变，可触及 4cm×1cm 肿物，质韧，边界不清，无压痛，与皮肤无粘连，触之实体感，无搏动，听诊无血管杂音。双腋下可扪及散在淋巴结肿大，无压痛，边界清，表面光滑，无压痛，与皮肤无粘连，触之无囊性感，无搏动，听诊无血管杂音。

如图 8-2-4-4 所示，患者，女性，45 岁，双侧腋下包块，伴周期性胀痛，与月经相关。腋下超声提示腺体组织影像，位于皮下脂肪层内，与皮肤之间呈紧密联系。

【鉴别诊断】

（1）慢性淋巴结炎：多与同侧乳房炎症或同侧上肢炎性病灶有关，且疼痛与月经周期无明显相关。

（2）局部脂肪瘤：脂肪瘤多为单发，质地柔软，边界清晰，通常无疼痛。超声下可见完整包膜，瘤体内部及周边无明显血流信号。

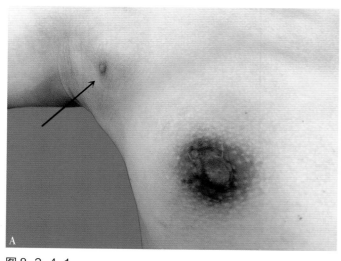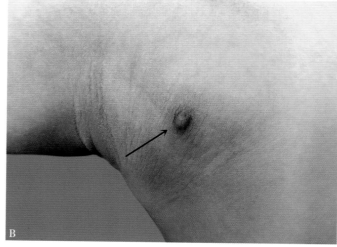

图 8-2-4-1
副乳腺
A. 副乳腺（箭头所示）；B. 副乳腺（箭头所示）。

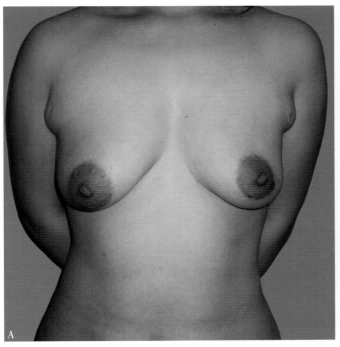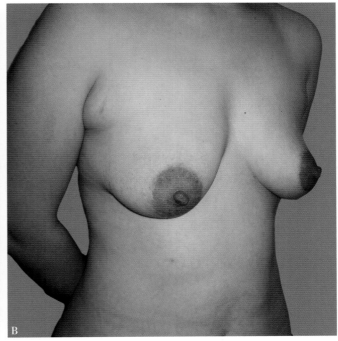

图 8-2-4-2
副乳腺
A. 正面观；B. 侧面观。

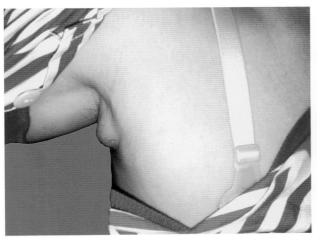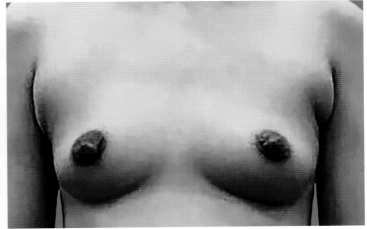

图 8-2-4-3
副乳腺

图 8-2-4-4
副乳腺

（3）皮脂腺囊肿：皮脂腺囊肿位于皮肤或皮下，表浅，常伴有红肿痛的炎症表现。

如图 8-2-4-5 所示，患者，女性，45 岁，左图中见左腋窝隆起样包块，无症状，为左侧副乳（left accessory breast），只有腺体组织而无乳头。

如图 8-2-4-6 所示，患者，女性，38 岁，多乳头（polythelia）。左乳内下象限见多余的乳头。

如图 8-2-4-7 所示，患者，女性，25 岁，产后发现左侧腋窝肿物 1 个月。图中为左侧腋窝副乳腺及副乳头（accessory breast and supernumerary nipple）。腋窝彩超提示左侧腋窝见腺体样回声。

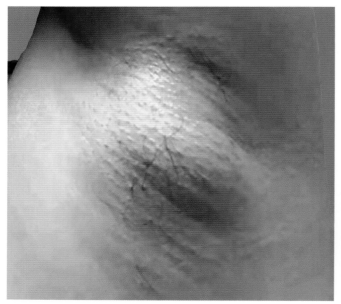

图 8-2-4-5
副乳腺

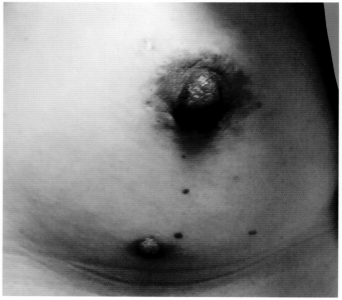

图 8-2-4-6
多乳头

【鉴别诊断】

（1）腋窝淋巴结炎：可由局部炎症引起，出现淋巴结肿大。腋窝彩超可见淋巴结肿大。

（2）乳腺癌腋窝淋巴结转移：同侧乳房多有肿块，腋窝肿大淋巴结质硬。腋窝彩超可初步鉴别。

（汪　成　孙　涛　郑新宇　穆大力
霍景山　杨青峰）

二、假性副乳腺

假性副乳腺（false accessory breast）是一些女性由于穿衣不当可能引起腋下的脂肪异常堆积，形成假性副乳，假性副乳没有乳头和腺体，多数可以通过改善穿戴习惯而自行消除。

如图 8-2-4-8 所示，患者，女性，50 岁，双侧腋下包块，无明显疼痛，长期穿着紧身内衣，形成假性副乳。

【鉴别诊断】

（1）真性副乳腺：有乳头或腺体组织，常伴有随月经周期变化的疼痛，彩超等检查可提示副乳内存在腺体组织。

（2）局部脂肪瘤：脂肪瘤通常查体可扪及圆形或椭圆形肿物，触感柔软，可单发或多发，假性副乳内部为脂肪组织，无明显肿物。

（孙　涛）

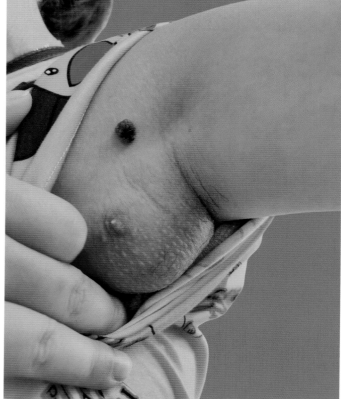

图 8-2-4-7
副乳腺及副乳头

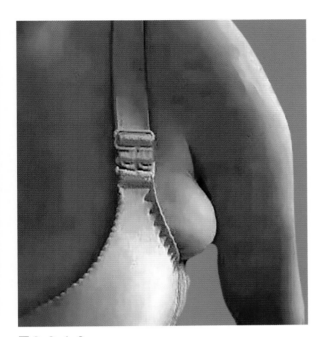

图 8-2-4-8
假性副乳

三、巨乳症

巨乳症（macromastia）见图 8-2-4-9，患者，女性，28 岁，双乳不典型、快速、持续不断地生长发育 10 多年。双侧乳房硕大、重度下垂。

【鉴别诊断】

乳房脂肪沉积：由垂体功能障碍引起，常伴髋部的脂肪沉积过多等表现，通过相关影像学检查扫描能鉴别肥大的乳腺组织与过多的脂肪沉积。

（邓英蕾　毛大华）

图 8-2-4-9
巨乳症
A. 正面观；B. 左前斜面观；C. 侧面观。

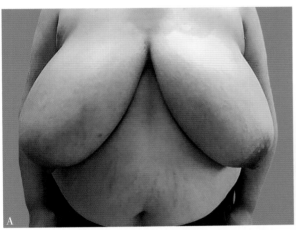

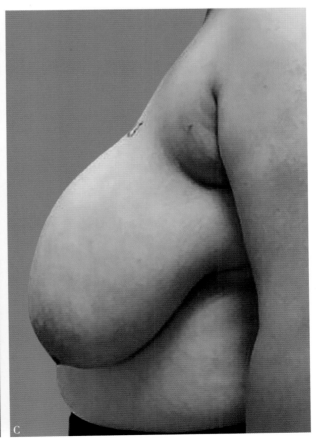

拓展：

发育性巨乳、哺乳后乳房肥大、重度乳房下垂及男性乳腺发育症

关于发育性巨乳、哺乳后乳房肥大、重度乳房下垂及男性乳腺发育症，部分同类书籍中并未涉及，原因可能很多。但这些客观存在的现象并非罕见，如何面对和处理？特附上几例，供同仁商榷。

1. 发育性巨乳（developmental macromastia）　指的是未成年女性的巨乳。

如图 8-2-4-10 所示，患儿，女性，12 岁，月经尚未来潮，双侧乳房异常发育，近 2 年进行性加重，影响生活及学习。

2. 哺乳后乳房肥大（after breastfeeding macromastia）　如图 8-2-4-11 所示，患者，女性，32 岁，自 3 年前生育哺乳后出现乳房肥大伴下垂，伴乳房下皱襞湿疹。

3. 重度乳房下垂（severe breast ptosis）　根据乳头下垂的程度，一般分为轻、中、重度。轻度：乳头位于乳房下皱襞线。中度：乳头位于乳房下皱襞线下 2cm。重度：乳头位于乳房最低点。

如图 8-2-4-12 所示，患者，女性，35 岁，乳头位置低于乳房下皱襞线。

如图 8-2-4-13 所示，患者，女性，37 岁，乳房下缘低至肚脐。

4. 男性乳腺发育（gynecomastia）　又称男性乳房肥大（hypertophy of male breast），指男性乳腺组织异常发育，组织学表现类似女性正常的乳腺组织。几乎可见于任何年龄。可分为特发性男性乳腺发育症和继发性男性乳房发育症。

临床上比较多见为特发性男性乳腺发育症，其两个发病年龄高峰为青春期及老年期，分别称为青春期肥大和老年期肥大。特发性系指临床无明显病因可究，既不伴有生殖器发育异常，也无其他器质性病变。青春期性激素分泌明显旺盛，垂体前叶促性腺激素刺激睾丸间质细胞释放雌激素和睾丸酮，在某些情况下雌激素可占优势，致男性儿童乳腺有一过性增生。肾上腺亦分泌少许雄激素，但多为肝脏灭活，体内雄激素还可被外周脂肪细胞"芳香化"而成为雌激素。在家族性男性乳房肥大症中，乳腺组织芳香化酶水平是增高的。老年男性患者的乳房发育可能与肾上腺或睾丸雄激素过度转化为雌激素有关，也可能与身体肥胖有关。

继发性男性乳腺发育症者有明显的病因。某些药物如睾酮、甲状腺素、利血平、毛地黄类、异烟肼、吩噻嗪、维生素 D 等，某些肿瘤如睾丸畸胎瘤、睾丸绒毛膜上皮癌、肾上腺肿瘤、支气管肺癌、肝肿瘤等，某些疾病如弥漫性肝脏疾病等，某些先天性畸形或发育不全如隐睾症、克兰费尔特综合征（Klinefelter syndrome）（先天性睾丸发育不全）、赖芬斯坦综合征（Reifenstein syndrome）（雄激素不敏感综合征）等。

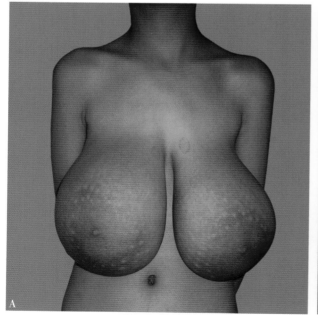
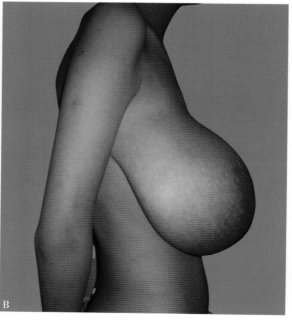

图 8-2-4-10
发育性巨乳
A. 正面观；
B. 侧面观。

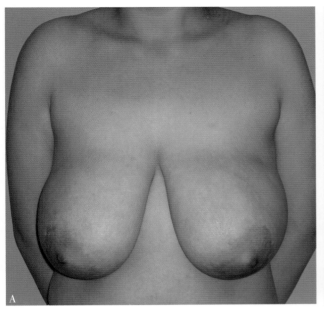
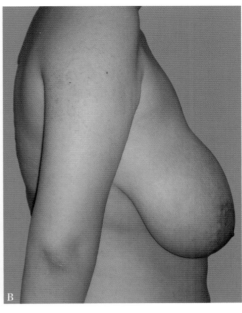

图 8-2-4-11
哺乳后乳房肥大
A. 正面观；
B. 侧面观。

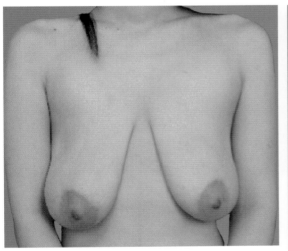

图 8-2-4-12
重度乳房下垂

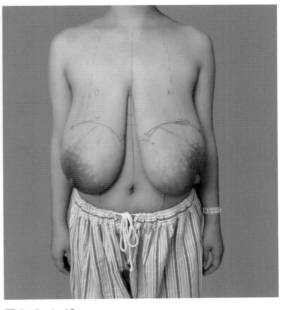

图 8-2-4-13
重度乳房下垂

　　诊断男性乳腺发育时，应首先寻找可能的病因，对原因不明的患者应询问服药史，仔细检查睾丸以发现肿瘤或萎缩。进行肝、甲状腺功能及相关激素（血清 HCG、LH、雌激素和睾酮等）测定。乳腺局部检查方法同女性乳腺肿瘤的检查，必要时应作细胞学和组织学检查。

　　临床上鉴别诊断首先要排除男性乳腺癌，特别是单侧男性乳房发育应与男性乳腺癌相鉴别，乳腺癌肿块常偏离乳晕，边界不清、质硬，可固定于深筋膜或皮肤，多有乳头凹陷或偏离。另外，也应与乳房脂肪沉积（lipomastia）相区别，乳房脂肪沉积常见于过度肥胖男性，其胸部脂肪明显堆积，外观上很像乳腺发育，但是并无腺体组织，扪诊时组织柔软，边界不清。乳房 X 线或超声波检查可以区别脂肪和乳腺组织。

　　如图 8-2-4-14 所示，患者，男性，25 岁。双侧乳房增大 1 年余。双侧乳房呈弥漫性增大，有结节感，局部伴有触痛，左侧较右侧明显。无生殖器发育异常，也无其他器质性病变，无特殊用药史。考虑为特发性男性乳腺发育症。

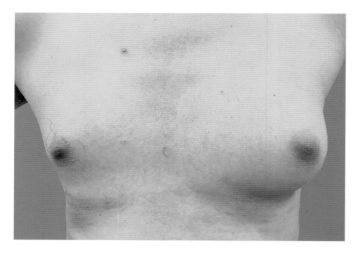

图 8-2-4-14
男性乳腺发育症

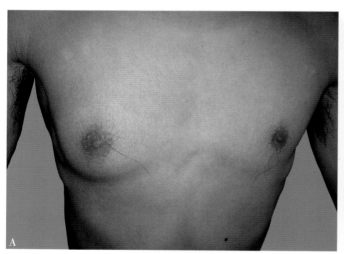

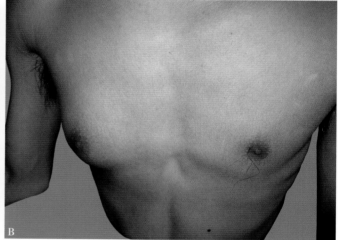

图 8-2-4-15
男性乳腺发育症
A. 男性乳腺发育症；B. 男性乳腺发育症。

【鉴别诊断】

（1）继发性男性乳腺发育症：多有明显的病因，如某些药物如睾酮、甲状腺素、利血平、毛地黄类、异烟肼、维生素 D 等，某些肿瘤如睾丸畸胎瘤、睾丸绒毛膜上皮癌等，某些疾病如弥漫性肝脏疾病等，某些先天性畸形或发育不全疾病常伴有乳房肥大，如隐睾症、克兰费尔特综合征等。

（2）男性乳腺癌：单侧男性乳房发育应与男性乳腺癌相鉴别，乳腺癌肿块常偏离乳晕，边界不清、质硬，可固定于深筋膜或皮肤，多有乳头凹陷或偏离。

（3）乳房脂肪沉积：乳房脂肪沉积常见于过度肥胖的男性，其胸部脂肪明显堆积，外观上很像乳腺发育，但是并无腺体组织，扪诊时组织柔软，境界不清。乳房 X 线或超声波检查可以区别脂肪和乳腺组织。

如图 8-2-4-15 所示，患者，男性，23 岁，发现右乳肿大 3 年。图中见右乳肿大，呈半球形，伴乳头及乳晕增大，质软，无红肿，无结节及压痛，无破溃溢脓，乳头无溢液体。

如图 8-2-4-16 所示，患者，男性，19 岁，近 5 年发现双侧乳房的异常发育，激素水平及染色体检查正常。

（穆大力 余 力 汪 成 霍景山）

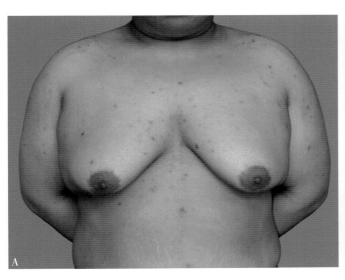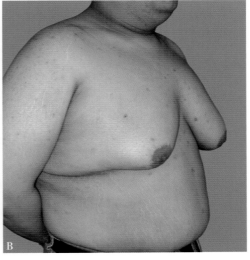

图 8-2-4-16
男性乳腺发育症
A. 正面观；
B. 侧面观。

四、乳腺发育不良

乳腺发育不良（mammary dysplasia）本质是腺体组织缺少，多数由于生长发育期内分泌系统紊乱，性激素产生过少、乳腺组织对性激素不敏感或遗传原因导致。另外，营养不良和束胸也可能导致乳腺发育不良。乳腺发育不良多表现为胸部平坦，乳房扁平，腺体稀少。该病多位于双侧，乳头及乳晕发育可正常；诊断标准缺乏共识，部分学者认为以乳腺是否有正常哺乳功能为诊断标准（图 8-2-4-17）。

如图 8-2-4-17 所示，患者，女性，33 岁。皮肤完整富有弹性，双侧乳头发育正常，但双侧乳房扁平，缺少腺体组织，诊断为先天性双侧乳腺发育不良（congenital bilateral breast dysplasia）。

【鉴别诊断】

乳腺退化不全：多发生于中老年女性。随年龄增长，激素水平的逐渐下降，乳腺组织呈逐渐退化的改变，表现为腺体逐渐被脂肪所代替，乳房缩小，皮肤弹性下降，乳房下垂。

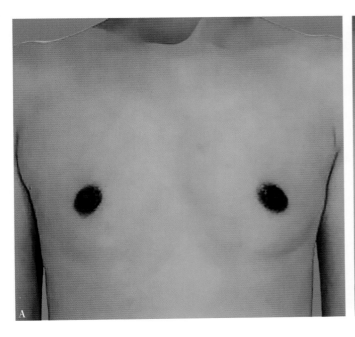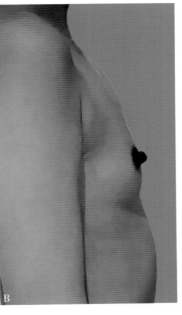

图 8-2-4-17
先天性双侧乳腺发育不良
A. 正面观；
B. 侧面观。

（孙　涛）

五、蒙多病

蒙多病（Mondor disease）是一种少见的良性自限性病变，以乳腺区的血栓性浅静脉炎为特征。蒙多病患者多以乳腺区触及痛性条索或包块就诊。临床医生常常误诊为乳腺腺病。病因尚不清楚。危险因素包括：乳腺手术、穿刺、感染、乳腺癌和外伤。超声检查可见局部浅静脉内血栓形成，表现为局部的条索状的管状结构，常呈串珠样，内部无血流信号。超声检查可以显示栓塞血管的全段。

如图 8-2-4-18 所示，患者，女性，35 岁，发现左乳皮肤条索状物 1 周余。1 年余前因左乳内侧象限肿块行手术治疗，1 周前出现图中箭头所示条索状物，有触痛。超声检查可见条索状的管状结构，呈串珠样信号，内部无血流，考虑为局部浅静脉内血栓形成。

【鉴别诊断】

乳腺腺病：多表现为周期性疼痛，也可持续疼痛，常可触及多发细软结节，B 超可见乳腺内结构紊乱，腺体组织回声增粗，光点增强呈颗粒状，增生结节表现为边界不清的不均匀低回声区，或低回声区带状强回声交织形成的网状阴影。

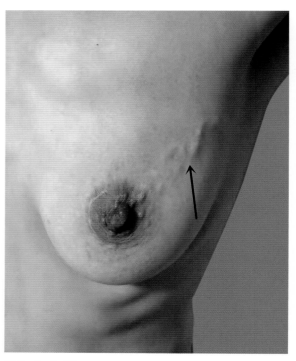

图 8-2-4-18
蒙多病

（汪　成）

六、波伦综合征

波伦综合征（Poland syndrome）又称胸大肌缺损并指综合征。1841 年，伦敦的医学生 Poland 在作一尸体解剖时发现并首次报告该病。

临床症状主要集中于躯体及上肢，男性多见，一般为单侧，极少双侧发病。轻度者仅为胸大肌的胸骨头部缺损和第 3、4 指并指畸形。严重的病例除整块胸大肌外，还涉及其下的胸小肌、前锯肌、肋间肌，甚至其邻近的部分背阔肌、腹外斜肌，乃至前胸部的部分肋骨、肋软骨。有的还表现为胸部反常呼吸、肺疝出、肩胛骨高位、患部皮肤和皮下脂肪发育不良，以及乳头高位，女性乳房发育小或无乳房。手部畸形表现为不同类型的并指、短指、缺指、2～4 指中节指骨缺损、手指深浅屈腱融合、腕骨融合、尺桡骨融合等。个别病例还可伴有耳郭畸形、半椎体、脊柱侧凸、肾畸形、隐睾等。目前发病原因尚不清楚，可能系胚胎时期上肢芽发育障碍所致（图 8-2-4-19），参见第八篇第一章第一节。

如图 8-2-4-19 所示，患者，女性，24 岁，先天性胸大肌缺如伴右侧乳房发育不良。

（穆大力）

七、双侧乳房不对称

双侧乳房不对称（bilateral asymmetry）见图 8-2-4-20，患者，女性，26 岁，自乳房发育起即有双侧不对称，无明显诱因，病因不明，可能与遗传或生活习惯有关；图中示右侧胸大肌发育良好，但无并指畸形，可与波伦综合征相鉴别。

（穆大力）

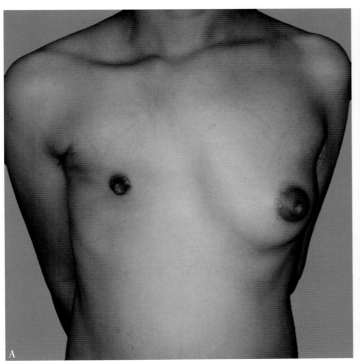
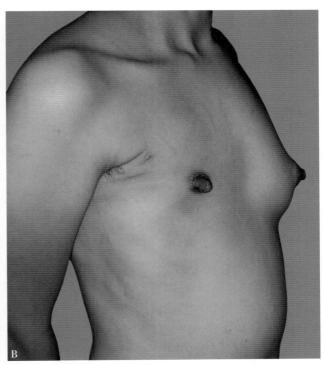

图 8-2-4-19
波伦综合征
A. 正面观；B. 右前斜面观。

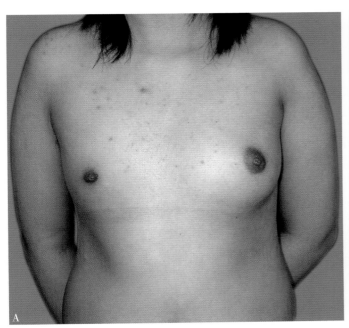
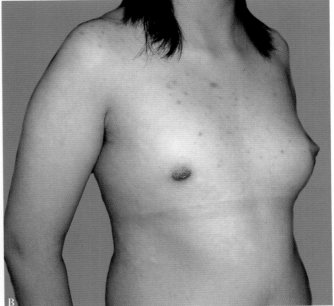

图 8-2-4-20
双侧乳房不对称
A. 正面观；B. 右前斜面观。

第五节　乳腺叶状肿瘤

间质上皮混合肿瘤主要分为两个类型：纤维腺瘤（单纯型）[fibroadenoma（simplex）]和叶状肿瘤（phyllodes tumor）。其分类取决于细胞结构和间质成分活性的不同。叶状肿瘤常见于 35~55 岁，在肉眼及组织学上与纤维腺瘤有些不同，2cm 以下的小肿瘤有时临床难以分辨。快速生长是其特性，但不像癌肿那样有固定感，瘤体通常界限清晰，可能占据乳腺大部分；由于内部出血可能导致瘤体呈现部分深色改变并表现为短期内增大迅速。必须强调最终诊断是基于病理组织学的。叶状肿瘤属于良恶性交界性肿瘤；叶状肿瘤本身也依据间质细胞密度、异型性、核分裂等状况分为良性、交界性和恶性叶状肿瘤。大部分患者呈现良性特征，恶性叶状肿瘤多表现为反复局部复发；通常无淋巴转移，恶性叶状肿瘤可血行转移。

一、乳腺叶状肿瘤

乳腺叶状肿瘤（phyllodes tumor of the breast）见图 8-2-5-1 ~ 图 8-2-5-3。

如图 8-2-5-1 所示，患者，女性，47 岁，右乳巨大肿物 9 个月。图中见肿瘤突出生长，因肿瘤组织间出血液化所致较健侧明显增大，并导致乳头乳晕明显扭曲、移位，肿瘤大体呈现不规则，分叶状，蜂窝状，组织间出现出血、液化、坏死；病理证实为交界性叶状肿瘤。

如图 8-2-5-2 所示，患者，女性，43 岁，右乳肿物 1 年余。图中见右乳房巨大肿瘤，占据整个乳房，肿瘤质地较硬，光滑，边界清晰。乳腺 MRI 提示右乳房占位性病变，合并内部囊变、出血，考虑叶状肿瘤。肿瘤大小 30cm×22cm×18cm，重达 6kg。术后病理证实交界性叶状肿瘤，镜下：肿瘤细胞轻-中度异型性，核分裂象偶见，可见叶状结构，局部区域梗死。

如图 8-2-5-3 所示，患者，女性，33 岁，左乳腺肿块 2 年，左乳头内收凹陷 1 个月。图 8-2-5-3 A 见左乳腺乳头上方直径约 10cm×8cm 肿物，无压痛，质韧，表面光滑，边界清，活动可，与皮肤及胸大肌无粘连，左乳头偏内移凹陷，挤压肿物乳头无溢液。病理诊断：乳腺叶状肿瘤。

【鉴别诊断】

（1）良性叶状肿瘤：病理鉴别，镜下：边界清楚，无间质过度增生，间质密度轻度增加，间质细胞异型性轻微，核分裂象 < 5/10HPF。

（2）恶性叶状肿瘤：病理鉴别，镜下：边界不清，间质密度明显增加，明显的间质过度增生，间质细胞异型性明显，核分裂象 ≥ 10/10HPF，可见不典型核分裂象和 / 或坏死，可见异源性肉瘤成分。

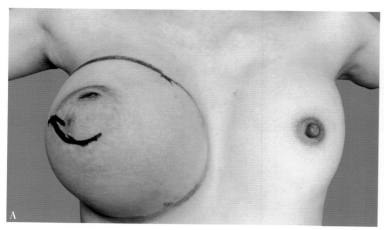
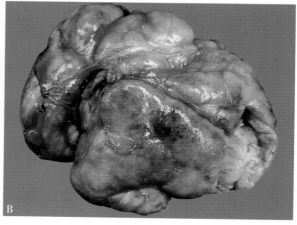

图 8-2-5-1
叶状肿瘤
A. 叶状肿瘤；B. 叶状肿瘤标本。

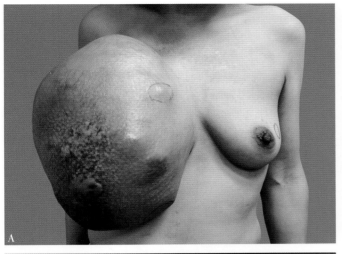
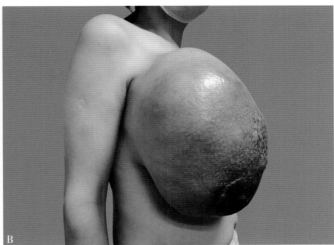
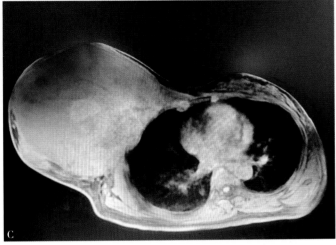

图 8-2-5-2
叶状肿瘤
A、B. 叶状肿瘤；C. 乳腺 MRI。

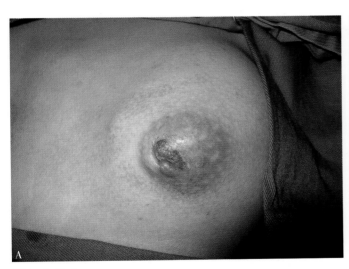
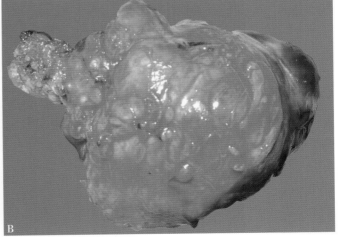

图 8-2-5-3
叶状肿瘤
A. 叶状肿瘤；B. 叶状肿瘤标本

（3）乳腺癌：生长较快、病程较短。肿块体积较小，无分叶，质地较硬，无囊性，无弹性，边界不清，可向周围组织浸润。可与皮肤粘连，表面静脉曲张不多见。乳头抬高或内陷。腋窝淋巴结转移较常见。

（4）乳房纤维腺瘤：多发生在青年妇女，初起时生长较快，以后生长逐渐缓慢。体积较小，不超过 5cm 表面光滑，边界清楚，质地均匀一致，无分叶，多为单发，也可为多发。

（Caiwei Zheng　郑新宇　孙达欣　霍景山）

二、恶性叶状肿瘤

恶性叶状肿瘤（malignant phyllodes tumor）见图 8-2-5-4。

如图 8-2-5-4 所示，患者，女性，36 岁，右乳肿物 1 年。图中见右乳巨大肿物，几乎将要爆裂。双乳不对称，右乳较左乳明显增大，触诊肿物质硬，边界不清，活动度差，无压痛。病理检查提示为恶性叶状肿瘤。

【鉴别诊断】

（1）乳房巨大纤维腺瘤：肿物质韧，边界清，活动度好，好发于 20 ~ 25 岁年轻女性。

（2）乳腺癌：多见于 45 ~ 55 岁女性，肿物质硬，边界不清，活动度差。彩超和钼靶可帮助诊断。

（杨青峰）

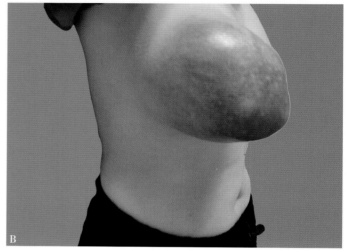

图 8-2-5-4
恶性叶状肿瘤
A. 正面观；B. 侧面观。

第六节　乳腺癌及其癌前病变

一、佩吉特病

佩吉特病（Paget disease）又称湿疹样癌。乳腺 Paget 病发生于乳头和乳晕，80% ~ 90% 合并乳腺导管内癌或浸润性导管癌；单纯佩吉特病仅占 12% ~ 15%。本病发病率低，近年来有升高趋势；好发于中老年人，病史长，病情发展缓慢。其皮损为边界清楚的红色斑块，表面伴渗出、结痂或脱屑，逐渐向周围扩大，可发生溃疡，多伴局部瘙痒。病理表现为病灶中存在特异的 Paget 细胞浸润，该细胞单个散在或成簇状，存在于上皮的基底层和深棘层内，诊断主要依靠病变部位活组织病理学检查。

如图 8-2-6-1 所示，患者，女性，65 岁，右

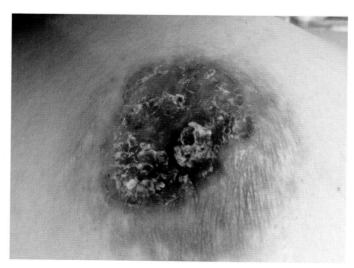

图 8-2-6-1
佩吉特病

乳晕皮肤反复破溃 2 年余。如图所示右乳晕区皮损边界清晰，皮肤表面伴渗出、糜烂、结痂，乳头反复溃烂消失。乳房 MRI 提示其乳头下方合并沿乳腺导管分布的病变。

如图 8-2-6-2 所示，患者，女性，62 岁，右乳头皮肤破溃 1 个月余。如图所示，右乳头皮肤糜烂、结痂。

如图 8-2-6-3 所示，患者，女性，55 岁，右侧乳头乳晕瘙痒伴破溃 3 个月余。双侧乳头不对称，右侧乳头瘙痒感、烧灼感，右侧乳头乳晕表面可有痂皮，揭去痂皮后呈红色肉芽面及少量渗出物，久治不愈，经细胞学及组织学活检明确诊断。

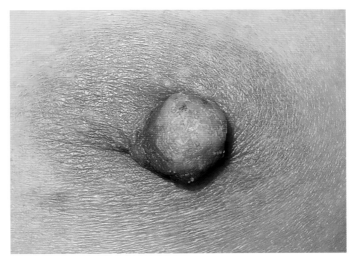

图 8-2-6-2
佩吉特病

【鉴别诊断】

（1）乳房湿疹：多见于哺乳期女性，常发生于乳头、乳晕，可出现暗红色斑、丘疹、疱疹等，患处与周围边界不清楚，常伴有瘙痒，可反复发作。确诊有赖于病理，Paget's 病理表现为病灶中存在特异的 Paget's 细胞，该细胞单个散在或成簇状，存在于上皮的基底层和深棘层内。

（2）鲍恩病：由大片瘤细胞构成，且有结构不良或间变的鳞状上皮细胞；病理鉴别。

（3）乳腺癌乳头受累：病理乳头表皮组织内是否找到 Paget 细胞鉴别。

（汪　成　邓英蕾　毛大华）

二、乳腺导管原位癌

乳腺导管原位癌（ductal carcinoma in situ）见图 8-2-6-4，患者，女性，46 岁，右侧血性乳头溢液 3 年，加重伴血性溢液 1 个月。图片特征：乳腺外形、皮肤无明显异常，右侧乳头可见血性乳头溢液，触诊双侧乳腺未见明确肿块，进一步行乳腺 X 线检查：右侧乳腺内下象限见肿块影，形态欠规则，边缘欠光整，范围约 11mm×19mm。左侧腺体内未见明确占位。双侧乳腺内可见点状钙化灶。X 线诊断：右侧乳腺内下象限可疑肿块，BI-RADS 3 类。左侧乳腺增生，BI-RADS 2 类。双侧乳腺超声见：右侧乳腺内下象限 4 点钟方向乳头根部腺体层扩张导管末端见大小约 15.3mm×7.5mm 低回声区，形态不规则，边界不清晰，内见强光斑及少许血流信

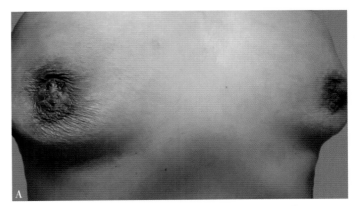

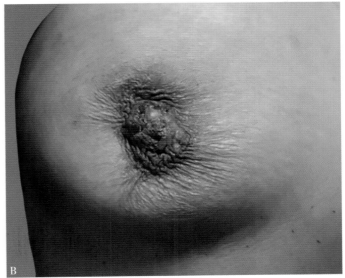

图 8-2-6-3
佩吉特病
A. 双侧乳房；B. 右乳。

号。右侧乳腺内下象限 4 点钟方向距乳头约 24mm 处腺体层内扩张导管末端另见大小约 9.9mm×8.2mm 低回声区，形态尚规则，边界尚清晰，内未见明显血流信号。左侧乳腺内侧 9 点钟方向腺体层扩张导管末端内见大小约 7.0mm×6.7mm 低回声区，形态尚规则，边界尚清晰，内未见明显血流信号。超声诊断：双侧乳腺导管扩张伴低回声区，导管内病变（BI-RADS 4A-4B 级）。双侧乳腺 MR：右乳头后方 - 内下象限见扩张的导管影；扩张的导管走行区见多枚环形强化的小肿物，TIC 曲线初始相呈缓慢强化，延迟期呈持续型或平台型；DWI 呈高信号，ADC 值为 0.000 955mm²/s。左乳头后方见扩张的导管影。左乳内上象限见强化的小肿物及线样强化，肿物大小约 9mm×5mm，TIC 曲线初始相呈中等强化，延迟期呈平台型；DWI 呈高信号，ADC 值为 0.000 804mm²/s。双乳局部导管扩张伴异常强化，导管病变可能性大，BI-RADS 4 类。术后病理证实乳腺导管原位癌（低级别）。

【鉴别诊断】

（1）导管内乳头状瘤：同样可出现血性乳头溢液，或浆液性乳头溢液。但乳头状肿物通常超过 1cm；需要术后病理鉴别是否存在非典型增生，原位癌变及浸润。

（2）乳腺导管扩张症：多有先天性乳头凹陷病史，溢液多为双侧多孔，溢液可呈水样、乳汁样、浆液性、脓血性或血性，可伴有导管内沉积物，乳腺导管扩张症的炎性肿块常较大，形态不规则，可与皮肤粘连，常有红肿疼痛，病理检查可鉴别。

（曹　慧）

三、浸润性导管癌

乳腺浸润性癌（infiltrating breast carcinoma）包括浸润性小叶癌、浸润性导管癌、硬癌、髓样癌、单纯癌及腺癌等；是乳腺癌中最常见的类型；约占 80%。乳腺黏液癌，与乳头状癌、小管癌及大汗腺样癌等一起，属于浸润性特殊癌。占 1.4%~5.2%；通常预后相对较好。但所有乳腺浸润性癌的治疗与预后还取决于其受体、基因状态及分子分型。

如图 8-2-6-5 所示，患者，女性，47 岁，右乳包块 10 个月余。双乳不对称，右乳可扪及包块，占据右乳上侧及外上侧，表面凹凸不平，双侧乳头不在同一水平，右侧乳头内陷，固定。乳腺 X 线检查可见右乳高密度影，同时伴同侧腋窝肿大淋巴结，淋巴结淋巴门消失。乳腺 MRI 可见右乳病灶强化明显，形态不规则，似与皮肤粘连，病灶密度不均。

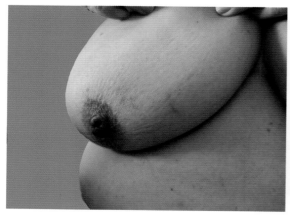

图 8-2-6-4
乳腺低级别导管内癌

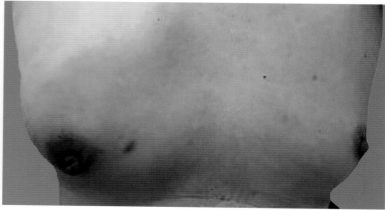

图 8-2-6-5
乳腺癌

【鉴别诊断】

（1）乳腺纤维腺瘤：好发于青年女性。肿块质硬，有弹性感，似橡皮球，表面光滑，易推动。组织病理学检查有助于鉴别。

（2）乳腺囊性增生病：常见于中年妇女。其典型症状为一侧或双侧周期性乳房胀痛和乳房肿块，月经前明显，月经后减轻。乳腺 X 线摄影和超声检查有助于鉴别。

（邓英蕾　毛大华）

四、乳腺黏液腺癌

乳腺黏液腺癌（mucinous breast carcinoma）见图 8-2-6-6，患者，女性，47 岁。左侧乳腺外下象限肿块多年，就诊 2 年前出现肿块表面皮肤破溃，自行"中药"外敷，及服"偏方"治疗。病灶时而愈合时而破溃，迁延不愈。图中可见乳房以肿块为中心向胸壁牵拉回缩，形成较大较明显的"酒窝征"。同时伴有局部皮肤的红、肿、破溃及愈合瘢痕。肿物虽距乳头、乳晕尚远，但与健侧对比，可见左侧乳晕肿大，乳头略回缩，提示乳头乳晕皮肤及淋巴管受侵犯。左侧乳腺彩超所见：左侧乳腺外下象限腺体层内见大小约 16.2mm×25.2mm 低回声区，形态不规则，边界不清晰，内见血流信号，BI-RADS 5 级。乳腺 MR 如图：左乳变形，皮肤增厚。左乳中下象限见 T_2WI 呈混杂稍高信号病变影，大小约 36mm×28mm×23mm，肿块为不规则形，边缘模糊不规则；内部强化不均匀；TIC 曲线初始相呈快速强化，延迟期呈平台型；DWI 呈高信号，ADC 值为 0.000 992mm²/s；肿物与邻近皮肤及胸肌分界不清，局部突出于体表。左乳内见增粗的血管影。左乳肿物、部分伴邻近皮肤及胸肌侵犯，BI-RADS 5 类。

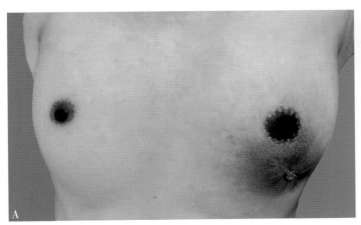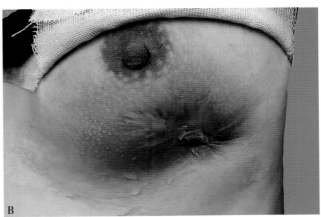

图 8-2-6-6
乳腺黏液腺癌
A. 双侧乳房；B. 左乳。

【鉴别诊断】

（1）乳腺结核：部分乳腺结核患者也存在乳房肿块，伴有皮肤破溃，且病程较长。

（2）乳晕下脓肿：常形成输乳管瘘，病变较少向外周扩散。

（曹　慧）

五、炎性乳腺癌

炎性乳腺癌（inflammatory carcinoma of the breast）是一种少见、具有高度侵袭性、病死率高的乳腺癌亚型。浸润性乳腺癌的病理确认是必要的。50% 不伴有乳腺肿块，50% 发现时有淋巴结转移。目前，AJCC 第七版要求弥漫性红斑和橘皮征样水肿大于或等于 1/3 的乳房。属于 T4d 分类 IBC。如果这些特征占乳房面积少于 1/3，则属于 T4b 型。AJCC 第 8 版仍然要求对 1/3 乳腺的临床病变进行量化。其他诊断标准包括快速发病特征，时间少于 6 个月。由于癌细胞播散到皮下淋巴管网，形成癌栓，使淋巴回流受阻，毛细血管受阻扩张而大量充血。乳腺皮肤红肿、增厚、变硬，出现"橘皮样"外观，逐渐变成似瘀血的紫红色，局部皮肤可出现丹毒样改变或斑纹状色素沉着。病变皮肤温度升高。随着乳腺迅速增大、红肿、疼痛和病变范围的扩展，使本病与急性乳腺炎极为相似。乳房触之韧感、坚实，伴触痛。诊断主要依据病变部位穿刺或手术取活组织检查（简称"活检"），特别是"橘皮样"变皮肤组织病理活检。

　　如图 8-2-6-7 所示，患者，女性，45 岁，左乳红肿 3 个月。图中所见乳房短期内出现的红斑水肿，范围超过 1/2 乳腺，局部乳晕区呈现"橘皮样"变；乳房未能触及肿物。该患者空芯针活检失败，后经皮肤活检证实为炎性乳腺癌，确诊后 3 个月死于复发转移。

【鉴别诊断】

　　（1）哺乳期乳腺炎：常见于哺乳期，乳腺炎伴有发热，白细胞升高，脓肿，抗生素有效。

　　（2）非哺乳期乳腺炎：非哺乳期乳腺炎分为两类，浆细胞性乳腺炎与肉芽肿性乳腺炎，临床表现为急慢性乳腺炎症，局部红肿，包块，可形成脓肿，反复交替出现，时轻时重，迁延不愈，可伴有乳头内陷，乳头溢液，终末期脓肿破溃可形成溃疡，瘘管，窦道；部分患者伴有皮肤红斑。

　　如图 8-2-6-8 所示，患者，女性，70 岁，发现右乳肿块 3 个月。图中所见右乳外上一枚肿块，约 4cm×3cm，质硬，边界欠清，右全乳弥漫性肿大伴皮肤充血、水肿、皮温升高、橘皮样改变，右腋下扪及数枚肿大淋巴结，相互融合、固定。

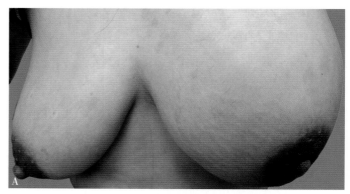
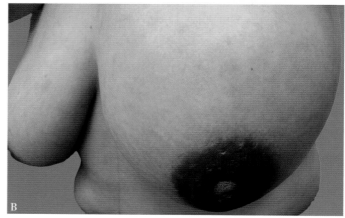

图 8-2-6-7
炎性乳癌
A. 正面观；B. 左前斜面观。

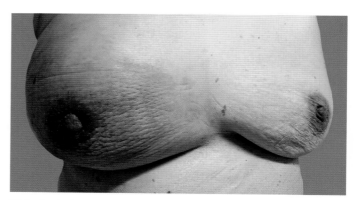

图 8-2-6-8
炎性乳腺癌

　　如图 8-2-6-9 所示，患者，女性，31 岁。右乳包块伴红肿 1 个月，患者于二胎哺乳结束后体检彩超提示右乳小肿物，自行"按摩"后肿物于 1 个月间迅速增大，伴有右乳红胀，PET-CT 提示：右乳腺恶性改变，伴有右侧胸背部肌肉多发转移，双侧颈部、锁骨、腋窝、纵隔、肝门区、腹膜后多发转移淋巴结，多发骨转移。图中见右侧乳房肿胀，乳房皮肤、同侧胸壁、腋下、背部及上肢成片皮肤红色皮疹样病变，无明确结节，皮温略高，压之不褪色，无疼痛，右侧乳头内陷，乳房皮肤原本无破溃，乳晕及附近皮肤因患者自行外敷"中药"后产生水泡、脱皮与外敷药物粘连不易清理，影响观察；由于乳腺表面皮肤条件受限，无法进行超声、钼靶检查，存在气短症状，不能配合乳腺 MR 检查，故以 CT 进行影像评估，结果见：右侧乳房内部软组织增厚，右

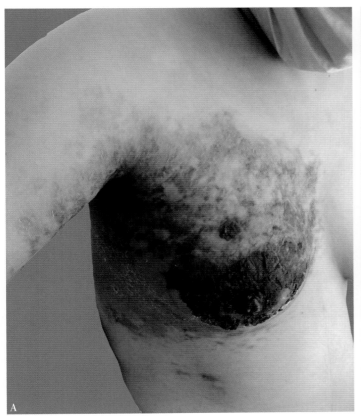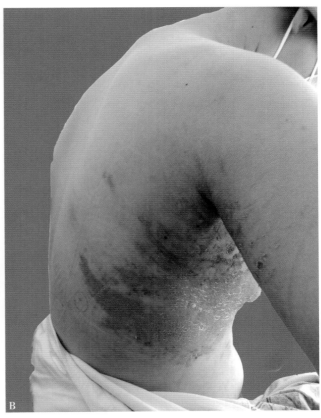

图 8-2-6-9
炎性乳腺癌
A. 右前斜面观；B. 侧面观。

侧乳房及胸壁、背部皮肤弥漫性增厚，双侧腋窝肿大淋巴结，双侧胸腔积液，右侧显著。

如图 8-2-6-10 所示，患者，女性，45 岁，左乳包块 1 年，局部皮肤红肿 4 个月。生长较快，肿瘤体积较大，局部皮温升高。肿瘤区域及周围皮肤表面发红。病变迅速扩展至 1/3 乳腺。触诊时，整个乳腺增厚、变硬，皮温增高，且肿胀、粗糙。乳腺 X 线片及乳腺 MRI 均可见左乳皮肤明显增厚，乳腺 X 线片可见广泛细小钙化灶聚集。乳腺 MRI 可见肿瘤明显侵及皮肤及胸肌。

（汪　成　郑新宇　曹　慧　邓英蕾　毛大华）

六、化生性乳腺癌

化生性乳腺癌（metaplastic breast cancer）见图 8-2-6-11，患者，女性，52 岁。左乳及腋窝淋巴结活检术后 5 个月，病理诊断为左乳癌及淋巴结转移癌，考虑化生性乳腺癌，化疗后疾病进展，左侧胸壁皮肤转移，全身检查发现肝脏转移、骨转移。图中见皮肤、胸壁可见广泛转移结节，串联成片，伴有破溃、表面覆盖脓苔，乳房外观变形，患侧乳房向胸壁回缩，乳头略有内陷，早期"铠甲胸"外观乳房整体质硬。乳腺 MRI：乳房呈不对称性强化。左乳变形，皮肤增厚、多发强化；左乳头凹陷；左乳内见弥漫分布不均匀强化，TIC 曲线初始相呈中等或快速强化，延迟期呈持续型或平台型；DWI 呈高信号，ADC 值为 $0.000\,968\mathrm{mm}^2/\mathrm{s}$。左侧胸壁肌肉内及肌间隙见多发强化结节。胸骨局部见强化结节。左侧腋窝见多发肿大淋巴结。右乳外下象限见长 T_1、长 T_2 信号病变影，大小约 $25\mathrm{mm}\times13\mathrm{mm}\times15\mathrm{mm}$，卵圆形，边缘稍不规则，边界清晰，增强扫描未见强化；DWI 呈低信号，ADC 值为 $0.001\,67\mathrm{mm}^2/\mathrm{s}$。右乳皮肤局部略水肿增厚。右侧腋窝见多发肿大的淋巴结。左乳肿物，BI-RADS 6 类；右乳外下象限囊肿，I-RADS 2 类；右侧腋窝多发淋巴结肿大。

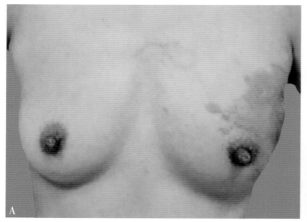

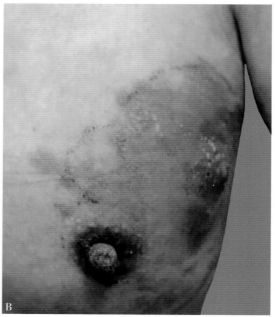

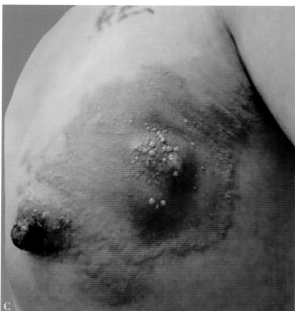

图 8-2-6-10
炎性乳腺癌
A. 左侧炎性乳腺癌正面观；
B. 炎性乳腺癌局部；
C. 炎性乳腺癌左前斜。

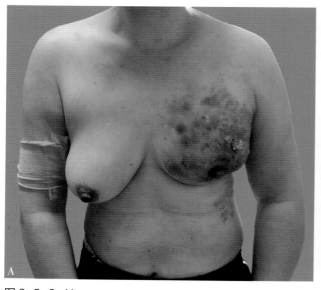

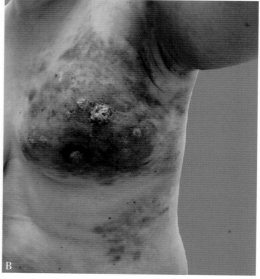

图 8-2-6-11
晚期化生性乳腺癌
A. 左乳晚期化生性乳腺癌正面观；B. 晚期化生性乳腺癌左前斜面观。

该患者为就诊时病理确认的乳腺癌，治疗后进展较快，出现广泛的皮肤转移结节，甚至串连成片，因为治疗，故皮肤病变不呈现鲜红色，而是深红色或褐色。乳腺 MRI 可清晰的看到患侧乳腺及胸壁皮肤增厚、水肿、存在多发连续的强化结节转移灶，乳腺整体变硬无法触及肿物，乳腺 MRI 中左乳内部呈弥漫分布不均匀强化，与查体结果一致。

（曹　慧）

七、乳腺浸润性微乳头状癌

乳腺浸润性微乳头状癌（invasive micropapillary carcinoma）见图 8-2-6-12、图 8-2-6-13。

如图 8-2-6-12 所示，患者，女性，72 岁。右乳肿物 10 余年，增大 1 年。门诊行右乳肿物空芯针穿刺活检和右侧腋窝淋巴结细针穿刺，病理报告：右乳浸润性导管癌 2~3 级，免疫组化结果为：ER（－），PR（－），HER2（3＋），Ki67（60%＋）。右侧腋窝淋巴结穿刺报告：找到癌细胞。PET-CT 检查报告：考虑右乳多发高代谢灶，右侧腋窝淋巴结、双肺、肝、骨转移。图中见右侧乳头内陷，乳头上方可见一大一小两枚肿物，分别为 6cm×6cm、2cm×2cm，肿物表面皮肤红肿，考虑为局部皮肤及淋巴管受侵所致，无破溃。触诊发现右乳肿物占据大部乳腺上象限，肿物胸壁固定。乳腺 MRI 报告：右乳体积缩小，皮肤增厚，乳头凹陷。右乳内见弥漫分布不均匀强化，TIC 曲线初始相呈快速强化，延迟期呈平台型；DWI 呈高信号，ADC 值为 0.001 02mm²/s。右侧腋窝见多枚略增大的淋巴结。右侧胸肌见局灶不均匀强化。胸骨多发局灶不均匀强化。乳腺 MR：诊断：右乳弥漫病变，BI-RADS 6 类；右侧腋窝淋巴结略肿大，BI-RADS 6 类；右侧胸肌及胸骨局部不均匀强化，可疑转移。

如图 8-2-6-13 所示，患者，女性，52 岁。右乳肿物 1 年半，右上肢进行性肿胀 1 个月余。图中见患者整个右侧乳房缩小、变形，表面大面积溃烂、结痂，形似铠甲胸。右腋肿胀，触诊腋窝深部淋巴结融合，同侧锁骨上区也可触及多个肿大、融合的淋巴结，表面粗糙，固定。患者右侧上肢呈非凹陷性水肿。伴有明显疼痛及活动障碍。乳腺 MRI 报告：右乳上象限见区域性分布不均匀

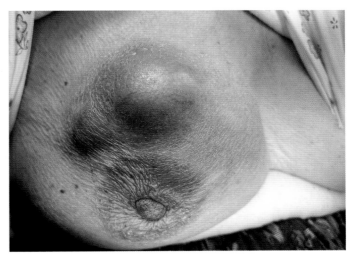

图 8-2-6-12
乳腺浸润性微乳头状癌

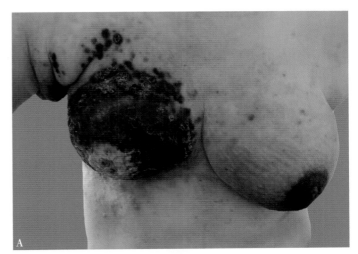

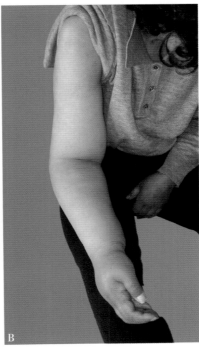

图 8-2-6-13
乳腺浸润性微乳头状癌
A. 乳腺浸润性微乳头状癌；
B. 右上肢肿胀。

强化、局部呈肿块样，边界不清，相应区域 T$_2$WI 呈稍低信号病变影，TIC 曲线初始相呈快速强化，延迟期呈平台型；DWI 呈高信号，ADC 值为 0.001 08mm^2/s。右乳皮肤增厚，右乳腺体 T$_2$WI 信号增高。右乳上象限肿物及非肿块样强化 BI-RADS 5 类。右侧腋窝见多发肿大的淋巴结。左乳内上象限小肿物，BI-RADS 3 类。穿刺病理：右乳腺浸润性导管癌，局部考虑为微乳头状浸润癌改变。可疑局部有脉管内浸润。

乳腺浸润性微乳头状癌引起的腋窝淋巴结肿大（axillary fossa lymphadenectasis）以及上肢淋巴水肿（upper limb lymphedema）。当乳腺肿瘤细胞侵犯周围淋巴管，并随局部淋巴引流区转移，形成淋巴结肿大（axillary fossa lymphadenectasis）。乳腺癌最常见转移淋巴结的部位是同侧腋窝淋巴结。初期可能为活动度尚可的腋窝肿物，随着病情发展可能形成多个肿大淋巴结融合，则成为相对固定的腋窝肿物。此时患侧淋巴循环受阻，导致患侧上肢淋巴水肿。

【鉴别诊断】

乳房黑色素瘤：少数黑色素瘤可原发于乳房，表现为乳房表面黑色恶性病变，可发生同侧淋巴结肿大、同侧上肢水肿，但患者常伴有乳房黑痣病史，病理活检可鉴别。

（曹　慧）

八、乳腺淋巴上皮瘤样癌

乳腺淋巴上皮瘤样癌（lymphoepithelioma-like carcinoma）见图 8-2-6-14。

如图 8-2-6-14 所示，患者，女性，42 岁。左侧乳房增大、进行性加重 1 年，图中见患者双侧乳房不对称，左侧明显肿胀，伴有乳房皮肤弥漫水肿，乳头回缩、乳晕及周围皮肤明显可见表面凹凸不平，形成"橘皮征"，查体未触及明显乳房肿物。超声报告：左侧乳腺区腺体层内见范围约 72.0mm×39.0mm 不均质回声区，形态不规则，边界不清晰，内见血流信号，测其中一条动脉，RI=0.63，BI-RADS 5 级。乳腺 MRI 报告：左乳内见弥漫分布不均匀强化，TIC 曲线初始相呈快速强化，延迟期呈平台型；DWI 呈高信号，ADC 值为 0.001 15mm^2/s。左乳皮肤略增厚，乳头略凹陷。左乳弥漫非肿块样强化，BI-RADS 5 类；左乳皮肤略增厚、乳头略凹陷。病理报告：镜下见大量弥漫淋巴细胞浸润，其中散在分布着分化不良的肿瘤细胞，结合免疫组化符合淋巴上皮瘤样癌。

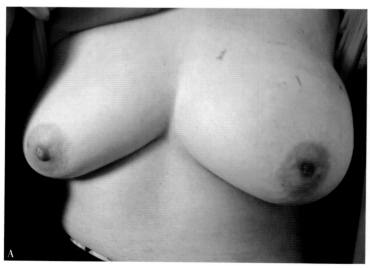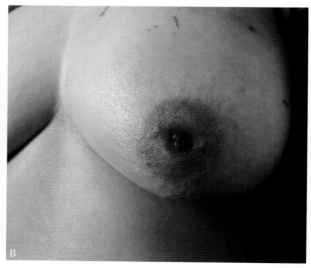

图 8-2-6-14
乳腺淋巴上皮瘤样癌
A. 左侧乳腺淋巴上皮瘤样癌正面观；B. 左侧乳腺淋巴上皮瘤样癌左前斜面观。

【鉴别诊断】

哺乳期乳腺炎：乳腺炎时乳腺组织及皮肤水肿，可呈现橘皮样改变，见于哺乳期女性，可伴有发热等全身症状，通过超声、MRI 等影像学检查可鉴别。

（曹　慧）

九、乳腺血管肉瘤

乳腺血管肉瘤（breast angiosarcoma）见图 8-2-6-15，患者，女性，74 岁，左乳肿物 2 个月。图中见左乳巨大肿物破溃，局部坏死出血。病理诊断为乳腺血管肉瘤。

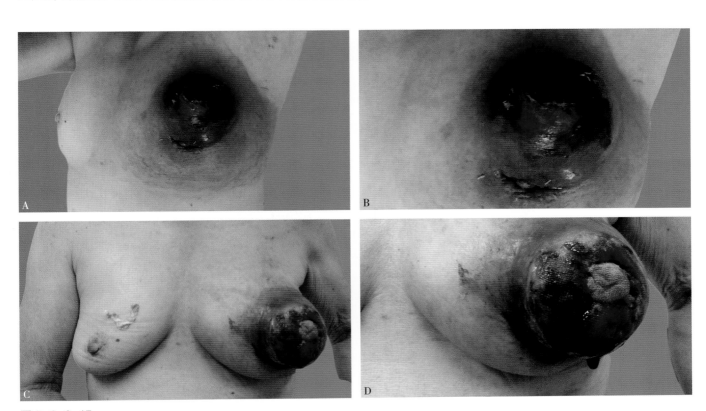

图 8-2-6-15
乳腺血管肉瘤
A. 左前斜面观；B. 左乳；C. 正面观；D. 肿物破溃。

（杨青峰）

十、局部晚期乳腺癌

局部晚期乳腺癌（locally advanced breast cancer，LABC）是一种表现为巨大的原发胸壁肿瘤（＞5cm），可伴有局部破溃非炎性的乳腺癌，通常不可手术，常伴有区域淋巴结转移。世界范围常见，但在乳腺癌认识有限和缺少有效的乳腺癌筛查的发展中国家引起特别关注。因不可手术，通常需要新辅助治疗。乳房破溃是 LABC 的主要表现形式，是指乳房病变累及皮肤造成的皮肤溃烂，还可见于乳房结核、浆细胞性乳腺炎。随着经济的发展及人们诊疗意识的加强，临床上已很少见到明显的乳房破溃，但仍有少部分患者因为医疗资源、经济条件（偏远地区）、家庭因素（如孤老）及就诊意识等原因，就诊时已经出现乳房破溃。LABC 的皮肤损害往往先是皮肤出现点状红晕、发亮或呈暗红色，继而侵及皮肤形成累及皮肤的肿块，肿块进一步增大破溃形成溃疡，大溃疡的边缘通常高出皮面，基底高低不平，表面伴有坏死组织，可伴有不同程度的出血或渗血，并伴有恶臭。镜检可见到坏死组织，有时可以找到恶性肿瘤细胞。

如图 8-2-6-16 所示，患者，女性，48 岁，右乳皮肤破溃 2 周余。右乳大面积溃疡，外形呈菜花样，并伴有恶臭。

如图 8-2-6-17 所示，患者，女性，55 岁，右乳皮肤破溃 1 个月余。患者有大面积皮肤破溃呈火山口样，并伴有恶臭。

如图 8-2-6-18 所示，患者，女性，52 岁，右乳上方皮肤破溃 2 周余。右乳上方肿块侵及皮肤伴破溃基底高低不平，表面伴有坏死组织，伴有不同程度的出血或渗血。

如图 8-2-6-19 所示，患者，女性，52 岁，右乳上方皮肤破溃 2 周余。右乳肿块弥漫分布于全乳，乳头乳晕结构消失，肿块累及皮肤致皮肤发黑坏死。

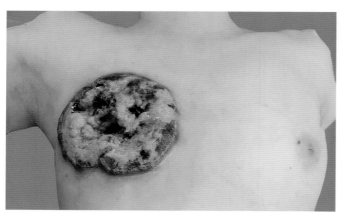

图 8-2-6-16
局部晚期乳腺癌

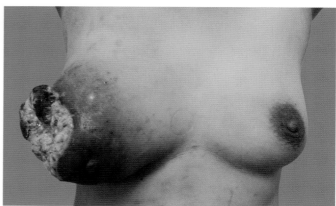

图 8-2-6-17
局部晚期乳腺癌

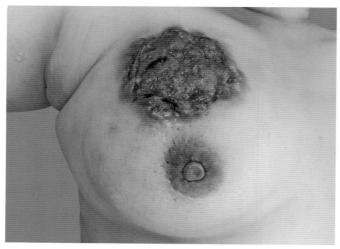

图 8-2-6-18
局部晚期乳腺癌

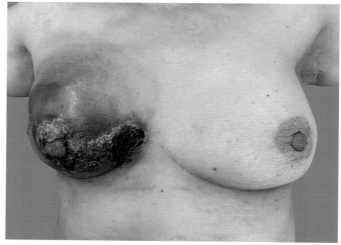

图 8-2-6-19
局部晚期乳腺癌

【鉴别诊断】

（1）浆细胞性乳腺炎：发病突然，发展快。其皮肤损害多见于晚期肿块发生软化，形成脓肿。脓肿破溃后流出混有粉渣样脓汁，形成瘘管，以致创口反复发作、渐成瘢痕；病灶还可多处发生，形成多个瘘管，甚至彼此相通，乳房"千疮百孔"。镜检可见大量炎性细胞，40% 左右可见浆细胞浸润。

（2）乳房结核：临床上较少见，该病病程缓慢，皮肤损害往往见于肿块软化后，冷脓疡形成后可向皮肤穿出形成瘘管或窦道，瘘管口或溃疡呈浅蓝红色，排出有干酪样碎屑的稀薄脓液，皮肤边缘有色泽较苍白的肉芽组织，镜检可见到坏死组织，有时可以找到结核杆菌。

如图 8-2-6-20 所示，患者，女性，36 岁，左乳癌保乳术后 2 年余，发现左乳肿物 1 年。图片见左乳巨大肿瘤，占据整个乳房，肿瘤质地坚硬，表面不光滑，周围边界不清，肿瘤周围可见一凸起小结节，表面破溃。

【鉴别诊断】

浆细胞性乳腺炎：乳腺组织的无菌性炎症，炎性细胞中以浆细胞为主。临床上 60% 呈急性炎症表现，肿块大时皮肤可呈橘皮样改变。40% 患者开始时为慢性炎症，表现为乳晕旁肿块，边界不清，可有皮肤粘连和乳头凹陷。

如图 8-2-6-21 所示，患者，女性，61 岁，左乳肿物 4 个月余。图中见左乳菜花状肿物凸出皮肤表面，表面有液体渗出，伴有恶臭，肿物周围乳房皮肤发红。腋窝可触及肿大淋巴结。

如图 8-2-6-22 所示，患者，女性，58 岁，左乳包块 4 年，伴破溃 1 年。双乳不对称，左乳中央区及外侧皮肤发红，有多个破溃口，外上可见明显皮肤隆起呈火山口样破溃，表面有脓性分泌物覆盖，伴恶臭。左侧乳头缺失。乳腺 MRI 可见肿瘤占据大半乳房，病灶区域强化明显，伴大量坏死组织，肿瘤侵犯皮肤及胸肌。

（汪　成　孙达欣　杨青峰　邓英蕾　毛大华）

十一、男性乳腺癌

男性乳腺癌（male breast cancer）见图 8-2-6-23，患者，男性，28 岁，发现右乳包块 1 年。呈男性乳腺发育改变，右乳乳头增大并内陷，右乳内侧可见局部皮肤发红，查体右乳乳头后方可扪及质硬包块，固定。乳腺 MRI 可见右乳皮肤明显增厚，局部区域强化明显，周围血管较对侧明显增多，与皮肤关系紧密。乳腺 X 线片可见右乳中央区后方明显高密度影，与乳头乳晕粘贴，同侧腋窝淋巴结肿大。

【鉴别诊断】

男性乳腺发育：一种以导管和间叶成分增生为特点的男性乳腺非肿瘤性增大。乳头无改变，无溢液，仅表现为乳晕下盘状小块质，其边界清楚，且质地均匀无结节感，伴有轻度触痛。

（邓英蕾　毛大华）

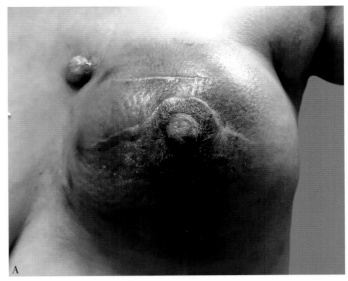
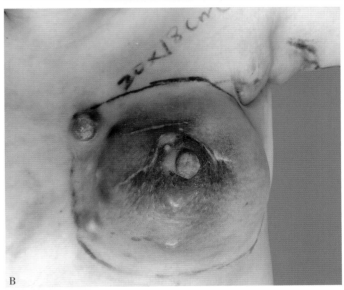

图 8-2-6-20
乳腺癌
A. 乳腺癌（站立位）；B. 乳腺癌（卧位）。

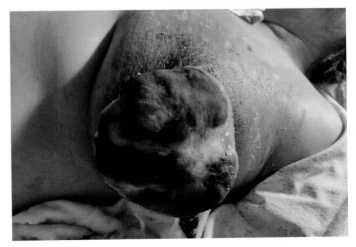

图 8-2-6-21
乳腺癌破溃

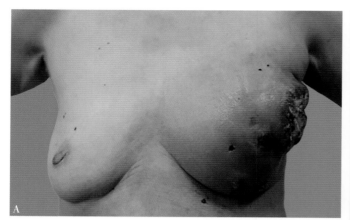

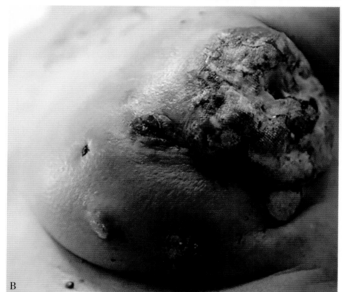

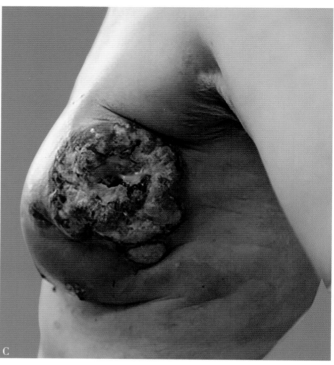

图 8-2-6-22
乳腺癌
A. 左侧乳腺癌正面观；
B. 左侧乳腺癌左前斜面；
C. 左侧乳腺癌左侧面。

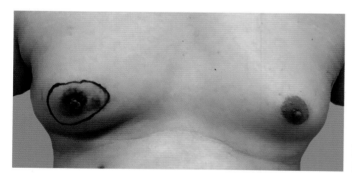

图 8-2-6-23
男性乳腺癌

第七节　乳腺外科新技术

　　本节主要介绍前哨淋巴结活检术（sentinel lymph node biopsy，SLNB）。

　　乳腺组织内的淋巴管网与乳晕皮下的淋巴管网相交通，大部分引流到腋窝淋巴结，少部分可能引流到内乳淋巴结。这样的解剖特点决定了大部分乳腺癌转移的第 1 站可能为腋窝淋巴结。通过染料法和核素法，比如常用的亚甲蓝，将失踪剂注射到肿瘤周围或者是乳晕周围，从而寻踪找到 1～3 枚前哨淋巴结，予以切除并做术中冰冻病理，如果没有转移，则免行腋窝淋巴结清扫术（axillary lymph node dissection，ALND）。

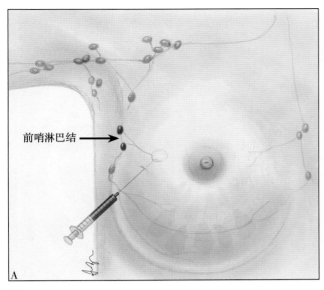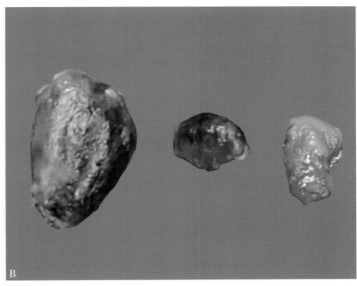

图 8-2-7-1
前哨淋巴结活检术
A. 前哨淋巴结活检术；B. 前哨淋巴结标本。

如图 8-2-7-1 所示，患者，女性，48 岁，右乳肿物 1 个月。术前穿刺病理证实为右乳浸润性癌；图中所见经乳晕皮内注射 0.8mL 亚甲蓝 10 分钟后，右腋窝小切口追寻蓝色淋巴管，找到两枚蓝染的前哨淋巴结，术中病理证实前哨淋巴结没有转移。

（Caiwei Zheng　郑新宇）

第三章　心血管

临床上有不少心脏病，多是症状明显，而外显体征较少，其诊断也多参考有关辅助检查。内容中除吸纳了一些典型案例外，还将一部分具有重要临床价值的大体标本放入其中。

第一节　心脏裸露

胸骨是位于胸前壁正中的长方形扁骨。上宽下窄，前凸后凹，分为柄、体和剑突三部分。胸骨柄上缘中部微凹，为颈静脉切迹，两侧与锁骨相连。胸骨体外缘接第 2～7 肋软骨，剑突下端游离。先天性胸骨缺失会出现心脏移位到胸骨缺失部皮下层、心脏裸露（heart exposed），并发腹壁疝。

如图 8-3-1-1 所示，患者体检见先天性胸骨下 2/3 缺失，心脏移位到胸骨缺失部皮下层，无先天性心脏病，下方囊性物为上腹壁部疝。

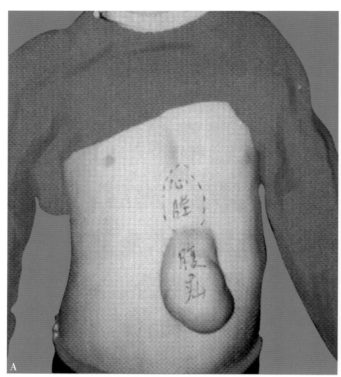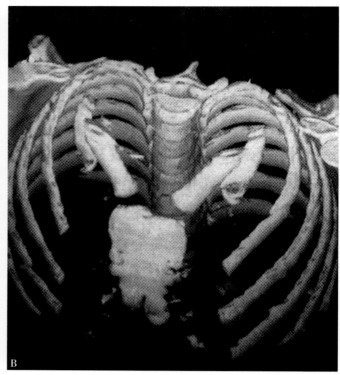

图 8-3-1-1
先天性胸骨缺失（心脏裸露）
A. 胸腹部外观；B. 胸部影像。

（张涤生）

第二节　内脏反位

　　内脏反位（situs inversus）又称镜面人。内脏器官的正常排列［内脏正位（situs solitus）］，是胃、脾、胰腺、腹主动脉位于左腹部，肝、胆囊、下腔静脉位于右腹部，心脏及主动脉弓是胸腔左位，右肺 3 叶、左肺 2 叶。内脏反位，就是内脏器官的排列与一般人（正位者）正好左右相反，是正常解剖的镜像，被形象地称为"镜面人"。根据心脏的位置，分为全内脏反位和部分内脏反位两种类型，若心脏一起"镜像"移至胸腔右侧，称为"右位心内脏反位"或全内脏反位。更罕见的是仅心脏保持在正常的左侧胸腔，称为"左位心内脏反位"或部分内脏反位。多数没有临床症状，往往因其他疾病（如外伤、感染等）而偶然发现。

　　1643 年，解剖学家兼外科医生马克·塞维里诺（Marco Severino）在意大利那不勒斯发现了"镜面人"。1788 年，苏格兰内科医生马修·贝利（Matthew Baillie）首次将之描述为"situs inversus"（内脏反位）。

一、内脏反位 CT

　　内脏反位 CT（situs inversus CT）见图 8-3-2-1，患者，男性，11 岁，因发热腹痛查体发现全内脏反位。CT 增强动脉期 VR 冠状位像（图 8-3-2-1 A），心尖位于右胸腔，脾、脾静脉、空肠、降主动脉（红字）位于右腹，下腔静脉（白字）、门静脉（蓝箭头）位于左腹。CT 增强静脉期 VR 冠状位像（图 8-3-2-1 B），心尖、脾、空肠位于右侧，肝脏于静脉期强化显示好，位于左腹，其后下方见左肾。

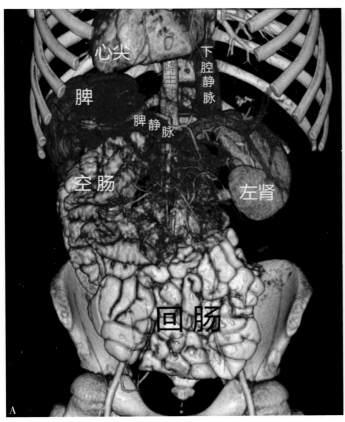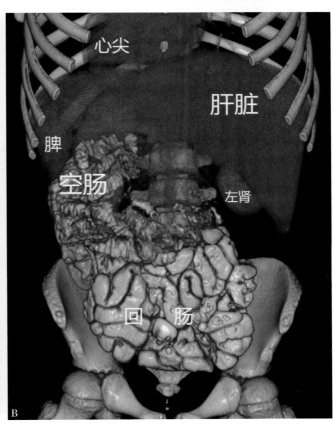

图 8-3-2-1

全内脏反位

A. CT 增强动脉期 VR 冠状位像；B. CT 增强静脉期 VR 冠状位像。

（马　睿）

二、内脏反位大体标本

内脏反位大体标本（gross specimen of visceral inversion）见图 8-3-2-2、图 8-3-2-3。

（郭　岩　徐　浩　李禹琦）

三、右位心心电图

右位心心电图（dextrocardia electrocardiogram）见图 8-3-2-4，Ⅰ、aVL 导联的 P、QRS、T 波倒置，aVL 导联图形和心脏位置正常者 aVR 图形相同，aVR 和 aVL 导联互换，Ⅱ、Ⅲ 导联的图形与正常时互换，$V_2 \sim V_6$ 导联的 R 波电压减低，S 波加深，T 波浅倒置（图 8-3-2-4 A）；左右手及胸导联反接心电图（图 8-3-2-4 B）。诊断：窦性心律，右位心。

（王兴德　杨志寅）

四、全内脏反位

内脏反位（situs inversus）见图 8-3-2-5，患者，女性，79 岁，因右肺癌就医，查体发现全内脏反位。CT 增强静脉期 MPR 冠状位像前面观（图 8-3-2-5 A），右肺肿瘤推压反位的降主动脉致迂曲，脾位于右腹，下腔静脉、肝脏位于左腹。CT 肺窗 MPR 冠状位像前面观，右肺 2 叶，左肺 3 叶（图 8-3-2-5 B）。CT 肺窗 MPR 矢状位像左面观，左肺见 2 条叶间裂，左肺 3 叶（图 8-3-2-5 C）。

【鉴别诊断】

若 X 线片、CT 或 MR 提示内脏位置异常，请注意与技术员核实检查摆位或标记是否无误。影像报告中要单列"内脏反位"诊断，起到提醒警示作用，告知患者，以后就医应主动告知医生自身特殊情况，避免误诊。

（马　睿）

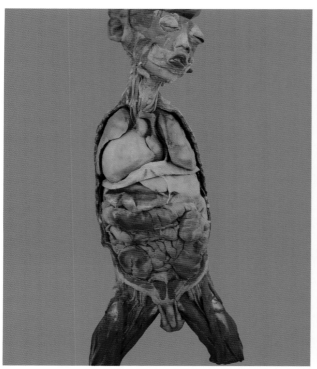

图 8-3-2-2
全内脏反位大体标本
男性成人全内脏反位大体标本。

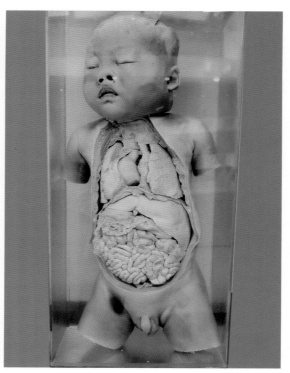

图 8-3-2-3
全内脏反位大体标本
男性儿童全内脏反位大体标本。

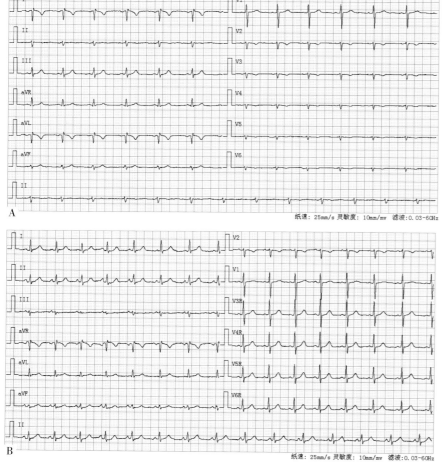

图 8-3-2-4
右位心心电图
A. 右位心心电图；B. 右位心 aVR 和 aVL 导联
互换心电图。

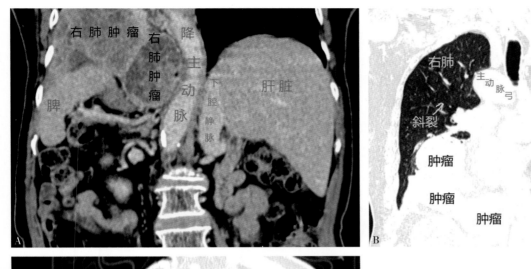

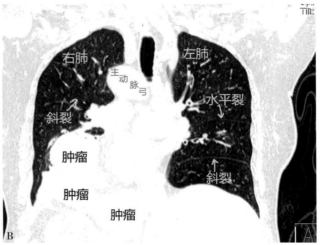

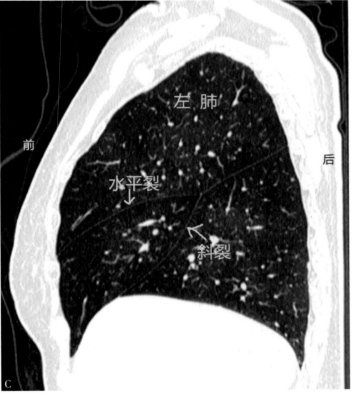

图 8-3-2-5
全内脏反位
A. CT 增强静脉期 MPR 冠状位像前面观；B. CT 肺窗 MPR 冠状位像前面观；C. CT 肺窗 MPR 矢状位像左面观。

第三节 马方综合征

马方综合征（Marfan syndrome）是一种常染色体显性遗传性结缔组织疾病。1896 年，法国儿科医生 Antoine Marfan 在对一位 5 岁女孩的诊治过程中首次发现并描述了该病。

马方综合征是由微纤维蛋白 1（fibillin-1，FBN1）基因突变引起。患者最显著的体征是身高明显超出常人，且身材修长细高，四肢、手指、脚趾细长不匀称（称为"蜘蛛指 / 趾"）；主要临床表现涉及眼部、骨骼及心血管系统。眼部病变包括近视、晶状体异位，以及高风险的视网膜脱落、青光眼和早期白内障。骨骼病变包括关节松弛、蜘蛛指 / 趾、漏斗胸、硬脊膜、硬腭等异常和脊柱侧弯。心血管并发症最危险，由于心脏结缔组织囊状变性，常见主动脉瘤或夹层，严重时会发生心血管破裂而猝死。早期病死多与其心血管病变有关，特别是合并主动脉瘤者，应早发现，早治疗。

如图 8-3-3-1 所示，患者，男性，32 岁，退役排球运动员。运动后胸痛 3 小时。胸片未见明显异常。次日 CT 平扫提示升主动脉扩张伴少量心包积液；当晚急诊 CT 血管造影发现升主动脉夹层。次日急诊手术行主动脉瓣置换。患者身高 2m，四肢及手指、脚趾细长，伴有小下颌，近视，脊柱侧弯。CTA 斜冠状位 MPR 图像示升主动脉根部呈双腔，即假腔（指夹层）与真腔（指升主动脉），可见撕裂内膜片（蓝色箭头所指的线状低密度带，位于真假腔之间）。

如图 8-3-3-2 所示，患儿，男性，1 岁 4 个月，因"消瘦、营养不良"就诊。查体见患儿四肢细长，长头畸形，皮下脂肪少，肌肉不发达，肌张力低，呈无力型体质，漏斗胸。

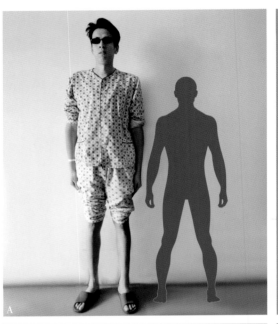

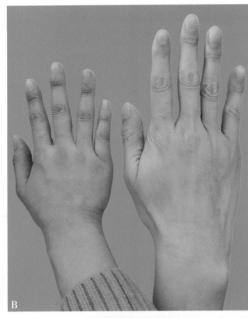

图 8-3-3-1
马方综合征
A. 患者身高与亲属对比；
B. 患者手与亲属手对比；
C. 患者足与亲属足对比；
D. 主动脉 CTA。

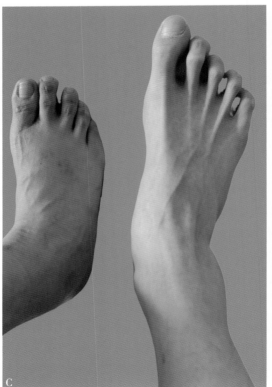

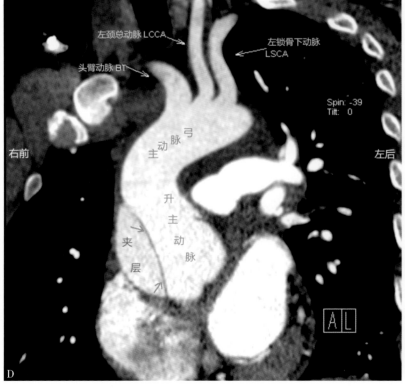

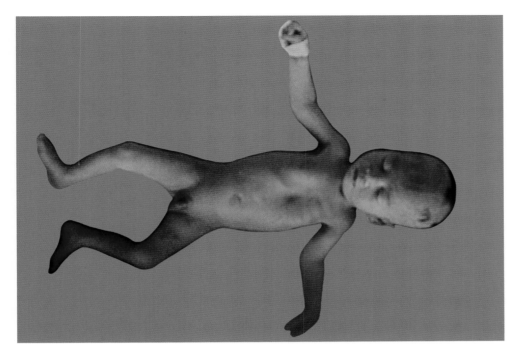

图 8-3-3-2
马方综合征

【鉴别诊断】

（1）（单纯性）主动脉夹层：急性胸痛，高血压病史，身高正常，多见于中老年人。

（2）急性心梗：急性胸痛或腹痛，高血压或动脉硬化病史，身高正常，多见于中老年人。

（3）特发性二尖瓣脱垂：是一种先天性结缔组织病，其确切病因不明，以后叶脱垂多见，少数呈家族性发病，属于常染色显性遗传，无其他器质性心脏病而仅以二尖瓣脱垂为临床表现。

（4）同型胱氨酸尿症：一种先天性甲硫氨酸代谢异常疾病，常染色体隐性遗传，可有晶体脱落、肢端异常、胸、脊柱异常。因其存在尿生化代谢异常、多发性血栓栓塞、智力落后可与马方综合征鉴别，可通过尿同型胱氨酸测定明确诊断。

（5）先天性挛缩蜘蛛样指：临床上与马方综合征有着许多相似的临床特点，但仍有一些鉴别要点：本病患者心脏畸形很少出现主动脉基底部明显扩张；马方综合征患者出现晶状体移位的概率远高于本病；本病患者特有的外耳褶皱，是其区别于其他疾病的重要鉴别点。

（马　睿　蔡春泉　舒剑波）

附：

拇指手掌测试

拇指手掌测试（thumb palm of hand test）简单易行，可了解患者的长骨过度、关节松弛及全身结缔组织疾病的迹象。而"马方综合征"患者最致命的危害，多是主动脉夹层或主动脉瘤。耶鲁大学医学院附属耶鲁纽黑文医院（Yale New Haven Hospital）的研究者认为阴性测试结果虽不能排除动脉瘤，但阳性体征者，很可能性患有主动脉瘤，特别是对有主动脉瘤家族史者，应进一步检查。并建议"拇指手掌测试"应作为标准体检的一部分。

如图 8-3-3-3A 所示，让患者举起一只手，手掌摊开。将大拇指向掌内收拢（其余四指尽可能保持不动），看最远能达到什么程度。如果大拇指收拢后达到如图 8-3-3-3B 所示的程度，说明正常。如果大拇指能轻松越过平坦手掌的边缘（如图 8-3-3-3C 所示），说明很可能存在动脉瘤的风险。

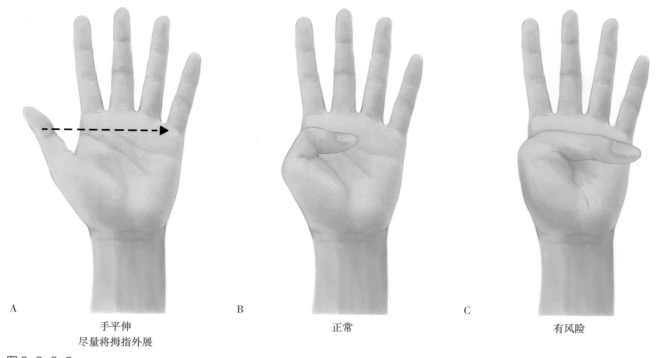

A
手平伸
尽量将拇指外展

B
正常

C
有风险

图 8-3-3-3
拇指手掌测试

（李禹琦　杨志寅）

第四节　冠状动脉畸形

一、单一冠状动脉

升主动脉起始处形成三个主动脉窦（称为左窦、右窦、无冠窦），与主动脉瓣的三个瓣叶相对应。正常人群中绝大多数人的心脏供血动脉，是从主动脉窦发出，分左右两支。即左冠状动脉起自左窦，右冠状动脉起自右窦。冠状动脉起源异常（anomalous origin of coronary artery）虽然少见，却有潜在风险（是运动员猝死的重要原因之一，仅次于肥厚型心肌病），有重要的临床意义，需要在临床工作中注意识别高危患者。冠状动脉起源异常主要包括左冠状动脉起源异常（如左右冠状动脉均分别起源于右窦）、右冠状动脉起源异常（如左右冠状动脉均分别起源于左窦）、冠状动脉起源于肺动脉。

单一冠状动脉（single coronary artery）则属于冠状动脉起源异常罕见的特殊类型，指单支冠状动脉起自左窦或右窦并为整个心脏供血，分为右侧单一冠状动脉和左侧单一冠状动脉，属于先天发育变异或异常，早期可无症状，成年后可因外伤、查体或动脉硬化并发症而偶然被检查发现。

如图 8-3-4-1 所示，患者，男性，52 岁，查体发现心电图异常，无明显自觉症状，高血压病史 5 年。心电图 V_3 ~ V_5 导联 T 波倒置，可疑心肌缺血（图 8-3-4-1 A）。冠状动脉 CTA VR 像，左前面观（图 8-3-4-1 B），左冠状动脉起自左窦，粗大显影，回旋支粗大、光整，前降支粗细欠均、轻度狭窄，可见多发小钙化；右窦未见右冠状动脉发出。冠状动脉 CTA VR 像，后膈面观（图 8-3-4-1 C），粗大的左回旋支一路右行（沿途发出左室后支、后室间支、右室后支），其终末支右行，渐行渐细并承担着相当于正常右冠状动脉的功能。

如图 8-3-4-2 所示，另一同龄健康男性冠状动脉 CTA VR 像，左前面观，左冠状动脉起自左窦，右冠状动脉起自右窦，发出分支分布至全心。

如图 8-3-4-3 所示，以同龄健康人冠状动脉 CTA VR 像为对照，后膈面观，左回旋支及右冠状动脉均见沿途发出分支至心室后壁及膈面，后室间支来自右冠状动脉，并发出纤细分支供应右室膈面及室间隔区（即正

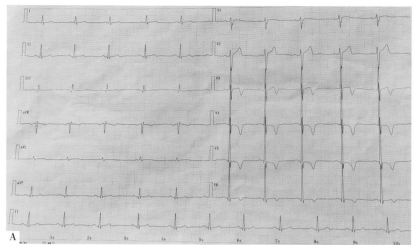

图 8-3-4-1
左侧单一冠状动脉
A. 单一冠状动脉心电图；
B. 冠状动脉 CTA VR 像，
左前面观；C. 冠状动脉
CTA VR 像，后膈面观。

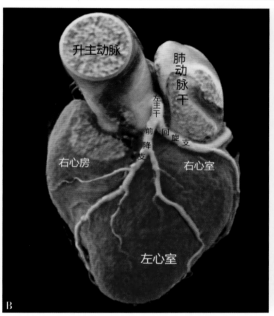

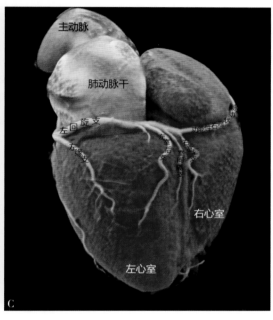

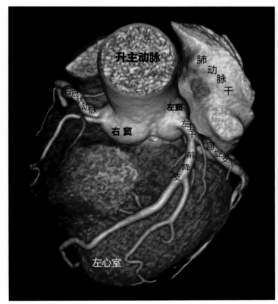

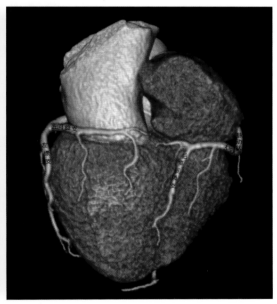

图 8-3-4-2
同龄正常对照图

图 8-3-4-3
同龄正常对照图

常人群常见的右冠优势型血供）。

　　一般常规影像查体（X线胸片，胸部CT平扫，胸腹部超声检查）不易发现冠状动脉起源异常，需要在行冠状动脉CTA检查时才能发现和诊断，或者DSA冠脉造影时偶然发现，单一冠状动脉可以出现未发育侧插管失败或对侧不显影。相关医生需要预先储备对冠脉起源异常的认知理念，选择恰当检查方法、正确诊断，并结合临床与职业（患者是否为职业运动员，或是否合并冠脉狭窄或硬化并发症等），为患者规避潜在危险提供帮助。

（马　睿）

二、先天性右冠状动脉缺如伴胸前导联 ST-T 改变 *

　　右冠状动脉缺如（agenesis of right coronary artery）属于冠脉畸形中的一种，冠脉畸形发生率为0.6%～1.6%，单一冠状动脉畸形大约占所有冠脉畸形的3.3%。先天性右冠状动脉缺如更是少见，是一种罕见的先天性血管畸形，可伴或不伴其他血管畸形或先天性心脏病。其发生机制推测是胚胎时期右冠状动脉未发育或先天性右冠状动脉闭塞。心电图及影像学改变见图8-3-4-4～图8-3-4-6。

　　如图8-3-4-4所示，患者，男性，44岁，体检发现心电图异常9个月，心电图检查提示：窦性心律，V_1～V_3导联ST段弓背型抬高0.1～0.3mV，Ⅰ、Ⅱ、Ⅲ、aVL、aVF导联T波低平，V_3～V_6导联T波倒置0.2～0.5mV，似广泛前壁心肌梗死由急性期向亚急性期演变的图形。

　　如图8-3-4-5及图8-3-4-6所示，行冠状动脉血管成像（冠脉CTA）及冠状动脉造影检查示：左主干、左前降支及左回旋支未见明显狭窄，左回旋支粗大，近段稍粥样硬化，左回旋支远段供血至下壁及后壁，右冠状动脉缺如。

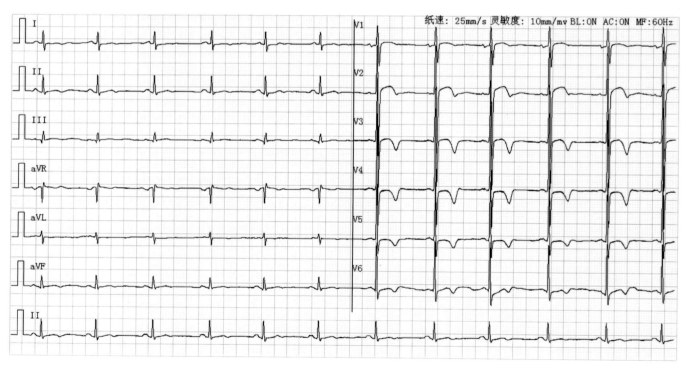

图8-3-4-4
常规心电图
LM：左主干；LAD：左前降支；LCX：左回旋支；RCA：右冠状动脉。

---

* 经参考文献[161]作者授权，收录本条病例。

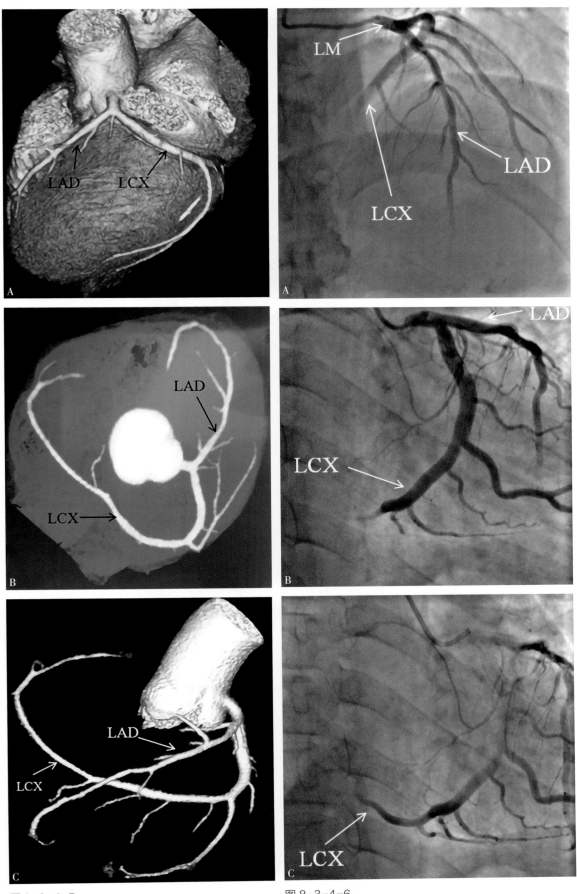

图 8-3-4-5
冠脉 CTA 检查片段

图 8-3-4-6
冠状动脉造影片段

【鉴别诊断】

部分患者心电图可出现胸前区缺血性改变，要和急性冠脉综合征相鉴别。

（王兴德）

三、右位心合并急性非 ST 段抬高型心肌梗死 *

右位心（dextrocardia）又称镜像心（mirror-image heart）、镜像右位心，是一种比较少见的先天性心脏异常。是由于胚胎发育过程中心脏旋转改变，导致心脏的位置发生变化，即心脏大多位于胸腔右侧，心尖也指向右侧。右位心分三种，即：镜面右位心、右旋心、心脏右移。

如图 8-3-4-7 ~ 图 8-3-4-10 所示，该患者根据胸片、心电图、冠脉造影、超声心动图及 CT 检，查提示不仅心脏在胸腔内的位置反转，其他脏器包括肝脏、脾脏等亦发生位置反转，为镜面右位心，其合并急性非 ST 段抬高型心肌梗死更为少见。

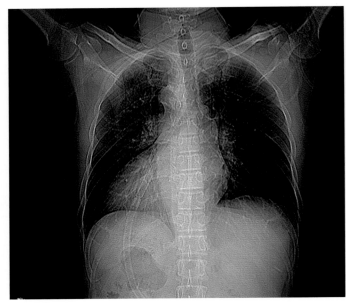

图 8-3-4-7
胸片

患者，男性，52 岁，因"反复胸痛 4 天，加重 4 小时"入院。正常导联及左右手反接和胸导联逆序排列心电图显示 I、II、aVL、aVF、V_1、V_{3R} ~ V_{6R} 导联 ST 段明显压低，心肌坏死标志物检查明显升高，冠状动脉造影左前降支（LAD）在发出第一对角支和间隔支后次全闭塞，同时超声心动图和胸片、胸部 CT 也提示右位心、内脏转位，患者右位心合并急性非 ST 段抬高型心肌梗死（non-ST segment elevation myocardial infarction of dextrocardia）诊断明确。

【鉴别诊断】

注意与人为操作错误时的左右手反接、右心室肥厚、高侧壁心肌梗死等图形相鉴别。

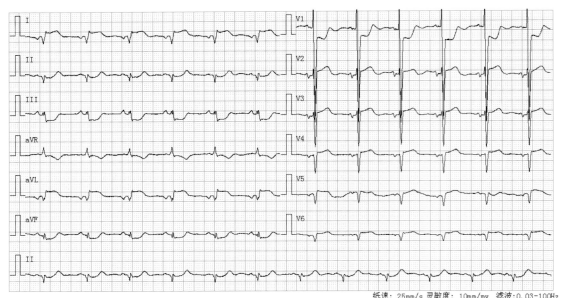

纸速：25mm/s 灵敏度：10mm/mv　滤波：0.03-100Hz

图 8-3-4-8
正常导联连接心电图

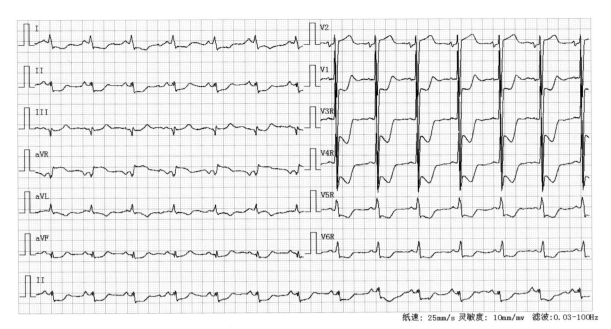

纸速: 25mm/s 灵敏度: 10mm/mv 滤波: 0.03-100Hz

图 8-3-4-9
左右手反接及胸导联逆序排列心电图

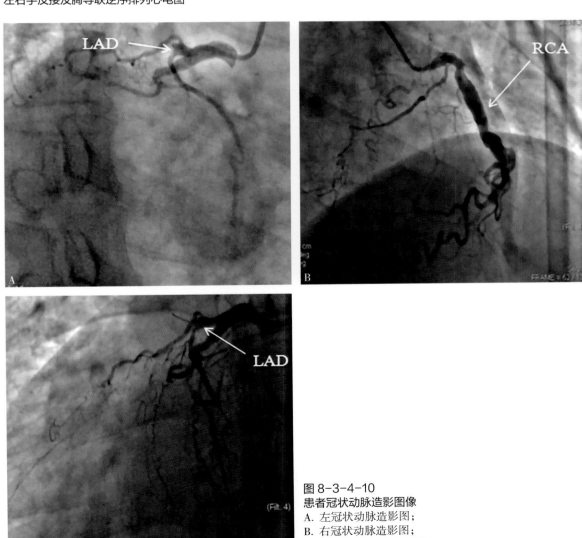

图 8-3-4-10
患者冠状动脉造影图像
A. 左冠状动脉造影图;
B. 右冠状动脉造影图;
C. 左前降支 PCI 时造影图。

（王兴德）

第五节　心室壁瘤

心室壁瘤（ventricular aneurysm）是指心肌梗死造成室壁全层心肌坏死，坏死部位被纤维瘢痕组织替代变薄，在心室内压力作用下向外形成的"瘤"样膨出。心脏收缩时丧失活动能力或呈现反向运动。主要见于左心室心肌梗死后，发生率5%~20%。

如图8-3-5-1所示，患者，女性，79岁，因交通事故致脑挫伤、右股骨粉碎性骨折入院治疗。有高血压病、冠心病病史9年，心肌梗死病史4年，冠脉左前降支支架置入术后。住院期间并发急性心衰死亡。

尸检：右大腿下段扪及假关节形成，大脑右枕叶后缘下面见1.5cm×1.5cm×1.0cm暗红色区域，该处切面灰白暗红颜色不均。左室前壁心尖部可见局部膨隆，范围4.5cm×4.0cm，略高出心表面1.0cm，局部灰白色，质韧，心外膜局部增厚，切面可见室壁瘤，瘤壁灰白质韧，最薄处0.2cm，瘤体内可见暗红色血块。镜下：左心室前壁陈旧性心肌梗死，梗死区心肌细胞大部分消失，胶原化，室壁菲薄。左冠状动脉粥样硬化伴钙化，管腔狭窄严重处约Ⅳ级。

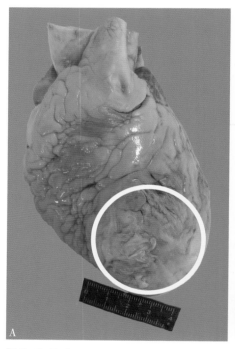 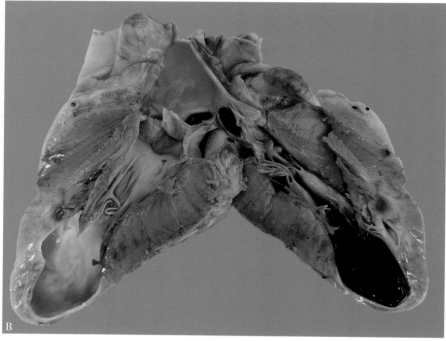

图8-3-5-1
心室壁瘤
A. 心室壁瘤；B. 心室壁瘤矢状位剖面。

（孙文平　黄庆海）

第六节　主动脉疾病

一、主动脉夹层

主动脉夹层（aortic dissection）又称壁内夹层血肿。是由于主动脉内膜或中层破坏，循环血液渗入主动脉壁中层形成的壁内血肿。

如图8-3-6-1所示，患者，男性，68岁，突发胸背部剧烈疼痛6小时。胸腹主动脉CTA提示主动脉夹层，DeBakey分型Ⅲ型，累及左侧锁骨下动脉、左侧髂总动脉、肠系膜上动脉。患者体温：36.2℃，脉搏：90次/min，呼吸：25次/min，血压：左上肢150/90mmHg，右上肢180/100mmHg。

如图 8-3-6-2 所示，患者，男性，58 岁，突发胸背部疼痛 2 小时。CTA 示主动脉夹层 Standford B 型，胸主动脉可见真假腔。行主动脉夹层腔内隔绝术，置入胸主动脉支架。

如图 8-3-6-3 所示，患者，男性，42 岁，胸痛 1 天。在全麻低温体外循环下行 Wheat's + 部分弓置换术，术中见心包血性积液约 800mL，升主动脉梭状扩张，最大径 6cm，外膜成紫色，主肺间隔巨大血肿，夹层破口位于升主动脉前壁靠左侧，假腔内血肿形成，远端达弓部，近端至窦管交界，主动脉窦结构正常，主动脉瓣三叶。人工血管替换升主动脉及部分主动脉弓。图中所示为手术切除之主动脉壁，内膜面光滑，可见内膜破口，中膜撕裂，形成夹层腔，假腔内及外膜下可见大量出血。

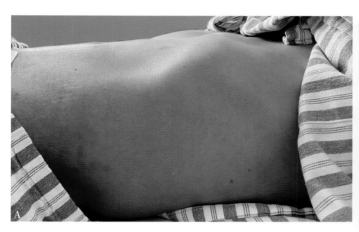

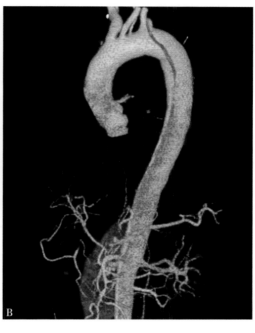

图 8-3-6-1
主动脉夹层
A. 胸腹部外观；B. 胸腹主动脉 CTA。

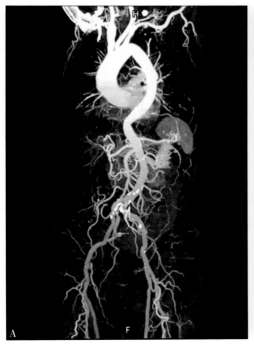

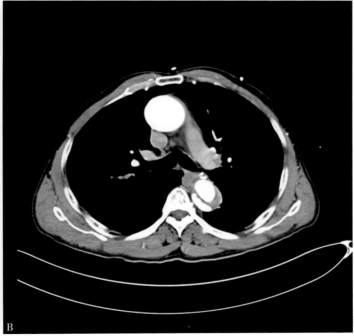

图 8-3-6-2
主动脉夹层
A. 主动脉 CTA；B. 主动脉 CTA 断层图像。

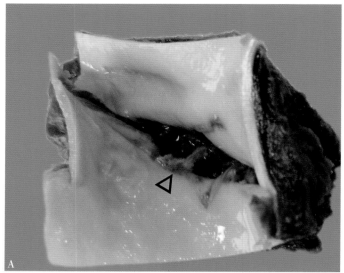

图 8-3-6-3
主动脉夹层
A. 主动脉夹层主动脉面观，可见内膜破口（△）；B. 主动脉夹层，垂直主动脉内膜切面，见中膜撕裂形成的夹层腔及假腔内褐色血栓。

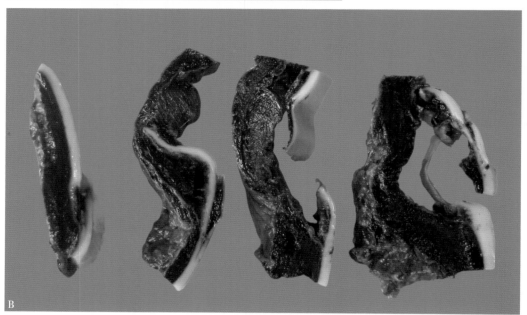

【鉴别诊断】

（1）主动脉瘤：是主动脉壁的扩张，主动脉壁没有破口，没有撕裂，不形成夹层腔。

（2）主动脉假性动脉瘤：主动脉内中膜全层破坏，血液溢出血管腔外，被周围组织包裹，其动脉瘤壁为动脉周围组织或仅残存主动脉外膜。

（3）肺动脉栓塞：急性起病，突发胸闷气喘，严重者可表现为呼吸困难、胸痛、咯血，甚至晕厥。患者多有下肢深静脉血栓病史。肺动脉 CTA 见肺动脉内多发充盈缺损影，可诊断为肺动脉栓塞。

（黄小进　鉴　涛　孙　洋　江　勇）

二、胸主动脉瘤

胸主动脉瘤（aneurysm of thoracic aorta）是继发于主动脉内膜及中层平滑肌的瘤体。可使平滑肌弹性丧失，导致局部或弥漫性的异常扩张，压迫周围器官。胸主动脉瘤指的是发生在主动脉窦、升主动脉、主动脉弓或降主动脉的动脉瘤，是退行性变，胸部主动脉部分异常扩张，变形，呈瘤样突出。

如图 8-3-6-4 所示，患者，男性，51 岁，胸背部疼痛 15 小时。图 8-3-6-4 A 主动脉 CTA 示降主动脉瘤。图 8-3-6-4 B 示主动脉覆膜支架植入术后造影，瘤体不显影。

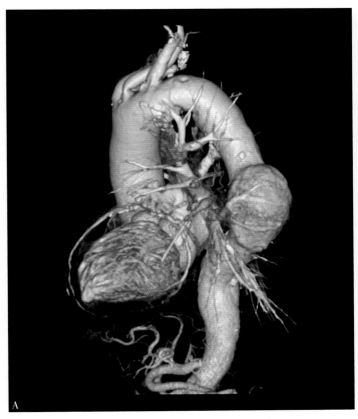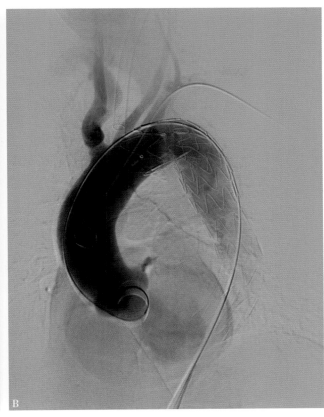

图 8-3-6-4
胸主动脉瘤
A. 主动脉 CTA；B. 主动脉造影图像。

【鉴别诊断】

（1）主动脉夹层：多发高龄，多在有动脉粥样硬化人群中发病，多伴有高血压，表现为突发胸背部疼痛。主动脉 CTA 可见主动脉假腔，夹层破裂可迅速进展为失血性休克。

（2）腹腔肿瘤：发病隐匿，慢性进展，有腹腔压迫症状可表现为腹痛腹胀，影像学检查可见腹腔占位，CT 增强扫描可鉴别。

（鉴　涛）

三、先天性主动脉瘤

先天性主动脉瘤（congenital aortic aneurysm）见图 8-3-6-5，患者，女性，43 岁，阵发性胸闷 1 个月余，血压不高。完善术前检查，全麻下行主动脉瓣置换伴升主动脉人工血管置换术。术中见升主动脉扩张，直径 50mm。图中所见为手术切除的主动脉壁，管壁呈瘤样扩张，长 50mm，最大径 50mm，内外膜均光滑，壁减薄。组织学图像示，动脉内、中、外膜结构存在，内膜未见粥样硬化斑块，中膜平滑肌排列规则，少量黏液样物质沉积，外膜未见病变。

【鉴别诊断】

（1）继发于主动脉狭窄的扩张：主动脉狭窄分为瓣上型、瓣膜型和瓣下型，主动脉狭窄导致经过主动脉瓣的血流速度加快，冲击升主动脉，从而导致升主动脉扩张。

（2）动脉粥样硬化：其特征是动脉内膜斑块形成。粥样斑块侵蚀动脉壁，破坏中层成分，弹力纤维发生退行性变，失去弹性，不再能耐受血流冲击，在病变段逐步膨大，形成动脉瘤。

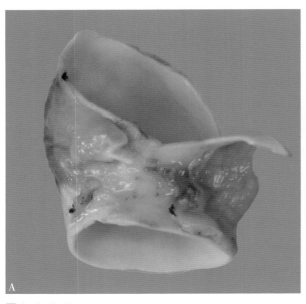
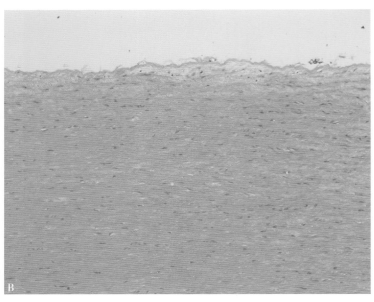

图 8-3-6-5
先天性主动脉瘤
A. 先天性主动脉瘤的大体标本，管壁呈瘤样扩张，内外膜均光滑，壁减薄；B. 先天性主动脉瘤组织学检查，内膜未见粥样硬化斑块，中膜平滑肌排列规则，少量黏液样物质沉积（HE，50×）。

（3）大动脉炎：炎性病变，多支动脉受累，主要累及大的弹性动脉，特别是主动脉及其重要分支，如主动脉弓、腹主动脉、锁骨下动脉、冠状动脉、肾动脉、肠系膜动脉等，亦可累及肺动脉。急性期血管壁以水肿和弥漫性炎性浸润为特征。疾病晚期，内膜增厚，常伴有纤维粥样斑块，呈粗糙的"树皮样"外观；中膜有致密的肉芽肿、坏死和瘢痕，破碎的弹力纤维、平滑肌细胞排列紊乱；外膜常为纤维性增厚。炎症致受累动脉壁明显增厚，继发管腔狭窄，甚至闭塞；也可发生扩张，形成动脉瘤。

（孙　洋　江　勇）

四、主动脉穿透性溃疡

主动脉穿透性溃疡（penetrating atherosclerotic ulcers）见图 8-3-6-6，患者，男性，78 岁，胸痛不适 1 天。图中所示为腹平坦，未见胃形、肠形，无腹壁静脉曲张，腹壁柔软，全腹无压痛、反跳痛，无搏动性肿块，肝脏肋下未触及，脾脏肋下未触及，墨菲征阴性。胸腹主动脉 CTA 提示：胸主动脉弓部及降段管壁不均匀增厚，见混杂密度影，表面见多发龛影。诊断：胸主动脉穿透性溃疡。

【鉴别诊断】

（1）胸主动脉夹层：夹层撕裂过程中可出现明显疼痛，累及到下肢动脉可表现为下肢缺血症状，CTA 可与之鉴别。

（2）心绞痛：常有劳累性诱因，多局限于胸前区，可伴有肩背部放射痛，双上肢血压对称，心电图常有阳性表现。

（3）心肌梗死：持续的胸骨后疼痛，可同时伴有心律失常、休克或心力衰竭。双上肢血压对称，心电图常有阳性表现。

（黄小进）

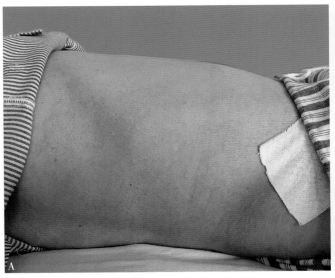

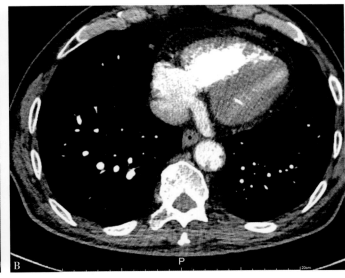

图 8-3-6-6
主动脉穿透性溃疡
A. 腹部外观；B. 胸腹主动脉 CT 增强扫描。

第七节　肺动脉栓塞

肺动脉栓塞（pulmonary embolism）见图 8-3-7-1、图 8-3-7-2。

如图 8-3-7-1 所示，患者，男性，40 岁，胸闷伴气喘 2 天。图中所见为肺动脉 CTA 提示双肺叶动脉及分支可见多发中心性、附壁性、完全性充盈缺损影，诊断为双肺多发肺动脉栓塞。患者体温：36.3℃，脉搏：92 次 /min，呼吸：25 次 /min，血压：105/64mmHg，血氧饱和度：92%，鼻导管吸氧，气促，双肺呼吸音清，无干湿啰音，心脏无杂音。

如图 8-3-7-2 所示，患者，男性，65 岁，因伐树时意外坠落，致全身多处骨折（骨盆骨折、右侧肋骨多根骨折、右桡骨骨折等），住院后曾两次手术（骨盆骨折切开复位内固定术，右桡骨骨折切开复位内固定术），术后恢复良好，共住院 26 天。出院 5 天后在家中死亡。

尸检：右下腹及右侧腕部分别见手术缝合切口。打开胸腔后见右侧 2、3、4、5 肋骨骨折并骨痂形成，在肺门处切断肺动脉，左肺动脉内可见暗红灰白颜色不均匀固体质块，完全堵塞管腔，致左肺动脉体积膨大，近端约至肺动脉分支处，远端至肺门区肺动脉内。右肺动脉近肺门处可见暗红色略有弹性固体质块，质脆。

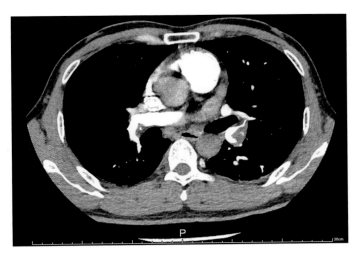

图 8-3-7-1
肺动脉 CTA

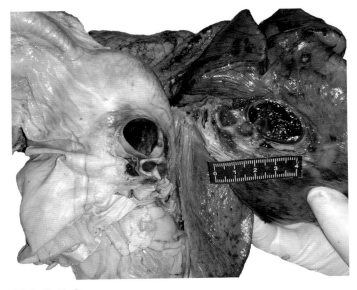

图 8-3-7-2
肺动脉栓塞大体标本

镜下：双肺实质内可见肺泡壁血管扩张、充血，肺泡腔内可见多少不等的红细胞及粉染的水肿液。部分肺泡破裂、融合，形成肺泡性肺气肿。左肺动脉主干内可见充满管腔的颜色不均匀血块，镜下可见不规则的血小板小梁结构，为均质粉染状，呈层状排列，分层形态不规则，表面少量白细胞黏附。小梁间网眼内可见细丝状纤维素及大量红细胞堆积。右肺动脉内血块主要是红细胞，仅有少量激活的血小板和纤维蛋白形成。

【鉴别诊断】

（1）心功能不全：可表现为胸闷伴气促，既往常有高血压病史或心脏病史，无血栓病史。心肌酶谱、BNP异常，而 D- 二聚体正常，心脏彩超可鉴别。

（2）慢性阻塞性肺疾病或支气管哮喘：也可表现为气促，胸闷，既往有 COPD 病史或支气管哮喘病史，无血栓病史。肺功能检查可协助诊断。

（黄小进　孙文平）

第八节　原发性心肌病

心肌病是一组异质性心肌疾病，由多种原因引起，伴有心肌机械和 / 或心电活动障碍。基于疾病受累器官的不同，分为原发性心肌病和继发性心肌病。

原发性心肌病（primary cardiomyopathy）是指病变仅局限在心脏的心肌，包括：扩张型心肌病、限制型心肌病、肥厚型心肌病、致心律失常性右室心肌病、左室心肌致密化不全、围产期心肌病等。

一、扩张型心肌病

扩张型心肌病（dilated cardiomyopathy）见图 8-3-8-1，患者，男性，47 岁，发作性心悸胸闷 20 年，加重 6 个月。患者入院后完善相关检查后行心脏移植术，手术顺利。图为手术切除的病变心脏，球形增大，双室扩张显著。二尖瓣瓣环无扩张，二尖瓣形态良好。心壁厚度均匀，无明显增厚，肌小梁扁平。左室壁心肌切面未见大灶缺血性瘢痕，可见细小黄白色条纹。

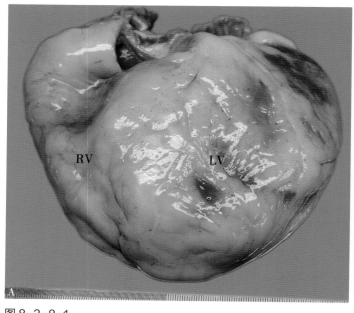
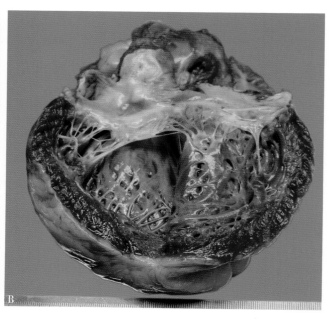

图 8-3-8-1
扩张型心肌病大体标本
A. 心脏正位前视图（LV：左室；RV：右室）；B. 左室剖面图（沿左室侧壁剖开）。

【鉴别诊断】

（1）瓣膜性心脏病：指由于炎症、缺血、退行性变等因素所致的心瓣膜的结构改变（如关闭不全和狭窄），以及由此引起的心脏结构和功能改变。

（2）左室致密化不全：左室扩张，小梁层增厚，肌小梁粗大，小梁间隙深陷，致密层减薄，小梁层：致密层＞2：1。

（3）肥厚型心肌病失代偿期：患者有肥厚型心肌病病史，其病理形态表现主要为不能以其他原因解释的心室壁增厚，常伴有心室腔缩小，即使到了晚期失代偿期心腔扩大，仍有室壁的非对称性肥厚。

（孙　洋　江　勇）

二、肥厚型心肌病

肥厚型心肌病（hypertrophic cardiomyopathy）见图 8-3-8-2，患者，男性，41 岁，活动后胸闷、憋气 10 年，加重 1 年。入院后完善相关检查，行原位心脏移植术。图中所见为手术切除的病变心脏的横切面，各心壁均增厚，呈非对称性，室间隔显著增厚，达 2cm，室间隔与左心室游离壁的厚度比约为 1.5。切面肌壁间见条状灰白色瘢痕，以室间隔中段为著。组织学 Masson 三色染色示室间隔心肌细胞肥大、空泡变性、排列紊乱，间质纤维性增生。

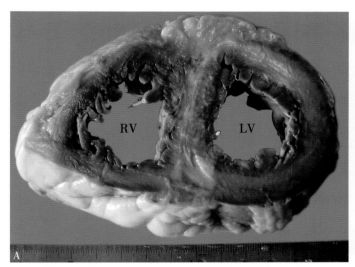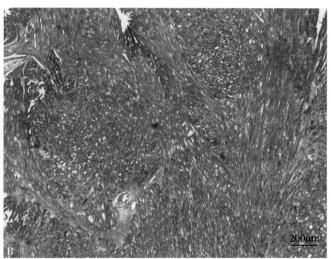

图 8-3-8-2
肥厚型心肌病
A. 大体标本，心脏短轴切面，从心尖部向心底部看，室间隔显著肥厚（LV：左心室；RV：右心室）；B. 组织学切片，心肌细胞肥大、空泡变性、排列紊乱，间质纤维性增生（Masson 三色染色，×50）。

【鉴别诊断】

（1）限制型心肌病：左室壁厚度小于 1.5cm，心室内径偏小，心室肌僵硬，缺乏弹性，心房扩大；纤维化以心内膜、心内膜下心肌及乳头肌进行性纤维化为主。

（2）原发性高血压：高血压造成的左室肥厚多是对称性的，室间隔与左心室游离壁的厚度比小于 1.3。而大多数肥厚型心肌病的心肌肥厚是非对称性的，室间隔与左心室游离壁的厚度比大于 1.3。

（孙　洋　江　勇）

三、致心律失常性右室心肌病

致心律失常性右室心肌病（arrhythmogenic right ventricular cardiomyopathy）曾称致心律失常型右心室发育不良（arrhythmic right ventricular dysplasia，ARVD）。

如图 8-3-8-3 所示，致心律失常性右室心肌病患者，男性，36 岁，发作性胸闷、气短、浮肿1 年半，加重 1 天。入院后完善相关检查，给予利尿、强心、对症治疗，心衰症状仍反复，遂行原位心脏移植术。图中所见为手术切除的病变心脏。右室显著增大，室壁减薄塌陷；切面致密层大部分被纤维脂肪组织替代。

【鉴别诊断】

（1）扩张型心肌病：双室扩张，以左室为著，室壁相对变薄，其绝对厚度可能并未减少，肌壁间可见少量纤维组织增生，亦可见少量脂肪浸润，但是纤维脂肪替代比例较小。

（2）心肌炎：病变性质为炎性病变，病变灶性分布。急性炎症阶段，心肌充血、水肿，心肌细胞坏死，炎细胞浸润；慢性炎症阶段虽然有纤维替代，但脂肪少见。

（3）继发于肺动脉高压的右心室扩张：患者有肺动脉高压，右室扩张的同时，右室壁可增厚，心壁无纤维脂肪替代。

（4）先天性心脏病右心室扩张：先心病左向右分流（房间隔缺损、肺静脉异位引流）致右室扩张的同时，右室壁可增厚，也可正常，心壁无纤维脂肪替代。

（5）三尖瓣下移畸形：三尖瓣前叶、隔叶下移，房化右室形成，房化的右室壁菲薄。

四、限制型心肌病

限制型心肌病（restricted cardiomyopathy）见图 8-3-8-4，患者，男性，68 岁，胸闷、憋气 15 年，加重半年。入院完善相关检查后，行心脏移植手术。图中所见为手术切除的病变心脏。心脏外形常呈锥形、僵硬，体积无明显增加。左心房扩张，左心室腔狭小，心尖部及流入道心室内膜明显增厚呈瓷白色，厚度达 5mm。组织学心内膜下及心肌间纤维组织增生。

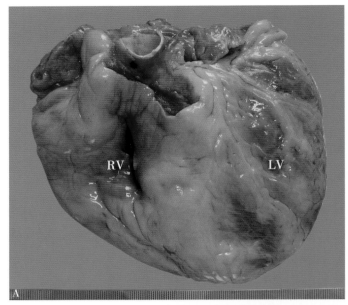
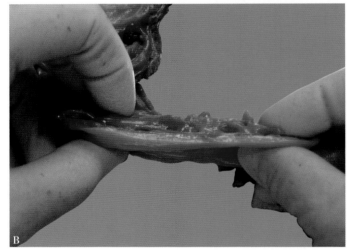

图 8-3-8-3
致心律失常性右室心肌病
A. 大体标本，心脏正位前视图，右室显著增大，室壁减薄塌陷（LV：左心室；RV：右心室）；B. 自心尖部向肺动脉剖开示右室前壁心壁全层，切面致密层大部分被纤维脂肪组织替代。

（孙　洋　江　勇）

【鉴别诊断】

（1）心肌炎：多表现为心室扩张，炎症反应及修复性纤维瘢痕均呈灶状分布，炎症灶可位于心内膜下、心肌间或心外膜下。病变比较局限者，大体标本无异常改变，仅在显微镜下能发现局灶性变化；病变广泛者，心肌水肿，见灰色或黄色病灶。如合并心包炎或心内膜炎同时尚可见到心包肿胀，并有心包渗液、心内膜、心瓣膜赘生物或溃疡性变化，或有附壁血栓形成。

（2）二尖瓣狭窄并左心房扩大：二尖瓣瓣叶增厚、狭窄，瓣口面积 < 2.5cm^2，左房扩大，左室无扩大。

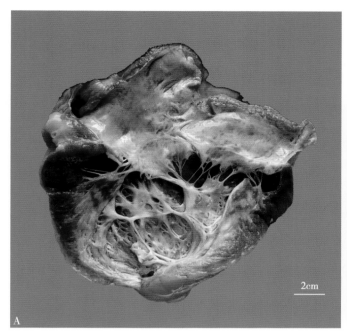

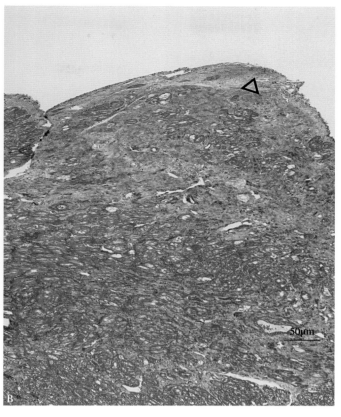

图 8-3-8-4
限制型心肌病
A. 大体标本，左室剖面图，沿左室侧壁剖开，室壁厚度接近正常，左室腔缩小，心内膜纤维化；B. 组织学切片，心内膜（△）下及心肌间纤维组织增生（Masson 三色染色，×200）。

（孙 洋 江 勇）

第九节 继发性心肌病

继发性心肌病（secondary cardiomyopathy）是继发于全身性或者系统性疾病的心肌病变，分为以下几类：第一类是自身免疫性疾病累及心肌，比如系统性红斑狼疮、硬皮病、皮肌炎、结节性多动脉炎、类风湿关节炎、口－眼－生殖器综合征和干燥综合征等疾病所引起的炎症性心肌病变。第二类是继发于各种感染以及各种化学毒物、药物、辐射、创伤等所引起的炎症性心肌病变。第三类是神经肌肉疾病累及心肌，如遗传性共济失调、肌强直性肌营养不良、Duchenne 肌营养不良、面－肩胛－肱肌营养不良、肢带肌营养不良、多发性肌炎、周期性麻痹、重症肌无力、肌萎缩性侧索硬化症等。第四类是内分泌、营养、代谢和贮积性疾病导致的心肌病，比如甲状腺功能亢进或减退、嗜铬细胞瘤、维生素 B_1 缺乏症、肢端肥大症、糖原累积症、血色病、淀粉样变性、肥胖症、电解质平衡失调等引起的心肌病变。第五大类是其他脏器疾病引起的心肌病，比如尿毒症性心肌病、贫血性心肌病等。

炎症性心肌病（inflammatory cardiomyopathy）是伴有心功能障碍和心室重塑的心肌炎，以心肌炎症细胞浸润为特征，其病因具有异质性。

如图 8-3-9-1 所示，患者，男性，15 岁，间断肌痛 5 年，合并呼吸困难、腹胀 1 年余，加重 6 个月。入院后给予利尿、强心、对症治疗，心衰症状仍反复发作，遂行原位心脏移植术。图中所见为移植手术切除的病变心脏，心脏球形增大、苍白，表面光滑，心壁切面散在灰白色条纹。组织学心肌细胞灶性坏死伴以淋巴细胞为主的炎细胞浸润，符合慢性淋巴细胞性心肌炎特征。

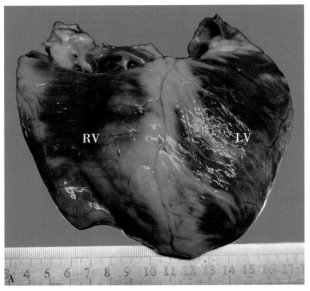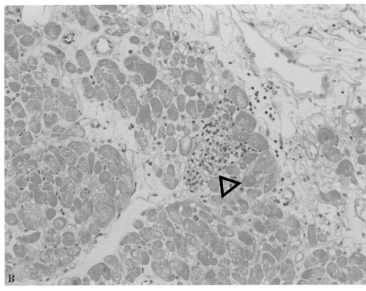

图 8-3-9-1
炎症性心肌病
A. 炎症性心肌病大体标本，心脏正位前视图（LV：左心室；RV：右心室）；B. 炎症性心肌病组织学，心肌细胞灶性坏死伴炎细胞浸润（△）（HE 染色，×200）。

【鉴别诊断】

（1）急性心肌炎：既往无心脏病史，突发严重急性心力衰竭，起病急，病情进展迅速，患者很快出现血流动力学异常及严重心律失常，并伴有多器官功能衰竭，心脏大体表现为充血、水肿，而心室重塑不明显，心室不扩张或仅轻度扩张，超声证实存在左心室功能失调，组织学证实有活动性心肌炎。

（2）原发性扩张性心肌病：心脏逐渐扩大、心室收缩功能降低，组织学没有心肌炎的证据，部分患者遗传学检测有致病性基因突变。

（3）继发性扩张性心肌病：全身性系统性疾病或代谢贮积性疾病累及心肌，心肌病变为系统性疾病的一部分，组织学表现为心肌细胞肥大、变性，组织学没有心肌炎的证据，部分患者有全身系统性受累表现，遗传学检测有相应的致病性基因突变。

（孙 洋 江 勇）

第十节 心肌炎

心肌炎（myocarditis）各种病因引起的心肌炎症性病变。组织学诊断根据炎症细胞浸润的类型分为以下几种：淋巴细胞性、嗜酸性粒细胞性、多形性、巨细胞性心肌炎和心脏结节病等。

一、巨细胞心肌炎

巨细胞心肌炎（giant cell myocarditis）见图 8-3-10-1，患者，女性，52 岁，反复心慌、胸闷 1 年，加重半个月。入院后完善检查后行原位心脏移植术。图中所示为心脏移植术切除的病变心脏，左室心腔不大，肌小梁扁平，前壁及后壁均有局灶性心内膜灰白增厚，心壁切面可见片灶状黄白色瘢痕替代。组织学示心肌细胞大片坏死，伴大量多核巨细胞和淋巴细胞浸润。

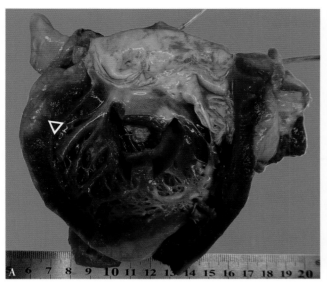
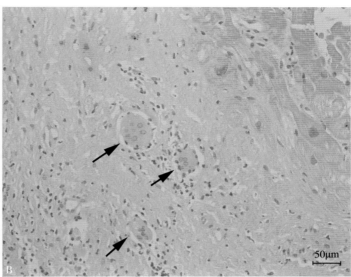

图 8-3-10-1
巨细胞心肌炎
A. 巨细胞心肌炎大体标本，左室剖面图，沿心尖部至主动脉剖开，心壁切面见淡黄色炎症病灶（△）；B. 巨细胞心肌炎组织学，心肌细胞大片坏死，伴大量多核巨细胞（↑）和淋巴细胞浸润（HE 染色，×200）。

【鉴别诊断】

（1）原发性心肌病：疾病进展缓慢，不同类型的心肌病存在相对应的心脏结构改变，组织学无心肌炎改变，部分患者能检测到致病基因。

（2）缺血性心脏病：有冠状动脉的狭窄或闭塞，心肌损伤范围与冠状动脉病变的部位、范围及狭窄严重程度有关。

（3）淋巴细胞性心肌炎：淋巴细胞性心肌炎患者预后通常比巨细胞心肌炎患者更好，心肌间浸润的炎症细胞主要为淋巴细胞，无多核巨细胞。

（4）心脏结节病：心脏结节病亦非常罕见，与巨细胞心肌炎的症状相似，但心脏结节病比巨细胞心肌炎的存活率高。心脏结节病的组织学表现为非坏死性肉芽肿，伴或不伴淋巴细胞浸润或孤立的巨细胞，心肌坏死不严重。而巨细胞心肌炎则表现为广泛的心肌细胞损伤、坏死，伴多核巨细胞及其他炎细胞浸润。

（孙 洋 江 勇）

二、淋巴细胞性心肌炎

淋巴细胞性心肌炎（lymphocytic myocarditis）见图 8-3-10-2，患者，女性，49 岁，发作性心慌胸闷 2 个月余，加重 5 天，2 个月前发热，肺炎、胰腺炎 2 个月。血清学检查，cTnI、NT-proBNP、CRP、ESR 升高。24 小时动态心电图示频发室早、完全性右束支阻滞。行心内膜心肌活检，组织学检查表现为心肌细胞坏死，伴大量淋巴细胞浸润。

【鉴别诊断】

（1）原发性心肌病：无上呼吸道感染或消化系统感染的病史，不同类型的心肌病存在相对应的心脏结构改变，组织学检查无心肌炎改变，部分患者能检测到致病基因。

（2）缺血性心脏病：有冠状动脉的狭窄或闭塞，心肌损伤范围与冠状动脉病变的部位、范围及狭窄严重程度有关。

（3）巨细胞心肌炎：组织学以多核巨细胞形成为特点，免疫组织化学显示多核巨细胞为组织细胞来源。

（孙 洋 江 勇）

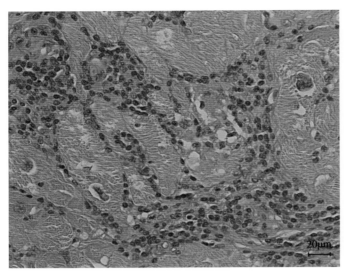

图 8-3-10-2
淋巴细胞性心肌炎
心肌细胞坏死，伴大量淋巴细胞浸润（HE 染色，×400）

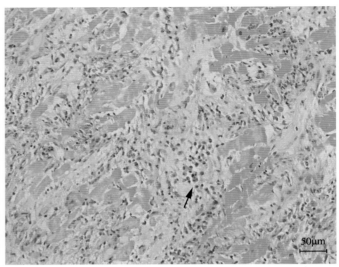

图 8-3-10-3
嗜酸粒细胞性心肌炎
心肌细胞坏死，纤维瘢痕替代，伴嗜酸性粒细胞（↑）和淋巴细胞浸润（HE 染色，×400）

三、嗜酸粒细胞性心肌炎

嗜酸粒细胞性心肌炎（eosinophilic myocarditis）见图 8-3-10-3，患者，男性，24 岁，胸痛、胸闷 1 个月余。入院后查心肌酶天冬氨酸转氨酶（Aspartate aminotransferase，AST）、肌酸激酶（Creatine kinase，CK），乳酸脱氢酶（lactate dehydrogenase，LDH）、肌红蛋白（myoglobin，MYO）、心肌肌钙蛋白 I（cardiac troponin I，cTnI）均升高，炎症相关指标 C 反应蛋白（C-reactive protein，CRP）、红细胞沉降率（Erythrocyte sedimentation rate，ESR）亦升高，血中性粒细胞和嗜酸性粒细胞升高。行心内膜心肌活检，见心肌细胞坏死，纤维瘢痕替代，伴嗜酸性粒细胞和淋巴细胞浸润。

【鉴别诊断】

（1）原发性心肌病：不同类型的心肌病存在相对应的心脏结构改变，血液检查及组织学检查均无心肌炎的特征性改变，部分患者能检测到致病基因。

（2）缺血性心脏病：不会出现血嗜酸性粒细胞升高，有冠状动脉的狭窄或闭塞，心肌损伤范围与冠状动脉病变的部位、范围及狭窄严重程度有关。

（3）淋巴细胞性心肌炎：组织学心肌间浸润的炎症细胞主要为淋巴细胞，无嗜酸性粒细胞，血液中嗜酸性粒细胞不增高。

（孙　洋　江　勇）

第十一节　先天性心脏瓣膜病

正常主动脉瓣膜为三叶组成，先天性主动脉瓣病变的瓣膜常为单叶、二叶或四叶畸形。先天性二尖瓣病变较少，可以表现为瓣叶黏液样变性、腱索过长或过短、乳头肌融合等。

一、主动脉瓣二叶畸形

主动脉瓣二叶畸形（bicuspid aortic valve）见图 8-3-11-1，患者，男性，37 岁，心慌、气短 10 年，进行性加重。完善术前检查后，于全麻、低温、体外循环下行主动脉瓣置换术。术中见主动脉瓣左、右冠瓣对合不良，右冠瓣下垂，右冠开口异常，开口于左右交界左冠窦内。图中所见为手术切除的主动脉瓣，为两叶，心室面仅见两处交界，一叶较大，主动脉面较大瓣叶上见融合嵴，瓣叶增厚，瓣缘卷曲，关闭不全。

【鉴别诊断】

（1）风湿性慢性瓣膜炎：瓣叶有三处交界，交界粘连，瓣口狭窄，瓣叶增厚、钙化变形。

（2）主动脉瓣黏液样变性：是主动脉瓣退行性变的一种，主动脉瓣三叶，交界无粘连，主动脉瓣组织呈半透明状、质软，瓣缘常因血流冲击所致的纤维化而增厚。

（孙　洋　江　勇）

二、主动脉瓣四叶畸形

主动脉瓣四叶畸形（quadricuspid aortic valves）见图 8-3-11-2，患者，女性，49 岁，活动后胸闷 2 年，入院后完善术前检查后，全麻低温体外循环下行主动脉瓣置换术。图中所见为手术切除的主动脉瓣，主动脉瓣为四叶，有四处交界，瓣叶交界处及瓣缘处可见多个裂孔，孔缘光滑。

【鉴别诊断】

（1）先天性主动脉瓣二叶畸形：瓣叶为二叶，只有两处交界，一叶较大，主动脉面常见融合嵴。

（2）主动脉瓣退行性变：瓣叶数目正常，为三叶，瓣叶可因黏液样变性出现裂孔。

（孙　洋　江　勇）

三、二尖瓣黏液样变性

二尖瓣黏液样变性（mitral valve myxomatous degeneration）见图 8-3-11-3，患者，女性，20 岁，发现心脏杂音 13 年余，二尖瓣成形术后 13 年。图中所见为手术切除的病变二尖瓣，瓣叶增厚，瘤样膨出，黏液样变性，腱索增粗缩短。

【鉴别诊断】

（1）二尖瓣风湿性瓣膜病：缓慢发病，逐渐加重，瓣叶增厚，质硬或质韧，交界粘连，腱索增粗融合。

（2）感染性心内膜炎：瓣膜闭锁缘处常形成较大的赘生物，赘生物呈灰黄色或灰绿色，质地松软，严重者可发生瓣膜破裂、穿孔和／或腱索断裂。

（孙　洋　江　勇）

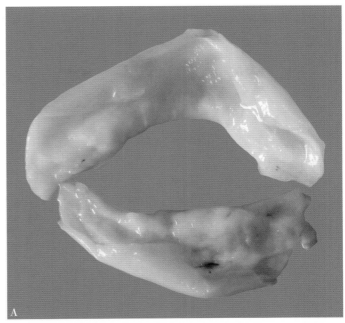
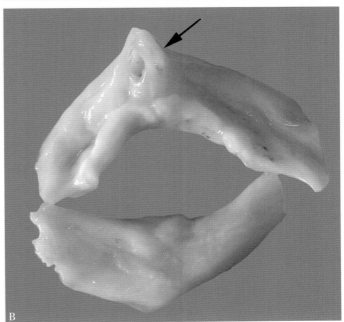

图 8-3-11-1
主动脉瓣二叶畸形
A. 主动脉瓣二叶畸形大体标本心室面，瓣叶为两叶，一叶较大；
B. 主动脉瓣二叶畸形大体标本主动脉面，较大瓣叶上见融合嵴（↑）。

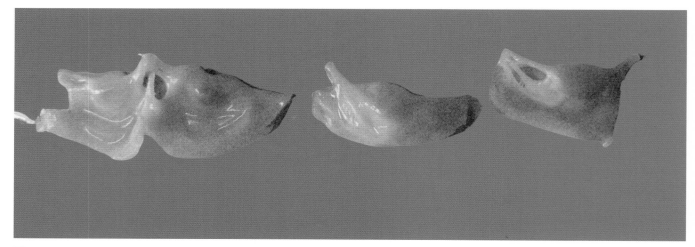

图 8-3-11-2
主动脉瓣四叶畸形大体标本主动脉面

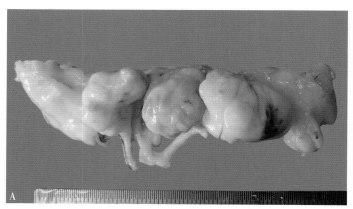
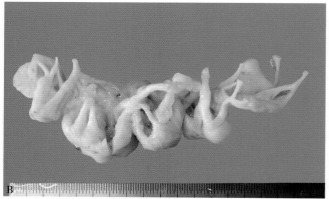

图 8-3-11-3
二尖瓣黏液样变性
A. 二尖瓣黏液样变性大体标本心房面，瓣叶增厚，瘤样膨出；B. 二尖瓣黏液样变性大体标本心室面，腱索增粗缩短。

第十二节　风湿性心脏病

风湿性心脏病（rheumatic heart disease）又称风湿性心脏瓣膜病（rheumatic valvular heart disease）是由于风湿热活动累及心脏瓣膜造成的病变。主要病理改变为二尖瓣和主动脉瓣膜的狭窄和 / 或关闭不全。

一、慢性风湿性二尖瓣炎

慢性风湿性二尖瓣炎（chronic rheumatic mitral valve）见图 8-3-12-1，患者，男性，63 岁，活动后胸闷心悸 4 年，加重 4 个月。完善术前检查后，行二尖瓣置换术，图中所见为手术切除的二尖瓣的心房面和心室面。瓣叶增厚，交界粘连，腱索增粗融合，造成二尖瓣狭窄和关闭不全。组织学证实为慢性瓣膜炎。

【鉴别诊断】

（1）感染性心内膜炎：瓣叶穿孔及赘生物形成，赘生物灰黄、质脆，易脱落。

（2）二尖瓣退行性变：瓣叶增厚，结节状钙盐沉积，腱索增粗，交界无粘连。

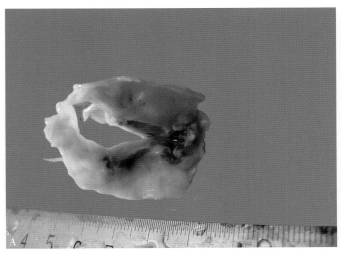
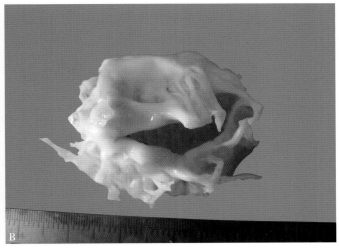

图 8-3-12-1
慢性风湿性二尖瓣炎
A. 慢性风湿性二尖瓣炎大体标本心房面，一侧交接粘连、钙化；B. 慢性风湿性二尖瓣炎大体标本心室面，腱索增粗融合。

（孙 洋 江 勇）

二、慢性风湿性主动脉瓣炎

慢性风湿性主动脉瓣炎（chronic rheumatic aortic valve inflammation）见图 8-3-12-2，患者，男性，56 岁，发现心脏杂音半年。图中所见为手术切除的主动脉瓣，为三叶，瓣叶增厚、钙化，交界粘连，造成主动脉瓣关闭不全。

【鉴别诊断】

（1）老年性心脏瓣膜病：患者为老年人，瓣叶钙化，以瓣叶根部和瓣叶中部为主，交界无粘连。

（2）主动脉瓣二叶畸形：主动脉瓣为二叶，等大或一叶较大，主动脉面可见融合嵴。

（孙 洋 江 勇）

三、瓣膜性心脏病

瓣膜性心脏病（valvular heart disease）是各种原因所致瓣膜及其附件结构与功能异常，限制瓣膜的正常关闭或开放，继而引起心脏结构和功能改变。

如图 8-3-12-3 所示，患者，男性，66 岁，发作性胸腹痛 13 年，胸闷 15 周。入院后完善相关检查，行原位心脏移植术。图中所见为手术切除的病变心脏。主动脉瓣的无冠瓣与左冠瓣融合成一较大的瓣叶，其窦的底部有一嵴状分隔，连接瓣叶与动脉壁间，融合的瓣叶宽度略小于右冠瓣的 2 倍，瓣叶普遍较硬，满布大小不一的钙化结节。左室剖面见左室壁近心底部厚达 22mm，室间

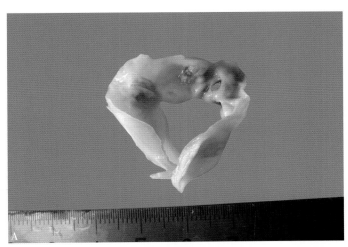
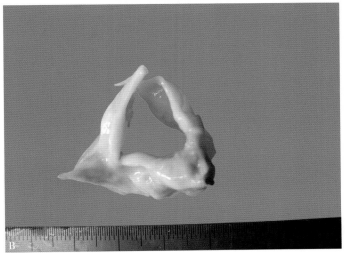

图 8-3-12-2
慢性风湿性主动脉瓣炎
A. 大体标本主动脉面，瓣叶增厚、见钙化结节，两处交界粘连。
B. 大体标本心室面，瓣叶增厚、钙化，交界粘连。

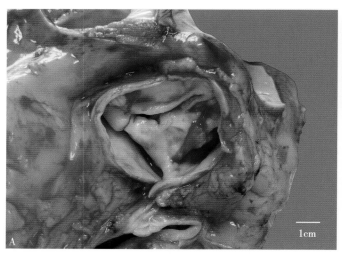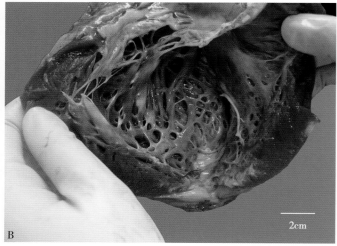

图 8-3-12-3
瓣膜性心脏病
A. 瓣膜性心脏病大体标本主动脉瓣，主动脉面；B. 瓣膜性心脏病大体标本，左室侧面剖开，二尖瓣增厚、挛缩，左室壁肥厚，左室腔扩张，肌小梁扁平。

隔及其相邻的左室前壁呈向外膨隆状，面积达 8cm×8cm，该处心壁变薄（最薄处心壁厚度仅 4mm），其内层的小梁大部分不消失，但明显呈扁平状，部分小梁基部及小梁间心内膜有纤维性增厚，心尖部有小范围小梁消失，范围约 2cm×1.5cm，心壁变薄处切面散在灰白条纹和斑点。

【鉴别诊断】

（1）冠状动脉粥样硬化性心脏病：冠状动脉粥样硬化，管腔狭窄，心肌供血不足，致心壁坏死及纤维化，室壁瘤形成，病变范围与病变冠状动脉血供范围一致。

（2）原发性扩张型心肌病：心脏瓣膜无病变或轻度病变，左右室心腔均显著扩张，心壁减薄或正常，心壁切面见细小灰白色纤维条纹或小灶黄白色纤维脂肪病灶。

（孙　洋　江　勇）

第十三节　老年性心脏瓣膜病

老年性心脏瓣膜病（senile valvular heart disease）是一种退行性变性（retrograde degeneration）疾病。原来正常的瓣膜或轻度异常的瓣膜，随着年龄的增长，结缔组织发生退行性变化及纤维化，使瓣膜增厚、变硬、变形，以及钙盐沉积导致的瓣膜狭窄或关闭不全。

如图 8-3-13-1 所示，患者，男性，66 岁，发作性胸腹痛 13 年，胸闷 15 周。入院后完善相关检查，诊断为主动脉瓣中重度狭窄。手术剪除病变主动脉瓣，植入机械瓣。图中所见为手术切除的主动脉瓣。主动脉瓣为三叶，三叶等大，瓣叶中部及瓣叶根部增厚、钙化，瓣缘处无增厚，交界无粘连。

【鉴别诊断】

（1）风湿性瓣膜炎：瓣叶纤维性增厚，瓣缘处常有病变，交界多粘连。

（2）主动脉瓣二叶化畸形：主动脉瓣为二叶。

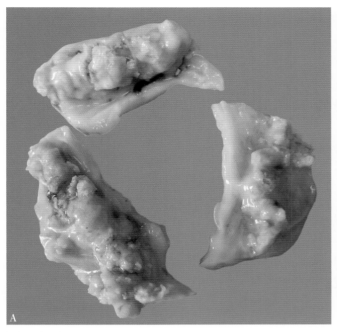
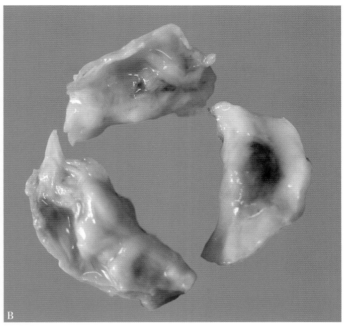

图 8-3-13-1
老年性心脏瓣膜病
A. 大体标本主动脉面，瓣叶为三叶，瓣叶中部及瓣根部显著增厚、钙化，瓣缘处无增厚；B. 大体标本心室面，三叶等大，交界无粘连。

（孙　洋　江　勇）

第十四节　感染性心内膜炎

感染性心内膜炎（infective endocarditis）是由病原微生物直接侵袭心内膜引起的炎症性疾病。表现为心内膜、心瓣膜或邻近大动脉内膜的感染。常伴有赘生物形成和 / 或瓣叶穿孔。感染性心内膜炎赘生物（infective endocarditis vegetations）见图 8-3-14-1，患者，女性，16 岁，间断发热伴乏力、发作性胸部憋闷、心悸 3 个

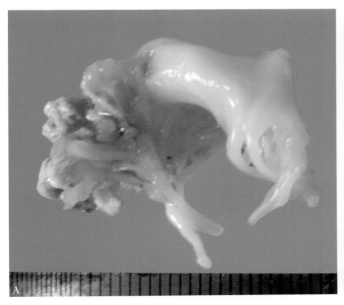
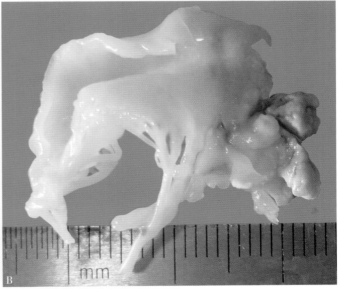

图 8-3-14-1
感染性心内膜炎
A. 二尖瓣大体标本心室面，灰黄色赘生物累及瓣叶和腱索；B. 二尖瓣大体标本心房面，灰黄色赘生物形成，瓣叶破碎。

月。入院完善术前检查后，行二尖瓣置换术。图中所见为手术切除的二尖瓣前叶心房面和心室面，瓣叶及腱索上见簇状灰黄色赘生物，质脆，赘生物生长处瓣叶破碎。

【鉴别诊断】

（1）风湿性瓣膜炎无菌性赘生物：瓣叶增厚，交界粘连，腱索增粗融合，赘生物呈瓷白色小颗粒状，位于瓣叶对合缘。

（2）二尖瓣钙化：钙盐结节质硬，沉积于瓣叶内部，瓣叶增厚、质硬。

（孙　洋　江　勇）

第十五节　人工瓣膜病变

人工瓣膜包括机械瓣和生物瓣。人工瓣膜病变（artificial valvular disease）指发生于人工瓣膜的并发症，包括出血、瓣膜血栓形成、血栓栓塞、瓣膜反流和感染性心内膜炎等。

人工瓣膜置换术后可能因组织过度增生形成血管翳，导致人工瓣膜功能障碍。机械瓣需要终生抗凝，抗凝药物使用不当会形成血栓。生物瓣的最主要问题是瓣膜毁损。感染性心内膜炎也是瓣膜置换术后最为严重的并发症之一。

一、机械瓣血管翳

机械瓣血管翳（pannus overgrowth of mechanical aortic valve）见图 8-3-15-1，患者，女性，53 岁，发作性心悸 40 年，主动脉瓣、二尖瓣置换术后 13 年，发作性心慌 2 周。患者入院后完善相关检查后，行主动脉和二尖瓣置换术。图中左侧为手术切除的二尖瓣位机械瓣，右侧主动脉瓣位机械瓣。其中主动脉瓣位机械瓣的主动脉面，起源于环周区域的纤维组织过度生长，覆盖部分机械瓣瓣叶，致瓣叶开合不良。

【鉴别诊断】

（1）机械瓣血栓形成：血栓为灰褐色，质软，与机械瓣黏合不紧，易脱落。

（2）冲击斑：由于流出道狭窄，高速的血流冲击引起心内膜组织变性、纤维组织增生所致，常位于左室流出道主动脉瓣下方，多与瓣环黏合不紧。

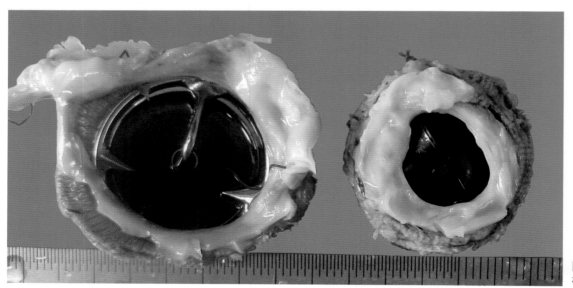

图 8-3-15-1
机械瓣血管翳

（孙　洋　江　勇）

二、机械瓣血栓形成

机械瓣血栓形成（mechanical prosthetic valve thrombosis）见图 8-3-15-2，患者，女性，43 岁，主动脉瓣置换术后 3 年，胸闷、气促 2 个月，加重 8 天。入院完善术前检查后，手术置换人工机械瓣，术中见人工机械瓣瓣环、瓣上血栓形成。图中所见为手术切除的机械瓣。瓣叶表面可见血栓，致瓣叶开合不良，血栓为灰褐色，质软，易脱落，组织学证实为混合血栓。

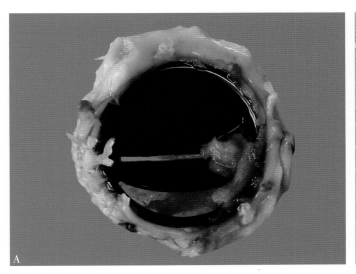
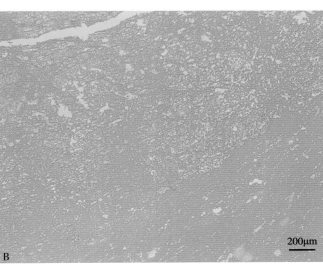

图 8-3-15-2
机械瓣血栓形成
A. 机械瓣血栓形成的大体标本，瓣叶交界处见灰褐色血栓；B. 机械瓣血栓的组织学图（HE，×50）

【鉴别诊断】

（1）机械瓣血管翳：组织过度增生形成血管翳，灰白质韧，致瓣口狭窄。

（2）感染性心内膜炎赘生物形成：为坏死性炎性赘生物，质脆，灰黄色，组织学见大量中性粒细胞浸润，并可见细菌菌落。

（孙 洋 江 勇）

三、生物瓣钙化

生物瓣钙化（biovalve calcification）见图 8-3-15-3，患者，女性，58 岁，二尖瓣置换术后 26 年，心慌、气促 1 年，晕厥 1 次。入院后完善检查及术前准备后，在全麻、低温、体外循环下行二尖瓣置换术。图中所见为手术切除的二尖瓣位生物瓣，瓣叶增厚、钙化，开合不良。

【鉴别诊断】

（1）感染性心内膜炎赘生物形成：是指由病原微生物直接侵袭心内膜而引起的炎症性疾病，疣状赘生物位于心瓣膜表面，其中含有病原微生物。

（2）生物瓣血栓形成：血栓位于瓣膜表面，灰褐色，质软，机化部分为白色。

（孙 洋 江 勇）

四、生物瓣感染性心内膜炎

生物瓣感染性心内膜炎（biovalve infective endocarditis）见图 8-3-15-4，患者，女性，70 岁，主动脉瓣置换术后 9 年，活动后气短半年，入院完善术前检查后，在全麻、低温、体外循环下行主动脉瓣置换术。图中所见为手术切除的主动脉瓣位生物瓣，瓣叶轻度增厚，活动度减低，其中二叶可见穿孔，直径 0.3～1cm，穿孔边缘略增厚，瓣周附少许灰白色纤维组织。组织学革兰氏染色可见阳性球菌，证实为感染性心内膜炎。

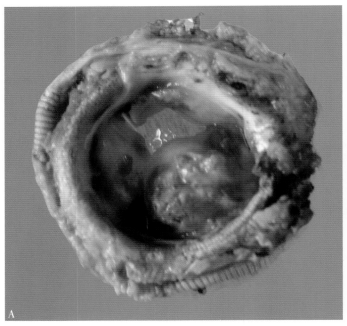
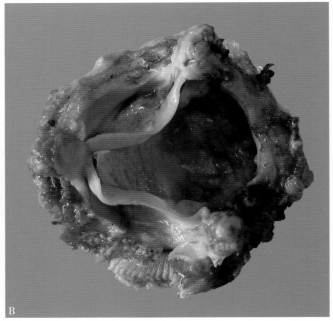

图 8-3-15-3
生物瓣钙化
A. 大体标本左房面，瓣叶结节状钙化，对合不良；B. 大体标本左室面，瓣叶增厚、钙化，对合不良。

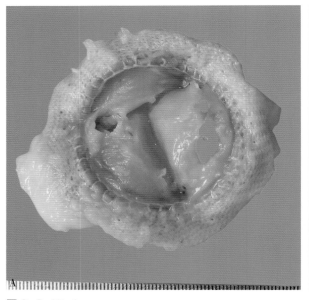
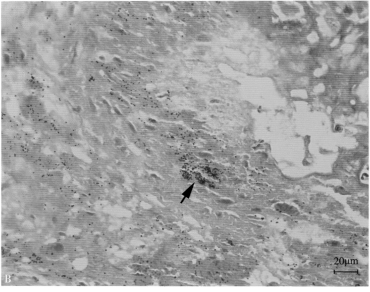

图 8-3-15-4
生物瓣感染性心内膜炎
A. 大体标本，其中两叶可见穿孔；B. 组织学检查可见革兰氏阳性球菌（↑）（革兰氏染色，×400）。

【鉴别诊断】

（1）生物瓣变性：瓣叶组成部分组织变性或磨损所致，组织学无感染的表现，无病原体。

（2）生物瓣膜撕裂：由于瓣膜所承受的机械应力过高，或缝制技术不良，撕裂多见于瓣叶与支架的交界部，组织学无感染的表现，无病原体。

（3）瓣周漏：瓣环与自体组织缝合处愈合不良，形成缺损，瓣叶自身无异常。

（孙　洋　江　勇）

第十六节　冠状动脉粥样硬化性心脏病

冠状动脉粥样硬化性心脏病（coronary atherosclerotic heart disease，CHD），简称"冠心病"，为冠状动脉发生动脉粥样硬化病变，斑块渐渐增多造成动脉腔狭窄，使血流受阻，导致心脏缺血、坏死、纤维瘢痕修复。根据梗死时间可分为急性心肌梗死和陈旧性心肌梗死。

一、急性 ST 段抬高心肌梗死

急性 ST 段抬高心肌梗死（acute ST segment elevation myocardial infarction）是冠心病的严重表现，通常是由于冠状动脉急性血栓形成或持续的冠脉痉挛，进而发生冠脉血供急剧减少或中断，使供血区域心肌发生严重而持久的缺血所致。本病既往在欧美等国常见，美国 35～84 岁人群中发病率男性为 71%，女性为 22%，每年约 150 万人发生急性心肌梗死。根据我国心血管病报告的数据，急性 ST 段抬高心肌梗死发病率在不断升高，病死率整体呈上升趋势。根据于波教授等 OCT 系列研究，急性 ST 段抬高心肌梗死的病理机制通常是由于冠状动脉斑块破裂（约占 43.7%）、斑块侵蚀（约占 31%）或钙化结节突入管腔（约占 7.9%）所致冠脉急性血栓形成，进而发生下游心肌持续且严重缺血。一般而言，心肌持续缺血超过 20 分钟即可导致心肌坏死。根据第四版心肌梗死全球统一定义，心肌梗死是指急性心肌损伤（血清心肌肌钙蛋白升高和 / 或回落，且至少 1 次高于参考值上限的 99 百分位值），同时有急性心肌缺血的临床证据，包括：①急性心肌缺血症状；②新的缺血性心电图改变；③新发病理性 Q 波；④新的存活心肌丢失或室壁节段运动异常的影像学证据；⑤冠脉造影或腔内影像学检查或尸检证实存在冠状动脉血栓。

如图 8-3-16-1 所示，患者，男性，42 岁，既往无其他基础疾病，因"突发胸闷胸痛 2 小时"急诊入院，急诊心电图提示 V$_2$～V$_5$ 导联 T 波高耸，Ⅱ、Ⅲ及 aVF 导联 ST 段下斜形压低，考虑急性广泛前壁心肌梗死超急性期，立即予阿司匹林及替格瑞洛药物负荷后行急诊冠脉造影，造影见前降支开口完全闭塞，为罪犯血管，术中患者出现心室颤动，予 200J 电除颤 3 次恢复窦性心律，成功开通闭塞的前降支并恢复 TIMI3 级血流。术后复查心电图提示胸前导联 T 波回落至倒置。

【鉴别诊断】

（1）主动脉夹层：胸痛一开始即达高峰，常放射至背、肋、腹、腰和下肢，双上肢血压及脉搏可有明显差别，可有主动脉瓣关闭不全的表现，偶有意识模糊和偏瘫等神经系统受损症状，一般无血清肌钙蛋白明显升高，但常有 D- 二聚体显著升高。通过超声心动图、胸部 X 线、主动脉 CTA 可鉴别。

（2）急性肺栓塞：可发生胸痛、咯血、呼吸困难和休克。有右心负荷急剧增加的表现，如发绀、肺动脉瓣区第二心音亢进、颈静脉充盈、肝大、下肢水肿等。心电图常有窦性心动过速、右胸导联 T 波倒置、电轴右偏、顺钟向转位，部分病例可有 SIQIIITIII 征。常合并低氧低碳酸血症、D- 二聚体升高。肺动脉 CTA 及核素肺通气 - 灌注扫描可资鉴别。

（3）急性心包炎：可有剧烈而持久的心前区疼痛，但心包炎的疼痛与发热同时出现，呼吸和咳嗽时加重，早期可有心包摩擦音。心电图除 aVR 导联外，其余导联均有 ST 段弓背向下抬高并伴随 PR 段压低。

（4）急腹症：急性胰腺炎、消化道溃疡穿孔、急性胆囊炎等均有上腹部疼痛，可能伴有休克。仔细询问病史、体格检查、心电图检查、血清心肌酶和肌钙蛋白可进行鉴别。

（张庆勇）

二、陈旧性心肌梗死

陈旧性心肌梗死（old myocardial infarction）见图 8-3-16-2，患者，男性，41 岁，发作性憋气、反复晕厥一年余，间断头晕、心悸一周。入院后予双抗血小板、扩冠、利尿、保肝、补钾、补镁及对症治疗。动态心电图提示窦性心律，频发室性早搏，部分呈二联律、三联律、间位性，室内阻滞，可见异常 Q 波；超声心动图示左心增大、节段性室壁运动异常、心尖部室壁瘤形成。心脏核磁心肌灌注延迟扫描示室间隔中远段、前壁大

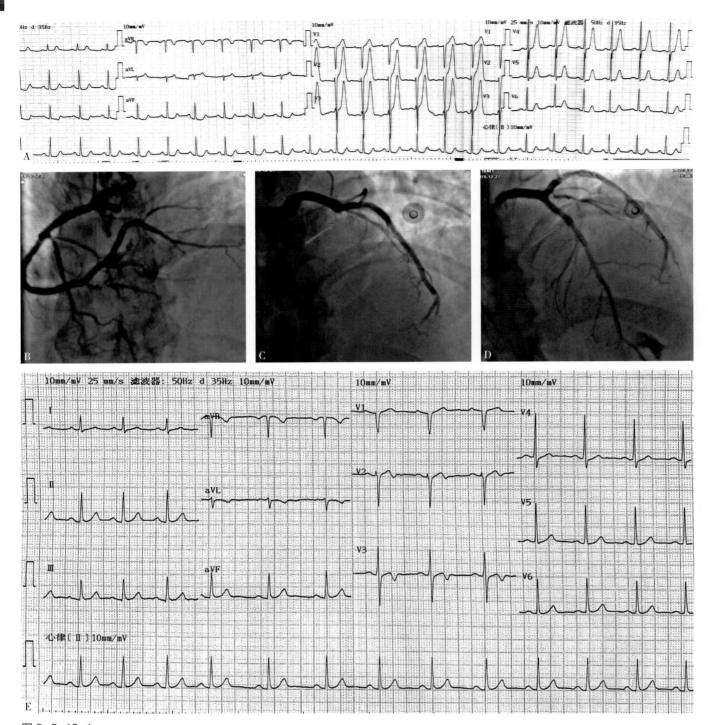

图 8-3-16-1

急性 ST 段抬高型心肌梗死

A. 超急性期心电图；B. 右冠状动脉血流通畅；C. 前降支开口闭塞；D. 成功开通前降支并植入支架一枚；E. 开通闭塞的前降支后复查心电图。

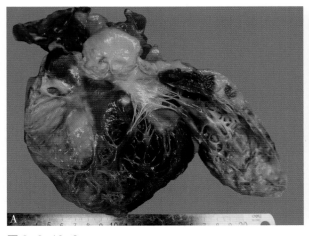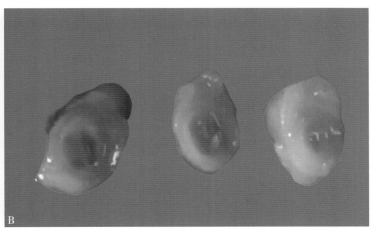

图 8-3-16-2
陈旧性心肌梗死
A. 大体标本，左室腔面，沿左室侧壁及左室心尖部至主动脉剖开，左室前壁、前室间隔和心尖部见灰白色瘢痕组织；B. 冠状动脉内见淡黄色斑块。

部、下壁远段及心尖部大部呈透壁强化；室间隔近段呈非透壁强化；左室前壁远段及心尖部室壁瘤。PET 心肌活力评价，心尖、前壁、下壁心尖段血流灌注 / 代谢均受损，心尖室壁瘤形成，间隔部分心肌存活，不匹配面积约占左心室 18%；左室功能评价，左室腔增大，室壁运动明显减弱。冠脉造影：前降支支架通畅，支架远端管腔狭窄。心电监护出现窦性停搏数次，最长 3.13 秒。完善心脏移植术前检查后行心脏移植术。图中所示为心脏移植切除病变心脏，左室心尖、左前下壁、前室间隔巨大室壁瘤，面积 7.0cm×7.0cm，厚 0.2cm，切面灰白色瘢痕形成。前降支支架远端可见黄色粥样斑块，管腔狭窄达 80%。

【鉴别诊断】

（1）急性心肌梗死：急性发病，左室扩大不明显，LVEF 无明显下降，心肌出血和急性坏死。

（2）扩张型心肌病：冠状动脉无有意义的狭窄，左室或左右室显著扩张，心壁厚度正常或减薄，病变呈弥漫性，心肌间小灶瘢痕或纤维脂肪替代。

（3）炎症性心肌病：心肌局限性或弥漫性炎性病变，可见瘢痕修复、急性炎和慢性炎共同存在，炎症可累及冠状动脉。大体表现为局灶性瘢痕修复，或弥漫性纤维化。

（4）风湿性心脏病：表现为二尖瓣、三尖瓣、主动脉瓣中有一个或几个瓣膜狭窄和 / 或关闭不全，左心舒张功能下降。

（5）继发性心肌病：继发于全身性疾病，如系统性红斑狼疮、硬皮病、血色病、淀粉样变性、糖原累积症、神经肌肉疾病等，有其原发病的表现，心脏表现为心肌肥厚或心腔扩张。

（孙 洋 江 勇）

三、冠脉支架内新发动脉粥样硬化

冠脉支架内新发动脉粥样硬化（in-stent neoatherosclerosis）见图 8-3-16-3，患者，男性，32 岁，发现心脏杂音 10 年余，心脏移植术后 7 年余，右冠状动脉支架植入术后 3 年，下肢水肿 3 个月。患者入院完善相关检查及对症治疗后，再次行原位心脏移植术。切除的移植心脏中冠状动脉粥样硬化，三支病变，左室前、后壁心内膜下、右室基底部陈旧性心肌梗死。前降支及左旋支管壁钙化，狭窄 60%，前降支远端或远端对角支血栓形成，右冠内支架长 7.5cm，近段、远段及支架内闭塞。图中所示为右冠状动脉支架段，管腔被钙化斑块完全堵塞，其中可见支架金属丝。

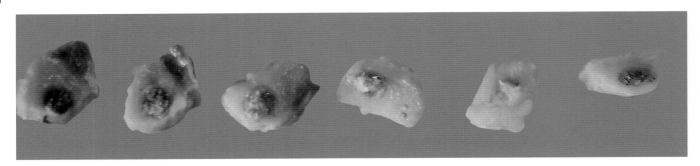

图 8-3-16-3
冠脉支架内新发动脉粥样硬化

【鉴别诊断】

（1）支架内血栓：支架内为红褐色血栓组织。

（2）支架内再狭窄：由内膜增生引起，表现为白色，钙化不显著。

（3）移植物血管病：心脏移植物血管病是影响心脏移植患者长期存活的首要原因，一般被认为是"慢性排斥"造成的冠状动脉进行性狭窄，具体表现为血管周围淋巴细胞浸润、中层坏死和血管内膜向心性同心圆状增厚。

（孙　洋　江　勇）

四、冠脉支架内血栓

冠脉支架内血栓（thrombosis in coronary stents）见图 8-3-16-4，患者，男性，50 岁，发作性胸痛 2 年，加重 11 小时。患者入院后完善检查明确诊断后，急诊行介入治疗，冠状动脉前降支（LAD）近段 100% 闭塞，右冠状动脉（RCA）近段、中段、远段 50% 狭窄，LAD 植入支架二枚。7 日后患者室性心动过速发作，予以电复律及心肺复苏后患者心衰加重，呈心源性休克状态，急诊造影示 LAD 原支架内血流缓慢，行原位心脏移植术。图中所示为心脏移植切除之病变心脏，左室前壁、室间隔急性心肌梗死。LAD 支架内血栓形成，红褐色的血栓堵塞管腔。

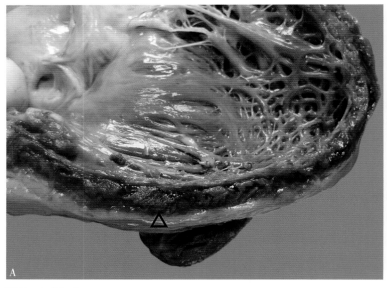
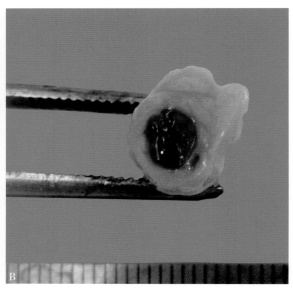

图 8-3-16-4
冠脉支架内血栓
A. 大体心脏标本，沿左室心尖部至主动脉切开，示左室前壁出血、坏死（△）；B. 金属支架内红褐色血栓形成，管腔阻塞。

【鉴别诊断】

（1）冠脉内粥样斑块破裂：在冠状动脉粥样硬化的基础上，发生粥样斑块破裂，血小板黏附、聚集和激活凝血系统，诱发血栓形成，致冠状动脉管腔急性狭窄或闭塞。组织学检查可见破裂的粥样斑块。

（2）支架内再狭窄：支架内再狭窄的机制为 PCI 术后血管壁损伤引起相关炎症反应，促使成纤维母细胞和平滑肌细胞增生。包括急性或亚急性斑块脱落、血管壁弹性回缩、血管重塑、内膜增生、支架内动脉粥样硬化。病变呈慢性病程，组织学检查可见内膜增生，大量平滑肌细胞增殖及细胞外基质分泌增加。

（孙 洋 江 勇）

五、冠状动脉移植术后桥血管病变

冠状动脉移植术后桥血管病变（transplant coronary artery disease）见图 8-3-16-5，患者，男性，59 岁，发作性胸痛十余年。5 年前上述症状加重，于我院行冠脉动脉旁路移植术 + 心肌细胞移植术，症状明显改善后出院。出院活动后偶有胸闷发作，近 1 个月来症状加重。患者有心脏移植指征，完善术前检查后行原位心脏移植术。图中所示为心脏移植切除病变心脏上剥离的右冠状动脉及其桥血管。桥血管内可见粥样硬化斑块，合并血栓形成，管腔闭塞。

【鉴别诊断】

（1）血栓栓塞：红褐色血栓组织填充冠状动脉，没有粥样硬化的基础病变，没有血管内膜受损害的证据。

（2）粥样硬化斑块内出血：出血位于斑块内。斑块体积增大，可见淡黄色斑块或白色纤维帽包裹出血。

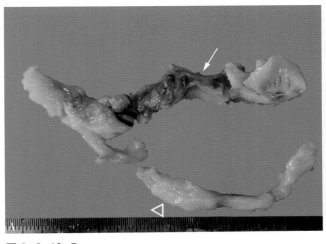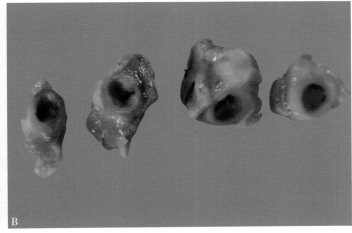

图 8-3-16-5
冠状动脉移植术后桥血管病变
A. 剥离的右冠状动脉（△）及其桥血管（↑）大体标本；B. 桥血管横断面。

（孙 洋 江 勇）

六、急性右心梗死

右冠脉血栓栓塞引发的急性右心梗死见图 8-3-16-6，患者，女性，45 岁。因"腹痛"在社区诊所就诊，输液时猝死。

尸检：体型偏胖，睑结膜充血，可见出血点，口唇及双手指甲发绀。左冠脉未见明显异常，右冠脉连续分段切开，见管腔内暗红色血凝块，管腔充盈，灰白灰红颜色不均。

镜下：右冠状动脉硬化，管壁增厚，管腔狭窄，管壁增厚处主要为纤维组织，冠状动脉管腔内可见连续性混合血栓，血栓染色不均，由粉染的珊瑚状血小板小梁、中性粒细胞以及红细胞构成，几乎完全堵塞管腔。右心室前壁可见部分心肌细胞核消失，心肌间质内局灶性炎细胞浸润，心肌波浪走行，呈急性缺血性改变。

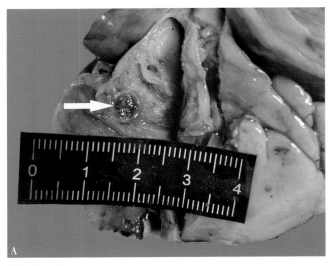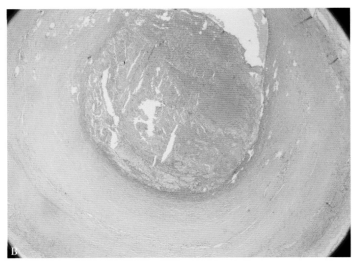

图 8-3-16-6
急性右心梗死
A. 右冠脉混合血栓急性右心梗死；B. 镜下右冠脉混合血栓。

（黄庆海　孙文平）

第十七节　心脏肿瘤及瘤样病变

心脏肿瘤有原发心脏肿瘤和继发性心脏肿瘤。原发心脏肿瘤以良性多见。良性原发心脏肿瘤包括黏液瘤、脂肪瘤、乳头状弹力纤维瘤、血管瘤、横纹肌瘤、纤维瘤、畸胎瘤等。恶性原发心脏肿瘤包括血管肉瘤、横纹肌肉瘤、纤维肉瘤、淋巴瘤、间皮瘤、平滑肌肉瘤和脂肪肉瘤等。

继发性心脏肿瘤多为恶性。包括：肺癌、乳腺癌、淋巴瘤、黑色素瘤、肝癌、食管癌、肾癌、静脉内平滑肌瘤病等。

一、心脏黏液瘤

心脏黏液瘤（cardiac myxoma）见图 8-3-17-1 及图 8-3-17-2。

如图 8-3-17-1 所示，患者，男性，45 岁，胸闷 1 个月。入院后完善各项检查，于全麻低温体外循环下行心脏肿瘤切除术。术中见左房肿瘤，蒂较宽，附着于房间隔卵圆孔位置。切除部分房间隔，带蒂完整摘除左房黏液瘤。图中所见为手术切除的病变肿瘤，球形肿物 1 枚，重 215g，有蒂部，宽基底，肿瘤表面光滑，切面大部分灰黄色胶冻状，实性、质软，部分区域红褐色、质软。

如图 8-3-17-2 所示，患者，男性，46 岁，因 1 个月前无明显诱因黑矇、晕厥，行心脏超声检查发现左心房黏液瘤。心脏超声示左房内占位，大小约 7.0 cm×2.7cm×3.6cm；呈分叶状、表面疏松；蒂较宽，连接于房间隔中下段；活动度大，舒张期通过二尖瓣进入左室；与二尖瓣无明显粘连。术中所见：左房占位，大小约 7cm×4cm，瘤蒂位于房间隔卵圆窝处，范围约 1.5cm×1cm。术后病理示：左心房黏液瘤。

【鉴别诊断】

（1）血栓、癌栓：左心房血栓多见于风湿性心脏病二尖瓣狭窄、心房颤动等疾病，血栓最常见于左心耳内，但也可附着于左心房其他部位。心脏超声可同时发现左心房内血流瘀滞、自发显影等征象。左心室血栓多见于心肌梗死合并室壁瘤或扩张型心肌病，多呈类圆形、回声均匀、可有一定的活动度。右心房内可见下腔静脉癌栓延续或附着于下腔静脉瓣。附壁血栓与黏液瘤较易鉴别，活动性血栓活动度大，位置不固定，无蒂，切面层状。血栓、癌栓与黏液瘤的鉴别还要结合病史、合并症状等。

（2）脂肪瘤：可发生于心内膜下、心肌层或心包内，心腔内者通常有完整的包膜，稍高回声、实质性，基底较宽，无明显的活动度。有学者认为房间隔处局部脂肪组织增生不属于脂肪瘤范围，但可致心律失常。

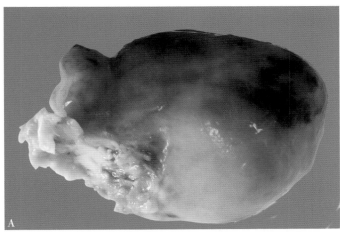

图 8-3-17-1
心脏黏液瘤大体标本
A. 标本表面；B. 标本切面。

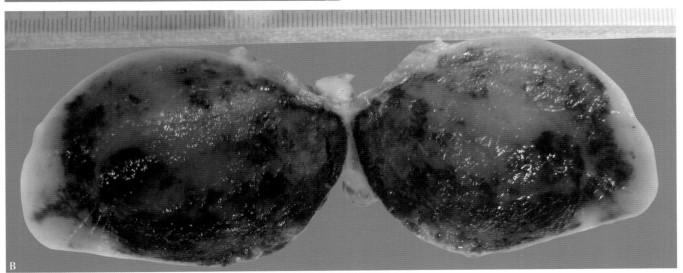

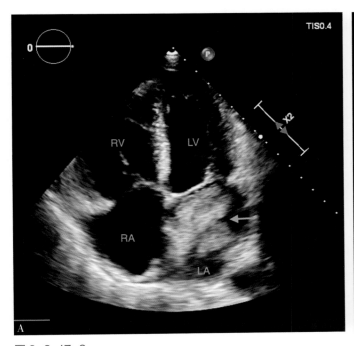
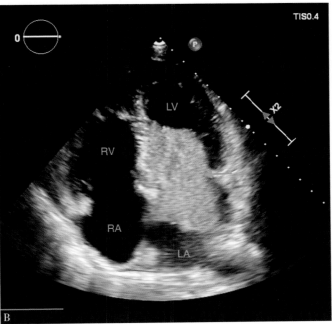

图 8-3-17-2
左心房黏液瘤
A、B. 左心房黏液瘤心脏超声。
LA：左心房；LV：左心室；RA：右心房；RV：右心室；箭头所示左心房黏液瘤。

（3）肉瘤：瘤体形态常不规则，沿心腔内蔓延生长并向心壁内浸润生长，瘤体较固定，常因伴出血坏死而呈腐肉样。

（孙　洋　江　勇　程蕾蕾　李　政）

二、乳头状纤维弹力瘤

乳头状纤维弹力瘤（papillary fibroelasma）见图8-3-17-3及图8-3-17-4。

如图8-3-17-3所示，患者，男性，65岁，体检发现二尖瓣前叶占位。心脏超声示二尖瓣前叶腱索可见稍高回声占位，大小约0.7cm×0.7cm；呈绒球状，质地疏松；活动度较大，随二尖瓣前叶启闭甩动。术中所见：二尖瓣前叶A2区左室面占位，直径约0.7cm。术后病理示：乳头状弹力纤维瘤。

如图8-3-17-4所示，患者，男性，66岁，心前区闷痛伴乏力3个月。患者入院后完善检查，在全麻、低温体外循环下行冠状动脉旁路移植术，术中见右房肿物大小约3cm×2cm×2cm，无包膜，蒂位于房间隔卵圆窝处，与周围组织无粘连，带蒂彻底切除肿物。图中所示为手术切除的肿物，大小2.5cm×2.6cm×2.4cm，表面呈细绒毛状，蒂部灰白，面积0.5cm×0.3cm，质中。组织学肿瘤由较多乳头组成，乳头中间部为纤维组织，其中散在较多弹力纤维，乳头表面被覆内皮细胞。

【鉴别诊断】

（1）黏液瘤：黏液瘤一般较大，质地疏松，形态不规则或呈分叶状，活动度大，常通过宽蒂连接于房间隔卵圆窝处。肿瘤表面可表现为分叶状、指状或绒毛状，绒毛较粗，镜下肿瘤细胞条索状或环管样排列，瘤细胞周围较多黏液，不形成弹力纤维轴心的乳头状结构。

（2）心内膜炎、赘生物：细菌性赘生物患者多有发热病史，心脏超声表现为条带状、团块状占位，连接于瓣膜；并可发现瓣膜增厚、穿孔或脓腔形成等征象。特殊类型的心内膜炎、赘生物包括系统性红斑狼疮的疣状心内膜炎（Libman-Sacks），Lambl's赘生物。其特征性病损为赘生物形成，赘生物灰黄、质脆，组织学可见瓣叶坏死，大量中性粒细胞浸润，纤维素性血栓形成，可查见致病菌。

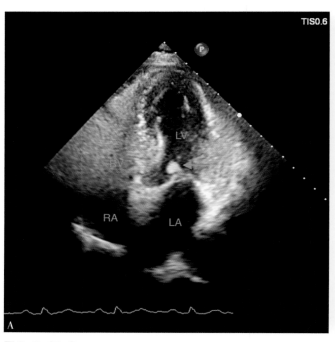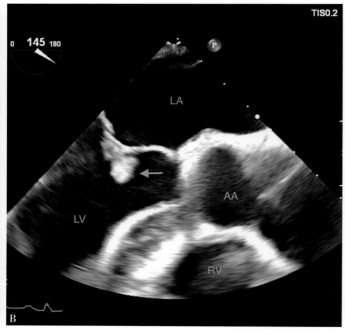

图8-3-17-3
乳头状弹力纤维瘤
A、B. 心脏超声。
LA：左心房；LV：左心室；RA：右心房；RV：右心室；AA：升主动脉，箭头示二尖瓣前叶乳头状弹力纤维瘤。

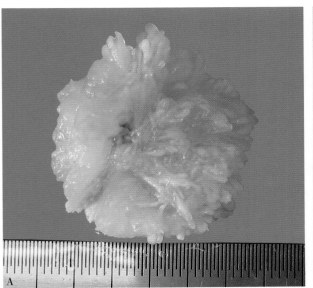
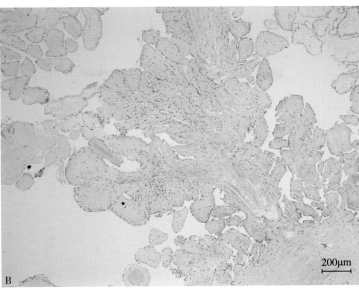

图 8-3-17-4
乳头状纤维弹力瘤
A. 大体标本，海葵样外观；B. 组织学检查，肿瘤为多分支乳头状（HE，×50）。

（3）钙化结节：瓣膜钙化多见于老年人、肾功能不全患者、血脂、血钙异常患者；呈结节状，但钙化结节多位于瓣体、较小，活动度较小，无蒂，瓣膜可有功能性异常（狭窄或反流）。

（程蕾蕾　李　政　孙　洋　江　勇）

三、血管瘤

血管瘤（hemangioma）见图 8-3-17-5。

如图 8-3-17-5 所示，患者，男性，66 岁，发现心脏肿物 3 个月。入院完善相关检查后，在全麻低温体外循环下行右室肿物摘除术，切开右房和右室流出道，探查见右室肿物约 35mm×35mm×30mm 大小，包膜完整，囊性，囊壁质地均匀唇样硬，蒂宽约 35mm×30mm 大小，附着于右室流出道游离壁肌肉上，完整切除。图中所见为手术切除的病变肿瘤，肿瘤一侧为心内膜，表面光滑，另一侧为心肌剥离面，切面呈海绵状。组织学证实为血管瘤。

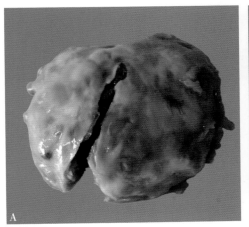
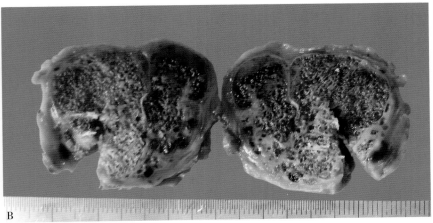

图 8-3-17-5
血管瘤
A. 大体标本表面；B. 大体标本切面。

【鉴别诊断】

（1）血管畸形：常表现为内皮下肿块，质地柔软，肿块内可有栓子，镜下管腔由扁平的、静止的内皮细胞形成衬里，为单层，基底膜薄，管壁发育不良。

（2）血管肉瘤：呈浸润性生长，易出血和破溃，切面呈囊实性，镜下见瘤细胞多呈梭形、多形性、类内皮细胞样，核大，深染，核分裂较多。

（孙 洋 江 勇）

四、血管肉瘤

血管肉瘤（cardiac angiosarcoma）见图 8-3-17-6，患者，男性，43 岁，眼睑、双下肢水肿，微量蛋白尿 1 个月余，查心脏超声示右心房占位。心脏超声示：右心房可见囊实性占位，大小约 4.9cm×4.5cm，壁薄，囊壁活动度较大，附着于右房心游离壁且分界不清。心脏磁共振示该占位不均匀强化。术中见右心房明显增大，其内见飘带影及破口，形成假腔，可见血栓附着。术后病理示：间叶源性恶性肿瘤，于心肌间呈浸润生长，结合免疫组化结果，考虑血管肉瘤。

【鉴别诊断】

（1）右心房血栓：多发生于房颤患者、三尖瓣狭窄、三尖瓣置换术后狭窄患者，活动度较小，心脏超声可同时发现右心房或双心房内血流瘀滞、自发显影等征象。

（2）右心房黏液瘤：右心房血管肉瘤多无蒂，通过宽基底附着于右心房游离壁；可向外侵犯心包致心包积液，可侵犯三尖瓣。而右房黏液瘤多通过宽蒂附着于房间隔，活动度大，较少浸润心肌、瓣膜、心包。

（3）右心房癌栓：右心房癌栓多通过下腔静脉延续而来，患者有腹部或盆腔肿瘤病史。

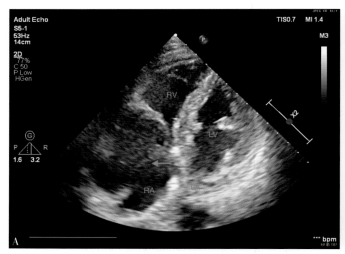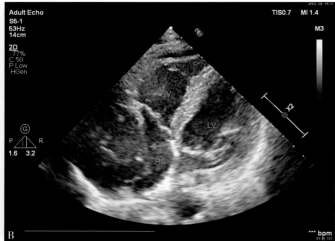

图 8-3-17-6
右心房血管肉瘤
A、B. 心脏超声。
LA：左心房；LV：左心室；RA：右心房；RV：右心室；箭头示右心房血管肉瘤。

（程蕾蕾 李 政）

五、右心房癌栓

右心房癌栓（right atrial cancer embolus from hepatocarcinoma）见图 8-3-17-7，患者，男性，64 岁，发现肝左叶恶性肿瘤 1 周，入院行腹部 MRI 检查示肝左叶近膈顶占位，侵犯邻近肝静脉，下腔静脉内癌栓。超声心动图示下腔静脉近右心房处及右房内可见等回声占位，凸入右心房部分大小约 2.2cm×1.5cm。

【鉴别诊断】

（1）右心房血栓：多发生于房颤患者、三尖瓣狭窄、三尖瓣置换术后狭窄患者，活动度较小，心脏超声可同时发现右心房或双心房内血流瘀滞、自发显影等征象。

（2）右心房黏液瘤：多通过宽蒂附着于房间隔，活动度大，较少浸润心肌、瓣膜、心包。

（3）右心房血管肉瘤：右心房血管肉瘤多无蒂，通过宽基底附着于右心房游离壁；可向外侵犯心包致心包积液，可侵犯三尖瓣。

（4）静脉内平滑肌瘤病：该病十分罕见，瘤体侵入右房内部分可有一定的活动度，其内回声不均匀。腹盆部 CT 和 MRI 发现子宫、附件多发肌瘤，下腔静脉、心脏、肺动脉内占位，对该病的诊断具有十分重要的辅助价值。

（程蕾蕾　李　政）

六、静脉内平滑肌瘤病延续至右心房

静脉内平滑肌瘤病延续至右心房（intravenous leiomyomatosis，IVL）见图 8-3-17-8，患者，女性，49 岁，侧卧胸闷 3 个月余，行心脏超声检查示下腔静脉及右房占位。超声心动图示：下腔静脉及右心房内见不规则占位，右房内部分呈空心囊腔样结构，大小约 4.1cm×3.1cm，活动度较大，舒张期部分堵塞三尖瓣口。术中见：右心房内长条状尖端逐渐变细的肿块，由下腔静脉进入右心房，并经三尖瓣进入右心室。术后病理示：平滑肌瘤，结合病史及影像学资料，符合静脉内平滑肌瘤病特征。

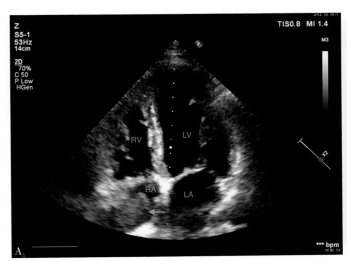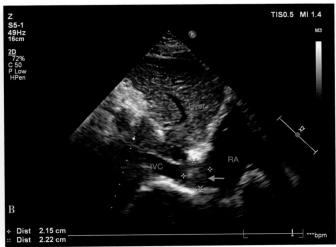

图 8-3-17-7
右心房癌栓
A、B. 超声心动图
LA：左心房；LV：左心室；RA：右心房；RV：右心室；IVC：下腔静脉；箭头示下腔静脉及右心房癌栓。

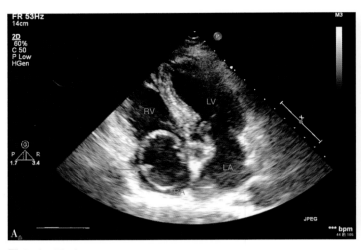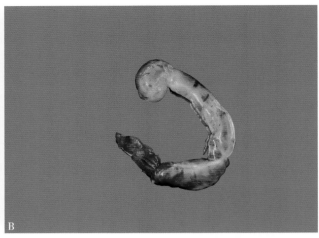

图 8-3-17-8
静脉内平滑肌瘤病延续至右心房
A. 静脉内平滑肌瘤病延续至右心房；B. 静脉内平滑肌瘤病大体标本，上缘膨大部位为突入右心房部分。
LA：左心房；LV：左心室；RV：右心室；箭头示右心房内平滑肌瘤。

【鉴别诊断】

（1）右心房血栓：多发生于房颤患者、三尖瓣狭窄、三尖瓣置换术后狭窄患者，活动度较小，心脏超声可同时发现右心房或双心房内血流瘀滞、自发显影等征象。

（2）右心房黏液瘤：多通过宽蒂附着于房间隔，活动度大，较少浸润心肌、瓣膜、心包。

（3）右心房血管肉瘤：右心房血管肉瘤多无蒂，通过宽基底附着于右心房游离壁；可向外侵犯心包致心包积液，可侵犯三尖瓣。

（程蕾蕾　李　政）

七、食管癌左心室转移

食管癌左心室转移（left ventricular metastasis from esophageal cancer）见图 8-3-17-9，患者，男性，48 岁，因无明显诱因右踝关节、左膝关节肿痛 3 个月，进食梗阻感 2 个月，于当地医院查胃镜示食管中段恶性肿瘤。超声心动图示：A_1、A_2 示左室基底段下壁、下侧壁处占位，形状不规则，基底宽，无明显活动度；PET-CT 检查示该处高代谢；B_1、B_2 示抗肿瘤治疗（未溶栓或抗凝）后该占位消失。

【鉴别诊断】

（1）左心室血栓：多见于心肌梗死合并室壁瘤或扩张型心肌病，多呈类圆形、回声均匀、可有一定的活动度。

（2）左心室黏液瘤：类圆形或分叶状，多有较大的活动度。

（程蕾蕾　李　政）

八、瘤样病变

瘤样病变（tumorlike lesions）并不是真性肿瘤，但在大体形态上或影像图像上易误诊为肿瘤。包括血栓、钙化假瘤等。

如图 8-3-17-10 所示，患者，女性，71 岁，发现心房占位半个月。完善术前检查后，行左房肿物清除术，图中所见为手术切除的肿物，表面光滑，切面呈层状，质软。组织学证实为心房血栓（atrial thrombus）。

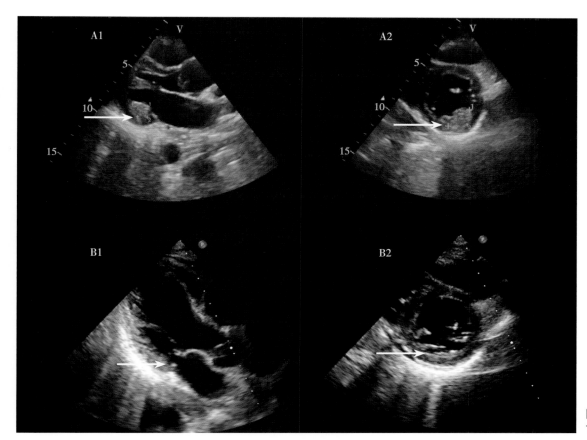

图 8-3-17-9
食管癌左心室转移

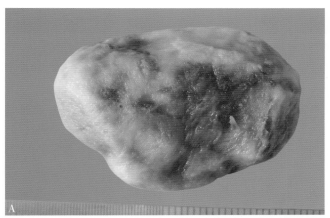

图 8-3-17-10
心房血栓
A. 大体标本表面；B. 血栓切面，呈层状。

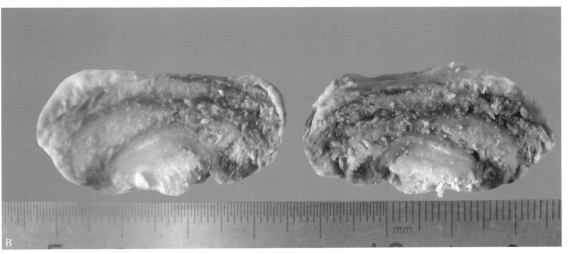

【鉴别诊断】

（1）心房黏液瘤：瘤体大小和形状不一，可为圆形也可为分支状，多数有蒂，也可有较宽的基底部，瘤体的表面常光滑，少数可有血栓附着，典型的黏液瘤区域呈半透明胶冻状或黏液状，触感柔软，钙化区质硬，出血及纤维化重者质韧，切面无分层结构。

（2）钙化性假瘤：瘤体灰白、质硬，切之有沙粒感，组织学表现为增生的纤维组织、钙化及骨化结构。

（孙　洋　江　勇）

第四章　肺

第一节　肺结核

最新的《WS 196—2017 结核病分类》标准由国家卫生和计划生育委员会于 2018 年 5 月正式实施。结核病分三大类：结核分枝杆菌潜伏感染者，活动性结核病，非活动性结核病。活动性结核病按部位分肺结核和肺外结核。肺结核指结核病变发生在肺、气管、支气管和胸膜等部位，分为以下 5 种类型：①原发性肺结核：包括原发综合征及胸内淋巴结结核（儿童尚包括干酪性肺炎和气管、支气管结核）；②血行播散性肺结核：包括急性、亚急性、慢性血行播散性肺结核；③继发性肺结核：包括浸润性肺结核、结核球、干酪性肺炎、慢性纤维空洞性肺结核和毁损肺等；④气管、支气管结核：包括气管、支气管黏膜及黏膜下层的结核病；⑤结核性胸膜炎：包括干性、渗出性胸膜炎和结核性脓胸。

一、原发性肺结核

原发性肺结核（primary pulmonary tuberculosis）见图 8-4-1-1，患儿，男性，1 岁，咳嗽、发热。图 8-4-1-1 A 及图 8-4-1-1 B 示左肺下叶结节样实变伴高密度钙化灶，结核性淋巴管炎索条影。图 8-4-1-1 C 示左下肺门肿大淋巴结伴钙化，以上构成原发性肺结核典型影像表现为"哑铃征"。

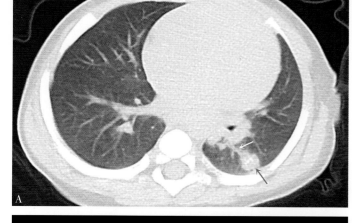
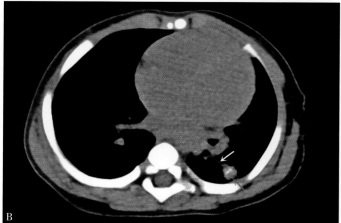
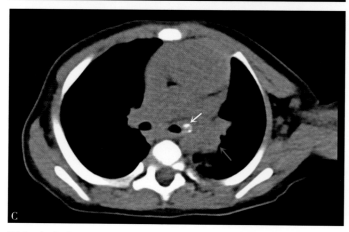

图 8-4-1-1
原发性肺结核肺部 CT
A、B. 左肺下叶结节样实变伴高密度钙化灶，结核性淋巴管炎索条影；C. 左下肺门肿大淋巴结伴钙化。

【鉴别诊断】

肺癌：发病年龄较原发性肺结核大，癌性结节外形常不规则，多呈浅分叶状，周边毛糙多有短毛刺，壁厚薄不均，壁内多不光整，邻近胸膜常有胸膜牵拉征，肺癌强化较肺结核明显，多呈中度以上强化。原发性肺结核影像表现为"哑铃型"，包括原发病灶、肺门淋巴结结核、结核性淋巴管炎。

（亓会翔　马　睿）

二、血行播散性肺结核

血行播散性肺结核（hematogenous disseminated pulmonary tuberculosis）见图 8-4-1-2，患者，男性，20 岁，发热，咳嗽。肺部 CT 示双肺散在粟粒样微小结节，以右肺胸膜下居多，双侧少量胸水。

【鉴别诊断】

肺结节病：肺内结节主要沿淋巴管周围分布的小结节，包括胸膜下结节，支气管血管束周围结节，小叶间隔结节，叶间裂结节。急性血行播散性肺结核（急性粟粒型肺结核）CT 特点为：分布、大小、密度均匀粟粒样结节。亚急性、慢性血行播散性肺结核 CT 特点为：分布、大小、密度不均匀，中上肺野为主。肺门气管旁对称性淋巴结肿大，边缘清楚光滑，无融合，密度均匀，而淋巴结结核易肿大，融合与坏死。

（亓会翔　马　睿）

三、继发性肺结核

继发性肺结核（secondary pulmonary tuberculosis）见图 8-4-1-3。

如图 8-4-1-3 所示，患者，男性，30 岁，高热，咳黄痰十余天。轴位 CT 右肺上叶尖段簇状 - 结节状实变及小空洞伴支气管壁厚、轻度扩张。

如图 8-4-1-4 所示，患者，男性，33 岁，肺结核治疗 1 年半。图 8-4-1-4 A、图 8-4-1-4 B 为 CT 轴位像，可见右肺尖实性小结节（类似结核球）伴胸膜粘连、周围少许实变。图 8-4-1-4 C 示右肺尖病灶出现小空洞，内壁光滑。图 8-4-1-4 D 为经一年半治疗后，原病灶处仅残留小钙化灶。

【鉴别诊断】

（1）肺脓肿：多呈厚壁空洞，急性脓肿空洞周围可见磨玻璃影，空洞内可见气液平，内壁较光滑。肺脓肿强化多呈环形强化。急性脓肿白细胞常升高，畏寒、高热，胸痛气急、全身中毒症状。

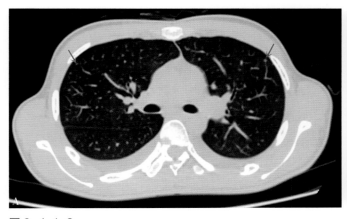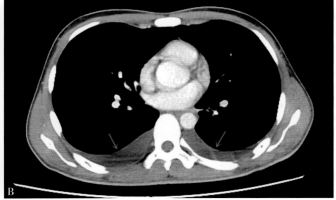

图 8-4-1-2
血行播散性肺结核
A. CT 肺窗；B. CT 纵隔窗

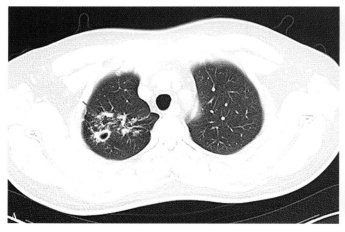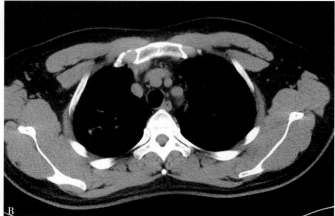

图 8-4-1-3
继发性肺结核
A. CT 肺窗；B. CT 纵隔窗

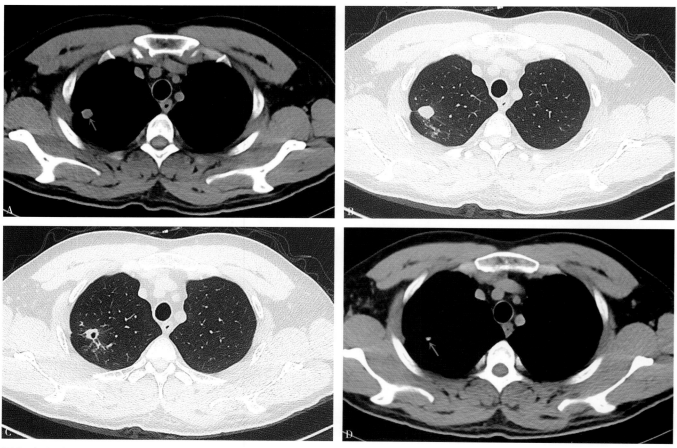

图 8-4-1-4
继发性肺结核治疗前后
A. CT 轴位像；B. CT 轴位像；C. 肺尖小空洞；D. 治疗后 CT。

（2）空洞型肺癌：病灶可发生于任何肺叶，多为较大空洞或偏心空洞，洞壁厚薄不均匀，呈波浪状或分叶形，内壁不规则或呈结节状突起，洞周边可见切迹、毛刺；空洞变化在 1～2 个月内进行性增大，邻近胸膜多见胸膜皱缩征，晚期可见肺门淋巴结肿大、胸腔积液及肺野播散病灶。而结核性空洞有两种改变：一种影像上表现多发性，呈"蜂窝状"，易与癌性空洞区分。另一种为单发性，一般在 2cm 以上，其特征是：①壁薄、内壁较光整、无壁结节；②空洞四周均匀，空洞无偏心改变；③周围有结核卫星病灶，如纤维索条、斑点及钙化影等。

（亓会翔　马　睿）

四、气管、支气管结核

气管、支气管结核（tracheobronchial tuberculosis）如图 8-4-1-5 所示，患者，男性，22 岁，咳嗽、发热 1 个月伴咯血。图 8-4-1-5 A 可见左肺上叶支气管壁厚阻塞伴上叶实变，内见多发无壁小空洞（提示干酪性肺炎）。

【鉴别诊断】

支气管肺癌：起自支气管黏膜上皮，多向腔内及壁外肺组织同时生长，表现为支气管截断或偏心性狭窄。而支气管结核则表现为支气管管壁不规则增厚，以外生生长为主，累及管壁较长，局部可形成肿块（肉芽肿），管壁环形增厚，管腔可以局限性狭窄。

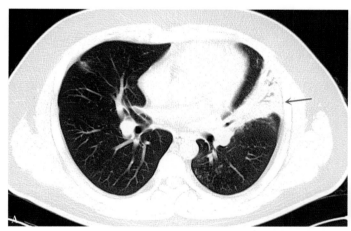
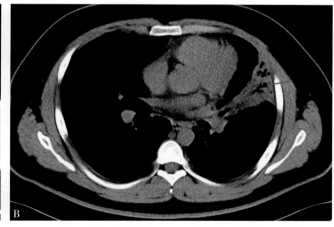

图 8-4-1-5
气管、支气管结核

（亓会翔　马　睿）

五、结核性胸膜炎

结核性胸膜炎（tuberculous pleurisy）结核菌及其代谢产物进入处于高度过敏状态的胸膜腔中所引起的胸膜炎症。结核性胸膜炎治疗前后对比如图 8-4-1-6 所示，患者，男性，34 岁，因左胸痛伴发热，结核性胸膜炎治疗 5 个月。图 8-4-1-6 A 示 CT 肺窗左斜裂胸膜均匀增厚；图 8-4-1-6 B 示 CT 纵隔窗左侧胸膜增厚伴少量液气胸，局部见引流管头端，左胸廓略塌陷，左肺体积缩小。图 8-4-1-6 C、D 示治疗 3 个月后胸水消失，左胸膜呈球形增厚凸向肺内；图 8-4-1-6 E、F 示治疗 5 个月后，左胸膜病灶明显缩小。

【鉴别诊断】

弥漫性胸膜间皮瘤：CT 以广泛胸膜增厚为主，胸膜增厚可见多发结节，肋骨骨质破坏，患侧胸廓不同程度进行性塌陷。抽液后胸腔积液增加较快。而结核性胸膜炎以壁层胸膜增厚为主，胸膜面光滑。

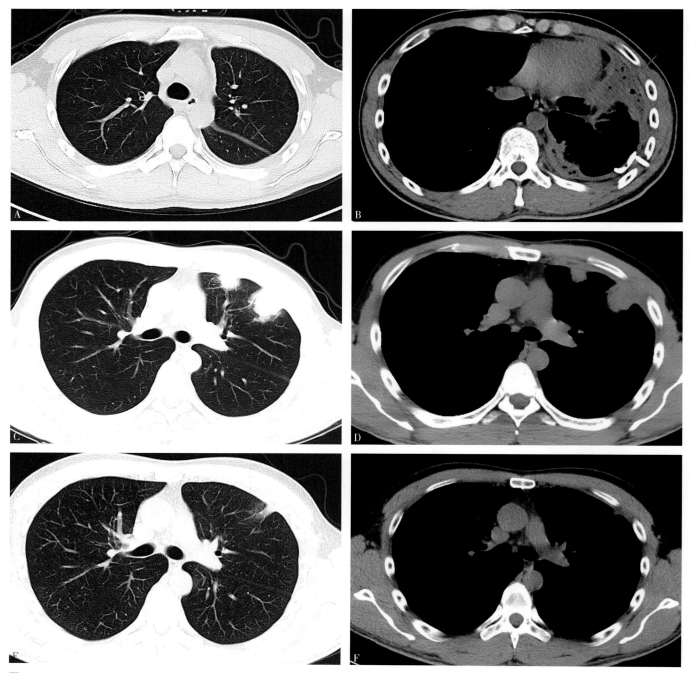

图 8-4-1-6
结核性胸膜炎治疗前后对比

（亓会翔　马　睿）

六、肺结核球

肺结核球（tuberculoma）如图 8-4-1-7 所示，患者，男性，45 岁，低热、乏力 1 周。切开肉眼观可见囊壁内干酪样坏死部分，胸部 CT 表现为右肺下叶大小约 30mm×21mm 实性结节，中间似见空泡，边界尚清。

【鉴别诊断】

（1）浸润性肺癌：肺癌典型特征有毛刺、分叶、胸膜凹陷及血管集束征，与非钙化型肺结核球常需鉴别。

（2）肺真菌球：曲霉菌球多见于免疫力低下的患者，长期应用抗生素或免疫抑制剂等，与结合球常需鉴别。

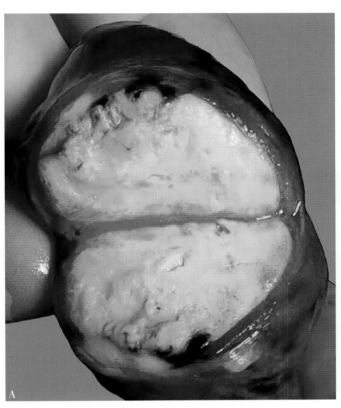

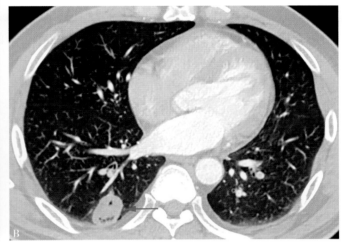

图 8-4-1-7
肺结核球
A. 右肺下叶结核切开肉眼观；B. 右肺下叶结核胸部 CT。

（史文松　赵晓刚）

七、慢性纤维空洞性肺结核

慢性纤维空洞性肺结核（chronic fibrotic cavitary tuberculosis）如图 8-4-1-8 所示，肺切面上叶可见一个直径约 3cm 的陈旧性空洞，空洞壁由于结缔组织增生而厚薄不均，空洞内壁粗糙，可见淡黄色干酪样坏死物。周围肺组织可发生纤维组织增生，伴局部胸膜增厚。

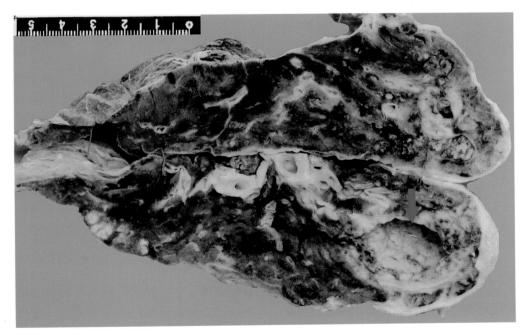

图 8-4-1-8
慢性纤维空洞性肺结核

（孔灵玲）

八、干酪性肺炎

干酪性肺炎（caseous pneumonia）如图 8-4-1-9 所示，病变肺组织体积增大，质实，切面可见多个灰黄色干酪样坏死灶，干酪样坏死脱落，形成多个空洞。肺上叶为一个形状不规则的陈旧空洞（蓝色箭头所示），洞壁由于结缔组织增生而厚薄不一，有的地方较厚（红色箭头所示），可达 3 ~ 4mm。镜下见 3 个干酪样坏死灶，呈红染、无结构、细颗粒的彻底坏死，坏死灶之间几乎没有正常组织。

（孔灵玲）

九、急性肺粟粒性结核病

急性肺粟粒性结核病（acute pulmonary miliary tuberculosis）如图 8-4-1-10 所示，标本为儿童肺脏，双肺表面及切面均可见大量粟粒大小、均匀一致、弥漫分布的灰白或灰黄色小结节，结节呈圆形，境界清楚。

（孔灵玲）

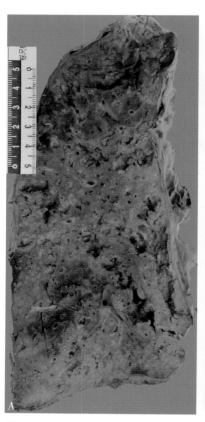
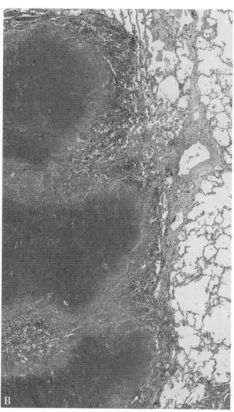
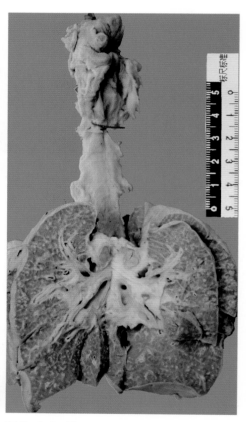

图 8-4-1-9
干酪性肺炎
A. 大体标本；B. 镜下。

图 8-4-1-10
急性肺粟粒性结核病

第二节　肺外结核

一、淋巴结结核

淋巴结结核（lymph node tuberculosis）见图 8-4-2-1，多个淋巴结体积肿大，相互粘连；切面可见淋巴结有不同程度的结核性病变，有的已形成黄白色的干酪样坏死（图 8-4-2-1 A）。镜下见淋巴结结构破坏，可见多处均匀、红染、无结构的干酪样坏死灶（图 8-4-2-1 C）；病灶内还可见朗格汉斯细胞（图 8-4-2-1 B）。

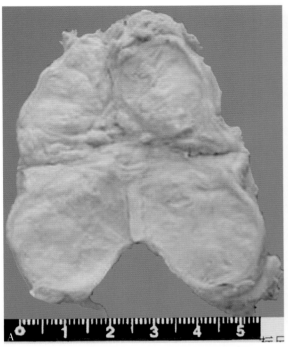
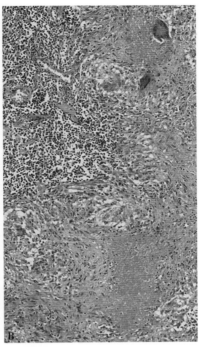
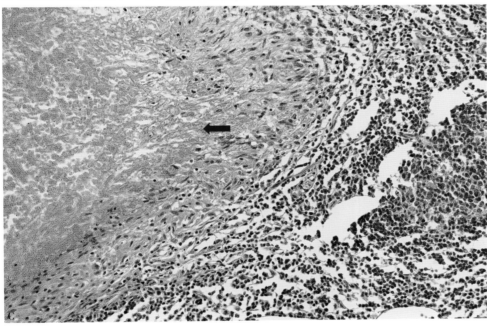

图 8-4-2-1
淋巴结结核
A. 大体标本；B、C. 镜下。

（孔灵玲）

二、肠结核

肠结核（intestinal tuberculosis）又称结核性肠炎（tuberculous enteritis），一般分为增殖型、溃疡型和混合型三种类型。

（一）增殖型肠结核

增殖型肠结核（intestinal tuberculosis of proliferative type）是肠结核的一种病理类型。病理病变以增殖为主。多见于回盲部（图 8-4-2-2）。回肠标本沿长轴剖开，病变处肠壁明显增厚，其一是由于黏膜增生，形成多个细长的息肉突入肠腔内，其二是因为肠壁内大量结核肉芽组织形成和纤维组织增生，致肠腔明显狭窄（图 8-4-2-2 A）。黏膜下层见 2 个结核肉芽肿形成（蓝色箭头），肉芽肿中可见多个大细胞（红色箭头所示），胞质丰富、红染，有十几甚至几十枚核，被称为朗格汉斯细胞（图 8-4-2-2 B）。

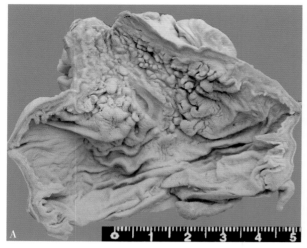
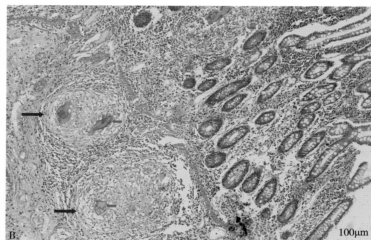

图 8-4-2-2
增殖型肠结核
A. 大体标本；B. 镜下。

（孔灵玲）

（二）溃疡型肠结核

溃疡型肠结核（intestinal tuberculosis of ulcerative type）是肠结核的一种病理类型。病理病变以溃疡为主。病变发展可形成肠道穿孔或瘘管（图 8-4-2-3）。肠壁溃疡呈环状，其长轴与肠腔长轴垂直，溃疡边缘不齐，深度较浅。

（张红霞）

三、脾结核

脾结核（splenic tuberculosis）见图 8-4-2-4，患者脾体积增大，切面见大小不等、分布不均匀的灰黄色结节，大的结节直径可达 0.8cm，小的结节直径仅 0.1～0.2cm；有的大结节的中心区可见坏死组织脱落。

（孔灵玲）

四、肾结核

肾结核（renal tuberculosis）见图 8-4-2-5，病变肾脏体积增大，形状不规则。切面可见数个大小不等的干酪样坏死灶，多数坏死已经脱落形成急性空洞，洞壁粗糙，凸凹不平，内壁有残留的干酪样坏死。

（孔灵玲）

五、关节结核

关节结核（joint tuberculosis）见图 8-4-2-6，患者膝关节股骨骨骺端可见一淡黄色干酪样坏死区。

（张红霞）

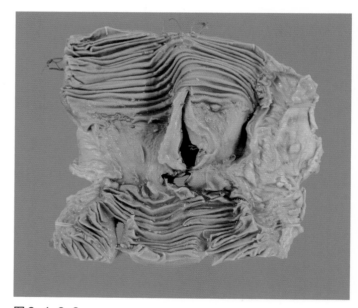

图 8-4-2-3
溃疡型肠结核

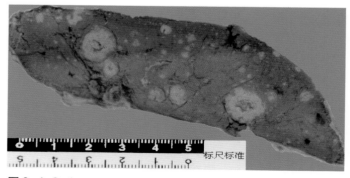

图 8-4-2-4
脾结核

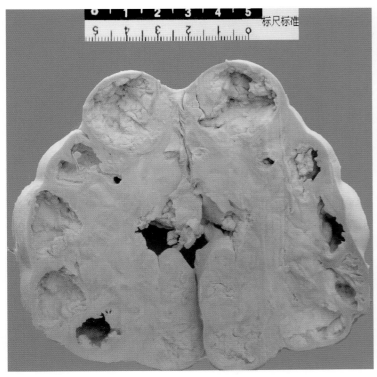
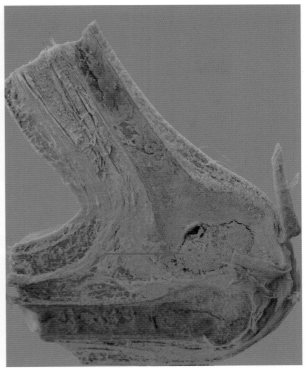

图 8-4-2-5
肾结核

图 8-4-2-6
关节结核标本

第三节　肺癌

　　肺癌（lung cancer）又称支气管肺癌，是原发于支气管上皮、细支气管肺泡上皮及腺体的恶性肿瘤。大体病理形态分中央型、周围型。有鳞状细胞癌、小细胞癌、腺癌、大细胞癌四种常见的病理组织类型。

一、中央型肺癌

　　中央型肺癌（central lung cancer）位于肺段支气管水平以上的肺癌。影像学上靠近肺门和纵隔；以小细胞肺癌、鳞癌多见。

　　如图 8-4-3-1 所示，患者，女性，67 岁，咳嗽、胸闷 2 周。CT 平扫见左肺上叶支气管开口处软组织肿块（箭头所示），尖段支气管阻塞、未见显示；增强 CT 示肿块不均匀强化，左肺动脉受侵犯（病理：小细胞癌）。化疗 1 个月后复查 CT 平扫，肿块明显变小，尖段支气管开口显示（箭头所示）。

　　如图 8-4-3-2 所示，肺门处可见一灰白色、质硬结节状肿物，包绕支气管。切面可见肿物无包膜，向周围呈浸润性生长，破坏或阻塞支气管腔。

【鉴别诊断】

　　（1）支气管结核：支气管狭窄、壁增厚，常有钙化及播散灶，肺不张可复张。

　　（2）纵隔淋巴瘤：青年多见，常双侧肺门受累，支气管外压性狭窄，非截断。

（吴君平　马　睿　张晓芳　郏鲁军）

二、周围型肺癌

　　周围型肺癌（peripheral lung cancer）位于三级支气管以下、呼吸性细支气管以上的肺癌。以腺癌、鳞癌多见。

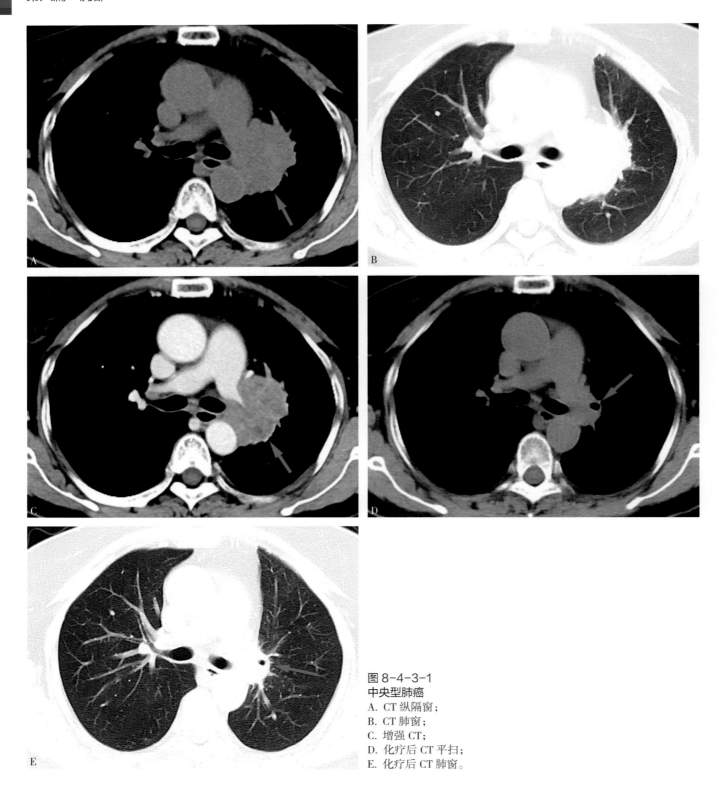

图 8-4-3-1
中央型肺癌
A. CT 纵隔窗；
B. CT 肺窗；
C. 增强 CT；
D. 化疗后 CT 平扫；
E. 化疗后 CT 肺窗。

　　如图 8-4-3-3 所示，患者，男性，72 岁，CT 年度查体发现右肺尖结节逐年增大。CT 平扫见右肺上叶尖段不规则形微小结节，纵隔窗不能显示；一年后复查 CT 结节较前略大，轻微毛刺征；两年后复查 CT 结节明显增大呈分叶状肿块，边缘毛刺征。

　　如图 8-4-3-4 所示，肺组织一叶，近胸膜处可见一灰白灰褐结节样肿物，无包膜，与周围组织界限欠清，肿物质脆易碎，中央坏死形成囊腔。

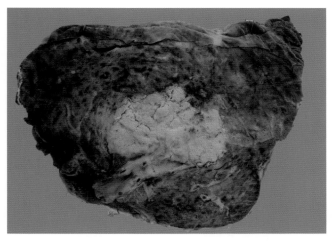

图 8-4-3-2
中央型肺癌大体标本

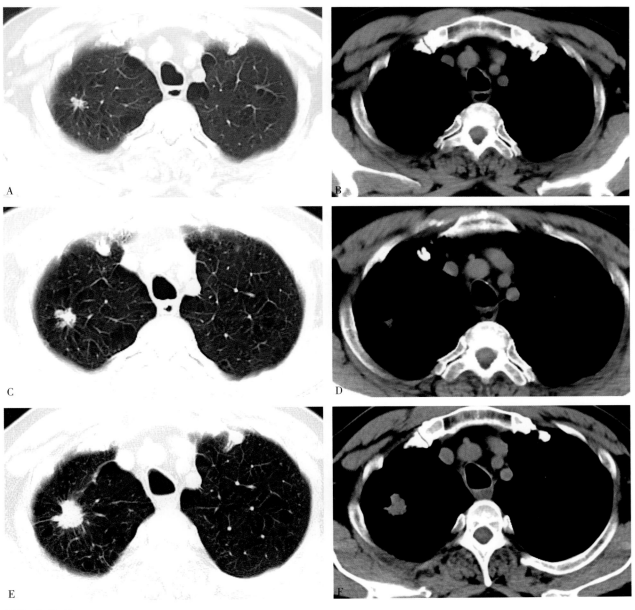

图 8-4-3-3
周围型肺癌
A、B. CT 平扫；C、D. 一年后 CT；E、F. 两年后 CT。

【鉴别诊断】

（1）结核球：边缘光整，常伴钙化，肺门或纵隔淋巴结钙化，无强化或环形强化。

（2）炎性假瘤：青壮年发病，下呼吸道感染史，肺野外围，边缘光整，明显强化。

（3）错构瘤：边缘光整，密度不均，含脂肪或爆米花样钙化，分隔样轻度强化。

（4）硬化性肺泡细胞瘤：中年女性多见，边缘光滑，明显强化，血管贴边征。

（吴君平　马　睿　张晓芳　邴鲁军）

第四节　肺结节

肺结节（pulmonary nodule）指肺部影像上各种大小、边缘清楚或模糊、直径小于等于 3cm 的局灶性圆形致密影。有些肺结节长期临床随访无变化，而一部分肺结节变化较快，几乎成了早期肺癌的代名词。

一、肺原位腺癌

肺原位腺癌（pulmonary adenocarcinoma in situ）见图 8-4-4-1，患者，女性，62 岁，体检发现右肺上叶结节 2 年余。切开肉眼观可见肿瘤成分局部发白，与周围组织相似，影像学呈纯磨玻璃结节，边界清晰，中间似见血管穿行，大小约 11mm×7mm，CT 值 −600HU 左右，似有点状偏实性成分。病理结果示肺原位腺癌。

【鉴别诊断】

不典型腺瘤样增生：边界较原位腺癌模糊，无肿瘤微血管成象征，CT 值多在 −600HU 左右，属癌前病变，可多年不变，如 CT 值增加 100HU 左右或出现肿瘤微血管成象征多提示向原位腺癌演变。

（史文松　赵晓刚）

二、微浸润性腺癌

微浸润性腺癌（microinvasive adenocarcinoma，MIA）见图 8-4-4-2，患者，女性，30 岁，体检发现右肺下叶结节 2 年。右肺下叶大小 8mm×8mm 纯磨玻璃结节，CT 值 −360HU 左右，似见细小毛刺。病理结果示微浸润性腺癌。

【鉴别诊断】

原位腺癌：原位腺癌 CT 值多在 −600HU 左右，多无实性成分。

（史文松　赵晓刚）

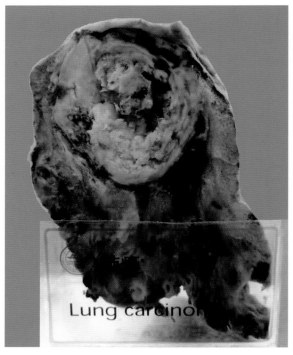

图 8-4-3-4
周围型肺癌大体标本

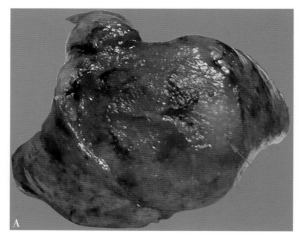

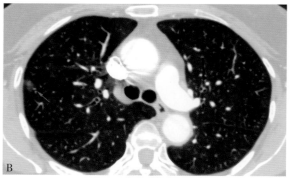

图 8-4-4-1
肺原位腺癌
A. 右肺上叶原位腺癌切开肉眼观；
B. 右肺上叶原位腺癌胸部 CT。

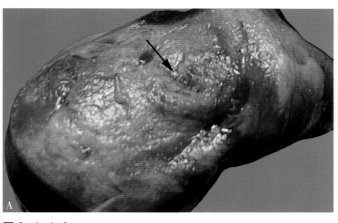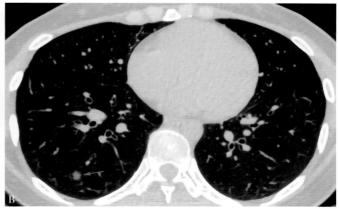

图 8-4-4-2
微浸润性腺癌
A. 右肺下叶微浸润腺癌切开肉眼观；B. 右肺下叶微浸润腺癌胸部 CT。

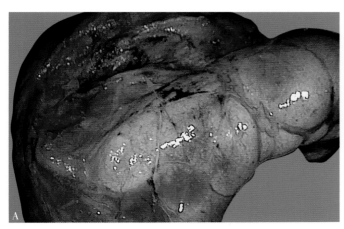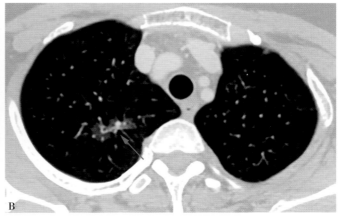

图 8-4-4-3
右肺上叶浸润性腺癌
A. 右肺上叶浸润性腺癌肉眼观；B. 右肺上叶浸润性腺癌胸部 CT 表现混合密度结节。

三、浸润性腺癌

浸润性腺癌（invasive adenocarcinoma，IA）见图 8-4-4-3，患者，女性，48 岁，体检发现右肺上叶结节半月。右肺上叶鱼肉状肿瘤成分与鲜红色肺组织形成鲜明对比，CT 上显示混合密度结节，边界清晰，分叶状，可见细毛刺及增粗血管，大小 27mm×9mm，其中实性成分约占整体 1/3 左右。病理结果示浸润性腺癌。

【鉴别诊断】

肺炎：肺部局限性炎症通常伴有周围充血水肿带，胸部 CT 上表现为边界不清晰的磨玻璃影，而肿瘤性病变为膨胀性生长，未突破小叶间隔前沿间隔壁生长，通常边界清晰，随着肿瘤的生长，逐渐表现出肿瘤恶性特征：分叶征、毛刺征、血管集束征、胸膜牵拉凹陷、支气管截断等。

（史文松　赵晓刚）

四、错构瘤

错构瘤（hamartoma）见图 8-4-4-4，患者，男性，66 岁，体检发现右肺下叶结节 3 个月余。切开肉眼观可见软骨成分，较硬，与周围组织分界清晰，CT 上表现为实性结节影，呈小分叶状，大小约 19mm×16mm，未见明显钙化成分，测 CT 值绝大部分为软组织成分，平均 CT 值约 8HU，内可测及 –6HU 左右部分脂肪成分。病理结果示错构瘤。

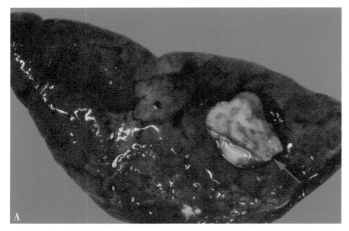

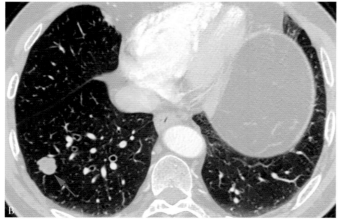

图 8-4-4-4
右肺下叶错构瘤
A. 右肺下叶错构瘤切开肉眼观；B. 右肺下叶错构瘤胸部 CT。

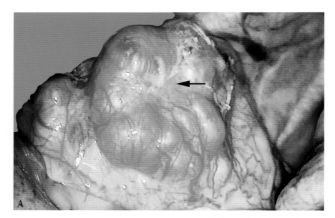

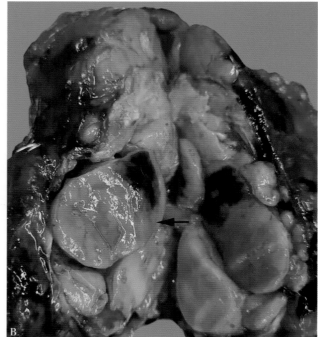

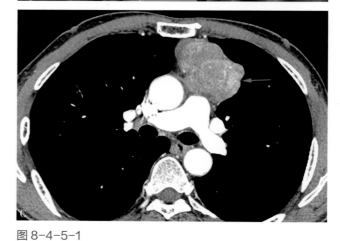

图 8-4-5-1
AB 型胸腺瘤
A. AB 型胸腺瘤腔镜下观；B. AB 型胸腺瘤切开肉眼观；
C. AB 型胸腺瘤胸部 CT。

【鉴别诊断】

浸润性肺癌：多为实性结节，边界可有细小毛刺，靠近胸膜多有胸膜凹陷，多与血管关系密切。

（史文松　赵晓刚）

第五节　AB 型胸腺瘤

AB 型胸腺瘤（type AB thymoma）是由淋巴细胞较少的 A 型胸腺瘤成分和富于淋巴细胞的 B 型胸腺瘤样成分混合组成的胸腺瘤。

如图 8-4-5-1 所示，患者，男性，50 岁，发现左前纵隔占位 3 个月余。切开后肉眼观呈囊实性，与 CT 表现一致，似有包膜，边界尚清，病理提示为 AB 型胸腺瘤。

【鉴别诊断】

（1）畸胎瘤：多位于前纵隔，为实质性，内含大小不同、数目不等的囊肿，囊壁常有钙化，内除有结缔组织外还含有表皮、真皮及皮脂腺等，囊内多为褐黄色液体，混有皮脂及胆固醇结节，并有毛发。

（2）胸腺增生：一般胸腺增生可表现为弥漫性、对称性增大，但保持其原有正常形态，偶表现为胸腺结节、肿块。

（3）胸腺类癌：是一种高度恶性肿瘤，多表现有神经内分泌症状，好发于中老年男性，约 50% 有完整包膜，边界清晰，肿瘤常较大。

（史文松　赵晓刚）

第六节　大叶性肺炎

大叶性肺炎（lobar pneumonia）又称肺炎球菌性肺炎（pneumococcal pneumonia）是由肺炎链球菌等细菌引起的肺炎。肺段或肺叶呈急性炎性实变。通常起病急，以高热、寒战、咳嗽、血痰及胸痛为特征。病理变化分为充血期、实变期（红色及灰色肝变期）、消散期。临床诊断中，影像学诊断对其有重要价值。①充血期：X 线无阳性征象或仅表现为局限性肺纹理增粗。CT 无阳性征或仅表现为边缘稍模糊的磨玻璃样影。②实变期（红色及灰色肝变期）：可见整个肺叶、大部分肺叶或肺段呈高密度阴影，阴影密度均匀，内可见支气管充气征，肺叶实变以叶间裂为界，边缘清楚。③消散期：大叶阴影密度减低，由大叶阴影逐渐变为散在斑片状阴影，进而演变为索条状阴影，直至完全吸收。

图 8-4-6-1 所示，患者，男性，5 岁。发热、咳嗽 3 天。胸片检查示右肺上叶可见整个肺叶高密度阴影，阴影密度均匀，以叶间裂为界，边缘清楚（红箭头）。CT 示右肺上叶呈高密度影和实变影（红箭头）。经过 9 天治疗后 CT 复查示右肺上叶大部分高密度影及实变影消失，只有纵隔旁可见少许阴影（红箭头）。

如图 8-4-6-2 所示，病变肺叶肿大，灰白色，质实如肝脏，脏胸膜表面可见少量纤维素性渗出物，切面病变肺叶呈实性、灰白色、颗粒状外观，为大叶性肺炎的灰色肝样变期。镜下：肺泡腔内可见大量渗出的纤维素和中性粒细胞，相邻肺泡的纤维素丝通过肺泡间孔相连；肺泡间隔内的毛细血管由于肺泡腔内充填的纤维素和中性粒细胞的压迫，血流量减少甚至闭塞。

【鉴别诊断】

（1）急性肺脓肿：早期为密度增高影，边缘模糊，病灶的一边常紧贴胸膜、纵隔或叶间裂；坏死物被部分咳出并有空气进入时，病灶常可见液平空洞，空洞的内壁光整，空洞的四周有较厚的高密度影，浸润的边界模糊不清。

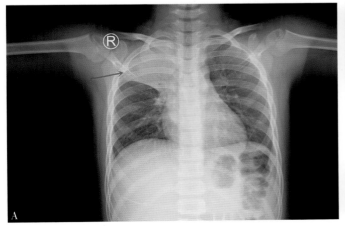

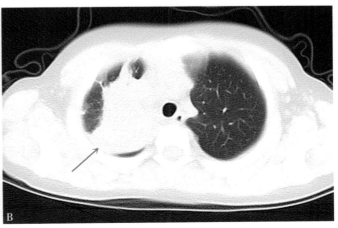

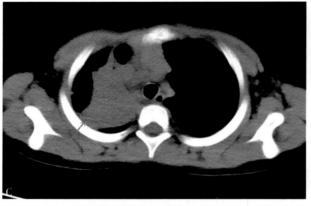

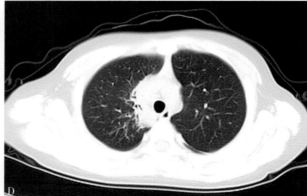

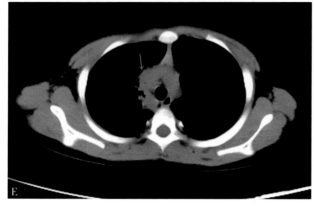

图 8-4-6-1
大叶性肺炎（右肺上叶）
A. 实变期胸片；
B. 实变期 CT；
C. 实变期 CT；
D. 消散期 CT；
E. 消散期 CT。

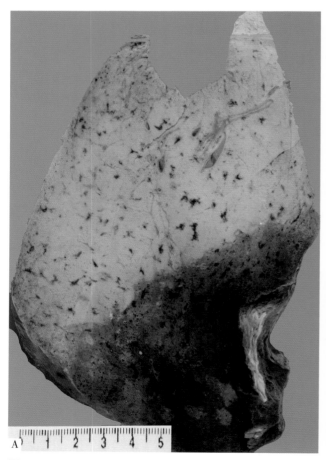

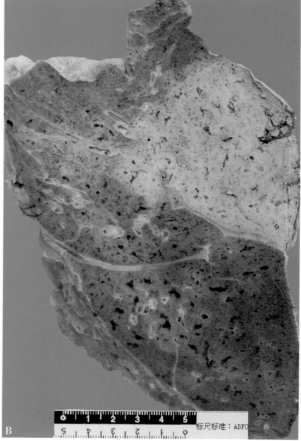

图 8-4-6-2
大叶性肺炎大体标本

（2）干酪性肺炎：多见于上肺的大叶性病变，密度多不均匀；可见气管充气征和/或空洞，但不严格按肺叶或肺段的解剖结构，边界模糊，在病灶的附近、同侧以至对侧肺野内往往可见到有播散的小叶性渗出病灶；临床上除高热之外兼具结核的其他特征。

（亓会翔　马　睿　孔灵玲）

第七节　肺脓肿

肺脓肿（lung abscess）一种或多种病原体所引起的肺组织化脓性病变。早期为化脓性肺炎，继而坏死、液化，脓肿形成。临床上以急起高热、畏寒、咳嗽、咳大量脓臭痰，肺部影像学显示一个或多个含气液平的空洞为特征。根据感染途径，可分为原发性（吸入性）肺脓肿、继发性肺脓肿、血源性肺脓肿。

如图 8-4-7-1 所示，患者，男性，65 岁，咳嗽、发热伴右胸痛 2 周。CT 平扫见右肺上叶厚壁空洞伴周围实变，空洞内见气液平，内壁光整，邻近胸膜增厚；CT 增强扫描空洞壁厚较均匀，均匀明显强化，内见低密度液平（↑）。

如图 8-4-7-2 所示，患儿，女性，6 岁，反复咳嗽 1 个月，抗感染治疗症状好转。CT 平扫见右肺中叶大片实变伴空气支气管征（↑），见内壁光滑的小空洞（↑）；抗感染治疗一周后 CT 平扫见右肺中叶实变范围略缩小，空洞基本消失。

如图 8-4-7-3 所示，患者，女性，16 岁，糖尿病酮症酸中毒病史伴腰痛 1 周，高热、胸闷、乏力 3 天。CT 肺窗（图 A）双肺胸膜下及纵隔旁多发小结节；增强 CT（图 B）右前纵隔旁结节环形强化伴其内液化坏死区及含气小空洞（↑），内壁光滑，余结节环形强化，邻近胸膜略增厚；CT 增强（图 C）左肾肿大，局部强化程度减低，肾周多发环形强化脓肿。

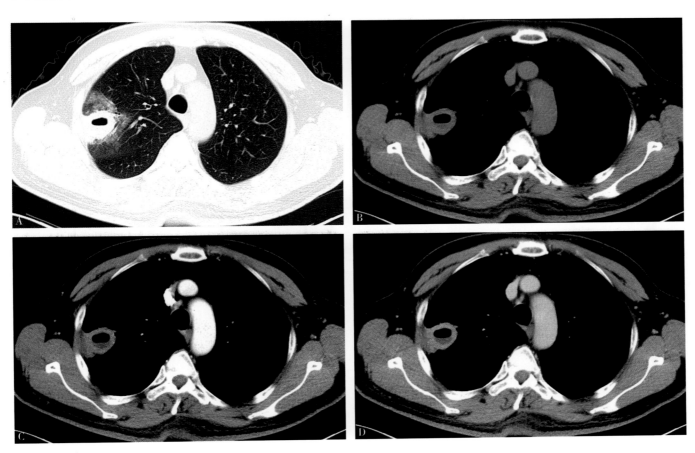

图 8-4-7-1
吸入性肺脓肿
A. 平扫 CT 肺窗；B. 平扫 CT 纵隔窗；C. 增强 CT 动脉期；D. 增强 CT 静脉期。

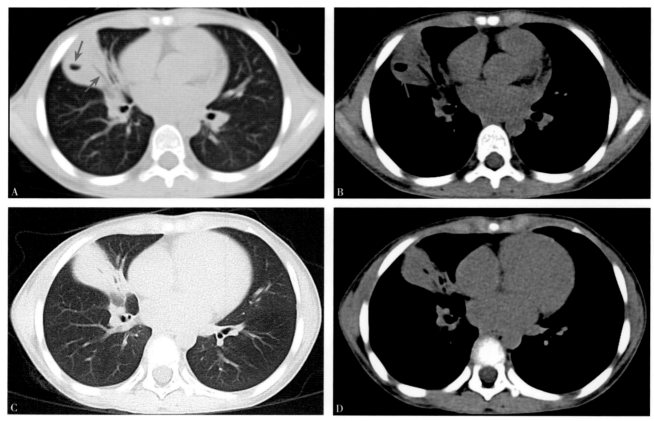

图 8-4-7-2
右肺中叶大叶性肺炎合并脓肿
A. CT 肺窗；B. CT 纵隔窗；C. CT 肺窗；D. CT 纵隔窗。

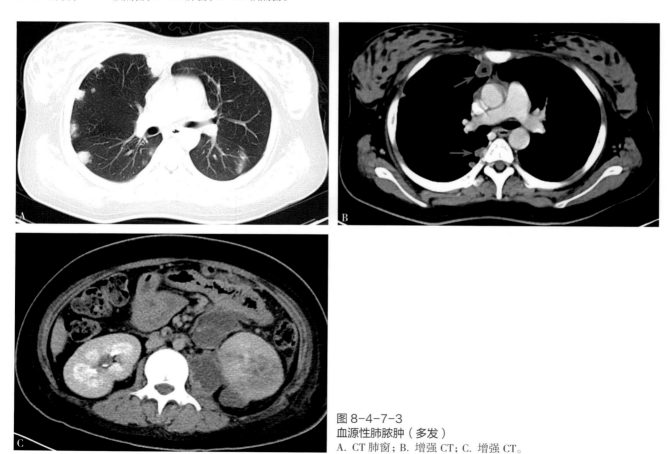

图 8-4-7-3
血源性肺脓肿（多发）
A. CT 肺窗；B. 增强 CT；C. 增强 CT。

如图 8-4-7-4 所示，患者，女性，33 岁，低热半年余，肺部影像提示右肺下叶占位 1 周。手术切开可见脓液流出，胸部 CT 提示右肺下叶占位，边界尚清晰，中间可见点状钙化，长期慢性炎症包裹形成，炎性细胞可不升高或轻度升高。

如图 8-4-7-5 所示，肺切面见一脓腔，周围由纤维结缔组织包绕。

【鉴别诊断】

（1）空洞样肺癌：壁厚薄不均，内壁不光整，外缘分叶状，周围常见毛刺，可无症状。

（2）空洞样转移瘤：多发，壁厚薄不均，内壁欠光滑，有原发肿瘤病史，无明显感染症状。

（吴君平　史文松　赵晓刚　郑　洁）

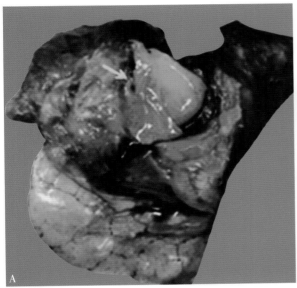
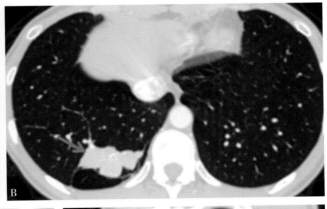

图 8-4-7-4
慢性肺脓肿
A. 手术切开肉眼观；B. 胸部 CT 横轴位；
C. 胸部 CT 冠状位；D. 胸部 CT 矢状位。

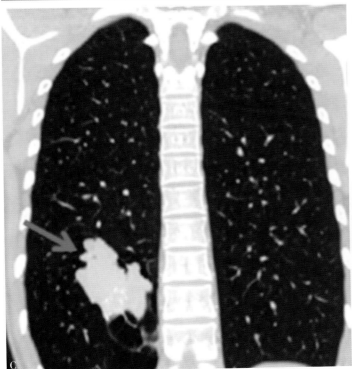
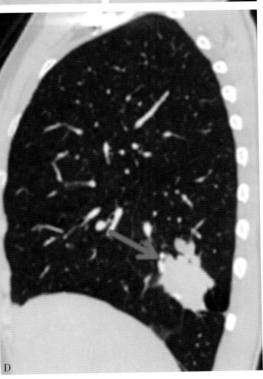

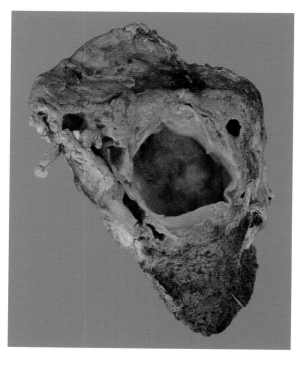

图 8-4-7-5
肺脓肿大体标本

第八节　支气管扩张

支气管扩张（bronchiectasis）是由支气管及其周围组织的慢性炎症导致的支气管壁破坏、中等大小支气管的不可逆性扩张和变形。临床表现有慢性咳嗽、大量脓痰，反复咯血及肺部感染等。Reid 根据支气管扩张的严重程度和远侧支气管、细支气管的闭塞程度结合病理和支气管造影所见将其分为三型：①柱状支气管扩张；②曲张状支气管扩张；③囊状支气管扩张。同一患者可几种类型共存。

如图 8-4-8-1 所示，患者，女性，64 岁，反复咳痰 50 年，呼吸困难 30 年，加重伴双下肢水肿 1 个月余。图 8-4-8-1 A 红箭头示"轨道征"，表示两侧壁平行走行 ≥2cm 而并没有逐渐变细。图 8-4-8-1 B 红箭头示"印戒征"，表示支气管直径大于伴行动脉直径。图 8-4-8-1 C 红箭头示管壁不规则曲张，呈"串珠状"。图 8-4-8-1 D 红箭头示一群或一束多发性"含气囊腔"；蓝箭头示在囊状扩张的下垂部见到"气液平面"，多因合并感染，而使囊腔内见气液平面。

如图 8-4-8-2 所示，患者，女性，65 岁，反复咳嗽、咳痰、胸闷 40 余年，呼吸困难 3 小时。扩张的支气管远端内径宽度稍大于近端，管壁有局限性收缩导致支气管形态不规则，形似静脉曲张。

如图 8-4-8-3 所示，患者，女性，56 岁，反复咳嗽、咳痰 20 年余，咯血 1 小时。

支气管内径 >1.5 倍伴行动脉直径，可形成"印戒征"，支气管管壁局部增厚，支气管树随着向肺周边延伸逐渐变细，肺周边一般不可见支气管，支气管扩张时肺周边可见支气管，管腔增宽，表现为"双轨征"。

如图 8-4-8-4 所示，病变的支气管呈筒状或囊状扩张，主要累及小、细支气管，呈节段性；扩张的支气管内可见黏液和脓性或血性渗出物。

【鉴别诊断】

（1）慢性支气管炎：多见于 40 岁以上患者，吸烟史，常在冬季发病，痰多为白色泡沫痰或黏液痰，很少脓痰，少反复咯血。体征：肺部散在干湿啰音，部位不固定。

（2）肺脓肿：起病急，有高热、咳嗽、大量脓臭痰，急性肺脓肿经有效抗生素治疗后，炎症可完全吸收消退。支气管扩张也可发生肺脓肿，慢性肺脓肿常并发支气管扩张。

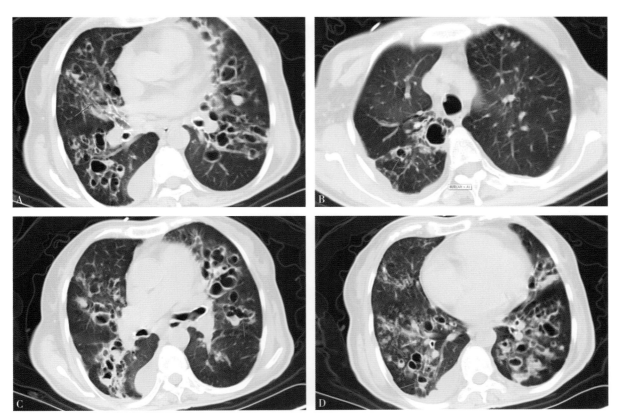

图 8-4-8-1
柱状支气管扩张
A. 轨道征；B. 印戒征；C. 串珠状扩张；D. 含气囊腔及气液平面。

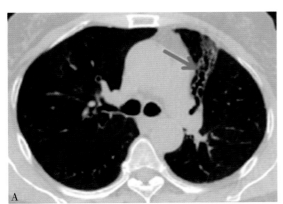

图 8-4-8-2
静脉曲张型支气管扩张
A. 胸部 CT 横轴位；
B. 胸部 CT 冠状位；
C. 胸部 CT 矢状位。

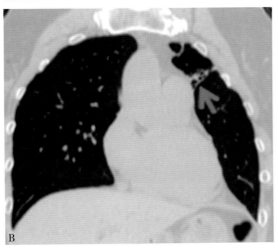

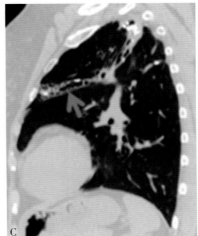

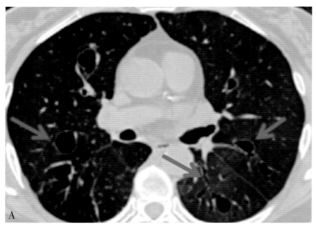

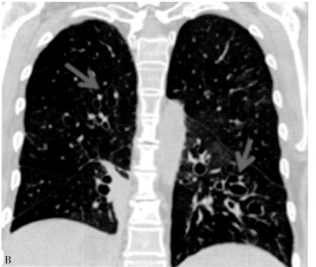

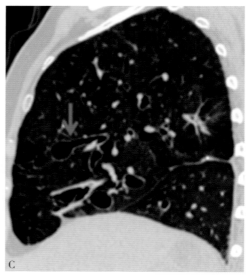

图 8-4-8-3
双肺柱状支扩和囊状支扩并存
A. 胸部 CT 横轴位；B. 胸部 CT 冠状位；C. 胸部 CT
矢状位。

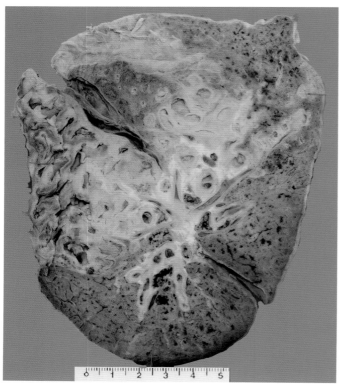

图 8-4-8-4
支气管扩张大体标本

（3）肺囊肿：多发性肺囊肿相对较大，囊壁相对较薄，较少有液平面。

（4）毁损肺：多继发于肺结核，表现为纤维性空洞和干酪样病灶，常伴有肺不张和支气管扩张，典型特征为肺门上移，纵隔移向患侧，肋间隙变窄。

（亓会翔　史文松　赵晓刚　孔灵玲）

第九节　肺气肿

肺气肿（emphysema）是终末细支气管远端的气腔弹性减退，过度膨胀、充气和肺容积增大或同时伴有气道壁及肺泡壁的破坏。可分为小叶中央型肺气肿、间隔旁肺气肿和全腺泡型肺气肿。

如图 8-4-9-1 所示，患者，男性，60 岁，主诉"反复咳嗽、咳痰、活动后胸闷 7 年，加重 1 个月"。CT 可见双肺上叶及下肺上段小叶中央区密度减低，小圆形、无壁的低密度区，直径 2~10mm，位于肺小叶中央，疱壁不显示，为典型小叶中央型肺气肿。

如图 8-4-9-2 所示，患者，男性，52 岁，胸闷 1 周。间隔旁肺气肿是主要累及肺泡管与肺泡囊的肺气肿，小叶周围肺泡壁破坏融合，多位于胸膜下，表现为胸膜下肺大疱，有完整的小叶间隔。大于 1cm 的间隔旁肺气肿称"肺大疱"，易引起气胸。

如图 8-4-9-3 所示，患者，男性，49 岁，反复咳嗽、咳痰 10 余年，胸闷 6 年，再发加重 2 天。全腺泡型肺气肿为终末细支气管远端气腔全部破坏、扩大为主，以下叶及前部为重，显示较大范围的无壁低密度区，且大小和形态多不规则，病变区血管纹理明显减少，形成弥漫性"简化"的肺结构。

如图 8-4-9-4 所示，肺体积显著膨大，边缘变圆钝；颜色灰白，切面呈蜂窝状；肺组织柔软、弹性降低，指压后的压痕不易消退。镜下见肺泡扩张，相邻肺泡可以相互融合；肺泡间隔受压萎缩、变薄，甚至出现断裂；由于增加的肺泡残气量的压迫，肺泡间隔内的毛细血管网减少。

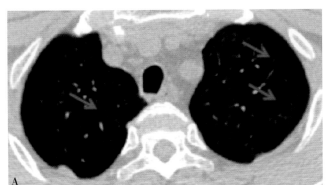
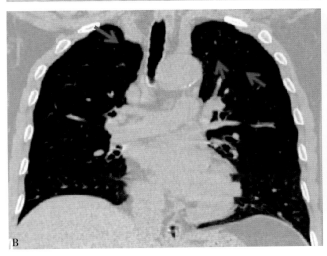
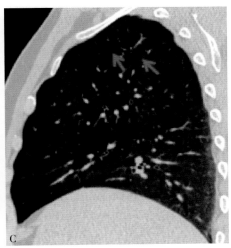

图 8-4-9-1
小叶中央型肺气肿
A. 胸部 CT 横轴位（可见肺透亮度增高、肺泡壁破坏、肺大疱形成）；B. 胸部 CT 冠状位；C. 胸部 CT 矢状位。

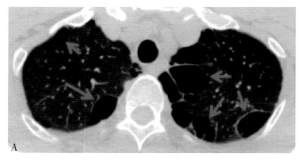
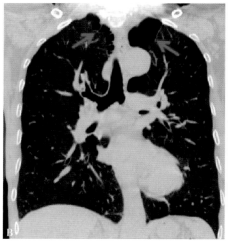
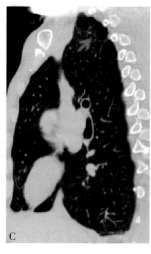

图 8-4-9-2
间隔旁肺气肿
A. 胸部 CT 横轴位（胸膜下肺泡壁破坏，形成胸膜下肺大疱）；B. 胸部 CT 冠状位；C. 胸部 CT 矢状位。

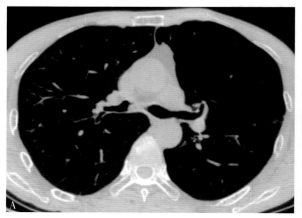
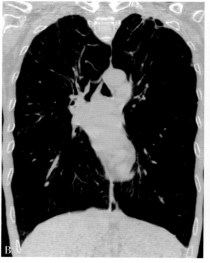
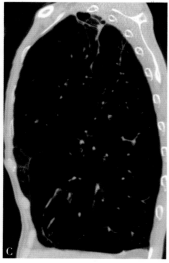

图 8-4-9-3
全腺泡型肺气肿
A. 胸部 CT 横轴位；B. 胸部 CT 冠状位；C. 胸部 CT 矢状位。

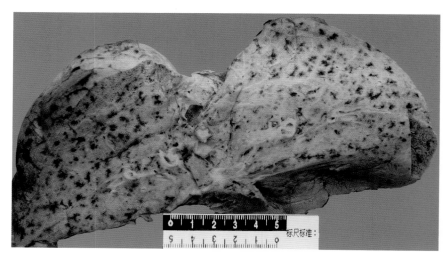

图 8-4-9-4
肺气肿大体标本

【鉴别诊断】

（1）肺淋巴管平滑肌瘤病：是一种罕见的弥漫性囊性肺疾病，由远端气道平滑肌增生所致，以肺淋巴管旁广泛的不典型平滑肌细胞增生为主的弥漫性肺疾病。其 CT 表现为圆形、薄壁囊肿，弥漫分布，累及肋膈角区，并可伴随淋巴结增大、胸腔积液、气胸等，肺淋巴管周围结节。

（2）支气管哮喘：多见于年轻时起病患者，以发作性气短、喘息为表现，症状可自行缓解或经药物治疗后缓解，咳嗽、咳痰少见。患者多有过敏性鼻炎、湿疹等病史。发作时，双肺可闻及较广泛的呼气相哮鸣音，一般无湿啰音。部分患者可单纯以咳嗽或胸闷为主，而无典型喘息症状，称为"咳嗽变异性哮喘"或"胸闷变异性哮喘"，完善肺通气功能、支气管舒张试验、支气管激发试验等予以鉴别。

（3）肺间质纤维化：呈蜂窝状，囊壁厚，形态不规则，囊状影间纤维化明显，病变分布不均匀，多呈灶性分布，且以下肺胸膜下分布为主，肺内小叶间隔增厚及肺结构扭曲。

（史文松　赵晓刚　孔灵玲）

第十节　肺大疱

肺大疱（pulmonary bulla）各种原因导致肺泡腔内压力升高，肺泡壁破裂、互相融合，在肺组织内形成的含气囊腔。

如图 8-4-10-1 所示，患者，男性，57 岁，体检发现左肺巨大肺大疱 1 个月。术中及 CT 见左肺上叶多发巨大肺大疱，伴肺气肿表现。

如图 8-4-10-2 所示，患者，女性，35 岁，因阑尾炎入院检查发现，误诊为气胸行胸腔闭式引流术后复查。右肺上叶尖段巨大型肺大疱，胸腔镜手术中镜下显示肺大疱，基底部不宽，箭头提示肺大疱边界，边界上方气体部分为气胸。

【鉴别诊断】

自发性气胸：自发性气胸常有活动、剧烈咳嗽等诱因后出现胸痛、胸闷等症状。巨大肺大疱有逐渐增大过程，常无自主症状或进行性加重的胸闷、气短，多为偶然检查发现。

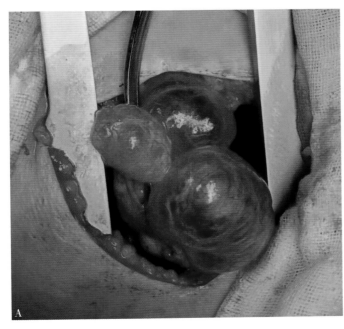
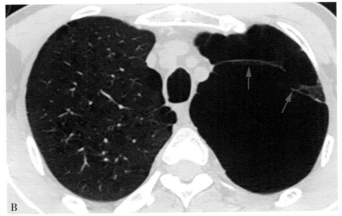

图 8-4-10-1
肺大疱
A. 肺大疱肉眼观；B. 肺大疱胸部 CT。

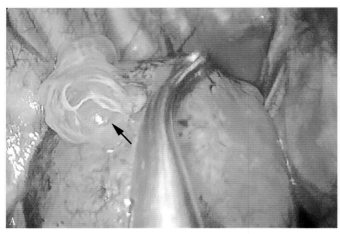

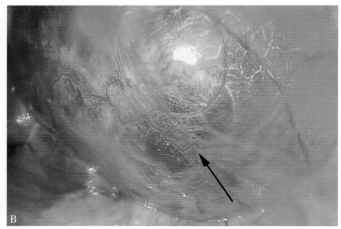

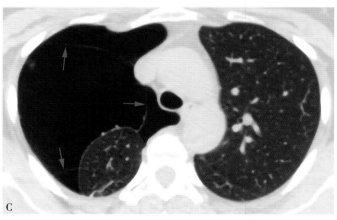

图 8-4-10-2
肺大疱合并气胸
A. 胸腔镜下观；B. 肺大疱表面的毛细血管；C. 胸部 CT。

（史文松　赵晓刚）

第十一节　脓胸

脓胸（empyema）致病菌进入胸膜腔引起感染、炎性渗出，导致胸膜腔脓性积液的现象。

如图 8-4-11-1 所示，患者，男性，57 岁，左侧胸痛、间断发热 3 个月余。镜下见左胸腔大量脓性坏死物质，粘连明显，去除少许坏死物后见胸膜增生、充血。胸部 CT 见左侧胸腔液体影及气体影，左肺部分不张，两侧胸膜走行欠规整。

【鉴别诊断】

结核性胸膜炎或结核性脓胸：肺结核干酪样病灶或空洞破溃到胸膜腔亦可引起结核性脓胸，症状及镜下所见与非结核性脓胸相差无几，依靠组织病理或细菌培养确诊。

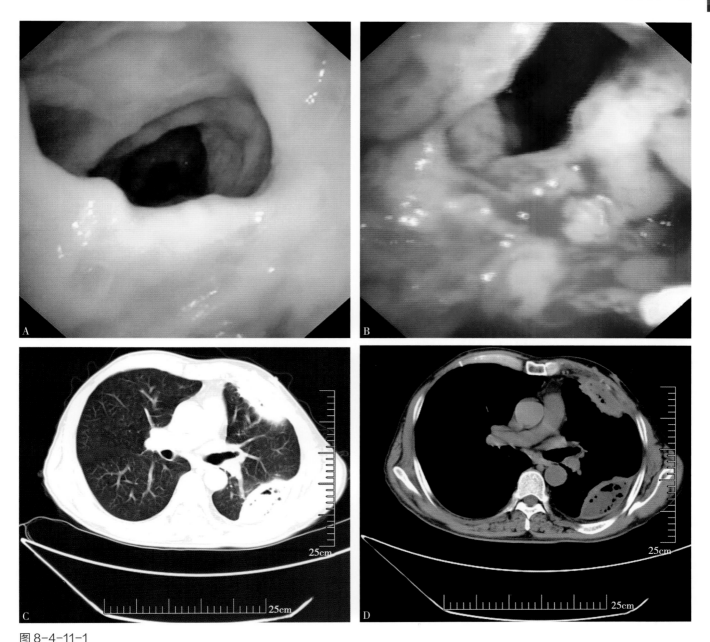

图 8-4-11-1
左侧脓胸
A. 胸腔镜；B. 胸腔镜（去除部分坏死物质和活检后）；C. 胸部 CT；D. 胸部 CT。

（吴艳峰）

第十二节　结节病

　　结节病（sarcoidosis）一种多系统、多器官受累的肉芽肿性疾病。以侵犯肺、双侧肺门淋巴结多见，也可侵犯几乎全身每个器官。

　　如图 8-4-12-1 所示，患者，女性，52 岁，胸闷、气短 6 个月。胸腔镜下见右侧脏层胸膜与壁层胸膜黏膜多发隆起，表面覆盖有坏死。胸部 CT 见右肺门团片状软组织影，右肺见条索状高密度影，双肺多发结节状高密度影，右侧胸腔内液体密度影。

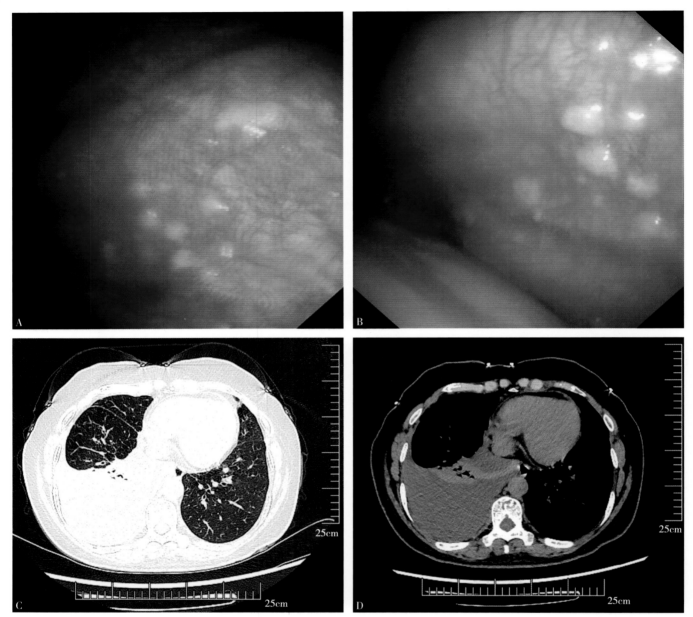

图 8-4-12-1
结节病
A. 胸腔镜所见；B. 胸腔镜所见；C. 胸部 CT；D. 胸部 CT。

【鉴别诊断】

（1）肺癌胸膜转移：肺癌发生胸膜转移时临床表现无特异性，胸腔镜下可以表现为结节增生，大小不一，单发或多发均存在。

（2）结核性胸膜炎：主要表现为干咳、胸痛，呼吸困难以及结核中毒症状，如低热、乏力、盗汗、消瘦等。胸腔镜下多表现为胸膜粘连、充血水肿、弥漫性粟粒样小结节或纤维渗出等。

（吴艳峰）

第十三节　恶性胸膜间皮瘤

恶性胸膜间皮瘤（malignant pleural mesothelioma）见图 8-4-13-1，患者，男性，56 岁，胸痛、咳嗽 2 个月。胸腔镜下见壁层及脏层胸膜弥漫散在大小不一的息肉样结节。胸部 CT 见右侧胸腔内气体密度影，两肺见索条状密度增高影，右侧胸腔积液，右侧胸膜增厚。

【鉴别诊断】

（1）肺癌胸膜转移：恶性胸膜间皮瘤的临床表现无特殊性，镜下表现与肺癌胸膜转移时相似，也可以表现为结节增生，大小不一，单发或多发均存在。

（2）结核性胸膜炎：主要表现为干咳、胸痛，呼吸困难以及结核中毒症状，如低热、乏力、盗汗、消瘦等。胸腔镜下多表现为胸膜粘连、充血水肿、弥漫性粟粒样小结节或纤维渗出等。

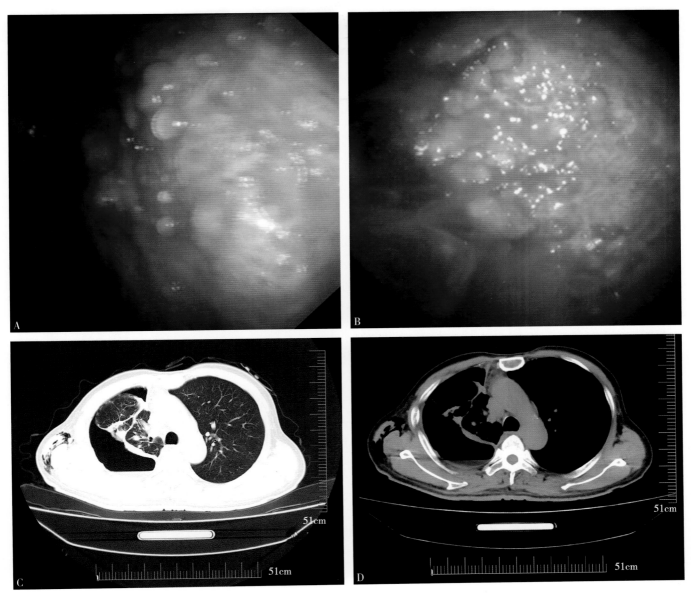

图 8-4-13-1
恶性胸膜间皮瘤
A. 胸腔镜所见；B. 胸腔镜所见；C. 胸部 CT；D. 胸部 CT。

（吴艳峰）

第十四节　肺隔离症

肺隔离症（pulmonary sequestration）见图 8-4-14-1，患儿，男性，3 岁，体检发现右肺占位性病变，查体无异常发现，CT 肺窗可见右肺下叶病变；强化 CT 箭头所示部位可见右肺病变血供源于胸主动脉的单独血供，考虑肺隔离症，术后病理证实为肺隔离症。

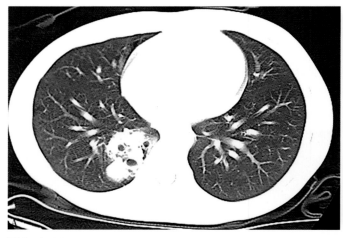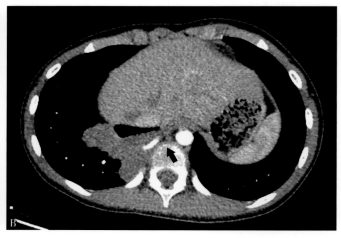

图 8-4-14-1
肺隔离症
A. 右肺肺隔离症 CT；B. 右肺肺隔离症强化 CT。

【鉴别诊断】

（1）先天性肺囊肿及肺囊性腺瘤样畸形：往往需要借助强化 CT、MRI、造影等手段协助鉴别，肺隔离症多可显示源于体循环的单独供血。

（2）肺肿瘤：有时叶外型肺隔离症需与肺肿瘤鉴别，儿童肺肿瘤较少见，借助 CT、核医学等手段，可进行鉴别。

（李　蕾）

第十五节　先天性肺囊肿

先天性肺囊肿（congenital pulmonary cyst）见图 8-4-15-1，患儿，男性，2 岁，出生后反复发作的发热及呼吸道感染，胸片及胸部 CT 检查可见右肺囊性病变，腔内可见气液平，周围囊壁增厚。切除病变肺叶标本剖面可见囊性病变，囊壁明显增厚，术后病理为先天性肺囊肿伴感染。

【鉴别诊断】

（1）其他先天性肺囊肿性疾病：如肺囊性腺瘤样畸形及肺隔离症等与先天性肺囊肿较容易混淆，不易鉴别，需介入、CT、MRI 等检查明确诊断。

（2）肺脓肿：症状与肺囊肿继发感染者相同，但先天性肺囊肿多有反复发作慢性病史，X 线肺囊肿壁较厚，周围肺组织多有浸润及纤维样变。

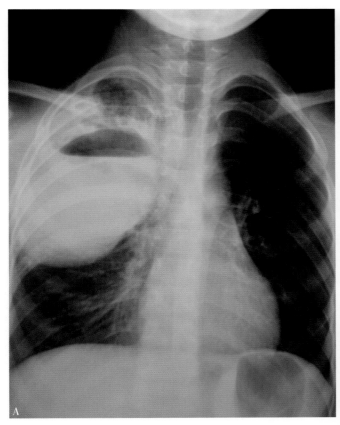

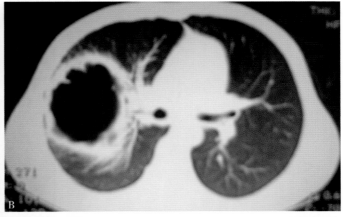

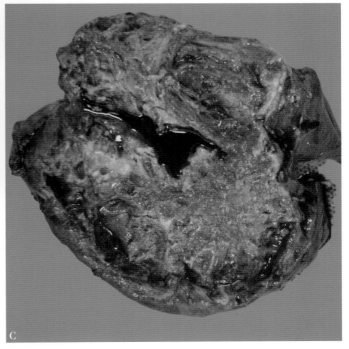

图 8-4-15-1
先天性肺囊肿
A. 右侧先天性肺囊肿胸片；B. 右侧先天性肺囊肿 CT；
C. 右侧先天性肺囊肿标本。

（李　蕾）

第十六节　膈肌膨出

膈肌膨出（eventration of diaphragm）又称膈膨升。因膈肌麻痹、发育不全或萎缩导致的膈肌薄弱、胸腹膜肌化不全、不肌化等因素引起的膈肌位置异常升高。

如图 8-4-16-1 所示，患者，女性，64 岁，活动后胸闷气短 5 年余。图中可见右侧膈肌明显上抬，腹腔脏器向胸腔突出，对心肺有挤压表现，结肠到达原胸腔位置。

【鉴别诊断】

（1）膈疝：膈疝的膈肌轮廓一般不完整，如左后外侧疝，胸腔内可见充气胃肠影，而膈膨升则于横隔下有充气、扩大的胃泡。鉴别困难时可行钡餐、气腹造影、胸部 CT 三维重建显示完整膈肌轮廓以方便评估。

（2）膈肌麻痹：膈肌麻痹一般有典型临床症状，如左侧多有嗳气、腹胀、腹痛等消化道症状，两侧膈肌麻痹可有呼吸衰竭表现。另有膈神经受损病史、膈肌升高、膈矛盾运动以及纵隔移位均不如膈肌膨出明显等。

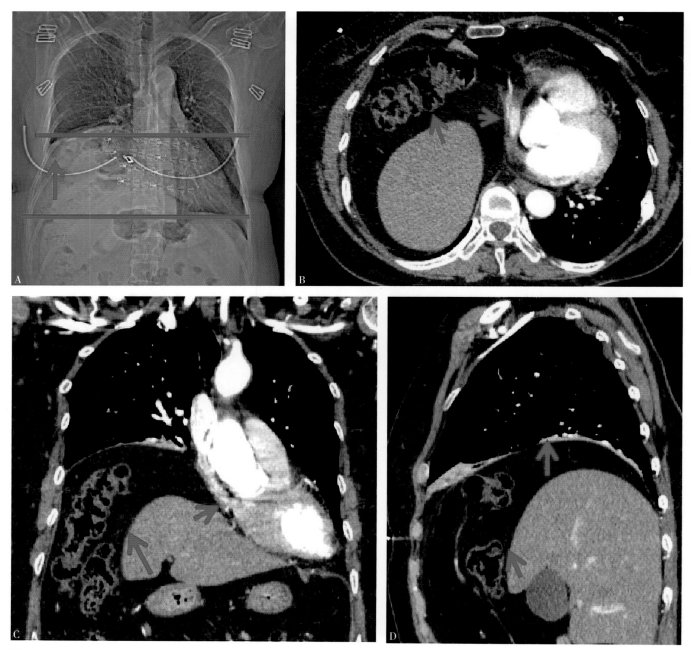

图 8-4-16-1
膈肌膨出
A. 胸片示右侧膈肌抬高；B. 胸部 CT 横轴位（见右侧膈肌抬高，肝脏上方可见结肠影）；C. 胸部 CT 冠状位；D. 胸部 CT 矢状位。

（史文松　赵晓刚）

第十七节　先天性膈疝

先天性膈疝（congenital diaphragmatic hernia）见图 8-4-17-1 及图 8-4-17-2。

如图 8-4-17-1 所示，患儿，男性，出生 1 天，产前超声检查考虑胎儿左侧先天性膈疝，产后呼吸困难，发绀。查体右肺呼吸音减低，左肺呼吸音消失，消化道造影可见胃及大部小肠疝入左侧胸腔内，纵隔受压向右移位，右肺透光度减低。

如图 8-4-17-2 所示，患儿，男性，6 个月，气促伴间断呕吐 1 周，查体可见右下肺呼吸音减低，消化道造影可见小肠自右侧膈肌外侧疝入右侧胸腔。

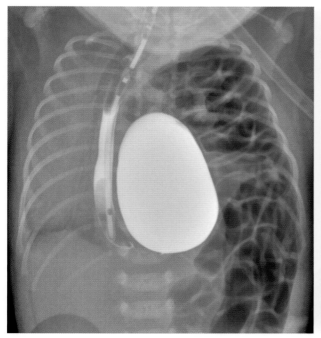

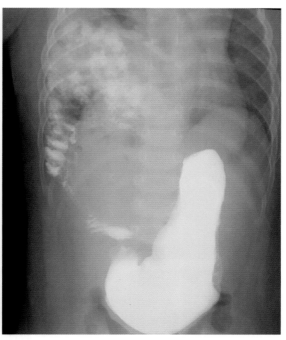

图 8-4-17-1
左侧先天性膈疝造影

图 8-4-17-2
右侧先天性膈疝造影

【鉴别诊断】

（1）食管裂孔疝：多表现为胃食管反流症状，呼吸困难症状不明显，造影可鉴别，应警惕巨大的食管裂孔疝与先天性膈疝的鉴别。

（2）先天性肺囊肿：对于发生于肺下叶外周的肺囊肿，个别病例胸片及 CT 表现与膈疝非常类似，临床上需警惕，应行消化道造影鉴别。

（李 蕾）

第十八节 食管裂孔疝

食管裂孔疝（hiatus hernia）胃贲门部及食管腹段或腹腔内脏经食管裂孔及其附近突入胸腔的一种疾病，分为短食管型、食管旁型、混合型及滑动型。

如图 8-4-18-1 所示，患者，男性，94 岁，间断性胸闷、憋气半年余，加重 1 个月。影像图显示胃食管连接部突入胸腔内，同时伴有部分胃进入胸腔，呈"葫芦样"突入胸腔内，为食管旁疝Ⅲ型。

如图 8-4-18-2 所示，患儿，女性，4 岁，间断腹痛伴呕吐半个月，发热 1 天。查体右下肺呼吸音减低，入院后造影检查可见胃底及胃体经食管裂孔疝入右侧胸腔，伴胃扭转，明确为食管裂孔疝。

【鉴别诊断】

（1）膈疝：膈疝的膈肌轮廓一般不完整，如左后外侧疝，胸腔内可见充气胃肠影，而膈膨升则于横膈下有充气、扩大的胃泡。鉴别困难时可行钡餐、气腹造影、胸部 CT 三维重建显示完整膈肌轮廓进一步评估。

（2）食管切除术后改变：食管切除术后，行管状胃替代食管上拉至胸腔，影像学表现与食管裂孔疝类似。

（3）食管膨出性憩室：膈上巨大的囊状突起，在钡餐大多数钡剂被清空后仍可见龛影，来源于食管远端10cm 的侧壁，憩室内缺乏胃皱襞。

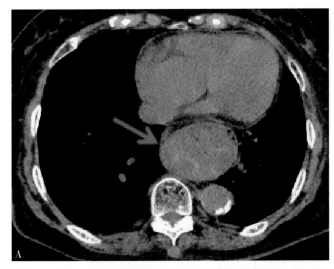

图 8-4-18-1
食管裂孔疝
A. 胸部 CT 横轴位显示食管明显扩张；
B. 胸部 CT 冠状位显示食管下断扩张成 "葫芦" 形；
C. 胸部 CT 矢状位。

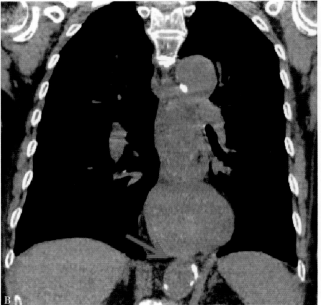

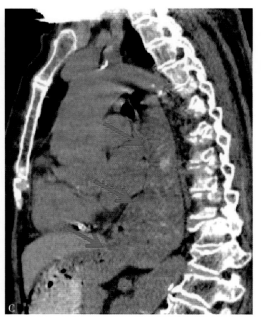

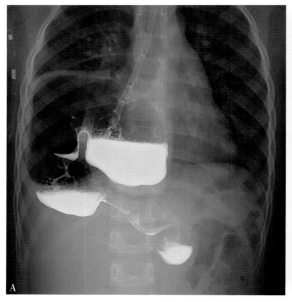

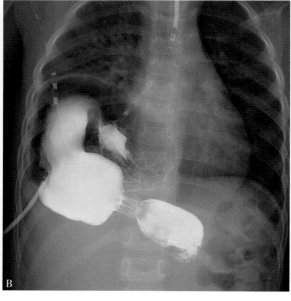

图 8-4-18-2
食管裂孔疝
A. 食管裂孔疝造影；
B. 食管裂孔疝造影。

（史文松 赵晓刚 李 蕾）

第十九节 先天性食管闭锁

先天性食管闭锁（congenital esophageal atresia）是一种先天性食管畸形。

如图 8-4-19-1 所示，患儿，男性，出生 1 天。孕期明显羊水增多，生后呼吸困难，口鼻吐沫，留置胃管困难，食管造影可见食管闭锁盲端，未与气管相通，腹腔胃肠道少量充气。

【鉴别诊断】

根据典型的临床表现，借助常规检查一般比较容易确诊，但应注意鉴别闭锁的分型及合并其他系统畸形。

（李 蕾）

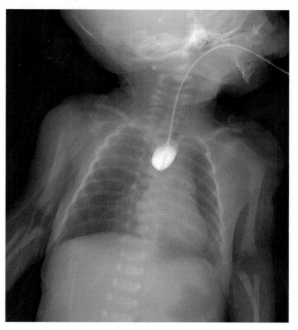

图 8-4-19-1
先天性食管闭锁造影

第五章 其他

第一节 特发性多汗症

特发性多汗症（idiopathic hyperhidrosis）又称原发性手汗症（primary hyperhidrosis）、局限性多汗症。指手部汗腺分泌异常亢进，与外界环境温度高度无关，目前发病机制尚不明确。

如图 8-5-1-1 所示，患者，男性，16 岁，发现双手多汗 10 年余。手汗症患者双手满是水滴，紧张时可出现向下滴汗的情况，多寒冷湿润。

【鉴别诊断】

继发性手汗症：双手亦可多汗，但患者多有糖尿病、甲亢、嗜铬细胞瘤或精神障碍等疾病。

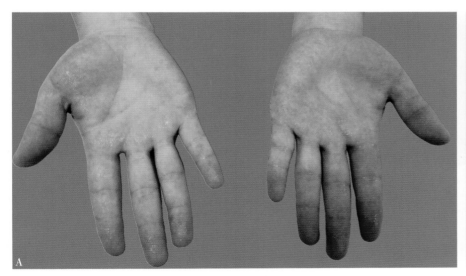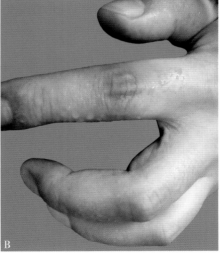

图 8-5-1-1
原发性手汗症
A. 原发性手汗症（发作时掌侧）B. 原发性手汗症（发作时手背）。

（史文松 赵晓刚）

第二节　锁骨下动脉狭窄

锁骨下动脉狭窄（subclavian artery stenosis）是指无名动脉或锁骨下动脉分出椎动脉之前的近心端发生部分性或完全性闭塞时，由于虹吸作用，引起患侧椎动脉血液逆流，反向供应缺血的患侧上肢，结果会导致椎-基底动脉缺血性发作和患侧上肢的缺血症状。

如图 8-5-2-1 所示，患者，女性，74 岁，因"双上肢血压不等 2 年余"入院。CTA 示左锁骨下动脉起始段重度狭窄。植入 8mm×25mm 支架，锁骨下动脉造影示左锁骨下动脉支架植入术后改变。

【鉴别诊断】

（1）心脏神经症：患者常诉胸痛，但为短暂刺痛或持久的隐痛。症状多出现在疲劳后，但轻度的体力劳动后反而舒适。含服硝酸甘油无效或 10 分钟后才见效。

（2）肋间神经痛：疼痛常累及 1～2 个肋间，为刺痛或灼痛，持续性咳嗽或用力呼吸可使疼痛加剧，神经行经处有压痛。

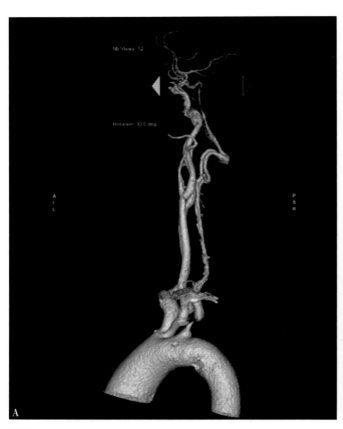
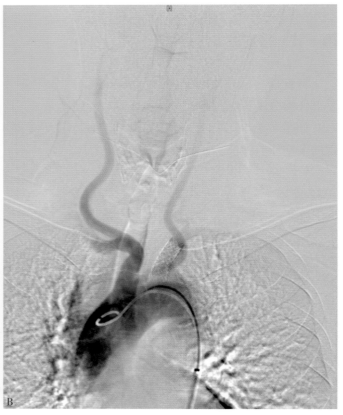

图 8-5-2-1
锁骨下动脉狭窄
A. 主动脉 CTA；B. 锁骨下动脉造影。

（鉴　涛）